全国高等医药院校药学类专业研究生规划教材

中药化学研究方法学

（供中药学、药学及相关专业用）

主　编　华会明

副主编　杨炳友　邱　峰　李　宁　罗建光　李医明

编　者　（以姓氏笔画为序）

卢琳琳（广州中医药大学）	冯育林（江西中医药大学）
华会明（沈阳药科大学）	刘　斌（北京中医药大学）
刘金平（吉林大学）	许　枬（辽宁中医药大学）
孙彦君（河南中医药大学）	杨炳友（黑龙江中医药大学）
严春艳（广东药科大学）	李　宁（沈阳药科大学）
李达翙（沈阳药科大学）	李医明（上海中医药大学）
邱　峰（天津中医药大学）	陈　刚（沈阳药科大学）
罗建光（中国药科大学）	郭远强（南开大学）
徐　伟（福建中医药大学）	越　皓（长春中医药大学）

编写秘书　李　宁

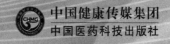

中国健康传媒集团

中国医药科技出版社

内 容 提 要

　　本教材是"全国高等医药院校药学类专业研究生规划教材"之一，根据国务院学位委员会、教育部联合印发的《博士、硕士学位基本要求》有关研究生课程教学标准的基本要求和中药学专业课程特点编写而成，内容上涵盖中药化学研究的方法，系统介绍中药化学成分的提取、分离以及结构鉴定等各类技术和方法，包括这些技术和方法的基本原理、特点、适用范围、操作及应用实例，旨在培养研究生的创新思维，提高研究生的科研能力。本教材力求科学性、先进性、前沿性，注重实用性、可读性。本教材为书网融合教材，即纸质教材有机融合数字化教学资源，包括 PPT、微课、目标检测答案与解析等，便于读者自学。

　　本教材供全国高等医药院校中药学、药学等相关专业的研究生使用，也可作为从事中药化学研究的教师和科研人员的参考书。

图书在版编目（CIP）数据

中药化学研究方法学 / 华会明主编 . -- 北京：中
国医药科技出版社，2024.7. --（全国高等医药院校药
学类专业研究生规划教材）. -- ISBN 978-7-5214-4759-0

Ⅰ. R284

中国国家版本馆 CIP 数据核字第 2024UJ7895 号

美术编辑　陈君杞
版式设计　友全图文

出版　**中国健康传媒集团**｜中国医药科技出版社
地址　北京市海淀区文慧园北路甲 22 号
邮编　100082
电话　发行：010-62227427　邮购：010-62236938
网址　www.cmstp.com
规格　889×1194mm $^1/_{16}$
印张　31 $^1/_4$
字数　919 千字
版次　2024 年 7 月第 1 版
印次　2024 年 7 月第 1 次印刷
印刷　北京京华铭诚工贸有限公司
经销　全国各地新华书店
书号　ISBN 978-7-5214-4759-0
定价　**125.00 元**

获取新书信息、投稿、
为图书纠错，请扫码
联系我们。

数字化教材编委会

前言

中药化学是结合中医药基本理论和临床用药经验，运用化学等现代科学理论和方法研究中药化学成分的一门学科。中药化学研究方法学是关于中药中化学成分的研究方法，包括中药化学成分的提取、纯化、分离、结构鉴定和活性评价等方法。中药中具有药理活性的化学成分是中药防治疾病的物质基础。中药化学是中药鉴定学、中药分析、中药炮制学、中药药理学、中药资源学等相关学科的基础，对推动中医药现代化和国际化具有非常重要的作用。

当前国家高度重视中医药工作，对新时代中医药工作做出战略部署，要加快推进中医药现代化、产业化，推动中医药事业和产业高质量发展，推动中医药走向世界，充分发挥中医药防病治病的独特优势和作用。中医药发展迎来前所未有的大好局面，为顺应国家中医药事业与大健康产业对中药学创新型人才的需求，全国中医药院校、药科大学针对中药学、药学及相关专业的研究生开设了中药化学研究方法方面的相关课程，旨在培养研究生的创新思维和科研能力。

教材编写结合编者多年从事中药化学及相关领域的研究和研究生指导的经验，编写内容力求与中药化学的科研和生产实际相结合，突出实用性；注重介绍学科的最新进展和新成果，体现学科的发展趋势，突出前沿性和先进性；选取大量的应用实例，增强可读性。本教材为书网融合教材，即纸质教材有机融合数字化教学资源，包括课件、微课、目标检测的答案和解析，便于读者自学。

本教材主要内容包括中药化学成分的提取方法、分离方法、检识方法、结构鉴定方法以及活性评价策略等内容，将系统介绍中药化学成分研究的各类技术和方法的基本原理、特点、适用范围、操作及应用实例。本教材中涉及药物的含量测定、检测方法等内容与现行版《中华人民共和国药典》保持一致。本教材分十一章，由华会明（第一章、第二章）、卢琳琳（第三章）、杨炳友（第四章）、邱峰、刘斌（第五章）、李医明（第六章）、孙彦君、徐伟、越皓（第七章）、许枬、刘金平、冯育林（第八章）、李宁（第九章、第十章）、严春艳、陈刚、李达翙、郭远强、罗建光（第十一章）等18位教授、副教授编写而成，李宁教授兼纸质教材编写秘书，陈刚副教授兼数字教材编写秘书。本书的使用对象以中药学、药学等相关专业的研究生为主，也可作为从事中药化学研究的教师和科研人员的参考书。

本教材在编写过程中，得到了兄弟院校有关同行的热情支持，提出了很多宝贵意见和建议，在此一并表示衷心感谢！

限于学科的发展、编者的学术水平，书中难免有疏漏或不当之处，敬请广大师生和读者斧正。

编　者
2024年3月

目录

第一章 绪 论

PPT

>> 学习目标

通过本章学习，全面掌握有效成分、中药药效物质基础等概念的涵义，了解中药化学的研究意义和任务，能够通过中药化学成分研究解决中药研究中的科学问题。

中药化学（Chemistry of Chinese Medicines）是以中医药基本理论为指导、结合临床用药经验，主要运用化学的理论和方法及其他现代科学理论和技术等研究中药防治疾病的物质基础的一门学科。中药化学主要研究中药中化学成分（主要是有效成分）的化学结构、理化性质、提取分离方法、结构鉴定、检识与分析方法以及生物合成途径等。具体地说，中药化学研究采用提取分离方法与技术从中药中获得化学成分（主要是有效成分），通过结构鉴定技术确定化学成分的结构，应用有机化学理论明确其理化性质，进一步通过药理学、药效学研究评价化学成分的生物活性和探讨作用机制，阐明中药的药效物质基础，同时为中药炮制学、中药分析学、中药代谢、中药鉴定学等相关学科研究奠定物质基础。

中药化学是中医药理论与现代科学如化学、物理学、生物学、植物学、现代医药学等理论和技术相互渗透、相互结合的一门交叉学科，属于应用基础学科。本学科的进步与发展不仅为中医药的学术进步与发展以及中药现代化研究提供不可或缺的基础，并与中医药其他学科理论与技术相互交叉渗透，不断形成新的学科或研究领域。如中药化学与方剂学的结合，形成中药方剂化学；中药化学与中药药性理论的结合，形成中药药性（性味）化学；中药化学与药物代谢的结合，形成中药代谢化学；中药化学与血清药理学的结合，形成中药血清药物化学；中药化学与中药炮制学的结合，形成中药炮制化学；中药化学与分析化学的结合，形成中药分析学；中药化学与中药资源学的结合，形成中药资源化学等。

在中药化学研究过程中经常会涉及有效成分、无效成分、有毒成分或毒性成分、生物活性成分、有效部位、有效组分、药效物质基础等不同概念。一般而言，有效成分、无效成分、有毒成分或毒性成分是相对的一组概念，这些概念主要是针对中药化学成分在临床上应用出现的反应性质而言的。有效成分（effectvie constituents）通常是指中药中能起防病治病作用、作用与中药传统功效相符的成分。中药中有一些化学成分本身不直接具有防病治病作用，但它们受采收、加工、炮制或制剂过程中一些条件的影响而产生的次生产物，或它们口服后经人体胃肠道内的消化液或细菌等的作用后产生的代谢产物，以及它们以原型的形式被吸收进入血液或被直接注射进入血液后在血液中产生的代谢产物却具有防病治病的作用，这些化学成分也是有效成分。通常把具有毒副作用的成分称为毒性成分或有毒成分。应指出的是有些中药中的有毒成分同时也具有防病治病作用，也是该中药的有效成分。把既不产生防病治病作用、又无毒副作用的成分称为无效成分或无活性成分（inactive constituents）。含有有效成分的中药提取物或经某些分离方法富集的某类有效成分的混合物称为有效部位（effective fraction）或有效组分（effective compositions），如人参总皂苷、桑枝总生物碱、银杏叶总黄酮等。中药特别是方剂经不同溶剂提取处理得到的几个不同的有效部位，可以组成有效部位群。凡是具有生物活性的成分均可称为生物活性成分（bioactive constituents），中药中有的活性成分是其有效成分，有的则不是。这一概念可以不考虑中药传统功效，甚至可以不考虑能否在医药领域中的应用，因而这个概念不仅包括了上述有效成分、毒性成分，甚至也可能包括了一些在临床上的无效但具有某种生物活性的无效成分。中药的有效成分研究主要是针对生物碱、醌类、香豆素类、木脂素类、黄酮类、萜类、皂苷类等次级代谢产物，而糖类、氨基酸、多肽、蛋白质、脂类等初级代谢产物常作为无效成分。随着对中药中有效成分的深入研究，发现某些中药中多糖、蛋白质、多肽等也是其有效成分，如人参多糖、天花粉蛋白等。

通常把对中药及复方的功效有贡献的有效成分统称为中药或复方药效物质基础。中药及复方具有多成分、多途径、多功能、多靶点协同作用的特点，显然仅用一种或少数成分是很难阐明中药及复方的复杂体系与作用机制的。除了直接发挥中药功效的有效成分作为中药药效物质基础外，还有其他成分虽没有直接作用于靶点、受体等，而是代谢后具有活性或通过影响效应物质的溶出、吸收、代谢、排泄或通过协同或拮抗的作用等发挥作用，这类对功效有贡献的化合物也被称为广义中药药效物质基础。中药复方的优势在于方中各药配伍后可起到协同或拮抗的作用从而对机体进行整体调节，其化学成分并不等于单味药化学成分的简单相加。如王喜军等利用UPLC-Q-TOF/MS技术对茵陈蒿汤进行血清药物化学研究，发现并鉴定了大鼠口服茵陈蒿汤后血中移行成分21个，其中有8个成分只有在茵陈蒿汤全方配伍的情况下才能被机体吸收，而这8个成分均具有较强的利胆保肝活性。并发现不同配伍样品（茵陈蒿汤全方、缺味方、单味药）的血中移行成分的体内暴露情况各不相同，其数量之和不等于全方配伍为存在形式的茵陈蒿汤的血中移行成分数量，说明方剂不等同于组成药物的简单加和。

在提取过程中，由于温度、pH、煎煮时间等因素使复方中的某些成分发生溶出率的改变、挥发、水解、氧化甚至产生沉淀等物理的和化学的变化，使原有的某些成分消失或是产生新的化合物，从而使配伍表现出减毒、增效甚至产生单味药不具备的药理作用，在这个过程中所产生的对功效有贡献的化合物都应视为中药药效物质基础。可见，中药药效物质基础是一个更能体现中药整体作用的概念，其研究范围远比单纯的中药有效成分研究更为广泛、深入和细致。所以中药药效物质基础的研究要体现中药整体的概念。

从广义上说，中药的药效物质基础包括：①直接发挥功效的有效成分；②代谢后产生的活性成分（前体药物）；③促进有效成分溶出、吸收的成分；④抑制有效成分代谢、排泄的成分；⑤控制有效成分释放的成分；⑥增强有效成分疗效的成分；⑦抑制毒性成分溶出、吸收的成分；⑧促进毒性成分排泄、代谢的成分；⑨促进前体药物代谢成有效成分的成分等。

第一节　中药化学的研究意义和任务

中药化学研究是阐明中药药效物质、药理作用及其机制和临床疗效的先决条件，也是深层次开发中药方剂、改进工艺和剂型、制定质量标准、提高临床疗效的重要基础，是中药现代化的重要组成部分。中药药效物质基础认定问题已成为制约中药发展的"瓶颈"。

一、阐明中药的药效物质基础，探索中药防病治病的原理

通过对中药化学成分的研究，对其进行活性评价及作用机制等药理学研究，明确有效成分，从而阐明中药的药效物质基础，为探索中药防病治病的原理提供物质基础，促进中药药理学的发展；同时也为网络药理学、中医方证代谢组学、本草物质组学等新兴学科的发展奠定物质基础。自从20世纪20年代以来，我国中药化学先驱赵承嘏先生先后对延胡索、防己、贝母等30多种中草药进行研究，分离出多种生物碱，开发出我国第一个镇静药延胡索乙素（四氢巴马丁）并沿用至今。1923年陈克恢从麻黄中分离出麻黄碱，并证实其具有平喘作用，将麻黄碱开发为第一个治疗哮喘的药物。科学工作者不断研究中药的有效成分，许多中药防治疾病的药效物质基础已被阐明。如人参具有大补元气、复脉固脱、补脾益

肺、生津养血、安神益智的功效，对人体有显著的滋补强壮作用。其有效成分包括：人参皂苷，具有保护中枢神经系统、强心、保护心肌肝脏、抗应激、降血糖、提高免疫、抗衰老等作用；人参多糖具有免疫调节、降血糖、抗氧化、减少肝损伤、抗疲劳、辅助抗肿瘤等作用；人参炔醇具有对神经细胞损伤的保护作用以及抗肿瘤、抗菌等作用。《神农本草经》中记载甘草为"味甘平，主五脏六腑寒热邪气。坚筋骨，长肌肉，倍力，金疮，解毒。久服轻身延年。"甘草具有补脾益气、清热解毒、祛痰止咳等传统功效。甘草中黄酮类和三萜类成分具有抗炎、抗菌、抗病毒、镇咳祛痰、调节免疫等药理活性，作为甘草传统功效的主要有效成分。虎杖具有祛风利湿、散瘀定痛、止咳化痰的作用，含有大黄素等蒽醌类成分及虎杖苷等二苯乙烯苷类成分，具有抗凝、抗血栓等活血化瘀活性，是其药效物质基础。五味子具有收敛固涩、益气生津、补肾宁心的功效。其中的五味子甲素、五味子酯甲、五味子乙素等木脂素具有保护心肌损伤、镇静催眠及抗氧化作用，五味子挥发油具有保护中枢神经、抗氧化、降血糖作用，五味子多糖具有免疫兴奋作用。黄芩具有清热燥湿、泻火解毒、止血安胎的功效。其中黄芩苷、黄芩素等黄酮类物质具有抗菌、抗炎、保肝、神经保护作用，汉黄芩素具有抗肝炎作用，黄芩苷、野黄芩苷具有治疗心血管疾病的作用，黄芩素具有较强的抗焦虑、抗抑郁和镇静的作用，黄芩苷还具有抗HIV等作用。

虽然经过近百年的努力，80%常用中药材都进行了化学成分的研究，数以十万计的中药化学成分得到分析、分离和结构鉴定，但由于中药化学成分复杂性、中药作用的整体性和功能主治广泛性，尚有很多中药的药效物质没有阐明。因此，中药化学的研究任重道远，需要加强与药理学、生物学、临床医学等学科的密切合作。

二、阐明中药炮制的原理

中药炮制学是研究中药炮制理论、工艺、规格、质量标准、历史沿革及其发展方向的一门学科。中药炮制是根据中医药理论，依照辨证施治用药的需要和药物自身性质，以及调剂、制剂的不同要求，所采取的一项制药技术。大部分中药需经过炮制成饮片方能在临床中使用，以达到降低或消除毒副作用、提高临床疗效、改变药性或功效、便于贮存和便于服用等目的。中药炮制的本质就是药物中化学成分或有效成分的量变和质变的过程。中药通过炮制提高有效成分的含量或促进其易溶出或防止其被破坏，降低毒性成分的含量或破坏其结构。研究中药炮制前后化学成分或有效成分的变化，将有助于阐明中药炮制的原理，改进中药炮制方法和工艺，制定中药炮制的质量标准。乌头和附子是剧毒药，采用蒸、煮等方法炮制，使毒性成分乌头碱水解生成毒性较低的乌头原碱，既保留了镇痛消炎作用，又大大降低了毒性。研究白术的炮制工艺和原理时发现苍术酮转化为白术内酯，从而达到"减酮减燥、增酯增效"的作用，初步解释了白术的炮制原理。肉豆蔻的炮制过程中肉豆蔻醚、黄樟醚降低，甲基丁香酚和异甲基丁香酚明显增加，增强了涩肠止泻作用，从而提出"降醚减毒、增酚增效"的理论。许多苷类成分作为有效成分时，炮制过程就是杀酶保苷的过程。如通过加热杀灭苦杏仁中的苦杏仁苷酶的活性，抑制苦杏仁苷的分解，确保苦杏仁的止咳平喘作用。黄芩用烫、煮、蒸等炮制方法时，由于高温破坏了酶的活性，药效物质黄芩苷不被水解，故抑菌作用较强且药材软化易切片。研究发现，黄芩遇冷水时，黄芩苷被酶水解成黄芩素，黄芩素进一步氧化为醌类物质显绿色，由于损失了药效物质其抑菌作用降低。所以，黄芩用蒸或沸水略煮的炮制方法比较合理。

? 思考

如何通过中药药效物质的研究，探讨中药炮制的机制？

三、建立和完善中药质量评价标准

中药质量是中药临床安全有效的基础，是中药产业发展的生命线。中药质量标准评价常用的方法是以中药材、中药饮片及其制剂中的一种或几种有效成分、标志性化学成分、主要化学成分作为指标成分，应用中药化学的检识反应、鉴别反应，采用各种色谱法（如薄层色谱法、高效液相色谱法、气相色谱法及高效毛细管电泳法等），以及各种波谱法（如红外吸收光谱法、核磁共振波谱法及质谱法等）进行定性鉴别和含量测定。如果中药中有效成分含量过低，也可选用有效部位来进行检测，如《中国药典》中检测山楂叶、沙棘、槐花的总黄酮，人参、三七总皂苷。随着人们对"中药整体成分发挥作用"认识的加深，为了全面反映中药质量，注重中药质量控制的整体性和均一性，采用多种（类）成分为指标，多模式、多分析方法组合评价中药质量，如以特征图谱、指纹图谱作为主要专属性鉴别方法，与以多指标成分含量测定相结合的中药质量评价模式，构建中药整体成分质量控制体系，已成为中药质量标准的发展方向。对于中药复方制剂应尽量选用方剂中的君药、主要臣药，以及贵重药、毒剧药中的有效成分作为质量控制的指标。桂枝茯苓胶囊由桂枝、茯苓、桃仁、牡丹皮、白芍组成。《中国药典》采用HPLC法建立了分别测定丹皮酚、芍药苷、苦杏仁苷的含量测定方法，建立了HPLC指纹图谱，并采用GC法对桂皮醛进行定性鉴别。

近年，刘昌孝院士提出了中药质量标志物（Q-markers）的概念，即中药Q-marker是存在于中药材和中药产品（如中药饮片、中药煎剂、中药提取物、中成药制剂）中固有的或加工制备过程中形成的、与中药的功能属性密切相关的化学物质，作为反映中药安全性和有效性的标示性物质进行质量控制。中药Q-marker不是经过生物体内过程被吸收的化学物质和所产生的化学物质（如人体内代谢物、消化道酶或微生物转化的化学物质），需要经过结构分析确定其化学结构，并可进行定性定量的特有的化学成分。刘院士还指出，中药质量标志物的研究和确定应基于有效性、特有性、传递与溯源、配伍环境和可测性的"五原则"。目前已在中药材、饮片、方药及其制剂等多层次开展了质量标志物的研究和探索。

需要注意的是，多数中药或复方现行质量标准中所谈及或测定的所谓"有效成分"多为主要药物的主要成分或指标成分，并无充分依据证明其为有效成分。因此，中药质量标准的建立是以明确中药中化学成分，尤其是有效成分为前提。中药药效物质基础是中药质量控制的基础和核心，是制约中药质量研究和质量标准的建立的瓶颈。

四、阐明中药复方配伍的原理

中药复方是中医临床用药的主要形式。中药通过配伍，可以增强疗效，降低毒副作用，适应复杂多变的病情，或改变、影响药效。中药复方中的化学成分（尤其是有效成分）不是单味药的化学成分简单加和，不同种单味药中化学成分之间可能存在助溶、拮抗、分解、沉淀、络合、化合、氧化还原、酯交换、脱水等物理或化学作用。中药配伍后，有效成分间的物理或化学作用将引起药效学变化，方剂中各组成药味的有效成分之间常引起溶解度的改变，从而对药效产生相应的影响。与富含皂苷的中药配伍，由于皂苷的助溶作用，可提高有效成分在水中的溶出率。如五味子与人参、麦冬、人参总皂苷合煎均能提高五味子醇甲的量，说明皂苷对五味子醇甲的煎出有促进作用。含生物碱的中药与含酸性成分的中药配伍时，两类成分之间往往会形成难溶性物质而降低生物碱在煎煮液中溶出率。如四逆汤由附子、干姜、甘草三味中药组成，其水煎液的毒性比单味附子煎液的毒性小得多，半数致死量约为后者的5倍，表明三味药配伍降低附子的毒性。研究发现，乌头和甘草合煎与乌头单煎相比，毒性成分乌头碱的溶出率降低了22%，故推测在合煎过程中乌头碱与甘草皂苷（酸性皂苷）生成了难溶性物质，降低了水煎液中乌头碱的溶出率，故使四逆汤的毒性降低。

中药配伍"增效减毒"与功效成分在体内吸收、分布、代谢和排泄过程的"量效"和"时效"相关。如在葛根和天麻配伍研究中，大鼠药动学实验发现，相比于单味药，两者配伍可以增加6种葛根异黄酮成分的口服吸收，提高天麻效应成分天麻苷和天麻苷苷元的血药水平，提示葛根天麻配伍的协同增效作用与其效应成分肠道吸收增加，口服生物利用度提高相关。

五、促进中药药性理论的研究

中药药性理论是研究中药的作用性质、性能及其运用规律的理论，是中药理论的核心部分，主要内容包括四气、五味、归经、升降沉浮、有毒无毒等。从中药的药效和产生这些药效的物质基础（有效成分）着手，研究中药的有效成分与中药性味、归经等之间的关系，对阐明中药药性的科学内涵大有裨益。

中药的化学成分与中药药性之间的相关性研究表明，辛味药含挥发油成分最多，其次是苷类和生物碱类。甘味药中存在糖类、苷类、氨基酸和蛋白质等化学成分，平性药中主要含有黄酮类、萜类和挥发油类、糖类等物质。清热药多为寒凉之品，以苦味居多，苦味药主要含生物碱和苷类成分。如甘草性平，味甘，甘草中多糖类和三萜皂苷类成分是其性味的主要物质基础。虎杖味苦，具有祛风利湿、散瘀定痛、止咳化痰的作用，其中的大黄素等蒽醌类成分味苦且具有抗凝、抗血栓等活血化瘀活性，是其性味的物质基础，也是其药效物质基础之一。川芎为活血化瘀药，川芎中的苯酞类成分是该药挥发油中的主要成分，是辛味的物质基础；能散、能行，具有活血化瘀作用，也是该药活血化瘀的药效物质基础。

六、改进中药制剂剂型和生产工艺，推动中药二次开发

中药制剂根据临床用药的需求，不断进行剂型改革。目前，中药制剂已从传统的中药制剂剂型，如丸散膏丹，发展为以片剂、胶囊、颗粒剂和注射剂为主。已在化学药剂领域获得成功的新方法和新技术，逐渐被引入中药单体成分的制剂的研究中，如胶束、固体分散体、脂质体、纳米乳、磁性靶向制剂等。采用多元化的制剂技术和层次化的释药方式设计不同的释药单元，并整合成一个多元释药系统，将是未来中药制剂发展的主要方向之一。中药化学在中药制剂的研制过程中发挥十分重要的作用。中药的有效成分或有效部位的溶解性、酸碱性、挥发性、稳定性等性质是中药制剂剂型选择的主要考虑因素。中药制剂的制备过程中的提取、浓缩、精制、分离、干燥、灭菌、澄清等工艺均与中药的化学成分或有效成分相关。中药制剂的稳定性是保证中药制剂安全有效的重要因素，中药有效成分是否稳定对中药制剂的稳定性影响很大。在中药制剂的制备加工及贮存过程中，某些中药有效成分受到光、热、空气、温度、酸碱度等影响，可能会发生水解、聚合、氧化、酶解等化学变化，使有效成分破坏，导致中药制剂出现变色、浑浊、沉淀等现象，从而使药效降低或消失，甚至产生毒副作用。因此，应针对中药有效成分的理化性质，采用适当的剂型、调整合适的pH、制备衍生物或采用适当的包装等方法来提高中药制剂的稳定性。

中药大品种具有很好的临床疗效和患者认可度，但是都缺乏物质基础、作用机制等重要的基础研究结果，部分产品仍然存在着药量大、起效慢、使用不方便等缺点，更为严重的是缺乏相应的质量控制，同一品种产品主成分含量差异达到几倍到十几倍之巨。这些问题都严重制约了中药现代化、国际化的进程。对中药大品种进行二次开发以形成疗效更好、毒副反应更低、临床用药更方便的产品，以满足不断发展的用药需求。如何准确有效地识别原方中药效物质基础并进行有效的质量控制是中药二次开发中最

主要的难题。通过中药二次开发研究，一方面明确临床定位，加强药效物质基础及其作用机制研究，科学地阐释中成药的有效性和安全性；另一方面通过提升中药制药工艺品质及制药过程质量控制技术水平，大幅度提高中成药质量标准，建立科学、严格和完整的中成药质量保障体系，确保中成药质量均一可控。

孙昱等提出了基于药效物质基础的中药二次开发的研究思路：①优化生产工艺、选择更合适的剂型、优化临床给药途径等；②提升中成药的质量控制水平；③阐明中药的活性成分与作用机制；④进一步聚焦有良好疗效的中药优势病种，如一些疑难疾病、慢病、罕见病的病种。

七、促进新药开发

中药具有数千年临床实践经验、疗效确切，从中寻找有效成分，通过药理学、毒理学、药代动力学、药剂学等临床前研究以及临床试验，开发成疗效好、毒性低的新药，是新药研制的有效途径。如黄连素、利血平、麻黄碱、阿托品、地高辛等就是从中药的有效成分研制出的药物，目前仍是临床常用基本药物。这些有效成分在中药中含量较高，本身疗效好、毒性低，具有良好的成药性，可以直接作为药物开发供临床应用。但很多有效成分存在生物活性不强、毒副作用大、代谢过快或过慢、生物利用度低、结构过于复杂、药物资源太少、溶解度不符合制剂要求或化学性质不稳定等成药性问题，不能直接开发成药物，可以将其作为先导化合物，通过结构修饰或改造，提高成药性，使之能够符合开发成药的条件。如由青蒿素经过结构修饰开发的抗疟药物青蒿琥酯和蒿甲醚，由喜树碱开发的抗肿瘤药物伊利替康和拓扑替康，根据根皮苷开发的坎格列净等系列抗糖尿病药物等。总之，中药和天然药物一直以来都是新药研发的重要源泉，也必将是未来新药研究中不可或缺的部分。

药知道

五味子与联苯双酯

五味子为木兰科植物五味子［*Schisandra chinensis*（Turcz.）Baill.］或华中五味子（*S. sphenanthera Rehd. et Wils.*）的干燥成熟果实。唐代《新修本草》就有五味子的描述：五味，皮肉甘、酸，核中辛、苦，都有咸味。在二十世纪七十年代已有报道，临床应用五味子粉治疗无黄疸型肝炎、慢性肝炎、病毒性肝炎，并发现五味子具有降低血清谷丙转氨酶的作用。中国科学院上海药物研究所联合多家单位从华中五味子中分离得到五味子酯甲，并证明其具有显著的降低小鼠氨基转移酶及对抗四氯化碳造成的病理损害的作用。之后，我国著名药理学家刘耕陶（1932—2010年）开始了中药抗肝炎药物五味子的研究。天然药物化学家陈延镛和黎莲娘从五味子果仁乙醇中分离出7种联苯环辛烯型木脂素。包天桐和刘耕陶等发现7种成分中五味子酯乙降转氨酶活性最强。五味子丙素是我国首先发现的新化合物，且降酶作用也较强，但在植物中含量仅为8/10000。药物化学家谢晶曦等于1978年完成五味子丙素的全合成，并成功地解决了两个甲基的立体构型。药理筛选发现类似物联苯双酯（bifendate）不仅能降低四氯化碳引起的小鼠血清谷丙转氨酶水平升高，对肝脏病理损害也有明显的保护作用。临床试验发现联苯双酯对慢性迁延性和慢性活动性肝炎患者具有降酶幅度大、速度快、效果肯定、不良反应小等优点，疗效优于同期进口药。联苯双酯正式成为中国首创的抗肝炎合成药，被载入《中华人民共和国药典》（以下简称《中国药典》），并相继出口韩国、越南、印度尼西亚和埃及。

1985年，为了找到一个有专利保护、效果比联苯双酯更好的新药，刘耕陶带领其团队设计并合成了活性优于联苯双酯的新化合物——双环醇（bicyclol）。1996年，双环醇片进入Ⅰ、Ⅱ、Ⅲ期临床试验。Ⅲ期临床试验由著名肝病专家姚光弼（1931—2010）担任总负责人，证实双环醇的疗效显著强于联苯双酯。2001年，国家药品监督管理局颁发双环醇原料和片剂的一类新药证书，至此历时16年艰苦研究的抗肝炎新药诞生了，成为我国第一个上市的具有自主知识产权的一类新药。双环醇片也是我国首个在欧美获物质专利保护的化学药物，是我国首个成功产业化并打入海外市场的专利药物。

联苯双酯和双环醇是从中药出发研发新药的成功案例，充分体现了中药的传承与创新，体现了我国科学家勇于担负为人民寻医找药的使命和责任的敬业精神和奉献精神。

八、促进中药资源的开发利用

有些中药有效成分在中药中含量低，或该中药产量小、价格高，或为濒危品种限制使用，这时需要寻找代用品，扩大药源，满足临床需要。寻找濒危中药材替代品的主要途径如下。

1.从动、植物亲缘关系比较接近的药材中寻找替代品　药用动植物在长期的演化过程中，相互之间形成了一定的亲缘关系，它们不仅外形相似，且药理活性和所含化学成分也具有相似性。依据"近缘植物中含有相似的化学成分"的植物化学分类学原理，从亲缘关系相近的植物中寻找中药有效成分的代用品是一条有效的途径。如黄连素是中药黄连的有效成分，但以黄连为原料生产黄连素的成本高，经化学研究发现其近缘植物三颗针、黄柏、古山龙中黄连素含量高，可以作为黄连素的原料，目前黄连素已实现化学合成法大量生产。

2.从性味、功能、主治相似的药材中寻找替代品　根据传统的中药基础理论，用性味、归经、功效、主治等类同的中药进行替代。功效、性味等相似的同类药在作用机制、部位等具有相似性。如：水牛角的水溶性蛋白及肽类、游离氨基酸、宏微量元素组成与犀牛角相似，仅含量存在一定差异。故临床上常用水牛角替代犀牛角在处方中行使清热、凉血、解毒的功效。

3.在同种动、植物体上扩大药用部位以寻找替代品　临床上的药用部位通常是动、植物的某一部位，然而该部位短缺或者药源不足时，则可以用动、植物的其他部位来代替。尤其是提取某些中药成分用于工业化生产。这种方式能在很大程度上减少资源不足带来的问题。

4.从植物内生真菌中寻找中药有效成分的新资源　植物内生真菌是指在其生活史的某一时期生活在健康植物组织内，对植物组织没有引起明显病害症状的真菌，部分内生真菌能够产生与宿主相同或相似的药用活性成分。植物内生真菌易于工业化培养，故内生真菌已成为中药替代品的一种新资源。

5.利用生物工程技术，人工合成和人工培育寻找新的替代品　首先利用现代生物技术、人工合成、农业技术、基因工程、组织培养等方法寻求濒危中药的替代品，为濒危中药替代提供新方向。麝香是我国传统名贵的中药材，不仅常见病、多发病可用，急救和疑难杂症也能显效。在阐明天然麝香的主要有效成分、相对含量及药理作用基础上，合成了天然麝香中关键药效物质的替代品——芳活素等，以及重要成分麝香酮、海可素Ⅰ和海可素Ⅱ等。依照人工麝香和天然麝香化学成分类同性、药理活性一致性和理化性质近似性的配方原则，成功地研制了天然麝香代用品——人工麝香，保障了400多个含有麝香中成药品种的正常生产，满足临床需求。利用合成生物学技术基因工程，采用酵母菌合成青蒿素前体——青蒿酸，再通过人工合成转化为青蒿素，已实现工业化生产，解决了青蒿素资源短缺的问题。

中药资源化学（Resources Chemistry of Chinese Medicinal Materials）是以具有传统药用功效的中药资源为基础和研究对象，立足于资源的开发利用，采用中药化学、分析化学和功效评价的技术和方法，揭示中药资源（种类、类群）多途径、多层次的科学利用价值。中药资源化学研究一方面探讨可利用物质的生物合成、积累规律，为人工资源生产提供科学依据；基于植物化学分类学原理开展替代资源的寻找及发现，以解决濒危稀缺资源问题等。另一方面，对药用植物各部位的各类可利用物质进行多途径、多层次的综合开发利用研究，实现物尽其用，形成中药资源—可利用物质—多途径开发——功能产品群集成的资源化学研究与利用模式，充分发挥资源整体性价值。如三七传统药用部位是主根，研究发现其花序、果实、茎叶等部位也含有较高含量的可利用物质。三七茎叶含黄酮类成分、三七皂苷、人参皂苷等，可用于有效部位中间产品、功能性产品等的开发利用；花序含挥发油、三七素、三七皂苷、亚油酸酯等，可用于功能性产品、饮料、化妆品等产品开发，果实含淀粉、蛋白质、可溶性糖、皂苷类成分，可用于功能性产品开发。

目前对于药用生物资源的开发利用往往是针对某一或几个部分，其余弃之，造成资源的极大浪费。这也是中药资源化学学科亟待解决的问题。

第二节　中药化学研究方法的概况

目前，中药有效成分与中药药效物质基础研究采用的技术方法已日臻成熟。化学成分分离中涉及的各种色谱技术（气相色谱、高效液相色谱、逆流色谱、凝胶滤过色谱、离子交换色谱、毛细管电泳等）、分子结构测定过程中涉及的各种谱学技术（质谱、核磁共振谱、红外光谱、紫外光谱、拉曼光谱、X线单晶衍射和圆二色光谱等），特别是超微量结构分析技术和色谱与波谱联用技术以及有机合成等在中药有效成分及中药药效物质基础研究中已经得到了广泛应用。

中药化学最基本的研究过程包括提取、分离、结构鉴定三个步骤，即所谓的"三步曲"。中药化学成分的提取通常可采用溶剂提取法、水蒸气蒸馏法、升华法和压榨法等。其中水蒸气蒸馏法仅适合于具有挥发性的成分的提取，如挥发油、某些小分子的香豆素、醌类、液体生物碱等；升华法适合于具有升华性的成分，如某些小分子的香豆素、醌类、液体生物碱等；压榨法适合于含油量高或多汁液的药材的提取，如新鲜的浆果类药材沙棘果汁，香料植物的挥发油如橙皮油、柠檬油等。最常用的是溶剂提取法，根据目标物的性质不同可以采用传统的浸渍法、渗漉法、煎煮法、回流提取法、连续回流提取法等，也可采用超临界萃取法、超声辅助提取法、微波辅助提取法、固相萃取、酶辅助提取法、闪式提取法等。

分离一般分两个阶段。第一个阶段是粗分或分段（fractionation）。由于中药中化学成分复杂，结构类型多样，很难采用单一分离技术从中直接分离得到单体化合物（isolated compounds）。因此，通常先将粗提取物中的化学成分按极性或酸碱性或分子大小分成几个部分（fraction），如采用液-液萃取分得的不同萃取部位，采用柱色谱（大孔树脂、硅胶、MCI、ODS、Sephadex LH-20等）分成极性不同的组分。液-液萃取法通常是将提取物悬浮在水中，依次用石油醚（或环己烷）、三氯甲烷（或二氯甲烷）、乙酸乙酯（或乙醚）、正丁醇进行萃取，得到相应的萃取部位。石油醚萃取可以除去叶绿素、脂肪酸等脂溶性杂质，也可以富集极性小的萜类化合物；三氯甲烷（或二氯甲烷）萃取可以富集三萜类、生物碱类化合物等，乙酸乙酯（或乙醚）能够富集黄酮类等酚类成分，而正丁醇往往用来富集皂苷类成分。而有机酸等酸性化合物或具有碱性的生物碱类化合物常常用酸碱萃取法进行富集。第二阶段就是分离纯化（isolation and purification）获得单体化合物的阶段。这个阶段的初期先利用TLC或（和）HPLC检识、根据显色反应和紫外特征分析所分离的流分中化合物类型，进行有目的的分离。分离过程中常常需要多种色谱填料（如硅胶、MCI、ODS、Sephadex LH-20、聚酰胺等）以及多种色谱方法（中低压色谱、制备型高效液相色谱、制备薄层色谱等）相结合；对于手性化合物还需要采用手性色谱进行手性拆分以获得对映异构体。

获得单体化合物后，就进入了结构鉴定的阶段。对于目标物是已知化合物的情况，且有对照品时，可以采用TLC和（或）HPLC与对照品进行co-TLC或co-HPLC，如果为单一斑点或单一色谱峰，则为同一化合物；也可以测试质谱（MS）、核磁共振谱（NMR）以及红外光谱（IR）、紫外光谱（UV）等，与对照品的谱图进行对照，如果相同则为同一化合物；如果没有对照品时，可以与文献中该化合物的IR、NMR、MS等谱图进行对照，如果基本一致则为同一化合物，这时需要注意测试图谱所采用的溶剂和测试条件要与文献尽量一致。更常见的情况是，从中药中分离得到的化合物常为未知物，这就需要通过测试NMR、MS、UV、IR、圆二色光谱（CD）等多种谱图，对谱图进行分析确定化合物的结构。如果确定化合物的结构为已知的结构，则可对比文献值加以确认。如果为未见文献报道的新结构，则需要进一步通过单晶X-衍射法或计算核磁等方法确认结构。

在中药化学成分的分离过程中，根据分离的目的不同，可以采用系统分离法、活性导向的分离法、化学或结构导向的分离法等研究策略。由于中药中化学成分结构类型种类繁多、同类型极性相近、数量庞大，化学成分的分离耗时费力。化学结构复杂性给结构解析带来很大难度。色谱和波谱联用技术的发展以及计算机辅助结构解析软件（computer-assisted structure elucidation，CASE）的开发和数据库的构建大大加快了分离和结构鉴定的速度。如基于二维高通量制备液相色谱（2D-pHPLC）技术的中药化学成分高效分离技术、基于液相-质谱-数据库（LC-MS-DS）/制备液相色谱（pHPLC）技术的中药化学成分快速识别与高效制备技术、基于LC-DAD-MS^{n}技术的中药化学成分研究与数据库的构建等。

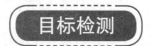

答案解析

一、选择题

（一）A型题（最佳选择题）

1.黄芩用烫、蒸等炮制方法的目的是（ ）

    A.减毒　　　　　　　　B.增效　　　　　　　　C.杀酶保苷　　　　　　　D.贮存

（二）X型题（多项选择题）

2.下列哪些成分是人参的有效成分（ ）

    A.人参皂苷　　　　　　B.人参多糖　　　　　　C.炔醇　　　　　　　　　D.淀粉

3.附子中乌头碱是（ ）

    A.有效成分　　　　　　B.无效成分　　　　　　C.有毒成分　　　　　　　D.生物活性成分

二、简答题

1.查阅文献，查找某种中药复方药效物质研究的案例，并说明其研究思路。

2.有些中药（如苦杏仁、黄芩等）通过用烫、煮、蒸等炮制方法进行杀酶处理，其目的是什么？请具体说明。

3."中药药效物质基础的研究属于现代科学研究体系，对传统中医理论的研究没有意义"，请评述这种观点。

4.查阅文献，给出甘草的有效成分的类型。

5.查阅文献，举出几个中药炮制减毒的例子。

（华会明）

第二章　中药化学的研究策略

PPT

　　探求中药及其复方有效成分及药效物质基础是我国中医药界乃至整个药学界关注的焦点问题。由于中药化学成分相当复杂，要从分子角度阐明其药效物质基础在体内的吸收、分布、转化和排泄过程，从而赋予中医药理论现代科学内涵十分困难。随着现代色谱和波谱技术的飞速发展，新材料、新试剂、新技术、新方法的不断引进为这些研究工作的开展奠定了坚实的基础，提供了良好的保障。

　　在近年的研究进程中，多学科交叉合作促进了中药药效物质基础研究的现代化学、药理学和分子生物学、基因组学等多学科方法的表达，并因此派生出多种不同的研究模式和研究方法。以下对几种主要的中药有效成分研究方法进行简要介绍。

第一节　中药化学系统分离法

　　系统分离法是中药化学早期研究采用的主要方法。此研究方法的思路是，根据临床疗效或古代文献记载或现代研究文献报道，选择具有较好疗效的中药为研究对象，中药经过提取后，采用液–液萃取或固相萃取或柱色谱（如硅胶快速色谱、大孔树脂、MCI、ODS等）进行初步分离分成多个部位，再采用各种色谱方法系统分离每个部位的化学成分，得到单体化合物，利用化学手段和波谱技术确定化合物的结构。依据中药的功效及临床应用情况，采用合适的筛选模型对分离得到的化学成分进行活性评价及药理作用研究，最终确定有效成分。采用此研究方法已对上千种单味中药的化学成分和生物活性进行了研究，阐明了一大批单味中药的物质基础，如人参、麻黄、黄连、丹参等，取得了辉煌的成果，也为复方中药的研究奠定了坚实的基础。

　　应用这种研究方法，可以确定中药有效成分，也可能获得药物研究的先导化合物，甚至成为临床应用的药物。但是，这种研究方法由于先化学分离后活性筛选，在有效成分的寻找和分离中存在盲目性较大、获得有效成分的准确性较低、研究周期长、可能获得大量无活性成分或非有效成分等问题。另外，这种方法往往获得含量较高、容易分离的化学成分，而这些成分不一定是中药的有效成分，而那些含量低的有效成分有可能在分离过程中被丢失。所以，这种研究方法逐渐被活性导向或结构导向的分离方法所取代。

　　随着色谱技术的快速发展，制备型液相色谱的普遍应用，大大提高了化合物分离速度和效率。由于传统的系统分离方法，可以全面了解中药中化学成分，它仍适用于那些化学成分研究不深入甚至研究还是空白的中药的化学研究。中药具有多成分、多靶点，协同作用的特点，快速、高效实现多个药物活性成分筛选及鉴定技术的应用，对中药药效物质基础的阐明具有重要作用。高通量筛选技术、分子对接技术、细胞膜色谱技术等活性成分筛选方法，利用小分子药物配体和受体之间特异性结合，针对特定的疾病靶点进行全面、客观的筛选，获得的有效成分，具有药理活性显著、靶向清晰、作用机制明确等特点。随着高通量筛选、分子对接技术以及网络药理学在中药药效物质基础研究中的广泛应用，中药化学成分库的构建是前提和基础，采用系统分离方法明确中药的化学成分全貌还是非常必要的。

第二节　活性导向的中药有效成分研究方法

活性导向（bioassay-guided）的中药化学成分研究方法，是目前应用较多的中药有效成分及药效物质基础研究方法之一。这种研究方法，是在确定研究对象后，根据所研究中药的功效或临床应用，确定相应的药效药理学研究指标或能够代表该中药功效的、简易、灵敏、可靠的生物活性测定方法，作为有效成分追踪分离的指导，在分离的每一个阶段都以这些指标对分离得到的各个组分进行药效药理学评价，并追踪分离活性最强的组分，直到分离出有效成分。

具体研究过程为，首先对中药提取物进行活性筛选，确定有效后，再根据极性或吸附性或酸碱性等的不同对提取物进行初步分离，对分得的各部位进行活性筛选确定有效部位；然后针对有效部位进一步通过活性追踪进行活性成分的分离，对分离得到的活性成分进行结构鉴定。

活性导向的中药化学研究策略对活性筛选模型要求较高，在对提取物及各部位筛选时尽量采用符合中药功效的动物模型，确定中药的有效性。如屠呦呦团队在筛选抗疟中药时，采用了鼠疟原虫模型进行筛选，从中医药古籍记载的数百种可能有抗疟作用的中草药单、复方中，确认了黄花蒿的抗疟作用，进一步分离有效的提取物发现了抗疟活性强的青蒿素。活性追踪分离有效部位的有效成分时，要求筛选模型具有简便、快速、准确、用量小等特点，可以采用细胞水平、分子水平筛选模型；药理学评价常为动物实验，对于研究样品的需求量较大，会给化学研究带来巨大压力。另外，受到筛选时间限制，筛选模型多以一两种为宜。如果筛选模型耗时、假阳性或假阴性率高，不能准确反映中药的功效，可能会延误化学分离工作甚至导致化学分离误入歧途，这是采用活性导向分离时需要特别注意的问题。

这种研究方法的优点是化学研究工作的目的明确，将化学成分分离与药效药理活性同步进行，对没有活性的组分可以放弃研究，显著提高工作效率和获得有效成分的准确性。如果选择的药效药理学指标方法得当，一般能够得到目标有效成分。但是，这种研究方法需要药理学评价相配合，有时因为化学和药理学两种工作的不同步，会影响整个研究进度。需要注意的是，在实际研究工作中，采用活性导向的中药化学研究方法也会出现有效成分丢失或活性分散的现象。有时获得的有效成分是一些有一定活性且量丰的化合物，而微量的活性化合物在分离过程中可能丢失或被忽略；有时可能是因为活性成分之间具有协同增效作用，在分离得到单体化合物之后，活性被分散了。总之，产生有效成分丢失的原因可能很复杂，需要根据具体情况进行分析来解决。

该方法用于阐明中药物质基础还存在着一定的局限性：其一，中药功能主治广泛，单一或少数指标的活性筛选发现的活性成分或有效成分不能全面体现中药物质基础；其二，由于筛选方法或模型的局限性，一些微量成分在筛选过程中丢失，或筛选得到的活性成分并非体内真正的有效成分。为了解决这些问题，目前大多采用活性跟踪与系统分离相结合的方法进行研究，即对分离部位进行活性筛选，确定活性部位后，再进行系统分离，既明确活性部位，又不会导致微量活性成分的丢失。

微课

第三节　结构导向的中药化学研究方法

近年来，随着色谱与波谱联用技术的应用，针对某种结构类型或结构特征的中药有效成分研究方法逐渐受到广泛关注和应用，并在特定类型的化合物定向分离以及新化合物的发现中显示优势，为开展特定类型化合物的构效关系研究提供了很好的物质基础。

结构导向分离（structure-guided isolation）或化学导向分离（chemistry-guided isolation）策略是以中药中某种结构类型或结构特征的化学成分为目标，进行定向分离。这种方法的关键首先是要了解目标化合物的化学特征，即显色反应、紫外特征、核磁特征、质谱特征等。根据化合物的特征显色反应，可以采用薄层色谱（TLC）法寻找该类成分的存在部位；但是显色反应存在专属性差的问题。根据目标化合物的紫外特征，采用高效液相色谱-二极管阵列检测器（HPLC-DAD）分析提取物及各部位，寻找具有相同紫外特征的色谱峰；但需注意，有的结构类型的紫外光谱特征专属性不强。相对而言，核磁共振谱由于结构的特殊性，常常具有某种特征的氢信号和碳信号，从而在纷杂的核磁图谱中，可以明确识别这类成分，所以测试各部位和各组分的氢谱或碳谱，可能帮助确定该类成分所在的部位和组分。对于具有特征的质谱裂解规律的结构类型，可以采用LC-MS对样品进行分析，寻找符合这些裂解规律的化合物，同时也可根据质谱给出的分子量及推测的分子式，确定这个成分是否为新化合物。

以藤黄属笼状呫吨酮类化合物研究为例介绍活性导向与化学导向分离的应用。藤黄属植物中以藤黄（*Garcinia hanburyi* Hook.f.）中藤黄酸（图2-1）为代表的笼状多异戊烯基呫吨酮类化合物，是一类具有很强抗肿瘤活性的化学成分。同属植物大苞藤黄（*Garcinia bracteata* C.Y.Wu）的乙醇提取物及石油醚和三氯甲烷萃取部位显示较强的抗肿瘤活性，为有效部位。笼状呫吨酮类化合物，在薄层上经过10%硫酸乙醇溶液显色后呈黄色，且在紫外灯365nm下呈亮绿色荧光，较为特殊。紫外光谱中，在230、354nm处有较强的紫外吸收。在核磁共振氢谱中，在 δ 1.5～1.7存在异戊烯基上的多个甲基信号，在 δ 2～4存在笼状桥环上质子信号。在核磁共振碳谱中，在 δ 200～210处存在笼状结构中酮羰基碳信号，在 δ 175～185存在C-9的共轭羰基碳信号；此外在 δ 91～92（C-10a）、84～85（C-5或C-6）、82～83（C-18）存在笼状桥环上特征的连氧碳信号。TLC显示大苞藤黄叶的石油醚和三氯甲烷萃取部位均存在笼状呫吨酮类化合物阳性的斑点；HPLC-DAD显示两个部位均含有在230、354nm处有较强的紫外吸收的色谱峰。石油醚和三氯甲烷萃取部位的氢谱和碳谱均显示了笼状呫吨酮类的特征信号，从而确认大苞藤黄叶的石油醚和三氯甲烷萃取部位为研究对象。进一步在TLC和HPLC-DAD指导下分离得到18个笼状呫吨酮，其中新化合物10个，3个拥有新颖骨架。活性研究表明，这些化合物均显示很强的抗肿瘤细胞增殖活性，有的活性强于对照品藤黄酸，尤其是新骨架的化合物可以作为抗肿瘤先导化合物进行深入研究。

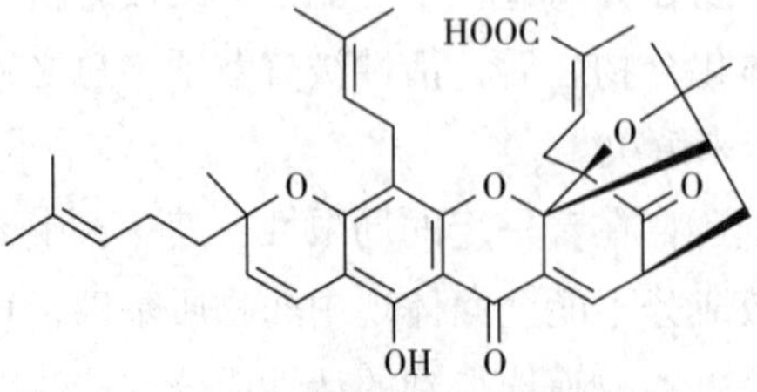

图2-1　藤黄酸的结构

现代色谱分离和波谱分析技术的发展以及与大数据和人工智能的结合，为天然产物的快速、定向分离提供了有效的策略和手段，如分子网络和小分子准确识别技术。分子网络（molecular networking，MN）

是一种可视化计算策略，是根据分子MS/MS质谱碎片的相似性而建立的可视化分子网络图。分子网络是根据化合物通过LC-MS/MS获得的二级质谱碎片，相似结构的化合物在相同条件下产生相似的MS/MS离子碎片，通过计算机算法计算这些质谱数据的相似度（以余弦值0～1表示，相似度越大，余弦值越大），然后根据相似度的大小将这些质谱图整合成一张可视化的网络图谱。将测试样品（粗提物或流分或单体化合物）的MS/MS质谱数据与数据库进行对比分析，就可以鉴定已知化合物（去重复化dereplication）、类似物（variable dereplication），发现新化合物。分子网络技术以及基于此技术构建的全球天然产物社会分子网络（Global Natural Products Social Molecular Networking，GNPS）数据库，已被应用于中药/天然药物中特定类型成分的定向分离以及药物研发、药物代谢等。2017年Gerwick团队又开发出一种新的基于HSQC核磁共振波谱数据的小分子准确识别技术（Small Molecule Accurate Recognition Technology），即SMART技术。SMART平台是一个基于卷积神经网络原理的人工智能学习平台，用于从HSQC数据中分析出复杂体系中化学成分可能含有的结构类型，提供可视化的分类情况。根据HSQC具有伪像少，区分度高的特点，SMART技术利用人工智能对样品的HSQC谱数据分析，通过自动提高网络分辨率和偏移量，从而提高准确度，能够快速找到与样品结构类似的相关化合物，实现去重复。将MN和SMART技术应用于中药化学成分的研究不仅提高了化合物分离的效率，而且可以快速排除中药中的已知化学成分，可避免已知化合物的重复化分离，加速发现全新结构的天然产物分子。

活性导向和化学导向的分离策略，既可以减少系统分离法的盲目性，又可避免单纯活性导向分离对活性筛选体系的依赖性；同时可以去重复化。随着分子网络技术的发展和应用，这种研究策略将越来越多地应用于中药有效成分的研究。

第四节　基于血清药物化学的中药有效成分研究方法

中药血清药物化学（Serum Pharmacochemistry of TCM）是以经典的药物化学研究手段和方法为基础，运用现代分离技术及多维联用技术，分析鉴定或表征口服中药后人或动物血清中移行成分，阐明其活性与中药传统药效相关性，确定中药药效物质基础并研究其体内过程的应用学科。

传统中药给药方式主要为口服给药。在口服给药的方式中，真正的有效成分往往是被吸收入血的成分，以血液为介质输送到靶点，从而产生作用。基于这种认识，按照中药血清药物化学的方法，采用口服中药的实验动物血清为研究对象，首先根据中药临床经验给实验动物灌服中药提取物，然后取出实验动物血清，分离血清中的中药成分，并进行结构鉴定，同时进行药效药理学研究，以确定有效成分。由于能吸收入血的中药化学成分的数量有限，因此这种研究方法，将简化所要研究的化学成分的数量，而且可以排除那些体外能够呈现一定生物活性、但因其不能入血而无法发挥药效的生物活性成分的干扰，提高有效成分的发现和确定的效率。

采用中药血清药物化学方法研究血清移行成分，已成为快速、准确地研究中药药效物质基础的有效方式，已取得了一些重要的研究成果。如王喜军等对六味地黄丸的血清药物化学研究结果表明，口服六味地黄丸后从血液中发现了11个入血成分，其中7个成分为六味地黄丸中原来所含的活性成分（即为其有效成分），而其余4个为新产生的代谢产物，这些原型成分及代谢产物均有体内直接作用，从这种意义上来说，这11个成分均为六味地黄丸的药效物质基础。

这种方法发现的有效成分有时并不是中药中的原型成分，可能是在消化道被分解、转化、代谢的产物，也可能是原型成分及以上新产生的代谢产物进入血液后进一步被代谢转化的生成物。需要注意的是，被吸收入血的成分未必一定是有效成分。此外，由于常用实验动物血清及投入剂量有限，不易积累足够的研究样品，使药理活性研究的难度加大。由于血清移行成分的鉴定多采用LC-MS技术，但是LC-MS仅能推断结构，不能确证。需要与对照品对比，进行结构确证。若要得到入血的原型成分，可以在HPLC指导下有针对性地从药材中分离；而对于代谢产物，可以尝试从粪便、尿液、胆汁中寻找并分离，或者从微粒体、S9、重组酶等一些体外代谢模型或人工合成的方法得到。若将基于2D-pHPLC技术或LC-MS-DS/pHPLC技术等高效分离技术应用于血中移行成分的分离、制备和鉴定，将大大加快工作效率。

第五节　中药代谢化学研究方法

中药治疗疾病的有效成分可以是中药中的原型成分，也可以是经肠内生菌的转化产物，或者是进入体内后的代谢产物。中药化学成分进入生物体后，经过一个复杂的体内过程（吸收、分布、代谢、排泄），并在此过程中发挥疗效或产生毒性。中药代谢化学研究和阐明中药（复方）提取物、有效部位和毒效成分的体内过程，特别是其体内代谢方式和代谢产物，分析和探讨中药（复方）的体内药效物质基础及其量变和质变规律，保证临床用药安全、有效和合理。

中药代谢研究方法主要有体内和体外两种。体内代谢研究方法是指在动物或人给药后，经过一段时间后收集血液、尿液、粪便、胆汁等生物样品（动物还可获得组织器官等样品），然后通过色谱、波谱及联用技术分析、分离样品中的中药原型及其代谢产物。此方法可对中药的体内影响充分的整合，能全面地反映中药在生物体内代谢的整体特征。体外代谢常用的研究方法有：以肝脏代谢为基础的肝微粒体体外温孵法、肝细胞体外温孵法、离体肝灌流法、肝组织切片法和重组P450酶体外温孵法等，以及以胃肠道消化为基础的离体消化道内容物温孵法和粪便温孵法。许多中药及其代谢产物在体内的浓度很低，代谢物检测较难，体内代谢方法难度较大。相对于血液、胆汁以及组织样本，尿液、粪便样本可以大量收集，可作为分离代谢产物的原料。而体外代谢则可在短时间内获得大量的代谢物。

黄芩苷（baicalin）是黄芩中的主要黄酮类成分之一，在体外实验中大肠杆菌能够水解黄芩苷为其代谢产物黄芩素（baicalein），黄芩苷口服给予大鼠，在血清中几乎测不到代谢产物。但是在肠道内容物中可以测得大量的代谢产生黄芩素。无菌大鼠口服同样浓度黄芩苷后，2小时后在血中仅测到少量的黄芩苷。普通大鼠口服黄芩素后，在血中可迅速地测出黄芩苷，而未发现有黄芩素的存在。说明黄芩苷不能直接被吸收入血，在肠道菌群的作用下转化为代谢产物黄芩素被吸收，再在体内结合为黄芩苷，因此在血中测出黄芩苷。

邱峰等研究了穿心莲内酯在人体和大鼠体内的代谢，从大鼠灌胃给穿心莲内酯后的尿液、粪便、小肠、血液中分离到14个穿心莲内酯的代谢产物，鉴定13个代谢产物的结构。从人体尿液中的样品中分离得到23个穿心莲内酯的代谢产物，鉴定18个代谢产物的结构。值得注意的是，穿心莲内酯在人体和大鼠体内的代谢中存在较大的种属差异，在大鼠的体内代谢中，代谢产物主要以磺酸化和硫酸化产物为主；而在人体的代谢产物主要以葡萄糖醛酸化、硫酸化和脲结合产物为主。有趣的是，在大鼠体内代谢产物中得到了14-脱羟-12-磺酸基穿心莲内酯，该化合物恰巧是临床常用抗炎注射剂莲必治的主要成分，说明其为穿心莲内酯经代谢产生的有效成分。

第六节　基于代谢组学的中药药效物质研究方法

代谢组学的核心是应用现代分析技术（如液相色谱-质谱、气相色谱-质谱、核磁共振等）定量测定生物体液（如血浆、尿液、组织提取液等）中的内源性代谢产物，结合模式识别等化学信息学技术

（如主成分分析法 PCA、偏最小二乘法 – 判别分析 PLS-DA、正交最小二乘法 OPLS 等）考察生物体在不同状态下（如生理与病理状态、给药前后等）代谢产物的变化，获得相应的生物标志物，揭示生物体在特定时间、环境下整体的功能状态，从而阐明中药的药效物质和作用机制。

代谢组学在中药药效物质及作用机制研究中具有独特优势，已应用于很多中药单味药和复方的研究中。邹忠梅等应用 UPLC-Q-TOF-MS 技术，开展心可舒（主要成分有丹参、葛根、三七、山楂、木香）干预由异丙肾上腺素（ISO）诱导的心肌梗死大鼠血浆代谢组学研究，模型组代谢轮廓发生改变，11 个显著改变的代谢物鉴定为潜在的与心肌梗死相关的生物标志物，主要参与花生四烯酸代谢、脂肪酸代谢、色氨酸代谢、蛋白质水解和嘌呤代谢等代谢通路，心可舒干预后可有效调控上述标志物，逆转 ISO 导致的代谢轮廓异常，改善生化和病理变化，发挥心肌保护作用。采用 LC-ESI-MS/MS 技术，根据质谱提供的准确分子量信息及 MS/MS 多级质谱裂解信息从心可舒片中直接鉴定出 51 种成分。进一步以从心可舒中鉴定出的 51 个化学成分和过氧化物酶体增生物激活受体 γ（PPAR-γ）、血管紧张素 I 转化酶（ACE）、羟甲基戊二酰辅酶 A 还原酶（HMGR）、环氧合酶 2（COX-2）以及凝血酶（thrombin）等 5 个冠心病相关靶点为研究对象，采用 LibDock 和 AutoDock 2 种程序联合进行分子对接，结果表明心可舒中的葛根苷 A、葛根苷 B、丹酚酸 A 和丹酚酸 C 等 4 个化合物可能作用于 2 个或者 2 个以上的靶点，另外还有 8 个化合物能够分别作用于 5 个靶点中的 1 个靶点，初步阐释了心可舒多靶点作用的分子机制。

王喜军还提出中医方证代谢组学（Chinmedomics），即利用代谢组学技术发现并鉴定中医证候/病生物标记物，以证/病的生物标记物桥接复制与证/病关联的动物模型，建立方剂药效生物评价体系，通过上述生物标记物进而表征中医证/病的内涵，反馈中药的真实药效信息。

第七节　中药复方化学的研究方法

中药复方是中医用药的主要形式，通过其中的药效物质起到有主次的多靶点、有机的整体协同的治疗效果。中药复方所含成分复杂，每味中药都含有数百种、甚至上千种成分，每味中药的作用都是多成分的协同作用。单独研究每味中药的化学成分往往不能反映复方中药的整体性。研究中药复方的有效成分的方法包括拆方法、血清药物化学等。

拆方研究是中药复方研究的重要方法。它是指把处方中的中药逐步减去一味或几味，或以排列组合的方法以观察疗效的变化，研究目的是阐明方剂配伍机制，精简方剂，寻找发挥增效、减毒作用的最佳药物组合及确定方中主要药物或药效物质基础。近年来有学者对传统的血府逐瘀汤、吴茱萸汤等多种复方进行了拆方研究，发现了具有代表性的多种有效成分。

拆方研究取得了一定进展，但也存在一些不足，主要表现在目前拆方研究还主要以某一种或几种单一的药效为指标，不能从宏观综合调节的水平进行药效分析，难以客观地揭示组方原理。同时，单纯利用数学方法分析单味药的作用及其交互作用在某种意义上脱离了中医药传统理论。另外，对方剂的物质基础变化与药效之间关系的内在认识不清，难以从根本上阐明方剂配伍规律及其科学内涵。

刘建勋等提出了中药复方功效物质基础研究的新思路。即将中医临床证候的诊断标准、疗效评价技术与方法应用于中药复方功效的研究，在明确中药复方功效现代药理学内涵后，以中医药理论为指导，结合中药药理、中药化学、中药代谢、生物信息学等多种现代科学技术，开展中药复方功效与化学成分之间的相关性研究，通过中药复方功效评价，中药复方指征物质基础研究，构建中药复方功效物质基础的研究与评价体系，阐释中药复方功效的物质基础及作用机制（图 2-2）。

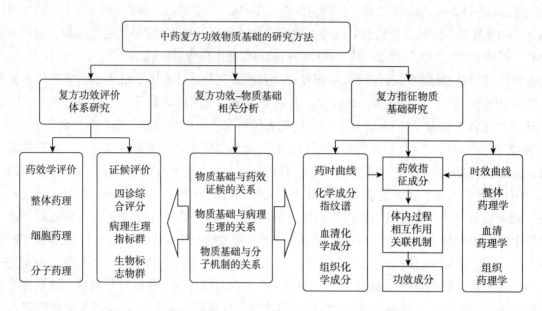

图2-2 中药复方功效物质基础的研究方法关系图

药知道

砒霜与三氧化二砷

砒霜的化学成分为三氧化二砷（As_2O_3）。用砒霜治病，中国古代就有记载。北宋的《开宝详定本草》、明朝李时珍的《本草纲目》记载了砒霜的药性。含砷的中药有砒霜、砒石、雄黄、雌黄等。

自20世纪70年代初期，哈尔滨医科大学韩太云药师从民间中医得知用砒霜、轻粉（氯化亚汞）和蟾酥等治疗淋巴结核和癌症。张亭栋等将它们制成"癌灵注射液"（也称"癌灵1号"）用来治疗慢性粒细胞白血病患者，并发现只要有砒霜就有效，而轻粉有肾脏毒性、蟾酥有升高血压的副作用。进一步研究发现三氧化二砷对多种白血病有效，对急性白血病可以达到完全缓解，其最佳适应证为急性早幼粒白血病（APL，M3型白血病）。

1996年，陈竺等在《血液》杂志发表了三氧化二砷治疗白血病作用的分子机制。1998年，美国科学家在《新英格兰医学杂志》发表使用三氧化二砷治疗APL的效果及机制。至此，三氧化二砷对APL的治疗作用受到国际医学界广泛接受。

三氧化二砷在全世界广泛使用，拯救了无数白血病患者的生命。张亭栋与合作者用现代医学的方法发现三氧化二砷使之成为今天全球治疗M3型白血病的标准药物之一，彰显了中西医整合的宝贵价值和强大生命力。充分说明"中国医药学是一个伟大的宝库，要努力发掘，还要加以提高，让它不仅为中国人民服务，更要为全人类服务。"

第八节 基于谱效关系或组效关系的中药物质基础研究

中药谱效关系（spectrum-effect relationship）研究的思路是以NMR、HPLC、GC-MS、HPLC-MS等现代先进的分析技术为手段，建立中药的一维、二维甚至多维化学指纹谱，或者利用代谢组学的方法研究中药复杂体系在体内的代谢过程；同时利用体内外多种药效指标，建立合适的药效评价模型，结合现代的代谢组学、蛋白质组学、基因组学技术进行药效学评价；采用适宜的数据处理模型和智能化数据分析软件，进行谱效或组效相关性分析，来探讨中药复杂体系的物质基础和作用机制。指纹图谱的建立、药效评价和谱效关系数据处理是中药谱效关系研究的重要组成部分。这种方法将中药的化学指纹图谱与中药药效有机结合，通过线性或非线性数学处理，建立"谱-效"数学模型，从而确定出与药效相关的化合物群，阐明中药药效的物质基础，建立真正反映中药内在质量的评价方法。中药谱效关系的一般研究路线如图2-3所示。

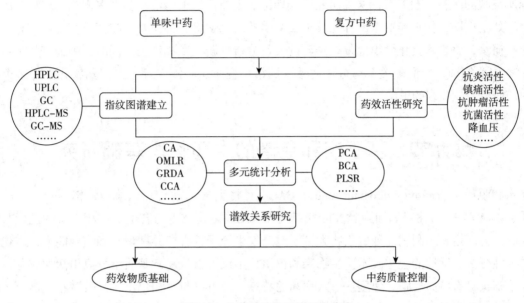

图2-3 中药谱效关系的研究路线

这种研究方法自2002年创建以来，已广泛应用于中药研究的多个领域，如中药有效部位的筛选，中药有效成分的研究，中药炮制工艺的优化，中药材的质量评价，复方中药有效成分研究、质量评价和组分配伍的研究、药效预测、中药毒性成分筛选等。如邹忠梅等应用超高效液相色谱-飞行时间质谱（UPLC-Q-TOF/MS）技术建立虎杖95%乙醇提取物及其大孔树脂洗脱部位（30%、60%、95%乙醇洗脱物）的特征指纹图谱，采用脂多糖（lipopolysaccharide，LPS）诱导小鼠腹腔巨噬细胞（RAW 264.7细胞）的炎症模型筛选各部位的抗炎活性，利用偏最小二乘法（partial least squares，PLS）将各部位特征成分谱峰面积与一氧化氮抑制率进行谱效关系研究，根据变异权重系数来辨识其抗炎活性成分。谱效关系研究发现，虎杖醇提物及其大孔树脂洗脱部位中3个成分包括大黄素-8-O-β-D-葡萄糖苷、大黄素-1-O-β-D-葡萄糖苷和大黄素-8-O-（6'-O-丙二酰基）-葡萄糖苷具有潜在的抗炎活性，并从细胞层面和分子反向寻靶研究对大黄素-8-O-β-D-葡萄糖苷的抗炎活性进行了验证。

孟宪生等结合全时段等基线多波长融合色谱技术，构建气滞胃痛颗粒230、254和283nm三波长融合的HPLC指纹图谱。将气滞胃痛颗粒所含6味药材比例进行合理调整，应用Isight软件对各个配伍组的药材量进行随机抽样，得到20个不同配伍比例的气滞胃痛颗粒复方，将配伍组中的各个色谱峰进行化学成分归属，结合体外药理实验，采用灰色关联分析、人工神经网络等化学计量学方法分别建立促胃肠动力、抗炎镇痛、抗溃疡谱效关系，相互验证，综合筛选出体现不同药效的复方质量标志物。即发挥促胃肠动力作用的质量标志物为柚皮苷、新橙皮苷、橙皮苷、芸香柚皮苷、新圣草苷、甘草苷6个成分；发挥抗炎镇痛作用的质量标志物为甘草苷、芸香柚皮苷、柴胡皂苷A、异甘草素、没食子酸、甘草酸单铵盐、芍药苷、圣草次苷、芍药内酯苷9个成分；发挥抗溃疡作用的质量标志物为没食子酸、甘草苷、甘草酸单铵盐、芍药苷、芍药内酯苷、异甘草素、橙皮苷、柚皮苷8个成分。其中有些成分同时发挥双重或三重药效。

在谱效关系基础上，范骁辉、余伯阳等团队又提出了中药多维谱效关系（multi-dimensional spectrum-effect relationship）的研究策略，主要包括多维指纹图谱获取（含认证与验证）、多指标药效检测和多维谱效关系辨识。通过分别获取多维化学特征谱图信息和药效信息，建立基于谱效相关性的中药多维药效指纹图谱，用于评价中药产品质量。后者认为"多维"的主体应为"谱效关系"，即针对不同药效指标所反映的多种谱效关系，这种研究模式理论上更加符合中药治疗疾病多靶点、多环节的作用特点。多维药效指纹图谱技术能更全面和完整地表征中药的化学组成特征及其与药效相关性，充分反映中药产品内在质量，将在解决化学组成复杂中药的质量分析难题上发挥作用。同时，中药谱效关系研究已延伸到多个相关领域，如谱效关系与分子对接、网络药理学、一测多评、血清药物化学等多个技术整合，为中药研究提供更多的思路。

第九节　基于亲和色谱的中药物质基础研究

生物亲和色谱（bioaffinity chromatography，BAC）是将生物大分子（靶酶、受体、抗体、离子通道、神经介质、DNA等）、活性组织细胞膜及活性细胞等采用固定化技术与合适的固相支持物进行共价、非共价结合后作为固定相，利用固载的生物大分子对药物小分子具有特异性识别和结合能力，实现对活性成分的选择性分离和筛选的色谱技术。生物亲和色谱柱不仅可以从复杂基质中分离出活性成分，用于药物活性分子筛选具有特异性强、速度快、效率高的特点，还可以与气相色谱、高效液相色谱、质谱等技术联用，构建生物活性筛选/化学在线分析技术，用于中药复杂体系中特异性活性成分的初筛，可以实现中药活性成分的高通量筛选、分离、鉴定一体化，从而克服了以往先从中药中分离单体或有效部位再分析其药效而使成分分离与效应筛选脱节的弊端。

郑晓晖等建立了 β_2-肾上腺素受体（β_2-adrenoceptor，β_2-AR）亲和色谱方法，并将该筛选系统与HPLC-MS技术联用，构建了离线模式二维筛选平台应用于芍药-甘草汤剂和双黄连方剂中活性成分的筛选，从芍药-甘草汤剂中筛选出芍药苷和甘草素，从双黄连方剂中筛选出绿原酸。Luo等运用亲和色谱-质谱联用技术筛选叶下珠中抗丙型肝炎病毒活性成分，结果显示5个化合物在亲和色谱柱上有很好的保留，进一步研究证明，这5个化合物对丙型肝炎病毒都具有较好的抑制作用。施树云等建立了在线亲和固相萃取-高效液相色谱-二极管阵列检测-四极杆飞行时间质谱技术快速筛选中药中与 α-葡萄糖苷酶有结合作用的活性成分的方法。收集亲和固相萃取柱中与 α-葡萄糖苷酶有结合作用的活性成分，接着进入液相色谱系统进行分析鉴定。从玉竹中筛选出9种主要的 α-葡萄糖苷酶抑制活性化合物，包括5种苯乙基肉桂酰胺类化合物和4种二氢高异黄酮类化合物。

亲和色谱技术对于从中药复杂体系中选择性筛选活性化合物具有很大的优势，已经在中药活性成分的筛选与纯化、质量控制、靶标蛋白识别、作用机制和药物受体相互作用研究等领域中得到应用，但也存在着一些不足：其一，亲和色谱技术只能选择性地对某单一靶点进行筛选，要实现多靶点的筛选具有一定难度，并且在筛选过程中一些非特异性的结合也会影响筛选结果；其二，亲和色谱仅是从化合物与靶酶或细胞的结合力进行筛选，在生物体系中，强结合力或相似性高的化合物不一定都是正活性，也有可能是负活性或没有生物效应，因此，必须进行进一步的细胞水平和体内的活性筛选，才能证实其是否为真正的有效物质。

第十节 基于分子烙印技术的中药物质基础研究

分子烙印技术或分子印迹技术（molecular imprinting technique，MIT）是以特定的目标分子（也称为模板分子、印迹分子或烙印分子）为模板，选择适当的功能单体在交联剂的作用下制备对模板分子类似物具有特异性保留能力的聚合物（即分子印迹聚合物，molecular imprinting polymer，MIP），利用具有分子识别能力的聚合材料进行分离、筛选、纯化化合物的色谱分离技术。本质上，分子烙印技术也是一种亲和色谱。

由于MIT对模板分子的识别具有可预见的高选择性、分离效率高、结构稳定性、制备简单、可重复使用等优点，分子烙印技术在中药有效成分富集、分离、纯化以及手性化合物的拆分中得到较为广泛应用，涉及到黄酮、生物碱、芳香族酚酸性化合物、萜类、蒽醌、香豆素等多种成分。如谢建春等采用分子烙印技术，以骆驼蓬种子中抗肿瘤活性成分哈尔明和哈马灵的结构类似物哈尔满为模板分子，以非共价键法制备的分子烙印聚合物作为液相色谱固定相与质谱联用，直接从骆驼蓬种子甲醇粗提取物中分离鉴定了目标性成分哈尔明和哈马灵。OU JJ等采用原位MIT，以$l-$四氢巴马丁作为模板分子，合成印迹聚合物整体柱，模板分子的识别性能非常好，使得$d-$四氢巴马丁和$l-$四氢巴马丁2种对映体达到满意的分离度。

针对单模板分子的印迹聚合物只能实现对某一种目标化合物的分离的局限性，近年来不断开发多模板分子印迹聚合物。该技术以由两种或两种以上结构类似物为模板制备的分子印迹聚合物为固相吸附剂，实现多种物质的同时富集、分离，使研究具有更广的适用性和实用性。多模板分子印迹－固相萃取技术为中药有效部位中具有类似结构单元成分群的分离带来了希望。

近年来，中药药效物质基础的研究引入成分敲除技术。该类方法是从中药材或复方中特异性地"敲除"某活性化合物，而"原样"保留其他成分在量和比例关系上不变，通过药理药效的比较研究，来明确揭示该成分与整体中药或复方功能主治的关联度。成分敲除技术的运用，不仅有助于从全新的角度理解中药药效物质基础，而且有助于理解中药成分之间"配伍"的现代科学意义。成分敲除技术主要包括色谱敲除法和抗体敲除法。亲和色谱和分子烙印技术可以实现成分敲除。曹泽彧等利用分子烙印技术将桂枝茯苓胶囊中的几种主要成分梯度敲除，研究发现梯度敲除芍药苷、丹皮酚和苦杏仁苷后，桂枝茯苓胶囊抑制离体子宫收缩作用逐步减弱，说明这些成分是桂枝茯苓胶囊治疗原发性痛经的重要活性物质；梯度敲除没食子酸、桂皮醛、五没食子酰葡萄糖和茯苓多糖后，桂枝茯苓胶囊抑制肿瘤坏死因子释放作用逐步减弱，说明这些成分是桂枝茯苓胶囊通过抑制肿瘤坏死因子释放而缓解盆腔炎症状的重要活性物质；梯度敲除芍药苷、丹皮酚、五没食子酰葡萄糖和白芍苷后，桂枝茯苓胶囊抑制子宫肌瘤细胞的作用逐渐减弱，说明这些成分是桂枝茯苓胶囊发挥治疗子宫肌瘤作用的重要活性物质。

中药有效成分及中药药效物质基础的研究是一项十分复杂庞大的工程，应在肯定中药临床疗效的前提下，从整体动物实验、器官和组织、细胞、分子生物学四个水平上筛选研究中药有效组分，实现中药药效物质基础的化学、药理学和分子生物学等多学科角度的系统诠释，进而探索中药的药效物质基础、代谢过程及作用机制，最终阐明中药防病、治病的机制，创建符合中医药理论的现代中药研究体系。该体系的建立对于中药作用机制、中药方剂配伍规律以及中药创新药物的研制和开发等方面都具有非常重要的指导意义。

? 思考

中药复方药效物质研究有哪些方法？通过文献查找某种中药复方药效物质研究的案例，并说明其研究思路。

目标检测

答案解析

一、选择题

（一）A型题（最佳选择题）

1.中药化学成分的系统分离法的优点是（　　）

A.全面了解中药的化学成分　　　　　　B.分离过程的盲目性较大

C.研究周期长　　　　　　　　　　　　D.获得大量无效成分

2.利用亲和色谱研究中药有效成分的缺点主要是（　　）

A.特异性强　　　　B.速度快　　　　C.效率高　　　　D.进行单一靶点筛选

（二）X型题（多项选择题）

3.结构导向的中药化学成分分离方法，一般依据的波谱技术是（　　）

A.紫外光谱　　　　B.红外光谱　　　　C.核磁共振氢谱　　　　D.质谱

4.中药有效成分的活性导向分离与结构导向分离方法的主要共同点是（　　）

A.通过活性筛选模型追踪分离　　　　　B.通过色谱-波谱联用技术追踪分离

C.目标是获得有效成分　　　　　　　　D.通过多种色谱技术分离化合物

二、简答题

1.比较中药化学成分的系统分离法与结构导向分离法的特点与缺点。

2.简述基于血清药物化学的中药有效成分研究方法的特点。

3.简述分子烙印技术应用于中药有效成分研究的特点。

4.在实际研究工作中，采用活性导向的中药化学研究方法会出现有效成分丢失或活性分散的现象，请分析可能的原因。

（华会明）

第三章　中药化学成分的活性评价策略

PPT

>> **学习目标**

通过本章学习，掌握中药活性评价的思路及策略，熟悉证候等疾病模型及复方配伍机制研究方法，了解蛋白组学、基因组学及数字模型解析中药活性成分的方法，具备中药来源新药研发的基本思路。

中药、天然药物由于化学结构的复杂性及生物活性的多样性，一直是人类开发药物的主要源头。目前临床使用的药物约50%以上来源于天然药物及其衍生物，特别在抗生素及抗癌药物研发领域，约60%到80%的药物与天然产物相关。

我国的中药资源有12807种，其中药用植物11146种，药用动物1581种，矿物药80种。中医中药五千年的应用历史，丰富的资源和用药经验为人们从中药、天然药物中发现创新药物奠定了物质基础。20世纪后半叶，国际上从天然产物中创制的新药至少有50种，而这些药物的原料资源几乎都可以在我国的中药或天然药物资源中找到，但由于活性评价的局限性和相对滞后，导致具有我国知识产权且为国际所承认的新药较少。因此从中药和天然药物临床应用出发，针对中药活性成分研制新药，是我国创新药物研发的主要途径。但有如下几个研究瓶颈制约着中药活性成分的药理学评价。①多种中药活性成分入血浓度较低，如生物碱类、黄酮类、挥发油类、木脂素类、香豆素类等，生物利用度2% ~ 7%，进入血液或靶器官的终浓度仅为nM或pM级别。有些苷类成分溶解度较低，不易被动物或人体吸收利用。②中药活性物质如多糖、肽、蛋白质等类，由于分子量较大或极性太强，使其不易透过生物膜（即渗透性较低），体内活性和产生治疗作用的直接靶点研究仍较少。③中药临床应用时多采用复方，而复方配伍的作用机制及活性评价仍存在较多问题。④中药复方多在中医理论指导下进行临床应用，故评价其活性的证候模型尤为重要，合理且精准地构建可以模拟临床患者体质特征的动物模型仍需进一步研究。

第一节　中药活性成分直接作用靶点的鉴定技术及应用

中药活性成分是中药发挥药效作用的物质基础，药物靶点是药物与生命体内生物大分子的直接结合部位，主要包括蛋白酶、受体、离子通道和核酸（DNA和RNA）等生物大分子，是中药活性成分发挥疗效的生物学基础。确定中药活性成分的靶点是中药药效物质研究的重要内容，对于中药分子机制研究和新药开发具有积极的意义。

针对中药活性成分作用靶点的鉴定，目前已经有若干种方法被报道，包括分子靶点"钩钓"技术及基于非标记的靶点鉴定技术，如药物亲和反应靶标稳定性实验（drug affinity responsive target stability，DARTS）分析、细胞热转移实验（cellular thermal shift assay，CETSA）和有机溶剂诱导蛋白沉淀（solvent-induced protein precipitation，SIP）等。

一、分子靶点"钩钓"技术

微课

1.简介与原理　分子靶点"钩钓"技术是识别药物靶点的重要技术，也是目前国际上靶点识别的主流方法，如图3-1所示，基于蛋白质与药物分子特异性结合的原理，首先将药物活性分子与固相微球进行表面键合作为探针（鱼钩），然后对研究目标细胞的裂解液与探针进行共孵育，进而洗脱无关蛋白捕获靶点蛋白并对其进行鉴定分析，最终对靶点蛋白进行确定。该方法的基本实验思路如下：首先将药物分子通过化学手段进行修饰，链接一个标签分子（如生物素），进而利用标签分子与固相载体微球表面的活性反应基团相互作用，将该药物分子连接到微球表面，得到药物分子修饰的固相微球。继而将微球与细胞裂解液混合，使微球表面的药物分子捕捉靶点蛋白，并富集到微球表面，最后经凝胶电泳分离纯化，高分辨质谱分析，以及数据库序列比对，最后确定靶点蛋白的名称及属性。

2.分子靶点"钩钓"技术在确定中药活性成分靶点及其作用机制中的应用 分子靶点"钩钓"技术是目前应用十分广泛的药物分子靶点识别方法，且发展相对成熟。目前基于该技术人们已经成功地对多个中药或天然活性成分的作用靶点进行了研究。针对中药苏木（Caesalpinia sappan Linn.）活性成分苏木酮A（sappanone A）具有明显抗神经炎症作用且靶点不明这一问题，利用分子靶点"钩钓"技术，构建了生物素标记的苏木酮A分子探针，从神经小胶质细胞中钩钓并鉴定了苏木酮A的作用靶点为肌苷5′-磷酸脱氢酶2（IMPDH2）（图3-1）。研究发现，苏木酮A不直接调控IMPDH2的催化结构域，而是作用于其调节性结构域，并特异修饰其140位半胱氨酸位点（Cys140），进而间接引起催化结构域的构象变化，使IMPDH2失活。值得一提的是，该Cys140位点是一个全新的药物作用位点，通过该位点可以实现对炎症反应特异性蛋白IMPDH2的选择性抑制，并显著降低药物的毒副作用。葫芦素B（cucurbitacin B）是瓜蒂等葫芦科清热解毒中药的主要药效成分，以葫芦素B为主要成分的葫芦素制剂临床用于湿热毒盛所致的迁延性肝炎、肝硬化和原发性肝癌的治疗，具有确切疗效。然而，当前葫芦素B抗肝癌的直接作用靶点尚未完全阐明。通过将葫芦素B作为分子探针，从肝癌细胞中"钩钓"到直接作用靶点IGF2BP1。随后发现葫芦素B可以通过共价修饰IGF2BP1的253位半胱氨酸，进而促进靶蛋白变构，阻断其对下游m6A的识别，最终发挥抗肿瘤及改善肿瘤免疫微环境的作用。

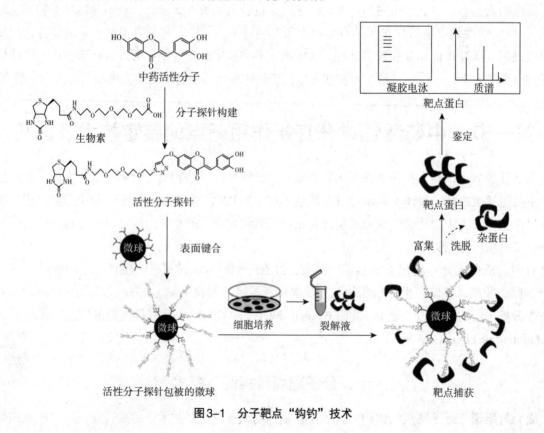

图3-1 分子靶点"钩钓"技术

药知道

中药活性成分直接作用靶点的鉴定技术

中药经过长期临床验证，已成为具有完整理论体系的中华文化瑰宝。中药活性成分是中药中具有医疗效用或生理活性的化合物，其作用靶点的鉴定是实现我国原始药物创新的重要途径。然而，鉴于技术瓶颈，相关研究推进困难，中药及其活性成分的靶点鉴定是学者们持续关注且致力探索的领域。

屠鹏飞/曾克武团队利用肉苁蓉的核心活性成分松果菊苷为分子探针，从神经细胞中"钓钓"抗脑缺血靶点——CK2α'蛋白，随后发现松果菊苷可以通过选择性地与CK2α'结合，招募基本转录因子3（BTF3）作为底物，形成CK2/BTF3复合物，从而促进Wnt/β-catenin信号的激活和线粒体融合相关基因Mfn2的转录，对脑缺血产生显著的神经保护作用。该研究成果不仅为缺血性脑中风和血管性痴呆的治疗提供全新的作用靶点，同时也为防治缺血性脑卒中的创新药物设计提供了新策略。此外，针对此发现该团队研制成为一类新药且已完成Ⅰ期临床试验（*Signal Transduct Target Ther*.2021 Feb 19；6（1）：71）。

中药活性成分的靶点鉴定技术为阐明中药传统功效的分子机制提供了一种全新的研究范式与全新视角，对促进新药研发、中医药现代化和国际化的发展具有重要意义。

二、细胞热转移实验

1.简介与原理　细胞热转移实验（CETSA）是一种检测细胞内药物与靶蛋白结合效率的实验，其不需要对药物进行化学标记，而可以直接测定药物分子是否在细胞中与靶点蛋白存在相互作用。该方法的原理是将药物或溶剂处理的细胞裂解液加热至不同温度以使蛋白变性，而能与药物结合稳定的蛋白质对热诱导沉淀具有更高的抵抗力。即随着温度的升高，蛋白会发生降解；当蛋白结合药物后，相同温度下，未降解蛋白的量会提高，该复合蛋白的热熔曲线会右移（图3-2）。

2.CETSA技术在确定中药活性成分靶点及其作用机制中的应用　目前应用该方法已经发现并确证了多个药物分子的作用靶点。例如，Wang J等利用CETSA结合分子对接和质谱等技术，鉴定到从中药莪术［*Curcuma zedoaria*（Christm.）Rosc］中分离得到的具有多种生物活性的莪术醇（curcumenol），能与鼻咽癌（NPC）细胞中的NCL蛋白结合并使之降解，从而发挥抗癌作用，证实了NCL是莪术醇治疗鼻咽癌的靶点之一。此外，Jin Y等利用CETSA技术确证了木菠萝（*Artocarpus heterophyllus* Lam.）所含活性成分香叶草基柚皮素（geranylnaringenin）CG902与STAT3之间的关系，发现CG902通过激活酪氨酸磷酸酶SHP-2来抑制STAT3活性，进而在癌症治疗中发挥作用。

CETSA技术的限制因素在于：①较大的蛋白质包括蛋白质复合物更可能产生较弱或没有配体诱导反应，在这方面的局限性仍需充分证实；②加热会影响细胞膜的通透性，可以通过减少加热时间、选择合适的加热方式、增加对照实验来解决；③小分子的孵育时间会影响小分子识别靶标蛋白，如果此化合物参与快速响应信号通路，可能会影响靶标蛋白翻译后的状态，进而影响抗体对靶标蛋白的检测，可以使用基于质谱方法来检测靶标蛋白；④检测需要的药物浓度较高，在发现新靶点的过程中明显通量不足，常被用作靶点的验证。

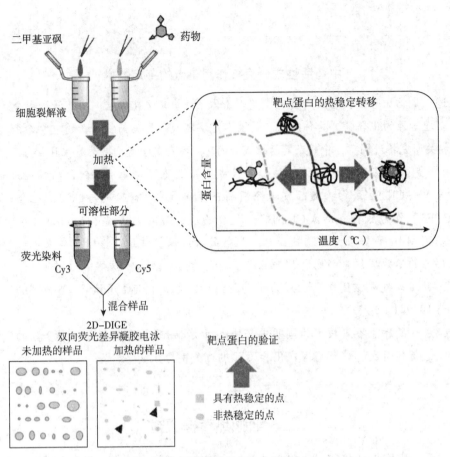

图 3-2　细胞热转移实验（CETSA）

三、药物亲和反应靶标稳定性实验

1. 简介与原理　药物亲和反应靶标稳定性实验（DARTS）主要是利用药物结合时靶标蛋白对蛋白酶降解的敏感性降低这一特性，不需要对药物结构进行修饰且不依赖药物的活性，依赖于药物分子和其蛋白质靶点之间的亲和性，因此能够精确地找到药物的直接结合靶点。其原理是：药物小分子与靶蛋白结合后，使靶蛋白的稳定性增强，在合适的酶解条件下，非结合的靶蛋白被酶解，留下结合的靶蛋白，经LC/MS/MS质谱鉴定，筛选出药物结合靶蛋白（图3-3）。

2. DARTS技术在确定中药活性成分靶点及其作用机制中的应用　目前应用该方法已经发现并确证了多个中药活性分子的作用靶点。例如，Kim Y等采用DARTS技术验证了姜黄素（curcumin）与APN的相互作用，链霉蛋白酶处理2分钟后APN的稳定性明显降低，而姜黄素处理过的APN稳定性保持不变；还发现老刺木精（voacangine）可以直接作用于血管内皮生长因子受体2，从而抑制胶质母细胞瘤细胞生长。此外，木香烃内酯（costunolide）是一种天然倍半萜内酯，具有抗炎、抗氧化等多种药理活性。Liu YC等利用scPDB蛋白结构库进行高通量反向虚拟筛选，发现周期蛋白依赖性激酶2（CDK2）是木香烃内酯最特异的结合蛋白，通过DARTS技术进一步证实了木香烃内酯与CDK2可以结合，木香烃内酯通过直接靶向CDK2，抑制小胶质细胞介导的神经炎症。但DARTS技术的限制因素为质谱检测的灵敏度，对于许多低丰度的靶标蛋白来说不易将目标蛋白可视化，此外进化选择上有些蛋白很难被蛋白酶消化。

DARTS方法的潜在局限性：①DARTS对抑制浓度跨越多个数量级（高达毫微摩尔）的分子有效；②质谱检测的灵敏度，对于许多低丰度的靶标蛋白来说不易将目标蛋白可视化；此外，蛋白质对蛋白水解酶的敏感性由其构象能量图决定，并且已经证明少数进化选择的蛋白质（例如应激蛋白）对蛋白酶消

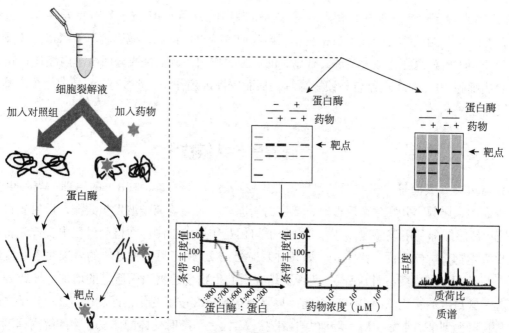

图3-3 药物亲和反应靶标稳定性实验（DARTS）

化非常难；③药物结合可能会改变非靶蛋白对蛋白酶的敏感性，例如那些与靶蛋白相互作用或作为其一部分的非靶蛋白。当然，DARTS也可以识别出使蛋白质不稳定的小分子效应物。

四、有机溶剂诱导蛋白沉淀

1. 简介与原理 有机溶剂诱导蛋白沉淀（SIP）方法可以评价药物–靶标相互作用的亲和力，依赖于配体结合蛋白对溶剂诱导沉淀具有更高的抵抗力。即有机溶剂（乙醇：丙酮：乙酸=50：50：1）通过降低介电常数和竞争蛋白质水合而沉淀蛋白质。细胞裂解液用梯度浓度的有机溶剂处理，从而发生蛋白变性和沉淀。随后对样品离心，收集上清液进行定量分析。采用的蛋白质组分析方法是稳定的同位素二甲基标记法，同一溶剂浓度的样品经药物处理或未经药物处理的两组数据组合在一个质谱图中进行比较分析，偏离较大的为可能的靶蛋白（图3-4）。

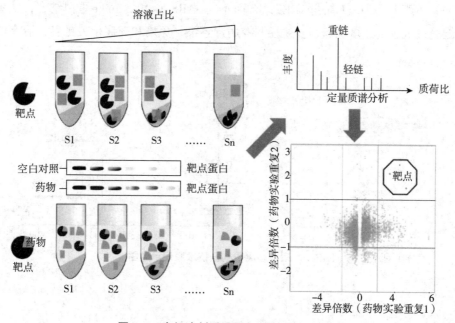

图3-4 有机溶剂诱导蛋白沉淀（SIP）技术

2.SIP技术在确定中药活性成分靶点及其作用机制中的应用　SIP技术具有特异性强、通量高、应用范围广，并能够监测配体与靶标蛋白相互作用亲和力等特点。例如，鹅不食草（*Centipeda minima* L.）用于治疗鼻炎、止痛和消肿，最近发现其有显著的抗肿瘤作用。其活性成分山金车内酯D（arnicolide D）能与前列腺癌细胞中的Src蛋白结合并使之降解，从而发挥抗癌作用，证实了Src是山金车内酯D治疗前列腺癌的靶点之一。

五、表面等离子共振技术

1.简介与原理　表面等离子共振技术（surface plasmon resonance，SPR）的原理：当一束光照射在镀在棱镜表面的金属膜上并发生全反射时，产生的消逝波与表面等离子波发生共振，反射光将大幅度减弱。SPR生物传感器即利用该原理，进行生物分子间相互作用的检测。在检测过程中，首先将靶蛋白分子固定于SPR生物传感器表面（固定相，如某种效应蛋白），再将另一种分子的溶液注入并流经生物传感器表面（流动相，如中药活性成分），两者的结合引起生物传感器表面质量的增加，导致表面折射率变化并引起SPR角度的变化（图3-5）。因此，只要观察到SPR角度变化，即能确定2个分子之间发生相互作用，并且可得到解离常数（K_D）等动力学信息，K_D代表平衡时受体配体复合物的解离程度，数值越小说明亲和力越大。

2.SPR技术在确定中药活性成分靶点及其作用机制中的应用　SPR技术具有高通量、无需标记、高灵敏度及特异性强的特点，是进行中药活性成分靶点确定的重要检测方法。Zhang Y等研究从吴茱萸中分离出的芸香碱（rutaecarpine，RUT）抑制炎症性肠病的机制，基于细胞、SPR及分子对接等实验技术发现，RUT通过直接抑制KEAP1与NRF2的相互作用而增强NRF2的核转运，从而上调NRF2介导的抗氧化反应。Chen X等通过SPR技术、药效学评价及ACE2抑制试验，研究连花清瘟胶囊（LHQW）显著治疗新型冠状病毒感染（COVID-19）的作用机制，发现LHQW中的活性成分作用于ACE2靶点，其主要成分大黄酸、连翘酯苷A、连翘酯苷I、新绿原酸及其异构体均对ACE2有抑制作用，进一步研究结果表明了LHQW的活性成分可能通过影响ACE2与SARS-CoV-2 Spike蛋白结合而发挥抑制SARS-CoV-2的作用。Ye M等在揭示透解祛温颗粒（TQG）抗COVID-19的作用机制研究中，应用SPR技术证明了其活性成分槲皮素和异槲皮苷可以与SARS-CoV-2 Spike蛋白结合而不与ACE2结合，而活性成分黄芪甲苷（astragaloside A）和芦丁（rutin）能与ACE2结合而不与SARS-CoV-2 Spike蛋白结合，从蛋白分子层面揭示了TQG可能通过多成分、多靶点、多途径调控病毒感染、免疫和炎症相关靶点，治疗COVID-19。

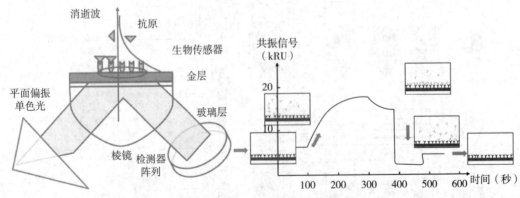

图3-5　表面等离子共振技术原理示意图

六、等温滴定量热法

1. 简介与原理 生物大分子如蛋白质有序空间结构或复合物的形成都是可逆的热驱动过程，不论是分子内或分子间的生化反应，在反应前后都会有一定程度的热量改变。等温滴定量热法（isothermal titration calorimetry，ITC）利用的是功率补偿原理，通过单次浓度扫描能够准确得到体系在较宽的浓度组成范围内发生的分子间相互作用的焓变，直接测量蛋白质–配体反应的热量变化，拟合计算结合热力学参数。简单地说，就是指将一种反应物配制成澄清溶液放在一个温控样品池（sample cell）中，通过一个热电偶回路与参比池（reference cell）偶联，另一种反应物作为配体置于注射器（syringe）中。其中，样品池和参比池通过绝热装置隔开，但保持环境条件相同。在恒定温度下，注射器以一定速度向样品池中不断滴加配体，注射器还具有搅拌功能，反应一定时间，仪器测量样品池的热量变化并使其与参比池平衡，显示为一个吸热或放热的峰。放热反应会触发恒温功率的负反馈，吸热反应则触发恒温功率的正反馈来保持温度恒定，实验原理如图3-6所示。

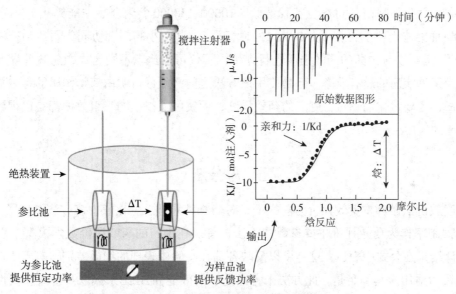

图3-6 等温滴定量热法原理示意图

2. ITC技术在确定中药活性成分靶点及其作用机制中的应用 ITC技术是一种先进且实用的热力学研究方法，该技术灵敏度高、测量准确，且可做到实时、定量、在线和动态描述反应过程，具有非特异性、适用范围广、用量小、灵敏度高、时间短、操作简单、样品可利用等优势。与其他方法相比，ITC在中药活性评价方面具有灵敏度高、能准确测定生物体生长过程的热量变化的特点，为中药研究提供了新型的技术。Jia Y等应用ITC研究了柑橘类黄酮成分柚皮素（naringenin）对腹主动脉瘤的抑制作用，结果发现，柚皮素诱导溶酶体生物合成的主要调节转录因子EB依赖性转录激活GATA3、IRF4和STAT6。将ITC运用到抗菌药物活性筛选方面的研究，克服了当前体外细胞抗菌实验存在的不足，提高了先导化合物发现的概率，对新药的开发和临床应用起到积极促进作用。

第二节 中药药效评价的数学方法

中药及中药学是中国传统文化中的重要分支，在疾病防治中做出了重大贡献，但是由于中药学在药理作用机制阐明和药效评价等理论体系中的不完善与模糊性，对中药的研究和发展起到了限制作用。不过随着近年来中药药理研究引入西药的研究方法，中药在药理作用机制阐明等方面已日臻完善。另一方面，由于中、西药物作用模式的一些不同之处，比如：以单一化合物为化学实体的西药有特定的作用靶点，具有相对专一的作用方式；而由多种活性成分构成的中药，各成分通过多种途径作用于多个靶点，相互弥补、协同，从而发挥其效用，并且大多数中药的作用强度远低于同类的西药。但针对某种疾病，中药的整体治疗效果却不比西药差。上述特点使得人们不能照搬西药药效评价的方法，如何对中药药效进行客观、全面地评价成为当今中药研究工作中的关键问题之一。

目前文献中报道的中药药效评价方法主要是采用数学模型的方法对中药的多项药效参数进行综合评价，涉及的模型有"水闸门"法、总分法、加和法及聚类矩阵和法等，在评价参数的选择方面同样亦各有不同。

一、"水闸门"法

"水闸门"法将疾病比喻成"洪水"，而将药物视为"闸门"，西药是一个能截住"洪水"的"大闸门"，这客观要求建造该闸门的材料、工程浩大（10000～30000个化合物中能筛出1个新药，耗资3.5亿～5亿美元），而将中药中的许多成分视为"小闸门"，这些"小闸门"协同作用达到控制"洪水"的目的。"水闸门"法可以对中药的药效强度进行评价，不仅可以比较不同药物的药效差异，还能求出某种中药实际治疗某种疾病的总有效率。但是使用该方法之前必须分析明白药物作用的各个靶点以及药物作用的先后顺序，还要量化药物对各靶点的药效强度，而实际上以上的三组数据都难以得到，这就限制了"水闸门"法的应用。

二、总分法

总分法在以效价法做药物量效评价为前提下，对药物结果做总分比较。该方法沿用了"水闸门"法中以有效率或抑制率作为药效评价主要参数的方法，首次在中药的药效评价数学模型中引入权重的概念，并且将统计结果在公式中表达，这样可以反映各药在实验中表现的细微差别，对于中药量效关系不太明确的情况较为适用。其不足是，此方法未考虑药物的效能和HILL系数以及量效相关性，仅考虑了药效强弱的权重，而对于其他指标的权重未予考虑，且权重的评估方面带有主观色彩，这会使所得结果的正确性和科学性受到影响。

三、加和法

加和法充分利用了与半数有效量相关参数，同时也考虑了药物的效强。第一次将校正因子这一概念用于评价模型中，使该公式在数学上更加严谨；它还保留了"水闸门"法中中药"水闸门"的思想，沿用了"总分法"中用统计结果反映药物在实验中细微差别的方法；更为重要的是它将公式中的各个因子变成了易于在实验得到的量，因此在运用本公式时无需考察药物对所有致病环节的药效强度，可根据实际情况选择药理指标，增加了公式的实用性。值得注意的是，通过此公式计算得到的数值为一个相对值，它的大小只有在同其他药物进行同条件比较时才有意义；而公式中权重种类过多，对权重进行科学的赋值是个难题，若处理不善也容易使得结果偏向主观；该方法还未考虑到各个评价项量纲一致的问题。

四、聚类矩阵和法

科学家在研究不同产地丹参提取物相关活性时，提出了聚类矩阵和法。矩阵和法考虑了药效指标、量效曲线的相关系数和实验灵敏度对药效的影响，可以较客观、全面地反映样品之间的优劣；通过聚类分析，可得到较直观的各个样品间的相似关系，提供了半定量的评价结果，使用方便。仅仅考虑量效关系明确时的情况是这种方法的一个局限性。用数学方法评价中药药效就是以某种或多种运算方法将实验中所得到的繁杂、无序的数据整合起来，得到一个能够较为科学、全面地反映药物对抗疾病能力的量化结果。

在中医药现代化的过程中，随着各学科间的发展和相互渗透，以及中医药国际化的要求，中医药学需要用精确的方式表达和描述，数学方法在中医药研究中将会有更广泛的应用。以上4种方法均能够得到全面地解决中药作用多途径多靶点的药效学评价的数学方法，为中药及中药学的理论化、国际化提供有力的保证。

第三节　证候模型

中医证候动物模型是在中医整体观念及辨证论治思想的指导下，运用藏象学说和中医病因、病机理论，把人类疾病原型的某些特征在动物身上加以模拟复制而成，且具有与人体疾病症状和病理改变相同或相似证候的动物。中医证候动物模型的研究已有近50年的历史，自从1960年邝安堃教授研制了首例中医阳虚证动物模型以后，国内学者开始致力于证候动物模型的研究，各类"证"的动物模型应运而生，其中肾虚、脾虚、血瘀动物模型体系的建立，奠定了中医证候动物模型的基础。目前，国内外有关中医动物模型实验的证型已有百余种，覆盖面包括八纲、脏腑、气血津液、六经、卫气营血辨证等。大鼠和小鼠为证候动物模型研制最为常用的实验动物，正常大鼠和小鼠存在体质和证候的差异，常见疾病大鼠或小鼠会自发形成证候，发生证候的演变和兼夹，与人类近似。中医证候动物模型的建立对揭示中医"证"本质及中医方药、药理的研究起到了巨大的推进作用。

一、中医证候动物模型的研究思路

目前人类功能基因组学的迅速发展，已成功地发现、克隆了一些疾病或性状的候选基因，为中医证候的基因组学研究，为证候候选基因及其分型研究、证候动物模型研究以及临床证候的客观分型（表型）研究提供了机遇。证候是复杂的多基因疾病，在基因与基因之间、基因与环境之间均存在复杂的网络关系，中医证候动物模型的研究面临巨大的挑战，引进与利用复杂性状疾病即多基因疾病的研究方法与思路是揭示证候的生物学本质和病理生理意义的重要策略。

二、中医证候动物模型的研制方法及特点

1.根据中医病因病机研制动物模型　此类模型主要依据中医传统理论，以中医"证"为目标，将"证"形成的原因，如寒、热等施加在动物身上，人为地制造导致"证"的致病因素，模拟出与证的临床表现基本相似的动物模型。造模方法有单因素和复合因素二种。此类模型的优点是，造模因素的选择主要根据中医学的发病学原理来考虑，模型的病因、症状、客观指标和药物反证比较一致，故其实验结果与中医理论较易吻合，有利于揭示中医"证"的实质，验证并探讨中医中药的疗效和机理，并使中医

理论和治疗手段有可能出现新的突破。

2.根据西医病因病理研制动物模型 此类模型强调有明确、特异的病理表现，是在施加特定的化学、生物、机械和物理的致病因素作用下复制出的类西医性模型。此类模型最大的特点是客观性较强，模型的建立比较成熟，造模方法稳定，可操作性强，实验结果与现代医学研究结果具有可比性，尤其在中医新药药理研究中发挥了较大的作用。但不足的是，此类方法采用了西医思路探讨中医理论和指标，缺乏辨证施治的中医特色，所以存在较大的争议。

3.病证结合动物模型 病证结合是在临床诊疗中既重视对西医疾病的诊断，又注重对中医证候认识的一种诊疗模式。病证结合动物模型主要是指在模型动物身上既有西医疾病的特点，又有中医证候的特征，为适应中医临床辨病辨证相结合的实际，建立病证结合动物模型逐渐成为中医实验动物模型发展的新方向，构建思路大致有两种，一是多因素复合建立病证结合动物模型，二是对西医疾病模型进行辨证建立的病证结合动物模型。

三、中医证候动物模型目前存在问题

中医证候动物模型的研究取得了很大的成就，但同时也暴露出了一些问题，主要表现在以下几个方面。

1.造模因素选择缺少标准 目前有关造模的因素很多，存在同一证候的造模方法较多的问题，如郭书文等统计脾虚证的造模方法就多达24种，但究竟哪种造模因素比较符合临床实际，能够造出较为典型的中医证型，至今尚未建立统一的造模方法评价体系。

2.缺乏严谨系统的中医证候动物模型评价体系 证候动物模型研制成功后，应对其正确性、可靠性进行检验，以便于在实验中推广应用。但以往证候实验动物模型的发展特点是不断地寻找可行的方法，建立覆盖面广的多种模型，对模型与原型之间、同一证候的多种不同模型之间、不同证候模型之间缺乏比较。

3.照搬西医动物模型 中医的证候不完全等同于西医疾病的症状，临床上常可以看到同一种西医疾病，中医可能诊断为多种证候，而对不同的西医疾病，中医也可能诊治方法完全相同，所以要研究中医、发展中医，不能完全照搬西医动物模型，应根据中医特点，复制体现中医药特色的动物模型，但这并不排除运用西医现代科学技术对中医药进行深入细致的研究。

尽管中医证候动物模型在研制过程中还存在许多亟待解决的问题，但由于国家对证候研究的重视以及现代科技的飞速发展，同时众多的中西医结合科技工作者对证候研究倾注了全身心的精力，因此，我们相信，中医证候动物模型建立及评价标准体系将逐步得到丰富和完善，中医证候模型必将为实现中医药现代化提供可靠的、重现的、先进及科学的实验研究结果，为阐明中医证候的科学本质，实现证候理论的现代科学诠释，提供坚实的实验基础。

第四节　中药复方的现代研究

中药复方是适应现代药物学对多成分药物的认识范畴，是对多组分化学特征的中医方剂的统称。中药复方是中医临床防病治病的主要形式，是中医辨证论治原则的集中体现，是中医治则治法在组方用药上的具体运用，可以说，中医治病用方剂，方剂的疗效体现了中药的药效，是中医药学的特色和优势所在。利用现代科学研究方法和先进的技术手段对中药复方进行系统的研究，探讨中药复方现代研究的思路方法，对阐明中医方剂配伍理论、指导创新中药的研制、促进中医药现代化发展具有重要的现实意义。

一、中药复方现代研究的关键科学问题

1.有效组分或有效成分的确定　就目前植物化学的研究水平而言，基本上能够满足中医药研究，尤其是方剂研究的需求。寻找单一结构的化学药物不是中药研究的主要目标，关键是分离出一些有效部位或有效组分，如何能整合出高层次的现代方剂。换而言之，方剂现代配伍研究的目的，不但要通过探寻方剂的药效物质基础和作用原理，揭示方剂内在的配伍规律，而且要进一步发挥方剂整体效应的优势，为实现现代中药复方提供理论依据。研究出一方一药不是目的，最终目的是"示人以规矩"，按照有效部位配伍的新模式研制合乎时代要求的高效方剂。因此，组方的依据就是药效物质的基本属性。

2.病证结合，方证对应　在研究整体思路上，应该遵循"病证结合，方证对应，理法方药统一"的指导思想。中医药的价值体现在其理论指导下的临床疗效，中药复方不同于其他民族植物药，不单纯是因为其生长在中国，更重要的是具有丰厚的中国文化底蕴，行之有效，是在中医药理论指导下的临床用药。脱离中医药理论和实践，就失去了中医药现代化的发展目标，也就失去了中药复方的研究意义。不应用现代科学技术研究，中医药的发展就不可能达到时代的要求，就很难有质的飞跃。

3.中药复方整体综合效应的评价　方剂配伍规律研究的目的，是揭示方剂中各药效之间的内在联系，是寻找以药效物质为基础的具有指导意义的配伍原则，并据此组成有确切临床疗效的现代中药复方。研究目的是以药效物质即有效部位或有效组分为基础组成的方剂，在各方面都要优于以饮片为主组成的方剂。做出这样的比较，就必须对方剂的整体综合作用做出客观评价。中药复方整体效应的评价是基于临床研究、病证结合模型研究和对疾病、证候发生关键环节深入认识的工作基础上开展的。

二、中药复方现代研究的基本原则

中药复方配伍理论现代研究，应该遵循中药配伍理论并结合现代科技前沿，坚持以下原则。

1.以中医理论为指导　中医理论是研究中药复方配伍理论的基础，离开中医理论的指导，中药复方配伍理论就难以取得预期成果。

2.以临床疗效为最终目标　中医重视临床医学疗效，体现中医药学科的生命力。

3.综合与还原相结合　单纯以还原论的方法来研究药物、中药复方以及中药复方配伍理论，与中医药研究的终极目标相去甚远。

4.中药化学与药理学相结合　对中药复方配伍理论进行研究。

5.以复杂系统科学为指导　每味中药都具有复杂系统的特点，构成了中药复方。

三、中药复方现代研究的总体思路

中药复方的配伍理论是在中医药性理论和病机理论指导下进行的数味中药的有机组合，配伍的本质规律反映在用药随证加减变化导致的功效与治疗目标的改善方面。从药物治病的基本原理看，复方配伍应该是药效物质的构成变化导致的生物效应差异，体现着化学成分的有机组合、复方作用环节或靶点的协同作用特征这两个相互关联的方面。

1.从药对配伍进行研究

（1）药对配伍规律　中药复方是复杂系统，构成复方的中药是这一复杂系统的子系统，按照复杂系统的研究规律，应该以复杂子系统为研究基础，在复杂子系统研究清楚后，再研究复杂子系统之间的相互关系。

（2）性味配伍规律　研究中药性味理论是中药复方性味理论配伍的基础。

（3）七情合和配伍理论　研究药对是中药复方中最简单的配伍，是组成复方的基础，药对配伍反映了两个药物或两组药物之间的相互关系。

2.药方的全方筛选、优化　中药复方药效是方中各药物综合作用的结果，各药味对药效的贡献是非独立的，随着方中药味的取舍、药量的加减，药效的变化也是非线性的。中药复方的全方筛选、优化就是通过考察复方药味、药量的变化和组合对药效的影响，揭示中药复方药效与组方药效之间的依赖关系，最终获得优化组方。例如，直接运用蒙托卡洛设计法，在规定的实验领域内，随机模拟取点，结合药效学实验，经过分析、整合、比较、评价等操作方法，最终确定最优复方。

3.对中药复方有效部位的确定　对一个最优复方进行化学研究的主要任务之一是确定中药复方的有效部位、有效成分或者有效成分群，在此基础上获取有效成分的化学特征，包括有效成分含量的相对变化、有无新化合物或者复合物的产生，有效成分群的化学指纹、各化学成分与药效的关系等。由于中药复方所含化学成分复杂，种类繁多，像西药那样一步搞清楚非常困难，首先必须进行有效部位的筛选。

4.用分子结构信息方法进行研究　随着分子生物学的飞速发展，探讨中药复方作用机制的研究已经进入分子水平。从化学角度看，中药复方要建立药物分子结构与疗效关系十分困难。主要原因是：与西药相比，中药复方药效是复方中所有化学物质综合作用的结果，化学成分间的相互作用关系复杂，各化学成分与药效的关系是非线性的，用现代常用的数学模型难以充分描述；中医治疗不同于西医，强调整体调节，以自身的功能恢复和完善达到防病治病的目的，药效成分往往没有专一的、明确的靶点，难以建立中药复方的定量构效关系。因此，探索一条适合于复方药效化合物分子结构信息的方法研究中药复方就显得非常重要。

5.从药效物质基础进行研究　根据中药化学药效成分的诸多研究结果，依药效成分的化学性质，采用系统的分离，获取复方中的药效物质，研究其药理药效的协同作用，大大提高了药效物质研究的目的性和作用靶点的针对性，这对于深入分析复方中药配伍与生物学作用环节的关系有一定意义。

四、中药复方现代研究的存在问题

1.重分析，轻综合　现代分析、分离、鉴定技术的应用，对中药复方药效物质的分析研究，已经达到相当高水平。但是，在分析的基础上如何进行综合，以分析为基础，达到新的综合，实现中药复方研究的现代化，提高临床疗效，这是中药复方现代研究的目的，也是今后的努力方向。

2.重实验，轻临床　目前中药复方研究存在着重实验，轻临床的倾向。主要表现为许多研究尽管应用了最新的技术手段和研究方法，得出的结果也有诸多实验数据作佐证，但研究成果大都不能回归到临床，去指导临床实践，发挥其应有的防病治病作用，以至于实验研究和临床应用脱节。

3.线性研究多，复杂系统研究少　复杂与简单是事物对立统一的两个方面，没有简单也无所谓复杂，复杂系统不等于每一个简单子系统相加之和，从这一方面来说，整体大于局部相加之和，复杂大于各个简单相加之和，复方组分大于各个药物组分相加之和。现有的研究，大多从线性出发，通过非线性的综合分析，得出简单、清晰、明了的线性结论。如果在研究过程中能够运用复杂系统科学的思维方法，通过研究简单药物组成的复方，从中发现复杂关系，进而有意识地运用前沿的多学科的研究方法，把复杂的中药复方研究降阶降维，揭示复方配伍的规律。强调重视用复杂科学的研究方法研究中药复方，目的是发现新的、内在的方剂配伍客观规律。对中药复方的现代研究，目前大多处于零星探索阶段，即从一法、一药、一方入手，进行药效物质基础、配伍原则、疗效机理、临床应用的研究，缺乏多学科的交叉融合与系统深入的研究。

五、中药复方现代研究的意义与展望

1.揭示中药复方治疗疾病的内在规律和科学原理　在中医理论的指导下，开展中药复方的现代研究，通过引入现代科学的理论和方法，采用病证结合，理法方药统一，重在创新的整体研究思路，揭示中药复方对养生、调整亚健康、治疗疾病的作用，阐明其科学原理。

2.确定中药复方治疗疾病的物质基础　新世纪科学发展的显著特征是多学科的碰撞和交融，非线性科学、系统科学、复杂性科学为现代生命科学，特别是中医学开拓了广阔的领域。中药复方是一个复杂系统，其临床疗效的发挥是有一定的物质基础的。通过建立方剂物质分析分离体系，确定方剂有效组分或有效部位，构建创新技术平台。

3.促进创新中药的研究开发　通过方剂药效物质基础及其作用机理研究，不仅可以阐明方剂的组方原则、配伍规律等中医理论的科学内涵，还可以完善中药物质与活性研究的现代技术体系，突破以临床经验积累为基础作为新药研制的单一模式，为中药创新药物的研制和中药质量控制提供理论基础和技术支撑，促进我国中医药产业的可持续发展。

第五节　中药毒性的物质基础及作用机制

中医药是我国医学智慧的结晶，在中华民族繁衍生息中发挥着至关重要的作用，也逐渐走向国际舞台，特别是新冠肺炎暴发以来，以中西医结合的治疗策略取得了巨大的成效。但值得注意的是，在中医药发挥治疗作用的同时，其毒性作用也不容忽视。研究显示，部分中药可引发机体出现心脏毒性、肝毒性、肾毒性、神经毒性等不良反应。

中药药源性毒性的主要影响因素如下。

1.药物本身具有毒性成分　根据《中国药典》、局（部）颁标准以及地方药材标准中记载进行统计，马兜铃科中药材有24种，含马兜铃属中药材的中成药口服制剂有47种，其他有毒中药还有斑蝥（斑蝥素）、蛇床子（蛇床子素）、川楝子（川楝子素）等。这些含有毒性成分的中药在临床不合理应用会引起不良反应。

2.炮制、煎煮和配伍不当导致肾毒性　研究表明，中药和西药联合使用需要合理配伍，否则可能产生不良反应，如注射用双黄连与葡萄糖联用可产生不溶性微粒，在代谢中造成损伤。

3.对中药认识不足导致毒性　粉防己和广防己同属于防己科，但广防己中的马兜铃酸类成分可产生毒性，在临床应用中应使用无肾毒性成分的粉防己；关木通和川木通同属于木通科，正是由于将含有马兜铃酸类成分的关木通误使用于龙胆泻肝丸中，导致了中草药毒性事件的发生，有研究表明使用川木通可明显降低龙胆泻肝丸的不良反应。

4.大剂量或长期服用中药产生毒性　具有肝肾毒性的苍耳子在《中国药典》中的规定剂量为 3～6g，有新闻报道家长使用数 10g 苍耳子，煎煮后治疗儿童鼻炎，导致儿童中毒。

一、心脏毒性

近几十年来，药物开发成本增加了近100倍，但超过14%的获批药物上市后仍会因为安全性问题而撤出市场，其中大多是由于药源性心脏毒性造成。药源性心脏毒性是由药物应用而引发的不良反应之一，严重者可致心肌细胞死亡和心力衰竭。据统计，1990—2013年，美国、欧洲、亚洲共有81个药物由于安全性问题撤出市场，其中会造成心律失常的药物有16个。中药药源性心脏毒性是中药研发最为关注的安全性问题之一。

中药药源性心脏毒性的机制是多方面的，主要涉及心肌细胞离子稳态、氧化应激、线粒体损伤、细胞凋亡、代谢紊乱等，且往往不是单一的，而是多种机制之间相互作用构成一个毒性机制网络。最新研究显示，乌头碱可通过调节斑马鱼胚胎和H9C2细胞的钙信号，诱发心脏毒性。同时，其可激活兰尼碱受体（Ry R2），扰乱原代心肌细胞内钙稳态，诱发心律失常。研究亦发现，雷公藤甲素可通过抑制超氧化物歧化酶（SOD）和氧化氢酶（CAT）的活性，增加ROS的聚集，降低线粒体膜电位，诱发线粒体毒性。同时，其可下调Nrf2转录因子和Bcl-2的表达，诱导ROS触发的线粒体凋亡途径。

二、神经毒性

神经毒性中药是一类既能用于治疗多种疾病，又有一定毒副作用，可致神经系统损害从而引起中毒反应甚至死亡的药物。研究表明，神经毒性中药对神经系统的影响是多方面的，主要包括对中枢神经系统和外周神经系统功能的影响。

药物的神经毒性是药物与机体相互作用的结果，由于药物发挥作用的靶位不同，所以各类毒性中药在机体攻击的靶点也不尽相同，其中神经元、髓鞘细胞、轴索和神经递质系统是最常见的研究靶点。研究表明乌头类中药通过破坏Ca^{2+}通道转运的ATP酶，造成Ca^{2+}运输障碍，使神经冲动传递过程中神经递质积累过多，导致神经元死亡产生神经毒性。乌头类还可能通过影响神经递质的合成、储存、释放、降解、摄取、与受体的结合等产生神经毒性。研究亦表明，乌头类在与Ca^{2+}竞争性结合膜磷脂致Na^+通道发生变化阻止Na^+内流的同时，也通过影响与疼痛有关的中枢内源性神经递质5-羟色胺、儿茶酚胺、乙酰胆碱、内啡肽等物质与相应受体的结合，产生神经毒性。

三、肝毒性

肝脏是人体内主要起代谢作用的器官，也是人体最大的解毒器官。药物性肝损伤（drug-induced liver injury，DILI）是指在药物使用过程中，因药物本身或其代谢产物，或由于特殊体质对药物的超敏感性或耐受性降低所导致的肝脏损伤。据统计，中药药源性肝损伤占临床上全部药物损伤的2.6%～4.8%，是引起肝损伤的重要原因。

中药药源性肝毒性作用机制包括活性代谢产物的形成、免疫介导的应答、线粒体功能障碍等。药物的代谢通常涉及到亲脂性化合物产生更易溶于水的物质，以便较容易地排出体外。然而，药物的生物转化有时会形成某些产物，这些化合物能与核酸、蛋白质和脂肪结合，从而导致DNA损伤、蛋白质功能丧失和脂质过氧化作用。肝细胞受到损伤可以触发化学物质的释放，这些化学物质可以激活肝脏中的先天免疫系统的细胞，这些细胞的激活会通过聚集促炎症细胞因子导致DILI。临床上许多靶向该细胞器的药物通过干扰线粒体的不同功能，如脂肪酸β-氧化、线粒体通透性转换孔（mitochondrial permeability transition pore，MPTP）形成、氧化磷酸化和线粒体DNA复制，引起毒性反应。MPTP是一种位于线粒体内膜蛋白质孔，其空隙感应使水和钙离子进入线粒体，而质子逃出。因此，线粒体发生肿胀和线粒体外膜破裂，导致电化学梯度的破坏、膜电位损失，产生活性氧和三磷酸腺苷（ATP）耗竭。

四、肾毒性

肾脏主要是通过肾小球的过滤作用而使药物代谢物排出体外，维持机体的稳定状态，这就导致人体在服用中药时，如果药物不及时排出体外，很容易导致肾损伤。

中药产生肾毒性的机制：如马兜铃酸作为产生肾毒性的热点成分，在国内外已经有了很多研究，其产生毒性作用的机制主要有内质网应激反应、氧化应激、马兜铃酸–DNA加合物、细胞毒假说、缺血缺氧假说、免疫反应假说、上皮细胞转分化为肌成纤维细胞、肾小管上皮细胞坏死或凋亡、马兜铃酸生物转化等；雷公藤甲素、姜黄素可通过氧化应激引起细胞凋亡；含草酸盐中药可诱导肾细胞凋亡机制；其他类中药可能直接损害肾小管、肾小球、肾间充质，中药致溶血反应导致肾功能损害、肾炎性改变、抑制肾有机阴离子转运体Oat1、Oat2、Oat3的功能。

? 思考

合欢皂苷是中药合欢皮的抗肿瘤活性成分之一，我们可以利用哪些策略从人肝癌细胞中检定出其发挥抗肿瘤作用的直接靶点蛋白？

目标检测

答案解析

一、选择题

（一）A型题（最佳选择题）

1.下列哪种技术不需要进行化学标记，可直接鉴别出药物的靶点蛋白（　）

　　A.分子靶点"钓钓"技术　　　　　　　　　　B.细胞热转移实验

　　C.药物亲和反应靶标稳定性实验　　　　　　D.有机溶剂诱导蛋白沉淀

2.下面不是采用数学模型对中药的多项药效参数进行综合评价的是（　）

　　A."水闸门"法　　　　B.总分法　　　　C.加和法　　　　D.等温滴定量热法

3.可以评价药物–靶标相互作用的亲和力，依赖于配体结合蛋白对溶剂诱导沉淀具有更高的抵抗力的方法是（　）

　　A.有机溶剂诱导蛋白沉淀　　　　　　　　　B.表面等离子共振技术

　　C.等温滴定量热法　　　　　　　　　　　　D.细胞热转移实验

4.哪种数字方法既考虑了药效指标、量效曲线的相关系数和实验灵敏度对药效的影响；又可得到较直观的各个样品间的相似关系（　）

　　A、"水闸门"法　　　　B.总分法　　　　C.聚类矩阵和法　　　　D.加和法

（二）X型题（多项选择题）

5.中药复方现代研究的关键科学问题包括（　）

　　A.有效组分或有效成分的确定　　　　　　　B.病证结合，方证对应

　　C.中药复方整体综合效应的评价　　　　　　D.中药的有效成分结构优化

6.中药复方现代研究的基本原则包括（　）

　　A.以中医理论为指导　　　　　　　　　　　B.以临床疗效为最终目标

　　C.综合与还原相结合　　　　　　　　　　　D.以复杂系统科学为指导

7.中药复方现代研究的意义包括（　）

　　A.揭示中药复方治疗疾病的内在规律　　　　B.确定中药复方治疗疾病的物质基础

　　C.促进创新中药的研究开发　　　　　　　　D.降低中药药效

8.基于非标记的中药活性成分作用靶点鉴定包括（　　）

    A.分子靶点"钩钓"技术　　　　　　　　B.细胞热转移实验

    C.药物亲和反应靶标稳定性实验　　　　D.有机溶剂诱导蛋白沉淀

9.中医证候动物模型目前存在的问题有（　　）

    A.造模因素选择缺少标准　　　　　　　B.缺乏严谨系统的中医证候动物模型评价体系

    C.照搬西医动物模型　　　　　　　　　D.线性研究多，复杂系统研究少

10.中药复方现代研究的总体思路包括（　　）

    A.药对配伍　　　　　　　　　　　　　B.药方的全方筛选、优化

    C.对中药复方有效部位的确定　　　　　D.分子结构信息方法

二、简答题

1.分子靶点"钩钓"技术存在哪些局限性？

2.分子靶点"钩钓"技术具有哪些研究意义？

3.分子靶点"钩钓"技术的基本研究思路是什么？

4.细胞热转移实验的限制因素包括哪些？

5.药物亲和反应靶标稳定性实验的基本原理是什么？

6.证候动物模型的诊断依据是什么？

7.中医证候动物模型的研制方法及特点包括哪些？

8.中药复方现代研究存在的问题包括哪些？

9.中药药源性毒性主要有哪些影响因素？

（卢琳琳）

第四章 中药化学成分的提取方法

PPT

>> 学习目标

　　通过本章学习，掌握中药化学成分提取方法的分类、基本原理、特点及适用范围、操作步骤等内容，具备独立完成经典提取方法操作的基本技能，能够分析不同中药的性质并选择合适提取方法开展研究。

第一节　概　述

　　中药提取是中药化学成分研究中最基本和最重要的环节之一。中药所含的化学成分通常非常复杂，有效成分含量一般都很微量，且往往多种有效成分共存。要想研究和利用其中的有效成分或有效部位，必须首先对药材进行目的性提取。提取方法选择是否合理直接影响到药材的利用率、进一步的分离效果乃至最终目标成分的质量。

　　中药所含的有效成分多为细胞内物质。中药提取是指用适当的溶剂和适当的方法从药材组织细胞中将所需要的化学成分尽可能完全地提出，同时避免或减少无用成分和其他杂质的混入。中药提取的目的主要包括：制备中药浸膏制剂；提供进一步分离原料；降低中药的毒性，减少不良反应并提高中药的治疗效果。

　　目前，中药的提取方法很多，按形成的先后和应用的普遍性可分为经典提取方法和现代提取方法。经典提取方法是指出现比较早，技术比较成熟，已经得到普遍应用的提取方法。现代提取方法是以现代先进的仪器为基础发展起来的新方法。

一、经典提取方法

　　中药化学成分的经典提取方法根据其原理的不同可分为溶剂提取法、水蒸气提取法、升华法等。溶剂提取法有煎煮法、浸渍法、渗漉法、回流法等，其中煎煮法是我国使用最多的、应用最早的提取方法。水蒸气提取法适用于具有挥发性的、能随水蒸气蒸馏而不被破坏、难溶或不溶于水的化合物，如挥发油、液体生物碱、一些小分子的固体化合物（如某些苯醌、萘醌、香豆素、苯丙烯类）等。升华法适用于具有升华性的化合物，如小分子醌类（苯醌、萘醌、蒽醌）、生物碱（如麻黄碱、咖啡碱）、香豆素等。升华法由于耗用热能大，常混有植物在升华过程中焦化而产生的焦油，且提取不完全，效率较低等缺点，目前几乎不用，而是在分离过程中时有应用。综上，经典提取方法中应用最多的是溶剂提取法。

二、现代提取方法

　　现代提取方法主要有超临界流体提取、超声波提取、微波提取、闪式提取、固相萃取、分子蒸馏、酶提取、半仿生提取等。超临界 CO_2 提取技术因其对特定类型成分的高效提取，在中药有效成分提取中的应用范围得到了扩展，进而达到产业化规模。超声波提取可大大缩短提取时间，提高提取率，并且不改变有效成分的结构。近年还出现了超声波酶法相结合、微波酶法提取、酶膜法相结合等强化提取法，缩短了提取时间，具有较好的提取率。

中药成分复杂，不同的提取方法对不同中药有效成分的提取率不同，其用法用量、提取条件对提取效果的影响也很大，具体应用时，应根据中药被提取组分的性质和特点以及各种提取方法的优势，选择不同方法进行提取，或多种提取方法联合运用，最大可能保留活性成分，除去杂质，提高有效组分的提取效率。

目前，中药提取中较为常用的仍然是经典提取法，其优点是操作简便，对工艺、设备的要求不高。但它同时存在着一些缺点：①煎煮法有效成分损失较多，尤其是水不溶性成分；②提取过程中有机溶剂可能与有效成分作用，使其失去原有效用；③非有效成分不能被最大限度地除去，浓缩率不够高；④提取液中除有效成分外，往往杂质较多，尚有少量脂溶性成分，给精制带来不利；⑤高温操作会引起热敏性有效成分的大量分解；⑥多糖类成分含量较高的中药水煎煮后黏性较大，过滤困难。随着现代科学的发展，超临界提取、微波强化提取、超声波提取、酶法提取等现代提取技术在中药提取中得到应用，并有了很大进展，其提取物纯度高、方法简便、高效节能，日益显示出其优越性。近年来，在中药提取方面还出现了闪式提取、液泛提取、空气爆破提取、超高压提取、连续动态逆流提取等新方法。这些高新技术必将为中药的提取提供新的手段，从根本上提高中药产品的科技含量，促进传统中药的继续开发、现代药理学研究、中药新剂型研制，提高中药产品生产效率和质量，从而极大地推动中药现代化的进程。但目前许多新方法还只是局限于实验室，要应用于工业化大生产，仍需进一步优化。

第二节　溶剂提取法

以液态溶剂处理固体原料的方法称为液–固萃取，又称提取（extraction）、浸取或浸出，是用一定的溶剂把所需的化学成分从固体原料中提取到溶剂中的过程。使用合适溶剂从中药中提取化学成分的过程称为溶剂提取法。当前，在中药研究及中药制剂的生产中大多采用此法从中药中提取有效组分或有效部位。

一、基本原理

溶剂提取法是依据"相似相溶"的原理，根据中药中各种成分在溶剂中的溶解性质，选用对活性成分溶解度大，对不需要溶出的成分溶解度小的溶剂，将有效成分从药材组织中溶解出来的方法。当溶剂加到药材（需适当粉碎）中时，溶剂由于扩散、渗透作用逐渐通过细胞壁透入到细胞内，溶解可溶性物质，造成细胞内外的浓度差，细胞内的浓溶液不断向外扩散，溶剂又不断进入药材组织细胞中，如此多次往返，直至细胞内外溶液浓度达到动态平衡时，将此饱和溶液滤出，继续多次加入新溶剂，循环多次就可以把所需要的成分近于完全溶出或大部分溶出。

二、溶剂的选择

溶剂选择的依据在于溶剂必须对所需成分的溶解度大，对杂质溶解度小；沸点适中，易回收；价廉易得；低毒、安全。

提取溶剂根据极性的不同大体上可以分成三类，即水、亲水性及亲脂性溶剂。常见溶剂的亲脂性顺序为：石油醚＞四氯化碳＞苯＞三氯甲烷＞二氯甲烷＞乙醚＞乙酸乙酯＞正丁醇＞丙酮＞乙醇＞甲醇＞水。

水为强极性溶剂，可溶解极性较大的成分。其特点为来源广，价廉，使用安全，但提取液杂质较多，易霉变。一般提取盐（无机盐、有机盐）、糖（单糖、多糖）、氨基酸、蛋白质、鞣质、苷类等成分时可选择水。

亲水性溶剂包括甲醇、乙醇、丙酮等。这类溶剂兼有亲水和亲脂性溶剂的特点，所以溶解范围较广，毒性较小，但易燃。植物中大多数成分均可溶于醇，如许多苷、苷元、生物碱及其盐等均可选择此类溶剂进行提取。

亲脂性溶剂为极性较小的溶剂，如三氯甲烷、苯、石油醚、乙醚等。此类溶剂溶解范围窄，选择性强，毒性大，价格昂贵，穿透组织的能力较弱。只用于提取极性较小的脂溶性成分。

被溶解的物质也有亲水性及亲脂性的不同。亲水性强的物质在水中的溶解度较大，亲脂性强的物质在亲脂性有机溶剂中溶解度较大。这种亲水或亲脂性的强弱是与物质的结构直接相关的，有机化合物分子结构中亲水性基团多，其极性大而疏于油；有的亲水性基团少，其极性小而疏于水。一般来说，两种基本母核相同的成分，其分子中取代基的极性越大或极性取代基数量越多，则整个分子的极性越大，亲水性越强，而亲脂性就越弱；其分子非极性部分越大或碳链越长，则极性越小，亲脂性越强，而亲水性就越弱。因此，主要根据药材所含成分的性质选择适宜的提取溶剂及提取方法。

三、影响溶剂提取的因素

药材中化学成分在所选溶剂中的溶解度大小取决于其化学成分的结构，而化学成分在溶剂中的扩散速度则与温度、溶剂黏度、扩散面积及两相间的浓度差等有着密切的关系。升高温度、降低提取溶剂的黏度、增大扩散面积及两相界面的浓度差等都有助于提高提取效率。药材的粉碎度、提取时的温度、压力、时间、溶剂性质及提取次数等，均对提取效率有着不同程度的影响。影响溶剂提取法的因素主要有以下几点。

（一）药材的粉碎度

将药材预先进行粉碎，使其粒度变小，表面能增加，有助于加快浸出速度。粒度越小则比表面积越大，浸提速度越快。但是药材粉碎得过细，在浸出时虽能提高浸出效率，却致使药材组织中的大量细胞被破碎，细胞内大量的不溶物及蛋白质、鞣质等浸出增多，使浸出液黏度增加，杂质增多，从而降低扩散速率，造成提取液混浊及过滤困难等；亦会使其吸附作用亦增大，使得扩散速率受到影响。

药材的粉碎粒度还要根据所选用溶剂和药材性质而有所不同。如以水为溶剂时，药材遇水易吸湿膨胀，浸出时药材可粉碎得粗一些，或切成薄片和小段；若用乙醇等有机溶剂为提取溶剂时，因乙醇对药材的膨胀作用小，可粉碎成粗粉（以过20目筛为宜）。药材质地不同，粉碎度也应不同。一般质地坚硬的根、茎、皮类等药材宜粉碎成较细的粉末。而花、叶、草等质地疏松药材，可以不粉碎或粉碎成较粗的粉末。

（二）温度

一般来说，冷提杂质较少，热提效率较高，但杂质亦较多。在选定适宜提取溶剂后，升高温度能使植物组织软化，促进其膨胀，是增大所需成分溶解度、加快溶出速率的有效途径；可使细胞内蛋白质凝固，破坏酶的活性，有利于浸出和提高制剂的稳定性。

大多数药材有效成分的提取均是采用加热煮沸或回流提取，其温度一般在80～100℃之间，药材中的部分有效成分，甚至是主要有效成分或微量成分，往往易被忽略而随着煎煮过程被破坏掉，导致活性成分的湿热降解或异构化，使提取物中有效成分含量降低或活性减弱等。另外，提取温度过高，一些无效成分被浸提出来，导致杂质含量较高，给后续工作带来不便。提取液的浓缩对有效成分也有一定的影响，浓缩温度越高、时间越长，有效成分的损失越大。因而提取时需选择适宜温度，保证制剂质量。

（三）时间

在对中药有效成分的提取过程中，提取时间对有效成分的提取效率亦有很重要的影响。一般来说，提取时间与提出率成正比，即提取时间越长，越有利于有效成分的溶出。但当扩散达到平衡后，成分的溶出与时间不成正比。此外，长时间的浸提往往导致大量杂质溶出，而如苷类等一些有效成分易被共存的酶分解。若以水作为溶剂时，长期浸泡则易霉变，影响提取液的质量。提取时间长短也要考虑被提取成分存在于药材的部位和溶胀难易以及被提取成分的结构特点与稳定性。例如柴胡的活性成分为柴胡皂苷和挥发油，其主要存在于根的木质部和韧皮部，溶剂受纤维结构的阻力渗透而溶出速率减慢，提取时间应相应延长。再如大黄有效组分为结合型蒽醌衍生物，温度和受热时间对大黄蒽醌类的成分有较大的影响，因此在提取时应掌握好适宜的提取温度及提取时间。

选择适当的提取时间对化学成分的提取效率尤为重要，一般用水加热提取以每次煮沸0.5~2小时为宜，用乙醇加热提取以每次1小时为宜。

（四）浓度差

浓度差是药材组织内部溶液浓度与外部溶液的浓度差异。药材组织内外溶液浓度差越大，扩散推动力越大，浸出速率越快。因此，适当地运用和扩大浸出过程中的浓度差，有助于加快浸出过程和提高浸出效率。

一般而言，渗漉法的浓度差大于浸渍法，连续回流法的浓度差大于回流法，连续逆流浸取的平均浓度差大于一次浸取，其浸出效率也较高。在应用浸渍法时，不断搅拌或更换新溶剂，可以增大提取过程中其组织内有效成分扩散的浓度差，以提高提取效率。

（五）提取压力

药材组织较为坚实，溶剂较难浸润药材表面时，增加提取压力有助于加速浸润过程，使药材组织内部更快地充满溶剂以及形成浓溶液，从而缩短溶质扩散过程所需的时间。同时在一定压力下的渗透过程亦有可能将药材组织内的某些细胞壁破坏，有利于药物成分的扩散。当药材组织内充满溶剂之后，加大压力对药物成分的扩散速率则无较大影响；对组织松软、容易湿润的药材的浸出也无明显影响。

目前加压方式主要有两种，一种是密闭升温加压，另一种是通过气压或液压加压但不升温。有实验数据表明，与常压浸提相比，水温在65~90℃，压力0.3~0.6MPa时，虽然有效成分提出率相同，但可以缩短一倍以上的浸出时间，并提高固-液比。

目前，超高压提取技术（ultrahigh-pressure extraction，UHPE）在中药提取中也有一定的应用。该技术是指在常温下，采用100~1000MPa的流体静压力作用于提取溶剂和中药混合液上，并在预定压力之下保持一定的时间，在植物细胞内外压力达到平衡后迅速减压。由于忽然增大细胞内外渗透压差，导致细胞膜的结构发生变化，从而使得细胞内的有效成分能够穿过细胞的各种膜而转移到细胞外的提取液中，达到提取中药有效成分的目的。

值得注意的是，各类因素相互间的影响比较复杂，在提取过程中，应根据药材的特性、提取的目的及待提取成分的类型、特点等，优选提取条件，从而达到有效提取中药中化学成分的目的。

四、提取方法

（一）浸渍法

浸渍法是指用一定量的溶剂，在一定温度下，将药材浸泡一定的时间，以浸提药材有效成分的一种方法。

1.基本原理　浸渍法是一种静态浸出方法，属于液–固萃取的范畴，利用溶剂对药材的浸润与渗透、解吸与溶解、浸出成分扩散三个阶段而达到提取药物有效成分的目的。按照所用提取溶剂的温度，可分为冷浸法和温浸法。

2.特点及适用范围　本法较为简单易行，同时，由于无需加热（必要时可温热），适用于遇热易破坏的有效成分及含大量淀粉、果胶、黏液质、树胶等加热易糊化粘锅的黏性药材、新鲜及易于膨胀的药材及价格低廉的芳香性药材的提取，通常用不同浓度的乙醇或白酒，故浸渍过程中应密闭，防止溶剂的挥发损失。浸渍法所需时间较长，不宜用水做浸提溶剂（水浸提液易霉变），如果用水作为溶剂，必要时须注意加入适当的防腐剂。

本法不适用于贵重药材、毒性药材及高浓度的制剂。因为浸渍法溶剂的用量大，且整个提取过程呈静止状态，溶剂利用率较低，有效成分浸出不完全。即便是采用多次浸渍法并加强搅拌，也只能增强浸出效果，不能直接得到高浓度的制剂。

3.操作及注意事项　冷浸法：将药材粉碎至适宜的程度（一般粉碎为粗粉即可），取药材粉末适量，置适宜容器中，加入一定量的浸提溶剂（水、酸水、碱水或稀醇等），以能浸透药材稍有过量为宜，密闭，时常搅拌或振摇，在室温条件下浸渍1～2天或规定时间，使有效成分浸出，滤过，用力压榨残渣，药渣另加新溶剂，如此再提取两次，第二、三次浸渍时间可缩短。合并滤液，采用适宜的方法浓缩后可得提取物。

温浸法：温浸法的具体操作与冷浸法基本相同，但浸渍温度一般以40～60℃为宜，浸渍时间较短，能浸出较多的有效成分。由于浸提温度较高，浸出液冷却后放置贮存常析出沉淀，为保证浸出液的质量，需将析出的沉淀滤去。

4.应用实例　蒽醌为大黄中主要有效成分，但其受热易被破坏，因此可采用浸渍法进行提取。实验结果表明，浸渍法提取大黄中总蒽醌成分的最佳条件为大黄粉碎至80目，提取时间为1.5小时，乙醇溶剂浓度为90%，用量为12倍量，提取温度为60℃。

（二）渗漉法

渗漉法是将药材粗粉装在渗漉装置中，不断添加新的溶剂，使其渗过药材，自上而下从渗滤器下部流出，从而浸出有效成分的一种浸出方法。

1.基本原理　渗漉法属于液–固萃取的范畴，当溶剂渗入药粉溶出成分向下移动时，上层的溶液或稀浸液便置换其位置，形成良好的浓度差，使扩散能较好地进行，故浸出效果优于浸渍法。渗漉法根据操作方法的不同，可分为单渗漉法及重渗漉法等。

2.特点及适用范围　渗漉法属于动态浸提方法，有效成分浸出完全。适用于贵重药材、毒性药材及高浓度制剂，也可用于有效成分含量较低的药材提取。在渗漉过程中应控制流速，随时自药材上面补充新溶剂，直至药材中有效成分充分浸出。当渗滴液颜色极浅或颜色反应为阴性时，可认为已提取完全。

单渗漉法在常温下进行，选用溶剂多为水（可用酸水或碱水）及不同浓度的乙醇等，适用于遇热易破坏的成分的提取，因能保持良好的浓度差，故提取效率高于浸渍法，其存在的不足之处在于溶剂消耗量较大，提取耗时较长。在室温较高的情况下，采用水作为渗漉液时药物容易霉变。

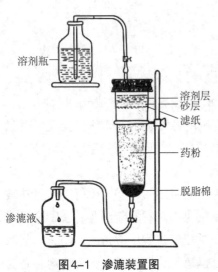

图4-1 渗漉装置图

重渗漉法由于一份浸提溶剂能多次重复利用，因此溶剂用量较单渗漉法少；同时渗漉液中有效成分浓度高，可不必再加热浓缩，因而可避免有效成分受热分解或挥发损失，且成品质量较好；其不足之处在于所占容器太多，操作繁琐，较为费时。

3.操作及注意事项

（1）单级渗漉法（连续渗漉法）操作流程　如图4-1所示，药材→粉碎→润湿→装于渗漉器→排气→浸渍→渗漉→收集渗漉液→浓缩至所需浓度。

①粉碎　药材的粉碎粒度应适宜，一般药材粉碎粒度以中粉或粗粉为宜。过细则吸附性增强，易堵塞，导致浸出效果差；过粗则不易压紧，药材柱增高，粉粒与溶剂的接触面减小，不仅浸出效果差，而且溶剂耗量大。

②浸润　根据药材粉末性质，用一定量的浸提溶剂（一般每1000g药粉用600~800ml溶剂）润湿，密闭放置一定的时间，使药粉充分膨胀。药粉溶胀程度以"捏之成团，抖之即散"为宜。

③装筒　取适量用相同浸提溶剂湿润后的脱脂棉垫在渗漉筒底部，分次装入已润湿的药粉，每次装药粉后用木槌轻轻将表面均匀压平，力求松紧适宜，药粉装量一般以不超过渗漉筒体积的2/3为宜，药材面上盖一大小适宜的滤纸或纱布，再均匀覆盖一层清洁的细石块。装筒时药粉的松紧程度及使用压力是否均匀，对浸出效果有很大的影响。药粉过松，溶剂很快流过药粉，会造成药材浸出不完全，溶剂的消耗量大；药粉过紧又会致使出口堵塞，溶剂不易流出，无法进行渗漉。因此，药粉要分次一层层地装入渗漉筒，并且要用木槌均匀压平，使其松紧适宜。

④排气　渗漉筒装完后，打开渗漉筒下部的活塞，缓缓加入适量渗漉溶剂，使药粉间隙中的空气受压随渗漉液由出口排出，收集流出的渗漉液。切不可于出口处活塞关闭的情况下加入渗漉溶剂，否则会导致筒内药粉间的空气因克服上面的压力而向上冲浮，改变药粉原有的松紧度，从而影响渗漉效果。

⑤浸渍　待气体排尽后，关闭活塞，将流出的渗漉液倒回渗漉筒内，继续加溶剂使保持高出药面而进行浸渍，加盖放置一定时间，使溶剂充分渗透扩散。该步骤在制备高浓度制剂时尤为重要。

⑥渗漉与收集渗漉液　浸渍一定时间后，即可打开活塞开始进行渗漉，一般以1kg药粉每分钟流出1~3ml为慢漉，3~5ml为快漉，实验室操作一般控制在每分钟2~5ml为宜，大量生产时可调整流速以每小时漉出液约为渗漉器容积的1/48~1/24为宜。一般收集的渗漉液约为药材重量的8~10倍，或以有效成分的鉴别试验决定是否渗漉完全，最后经浓缩得到提取物。

（2）重渗漉法　重渗漉法是将渗漉液重复用做新药粉的提取溶剂，进行多次渗漉以提高浸出液浓度的方法。由于采用多次渗漉，因此溶剂通过渗漉筒长度为各次药粉装于渗漉筒柱高度的总和，故而能提高浸出效率，如图4-2所示。

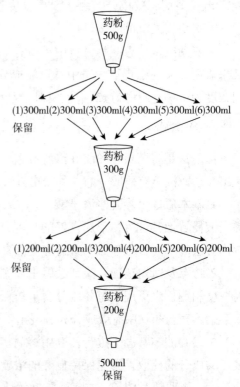

图4-2 重渗漉法示意图

具体方法：例如欲渗漉1kg药粉，可分为500g、300g、200g 3份，分别装于3个渗漉筒内，将3个渗漉筒串联排列，如图4-2所示，先用溶剂渗漉500g装的药粉。渗漉时先收集最初流出的浓漉液300ml，另器保存；然后继续渗漉，并依次将漉液流入300g装的药粉，又收集最初漉液200ml，另器保存；继之又依次将续漉液流入200g装的药粉，收集最初漉液500ml，另器保存；然后再将其剩余漉液依次渗漉，收集到一起供以后渗漉同一品种新药粉使用。并将收集的3份最初漉液合并，共得1000ml渗漉液。

4.应用实例　红花的主要有效成分是红花黄色素，属于查耳酮类化合物，受热易破坏。因此，传统的煎煮法会破坏其化学结构，影响其药效。采用渗漉法可避免其有效成分的破坏。采用不同提取法对红花的有效成分进行了提取工艺研究，结果表明渗漉提取为红花主要有效成分的最佳方法。该法有不破坏有效成分、提取效率高、节约能耗等优点。

（三）煎煮法

煎煮法是将药材饮片或粗粉加水加热煮沸，趁热滤过后获取煎煮液的一种经典提取方法。

1.基本原理　根据中药中大部分有效成分在热水中均有一定的溶解性的特点，采用水作为提取溶剂，加热煮沸，进而对药材的有效成分进行粗提。中药含有多种活性成分，在煎煮的过程中不是各药物所释出多种成分之功效相叠加，而是各药物间起着多种物理和化学变化，改变了单味药物煎煮时原有的浓度和成分，从而共同发挥药效。

2.特点及适用范围　此法操作简单，提取效率高于冷浸法。药材中绝大部分成分可被不同程度地提取出来，适用于有效成分能溶于水且不易被高温破坏的中药提取，故遇热易破坏的成分及有效组分为挥发油的药材不宜用该法提取。含有大量果胶、黏液质、淀粉等药材，因煎煮后提取液黏稠，难以滤过，同样不宜使用。缺点是水对中药化学成分的溶解范围较广、选择性较差，容易煎煮出大量无效成分，杂质较多，提取液易霉变。

但是煎煮法符合中医传统用药习惯，因而对于有效成分尚不明确的中药或复方制剂，常采用煎煮法提取。

3.操作及注意事项　取适量药材，切碎或粉碎成粗粉，置适宜的煎器中（所用容器一般为陶器、砂罐或铜制、搪瓷器皿，不宜用铁器），加水浸没药材，浸泡适宜时间后，加热至沸腾并保持微沸一定的时间，分离煎出液，药渣依法煎煮数次（2~3次，每次0.5~2小时，煎煮次数及时间可按照实际情况适当增减），至煎液味淡为止，合并各次煎出液，浓缩至规定浓度。直火加热时，最好时常搅拌，以免局部药材粉末受热过高，发生焦糊。

4.应用实例　大黄的有效活性物质为蒽醌类化合物。在总游离型蒽醌、结合型蒽醌以及蒽醌类成分总含量上比较，煎煮法高于浸渍法，且煎煮时间越长，结合型蒽醌总量越低；2种处理方法对应的游离蒽醌的溶出率随时间变化基本稳定，结合蒽醌的溶出量在煎煮和浸渍过程中均有所下降。

（四）回流提取法

回流提取法是指采用回流提取装置对药材有效成分进行加热提取的一种常用的方法。

1.基本原理　此方法利用大多数药物有效成分在适宜的有机溶剂中溶解度较大的原理，用乙醇等易挥发的有机溶剂提取药材成分时，为减少溶剂的挥发损失，保持溶剂与药材持久的接触，采用回流加热装置加热提取液，使溶剂受热蒸发，经冷凝装置冷凝后回收液体流回提取容器中浸提药材，如此循环直至有效成分提取完全。

2.特点及适用范围　此法提取效率高，但是由于提取液受热时间较长，故只适用于对热稳定的药材成分的提取。且溶剂消耗量较大，操作较麻烦。

3.操作及注意事项

（1）样品准备及装样　将药材剪成小段或粉碎成适宜的粒度，与提取溶剂一同加入圆底烧瓶内，加入沸石，装好回流装置。

（2）提取　开启冷凝水后选择合适的加热方式加热。提取过程中，为了使蒸气充分冷凝，切勿使液体沸腾过激，刚开始加热时，加热速度可稍快，液体沸腾后，减慢加热速度，以液体蒸气浸润冷凝管不超过两个球或不超过冷凝管高度的1/3为宜，控制回流速度每秒钟1~2滴。从第一滴冷凝液体下滴时开始计算回流时间，一般保持沸腾约1小时。放冷过滤，药渣中再次加入溶剂，第二、三次加热回流每次约0.5小时，或至基本提尽有效成分为止。

（3）提取终点的检查　停止加热后，从最后一次提取液中取一定量的提取液进行显色反应或薄层色谱（TLC）、纸色谱（PC）检查等。

（4）回收　回流完毕，先撤去热源，待冷凝管中不再有冷凝液下滴时，关闭冷凝水，拆除装置。合并提取液，蒸馏回收溶剂即得浓缩提取物。

图4-3中，（A）是简单的回流冷凝装置，（B）是可以防潮的回流冷凝装置，（C）是带有吸收反应中生成的水溶性有害气体（如氯化氢、溴化氢、二氧化硫等）的回流冷凝装置。

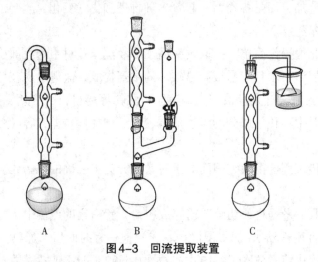

A　　　　　B　　　　　C

图4-3　回流提取装置

4.应用实例　研究发现栀子降糖的有效成分为环烯醚萜苷类，此类化合物分子量都较小，易溶于水、甲醇，可溶于乙醇、丙酮等。以栀子苷标示栀子总环烯醚萜苷，并以总环烯醚萜苷为指标，优选栀子的提取方法，并根据影响提取的主要因素采用正交试验，进一步优化提取条件。结果显示8倍量70%乙醇回流提取3次（每次2小时）的提取方法可以获得较高的提取率，并且稳定、可行。

（五）连续回流提取法

连续回流提取法，又称索氏提取法（Soxhlet extraction），是回流提取法的发展，为弥补分次加热回流提取法中溶剂需求量大、操作繁琐的不足。

1.基本原理　连续回流提取法属于液-固萃取的范畴，其原理是利用溶剂受热后蒸发，冷凝后变为液体回滴入提取器中，从而接触药材开始进行浸提。这期间经过渗透、溶解及扩散的过程，溶出药材主要成分而成为溶液。待溶剂液面高于提取器中虹吸管上端时，在虹吸的作用下，浸出液流入圆底烧瓶。溶液在圆底烧瓶中继续受热，溶剂蒸发、回流、渗溃，而溶液中的溶质（被提取部分）则留在圆底烧瓶内。因此，随提取的进行，圆底烧瓶内溶液越来越浓，而每次进入提取器的均为新鲜溶剂，这样提取器中的药材始终与新鲜溶剂或浓度较低的溶剂接触，从而逐渐地将药材中的成分转移到了圆底烧瓶内。

2.特点及适用范围 连续回流提取法由于均是新鲜溶剂提取药材有效成分，故而提取效率高。溶剂消耗量小，操作不繁琐。该法适用于脂溶性化合物的提取，药材量少时多用该法进行提取。该法也常用于种子药材的脱脂以及植物药材中叶绿素的除去。其他各种连续回流提取器的原理与索氏提取器相同。但连续回流提取法的提取液受热时间较长，故而受热后不稳定的成分不宜采用此法，尤其值得注意的是采用沸点较高的有机溶剂时，更应该注意有效成分的分解问题。

3.操作及注意事项

（1）样品准备及装样 固体药材粉碎成一定的粒度，或将浸膏制成溶液与载体混合均匀，挥尽溶剂。应注意载体对样品的吸附有饱和性，常用的载体为硅藻土、硅胶等。将已准备好的样品做成筒状装入滤纸内或布袋内，装样高度以低于虹吸管1～2cm为宜，并用脱脂棉覆盖于上方。注意不得将样品漏入提取筒的导管或接收瓶中；样品填装应松紧适度，均匀致密。

（2）提取 加入一定量的溶剂通过提取器，当液面达到虹吸管高度时，从虹吸管流入圆底烧瓶内，控制水浴加热温度，使流速控制在1～2滴/秒为宜。

（3）提取终点的检查 停止加热后，从提取器下端取提取液的中间一段1～2ml进行显色反应或薄层色谱（TLC）、纸色谱（PC）检查等。

（4）回收 包括药材与溶剂的回收。A药材：撤离热源，待提取器内液体全部流入圆底烧瓶后，取下提取器，将其中固体（包括棉花、滤纸）移出。注意，若采用溶剂极性梯度提取，则应将提取器中溶剂挥干后，再换溶剂进行提取。B溶剂：取下提取器与冷凝管，可用蒸馏装置回收溶剂，也可以采用旋转蒸发仪回收溶剂，被提取物质则留在圆底烧瓶内。

4.应用实例 对苦杏仁油的索氏提取工艺进行研究，结果表明最佳提取条件为：苦杏仁粉碎过20目筛、提取溶剂为三氯甲烷、浸提次数2次、料液比1∶12，连续回流提取时间180分钟、浸提温度80℃，此条件下的提取率为72.67%。提取率优于微波提取法69.91%的得油率。

第三节 水蒸气提取法

将水蒸气通入不溶于水的有机物中或使有机物与水经过共沸而蒸馏出来，是用来提纯和分离液态或固态有机化合物的一种方法。

一、基本原理

当有机物与水一起共热时，根据道尔顿分压定律，整个系统的蒸气压应为各组分蒸气压之和。当混合物中各组分的蒸气压之和与外界大气压力相等时，混合物开始沸腾，此时混合物的沸点低于其中任意组分的沸点，即有机物会在低于其沸点，且低于100℃的情况下随水蒸气一起被蒸馏出来。

二、特点及适用范围

水蒸气提取法设备简单、操作容易，适用于能随水蒸气蒸馏且不被破坏，不与水发生反应，而且难溶或不溶于水，且具有一定挥发性的中药有效成分的提取。中药中挥发油的提取常采用此法。

三、操作及注意事项

1.在选定的蒸馏瓶中装入待蒸馏物，装入量不得超过其容积的1/3。在水蒸气发生器中注入约3/4容积的清水。

2. 按照图4-4、图4-5自下而上、从左到右依次装配仪器，各仪器的中轴线应在同一平面内。

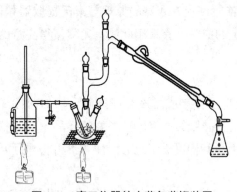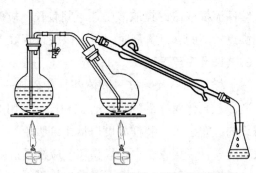

图4-4　磨口仪器的水蒸气蒸馏装置　　　　　　　　图4-5　非磨口仪器的水蒸气蒸馏装置

3. 打开T形管下弹簧夹，点燃水蒸气发生器下方的煤气灯。

4. 当T形管开口处有水蒸气冲出时，开启冷却水，夹上弹簧夹，水蒸气蒸馏即开始。

5. 当蒸至馏出液澄清透明后再多蒸出10~20ml水，即可结束蒸馏。结束蒸馏时应先打开弹簧夹，再移开热源。稍冷后关闭冷却水，取下接收瓶，然后按照与安装时相反的次序依次拆下仪器。

6. 如果被蒸出的是所需的产物，则固体可用抽滤回收，液体可用分液漏斗分离回收。

如果随水蒸气挥发的物质具有较高的熔点，则冷凝后易析出固体，这时应调小冷凝水的流速，使它冷凝后仍然保持液态。如果析出的固体较多，可暂时冷凝水的流通，甚至需要将冷凝水暂时放出。如果冷凝管堵塞，应立即停止蒸馏，并对冷凝管进行疏通。

操作中要时常注意安全管中水柱是否正常，若不正常，应立刻打开T形管的弹簧夹并移去热源，查找原因。通常为蒸馏瓶内的黏稠状物质引起水蒸气导入管的下端堵塞，故障排除后方可继续蒸馏，如图4-4，图4-5所示。

当馏出液无明显油珠，透明澄清后，可停止蒸馏，这时应首先打开弹簧夹，然后移去热源，以免发生倒吸。

四、应用实例

水蒸气提取法提取柑橘香精油　　称取400g新鲜柑橘皮，水洗后切成或用捣碎机捣碎至一定粒度（2.5~25mm），装入三颈烧瓶中，按液固比2：1加入蒸馏水，加入适量的NH_4Cl作为添加剂，常压下采用水蒸气提取法蒸馏。蒸馏出油水混合物，静置后分离出油层，得到橘皮油。鲜橘皮采用水蒸气蒸馏提取香精油的出油率为1.2%~2.1%，而采用压榨法提取香精油，出油率较低，仅为1.0%~1.6%。水蒸气提取法的得油率高于压榨法。

第四节　升华法

升华法是利用某些固体物质具有在低于熔点的温度下受热后，不经熔融就直接转化为蒸气，遇冷后又凝固为原来的固体的性质，从中药中提出的方法。

一、基本原理

升华是指固体物质不经过液态而直接变成气态的现象，升华是纯化固体有机化合物的一种方法。在化学实验中，将物质（不论固态或液态）受热气化为蒸气，蒸气再直接冷凝为固态的过程都称为升华。

为了解和控制升华的条件，就必须研究固、液、气三相平衡，如图4-6所示。

图中SO曲线表示固相与气相平衡时固相的蒸气压曲线，OG曲线是液相与气相平衡时液相的蒸气压曲线，OL曲线表示固液两相平衡时的温度和压力关系曲线。O为三线交点，也是物质的三相平衡点，在此点，固、液、气三相可同时并存。在三相点以下，物质只有固、气两相，如果降低温度，蒸气就不经过液态而直接变成固

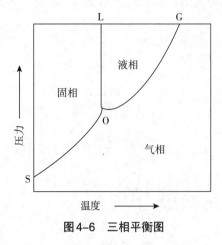

图4-6　三相平衡图

态，如果升高温度，固体也不经过液态而直接变成气态，因此，一般的升华操作都应该在三相点温度以下进行。

某些物质在三相点温度以下的蒸气压很高，因而气化速率很大，容易从固态直接变为蒸气，且这些物质蒸气压随温度降低而下降得非常显著，稍降低温度即能由蒸气直接转变成固态，如此物质很容易在常压下用升华方法来提纯。

某些物质在三相点温度以下蒸气压很低，在常压下升华速度很慢，为了提高升华速度，可在减压下进行升华。也可以采用一个简单有效的方法：将化合物加热至熔点以上，使具有较高的蒸气压，同时通入空气或惰性气体带走蒸气，促使蒸发速度增快；并可降低被纯化物质的分压，使蒸气不经过液化阶段而直接凝成固体。

二、特点及适用范围

升华只适用于在温度不太高的情况下有足够大的蒸气压力［高于2.67kPa（20mmHg）］的固态物质，即具有升华性的成分的提取。该法虽简单易行，但是中药炭化后往往产生挥发性的焦油状物质黏附在升华物上，不易于精制除去；此外，升华不完全，提取率低，有时还伴随有分解现象。而且操作时间长，损失大，所以仅适用于实验室纯化少量（1~2g）物质。

利用升华可除去不挥发的杂质或分离不同挥发度的固体混合物。对于易潮解、易与溶剂反应以及在溶剂中易解离的固体物质用这种方法提纯效果较好。

三、操作及注意事项

（一）常压升华

一个简单的升华装置是由一个瓷蒸发皿和一个覆盖其上的漏斗组成。

如图4-7（A）所示，实验室常用的常压升华装置（可以使用电热套代替酒精灯）。将被升华的固体化合物烘干，放置在蒸发皿中，铺匀，上面覆盖一张略大于漏斗底口的滤纸（在滤纸上漏斗能罩住的范围内扎一些小孔），毛面向下，将一个直径与蒸发皿大小相当的玻璃漏斗倒盖在上面，用少量棉花堵在漏斗颈口处，以减少蒸气挥散。在石棉网上渐渐加热蒸发皿，控制温度在熔点以下，慢慢升华。当蒸气

开始通过滤纸上升至漏斗中时，可以看到滤纸和漏斗壁上有晶体析出。如晶体不能及时析出，可在漏斗外面用湿布冷却。当升华量较大时，可换用如图4-7（B）所示装置分批进行升华，通水进行冷却以使晶体析出。当需要通入空气或惰性气体进行升华时，可换用如图4-7（C）所示装置。

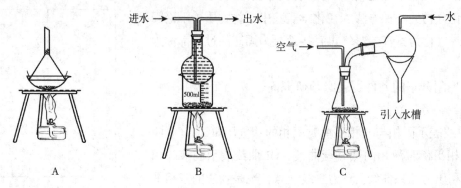

图4-7 常压升华装置

（二）减压升华

对于常压下不能升华或升华很慢的一些物质，常常在减压的条件下进行。将样品放入试管或瓶中，在其上口安装"指形冷凝器"（又称冷凝指），然后接通冷凝水，将抽气口与水泵（或油泵）连接好，打开水泵（或油泵），关闭安全瓶上的放气阀，进行抽气。将此装置放入电热套或水浴中加热，使固体在一定压力下升华，冷凝后的固体将凝聚在"冷凝指"的底部。

四、应用实例

薄荷叶中薄荷醇的升华　升华物为大型深黄色油状物，夹有淡黄色小型棱状、针状及针簇状结晶；该结晶加浓硫酸2滴及香草醛结晶少许，初显黄色至橙黄色，再加蒸馏水1滴，即变紫红色，其成分为薄荷醇。

第五节　超临界流体萃取法

超临界流体萃取（supercritical fluid extraction，SFE）技术是利用超临界流体作为溶剂，从固体或液体中萃取出某些有效组分，并进行分离的一种技术。超临界流体是指在临界温度和临界压力以上，介于气体和液体之间的流体。具有液体和气体的双重性质，密度近似液体，易于溶解成分，黏度近似气体，易于扩散。因此，具有较强的溶解物质的能力。

一、基本原理

超临界流体萃取的原理是，流体物质处于临界温度和临界压力以上状态时，即成为单一相态（超临界流体），在超临界温度条件下，改变压力即可改变超临界流体的极性，从而改变其溶解性。利用流体（溶剂）在临界点附近某区域（超临界区）内对分离混合物中溶质的溶解能力，随压力和温度的改变而在一定的范围内改变的性质，从而达到从多种液态或固态混合物中选择性提取各类化合物的目的。

非极性的CO_2为使用最为广泛的超临界流体萃取剂，迄今为止，约90%以上的超临界萃取应用研究均使用CO_2作为萃取剂。其具有以下优点。

1. CO_2的临界温度接近于室温（31.1℃），可进行低温萃取和分离，不破坏物质的生物活性，该操作温度适合于分离热敏性物质，可防止热敏性物质的氧化和逸散，使高沸点、低挥发度、易热解的物质远在其沸点之下而被萃取出来。

2. CO_2的临界压力（7.38MPa）处于中等压力，就目前工业水平，其超临界状态一般易于达到。

3. 原料中的重金属、无机物、尘土等都不会被CO_2溶解带出。

4. CO_2还具有抗氧化灭菌的作用。在密闭的高压系统中进行，一切细菌都被杀灭，有利于保证和提高天然物产品的质量。

5. CO_2具有无毒、无味、不燃、无腐蚀性、价格便宜、易于精制、易于回收等特点。超临界CO_2萃取无溶剂残留问题，属于环境无害工艺。故超临界CO_2萃取技术被广泛用于药物、食品等天然产品的提取和纯化研究。

夹带剂的原理是可从两方面影响溶质在超临界流体中的溶解度和选择性，即溶剂流体的密度和溶质与夹带剂分子间的相互作用，通常夹带剂在使用中用量较少时对溶剂流体的密度影响不大，甚至还会降低超临界流体的密度，因而影响溶解度和选择性的决定因素是夹带剂与溶质分子间的范德华力或夹带剂与溶质间特定的分子间作用，如氢键、弱络合及其他各种作用力。另外，在溶剂的临界点附近时，溶质溶解度对温度、压力的变化最为敏感，加入夹带剂后，能使混合溶剂的临界点相应改变，更接近萃取温度。增强溶质对温度压力的敏感程度，使被分离组分通过温度、压力变化，从循环气体中分离出来，以避免气体再次压缩，从而消耗更高的能耗。夹带剂不仅可以增加溶质在超临界流体中的溶解度和选择性，同时还可以作为助表面活性剂而有利于超临界流体微乳液的形成，一般情况下，对溶质具有很好溶解性的溶剂往往也是很好的夹带剂，常用甲醇、乙醇、丙酮等。夹带剂的用量一般不超过15%。

二、超临界流体萃取设备

超临界流体萃取法根据其解吸附方式的不同可分为等温法、等压法及吸附法等；根据其萃取的物料的类型可分为连续式和半连续式萃取。

（一）等温法流程

等温法流程是利用CO_2流体在高压下对溶质的溶解度远远大于其在低压下对溶质的溶解度这一特性，使溶质在萃取段被CO_2流体萃取后，通过在解吸段降低CO_2流体的压力（也就是萃取釜压力高于分离釜压力），而温度保持不变，从而使溶质在CO_2流体中的溶解度迅速降低而析出。

由于在降压过程中CO_2流体节流膨胀使温度降低，因此在解吸段需提高温度以期保持与萃取段温度大致相同。该流程是在萃取段和解吸段CO_2的温度基本相同的情况下，利用其压力降低而致使其对溶质的溶解度下降而在解吸段沉淀出溶质来，故该流程称为等温法。随后，通过压缩机或高压泵使降压后的CO_2流体（一般处于临界压力以下）压力再次提升到萃取釜的压力，以便循环使用。

等温法流程是应用最早、最普遍的超临界CO_2萃取流程，由于该流程操作简便易行，CO_2流体对溶质的溶解度随压力的改变而受到较大的影响，因此适用于从固体物质中萃取油溶性组分和热不稳定成分等。但由于在萃取过程中需要不断地对CO_2流体进行加压和减压操作，使得整个流程的能耗较大。

等温法流程的特点是萃取釜和分离釜处于相同温度，而萃取釜压力高于分离釜压力，通过降低解吸段的压力而降低溶质在CO_2流体中的溶解度，以使在萃取釜中CO_2流体选择性溶解的目标组分在分离釜中析出为产品，因此该流程应用最为广泛。

（二）等压法流程

等压法流程是利用CO_2流体对溶质的溶解能力随温度的升高而降低的这一特点，使溶质在萃取段被一定温度的CO_2流体萃取后，通过在解吸段改变CO_2流体的温度，使溶质在CO_2流体中的溶解度降低而析出。

等压法流程在萃取段和解吸段的压力保持基本一致，主要是利用CO_2流体温度的改变造成溶质溶解度降低而实现物质的分离。该流程一般在系统压力高于35MPa时，通过降低解吸段的温度使溶质在流体中溶解度降低来解吸；而在系统压力低于35MPa时，通过升高解吸段的温度使溶质溶解度降低来解析。

等压法流程设备简单、操作简便、造价低廉、运行费用较低，适用于那些在CO_2中溶解度对温度变化较为敏感且受热不易分解的物质。在一般情况下，温度变化对溶质在CO_2流体中溶解度的影响远小于压力变化对溶解度的影响，因此，等压变温流程虽能节省压缩能耗，但该流程适应性不强，故在实际科研和生产过程中应用较少。

（三）吸附法流程

吸附法流程是在等温等压条件下，利用在分离釜中填充对目标组分具有选择性吸附作用的吸附剂，来选择性吸附除去在萃取段溶解于CO_2流体中的目标组分，然后定期对吸附剂进行再生处理以实现分离的目的。吸附剂可以是液体（水或有机溶剂等），也可以是固体（活性炭等）。按照吸附剂所处位置可分为在分离釜中吸附和直接在萃取釜中吸附。

吸附法流程与等温法流程和等压法流程相比更为简单，但是必须选择价廉的且易于再生的吸附剂，并且该流程一般只适用于可使用选择性吸附方法来分离目标组分的体系，但天然产物的分离过程大多都很难通过吸附来进行产品收集，因此吸附法流程只适用于少量杂质的处理。

（四）连续逆流超临界流体萃取

连续逆流超临界流体萃取是对液体物料进行连续化超临界流体萃取的有效途径。在萃取塔设备中进行的逆流萃取过程属微分接触萃取过程。

塔中连续相充满全塔，分散相则通常以液滴方式分布在连续相中。连续相和分散相沿塔的轴线方向作逆流流动，密度较大的相（通常为水溶液）在塔顶进入，由塔底离去；而密度较小的相（通常为有机溶剂）由塔底加入，从塔顶引出。

在萃取塔中，溶质在连续相和分散相中的浓度均随塔的高度而变化。连续逆流超临界流体萃取是在耐高压的萃取塔中进行，超临界流体作为萃取溶剂将液体物料中溶质从塔顶带出，并在分离器中进行分离。液体物料的进出可直接通过高压泵和阀门实现，萃取过程可连续操作，大幅度提高了装置的处理量，并相应的减少了萃取过程中的能耗和气耗，降低了生产成本。在萃取塔中，超临界流体与液体物料接触表面积较大，传质容易，并且萃取塔的高径比值较大，有利于用传统方法在难于进行的液体原料中进行有效成分的提取。

（五）半连续式超临界萃取

半连续式超临界流体萃取是指多个萃取釜串联而进行萃取的流程。

在萃取过程中，将多个萃取釜以此相连接，当前一个萃取釜萃取完成后，通过阀的开关使其脱离循环，其压力得到释放，重新装料，再次进入循环，这样就又成为系列中最后一个萃取釜被气体穿过。此外，另一种萃取流程利用压缩机压缩气体后剩余的热量对萃取釜中释放的带有萃取物的CO_2流体进行加热，使其对溶质的溶解度降低，释放出溶质，从而进入下一个循环。

三、特点及适用范围

超临界流体萃取作为现代应用较为广泛的最新提取方法之一，与经典提取方法比较起来具有如下特点。

1.超临界流体密度通常与液体溶剂的密度相近，因此具有与液体溶剂几乎相同的溶解能力。其黏度又与气体相近，保持了气体所具有的传递特性，即渗透很快，能更快达到平衡。

2.整个提取过程中控制参数主要是压力和温度，二者比较容易控制。

3.超临界流体萃取兼具精馏和液－液萃取的特点，可在近常温条件下提取分离不同极性、不同沸点的化合物；精确地控制超临界流体的密度变化，还能类似精馏使溶质逐一分离以及有可能分离一些难分离的物质。

4.将超临界流体流动相用作色谱分析，可以分析出低挥发性的化合物。

5.该方法几乎保留产品中全部有效成分，无有机溶剂残留，产品纯度高，收率高；超临界流体萃取溶剂可循环使用。

由于具有上述优点，超临界流体萃取法特别适合于分离热敏物质以及挥发油、小分子萜类、部分生物碱等亲脂性成分，且能实现无溶剂残留。如果在超临界流体中加入甲醇、乙醇、丙酮、水等夹带剂，以及增加压力，超临界流体法还可用于萃取黄酮类、皂苷类等非挥发性、极性较大的成分。

与此同时，超临界流体萃取法也存在一定的局限性，缺点在于设备和操作均在高压下进行，技术含量要求高，回收率较低，超临界设备的一次性投资也较大，运行成本高，而且难以萃取强极性和大分子量的物质。

四、操作及注意事项

将萃取原料装入萃取釜，采用CO_2为超临界溶剂。CO_2气体经热交换器冷凝成液体，用加压泵把压力提升到工艺过程所需的压力（应高于CO_2的临界压力），同时调节温度，使其成为超临界CO_2流体。CO_2流体作为溶剂从萃取釜底部进入，与被萃取物料充分接触，选择性溶解出所需的化学成分。含溶解萃取物的高压CO_2流体经节流阀降压到低于CO_2临界压力以下进入分离釜（又称解析釜），由于CO_2溶解度急剧下降而析出溶质，自动分离成溶质和CO_2气体两部分，前者为过程产品，定期从分离釜底部放出，后者为循环CO_2气体，经过热交换器冷凝成CO_2液体再循环使用。整个分离过程是利用CO_2流体在超临界状态下对有机物可特异性增加溶解度，而低于临界状态下对有机物基本不溶解的特性，将CO_2流体不断在萃取釜和分离釜间循环，从而有效地将需要提取分离的组分从原料中分离出来。

五、应用实例

超临界CO_2流体萃取法（SFE-CO_2）提取元胡的有效成分：将元胡药材粉碎并过40目筛，用$Ca(OH)_2$饱和溶液浸泡24小时，装入萃取釜。设置萃取釜压力为45MPa，温度为60℃，分离釜Ⅰ温度为50℃，分离釜Ⅱ温度为40℃，CO_2流量为20L/h。以无水乙醇为改性剂，萃取1.4小时，收集分离釜Ⅰ、Ⅱ中的萃取液，用旋转蒸发仪将萃取液浓缩至近干后减压干燥至恒重，即得。结果表明，SFE-CO_2法与醇回流法提取获得的目标化合物成分生物碱一致，SFE-CO_2提取物较纯净，且THP的含量是醇回流法的2.3倍，而其固体物量仅为后者的1/4，综上所述SFE-CO_2提取元胡药材优于醇回流法。

第六节　超声提取法

超声提取法（ultrasonic extraction）是利用超声波产生的强烈的空化效应、机械振动及加热效应等多种作用来增大物质分子运动频率和速度，破坏植物的细胞，增加溶剂穿透力，加速药物有效成分进入溶剂，从而提高中药中有效成分的溶出速度和溶出度，促进提取的方法。

一、基本原理

超声波提取中药有效成分主要是通过压电换能器产生的快速机械振动波来减少目标萃取物与样品基体之间的作用力，从而实现固-液萃取分离。超声波是一种弹性机械振动波，能破坏中药材的细胞，促使溶剂渗透到细胞中，从而加速中药有效成分的溶解，以提高其浸出率。超声波提取主要依据三大效应，即空化效应、机械效应和热效应。

（一）空化效应

超声空化是指强超声波在液体中传播时，所引起的一种特有的物理现象。所谓空化，是指某种原因使液体产生了负压，当这种负压达到某一临界值时，就能将液体拉断，从而在液体内部形成局部气体或蒸气空腔的现象。在中药提取过程中，药材在溶剂中受到超声波的作用而产生空化效应，使溶剂在超声瞬间产生的空化泡崩溃，随着空化泡的爆破而形成巨大的射流冲向药材表面，使得溶剂快速渗透到细胞内部，并借助空化泡的爆破冲击力而打破细胞壁，使细胞内化学成分在超声波作用下直接和溶剂接触，加速了溶剂与药材中的有效成分的相互渗透、溶解，使细胞内外出现浓度差，从而促使化学成分由高浓度溶液向低浓度溶液中扩散，大大地加速了提取过程，细胞内的化学成分快速地转入溶剂之中。细胞被超声波破碎的瞬间，其生物活性保持不变，破碎速度和提出率均可得到提高。

（二）机械效应

超声波在液体内传播的过程中，所传播的机械能使液体质点在其传播空间内发生振动，从而强化液体的扩散、传质，称为"机械效应"。超声波的机械效应伴随着其空化效应的产生而一同产生，机械作用主要是由辐射压强和超声压强所引起。辐射压强可引起两种效应，即简单的骚动效应、溶剂和药材组织之间出现摩擦效应。这种骚动效应可促使蛋白质变性，细胞组织发生变形。而超声压强将对溶剂和药材组织产生不同的加速度，即药材组织的速度远远低于溶剂分子的速度，从而使二者之间产生摩擦。此外，超声波对于固-液体系来说，能显著降低液体的表面张力及摩擦力，破坏固-液界面的附面层，其振动作用还能促进细胞内物质的释放、溶解和扩散，破坏植物细胞壁，从而促使其中成分快速地溶解于溶剂之中，加速其传质过程。

（三）热效应

超声波在液体中传播时，其机械能会被介质吸收而转换为热能，使介质自身温度升高，进而对液体引发各种作用，称为超声的"热效应"。热效应亦伴随着空化效应的产生而产生。介质对超声能的吸收决定了所产生热能的多少，介质所吸收的能量全部或大部分将转换为热能，从而致使药材组织内部温度升高。这种由于吸收声能而引起温度的升高是稳定的，超声波强度越大、提取时间越长、液体的声波吸收系数越大则介质吸收超声波后产生的热效应越强。因此，控制超声波的强度，可使溶液和药材组织内部温度瞬间升高，从而增大药材中成分的溶解度，加速有效成分的溶出。

二、超声提取设备

超声提取设备是由超声波电源、超声换能器系统（是将超声波电源提供的能源变成超声波，进行中药提取或实现其他功能的部分）和提取容器三大部分组成。以换能器放置位置的不同大致可分为外置式、内置式、多频组合式超声提取设备；以频率组合形式分为单频和多频组合式的不同类型的超声提取设备，以满足实验和工业生产工艺的要求。

（一）外置式超声提取设备

外置式超声提取设备通常称为外置式超声提取器，是将压电换能器安装在被提取物料容器的外侧，使其产生的超声波通过容器外壁辐射到容器中的被提取物料上，以达到对物料提取的目的。外置式超声提取设备操作简单、使用方便，应用范围广泛。按照换能器黏附方式的不同，可将外置式超声提取设备分为槽式超声提取器、罐式超声提取器和管式超声提取器。

1.槽式超声提取器 槽式超声提取器是将超声换能器黏附在槽的底部或两侧，且上部敞开的一种简单的提取设备，由超声发生器、换能系统和容器组成，是目前应用最为广泛而且最早地应用于药材提取工艺中的槽式功率超声设备。槽式超声清洗器换能系统由若干个喇叭形夹心式换能器组成，并固定在一个不锈钢槽式容器的底部。

槽式超声提取器主要用于小样品和小型中试实验及药检部门的小样品的提取检测，如图4-8所示。

2.罐式超声提取器 罐式超声提取器又称为外置式超声波中药提取罐，是将提取物料的容器制成罐式形状，并将一定功率的超声换能器安装在罐的外壁上，使其产生的超声波通过罐的外壁辐射到容器内溶液中的被提取物料上，以便从物料中提取化学成分的设备。该设备在运行过程中，可加入搅拌器进行机械搅拌，促进被提取物中的有效成分在超声作用下快速地溶解到溶剂之中，以达到对物料均匀提取的目的。

罐式超声提取器提取量大，并且加入机械搅拌作用，适于工业大生产的提取，可用于不同领域的提取产业化生产，如图4-9所示。

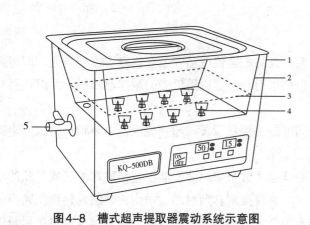

图4-8 槽式超声提取器震动系统示意图

1.外壳；2.槽体；3.提取液；4.换能器；5.出料口

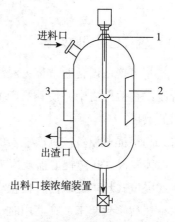

图4-9 CTG型罐式超声提取器震动系统示意图

1.搅拌器；2,3.超声波换能器

3.管式超声提取器 管式超声提取器又称为外置式超声管状提取器，是将放置提取物料的容器制作成管道形状，将压电换能器安装在管道的外壁上（可在管道的外壁上一边分段或在一段多边安装若干超声压电换能器），使其所产生的超声波能通过管道外壁辐射到管道内的被提取物料上，并通过螺旋搅拌推料器将物料不断翻滚着向前推进，使物料在动态过程中均匀地受到超声波的作用，从而对物料进行提取的设备。

管式超声提取器是一种连续动态的超声提取装置，可多台串联增加物料超声作用，以满足工业化生产。但在提取过程中会因超声的作用而出现噪声，如图4-10所示。

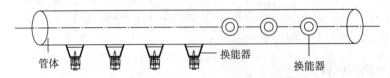

图4-10　管式超声提取器震动系统示意图

4.多面体超声提取器　多面体超声提取器是槽式超声提取器的一种特殊形式，是由不锈钢板组成的多面形状槽体的各个面外壁上均贴上发射超声波换能器，使其所产生的超声波通过槽体的外壁辐射到槽内溶液中物料上。其外形多为四面、五面、六面等形式的槽体，然后将换能器密封起来。外观类似提取罐，内部槽体呈多面体状。

外置式超声提取设备其声波换能器均安装在提取容器外壁上，在提取过程中会出现噪声，应注意对噪声防治处理，使其噪声减小到最低。还应防止漏电，以确保操作安全。使用易燃溶剂作为提取介质时，要格外注意防爆安全。为增加超声提取的效果，也可在提取容器内部安装机械搅拌装置，如图4-11所示。

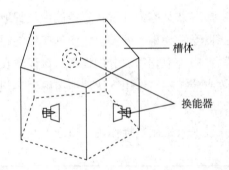

图4-11　多面体超声提取器震动系统示意图

（二）内置式超声提取设备

内置式超声提取设备通常称为浸没式超声提取器，是将压电换能器安装在提取容器的内侧，即将换能器系统浸没在溶剂之中，使其所产生的超声波能直接辐射到容器内溶液中的被提取物料上，以达到对物料提取的效果。

内置式超声提取设备按其换能器的组合方式不同可分为板状浸没式超声提取器、棒状浸没式超声提取器、多面体浸没式超声提取器及探头浸没式超声提取器。

1.板状浸没式超声提取器　板状浸没式超声提取器是将数个超声波换能器直接贴在板状或条状的不锈钢板上，然后密封起来。在使用时，将箱体直接放在装有溶剂和药材的大槽内，并随意移动使超声效果均匀，促进药材中的有效成分在超声波作用下进入溶剂，以达到提取的目的。此外，也可将条形箱体砌在罐内壁上，使其超声波向罐内中心提取物上辐射，从而进行提取。

这种超声波提取器的振动系统是由数个喇叭形夹心换能器并排排列在一个箱体内或单排条形箱体内，密封，使其共振于同一频率之上，而形成单面辐射体。可全部直接地浸没在提取容器中，或放在底部及侧部都可达到提取效果，方便使用。

2.棒状浸没式超声提取器 棒状浸没式超声提取器是指将超声波发射棒中发射超声波的一端直接浸入到有药材的溶剂中，使药材直接受超声波的作用，从而促使药材中的成分快速溶于提取溶剂之中的一种浸没式超声提取器。

棒状浸没式超声提取器有两种形式，一种是在压电换能器的前盖板一端安装一长圆棒状或其他形状的变幅杆，使换能器发射的超声波沿棒状变幅杆聚能径向辐射；另一种是将环筒状换能器封闭在一根棒状管内，使环筒状换能器发射的超声波沿管壁径360°向外均匀辐射。

3.探头浸没式超声提取器 探头浸没式超声提取器是指将换能器发射超声波变幅杆的一端（探头即变幅杆发射端）直接浸入到有药材的溶剂之中，使药材直接受到超声波的作用，从而促使药材中的成分快速地溶于溶剂之中的一种浸没式超声提取器。

探头浸没式超声提取器变幅杆端面发射头小、强度大，多用于破碎物质细胞和小样品的提取实验。因此，此设备在实验室样品提取研究中较为常用。

4.多面体浸没式超声提取器 多面体浸没式超声提取器又称为多棱超声中药提取机，是指将数个超声换能器直接贴于多面体形状不锈钢板内侧，然后密封起来，其外形可做成两面、四面、五面、六面等。使用时，将密封多面箱体直接放在装有溶剂和药材的罐体中心内，使超声均匀辐照，促使药材中的有效成分在超声波作用下迅速进入到溶剂之中，以达到提取目的。有时为了提高提取效率，也可将数个多面体连接起来，组成大功率浸没式超声提取器，使超声波从多个面向外发射，从而更为有效地对物料进行提取。

多面体浸没式超声提取设备的应用比较灵活，可以放在多种容器内对物料进行提取。既可用于中小物料的提取，又可用于大批量物料提取生产。在提取过程中缩短了提取时间，增加了提取成分的收率，提高了产业化提取生产的效率。

（三）多频组合式超声提取器

多频组合式超声提取器多为外置式提取器，是将若干不同频率超声波换能器贴在多面体容器的外侧面上，并将一个浸没式的探头插入到有药材的溶剂中，并与贴在多面体容器外侧面上的多个超声换能器组合成相互垂直的相对系统，使其所发射的不同频率的超声波能通过容器外壁辐射到容器内的溶液中，联合作用于物料上，使其形成多频组合作用。从而达到对物料中成分进行提取的目的。

在使用多频组合式超声提取器时，在大容器内放入液体（水），再将装有药材和溶剂的小容器直接放置于大容器的相互垂直声波的中心处，使不同频率的超声波穿透小容器均匀辐射到药材上，使药材受到多频率超声混合场的作用，从而促进药材中的有效成分在超声作用下进入到溶剂之中。如果需要对大量的药材进行提取，则可将药材直接放在大容器中多频辐射到的中心处，使其直接受到各个频率的超声波均匀辐照，如图4-12所示。

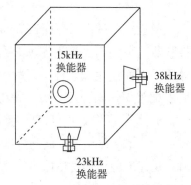

图4-12 多频组合式超声提取器震动系统示意图

三、特点及适用范围

与经典提取方法回流提取及索氏提取等相比较，超声提取法具有无需高温加热、常压提取、提取效率高、提取时间短、能耗少、操作简单、成本低廉及环保等优点，其提取药液杂质少，有效成分易于分离、纯化。超声提取中药的最佳温度在 40~60℃，对遇热不稳定、易水解或氧化的药材中的有效成分具有保护作用。超声提取中药不受成分极性、分子量大小的限制，适用于绝大多数种类中药和各类成分的提取。

四、操作及注意事项

在容器中加入提取溶剂（水、乙醇或其他有机溶剂等），将中药材根据需要粉碎或切成颗粒状，放入提取溶剂中；置于容器的外壁粘接换能器振子或将振子密封于不锈钢盒中投入容器中；开启超声波发生器，振子向提取溶剂中发出超声波，超声波在提取溶剂中产生的"空化效应"和"机械作用"一方面可有效地破碎药材的细胞壁，使有效成分呈游离状态并溶入提取溶剂中，另一方面可加速提取溶剂的分子运动，使得提取溶剂和药材中的有效成分快速接触，相互混合。提取完成后，过滤提取液并蒸馏回收溶剂即得浓缩提取物。

五、应用实例

丹参提取方法的比较研究 丹酚酸B受热不稳定，加热回流温度高，且时间长，并随加热时间的延长，丹酚酸B的含量减少。以丹参中丹酚酸B的含量为指标，对丹参的煎煮、超声、索氏提取3种工艺进行比较研究。结果表明，超声提取法提取20分钟其丹酚酸B的含量最高可达56mg/g。超声提取法比回流提取法简单易行，节省时间，丹酚酸B的提取效率高。

第七节　微波提取法

微波提取即微波辅助提取（microwave assisted extraction，MAE），是用微波能加热与样品相接触的溶剂，将所需化合物从样品基体中分离，进入溶剂中的一个过程。

一、基本原理

微波是一种波长范围在 1mm~1m（频率 $3 \times 10^6 \sim 3 \times 10^9$ Hz）的电磁波，具有波动性、高频性、热特性和非热特性四大基本特性。常用的微波频率为 2450MHz。微波在传输过程中遇到不同的物料会依物料性质不同而产生吸收性、穿透性、反射性现象，即它可被极性物质如水等选择性吸收，从而水被加热，而不被玻璃、陶瓷等非极性物质吸收，且具有穿透性，金属会反射微波。分子对微波的吸收具有选择性，极性分子可吸收微波能，然后弛豫，以热能形式释放能量，或者说由于极性分子的两偶极在微波的较低频电磁场中将有时间与外电场达成一致而振荡，但微波频率要比分子转动频率高，迫使分子在转动时，快速取向而通过碰撞、摩擦放能生热。不同物质的介电常数、比热容、形状及含水量的不同，将导致各种物质吸收微波能的能力不同。

微波萃取过程中，一方面微波辐射过程是高频电磁波穿透萃取介质，到达物料的内部维管束和腺胞系统。由于吸收微波能，细胞内部温度迅速上升，使其细胞内部压力超过细胞壁膨胀承受能力，细胞破裂。细胞内有效成分自由流出，在较低的温度条件下，被萃取介质捕获并溶解。通过进一步过滤和分离，便获得萃取物料。另一方面，微波所产生的电磁场加速被萃取部分成分向萃取溶剂界面扩散速率。用水作溶剂时，在微波场下，水分子高速转动成为激发态，这是一种高能量不稳定状态；或者水分子汽化，加强萃取组分的驱动力；或者水分子本身释放能量回到基态，所释放的能量传递给其他物质分子，加速其热运动，缩短萃取组分的分子由物料内部扩散到萃取溶剂界面的时间，从而使萃取速率提高数倍，同时还降低了萃取温度，最大限度保证萃取的质量。过滤除去残渣，即可达到萃取的目的。

二、微波提取设备

微波提取体系根据提取罐的类型可分为密闭式微波提取体系和开罐式微波提取体系两大类，二者的区别主要在于一种是类似多功能提取罐，可分批处理物料，而另一种则是以连续方式工作的工业化提取设备。此外，根据微波作用于提取样品的方式不同可分为发散式微波提取体系和聚焦式微波提取体系。

（一）密闭式微波提取体系

密闭式微波提取体系是由磁控管、炉腔、压力监视和温度监视装置及一些电子器件所组成。在炉腔中有可容放12个密闭提取罐的旋转盘，微波提取罐主要由内提取腔、进液口、回流口、搅拌装置、微波加热腔、排料装置、微波源、微波抑制器等结构组成。

密闭式微波提取体系能自动调节温度和压力，可实现温压可控提取。该体系的优点为所提取的成分不易损失，压力可控。当增大压力时，溶剂的沸点也随之相应增高，从而有利于待提取成分从物料中提取出来。

（二）开罐式微波提取体系

开罐式微波提取体系与密闭微波提取体系基本相似，只是其微波是通过波导管聚焦在提取系统上，因此，又称为聚焦式微波提取体系。

聚焦式微波提取体系将微波与索氏提取结合起来，既采用了微波加热的优点，又发挥了索氏提取的长处，同时避免了过滤或离心等分离步骤。

该提取体系中提取罐与大气连通，压力保持恒定，可实现温度控制。在常压下操作更安全，尤其在使用有机溶剂时，提取罐可使用多种材料，如石英玻璃、硼化玻璃、聚四氟乙烯（PTFE）等；聚焦提取方式提高了微波能利用的有效性，节省能源。但该体系不足之处在于一次处理的样品量不能太多。

三、特点及适用范围

微波提取技术作为一种新型的提取技术，与传统煎煮法相比较，克服了药材细粉易凝聚、易焦化的弊病，且节省时间和试剂，其设备简单，投资较少，具有以下特点。

1.微波提取不需要进行干燥等预处理，工艺简单。

2.微波加热效率高，升温快速均匀，节约能源，人力消耗低。

3.微波的选择性决定了其对极性分子的选择性加热从而对其选择性地溶出，产品纯度高，质量好。

4.微波提取大大降低了萃取时间，提高了提取速度。经典提取方法需要几小时至十几小时，超声提取法也需0.5~1小时，微波提取只需几秒至几分钟，提取速率提高了几十至几百倍，甚至几千倍。

5.能避免长时间加热所引起的提取成分的分解，特别适用于提取对热敏感的成分。

6.微波提取由于受溶剂亲和力的限制较小，可供选择的溶剂较多，同时减少了溶剂的用量。

7.微波提取如果用于大生产，则安全可靠，无污染，属于绿色工程，生产线组成简单，并可节省投资。

近年来，微波提取技术越来越受到科技工作者的重视，已被广泛地应用于天然活性产物的提取过程，采用该技术提取的成分已涉及生物碱类、蒽醌类、黄酮类、皂苷类、多糖、挥发油、色素等。但是微波提取仅适用于对热稳定性物质，而对于蛋白质、多肽等热敏感的物质，使用微波加热则会导致这些成分的变性甚至失活。

四、操作及注意事项

微波提取主要包括药材预处理、微波提取、液料分离和浓缩等环节，如图4-13所示。

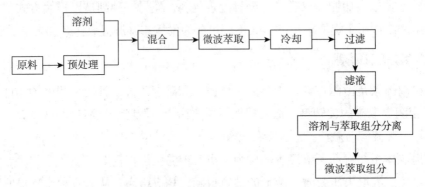

图4-13 微波提取工艺流程

（一）预处理

根据药材的性质可将药材进行适当的粉碎，一般以2~10mm为宜，以增大接触面积，便于提取；由于微波提取时热态比冷态的提取效果好，所以应在提取前将溶剂预热到操作温度；对于含水量低的种子类药材等，在提取前将药材用提取溶剂浸泡，以增加药材吸收微波的能力。

（二）微波提取

将待提取药材与提取溶剂按一定的料液比加入到微波萃取釜中，设定微波功率、辐射时间、提取温度等参数后进行微波提取。

（三）液料分离和浓缩

提取完毕后冷却、抽滤提取液，再加入一定量的提取溶剂洗涤滤渣，合并提取液，蒸馏回收溶剂即得浓缩提取物。因微波提取溶剂用量少，其提取液的浓缩规格可相应的减小，溶剂可回收再利用，从而节省能耗和溶剂用量。

五、应用实例

微波萃取大黄总蒽醌 以大黄提取液中总蒽醌的含量为指标，采用显微照相技术对大黄石蜡切片的细胞组织进行观察，评价微波萃取法提取中药有效成分的特点，并比较研究微波萃取法与常用提取方法（超声提取法、索氏提取法、水煎法）的提取效率。结果表明，微波萃取法的提取率最高，是超声提取法的3.5倍，是索氏提取法的1.5倍，是水煎法的1.5倍，且提取速度最快。显微观察表明，微波直接造成细胞组织的破坏。微波萃取法用于中药大黄的提取具有高效、省时的特点。

第八节　闪式提取法

闪式提取法（flash extraction）是依靠高速机械剪切力和超动分子渗滤技术，通过闪式提取器使植物材料在适当溶剂中充分破碎，成匀浆状而达到提取的目的。

一、基本原理

闪式提取法是在闪式提取器内刀高速转动并与外刀发生切割作用过程中，在内刃中心形成强力涡流，并带动已粉碎的物料内外翻动，从而产生剧烈搅拌，使整个体系处于快速的浓度变化中。物料中被提取的物质分子随着破碎颗粒变小而暴露于溶剂环境中并迅速转移至溶剂中，提取溶剂与物料颗粒间化学成分的分布随破碎的进行在平衡与不平衡之间快速交替进行，最终达到彻底粉碎、完全平衡的提取。

二、闪式提取设备

现代主要采用闪式提取器对中药进行破碎提取。闪式提取器由高速电机、破碎提取刀头和控制系统三部分组成，结构设计简洁、紧凑、合理、便于操作。其工作的主要部分是破碎提取刀头，刀头由内刀和外刀组成。工作时内刀在高速电机的带动下由控制系统调节其速度，在外刀腔内高速旋转，使整个系统处在一个高速动态的环境之中。内外刀之间不仅产生强大的剪切作用，同时外刀腔内产生强大的负压。在这种负压的作用下，外刀腔内外发生分子渗透现象，即通过破碎而充分暴露的物质分子（被提取成分）在负压、剪切、高速碰撞等各种外力作用下被溶剂分子包围、解离、溶解、替代、脱离，然后迅速进入溶剂中，瞬间达到溶剂浓度的平衡，在数秒内快速完成提取过程。

三、特点及适用范围

闪式提取器是一种新型的提取设备，广泛适用于中药根（饮片）、茎（饮片）、叶、花、果实（饮片）、种子等的提取，可用于单味中药提取，也可用于多味中药复方提取。其特点如下。

1.省时，完成一次提取仅需30秒左右。

2.室温提取，无成分破坏，避免了任何不耐热成分破坏的可能性。必要时可采用定制的加热容器，或使用预热的溶剂。

3.适用于各种材料，可用于各种植物的根、茎、叶、花、果实、种子（细小的种子除外）等，一般粉碎至普通中药饮片大小，新鲜材料、坚硬材料、韧性材料等均可。

4.根据成分的性质不同，选用不同溶剂，可用于各种成分的提取。如提取糖类、氨基酸、多肽、蛋白质等可用水作溶剂；黄酮等各种苷类成分可用乙醇或含水乙醇作为提取溶剂；鞣质及多元酚类成分可选用不同浓度丙酮进行提取。

5.适应于多数溶剂，常采用水、乙醇、甲醇、丙酮等以及它们的含水溶剂，一般以既能提取出所需成分，又适于后期过滤；乙醚等易挥发和有毒溶剂除外；提取生物碱需用酸水时，应先用常水破碎提取，然后再加入适量酸调至所需酸度，搅拌过滤即可，以避免对刀头产生腐蚀作用。

6.高效节能，对于松散软中药如叶、花、全草类，由于其质轻而在常规提取中将浪费巨大空间及相应溶剂用量，而用闪式提取器则会在瞬间将其变为浆粉，且可在提取过程中分次加料直至物料和溶剂比合适为止，从而可发挥出闪式提取器的强大作用。比超声提取也要快数十倍之多。

7.操作简便，单人按键式操作，避免了回流提取中在烧瓶内装掏药渣的苦恼，也避免了煎煮法中热源控制及长时间看守的不便。但仍应严格按照操作规程进行操作。

8.有利环保，与传统先粉碎后提取相比，避免了空气粉尘的污染；与回流提取法相比，可避免掏取药渣时有机溶剂对人体造成一定伤害，且亦可避免在药渣内残留大量溶剂对进一步处理造成困难。用闪式提取器只需抽滤即可把大部分残留的有机溶剂除去，少量残余可通过抽滤出提取液后用适量水抽洗即可。可基本除尽溶剂在药渣中的残留，除尽溶剂的粉碎药渣根据其能否再利用，可进一步参与自然生态循环。

四、操作及注意事项

根据所要提取的药材性质及所含成分的化学性质，选择适宜的提取溶剂，将提取溶剂和待提取药材放入闪式提取器中，接通电源，按下控制开关进行提取。提取完毕后，抽滤，即得提取液。

五、应用实例

忍冬叶的闪式提取　以绿原酸含量为指标，用薄层扫描法分别对渗漉法、超声法、回流法、索氏提取法及闪式提取法等不同提取工艺所得的提取液进行含量测定，确定其最佳提取工艺。结果表明在不同提取工艺中，称取忍冬叶20g，用10倍量的75%乙醇进行闪式提取2分钟，共提取2次所提取的绿原酸含量比较高。因此，闪式提取法提取忍冬叶的效率最高。

第九节　分子蒸馏法

分子蒸馏（molecular distillation，MD）是一种在高真空下操作的蒸馏方法，蒸气分子的平均自由程大于蒸发表面与冷凝表面之间的距离，从而可利用料液中各组分蒸发速率的差异，对液体混合物进行分离。

一、基本原理

分子蒸馏是一种特殊的液-液分离技术，它不同于传统蒸馏依靠沸点差分离原理，而是利用了不同种类分子逸出液面后直线飞行的距离不同这一性质来实现物质分离的。在分子所受到的环境压强和环境温度一定的条件下，不同种类的分子由于分子有效直径的不同，其分子平均自由程也不同。不同种类的分子逸出液面后，与其他分子碰撞的情况下的飞行距离是不同的，轻分子的平均自由程大，重分子的平均自由程小。当液体混合物沿加热板流动并被加热，轻、重分子会逸出液面而进入气相，由于轻、重分子的自由程不同，因此，不同物质的分子从液面逸出后移动距离不同，若能恰当地设置一块冷凝板，则轻分子达到冷凝板被冷凝排出，而重分子达不到冷凝板沿混合液排出，从而达到物质分离的目的。

二、分子蒸馏设备

一套完整的分子蒸馏设备主要包括分子蒸发器、脱气系统、进料系统、加热系统、冷却真空系统和控制系统。分子蒸馏装置的核心部分是分子蒸发器，其种类主要有3种：①降膜式，为早期形式，结构简单，但由于液膜厚，效率差，当今已很少采用；②刮膜式，形成的液膜薄，分离效率高，但较降膜式结构复杂；③离心式，离心力成膜，膜薄，蒸发效率高，但结构复杂，真空密封较难，设备的制造成本高。为提高分离效率，往往需要采用多级串联使用而实现不同物质的多级分离。

（一）降膜式分子蒸馏器

降膜式分子蒸馏器是采取重力使蒸发面上的物料变为液膜降下的方式。该装置冷凝面及蒸发面为两个同心圆筒，物料靠重力作用向下流经蒸发面，形成连续更新的液膜，并在几秒钟内加热，蒸发物在相对方向的冷凝面上凝缩。

降膜式装置为分子蒸馏设备的早期形式，结构简单，但在蒸发面上形成的液膜较厚，且不能完全覆盖蒸发面，效率差，同时加热时间较长，从塔顶到塔底的压力损失很大，致使蒸馏温度变高，故对热不稳定的物质具有一定局限性。现今已很少采用。

（二）刮膜式分子蒸馏装置

刮膜式分子蒸馏装置较降膜式结构复杂。它采取重力使蒸发面上的物料变为液膜降下的方式，但为了使蒸发面上的液膜厚度小且分布均匀，在蒸馏器中设置了一硬碳或聚四氟乙烯制的转动刮板。该刮板不但可以使下流液层得到充分搅拌，还可以加快蒸发面液层的更新，从而强化了物料的传热和传质过程。

刮膜式分子蒸馏装置的优点是形成液膜薄，并且沿蒸发表面流动，分离效率高；被蒸馏物料在操作温度下停留时间短，热分解的几率较小，可用于蒸发中度热敏性物质；蒸馏过程可以连续进行，生产能力大。其缺点在于液体分配装置难以完善，很难保证所有的蒸发表面都被液膜均匀覆盖；液体流动时常发生翻滚现象，所产生的雾沫也常溅到冷凝面上。但由于该装置结构相对简单，操作参数容易控制，价格相对低廉，所以现在的实验室及工业生产中，大部分都采用该装置。

（三）离心式分子蒸馏装置

离心式分子蒸馏装置将物料送到高速旋转的转盘中央，并在旋转面依靠离心力扩展形成薄膜，同时加热蒸发，使之与对面的冷凝面凝缩，该装置是目前较为理想的分子蒸馏装置。但与其他两种装置相比，要求有高速旋转的转盘，又需要较高的真空密封技术。离心式分子蒸馏器与刮膜式分子蒸馏器相比具有以下优点：①由于转盘高速旋转，可得到极薄的液膜且液膜分布更均匀，蒸发效率和分离效率更好；②物料在蒸发面上的受热时间更短，降低了热敏物质热分解的可能性；③物料的处理量更大，更适合工业上的连续生产。该装置是目前最有效的分子蒸馏器，特别适用于热敏性物料的蒸馏。但其结构复杂，制造及操作难度大，维修成本高。

在老式离心式分子蒸馏设备的基础上，结合离心分子蒸馏器和悬锥形结构分子蒸馏器的特点，研制出了一种新型的离心式分子蒸馏设备。其特点在于物料成膜时间短、所成膜厚薄均匀；为一种锥形圆盘，有利于成膜的均匀性，蒸发率高；蒸发室的倾斜角度为45°～60°，方便于流出液和残渣的导出；轴封处无泄漏，从而可有效地维持高真空的稳定性；结构紧凑，操作、维修较为方便。

三、特点及适用范围

分子蒸馏技术作为一种新型的、特殊的液-液分离或精制技术，具有如下特点。

1.蒸馏温度低，分子蒸馏是在远低于沸点的温度下进行操作的，只要存在温度差就可以达到分离目的，这是分子蒸馏与常规蒸馏的本质区别。

2.蒸馏真空度高，分子蒸馏装置其内部可以获得很高的真空度，通常分子蒸馏在很低的压强下进行操作，因此物料不易氧化受损。

3.蒸馏液膜薄，传热效率高。

4.物料受热时间短，受加热的液面与冷凝面之间的距离小于轻分子的平均自由程，所以由液面逸出的轻分子几乎未经碰撞就达到冷凝面。因此，蒸馏物料受热时间短，在蒸馏温度下停留时间一般几秒至几十秒之间，减少了物料热分解的机会。

5.分离程度更高，分子蒸馏能分离常规不易分开的物质。

6.蒸馏过程中没有沸腾鼓泡现象，分子蒸馏是液层表面上的自由蒸发，在低压力下进行，液体中无溶解的空气，因此在蒸馏过程中不能使整个液体沸腾，没有鼓泡现象。

7.无毒、无害、无污染、无残留，可得到纯净安全的产物，且操作工艺简单，设备少。

8.产品耗能小，由于分子蒸馏整个分离过热损失少，且由于分子蒸馏装置独特的结构形式，内部压强极低，内部阻力远比常规蒸馏小，因而可大大节省能耗。

9.分子蒸馏的分馏过程是物理过程，因而可很好地保护被分离物质不受污染和破坏。

因此，分子蒸馏技术适用于高沸点、热敏性、易氧化成分的分离；适用于相对分子质量差别较大的液体混合物的分离；也可用于相对分子质量接近但性质差别较大的物质的分离；并且可用于脱除液体中的低分子质量物质（如有机溶剂、臭味物等）；由于分子蒸馏是在高真空条件下进行的，所以还可用于去除溶剂萃取后或化学反应产品残留的微量溶剂。

但是分子蒸馏设备价格昂贵，分子蒸馏装置必须保证体系压力达到的高真空度，对材料密封要求较高，且蒸发面和冷凝面之间的距离要适中，设备加工难度大，造价高。

四、操作及注意事项

将料液从进料口加入分子蒸馏装置，料液随即经过降膜、刮膜或离心的方式形成一定厚度的液膜，并不断的推进。在此过程中，从加热面上逸出的轻分子，经过短的路线和几乎未经碰撞就到内置冷凝器上冷凝成液，并沿冷凝器管流下，通过出料管排出；残液即重分子在加热区下的通道中收集，再通过侧面的出料管中流出。

五、应用实例

分子蒸馏法纯化玫瑰精油　超临界CO_2萃取所得的玫瑰粗油中蜡质含量较高，影响品质，采用无毒、无害、高效的分子蒸馏技术对其进行脱蜡，避免了传统有机溶剂法对精油品质的破坏，避免了高温不良影响。结果表明，分子蒸馏法提纯玫瑰精油最佳工艺条件为蒸馏压力3.0Pa，蒸馏温度110℃，物料流量2ml/min、刮膜转速480r/min。可得到颜色淡黄、香气浓烈的玫瑰精油，精油得率可达20.6%。

第十节　酶提取法

酶是由生物体内活细胞产生的一种生物催化剂，大多数由蛋白质组成（少数为RNA），能在机体中十分温和的条件下，高效率地催化各种生物化学反应，促进生物体的新陈代谢。生命活动中的消化、吸收、呼吸、运动和生殖都是酶促反应过程。酶是细胞赖以生存的基础，细胞新陈代谢包括的所有化学反应几乎都是在酶的催化下进行的。酶是生物维持生命活动必需物质。

酶提取法是在经典提取方法的基础之上演变而来的，根据植物药材性质及细胞壁的构成，利用酶反应所具有的高度催化性和高度专一性的特点，选择适宜的酶将药材细胞壁组成成分分解、混悬或胶溶于溶剂之中，从而加快植物细胞内有效成分的溶解、扩散。

一、基本原理

大多数中药为植物性药材，有效成分多存在于植物细胞的细胞质中。在中药提取过程中，溶剂需要克服来自细胞壁及细胞间质的传质阻力。细胞壁是由纤维素、半纤维素、果胶质等物质构成的致密结构，选用合适的酶（如纤维素酶、半纤维素酶、果胶酶）对中药进行预处理，能分解构成细胞壁的纤维素、半纤维素及果胶，从而破坏细胞壁的结构，产生局部的坍塌、溶解、疏松，减少溶剂提取时来自细胞壁和细胞间质的阻力，加快有效成分溶出细胞的速率，提高提取效率，缩短提取时间。而且，在中药提取中酶法可作用于目标产物，改善目标产物的理化性质，提高其在提取溶剂中的溶解度，减少溶剂的用量，降低成本，也可改善目标产物的生理生化功能，从而提高其效用。

二、特点及适用范围

酶提取法作为一种新型的提取方法，具有如下特点。

1.反应条件温和，产物不易变性。酶法提取主要采用酶破坏细胞壁结构，具有反应条件温和、选择性高的特点，而酶的专一性可避免对底物以外的物质破坏。在提取热稳定性差或含量较少的化学成分时，优势更为明显。

2.提高提取率，缩短提取时间。酶法预处理减少了中药中有效成分的溶出及溶剂提取时的传质阻力，缩短了提取时间，提高了提取率，具有很大的应用价值。

3.降低成本，环保节能。酶法是绿色高效的植物提取技术，可利用相关的酶制剂来提高提取物的极性，从而减少有机溶剂的使用，降低成本。

4.优化有效组分。酶法不仅可以应用在中药的提取过程中，也可对中药提取物进行酶法处理，优化有效组分，提高目标产物的药用价值。

5.工艺简单可行。酶法提取反应条件温和易获得，不需要对原有工艺设备进行过多的改变，对反应设备的要求较低，操作简单。

目前，对酶法提取中药有效成分研究较多的是纤维素酶、果胶酶及各种蛋白质酶等，利用这些酶的高度选择性可以较好地破坏植物细胞壁，从而有利于多糖、黄酮、皂苷、生物碱等成分的提取。

三、操作及注意事项

（一）酶提取法

将待提取药材粉碎至一定的粒度，与一定量的适宜的酶共同加入煎煮器皿中，加适量的水浸泡一段时间后，进行煎煮或温浸。其余操作同煎煮法。

（二）酶辅助提取法

将待提取药材粉碎至一定的粒度，与一定量的适宜的酶共同加入煎煮器皿中，加适量的水浸泡一段时间后，进行煎煮或温浸。其余后续操作根据所提取成分的性质，选择适宜的方法再进行提取。

四、应用实例

复合酶解法提取铁皮石斛 采用复合酶解法提取铁皮石斛，提取液多糖含量较高，提取率为169.3mg/g，可较好地维持多糖、黄酮、多酚的生物有效性。酶解提取工艺最优参数为料液比1∶20（g/ml），酶解pH 4，酶解时间2.0小时，酶解温度40℃；提取液的生物有效性为多糖生物利用度32.61%、黄酮生物利用度22.34%、多酚生物利用度19.18%。

第十一节　仿生提取法

仿生提取法（bionic extraction，BE）源于仿生学原理，是模拟口服药经胃肠道环境转运的原理而设计，目的是尽可能地保留原药中的有效成分（包括在体内有效的代谢物、水解物、螯合物或新的化合物）。该法打破了以往只提取单一有效成分的模式，符合中医药传统哲学的整体观、系统观，体现了中医药多种成分复合作用的特点。将原料药经模拟人体胃肠道环境，仿生提取法克服了半仿生提取法的高温煎煮易破坏有效成分的缺点，同时又增加了酶解的优势。

一、基本原理

仿生提取法是以人工胃、肠环境为基础，依据正交试验法或均匀设计法、比例分割法，优选最佳条件（例如：pH、温度、时间、酶/底物浓度等），并加以搅拌设备（模拟胃肠道蠕动）。可根据应用具体情况改换某个因素。例如，对于生物药，由于酸性条件下胃蛋白酶水解后存在大量H⁺，给以后的工艺带来麻烦；有腥味，制成的药物口感也不好。因胃蛋白酶的水解不是一个必要步骤，所以可将胃蛋白酶改为木瓜酶，既可去除胃蛋白酶的腥味，又因木瓜酶为非专一性酶，可水解成更多的氨基酸、小分子肽。对于植物药，可用纤维素酶代替胃蛋白酶，对水解植物纤维更有利。食物中蛋白质最终水解为氨基酸才吸收，水解的二肽、三肽还有另外的吸收途径；此外，还可能有另外的水解产物。

二、特点及适用范围

仿生提取法综合运用了化学仿生（人工胃、肠环境）与医学仿生（酶的应用）的原理，又将整体药物研究（仿生提取法所得提取物更接近药物在体内达到平衡后的有效成分群）与分子药物研究法（以某一单体为指标）相结合。

仿生提取法主要是针对口服给药的提取。将原料药经过模拟的人体胃肠道环境，克服了半仿生提取法的高温煎煮易破坏有效成分的缺点，又增加了酶解的优势。多数药物是弱有机酸或弱有机碱，在体液中有分子型和离子型。根据人体消化道的生理特点，消化管与血管间的生物膜是类脂质膜，允许脂溶性物质通过，分子型药物更容易吸收。仿生提取法不仅可解决中药存在的粗、大、黑和因杂质多而易吸潮、易霉变等问题。同时，由于反应温和，不仅大大节约了能量，而且不存在有机溶剂对环境的污染以及易燃、易爆和对生产环境的特殊要求，易应用于工业生产，具有较高的应用推广前景。

三、操作及注意事项

取适量人工胃液，加入胃蛋白酶，搅拌均匀后分别加入适量药材粉末，于37℃左右持续进行磁力搅拌一段时间后，调节反应液pH至胰蛋白酶生理条件（pH 6.80），加入胰蛋白酶，磁力搅拌一段时间后，将反应样品取出，灭活后自然冷却至室温，离心取上清液。

四、应用实例

仿生提取水蛭不同炮制品　采用水提取法和仿生提取法提取水蛭的清水吊干品、滑石粉烫制品、酒浸闷烘品中的抗凝活性成分，以活化部分凝血酶时间、凝血酶原时间、凝血酶时间、抗凝血酶活性作为活性指标进行抗凝测定。实验结果表明：采用仿生提取法时，滑石粉烫制后的水蛭，凝血酶原时间、凝血酶时间、抗凝血酶活性均较炮制前显著增加；酒浸闷烘使4个抗凝指标全部较炮制前增加。仿生提取法模拟了胃肠吸收的实际过程，其结果相比于传统的水提取法有更高的可信度。

？ 思考

如需考察某味中药材的提取工艺，应该考虑哪些因素来完成设计实验？

目标检测

答案解析

一、选择题

（一）A型题（最佳选择题）

1.经典提取方法中应用最多的是（ ）

　　A.溶剂提取法　　　　B.水蒸气蒸馏法　　　　C.升华法　　　　D.超临界流体萃取法

2.以下哪种提取方法不适用于乙醇作为提取溶剂（ ）

　　A.连续回流法　　　　B.渗滤法　　　　C.浸渍法　　　　D.煎煮法

3.提取含淀粉多的中药时不宜采用（ ）

　　A.连续回流法　　　　B.渗滤法　　　　C.浸渍法　　　　D.煎煮法

4.从中药中提取挥发性成分宜采用（ ）

　　A.连续回流法　　　　B.渗滤法　　　　C.水蒸气提取法　　　　D.煎煮法

5.全部为亲脂性溶剂的是（ ）

　　A.甲醇、丙酮、乙醇　　　　　　　　　B.正丁醇、乙醚、乙醇

　　C.正丁醇、甲醇、乙醚　　　　　　　　D.三氯甲烷、乙醚、乙酸乙酯

6.石油醚适宜提取中药中的以下哪类化学成分（ ）

　　A.糖类　　　　B.氨基酸　　　　C.苷类　　　　D.油脂

7.用水蒸气蒸馏法提取，适宜提取下列哪类中药化学成分（ ）

　　A.蜡　　　　B.挥发油　　　　C.氨基酸　　　　D.苷类

8.用浓度高于60%的乙醇作为溶剂，以下哪种中药化学成分不能被提取出来（ ）

　　A.苷类　　　　B.油脂　　　　C.多糖类　　　　D.单糖类

9.连续回流提取法与回流提取法相比，其优越性是（ ）

　　A.节省时间且效率高　　　　　　　　B.节省溶剂且效率高

　　C.受热时间短　　　　　　　　　　　D.提取装置简单

10.模拟口服药经胃肠道环境转运原理而设计的提取方法是（ ）

　　A.仿生提取法　　　　B.酶提取法　　　　C.分子蒸馏法　　　　D.回流法

11.用于分离不同升华温度的固体混合物的提取方法是（ ）

　　A.回流法　　　　B.渗滤法　　　　C.水蒸气蒸馏法　　　　D.升华法

12.依据空化效应、机械效应和热效应三大效应原理的提取方法是（ ）

A.仿生提取法   B.超声波提取法   C.分子蒸馏法   D.固相萃取法

13.利用料液中各组分蒸发速率的差异，对液体混合物进行分离的方法是（   ）

A.仿生提取法   B.酶提取法   C.分子蒸馏法   D.固相萃取法

14.固相萃取法萃取有机物，利用的机制是（   ）

A.沉淀   B.吸收   C.分配   D.吸附

15.能够加快有效成分溶出细胞的速率，提高提取效率，缩短提取时间的提取方法是（   ）

A.仿生提取法   B.酶提取法   C.分子蒸馏法   D.固相萃取法

（二）B型题（配伍选择题）

A.闪式提取法   B.渗漉法   C.煎煮法

D.水蒸气蒸馏法   E.连续回流法

16.利用闪式提取器提取的方法是（   ）

17.提取挥发性成分宜采用的是（   ）

18.有机溶剂用量少而提取效率高的是（   ）

19.中药中提取含挥发性成分时不宜采用的方法是（   ）

20.利用索氏提取器提取的方法是（   ）

（三）C型题（综合分析选择题）

[21-25题共用题干]

中药成分复杂，不同的提取方法对不同药物有效成分的提取率不同，具体应用时，应根据中药被提取组分的性质和特点以及各种提取方法各自的优势，选择不同方法进行提取，或多种提取方法联合运用，最大可能保留活性成分，除去杂质，提高有效组分的提取效率。

21.提取蒽醌类成分宜选用（   ）

A.回流法   B.渗漉法   C.浸渍法

D.煎煮法   E.连续回流法

22.提取挥发油一般可采用（   ）

A.回流法   B.渗漉法   C.水蒸气蒸馏法

D.煎煮法   E.连续回流法

23.提取热不稳定且具有较多黏液质、淀粉等杂质的中药适合采用（   ）

A.煎煮法   B.浸渍法   C.连续回流法

D.回流提取法   E.渗漉法

24.对脂溶性的酸性化合物，提取时最经济的方法是（   ）

A.加水煮沸，放冷沉淀   B.加碱水煮沸，加酸沉淀

C.三氯甲烷回流提取，回收溶剂   D.乙醇回流提取，回收溶剂

E.二氧化碳超临界流体萃取

25.提取蛋白质一般可采用（   ）

A.回流提取法   B.渗漉法   C.浸渍法

D.煎煮法   E.连续回流法

（四）X型题（多项选择题）

26.下列溶剂按极性由小到大排列，正确的是（   ）

A.石油醚、三氯甲烷、乙酸乙酯、正丁醇、乙醇

B.烷、烯、醚、酯、酮、醛、胺、醇和酚、酸

C.乙醚、水、乙醇

D.正丁醇、石油醚、水

E.水、乙醚、丙酮

27.用水可提取出的成分是（　　）

A.苷　　　　　　　　　B.苷元　　　　　　　　　C.生物碱盐

D.鞣质　　　　　　　　E.皂苷

28.采用乙醇沉淀法除去的是中药水提取液中的（　　）

A.树脂　　　　　　　　B.蛋白质　　　　　　　　C.淀粉

D.树胶　　　　　　　　E.鞣质

29.从中药水提取液中萃取亲脂性成分，常用的溶剂是（　　）

A.苯　　　　　　　　　B.三氯甲烷　　　　　　　C.正丁醇

D.丙酮　　　　　　　　E.乙醚

30.下列溶剂属于极性较大又能与水混溶的是（　　）

A.甲醇　　　　　　　　B.乙醇　　　　　　　　　C.正丁醇

D.乙醚　　　　　　　　E.乙酸乙酯

31.与传统煎煮法相比较，微波提取技术的优点是（　　）

A.克服了药材细粉易凝聚、易焦化的弊病　　　B.节省时间

C.节省试剂　　　　　　D.设备简单　　　　　　　E.环保

32.用乙醚提取中药成分，可选用的方法有（　　）

A.浸渍法　　　　　　　B.渗滤法　　　　　　　　C.煎煮法

D.回流提取法　　　　　E.连续提取法

33.用于提取中药有效成分的方法是（　　）

A.超临界流体萃取法　　B.水蒸气蒸馏法　　　　　C.分馏法

D.溶剂分配法　　　　　E.膜分离法

34.下列中药提取方法中，哪些是不需要加热的（　　）

A.回流法　　　　　　　B.渗滤法　　　　　　　　C.闪式提取法

D.仿生提取法　　　　　E.升华法

35.用水蒸气蒸馏法提取中药化学成分，要求此类成分（　　）

A.能与水反应　　　　　B.易溶于水　　　　　　　C.具挥发性

D.热稳定性好　　　　　E.极性较大

二、综合问答题

1.查阅文献，总结中药柴胡的主要成分类型及临床主治病症，根据其有效成分确定合适的提取方法并说明理由。

2.根据芦丁的化学结构类型，设计从槐米中提取芦丁的工艺流程，并说明理由及注意事项。

3.查阅文献，寻找中药秦皮的主要成分类型，并根据其设计提取方法并说明理由。

4.中药薄荷挥发油成分多含几种，根据主要成分的结构特征设计提取分离的工艺流程。

5.根据中药紫草的主要有效成分类型设计提取工艺流程并说明理由。

6.根据青蒿中有效成分类型设计出适合中型工业生产的提取工艺流程，并说明操作注意事项。

7.设计一种以人参为原料提取分离人参总皂苷的工艺流程，并说明提取分离原理。

8.麻黄中生物碱主要有哪几种，根据其成分类型特征设计提取分离工艺流程并说明理由。

（杨炳友）

第五章 中药各类化学成分的提取方法及应用

学习目标

通过本章学习，掌握中药中主要类型化学成分（醌、苯丙素、黄酮、挥发油、萜、三萜及皂苷、甾体、生物碱、多糖等）常用提取方法及原理，能够针对不同中药选择所含不同类型成分的适宜提取方法，并结合该方法的提取原理优化提取工艺。能够达到学以致用、举一反三，灵活有效解决中药提取中的实际问题，实现中药提取的科学化、产业化和规模化。

第一节 醌类化合物的提取方法

PPT

一、理化性质

（一）性状

醌类化合物母核中具有不饱和环己二酮结构，多呈黄、红颜色，并且随着酚羟基等助色团的引入则颜色越来越深，有黄、橙、棕红色以至紫红色。天然存在的醌类化合物多为有色结晶。苯醌和萘醌多以游离态存在，蒽醌一般结合成苷存在于植物中，因极性较大而难以得到结晶。

（二）溶解度

游离醌类极性较小，一般溶于甲醇、乙醇、丙酮、乙酸乙酯、三氯甲烷、乙醚、苯等有机溶剂，不溶或难溶于水。醌类化合物与糖结合成苷后极性显著增大，易溶于甲醇、乙醇中，溶于热水，但在冷水中溶解度较小，几乎不溶于乙醚、苯、三氯甲烷等极性较小的有机溶剂中。蒽醌的碳苷在水中的溶解度很小，在有机溶剂中亦难溶，但易溶于吡啶中，故蒽醌的碳苷可用吡啶作为提取溶剂。

（三）升华性

游离的醌类化合物都具有升华性，将药材粉末加热升华，再检识升华物可用来判断药材中有无醌类化合物的存在。

（四）挥发性

小分子的苯醌类及萘醌类具有挥发性，能随水蒸气蒸馏，可以利用此性质对分子量小且具有挥发性的苯醌及萘醌类化合物进行提取。

（五）酸性

醌类化合物多具有酚羟基、羧基，故具有一定的酸性。在碱性水溶液中成盐溶解，加酸酸化后游离又可析出。根据此性质，可以利用碱水提取中药中不溶或难溶于水的酸性醌类化合物。

二、提取方法

醌类化合物因基本母核取代基种类与个数、极性大小等的不同，性质各不相同。根据提取成分的性质和种类的不同选择和优化提取方法，是保证提取率的关键，也是保证中药材充分合理利用的前提。醌类化合物应用最广泛的提取方法为溶剂法和水蒸气蒸馏法，升华法、超临界流体萃取法、微波法、超声法以及压榨法等也常用于实验室中醌类化合物的提取，考虑到安全性、经济性、高效性，工艺提取一般多采用溶剂法提取醌类化合物。

（一）溶剂提取法

游离醌类的极性较小，可用有机溶剂如甲醇、乙醇、丙酮、乙酸乙酯、三氯甲烷、乙醚等提取；苷类极性较苷元大，可用水、甲醇和乙醇作为提取溶剂提取。含有游离酚羟基的醌类化合物可以用碱水提取，酚羟基与碱成盐而溶于碱水溶液中，再用酸酸化后酚羟基游离而沉淀析出；某些醌类化合物与糖结合成苷存在于植物中，某些醌类化合物如大黄素在植物体内与钠、钾、钙、铁等金属离子结合，以盐的形式存在，这些醌类化合物可用酸使之游离出来进行提取，以提高游离醌类化合物的提取率。

例如采用碱性醇溶液提取何首乌中的大黄素，用80%乙醇和占溶液体积12.5%的NaOH溶液（浓度为0.5%）进行回流提取时，大黄素含量为13.7017mg/g；而采用酸性醇溶液提取何首乌中的大黄素，用70%乙醇和占溶液体积15%的HCl溶液（浓度为1%）进行提取，大黄素含量为4.3502mg/g。碱性醇提或酸性醇提皆大于醇提（大黄素的含量2.1956mg/g），所以在乙醇提取基础上加入少量盐酸或少量氢氧化钠溶液可以提高大黄素的提取率。

溶剂法提取方式主要有煎煮法、浸渍法、渗漉法、回流法和连续回流提取法，以及传统的碱梯度提取法，其原理是利用醌类化合物中的酚/醌羟基个数、位置以及羧基个数不同从而导致酸性不同的性质，分别提取中药中酸性不同的醌类化合物，此方法不仅经济有效，而且后续操作较常规溶剂提取法简单。

煎煮法适用于提取中药材中的非游离醌类化合物与醌类化合物的衍生物，如大黄中的羟基蒽醌衍生物多与葡萄糖、鼠李糖结合成单糖苷或双糖苷，可以用水煎煮法提取大黄中的醌类化合物。回流法不适用于挥发性的醌类化合物，如小分子的苯醌类及萘醌类化合物等。连续回流提取法一般较回流法提取率高，如采用索氏提取器提取紫草中的紫草素，以石油醚（30~60℃）为提取溶剂，与乙醇提取法相比，连续回流提取法所得的紫草素含量大于乙醇提取法所得的紫草素含量。

用浸渍法提取丹参中的丹参酮，选择乙醚作为浸渍溶剂，室温条件下冷浸丹参粗粉，收集浸渍液，经萃取和硅胶柱色谱后可得丹参酮。

回流法不适用于挥发性的醌类化合物，如小分子的苯醌类及萘醌类化合物等。通过正交实验设计对决明子中蒽醌类化合物进行提取，确定最佳提取工艺为，首先用8倍量50%乙醇回流提取1.5小时，然后6倍量50%乙醇回流提取1.5小时，得到总蒽醌含量为2.325g/kg。

用连续回流法提取紫草中的紫草素，提取条件为石油醚（30~60℃）索氏提取紫草4小时，并与乙醇提取法进行比较，连续回流提取法所得的紫草素含量大于乙醇提取法所得的紫草素含量。

碱梯度提取法是醌类化合物提取分离的经典方法。由于醌类化合物多具有不同数量和位置的酚羟基和羧基，因此醌类化合物具有不同的酸性。采用碱梯度提取法提取中药中的醌类化合物具有很好的适用性。如图5-1所示，大黄中主要的醌类成分大黄酚、大黄素、大黄素甲醚、芦荟大黄素、大黄酸，它们的酸性强度依次为大黄酸>大黄素>芦荟大黄素>大黄酚≈大黄素甲醚，可依次用碱性由小到大的碱液如5% NaHCO$_3$、5% Na$_2$CO$_3$、1% NaOH、5% NaOH萃取，再经酸化后即可得到酸性由大到小的蒽醌类化合物。

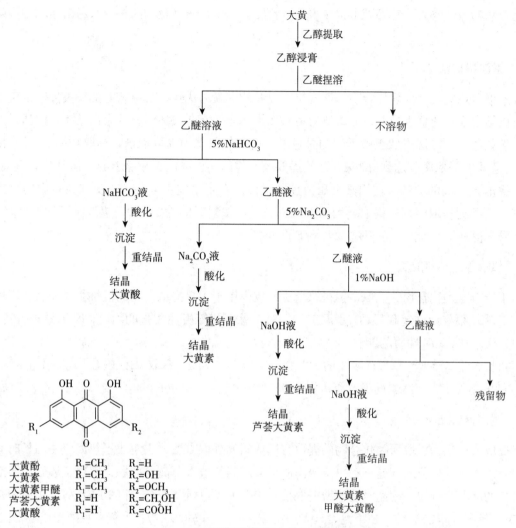

图5-1 碱梯度提取法提取大黄中蒽醌类化合物

（二）升华法

适用于具有游离醌类化合物且有升华性的中药材。升华法虽然简单易行，但中草药炭化后，往往产生挥发性的焦油状物、黏附在升华物上，不易精致除去；其次，升华往往不完全，产率低，有时还伴有分解现象。因此，用升华法提取中药中的醌类化合物很少用，一般多用在含升华性的醌类化合物的鉴别上，且一般采用微量鉴别法。例如大黄低温时升华到黄色棱针状结晶，高温时为羽毛状结晶；何首乌的升华物为黄色针簇晶状及不规则小花团状结晶；虎杖的升华物为黄色针状或针簇状结晶，这些结晶加NaOH试液或氨水，结晶溶解并显红色，则可判断这些升华成分为游离的羟基蒽醌类。

大黄低温时升华到黄色棱针状结晶，高温时为羽毛状结晶，该结晶加氢氧化钠试液或氨水，结晶溶解并显红色，其升华成分为羟基蒽醌类。何首乌的升华物为黄色针簇晶状及不规则小花团状结晶，该结晶加5%氢氧化钠溶液溶解并显红色，为羟基蒽醌类成分；虎杖的升华物为黄色针状或针簇状结晶，该结晶加5%氢氧化钠溶液溶解并显红色，其成分为羟基蒽醌类。

（三）水蒸气蒸馏法

水蒸气蒸馏法适用于分子量较小的具有挥发性的、能随水蒸气蒸馏的苯醌或萘醌类化合物，如蓝雪醌的提取即是利用其具有挥发性的性质。但是此法提取对游离的多酚羟基醌类化合物较不利，因为多羟

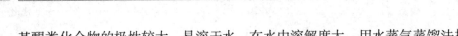
基醌类化合物的极性较大，易溶于水，在水中溶解度大，用水蒸气蒸馏法提取时易溶于水中而降低提取效率。

（四）微波提取法

微波法提取蒽醌具有溶剂耗量小、速度快、提取效率高的优点，且有较好的精密度和准确度，尤其适用于与糖结合成苷的蒽醌提取，但微波的瞬间加热功能可能会破坏药材的表面结构，使药材的生物活性降低。例如利用微波法提取巴戟天中的总蒽醌，以三氯甲烷为提取溶剂，提取功率616W，提取时间8分钟，总蒽醌的提取率可达到16.9%，虽然提取效率与回流提取法无显著差异，但其具有溶剂耗量小、速度快、提取效率高的优势。利用具有压力控制附件的密闭微波萃取装置，提取大黄中的蒽醌类化合物，以70%乙醇为提取溶剂、提取压力为300kPa、微波辐射时间为2分钟，提取率可达3.03%，比索氏提取法提取率提高了12%，比超声提取法提高了44%。

（五）超临界流体萃取法

适用于所有醌类化合物的提取，但提取量少，较少用于大量提取。对弱极性物质而言，不用或采用少量夹带剂就能很好地被超临界CO_2萃取出，但对于蒽醌苷等极性较强的物质，萃取效果普遍不理想，主要原因是受超临界CO_2性质的影响。

如用超临界流体萃取法萃取虎杖中的大黄素，在压力25MPa、萃取温度55℃、动态流量8kg/h、萃取时间30分钟的条件下，大黄素的提取率达0.36%。

（六）超声提取法

超声提取法可作为提取醌类化合物的提取方法或辅助提取方法，它解决了热回流法因长时间受热而易破坏中药中的有效成分的问题；解决了浸渍法提取时间长效率不高的问题；解决了渗漉法溶剂消耗量大、耗时长的问题。例如采用超声波辅助提取技术提取大黄蒽醌类成分，以90%乙醇为提取溶剂，超声功率175W，超声时间20分钟，超声温度60℃，提取3次，可以将95.27%大黄总蒽醌类成分提出。

（七）压榨法

新鲜中药材中水溶性强的醌类化合物可以利用此法提取。如利用压榨法提取斑纹芦荟叶中的芦荟大黄素，先将斑纹芦荟叶压榨取汁后低温浓缩至粗膏，粗膏用4~5倍量的水煮后过滤得到水液，水液经萃取及硅胶柱分离后即可得到橙黄色的芦荟大黄素。

（八）酶提取法

酶提取法提取中，酶的种类、用量、处理时间和温度等因素对中药有效成分的提取率都有较大的影响，因此，优选酶提取法提取工艺可以在很大程度上增加中药中醌类化合物的提取率。

如用酶提取法提取决明子蒽醌类化合物，最适条件为纤维素酶用量0.6%、pH 4.6、提取温度55℃、提取时间2小时。决明子总蒽醌的提取率为17.05%。此法提取具有工艺流程短、反应条件温和、设备简单等优点。用酶提取法提取虎杖中的白藜芦醇和大黄素，在对虎杖原料经过酶解法处理后，用95%乙醇、液固比20∶1，在40℃下提取40分钟，白藜芦醇和大黄素的得率分别为15.35mg/g和18.11mg/g。

 思考

以提取虎杖中蒽醌类化合物为例，如何选择合适的提取方法并说明原因？

三、应用实例

（一）芦荟

芦荟（*Aloe vera* L.）为百合科多年生肉质草本植物，是一种广谱天然防晒产物，具有抗紫外线辐射损伤、抗炎、抗氧化损伤等作用，而其防晒的主要活性成分正是蒽醌类化合物。在食品、医药、美容保健等领域都有广泛应用和特殊功效。芦荟的主要成分芦荟苷，具有抗菌性，能帮助人体排出体内污物；可以净化血液、软化血管、降低血压和血液黏度、促进血液循环。芦荟中芦荟苷的提取方法有浸渍法、回流提取法、索氏提取法、超声提取法、微波提取法、超临界流体萃取法等（表5-1）。

表5-1　芦荟中芦荟苷的提取方法

提取方法	溶剂	时间	参数设定	提取率
浸渍法	水	12小时	—	6.47%
索氏提取法	无水乙醇	8小时	—	6.68%
超声提取法	60%乙醇	40分钟	功率为180 W	7.68%
超临界流体萃取法	超临界CO_2，乙醇为夹带剂	70分钟	乙醇用量250ml/100g芦荟、萃取温度30℃、萃取压力25MPa	1.78%
微波提取法	50%乙醇	120秒	功率340 W	—

1.浸渍法　取适量芦荟粉装入烧杯中，加入水，浸渍，以溶出其中有效成分芦荟苷，提取时间12小时。

2.索氏提取法　称取芦荟粉，装入索氏提取装置中用无水乙醇加热回流提取，保持8个小时放冷过滤，得滤液，浓缩。

3.超声提取法　将芦荟粉用60%乙醇溶解于烧杯中，放置于超声机上。功率为180W，超声40分钟，过滤得滤液，浓缩。

4.超临界流体萃取法　采用超临界CO_2萃取技术提取芦荟苷的工艺流程为：芦荟→破碎→干燥→称重→装料密封→升温、升压至设定萃取条件→超临界CO_2萃取循环→减压分离→芦荟苷→测定芦荟苷的含量（图5-2）。通过正交试验对萃取釜条件（夹带剂用量、萃取温度和压力）进行了优化。最佳工艺条件为：静萃取时间为40分钟，动萃取时间为30分钟，以乙醇作夹带剂、乙醇用量250ml/100g芦荟、萃取温度30℃、萃取压力25MPa，萃取率达1.78%。

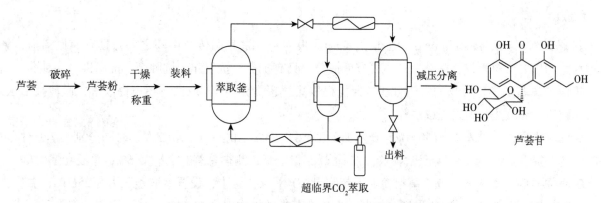

超临界CO_2萃取

芦荟苷

图5-2　超临界CO_2萃取法提取芦荟中芦荟苷示意图

5.微波提取法　称取芦荟苷粉，放入250ml三口烧瓶，加入10ml 50%乙醇浸润，浸泡30分钟，将烧瓶放入微波萃取仪中，微波作用120秒，微波功率340 W，压力条件和恒压时间设置好微波处理程序后，工作一定时间取出，取蒸馏水加入三口烧瓶，在一定温度的恒温水浴条件下，提取一定时间趁热过滤，滤渣再加入蒸馏水，相同条件下提取半小时，过滤。用蒸馏水洗涤滤渣三次，合并过滤液，经浓缩，得芦荟苷粗品，再通过硅胶柱色谱进行纯化。

（二）决明子

决明子（*Cassia obtusifolia* L.）为《中国药典》收载的常用中药，含有丰富的人体必需营养素及多种活性功能成分，具有清热明目，润肠通便之功效，并且具有降压保肝、增强机体免疫、抗衰老等多种药理活性。决明子中蒽醌类成分常用的提取方法有煎煮法、浸渍法、回流提取法、超声提取法、酶提取法和超临界CO_2萃取法等。

1.煎煮法　取决明子粗粉，水煎煮3次，水量是中药量的50倍，时间均为2小时，保持微沸状态，过滤，合并滤液，浓缩。

2.浸渍法　取决明子粗粉，用30倍体积70%乙醇，室温浸提24小时，提取3次，过滤，合并滤液，浓缩。

3.回流提取法　决明子细粉加浓度80%乙醇30ml，水浴回流1.5小时，提取2次，离心得滤液，测得总蒽醌62.3%，其中游离蒽醌14.8%，结合蒽醌47.5%。

4.超声提取法　用超声法提取决明子中的蒽醌成分，先将决明子样品过20目筛，以80%乙醇为溶剂，超声频率40kHz，超声功率100W，提取时间20分钟，料液比1∶30，提取两次时总蒽醌收率62.1%，其中游离蒽醌14.5%，结合蒽醌47.6%。

5.酶提取法　称取适量决明子粉末加入蒸馏水，调整pH并加入适量的纤维素酶，在一定的温度下酶解，经过一段时间后在80℃灭酶、过滤，在滤液中加5mol/L硫酸回流水解，水解后冷却至室温，用石油醚萃取4次，合并萃取液，回收石油醚（图5-3）。

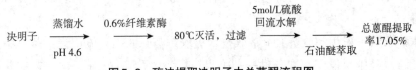

图5-3　酶法提取决明子中总蒽醌流程图

6.超临界CO_2萃取法　超临界CO_2萃取决明子中蒽醌的条件为：萃取压力25MPa，温度32℃，萃取时间3~4小时、颗粒度18~20目、流量0.21ml/h，提取率达3.54%。

（三）紫草

新疆紫草［*Arnebia euchroma*（Royle）Johnst］根入药，是我国传统中药之一，具有凉血活血，解毒透疹之功用。紫草素作为是紫草的主要有效成分，具有抗炎、抗氧化、抗肿瘤、抗病毒等多种药理活性。提取紫草萘醌类化合物的常用方法有回流提取法、超临界CO_2萃取法、超声提取法、微波提取法、匀浆提取法、渗漉法和闪式提取法等。

1.回流提取法　紫草粗粉50.00g，分别加8倍和6倍95%乙醇60℃回流2次，时间分别为2小时和1小时，合并提取液，回收乙醇至浸膏状，冷冻干燥，得干膏，测得总萘醌含量3.46%，总浸膏率7.73%。

2.超临界CO_2萃取法　取紫草粗粉加入超临界CO_2萃取装置中，设置萃取釜压力为25MPa，温度为35℃，CO_2流量为40L/h，萃取时间为3小时，左旋紫草素的提取率为73.44%。

3.匀浆提取法　新疆紫草原料，置于匀浆机中，以80.2%乙醇为提取溶剂，提取时间为3.99分钟，料液比1∶9.99，提取2次，紫草总萘醌的实际得率达0.75%，回收率可达81%。

4.微波提取法　紫草根的干燥粗粉适量，加入70%乙醇于烧瓶中浸泡5分钟，置于微波炉内，提取时间25分钟，提取功率为250 W，提取3次，抽滤浓缩。

5. 渗漉法　紫草根粗粉50.00g，加8倍量95%乙醇浸泡过夜，以1ml/min流速进行渗漉，回收乙醇至浸膏状，冷冻干燥，得干膏。测得总萘醌含量3.42%，总浸膏率8.41%。

6. 超声提取法　紫草根粗粉50.00g，分别加8倍和6倍95%乙醇超声2次，每次30分钟，合并提取液，回收乙醇至浸膏状，冷冻干燥，得干膏。测得总萘醌含量3.95%，总浸膏率7.06%。

7. 温浸法　紫草适量，粉碎成粗粉（过10目筛），加95%乙醇，浸泡2次（65℃），振摇，1小时/次，15倍/次，合并提取液。测得萘醌含量为31.54mg/g。

8. 闪式提取法　紫草根粗粉10g，置于闪式提取器中，每次加入7倍量溶剂，95%乙醇提取3次，每次90秒。左旋紫草素、羟基萘醌总色素提取率分别为93.16%、93.89%，出膏率为5.16%。

（四）丹参

丹参（*Salvia miltiorrhiza* Bunge）是一种传统中药，具有活血祛瘀、养血安神等多种功效，也可用于保健食品，多与其他中药配伍应用于多种疾病的治疗与保健康复，如肝损伤、高血脂、高血压、黄褐斑、体疲劳、失眠、痤疮和骨质疏松等。丹参中丹参酮的提取方法见表5-2。

表5-2　丹参中丹参酮的提取方法

提取方法	溶剂	时间	参数设定	提取率/含量
煎煮法	水	3小时	料液比1:10	2.24mg/g
冷浸法	70%乙醇	6小时	料液比1:8	0.813mg/g
回流提取法	70%乙醇	6小时	料液比1:10	2.79mg/g
超声提取法	70%乙醇	40分钟	料液比1:10	1.56mg/g
微波提取法	95%乙醇	2分钟	700 W	0.789mg/g
酶提取-超声辅助萃取	70%乙醇	30分钟	固液比1:20，温度60℃	86.29%
超临界CO_2萃取法	95%乙醇为夹带剂	2小时	萃取压力25MPa，萃取温度40℃	88.25%
亚临界水提取法	水	6.3分钟	温度165.5℃	0.161%
渗漉法	90%乙醇	2小时	—	4.05mg/g

1. 煎煮法　丹参15g，10倍量水煎煮2次，每次1.5小时，合并滤液，浓缩即得，测得丹参酮含量为2.24mg/g。

2. 冷浸法　丹参15g，8倍量70%乙醇冷浸2次，每次3小时，合并滤液，浓缩，测得丹参酮含量为0.813mg/g。

3. 乙醇回流法　丹参15g，10倍量70%乙醇回流提取3次，每次2小时，合并滤液，浓缩，测得丹参酮含量为2.79mg/g.

4. 超声提取法　丹参15g，10倍量70%乙醇在40℃下超声提取2次，每次20分钟，合并滤液，浓缩，测得丹参酮含量为1.56mg/g。

5. 微波提取法　丹参15g，15倍量水预浸泡30分钟，微波加热（700W中火2分钟）提取，合并滤液，浓缩，测得丹参酮含量为0.789mg/g。

6. 酶提取-超声辅助萃取　丹参低温烘干后，采用超微粉碎处理至1000~3000目，在固液比1:20，pH为3的水系内，添加1.5%的复合酶（纤维素酶:果胶酶=2:1），45℃超声处理20分钟，过滤后收集滤液部分，滤渣在70%乙醇，固液比1:20条件下，60℃超声处理30分钟，固液分离收集滤液。此方法使丹参酮的提取率达到86.29%，比传统工艺提高了15.47%，同时乙醇用量减少了2/3。

7. 超临界CO₂萃取法 药材粉碎过20目筛，以与药材等量的95%乙醇作夹带剂，萃取压力25MPa，萃取温度40℃，萃取时间2小时；通过超声强化作用，萃取压力可降至18MPa，萃取时间缩短至1.5小时，丹参酮提取率可达88.25%。

8. 亚临界水提取法 将丹参1g装入高压消解罐，加入纯水，搅拌均匀后密封高压消解罐，将其置于恒温箱中，设好温度165.5℃，提取时间6.3分钟，取出，冷却至室温，抽滤。丹参酮提取率可达0.161%。

9. 渗漉法 取丹参（中粉），用90%乙醇作溶剂进行渗漉，流速为1ml/min，收集渗漉液，滤液于50℃减压浓缩至稠膏（20℃，相对密度为1.2）；药渣加8倍量水煎煮2次，每次1小时，合并煎液，滤过，滤液于50℃减压浓缩至稠膏（20℃，相对密度为1.2），即得。

第二节 苯丙素类化合物的提取方法

PPT

一、简单苯丙素类

（一）理化性质

1. 挥发性和芳香性 苯丙烯、苯丙醛、苯丙酸的简单酯类衍生物多具有挥发性，是挥发油的主要组成部分。简单苯丙素类化合物是中药中常见的芳香族化合物，多具有芳香臭味。

2. 酸性 简单苯丙素类化合物多具有酚羟基或羧基，因此具有酸性，苯丙酸衍生物是植物酸性的主要组成成分。

3. 溶解度 简单苯丙素类化合物根据其极性大小的不同，溶解度也不同。游离的简单苯丙素类化合物，极性较小，在极性溶剂中溶解度较小；简单苯丙素衍生物与糖或多元醇结合成苷或酯，极性增大，在极性溶剂中的溶解度也随之增大。

（二）提取方法

简单苯丙素类化合物的提取方法包括酶提取法、溶剂提取法、超声提取法、微波提取法、超临界流体萃取法、水蒸气蒸馏法、匀浆法、减压内部沸腾法和半仿生法等。

1. 酶提取法 基于酶提取法的操作简单污染少、得率高等优点，酶提取法将会逐渐成为提取苯丙素类化合物的主要方法。如用酶提取法提取金银花中的绿原酸，在用乙醇回流提取前，用纤维素酶处理（温度为40～50℃）能显著提高金银花提取物得率和绿原酸得率。

2. 溶剂提取法 简单苯丙素类化合物一般采用溶剂提取法提取，根据极性大小，选择极性不同的有机溶剂或水为提取溶剂。常用的有机溶剂为乙醇或甲醇，因为乙醇或甲醇不仅可溶解水溶性成分，也能溶解脂溶性成分，由于中药中的苯丙素类化合物极性范围较大，适合采用乙醇或甲醇为提取溶剂，但工业生产较少用甲醇作为提取溶剂。溶剂提取法常采用的提取方式有煎煮法、渗漉法、浸渍法、回流法、连续回流法。有些简单苯丙素类化合物含有酚羟基或羧基，具有酸性，可以采用碱提酸沉法提取中药中的简单苯丙素类成分。

如升麻中简单苯丙素类化合物的提取可以采用回流法，即用95%的甲醇加热回流提取，收集滤液，经后续分离纯化可以得到咖啡酸、阿魏酸、异阿魏酸。煎煮法提取金银花中绿原酸，提取步骤是：金银花用水煎煮2次，煎液减压浓缩至1:2.5，缓缓加入20%的石灰乳至pH 10左右，离心得到沉淀，此沉淀经后续分离纯化可以得到绿原酸。采用渗漉法提取杜仲叶中苯丙素类成分，杜仲叶用50%乙醇渗漉，收集渗漉液，浓缩，浓缩液经分离纯化后得到绿原酸。用质量分数为1%的碱液提取小麦麸皮中的阿魏酸，在80℃下提取2小时，碱液浸提法阿魏酸的最佳提取量可达2.58mg/g麸皮。

3. 超声提取与微波提取法 这两种方法常用在具有抗菌活性的简单苯丙素类化合物的中药的提取上，不仅能提高提取效率，而且不会对抗菌活性成分的结构造成破坏。

如提取金银花中绿原酸，以水为提取溶剂，超声波频率为25.5KHz，提取时间30分钟，提取2次，绿原酸的提取含量可达41.792mg/g。用微波提取川芎中阿魏酸，以80%乙醇为提取溶剂，微波功率490W，提取时间4分钟，该工艺及设备简单，成本较低，重现好，提取阿魏酸的量较高，且提取时间短，操作方便。

4. 超临界流体萃取法 对简单苯丙素类化合物而言，超临界流体萃取适用于游离的亲脂性化合物的提取。如用超临界CO_2萃取川芎中的有效成分，以乙醇为夹带剂，其添加质量为物料的1.6倍时进行超临界CO_2萃取，提取率高达8.24%，阿魏酸质量分数为0.735%。

5. 水蒸气蒸馏法 简单苯丙素类化合物多具有挥发性，可采用水蒸气蒸馏法提取，影响水蒸气蒸馏的主要因素为蒸馏时间。在确定提取时间时，若提取时间过短，高沸点的成分还没有蒸馏出来，则提取不完全，若提取时间过长，则会增大能耗，加大成本，所以提取时间选取3~4小时为宜。如肉桂中的挥发油（主要成分为丁香酚）提取，采用水蒸气蒸馏法，将药材粉末置于三口圆底烧瓶中，加入10倍量蒸馏水（M/V），浸泡1小时，加热料液蒸馏提取3小时以上，加热提取过程中随时收集挥发油，提取结束后，合并挥发油，用无水硫酸钠进行脱水后移入棕色样品瓶中，冷藏备用。

6. 匀浆法 匀浆法是提取简单苯丙素化合物的新兴方法，是细胞经高速造成的剪切、碰撞以及由高压到常压的变化从而造成细胞的破碎，使有效或待测成分充分溶解在提取溶剂中的一种提取方法。组织破碎法具有提取速度快、提取时间短、温度低，对热敏物质的提取有优越性，可作为遇热结构容易发生变化的简单苯丙素类化合物的提取方法。某些生物活性成分如绿原酸对光热均有不稳定的特性，应用匀浆法提取生物活性成分，可避免加热造成活性成分的损失，而且还可以直接将鲜物料置于匀浆机内，加入溶剂直接提取。此方法不但缩短了提取时间，而且省去了对物料进行烘干、粉碎的步骤，操作简单。

如用配有18G刀头的FLUKOFA-25A型高速剪切分散机提取金银花中的绿原酸，金银花与水量比为1∶400，浸泡10分钟，置于高速匀浆机以16000r/min匀浆2分钟，提取较完全，方法简单，可靠。匀浆提取可在常温下高效提取绿原酸。该法提取时间短，提取溶剂用量少，是一种高效、快速提取绿原酸的新方法。

7. 减压内部沸腾法 该法是用少量低沸点解吸剂润湿被提取物料粉末，使其中的有效成分充分解吸，然后加入一定温度的热提取溶剂并迅速减压，使渗透到植物组织内部的解吸剂首先沸腾，有效成分被强化提取的方法。与传统的提取方法相比，减压内部沸腾法具有提取温度低、提取率高、杂质含量小等优点；此外，减压内部沸腾法还可以大大缩短提取时间。

如减压内部沸腾法提取金银花中的绿原酸，在70℃下提取绿原酸的得率为9.0%，浸膏中绿原酸含量为18.5%，提取2次共需时间为8分钟。与传统方法相比，提取温度降低30℃，而提取速度却快11.5倍。

8. 半仿生提取法 半仿生提取不仅提取过程符合中医配伍和临床用药的特点和口服药物在胃肠道转运吸收的特点，而且有效成分损失少，成本低，生产期短。在工艺选择既考虑活性混合成分又以单体成分作指标，这样不仅能充分发挥混合物的综合作用，而且能利用单体成分控制中药制剂的质量。由于植物细胞壁结构的关系单纯利用半仿生法提取时效率不高，一般与其他提取方法联合应用，如用超声波与半仿生法联用提取金银花中的绿原酸，以磷酸二氢钠–柠檬酸缓冲液为萃取剂，料液比为1∶20，提取3次，每次1小时，绿原酸含量达到最高12.08g/ml。

（三）应用实例

1.金银花　金银花是忍冬科植物忍冬（*Lonicera japonica* Thunb.）的干燥花蕾或带初开的花，为药食同源药材。性甘、寒，归肺、胃经，具有清热解毒，消炎退肿等功效，主治外感风热或温病发热，中暑，热毒血痢，痈肿疔疮，喉痹，多种感染性疾病。具有抗菌、抗病毒、护肝、止血、抗肿瘤和消炎等作用。

金银花主要成分中清热解毒的活性物质通常被认为是绿原酸，此类化合物的提取方法主要有煎煮法、回流提取法、超声提取法、酶提取法、微波提取法（表5–3）。

表5–3　金银花中绿原酸的提取方法

提取方法	溶剂	时间	参数设定	提取率/含量
煎煮法	水	3小时	—	4.3%
回流提取法	70%乙醇	2小时	—	5.32%
超声提取法	63%乙醇	21分钟	料液比1∶13.5	10.862%
酶提取法	—	50分钟	0.4%纤维素酶，提取温度50℃，pH 4.5	40.10mg/g
微波提取法	40%乙醇	120秒	料液比1∶15，pH 6.0	7.06%

（1）煎煮法　金银花干粉，加入蒸馏水浸泡30分钟后煎煮3小时，过滤挤干，残渣用少量热水洗涤2次，滤液合并，浓缩。

（2）回流提取法　金银花干粉适量，以70%乙醇为提取溶剂，回流提取时间为2小时，绿原酸得率为5.32%。

（3）超声提取法　采用超声辅助乙醇提取金银花中绿原酸，以63%乙醇为提取溶剂，pH 5.2，提取时间21分钟，料液比1∶13.5（g∶ml），绿原酸的提取率达到10.862%。超声波辅助提取法显著优于传统的水、乙醇等简单的溶剂提取法，具有提取时间短、提取效率高、活性物质不易被破坏等优点，适合在绿原酸工业化生产中应用。

（4）酶提取法　利用纤维素酶法提取金银花中绿原酸，在纤维素酶添加量0.4%，提取温度50℃，提取时间50分钟，pH 4.5的条件下，绿原酸提取率最高，达到40.10mg/g。

（5）微波提取法　采用微波辅助提取金银花中的绿原酸，在pH值6.0，40%乙醇为溶剂，料液比1∶15（g/ml），提取时间60秒的微波条件下，提取2次测得绿原酸得率为7.06%。该方法具有操作简单、快速高效、节能环保等优点。

2.川芎　川芎为伞形科植物川芎（*Ligusticum chuanxiong* Hort.）的干燥根茎，性温，味辛。归肝经、胆经、心包经，具有活血行气，祛风止痛的功效，临床上主要用于胸痹心痛，胸胁刺痛，跌扑肿痛，月经不调，经闭痛经，癥瘕腹痛，头痛，风湿痹痛。川芎具有改善微循环、改善脑循环及脑缺血；改善血液系统、利尿、增强免疫；抗肿瘤及抗放射等作用。

川芎中包含多种活性成分，其中酚酸类化合物阿魏酸，具有抗氧化、抑制血小板聚集的作用，还可以利肝保胆、抗癌、抗炎以及治疗和预防心血管类疾病。此类化合物的提取方法主要有回流提取法、超声提取法、超临界流体萃取法。

（1）超声提取法　以85%乙醇作为溶剂，采用超声法辅助从川芎中提取阿魏酸，超声温度60℃，超声时间15分钟，所得提取物中阿魏酸含量为1.094mg/g。其中超声温度对提取含量影响最大，其次是超声时间、乙醇浓度。

（2）回流提取法 取川芎饮片，粉碎，过120目筛，加入8倍量40%乙醇回流提取3小时，滤过，浓缩。

（3）超临界流体萃取法 川芎饮片粉碎后加入超临界流体萃取装置中，设置萃取温度60℃，萃取压力25MPa，二氧化碳流速1L/min，夹带剂（乙醇）质量分数为8%。由于阿魏酸的极性较大，不加夹带剂时超临界流体CO_2对其的溶解性和渗透能力均低于加入适量乙醇夹带剂的超临界流体。

（4）闪式提取法 采用闪式提取装置对川芎中的阿魏酸进行提取，以65%乙醇为提取溶剂，提取时间为1.5分钟，平均提取率为75.48%。而采用微波法和乙醇回流法提取川芎中阿魏酸的提取率分别为75.20%、92.50%，故乙醇回流法得到的提取液中阿魏酸的含量最高，但提取时间分别是闪式提取法的200倍，微波法的75倍，耗电量分别为闪式提取法的125倍，微波法的235倍。闪式提取法及微波法工艺简单、经济、快速，但阿魏酸的提取率不及乙醇回流法。

二、香豆素类

（一）理化性质

1.**性状** 游离香豆素类成分大多为无色至淡黄色结晶状的固体，有比较敏锐的熔点，但也有很多香豆素类成分呈玻璃态或液态。分子量小的香豆类化合物多具有芳香气味。香豆素苷类一般是粉末或结晶。在紫外光照射下，香豆素类成分多呈蓝色或紫色荧光，在碱性溶液中荧光增强。荧光的强弱或有无，与结构中的取代基种类和位置有关，但它们的关系目前尚不清楚。

2.**溶解性** 游离的香豆素类化合物极性较小，易溶于苯、三氯甲烷、乙醚、乙酸乙酯、丙酮、乙醇、甲醇等有机溶剂，能部分溶于热水，不溶于冷水。香豆素苷类极性较大，易溶于乙醇、甲醇、可溶于水，难溶于苯、乙醚、三氯甲烷、乙酸乙酯等极性较低的有机试剂。

3.**升华性与挥发性** 分子量小的游离香豆素类化合物多具有挥发性与升华性，可随水蒸气蒸馏或升华，可采用升华法或水蒸气蒸馏法进行提取。

4.**内酯的碱水解** 香豆素分子中具有内酯结构，在水中的溶解度小，碱性条件下可水解开环，生成顺式邻羟基桂皮酸的盐，成盐后在水中的溶解度增大。顺式邻羟基桂皮酸盐的溶液经酸化至中性或酸性可闭环恢复为内酯结构，可以利用这一性质用碱提酸沉法提取中药中难溶于水的香豆素类成分。

（二）提取方法

香豆素类化合物的提取方法包括溶剂提取法、碱提酸沉法、水蒸气蒸馏法、超临界流体萃取法、超声提取法、酶提取法和低共熔溶剂辅助提取法等。

1.**溶剂提取法** 溶剂提取法是香豆素类化合物提取的主要方法。游离香豆素类化合物可选择乙醚、三氯甲烷、丙酮等极性较小的有机溶剂为提取溶剂，由于甲醇、乙醇等溶剂具有较强的穿透力和溶解性，也可作为提取游离香豆素类化合物的溶剂。香豆素苷类可选择甲醇、乙醇、水等极性较大的溶剂为提取溶剂。由于香豆素类化合物多具有酚羟基，显酸性，且具有内酯结构，可以选择碱性溶液作为游离香豆素类化合物的提取溶剂，使不溶于水的游离香豆素类化合物成盐溶于水，然后再加酸中和使之游离出来。

（1）煎煮法 提取香豆素类化合物具有操作简便、经济成本小的优点，但浸出的成分比较复杂，除有效成分外，其他杂质也有较多浸出，不利于精制。如用碱液煎煮法提取蛇床子中的总香豆素，煎煮一定时间后，立即以纱布过滤，滤液即刻加入已配制好的10%浓度的盐酸溶液，边加边不断搅拌，调pH 4左右，即析出土褐色沉淀物，然后倾去上清液沉淀物以蒸馏水洗至中性，以2500r/min离心30分钟，得总香豆素。

（2）浸渍法　适用于极性较大的香豆素类化合物的提取。如采用碱水浸出法提取秦皮香豆素，秦皮粉末以0.5%氢氧化钠的水溶液加热在50℃进行逆流浸出，浸出液冷却后加酸调pH到弱酸性，即可析出总香豆素。如果不析出或不完全析出，可加食盐盐析。

（3）渗漉法　不仅具有操作简便提取率高的优点，而且还可以避免香豆素成分受热损失。如采用渗漉法提取白芷香豆素，用8倍量60%乙醇浸泡12小时，控制渗漉速度4ml/（min·kg），浓缩可得欧前胡素等成分。

（4）回流提取法与连续回流法　提取香豆素类化合物具有选择性好、提取率高、设备简单、操作简便等优点，但是往往仅限于在实验室应用，工艺生产尚未见报道。如采用回流提取法提取秦皮中总香豆素，用8倍量75%乙醇回流2次，每次回流2小时，总香豆素的提取率和含量相比水提均有较大提高。

2. 碱提酸沉法　用溶剂法提取香豆素类化合物，常有大量中性杂质存在，后续的分离纯化操作较为繁琐，增加经济成本。根据香豆素类化合物具有内酯结构，可以对中药中的香豆素类化合物采用碱提酸沉提取，然后用乙醚、三氯甲烷等极性较低的有机溶剂萃取得到。

由于香豆素类化合物的开环产物顺式邻羟基桂皮酸在碱液中长时间加热会异构为反式邻羟基桂皮酸，所以碱提酸沉法必须严格控制在比较温和的条件下进行。此外，一些特殊结构的香豆素类化合物不适合采用碱提酸沉法提取。如8位具有酰基的香豆素类化合物碱开环后不能酸化闭环，不适合采用碱提酸沉法提取；侧链具有酯基的香豆素类化合物，尤其是取代侧链上的酯基处在苄基碳上的香豆素类化合物极易水解，不适用于碱提酸沉法，如旱前胡中的旱前胡甲素（乙素）由于侧链具有酯键，因此不适用于碱提酸沉法；具有烯丙醚、烯醇醚或邻二醇结构的香豆素类化合物在酸性条件下会发生水解或结构重排，所以不适合采用碱提酸沉法提取。

用碱提酸沉法提取蛇床子中的总香豆素，根据单因素水平试验与正交设计试验结果，得出最佳工艺为1%NaOH煎煮30分钟，提取的总香豆素得率和含量均较高。

3. 超临界流体萃取法　超临界CO_2流体萃取技术在中药提取过程中具有传质速度快、提取温度低、无有机溶剂残留、操作简便等特点，并且由于香豆素类化合物对热和极性溶剂不稳定，利用超临界流体萃取技术进行香豆素类的提取有很好的效果。单一的超临界流体CO_2很难将其萃取出来，少量的极性夹带剂可大大提高超临界流体对香豆素萃取能力。

如采用超临界CO_2萃取技术提取补骨脂中总香豆素，在萃取压力为35MPa，萃取温度62℃，解析压力8MPa，萃取时间3小时，解析温度60℃，总香豆素提取率为0.822%。萃取过程中加入三氯甲烷作为夹带剂可提高补骨脂中香豆素的萃取率。

4. 超声提取法　超声提取法可用作香豆素类化合物的提取方法或辅助提取方法，对结构稳定的香素类化合物均适用。如用超声提取法提取山蜡梅叶总香豆素，在超声功率230W，62%乙醇为溶剂，液料比18∶1，提取50分钟，山蜡梅叶总香豆素得率最高，平均为0.916%。

5. 微波辅助提取法　微波辅助提取法具有快速、加热均匀、选择性好、环保、同时多操作等优点。动态微波萃取，使用时可随时引入新鲜溶剂，导出的萃取液与分析仪器亦能在线联用，萃取效率和自动化程度都得以提高。如微波提取白芷中香豆素类成分，以40%乙醇溶剂，提取时间8分钟，料液比为1∶50，提取温度为80℃。微波法提取白芷中的总香豆素，效果好、时间短、效率高。

6. 酶提取法　利用酶提取法提取中药中香豆素类化合物也多见报道。如结球红菊苣中菊苣酸、香豆素的提取采用酶解乙醇法，乙醇质量分数65%、每克菊苣粉末加入2mg纤维素酶和0.4mg果胶酶、提取温度56℃、提取时间42分钟，菊苣酸提取得率为3.47%，香豆素提取得率为2.44%。与不加酶的提取工艺相比，采用乙醇溶液体系添加复合酶制剂的提取工艺明显提高菊苣酸和香豆素的提取得率，分别提高

36%和31.7%，且更快速和环保。

7.低共熔溶剂辅助提取法 低共熔溶剂因理化性质类似于离子液体，被认为是离子液体的替代品，相对于离子液体的主要优势与"绿色"特征有关，这些化合物可由廉价、无毒、可生物降解的材料制成，制备简单，只需加热和机械搅拌即可在一步中完成合成。与传统有机溶剂相比，低共熔溶剂在分离效果以及回收价值等方面有更突出的优势，因此该方法已广泛应用于中药化学成分的提取方面。

如采用氯化胆碱与1,4-丁二醇在物质的量比为1∶4时组成的低共熔溶剂辅助超声波提取技术对桂枝中的香豆素、桂皮酸和桂皮醛进行提取。桂枝粉末，加入提取剂，超声处理后，虽然提取物中香豆素、桂皮酸和桂皮醛的含量质量分数同甲醇的提取效率无显著差异，但其具有绿色环保、无毒的优势。

8.闪式提取法 相比于回流提取法和超声提取法，闪式提取法快速简便、适用范围更广泛，节能环保，且其在常温下进行，植物中有效成分可得到最大限度的保留。如将闪式提取法应用于白芷中总香豆素的提取，以10倍量75%乙醇提取106秒，白芷香豆素的理论转移率可达88.754%，与传统方法相比较，闪式提取在提取时间及对热敏性有效成分的保护方面具有显著的优势。

（三）应用实例

1.白芷 白芷为伞形科植物白芷 ［*Angelica dahurica*（Fisch，ex Hoffm.）Benth.et Hook.f.］或杭白芷 ［*A. dahurica*（Fisch.ex Hoffm.）Benth.et Hook.f. var. *formosana*（Boiss.）Shan et Yuan］的干燥根，性辛，味温，辛，温。归胃、大肠、肺经，具有解表散寒，祛风止痛，宣通鼻窍，燥湿止带，消肿排脓的功效。用于感冒头痛，眉棱骨痛，鼻塞流涕，鼻鼽，鼻渊，牙痛，带下，疮疡肿痛。具有抗炎、镇痛、美白、光敏性、抗菌、抗过敏、舒张血管、抗肿瘤等作用。

香豆素是白芷镇痛的主要成分，具有抗氧化、抗增殖等作用。香豆素类成分的主要提取方法有渗漉法、回流提取法、索氏提取法、微波提取法等。

（1）渗漉法 药材粉碎过20目筛，加8倍量60%乙醇，浸泡时间12小时，渗漉速度4ml/（min·kg）。白芷中香豆素类成分欧前胡素和异欧前胡素受热不稳定，前者易发生Claisen烯丙基重排，生成别欧前胡素，即使在真空中加热也会如此，采用乙醇渗漉法提取，能较好地保留有效成分。白芷在提取过程中不宜粉碎过细，避免提取过程中发生堵塞渗漉筒现象，影响提取效果。该方法准确性高，重复性好。

（2）回流提取法 白芷粉末（10目），置于圆底烧瓶中，加入70%乙醇，加热回流2次，每次2小时，减压滤过，合并滤液，减压浓缩后将浓缩液置于60℃烘箱中干燥，得到提取物。

（3）索氏提取法 采用索氏提取法提取白芷香豆素类化合物，用95%的乙醇为提取溶剂，提取温度85℃、提取时间5小时，平均得率0.581%。

（4）微波提取法 采用微波提取白芷中总香豆素的工艺条件为：微波功率300 W，微波时间9分钟，料液比16ml/g，总香豆素平均得率为0.245%。

2.秦皮 秦皮为木犀科苦枥白蜡树（*Fraxinus rhynchophylla* Hance）、白蜡树（*F. chinensis* Roxb.）、尖叶白蜡树（*F. szaboana* Lingelsh.）或宿柱白蜡树（*F.stylosa* Lingelsh.）的干燥枝皮或干皮。味苦、涩，性寒，归肝、胆、大肠经，具有清热燥湿，收涩止痢，止带，明目的功效。临床上用于湿热泻痢，赤白带下，目赤肿痛，目生翳膜。具有抗菌、抗炎、抗肿瘤、抗高尿酸血症、抗氧化、保肝等作用。

秦皮的主要化学成分为香豆素，秦皮甲素、秦皮乙素、秦皮苷、秦皮素是秦皮的主要活性成分。秦皮总香豆素对急性痛风性关节炎大鼠、家兔具有抗炎作用，可显著降低正常小鼠血尿酸及腹腔注射黄嘌呤造成的高尿酸小鼠血尿酸。秦皮总香豆素提取方法主要有煎煮法、回流提取法和超声辅助提取法和微波辅助酶提取法等（表5-4）。

表5-4　秦皮中香豆素的提取方法

提取方法	溶剂	时间	参数设定	出膏率	提取率/含量
煎煮法	水	4.5小时	料液比1:9	28.87%	总香豆素含量为19.26%、提取率为5.56%
回流提取法	75%乙醇	4小时	料液比1:8	30.47%	总香豆素含量为21.72%、提取率为6.62%
超声提取法	60%乙醇	50分钟	料液比1:10，提取温度30℃、超声功率175 W	—	6.283%
微波辅助酶提取法	1.4%纤维素酶，pH 5.5；60%乙醇	2.5小时	料液比1:20	—	7.73%

（1）煎煮法和回流提取法　秦皮饮片加9倍量水，煎煮3次，每次煎煮1.5小时，水提取秦皮出膏率为28.87%，总香豆素含量为19.26%、提取率为5.56%，秦皮甲素、秦皮乙素、秦皮苷、秦皮素总含量为13.47%；秦皮饮片用8倍量75%乙醇回流2次，每次2小时，秦皮出膏率为30.47%，总香豆素含量为21.72%、提取率为6.6%，秦皮甲素、秦皮乙素、秦皮苷、秦皮素总含量为15.29%。两种提取方法对比，乙醇回流提取比水提取出膏率提高了5.54%，总香豆素含量提高了12.77%、提取率提高了19.06%，4种香豆素成分总含量提高了13.51%。采用75%乙醇提取秦皮总香豆素比采用水提取更合理、更有优势。

（2）超声提取法　适量秦皮粉末（过40目筛）用60%的乙醇为提取溶剂，料液比1:10，提取温度30℃，提取时间50分钟，超声辅助提取，趁热减压过滤。秦皮香总豆素的提取率达到6.283%。

（3）微波辅助酶提取法　秦皮脱脂粉适量，置于锥形瓶中，加入1.4%纤维素酶，用0.3%硫酸溶液调pH 5.5，充分搅拌，在温度56℃下恒温反应2.5小时后（水浴锅中振荡酶解160r/min），放冷至室温后，用0.1mol/L氢氧化钠溶液调pH至中性。将酶解好的混合液加入60%的乙醇溶液，并移入微波快速反应系统中，微波反应一定时间后，趁热过滤，将滤液适当减压浓缩，该条件下总香豆素提取率为7.73%。与传统方法相比，该方法不仅可以节省时间，还可提高产率。

三、木脂素类

（一）理化性质

1. 性状与光学活性　木脂素多数为无色结晶（新木脂素除外）。由于分子中具有手性碳，或者空间位阻造成了取代的苯环不能自由旋转而形成轴手性光活性异构体，木脂素类化合物大都具有光学活性。木脂素在提取分离过程中遇到酸碱条件容易产生分子结构的立体异构化，表现为分子光学活性的改变。

2. 溶解性　游离木脂素为亲脂性，能溶于苯、三氯甲烷、乙醚、乙酸乙酯、丙酮、甲醇和乙醇等有机试剂，难溶于水；与糖结合成苷后极性增大，有一定的水溶性。

3. 酸性　具有酚羟基的木脂素类化合物往往表现出一定的酸性，易溶于碱性水溶液中，可利用此性质对难溶于水的木脂素类化合物进行提取分离。

4. 升华性　少数木脂素类化合物具有升华性，如去甲二氢愈创木脂酸，可利用此性质提取中药中具有升华性的木脂素类成分。

（二）提取方法

1. 溶剂提取法　游离的木脂素亲脂性强，可用乙醚、三氯甲烷、乙酸乙酯等低极性的有机溶剂提取；木脂素苷类极性较大，可用甲醇或乙醇提取；具有酚羟基或内酯结构的木脂素可用碱水提取，碱水酸化后木脂素可游离析出。

如利用响应面法优化樟树叶中木脂素的回流提取工艺。通过单因素实验考察乙醇浓度、料液比、回流次数以及提取温度对总木脂素提取量的影响。在单因素试验基础上，采用Box-Behnken中心组合方法设计试验优化提取工艺。工艺条件为：乙醇浓度87%、料液比1：11g/ml、回流3次、提取温度70℃，木脂素实际提取量为（43.39±4.91）mg/g。

2.超临界流体萃取法　如应用超临界CO_2萃取南五味子总木脂素的工艺条件为萃取压力30MPa，温度35℃，CO_2流量20ml/min时，南五味子总木脂素的萃取得率可达2.929%。

3.超声提取法　如利用超声辅助同步提取樟树落叶中的木脂素，使用响应面法优化及分析，确定提取工艺为：料液比1：22（g/ml），超声时间3分钟，乙醇体积分数80%，提取时间78分钟，木脂素得率为44.89mg/g。超声辅助同步提取樟叶木脂素具有提取溶剂少，提取效率高、可以有效降低提取成本的特点。

4.微波提取法　利用微波的热效应与特殊作用的非热效应提高木脂素成分的溶出度，微波辅助法具有萃取速度快、溶剂消耗量小的优点。如采用微波辅助提取法对北五味子果实中总木脂素类进行提取，提取功率为800 W，乙醇体积分数为80%，提取时间为40分钟，料液比为1：15，总木脂素产量达到了16.44mg/g，使得木脂素的提取产量较传统加热回流法、超声提取法、微波—超声提取法得到了显著的提高。

5.闪式提取法　该法操作简便，清洗简单，提取迅捷，溶剂用量少，耗能低，对中药材有效成分的提取率高，其优势突出，大大优于传统回流提取法，具有很好的工业应用前景。如采用闪式提取法提取五味子中木脂素类成分，以体积分数70%乙醇为溶剂，料液比1：10，提取时间90秒，提取2次时，木脂素总提取量可达到22.1%。

（三）应用实例

五味子为木兰科植物五味子［*Schisandra chinensis*（Turcz.）Baill.］的干燥成熟果实，酸、甘，温。归肺、心、肾经。具有收敛固涩，益气生津，补肾宁心的功效。临床上可用于久嗽虚喘，梦遗滑精，遗尿尿频，久泻不止，自汗盗汗，津伤口渴，内热消渴，心悸失眠。五味子中的木脂素具有保肝、抗肿瘤、抗病毒、抗菌、抗炎、抗氧化、神经保护等作用。

五味子的成分主要有木脂素、有机酸、挥发油和多糖等，其中，木脂素的含量最高，且是最主要的活性成分。常用的木脂素提取方法主要有溶剂提取法、超声提取法、微波提取法、超临界CO_2流体提取法、渗漉法、加压溶剂萃取法、索氏提取法等（表5-5）。

表5-5　五味子中木脂素的提取方法

提取方法	溶剂	时间	参数设定	提取率/含量
超声提取法	70%乙醇	20分钟	料液比1：12	（9.45±0.11）mg/g
微波提取法	84%乙醇	—	料液比1：15；功率为800W	7.88mg/g
加压溶剂萃取法	87%乙醇	10分钟	提取温度160℃，提取压力10 MPa	14.72mg/g
超临界CO_2流体萃取法	超临界CO_2	120分钟	萃取压力30MPa，萃取温度45℃，CO_2流量15L/h	1.024%
渗漉法	95%乙醇	—	料液比1：10，渗漉流速10ml/min	10.95mg/g
回流提取法	95%乙醇	4小时	料液比1：6	7.23mg/g

1.超声提取法　五味子粗粉适量，加入70%乙醇，液料比为12ml/g，提取2次，每次超声提取10分钟，五味子木脂素提取量为9.45±0.11mg/g。

2.微波提取法　采用微波辅助提取法对五味子中木脂素类化合物进行提取，用84%乙醇，料液比为1：15，提取次数为2次，提取功率为800 W，总木脂素得率为7.88mg/g。

（3）加压溶剂萃取法　五味子粉碎至40~60目，称取30g加入87%乙醇，提取温度160℃，静态萃取时间10分钟，提取压力10MPa，1个提取循环，60%冲水量，对提取液进行减压浓缩，去除乙醇，提取物中五味子醇甲、五味子醇乙、五味子甲素和五味子乙素4种木脂素的总提取量达到14.72mg/g。

（4）超临界CO_2流体萃取法　用超临界萃取法对北五味子中木脂素类化合物进行提取，萃取条件为原料粒度0.18~0.25mm，萃取压力30MPa，萃取温度45℃，萃取时间120分钟，CO_2流量15L/h，五味子木脂素的得率为1.024%。该方法具有提取率高、耗时短等特点，但也有耗能量大、需后处理等缺点。

（5）渗漉法　采用渗漉法提取五味子中木脂素类化合物，以95%乙醇浸泡24小时后，以10ml/min的流速，共接收10倍量体积的渗漉液，总木脂素得率为10.95mg/g。

（6）回流提取法　采用乙醇回流法提取五味子中木脂素类化合物，使用6倍量的95%乙醇，加热回流提取2次，每次2小时，总木脂素得率为7.23mg/g。

（7）索氏提取法　取五味子干果于烧杯中，加入去离子水，30℃水浴中浸泡16小时，抽滤至无液体下流。滤渣在55℃下干燥12小时，粉碎筛分。通过响应面优化，发现五味子中3种木脂素的最佳萃取工艺略有差异。当乙醇浓度98.05%、液固比67.27ml/g、颗粒粒径0.33mm时五味子醇甲的理论萃取率可达77.17%；乙醇浓度96.38%、液固比72.52ml/g、颗粒粒径0.21mm时，五味子甲素的实际萃取率为74.31%，五味子乙素的实际萃取率为74.23%。随乙醇浓度增加，3种木脂素萃取率增加；液固比低于30ml/g时，随液固比增加木脂素萃取率增加；颗粒粒径小于0.45mm有利于木脂素萃取。

PPT

第三节　黄酮类化合物的提取方法

一、理化性质

（一）性状

游离黄酮类化合物多为结晶性固体，少数为无定形粉末。

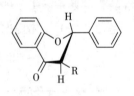

二氢黄酮　　　R= H
二氢黄酮醇　　R= OH

图5-4　二氢黄酮及二氢黄酮醇的半椅式结构

（二）溶解性

通常情况下，黄酮苷元为脂溶性，难溶或不溶于水，易溶于甲醇、乙醇、乙酸乙酯、乙醚等有机溶剂及稀碱溶液中。黄酮苷元难溶于水，但在水中的溶解度又因结构不同而有所差别。黄酮、黄酮醇、查耳酮等为平面型分子，分子间排列紧密，在水中溶解度极小；二氢黄酮、二氢黄酮醇的吡喃环近似于半椅式结构，是非平面型分子，分子间排列不紧密，有利于水分子进入，溶解度略大（图5-4）；异黄酮类化合物的B环位于C-3位且受C-4位的羰基的立体障碍，不能很好地形成交叉共轭体系，分子的平面性降低，水溶度较平面型分子大；花色素类虽为平面型结构，但分子以离子形式存在，具有较强的极性，水溶度较大。

黄酮苷元的溶解性还与结构中的取代基有关。分子中引入极性基团如羟基后，则水溶性增强，极性基团数目越多，水溶性越强；引入亲脂性基团如甲基或异戊烯基后，则亲脂性增强，水溶性降低。一般黄酮类化合物不溶于石油醚中，故可借此与脂溶性杂质分离，但川陈皮素（5,6,7,8,3′,4′-六甲氧基黄酮）却可溶于石油醚。

黄酮苷易溶于热水、甲醇、乙醇等强极性溶剂中，而难溶或不溶于苯、三氯甲烷等亲脂性有机溶剂中。黄酮苷分子中糖基数目越多，亲水性越强。另外，糖的结合位置不同，对苷的水中溶解度也有一定影响，3–*O*–糖苷的水溶性大于7–*O*–糖苷，其原因可能是由于3–*O*–糖基与4–羰基的立体障碍使分子平面性较差。

（三）酸碱性

黄酮类化合物结构中通常含有酚羟基，故显酸性，其酸性强弱与酚羟基的数目及位置有关。以黄酮为例，其酚羟基酸性强弱顺序依次为：7,4′–二羟基＞7或4′–羟基＞一般酚羟基＞5–羟基。

7,4′位同时有酚羟基时，受羰基p–π共轭效应的影响，酸性较强，可溶于碳酸氢钠溶液；只有5–羟基时，由于与4–羰基形成分子内氢键，酸性较弱。因此，根据黄酮类化合物的酸性大小可用pH梯度萃取法分离。

黄酮类化合物分子中γ–吡喃环上的1位氧原子，具有未共用电子对，因此表现出微弱的碱性，可接受质子而显弱碱性，与强酸结合生成𨦤盐，但此盐极不稳定，遇水即分解（图5-5）。

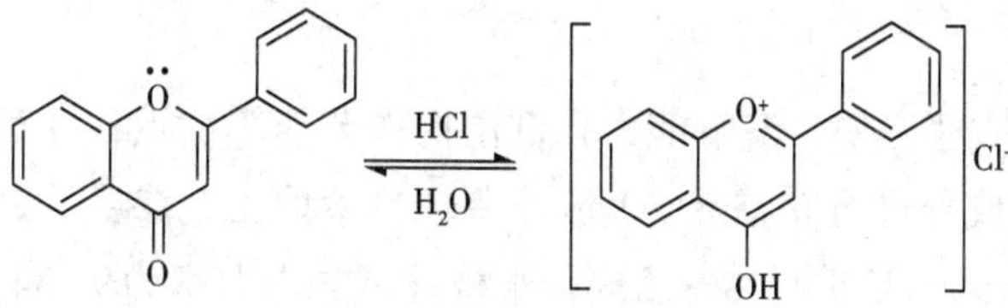

图5-5　黄酮类化合物的碱性

二、提取方法

黄酮苷类化合物多存在于植物的花、叶、果等组织中，而在木质部坚硬组织中，则多以游离苷元形式存在。黄酮类化合物提取溶剂的选择，主要根据被提取物质的存在形式及伴存的杂质而定。黄酮苷和极性较大的苷元最常用的提取溶剂是乙醇或甲醇，也可用60%左右浓度的醇提取苷类，一些多糖苷类则可以用沸水提取，用水提取黄酮苷类成分时，如有必要，应先破坏酶的活性，以避免发生水解；提取花色苷时，可加少量酸以增加其稳定性；黄酮苷元宜用极性较小的溶剂，如三氯甲烷、乙醚、乙酸乙酯及高浓度乙醇等进行提取。

（一）溶剂提取法

乙醇或甲醇是最常用的提取黄酮类化合物的溶剂，不同浓度的醇可以提取不同极性的黄酮，高浓度的醇（90%～95%）适用于游离黄酮的提取，60%左右浓度的醇适用于黄酮苷类的提取。提取方法包括冷浸法、渗漉法和回流提取法等。例如葛根总黄酮的提取采用95%乙醇或甲醇冷浸法；橙皮苷的提取采用50%或60%的乙醇渗漉法；银杏叶总黄酮的提取方法为70%乙醇回流提取收率大大高于水煎法。

热水提取法可用于提取黄酮苷类。此法的优点是成本低、安全、适用于工业化生产，且提取过程中可以灭酶活性，增加收率。缺点是提取液中水溶性杂质较多，样品不纯；热水提取法在提取过程中还要考虑加水量、浸泡时间、煎煮时间及煎煮次数等因素。例如淫羊藿总黄酮的提取方法是加20倍水，浸泡1.5小时，煎煮2次，每次煎煮1小时。

由于黄酮类成分大多数具有酚羟基，显酸性，因此可用碱性水或碱性稀醇浸出，浸出液经酸化处理后可使黄酮类化合物游离，或沉淀析出，或用有机溶剂萃取。提取时常用的碱性水如碳酸钠、氢氧化钠、氢氧化钙水溶液等。稀氢氧化钠水溶液浸出能力较大，浸出杂质较多，故应将其浸出液酸化，迅速滤去先析出的沉淀物，滤液中再析出的沉淀物可能是较纯的黄酮类化合物。氢氧化钙水溶液的优点是使含有多羟基的鞣质、含羧基的果胶黏液质等水溶性杂质生成钙盐沉淀，不被溶出，有利于浸出液的纯化，例如从槐米中提取芦丁。缺点是浸出效果可能不如稀氢氧化钠水溶液，且有些黄酮类化合物也能与之结合成不溶性物质，不被溶出。常用的碱性稀醇如50%乙醇、5%氢氧化钠稀乙醇液。后者反而效果好，但浸出液酸化后，析出的黄酮类化合物在稀醇中有一定的溶解度，故可能降低产品的收率。

用碱性溶剂提取时，应注意所用的碱浓度不宜过高，以免在强碱下加热时破坏黄酮类化合物的母核。加酸酸化时，酸性也不宜过强，以免生成盐，致使析出的黄酮类化合物又重新溶解，降低产品收率。若分子中有邻二酚羟基时，可加硼酸等保护。

（二）超声波辅助提取法

超声波辅助提取法提取中药中总黄酮，具有操作简单，提取工艺简单，实验条件易于控制的优势。如黄芩中总黄酮的提取工艺为：乙醇浓度为50%，超声处理时间为25分钟，料液比1∶25，超声处理温度为70℃。总黄酮提取量为15.15mg/g。

（三）超临界流体萃取法

超临界流体萃取具有传质速度快、溶解能力强低温操作节能等优点，在黄酮类化合物的提取中也有应用。如对半枝莲中黄酮类成分进行超临界CO_2流体萃取，萃取工艺参数为超临界压力35MPa、超临界温度52℃、萃取时间59分钟、夹带剂为78%乙醇，半枝莲黄酮萃取率为94.84%。

（四）微波提取法

微波技术应用于中药成分的提取具有选择高、操作时间短、溶剂耗量少、有效成分得率高的特点。浸出过程中材料细粉不凝聚、不糊化，克服了热水提取法易凝聚、易糊化的缺点。如采用微波提取柚皮中黄酮类化合物的工艺为：乙醇浓度为70%，料液比为1∶15，提取时间为5分钟，总黄酮的提取率为4.48%；微波法提取五指毛桃中总黄酮的工艺为：乙醇浓度为71%，液料比1∶20，提取时间4分钟，总黄酮提取量为（351.93±0.25）mg/100g。

（五）低共熔溶剂提取法

低共熔溶剂是指由一定化学计量比的氢键受体和氢键给体组合而成的两组分或三组分低共熔混合物，具有制备简单、价格低廉、环境友好、挥发性低、溶解能力强、结构可设计、易生物降解等特点，是一种新型的绿色溶剂。由于低共熔溶剂对多种物质均具有良好的溶解性，其应用于黄酮类成分的提取具有显著优势。如采用微波辅助–低共熔溶剂提取黄芩中的黄芩苷，以癸酸–四丁基氯化铵（物质的量比1∶2）为提取溶剂，含水量为33%，反应温度85℃，提取时间10分钟，液固比为22.74ml/g，提取率达到10.696%，比传统有机溶剂的提取效率更优势。

（六）高压均质提取法

高压均质技术是一种细化分散技术，可将液体物料或以液体为载体固体的超微细化的新技术，根据需要可将物料细化为微米级乃至纳米级（高压均质提取装置如图5–6所示）。高压均质技术集超声波、超高压、加热回流等效果于一体，提取效果更高效；在整个提取过程中基本可以维持在室温下进行，最大程度地保留了植物中生物活性物质及各种营养成分的天然结构，避免了因热效应引起的有效成分变性、损失、药理活性降低等问题，可保持提取的活性成分的原有性质；该技术可以使物料颗粒的大小达到纳米级，极大地破碎植物细胞组织结构，更有利于活性成分的溶出；高压均质技术可用于提取水溶性成分、脂溶性成分及溶于有机溶剂的成分；并且高压均质提取法设备简单，能耗低，提取时间短。

采用高压均质提取法提取山楂叶中的总黄酮，在压力60MPa，保压时间30分钟，乙醇体积分数

70%，料液比1∶30时，山楂叶中总黄酮的提取率可达到8.39%，比回流提取法和超声提取法提取率高，且提取时间最短。

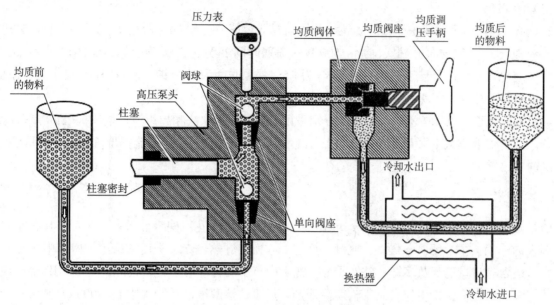

图5-6　高压均质提取装置示意图

（七）半仿生提取法

采用半仿生提取法对香椿叶中黄酮类成分进行提取，以pH 2盐酸溶液和pH 7.5、8.5的氯化氨–氨水的缓冲溶液作为提取液，在80℃条件下提取3次，每次提取1小时，黄酮提取量明显增加。杜仲叶中黄酮类成分的半仿生提取，以磷酸氢二钠–柠檬酸的缓冲溶液作为提取液，pH 2.0、7.5、8.3，在70℃的条件下提取3次，每次提取1小时，黄酮得率达0.044%，高于酶解法。

三、应用实例

（一）黄芩

黄芩为唇形科植物黄芩（*Scutellaria baicalensis* Georgi）的干燥根，主要功效有清热燥湿、消炎抗菌、抗氧化等。黄芩苷作为黄芩的主要有效成分，具有抑菌抗炎、镇静、降压、抗变态反应等药理作用，亦被作为黄芩和黄芩制剂的主要质量控制指标成分。黄芩主要含有黄芩苷等黄酮类化合物，其主要提取方法有：煎煮法、超声提取法、微波提取法、乙醇回流提取等（表5-6）。

表5-6　黄芩中黄芩苷的提取方法

提取方法	溶剂	时间	参数设定	提取率/含量
煎煮法	水	90分钟	料液比1∶10和1∶5，调pH至1~2，80℃水浴30分钟	15.08%
微波提取法	—	6分钟	料液比1∶10；功率为650 W	9.30%
微波–超声协同提取法	55%乙醇	25分钟	料液比1∶35，提取功率1500 W	7.55%
乙醇回流法	60%乙醇	—	—	3.76%

1.煎煮法　在10g黄芩药材中分次加入10倍量和5倍量的沸水，煎煮2次，时间分别为60分钟和30分钟。合并两次提取液，将pH值用稀盐酸调至1~2，80℃水浴30分钟，静置12小时后过滤，水洗至中性，40℃干燥得黄芩苷粗品。黄芩苷收率可达15.08%，纯度84.58%。

2. 微波提取法 选取厚度为4~5mm黄芩饮片50g，粉碎后过40目筛，通过正交实验设计选择微波提取黄芩的工艺为：微波功率为650W、料液比为1∶10、微波时间6分钟，提取液经酸沉后，获得黄芩苷的得率为9.30%，含量为96.69%。

3. 微波－超声协同提取法 微波和超声波协同提取黄芩中总黄酮的工艺为：提取溶剂为55%的乙醇溶液，料液比1∶35（g/ml），提取功率1500W，提取时间25分钟，黄芩中总黄酮的得率为7.55%。采用酸沉法纯化黄芩苷的最佳工艺为：酸沉pH为1.5，保温时间为30分钟，静置时间为2小时，保温温度50℃，黄芩苷的纯度为96.98%。

4. 乙醇回流法 以60%乙醇为溶剂，分别采用乙醇回流提取法和超声波提取法提取黄芩籽种壳中野黄芩苷。两种提取方法中野黄芩苷的含量分别为3.76%和1.04%，乙醇回流提取法是超声提取法野黄芩苷含量的3.62倍。

（二）槐米

槐米是为豆科植物槐（*Sophora japonica* L.）的干燥花蕾及花。槐米性微寒，味苦，具有凉血止血，清肝泻火的作用。主治便血、痔血、血痢、崩漏、吐血、肝热目赤、头痛眩晕等。槐米中主要含芦丁、槲皮素，还含有少量皂苷及多糖、黏液质等。槐米中芦丁的含量可达到23.5%，芦丁可用于治疗毛细血管脆性引起的出血症，并用作高血压辅助治疗剂。芦丁的溶解度，在冷水中1∶10000，沸水中1∶200，可溶于乙醇、吡啶、甲酰胺、甘油、丙酮、乙酸乙酯中，不溶于苯、乙醚、三氯甲烷、石油醚等。

1. 渗漉法 采用渗漉法提取槐米中芦丁，硼砂水溶液和饱和石灰水可作为渗漉溶剂，选择适宜的浓度、用量、pH等，可使芦丁的获得率提高至23%，所制得芦丁粗品纯度为93%。

2. 碱提酸沉法 芦丁分子中具有较多的酚羟基，显酸性，易溶于碱液中，酸化后又可析出，因此可用碱溶酸沉的方法提取芦丁（见图5-7）。该方法受到提取碱液pH、固液比、提取时间与温度等因素的影响。用碱提酸沉法提取槐米中芦丁的工艺为以3%硼砂水溶液为提取剂，固液比为1∶12，之后用饱和的氢氧化钙调节pH为9，在95~100℃温度条件下提取30分钟，同法重复提取1次，用盐酸调节pH为3后静置沉淀。通过对热水提法、乙醇浸提法和碱提酸沉法等3种方法提取槐米中的芦丁进行了对比，发现碱提酸沉法所获得的芦丁产品的纯度最高，可达98.1%。其最优条件为以槐米粗粉为原材料，加入8倍体积的溶剂，用硼砂缓冲液和饱和石灰水将pH调至9，再以1%亚硫酸钠作为抗氧化剂，操作30分钟，重复操作3次，用盐酸将pH调至4，碱提酸沉法易于操作，且对环境造成的污染较小，成本也比较低，可以被应用在大规模的工业化生产中。

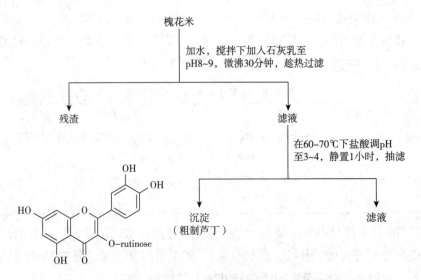

图5-7 碱提酸沉法提取槐米中芦丁流程图

3.回流提取法 用70%乙醇提取槐米3次，每次1小时，提取液浓缩至无醇味静置形成结晶后，离心，再用水洗涤3次，芦丁纯度可达89.82%。此方式相对简便易行，所获得产品杂质少，产量也比较高，但溶剂用量大、成本高，不利于工业化生产。

4.超声提取法 通过对比煎煮法、渗漉法、回流提取法和超声提取法等4种芦丁的提取方法，发现超声提取法的提取效率最高，所得的芦丁产品纯度也比较高。对影响超声提取槐米中芦丁效果的3个因素（溶剂浓度、料液比、提取时间）进行优选，甲醇浓度为80%、料液比（g/ml）为0.1∶50.0、提取时间为40分钟时提取效果最好。

5.微波辅助提取法 采取微波辅助提取法从槐米中提取芦丁的条件为：乙醇浓度65%、微波时间4分钟、微波功率320W，提取效果最好。

第四节 挥发油的提取方法

PPT

一、理化性质

（一）性状

挥发油在常温下大多为无色或微带淡黄色，也有少数因含有色素类杂质而具有颜色。如洋甘菊油因含有薁类化合物而显蓝色。挥发油大多数具有香气或其他特异气味，有辛辣烧灼的感觉，多呈中性或酸性，常温下可自行挥发而不留任何痕迹，这是挥发油与脂肪油的本质区别。同时挥发油的气味，是判断其品质优劣的重要标志。挥发油在常温下为透明液体，在低温下可以析出"脑"状物，如薄荷脑等。挥发油析出结晶性固体的温度，称为凝固点。这是挥发油精制方法之一，同时也是其品质判断的重要指标之一。

（二）溶解性

挥发油不溶于水，而易溶于各种低极性有机溶剂中，如石油醚、乙醚、三氯甲烷、甲醇、乙醇等。由于挥发油的水溶性较差，因此在制药工业中常将其制备成乳剂，以增加其溶解性。

（三）物理常数

挥发油的沸点一般在70~300℃之间，具有随水蒸气蒸馏的特性；挥发油多数比水轻，也有比水重的（如丁香油、桂皮油），相对密度在0.850~1.065之间；挥发油几乎均有光学活性，比旋光度在−70°~177°范围内；且具有强的折光性，折光率在1.43~1.61之间。如《中国药典》收载的薄荷油，其相对密度在0.888~0.908之间，旋光度在−24°~−17°范围内，折光率在1.456~1.466之间。具有抗肿瘤作用的莪术油相对密度在0.970~0.990之间，旋光度在+20°~+25°范围内，折光率在1.500~1.510之间。八角茴香油易溶于90%乙醇，相对密度在0.975~0.988之间，旋光度在−2°~+1°范围内，折光率在1.553~1.540之间。上述这些物理常数都是判断挥发油品质优劣的重要指标，此外酸值、皂化值、酯值是重要的化学常数，也是表示质量的重要指标。

（四）稳定性

挥发油与空气及光线接触，常会逐渐氧化变质，使之比重增加，颜色变深，失去原有香味，并能形成树脂样物质，也不能再随水蒸气蒸馏。因此，挥发油产品应贮藏于棕色瓶内，装满、密塞并在阴凉处低温保存。

另外，挥发油组成成分常含有双键、醇羟基、醛、酮、酸性基团、内酯等结构，故相应地能与溴及亚硫酸氢钠发生加成反应、与肼类产生缩合反应，并有银镜反应、异羟肟酸铁反应、皂化反应及遇碱成盐反应等。

二、提取方法

在中药制剂的研制和生产中，提取和保留挥发油成分是保障药物疗效的重要步骤之一。除了传统的提取方法以外，人们正在不断研究新的提取方法，改进提取工艺，使挥发油的成分得到最大程度的保留。挥发油的提取方法包括水蒸气蒸馏法、压榨法、溶剂提取法、吸收法、超临界流体萃取法、固相微提取法、超声提取法、分子蒸馏法、酶提取法和微波提取法等。

（一）水蒸气蒸馏法

水蒸气蒸馏法是提取挥发油最常用的方法，中药的叶子、花等较柔软的组织不需经前处理即可加水浸泡后直接蒸馏，根茎类等较坚硬的组织则要经过切割、粉碎以提高挥发油的提取速率。水蒸气蒸馏法可分为共水蒸馏、隔水蒸馏和水蒸气蒸馏法（图5-8）。前两种方法的优点是操作简单，但缺点是挥发油受热温度较高，易引起药材焦化及某些成分的分解；后一种方法优点是挥发油受热温度较前两者低，但缺点是设备略微复杂。

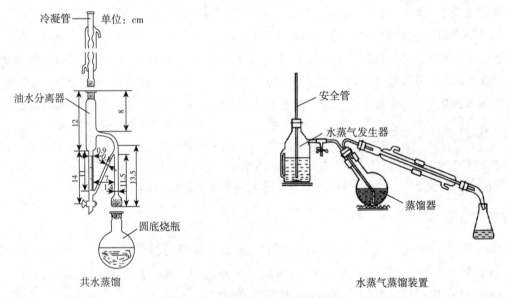

图5-8　水蒸气蒸馏法的提取装置

蒸馏法虽具有设备简单容易操作、成本低、提油率高等优点，但总体来说，挥发油与水接触时间较长，温度较高，某些含有对热不稳定成分的挥发油容易产生相应成分的分解而影响挥发油的品质，因此对热不稳定的挥发油不能用此方法提取。

（二）压榨法

压榨法是最传统、最简单的制取方法，一般药材经撕裂粉碎压榨（最好是在冷却条件下），将挥发油从植物组织中挤压出来，然后静置分层或用离心机分出油，即得粗品。制取的挥发油能保持药材原有的香气，柑橘属植物多用此法。

压榨法出油率略低，很难将挥发油全部榨出，且产品不纯，可能含有水分、叶绿素、黏液质及细胞组织等杂质而呈混浊状态，故可再将压榨后的残渣进行水蒸气蒸馏以提取完全。压榨法操作方便，能有效地保留挥发性成分，且能耗低、污染少、适于制取含油量高的新鲜药材的挥发油。

（三）溶剂提取法

溶剂提取法是用沸点较低的有机溶剂（如戊烷、石油醚、二硫化碳、四氯化碳等）连续回流提取或冷浸提取。再经蒸馏或减压蒸馏除去提取液中的溶剂得到粗制挥发油，该方法耗能小、工艺简单，且挥发油得率相对较高。因其他脂溶性成分如树脂油脂、叶绿素等也同时被提出，故此法得到的挥发油含杂质较多，需进一步精致提纯。其方法是将挥发油粗品加适量的浓乙醇浸渍，放置冷冻（-20℃左右），滤除析出物后，再蒸馏除去乙醇；也可将挥发油粗品再进行蒸馏，以获得较纯的挥发油。有机溶剂提取收率显著高于水蒸气提取收率，可降低工业成本，但其存在提取时间长、溶剂使用量大、回收困难等不足，且有易燃易爆的问题需要注意。

如通过气质联用色谱（GC-MS）分析比较共水蒸馏法和乙醚提取法提取温郁金挥发油的含量，结果表明，乙醚提取的挥发油色泽更佳，氧化程度更低且萜类含量更高，其主要成分 β-榄香烯含量达到 24.05%，远高于共水蒸馏法。用石油醚回流对比水蒸气蒸馏提取温莪术油，前者得油率是后者的 1.63 倍，而且操作温度低，可避免热敏物质的变化，更好地保留了温莪术油的天然品质。

（四）吸收法

油脂类一般具有吸收挥发油的性质，往往利用此性质提取贵重的挥发油，如玫瑰油、茉莉花油常采用吸收法进行（图5-9）。通常用无臭味的猪油3份与牛油2份混合，均匀地涂在面积为50cm×100cm的玻璃板两面，然后将此玻璃板嵌入高5~10cm的木制柜梁中，在玻璃板上面铺放金属网，网上放一层新鲜花瓣，这样一个个的木框玻璃板重叠起来，花瓣被包围在两层脂肪的中间，挥发油逐渐被油脂所吸收，待脂肪充分吸收芳香性成分后，刮下脂肪，即为"香脂"，谓之冷吸收法。或者将花等原料浸泡于油脂中，于50~60℃条件下低温加热，让芳香成分溶于油脂中，此则为温浸吸收法。吸收挥发油后的油脂可直接供香料工业用，也可加入无水乙醇共搅，醇溶液减压蒸去乙醇即得挥发油。

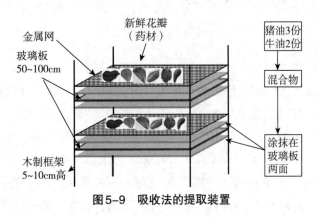

图5-9 吸收法的提取装置

（五）超临界流体萃取法

挥发油因沸点较低、相对分子质量小、极性小、在超临界 CO_2 中有良好的溶解性，是最适于用超临界 CO_2 提取的成分。如利用超临界 CO_2 提取草果挥发油，在工艺条件为萃取压力25MPa、萃取时间60分钟、CO_2 流量25L/h、萃取温度55℃时，草果挥发油收率可达到2.86%。运用GC-MS及主成分分析（PCA）等比较水蒸气蒸馏法、石油醚索氏提取法和超临界 CO_2 萃取法提取川芎挥发油的成分差异，这三种方法提取的川芎挥发油主要化学成分相似，仅相对含量有所不同。除共有成分外，不同方法提取的挥发油的化学成分种类也有一些差异。

（六）固相微提取法

固相微提取（SPME）是固相提取结合顶空分析的样品预处理新方法。利用被测样品对活性固体表面（熔融石英纤维表面的涂层）有一定的吸附亲和力而达到分离、富集的目的。SPME具有样品用量少、被测样品选择性高、溶质更易洗脱、几乎无空白值和复现性好等特点。固相微提取法提取、富集、取样一步完成，特别适合提取含量微小的挥发性、半挥发性物质，且操作简单快速。与蒸馏法相比，SPME最大限度地减少了制样过程中挥发油的丢失，可灵敏、准确、有效地检测挥发油成分。

通过使用水蒸气蒸馏和SPME两种方法，对得到的细辛挥发性成分进行比对，发现固相微萃取提取法得到的成分更为全面，占细辛挥发性成分总含量的87.16%。用固相微提取法和水蒸气蒸馏法提取海桐花蕾中的挥发性成分，经GC-MS分析，前者十一烷、壬烷、α-澄茄油烯等含量增加，还提取了水蒸气蒸馏法不能蒸馏出来的成分，如β-胡椒烯、月桂烯、马鞭草烯、绿花白干层醇等。用GC-MS法比较分析水蒸气蒸馏法和SPME提取蜘蛛香根茎中挥发油的化学成分，发现SPME所得挥发油成分的数量和种类较多，与水蒸气蒸馏法比较优越性明显。

（七）超声提取法

超声提取薄荷挥发油，薄荷醇和薄荷酮的得率明显高于水蒸气蒸馏法；超声处理也有利于提高苦杏仁挥发油的得率，且在一定范围内随功率和时间的增加而提高。通过GC-MS分析超声法提取柴胡挥发油中的成分，共鉴定出46个化合物，占总挥发油组分质量分数的96.84%，超声波辅助提取挥发油具有省时、提取的挥发性成分较多等优点。

（八）分子蒸馏法

分子蒸馏法是分离目的产物较为温和的蒸馏方法，特别适合分离高沸点黏度大、具热敏性的天然物料。如青蒿油和金银花油均为热敏性物质，常规蒸馏会致某些成分分解或聚合；分子蒸馏温度低，受热时间短，若利用SFE-MD联用提取青蒿油和金银花油，总得率分别为0.47%和0.56%，且挥发油品质较好。

（九）酶提取法

比较纤维素酶辅助水蒸气蒸馏法和传统的水蒸气蒸馏法对肉豆蔻挥发油成分和性质的影响，纤维素酶辅助水蒸气蒸馏提取没有对肉豆蔻挥发油的品质产生影响，且提取率明显高于水蒸气蒸馏法。使用β-葡聚糖酶、纤维素酶、木聚糖酶、果胶酶组合成的复合酶对陈皮进行酶解，随后进行连续回流提取3小时，陈皮精油得率最高为2.37%，GC-MS结果显示酶解法比水蒸气蒸馏法提取出了更多的挥发性成分，有助于丰富陈皮精油的香气。用单纯酶法、微波辅助酶法、微波辅助离子液体酶法提取松针中的挥发油，得油率比水蒸气蒸馏法提高了48%～67%，且成分更丰富，萜烯、萜醇、酮的含量更高。

（十）微波提取法

在微波辅助条件下，采用不同溶剂萃取砂仁中挥发油，发现低极性低沸点的溶剂萃取效果较好，其中以乙醚效果最佳。以乙醚为溶剂辅以微波加热法对砂仁挥发油的提取工艺进行优化，提取工艺为固液比1∶5，萃取温度45℃，萃取时间180秒，此时得率为3.2%。而采用有机溶剂热浸法和微波提取法提取砂仁中的挥发性成分，两种方法均能有效地提取砂仁挥发油，但微波提取法提取率高（3.28%），且省时省力。微波提取石菖蒲挥发油，提取率相同时，提取时间是传统水蒸气蒸馏法的1/3。

三、应用实例

（一）川芎

川芎的挥发油是其主要药效成分之一，主要含有以藁本内酯等为代表的苯酞类、烯萜醇类及脂肪酸类等成分，具有镇痛、镇静、改善血管、保护神经细胞、解热等作用。川芎挥发油的红细胞解聚作用尤为显著，还能抑制血小板活化、改善微循环、对缺血性脑血管疾病有显著疗效。

川芎挥发油的提取方法主要有水蒸气蒸馏法、连续回流提取法、超临界CO_2萃取法、提取–共沸精馏耦合法等（表5-7）。

表5-7　川芎挥发油的提取方法

提取方法	溶剂	时间	参数设定	提取率
水蒸气蒸馏法	水	9.19小时	—	0.62%
连续回流提取法	石油醚	3小时	索氏提取器	—
超临界CO_2萃取法	—	2小时	萃取温度50℃，萃取压力35MPa	5.52%
蒸馏–萃取耦合法	水和液体石蜡	6小时	料液比为1：6、回流量为 9.5～10.5ml/min，30% NaCl水溶液盐析，离心	

1.水蒸气蒸馏法　取川芎粉末约200g，置于2000ml圆底烧瓶中，加入1200ml蒸馏水，与玻璃珠数粒，振摇混合后，连接挥发油测定器与回流冷凝管，按《中国药典》中挥发油测定法（甲法）进行。使用此法时，加水倍量、浸泡时间及提取时间均会影响川芎挥发油的含量，采用Box–Behnken响应面优化后得到川芎挥发油的提取工艺为：加10倍量水，浸泡时间2小时，提取时间9.19小时，挥发油提取率实测值0.62%。

酶解、盐析辅助水蒸气蒸馏法是近年来挥发油提取的新技术，具有提取效率高、条件温和、活性成分含有量高等优点。酶解辅助水蒸气蒸馏法的流程是在过2号筛的川芎粉末中加入适量pH 4.8柠檬酸–柠檬酸钠缓冲液、1%原料质量的纤维素酶，置50℃水浴浸泡2小时，进行酶解预处理，后用水蒸气蒸馏提取6小时，得到的挥发油提取率为水蒸气蒸馏法1.28倍。盐析辅助水蒸气蒸馏法是在过2号筛的川芎粉末中加入5%氯化钠溶液，置50℃水浴浸泡2小时，进行盐析辅助处理，后用水蒸气蒸馏提取6小时，得到的挥发油提取率为水蒸气蒸馏法的1.6倍。

2.连续回流提取法　取川芎粉末，置于索氏提取器，加入石油醚（60～90℃），提取3小时，滤过，滤液减压浓缩，收集挥发油。连续回流提取法利用挥发油易溶于石油醚、乙醇、正己烷、乙醚、丙酮等有机溶剂的原理，通过有机溶剂减压浓缩回收得到挥发油成分，耗能小、工艺简单，且挥发油得率相对较高。

3.超临界CO_2萃取法　取川芎粉末，于萃取釜50℃，萃取压力35MPa，萃取时间2小时，CO_2流量为20L/min，收集挥发油，得率为5.52%。

4.蒸馏–萃取耦合法　取直径小于1cm的川芎粗粉200g，置3000ml的圆底烧瓶中，加6倍量水，混匀，在挥发油提取器中加入1.5ml液体石蜡，回流量为 9.5～10.5ml/min，蒸馏提取6小时，得到川芎挥发油的石蜡溶液。向上述溶液中加入适量乙醇，轻摇混合，3000r/min离心3分钟，重复该操作5次，合并挥发油乙醇溶液。再向挥发油乙醇溶液中加入相当于该溶液体积1.5倍量的30% NaCl水溶液，3000r/min离心3分钟，取挥发油置带刻度的玻璃管内，重复该操作，直至油层消失，得到川芎挥发油。

蒸馏–萃取耦合法建立在蒸馏法提取川芎挥发油工艺的基础上，既可以保留蒸馏法的优点，也可以提高川芎挥发油的提取率。

（二）广藿香

广藿香为唇形科植物广藿香 [*Pogostemon cablin* (Blanco) Benth.] 的干燥地上部分，味辛，性微温；归脾、胃、肺经，具有芳香化浊、开胃止呕、发表解暑之功能。临床上主要用于湿浊中阻、脘痞呕吐、暑湿表证、湿温初起、发热倦怠、胸闷不舒、寒湿闭暑、腹痛吐泻、鼻渊头痛等症的治疗，是临床上常用的芳香化湿药。挥发油是其主要的活性成分，广藿香油具有抗炎、抗菌、抗过敏、胃肠道保护及驱虫等多种药理作用。

广藿香油的制备方法很多，主要包括水蒸气蒸馏法、冷浸提取法、超临界CO_2萃取法及超声波辅助萃取法等。

1.水蒸气蒸馏法　广藿香粉碎过20目筛，加水浸泡1小时，料液比为1∶10，提取6小时，挥发油提取率可达2.3%。

2.冷浸提取法　丙酮冷浸提法：将广藿香干燥叶片细粉加入平底烧瓶中；加入丙酮作为提取溶剂，放置于阴凉避光处，冷浸提取24小时后过滤得到萃取液，旋蒸至干后称取净重，提取率为1.68%。

石油醚冷浸提取法：广藿香药材，加入石油醚冷浸提取两次，每次24小时，合并提取液，常温浓缩至干称重，得率为0.8%。

3.超临界CO_2流体萃取法　广藿香药材经粉碎后，在温度45℃、压力35MPa、流速20L/h条件下进行超临界CO_2萃取，提取时间2小时，得到广藿香油。

4.超声提取法　称取一定量的广藿香粉装入磨口三角瓶中，加入适量的石油醚密封好，浸泡12小时，在提取温度为45℃，料液质量比1∶6，萃取功率200 W的条件下进行超声波震荡萃取，每次萃取30分钟，萃取2次后合并萃取液，真空浓缩。提取率为2.29%。

第五节　萜类化合物的提取方法

PPT

一、理化性质

（一）性状

单萜和倍半萜多为油状液体，在常温下可以挥发，低温下多为脑状物或蜡状物。单萜的沸点要比倍半萜低，单萜和倍半萜随着分子量和双键的增加、极性官能团的增多，化合物的挥发性降低，熔点和沸点相应增高。二萜和二倍半萜多为结晶性固体。萜苷类化合物多为固体结晶或粉末，不具有挥发性。

（二）溶解性

非苷形式的萜类化合物具有较强的亲脂性，难溶于水，溶于甲醇、乙醇，易溶于乙醚、三氯甲烷、乙酸乙酯等，一般可以用有机溶剂提取，或者用甲醇或乙醇提取后，再用亲脂性溶剂萃取。萜苷类化合物随着分子中糖数目的增加，亲水性逐渐增强，一般能溶于热水，易溶于甲醇、乙醇溶液，不溶或难溶于亲脂性有机溶剂如石油醚、三氯甲烷和乙酸乙酯。环烯醚萜多以单糖苷的形式存在，苷元较小，且多连有羟基，所以亲水性较强，一般能溶于水、甲醇、乙醇和正丁醇等溶剂，故多用甲醇或乙醇进行提取。具有内酯环结构的萜类化合物，由于碱性条件下内酯环可开裂，游离出羧基，故能溶于碱水。酸化后还原，又在水中形成沉淀，此性质可用于该类化合物的分离与纯化。

此外，萜类化合物对高温、强光、酸、碱较为敏感，易发生氧化、结构重排，引起结构和理化性质的改变。因此，在提取、分离和储存过程中需要格外注意保存方法。

（三）化学性质

萜类化合物分子中的不饱和双键可同卤素、卤化氢以及亚硝酰氯发生加成反应，而萜类化合物结构中的羰基可与亚硫酸氢钠、吉拉德试剂及硝基苯肼发生加成反应，均生成结晶性产物，可用于萜类化合物的鉴别和分离。

二、提取方法

在萜类化合物的提取过程中，值得注意的是，有些萜类化合物的结构稳定性较差，尤其是倍半萜内酯类化合物容易发生结构的重排，应尽可能避免酸碱的处理；二萜类化合物易聚合树脂化，从而引起化合物结构的变化，所以宜选用新鲜药材或迅速晾干的药材；萜苷类化合物也要避免接触酸，并且首先应按照苷类化合物的常规提取方法，即破坏酶的活性，以防止在提取过程中发生水解。

同一类萜类化合物往往也因针对的生物体不同而采用不同的提取方法，如从植物中提取萜类化合物和从海洋生物或微生物中提取所采用的方法可能完全不同。海洋萜类化合物是海洋天然产物中数目较多的化合物，以倍半萜、二萜、二倍半萜居多，三萜化合物极少，海洋萜类化合物与陆地上的萜类化合物类似，但结构中常含有卤素，海洋倍半萜常见于红藻、褐藻、珊瑚、海绵等，海洋二倍半萜类化合物的化学结构变化比倍半萜更多，主要存在于海绵动物中，陆地生物较少发现。

根据萜类化合物的挥发性、溶解性和结构特点等，萜类化合物的常见提取方法主要包括压榨法、溶剂提取法、碱提酸沉法、水蒸气蒸馏法、分子蒸馏法、超临界流体萃取法、超声波或者微波（辅助）提取法、低共熔溶剂提取法等。

（一）压榨法

压榨法是从含挥发油较多的芳香植物原料中提取挥发油的方法之一。此法多用于提取精油（如植物精油等），萜类化合物中的单萜类和中小极性的倍半萜类化合物在精油中广泛存在，含量较高，可采用此法提取，如柠檬烯精油和甜橙油的提取。此法的优点是提取温度低，使其挥发油中萜类化合物不发生化学反应，从而保持挥发油原有的新鲜香味，有利于后续分馏纯化，国外用于食品和香料工业的精油、大多由冷压榨法制得单萜烃，质量分数为95%；缺点是产品不纯，提取不完全，可将压榨后的残渣再进行水蒸气蒸馏等处理使提取完全。

例如，生姜主要含挥发性成分如姜烯、姜醇、桉叶油素、柠檬烯和芳樟醇等数十种，还含有辛辣成分如姜辣醇、姜辣二醇和姜辣烯酮等，其中部分生姜辣味成分的挥发性较低。用压榨法提取生姜挥发油：称取生姜适量，用榨汁机榨取生姜汁，将生姜液离心15分钟，以除去生姜屑及生姜淀粉，得到生姜汁，将其置于分液漏斗中，用乙酸乙酯分三次萃取挥发油，分取乙酸乙酯层，得到生姜挥发油，测得挥发油得油率分别为0.142%。由于压榨法能使挥发油得率较高，挥发性成分与水蒸气蒸馏法基本一致，而且冷榨法提取挥发油能耗低，有利于热不稳定成分的提取，操作简便易行，故采用压榨法代替水蒸气蒸馏法提取生姜挥发油是可行的。

（二）溶剂提取法

萜类化合物在应用溶剂提取法时需要注意以下几个方面。

1.溶剂的选择　根据相似相溶的原则，结合萜类化合物的极性来选择适当的溶剂进行提取：萜类化合物中的单萜和中小极性的倍半萜类化合物多存在于精油中，可选用乙酸乙酯或丙酮作为溶剂进行提取，如果选用溶剂极性过小（如正己烷），选择性较好，但提取不完全；如果选用极性较大的溶剂（如甲醇），提取面较宽，但杂质的含量会增加。极性较大的倍半萜、二萜和三萜类化合物可选用乙醇作溶剂，因为乙醇提取率高，毒性小。极性大的萜苷类化合物可选用不同比例的乙醇和水的混合体系进行提取。为了能全面系统地研究药材中的化学成分，就要尽可能多地将其中的化合物提取出来，此时可考虑采用混合溶剂或者使用系统溶剂提取法，通常按照溶剂极性由低到高的顺序进行提取，这样就能得到不同极性的萜类化合物，使提取完全，但是其缺点是操作步骤繁琐，同一组分不易富集。

综上，萜类化合物溶剂提取法的通常步骤：一般首先使用甲醇或乙醇为溶剂提取，减压回收至无醇味后分为两种情况处理。如果提取非萜苷类化合物，浓缩液用乙酸乙酯萃取，回收溶剂得总萜类提取物，或者用不同极性的有机溶剂按极性递增的方法依次萃取，得到不同极性的萜类提取物，再进行分离；如果提取萜苷类化合物，浓缩液转溶于水中，滤除水不溶性杂质，然后用乙醚或石油醚萃取脱脂后，再用正丁醇萃取，减压回收正丁醇后得粗总萜苷类提取物。也可以使用以下方法：依次用石油醚、二氯甲烷、乙酸乙酯和甲醇浸泡，石油醚除去脂肪和叶绿素，倍半萜、二萜、三萜类化合物主要集中在二氯甲烷、乙酸乙酯提取液中，萜苷类化合物主要集中在甲醇提取液中。或将提取液浓缩成浸膏后，分散溶于水中，再分别用二氯甲烷、乙酸乙酯和正丁醇萃取。此时，萜类化合物主要存在于二氯甲烷和乙酸乙酯中，萜苷类化合物主要存在于正丁醇中，将各提取液减压回收后得到粗提取物。

2. 提取方式 常用的溶剂提取方法有煎煮法、浸渍法、渗漉法、回流提取法及连续回流提取法等，均可用于萜类化合物的提取。

3. 影响提取效率的因素 溶剂提取法的提取效果除取决于选择合适的提取溶剂和提取方法外，药材的选择粉碎粒度、提取温度、提取时间等也直接影响提取的效果。溶剂提取法用于提取萜类化合物的实例较多，例如采用浸提法提取木瓜中齐墩果酸和熊果酸，提取工艺参数为：95%乙醇，温度60℃，提取时间3小时，提取2次，齐墩果酸和熊果酸料液比分别为1∶8（g/ml）和1∶6（g/ml），得率分别为0.59%和0.12%。

（三）碱提酸沉法

碱提酸沉法是用来提取具有羧基、酚羟基及内酯环结构的萜类化合物，特别是萜内酯的提取。先用提取萜类化合物的方法提取出具有羧基、酚羟基及内酯环结构的粗总萜，然后利用此类结构的萜类化合物在碱液中成盐而溶于水中，酸化后又游离或闭环后析出，可得到具有羧基、酚羟基及内酯环结构的萜类化合物。但某些萜内酯在酸碱处理时易引起结构的改变，应加以注意。

如穿心莲内酯为二萜内酯类化合物，是穿心莲的主要性成分之一。对穿心莲内酯的提取工艺研究表明水提取虽然成本低，但干浸膏率（20.00%）和内酯含量（6.33%）也很低；水提醇沉不仅得率（8.80%）最低，内酯含量（10.29%）也低，而且耗用乙醇，成本高；醇提内酯含量（41.74%）虽最高，但成本也高，且得率低；5种浓度的碱水提取比较，0.01%碱水提取的内酯含量（21.51%）最高，所用成本最低，含水量（0.75%）最低，平均回收率为96.88%，所以用0.01%碱水从穿心莲茎叶提取穿心莲内酯较为适宜。

（四）水蒸气蒸馏法

水蒸气蒸馏法是适于提取常压下沸点较高或在较高温度下容易分解的物质，也可用于除去化合物中的树脂或不挥发性杂质。挥发性萜类化合物的碳链较短、相对分子质量较低、不饱和双键较多而使它们具有一定的挥发性和芳香气味，这也是提取挥发性萜类化合物采用蒸馏法作为主要方法的原因之一。水蒸气蒸馏法适用于提取小分子挥发性萜类化合物，主要是单萜和倍半萜；挥发性萜类化合物中含酯的成分在加热条件下很容易发生水解作用，产生醇和酸；含有醛基的化合物会被氧化成酸，特别是分离含单醛基的化合物变化更快，因此对于一些用水蒸气蒸馏法较难蒸出或蒸馏时间较长的物质，不适合用水蒸气蒸馏法。

水蒸气蒸馏法一般分为水中蒸馏法、水上蒸馏法和水气蒸馏法三种。水蒸气蒸馏法获得的粗精油，其主要成分为单萜及倍半萜化合物（萜苷除外）。水中蒸馏法是将药材完全浸在水中使它与沸水直接接触，把芳香油随沸水的蒸气蒸馏出来的方法，适合于细粉状的药材及遇热易于结团的药材，不适宜含有黏质、胶质或淀粉质太多的药材；水上蒸馏法将药材放在一个多孔的隔板上，下面放水与药材相隔10cm，用蒸气夹层或蒸气蛇管加热，使水沸腾，蒸气通过药材将挥发性萜类化合物蒸出，此法适合草本类的中药材和叶类的挥发性萜类化合物的蒸馏，此法不易蒸出高沸点化合物；水汽蒸馏法使用较高压力的蒸气，使沸点高的芳香油也易蒸出，目前绝大部分植物的芳香油均用此法。

需要注意的是，在使用水蒸气蒸馏法蒸馏之前应尽量将药材切碎，破坏其组织，使其挥发性化合物可与水汽直接接触而气化。虽然挥发性萜类化合物具有一定的挥发性，但是由于它们在结构上的多样性，有些挥发性较强，有些则较弱，挥发性较强的化合物较易蒸馏而且可得到高收率，挥发性较弱的化合物则较难被蒸馏出。在同一个药材的挥发性萜类化合物中，各种不同的化合物其挥发性强弱是不一样的，因此各种成分的蒸馏速度也是不相同的。在生产中一般都是以蒸馏出来的蒸馏液是否还有芳香气味作为判断蒸馏是否已到终点的标准，这也是不科学的，因为各种成分香味的强度是不一样的，而且常常有一种反常现象：含挥发性萜类化合物的药材的芳香气味与其中挥发性萜类化合物的主要成分的关系不大。涉及水蒸气蒸馏法提取萜类化合物的研究报道非常多，例如从橙皮中提取柠檬烯：在500ml三颈瓶中，加入200ml水，再加入碎橙皮60g，三颈瓶中孔接分水器，分水器上接一个球形冷凝管，进行水蒸气蒸馏。由于水与橙皮油形成共沸混合物，混合物沸腾，产生共沸蒸气经球形冷凝管冷却后流进分水器，由于橙皮油的密度小于水的密度，所以在分水器中分为有机层和水层，不断地把下层的水放出，当馏出液达90~100ml时即可停止。这时馏出液上面有一薄层油层，即为橙皮油。留下有机层，无水硫酸钠干燥0.5小时后，将干燥好的溶液滤入50ml蒸馏瓶进行水浴加热蒸馏，收集176℃的组分。

（五）分子蒸馏法

分子蒸馏技术是提纯精油的一种有效方法，可将芳香油中的某一主要成分进行浓缩，并除去异臭和带色杂质，提高其纯度，减少污染，不仅产品得率高，而且产品品质好，如玫瑰油、香茅油、桂皮油等，因而常用于天然精油的提纯。例如利用分子蒸馏技术分别对经超临界CO_2萃取所得到的干姜油成分和毛叶木姜子果油中柠檬醛成功分离。采用分子蒸馏法提纯玫瑰精油的工艺条件为：蒸馏压力3.0Pa、蒸馏温度110℃、物料流量2ml/min、刮膜转速480r/min，玫瑰精油得率可达20.6%。

（六）超临界流体萃取法

植物中的挥发油大多富含单萜和倍半萜类化合物。由于挥发油的沸点低，分子量不大，并且在超临界CO_2流体中具有良好的溶解性能，因而多数可用超临界CO_2流体直接萃取而得到。游离的二萜和三萜类化合物大都因具有较强的亲脂性可应用临界CO_2流体法进行提取。

泽泻中的化学成分以萜类为主，含多种四环三萜、倍半萜、二萜类化合物，超临界CO_2萃取泽泻中三萜类总组分的优化条件：夹带剂用量每克泽泻为1.5ml，温度45℃，时间30分钟和压力25MPa，该方法简便，选择性高。萃取时间20分钟，与水蒸气蒸馏法相比，该提取方法省时且样品收率高。采用超临界CO_2萃取云南红豆杉枝叶中的紫杉醇，先用纯CO_2萃取，去除叶绿素等脂类杂质，再加入夹带剂甲醇萃取紫杉醇。紫杉醇的最佳萃取条件为：红豆杉枝叶粉碎至直径0.6~0.8mm，萃取压力34MPa，萃取温度40℃。

（七）超声波辅助提取法

萜类化合物可以借助超声波进行辅助提取，以提高其提取率。如超声法提取栀子中栀子苷的工艺条件为：水作为溶剂、温度70℃、料液比1：30、超声波提取30分钟，栀子苷的得率为（40.31±1.14）mg/g。

（八）微波辅助提取法

微波法提取丹参中的丹参酮类二萜（如tanshinone Ⅱ$_A$，cryptotanshinone和tanshinone Ⅰ），操作简便、快速。在适宜条件下，如95%乙醇为萃取剂，微波连续辐照2分钟，液固比10：1，3种丹参酮的得率等于或超过经典提取方法，避免了丹参酮类长时间处于高温下造成的不稳定、易分解的缺点。采用微波预处理技术，即先用少量乙醇溶液作为预处理剂润湿物料，再用微波快速气化处理，最后用乙醇提取，应用在泽泻三萜总组分的提取中，泽泻取中颗粒（40目），预处理剂为1.9倍物料量（ml/g）的50%乙醇，辐射时间180秒，85%乙醇常规回流提取2次，每次30分钟，提取率可达到17.84%；通过与经典提取方法的对比发现该法具有提取率高提取时间较短及微波利用率高等特点。

三、应用实例

（一）黄花蒿

黄花蒿（*Artemisia annua* L.）是菊科蒿属的一年生草本植物，具有解暑、退热、治感冒等功效，是我国传统的中草药。20世纪70年代，我国著名科学家屠呦呦及其工作团队首次从黄花蒿茎叶中分离到一种具有高效抗疟活性的倍半萜内酯类化合物——青蒿素（artemisinin），已被世界卫生组织推荐为防治疟疾的首选药物。青蒿提取物还具有抗炎、抗氧化、抗菌及抗肿瘤等多种药用价值。另外，黄花蒿还可以作为长效无公害的天然绿色农药资源和绿化荒地的优良先锋植物资源。

青蒿素属于倍半萜内酯的过氧化物，几乎不溶于水，易溶于三氯甲烷、乙酸乙酯、丙酮等多种有机溶剂，由于其具有的特殊的过氧基团，对热不稳定，易受热、湿和还原性物质的影响而分解。黄花蒿中青蒿素的提取方法包括回流提取法、超声提取法、微波辅助提取法、酶提取法、超临界流体提取法和柱色谱提取法等（表5-8）。

表5-8　黄花蒿中青蒿素的提取方法

提取方法	溶剂	时间	参数设定	提取率/含量
超声提取法	石油醚	50分钟	频率20kHz、功率90W、温度50℃	83%
微波辅助提取法	正己烷	120秒	功率500W，温度50℃，料液比1：30	1.39%
酶解法	15U/ml的纤维素酶溶液	1.5小时	温度50℃	1.16%
超临界流体萃取法	超临界CO$_2$	4小时	萃取压力20MPa，萃取温度50℃，CO$_2$质量流量1kg/h	95%以上
柱色谱提取法	石油醚（V）：95%乙醇（V）=2：8	—	料（m）：液（V）=1：3.5	95%以上

1.超声提取法　黄花蒿粉适量，加入石油醚，密封后置超声波破碎仪进行超声提取，将提取液冷却至室温后抽滤，取滤液置于分液漏斗中，加入2%氢氧化钠洗去碱溶性部分，弃去下层碱液，以蒸馏水洗涤至中性，减压浓缩成浸膏，加95%乙醇溶解，得到青蒿素的乙醇溶液。超声波用于强化石油醚提取青蒿素时，采用20kHz、90W超声波，在50℃下，单次作用20分钟后继续搅拌至30分钟时，提

取率可达83%。超声波提取法具有无需加热，提取效率高时间短，耗能少的优点。主要用于小型实验室提取。

2.微波辅助提取法　黄花蒿粉适量，加入锥形瓶中，加入正己烷，放入微波炉，在微波功率为500W，温度为50℃，辐射累计达120秒后，将提取液冷却过滤，青蒿素的含量为1.39%。

3.酶解法　取干燥黄花蒿叶样品，加入稀硫酸溶液（pH 4.5）和15U/ml的纤维素酶溶液，置于50℃恒温水浴中，酶解一定时间后，抽滤，滤渣烘干至恒重。在滤渣中加入定量的石油醚，并于50℃条件下进行加热，加热一定时间后，冷却至室温，抽滤。

4.回流提取法　干燥黄花蒿叶样品约1g，加入60ml石油醚，控制内温为50℃进行加热，加热一定时间后，冷却至室温，抽滤，得提取物。

5.超临界流体萃取法　黄花蒿全草粉碎，置于超临界萃取装置中，恒温水浴控制恒定温度。工艺条件为：萃取压力20MPa，萃取温度50℃，每千克原料CO_2质量流量1kg/h，萃取时间4小时。原料中存在一定比例的水起到夹带剂的作用，对萃取有利。用超临界CO_2从黄花蒿萃取青蒿素，可以得到纯度15%以上的萃取物，萃取率达到95%以上。

6.柱色谱提取法　柱色谱提取法是将植物材料用最小体积的提取溶剂装入色谱柱中，待成分充分溶解后，用同样的溶剂，按柱色谱洗脱的原理和方法，将材料中的青蒿素从色谱柱中洗脱出来，整个过程在室温下进行。干燥粉碎的黄花蒿植物材料用提取溶剂［石油醚（V）∶95%乙醇（V）=2∶8］按料（m）∶液（V）=1.0∶3.5的量，湿法装入色谱柱中，静置1小时后，用提取溶剂洗脱。收集前1.5MV提取液，青蒿素的提取率可达到95%以上。用柱色谱提取法提取青蒿素，工艺简单、提取率高、溶剂用量少、节能环保、设备和生产成本低，适合工业上大量制备青蒿素。

（二）穿心莲

穿心莲为爵床科植物穿心莲［*Andrographis paniculata*（Burm.f.）Ness］的干燥地上部分，具有清热解毒、凉血消肿等功效，临床上多用于上呼吸道感染、急性痢疾、胃肠炎、感冒发热等的治疗。穿心莲内酯（andrographolide，AGP）为二萜内酯类化合物，是穿心莲抗菌消炎的主要成分之一，具有抗菌消炎、抗病毒、抗肿瘤、免疫调节、治疗心脑血管疾病、保肝利胆、降血糖等作用。

穿心莲内酯的提取方法包括回流提取法、超声提取法、减压内部沸腾法、微波提取法等。

1.超声提取法　穿心莲粉末置于烧杯中，加入8倍量的90%乙醇，用保鲜膜封口放入超声清洗器中进行超声提取，提取时间为10分钟，趁热将提取液真空抽滤，将滤液放入恒温水浴锅中微热，然后称取一定活性炭粉末加入滤液中；用磁力搅拌器对滤液进行搅拌1小时；搅拌结束后再过滤一次，留滤液。将滤液浓缩，浓缩后的黏稠液倒入称好重量的塑料盘内在恒温水浴锅上蒸发一定程度后，于50℃微波干燥仪中进行微波干燥10分钟左右，既得穿心莲内酯粗品。

2.减压内部沸腾法　穿心莲粉末，用80%的乙醇溶液均匀润湿30分钟，使乙醇溶液充分渗透物料；加入12倍量32%乙醇溶液，保持提取温度59℃，迅速减压至内部产生沸腾（物料表面产生小气泡），提取4分钟后，过滤，穿心莲内酯的最大得率为0.662%。

3.回流提取法　穿心莲叶粉碎，过20目筛，加入80%乙醇6倍量回流提取（温度80℃）2次，每次2小时。

4.微波提取法　取穿心莲茎叶粗粉于圆底烧瓶中，加入75%的乙醇，提取温度40℃，提取时间8分钟，提取两次，滤液用石油醚除叶绿素后，浓缩。

青蒿素的发现

青蒿素（及其衍生物）是一种具有独特化学结构的倍半萜内酯化合物，来源于蒿属植物黄花蒿（*Artemisia annua* L.）。自发现以来，它已成为最重要和最有效的抗疟药物。

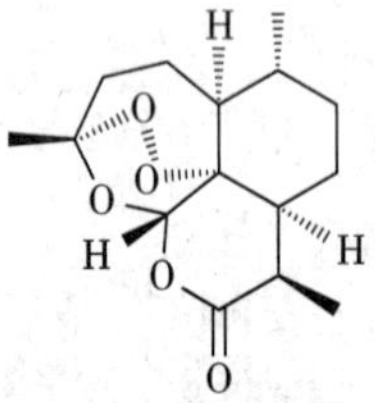

青蒿素结构

屠呦呦教授（1930年至今）发现的青蒿素，挽救了数百万人的生命，被授予2015年诺贝尔生理学或医学奖。屠呦呦在从中药中挖掘抗疟药物过程中，受到葛洪《肘后备急方》这一最早使用青蒿治疗疟疾症状的著作中的记载的"青蒿一握，以水二升渍，绞取汁，尽服之"的启发，发现用乙醚回流或冷浸制得的青蒿乙醚中性提取物对疟原虫显示100%的抑制率，从而取得抗疟药效的突破，是发现青蒿素的关键。因此，在中药有效成分的提取过程中，提取方法及工艺的优选至关重要，是中药药效物质基础研究及中药创新药物研发的关键。

第六节　三萜及皂苷类化合物的提取方法

PPT

一、理化性质

（一）性状

游离的三萜类化合物大多呈结晶状。三萜皂苷类化合物大多为无色或白色的无定形粉末，仅少数为晶体；因其极性较大，常具有吸湿性；多有苦味和辛辣味，且对人体黏膜有强烈刺激性。

（二）溶解性

游离三萜类化合物极性较小，不溶于水，能溶于石油醚、乙醚、三氯甲烷、甲醇、乙醇等有机溶剂。三萜皂苷类极性较大，可溶于水、甲醇和乙醇，几乎不溶或难溶于丙酮、乙醚、石油醚等极性小的有机溶剂。皂苷在含水丁醇或戊醇中溶解度较好，常将正丁醇作为提取富集皂苷的溶剂。此外，皂苷有助溶性，可促进其他成分在水中的溶解度。

（三）沉淀反应

皂苷的水溶液可以与一些金属盐类产生沉淀，如铅盐、钡盐、铜盐等。三萜皂苷水溶液加入硫酸铵、乙酸铅或其他中性盐类即生成沉淀。中性皂苷的水溶液加入碱式乙酸铅或氢氧化钡等碱性盐类能生成沉淀。

（四）其他性质

三萜皂苷类化合物熔点较高，一般测得的大多是分解点（200～350℃）。三萜皂苷可经过酸水解、酶水解、乙酰解或Smith降解等方法水解，得到相应三萜苷元。三萜皂苷多含有羧基具有酸性。

二、提取方法

（一）醇类有机溶剂提取法

醇类有机溶剂提取法为目前提取皂苷的常用方法，一般可以选用不同浓度的甲醇或乙醇为提取溶剂。当三萜皂苷含有羟基、羧基等极性基团越多，亲水性越强时，可用稀醇或水提取。由于皂苷水溶液具有发泡作用，用水作提取溶剂，在提取及浓缩提取液时会产生大量的泡沫，因此，一般提取皂苷的溶剂以亲水性有机溶剂为理想。对三萜皂苷醇提取液的进一步去杂质、富集，可以得到较纯的三萜皂苷。例如柴胡总皂苷的提取，可将柴胡细粉用含5%吡啶的甲醇提取（加入吡啶为中和植物中的酸，防止皂苷次生化），得甲醇提取液。甲醇提取液回收溶剂得浓缩物，再加水分散，用水饱和的正丁醇萃取，将正丁醇萃取液回收溶剂，加乙醚沉淀，滤取沉淀可得粗总皂苷。

（二）碱提酸沉法

某些皂苷含有羧基，具有酸性，可以溶于碱水中，利用羧基与碱成盐而溶于碱水溶液中，酸化后羧基游离而沉淀析出，可得较纯的总皂苷。例如地榆总皂苷的提取，地榆饮片适量，粉碎成粗粉，加8倍量乙醇回流提取2次，每次1.5小时，合并滤液，调乙醇体积分数至90%，加10%NaOH溶液调pH 12~14，静置12小时，离心，弃去沉淀。取上清液，加水适量至乙醇体积分数为20%左右，加10%NaOH溶液调pH 11~12，静置12小时，离心收集沉淀，重复2次，合并两次沉淀，70℃减压至干，加无水乙醇回流45分钟，滤过，收集滤液，减压回收乙醇，挥干，所得物减压干燥12小时，即得地榆总皂苷。

（三）酸水解有机溶剂提取法

此方法可以得到三萜皂苷相应的皂苷元。可以将植物原料在酸性溶液中加热水解，过滤，药渣水洗后干燥，然后用有机溶剂提取，也可以先用醇类溶剂提取出皂苷，然后加酸水解，滤出水解物，再用有机溶剂提取出皂苷元。

（四）超声提取法

超声提取法具有加快提取效率、节约能源、环保及用时短等优势。例如利用超声波辅助法提取牛樟芝总三萜皂苷，按照料液比1：20加入70%乙醇，设置提取功率为80W，提取时间41分钟，三萜提取率为3.71%。

（五）其他方法

除了上述传统的提取三萜及皂苷的方法外，还可以采用微波辅助提取法、超临界CO_2流体萃取法、超高压提取法及仿生提取法等多种新型方法。

三、应用实例

（一）人参

人参为五加科植物人参（*Panax ginseng* C. A. Mey.）的干燥根和根茎。味甘、微苦，微温，归脾、肺、心、肾经。具有大补元气，复脉固脱，补脾益肺，生津养血，安神益智之功效。用于体虚欲脱，肢冷脉微，脾虚食少，肺虚喘咳，津伤口渴等症。人参皂苷为人参的主要有效成分。人参中的皂苷类成分在抗肿瘤、抗衰老、抗心律失常、抑制细胞凋亡、降糖降脂、改善学习记忆、增强性功能和免疫功能等方面均有很好的作用。人参皂苷属三萜皂苷，占人参总量的3%～6%，结构类型包括达玛烷型四环三萜皂苷和齐墩果烷型五环三萜皂苷。人参皂苷大多数为达玛烷型，根据皂苷元不同，达玛烷型皂苷可分为两类，其中原人参二醇型–A型（图5-10）主要包括人参皂苷 Ra_1、Ra_2、Ra_3、Rb_1、Rb_2、Rb_3、Rs_1、Rs_2、Rg_3、R_d、Rh_2、Rc 等，原人参三醇型–B型（图5-11）主要包括人参皂苷 Re、Rf、Rg_1、Rg_2、Rh_1 等。

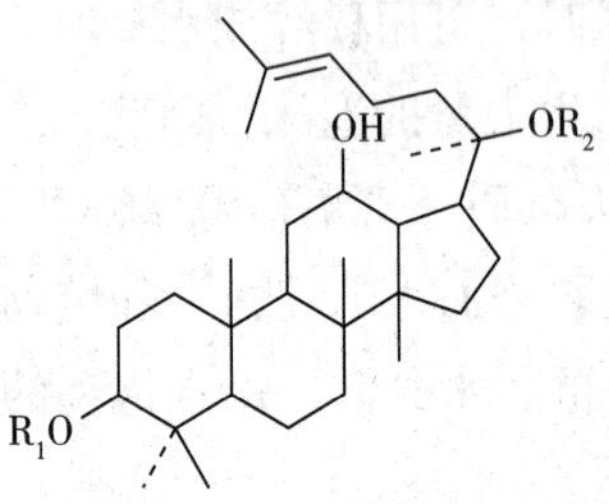

	R_1	R_2
人参皂苷 Ra_1	glc(2→1)glc	glc(6→1)ara(p)(4→1)xyl
人参皂苷 Rb_1	glc(2→1)glc	glc(6→1)glc
人参皂苷 Rc	glc(2→1)glc	glc(6→1)ara(f)
人参皂苷 Rd	glc(2→1)glc	glc
人参皂苷 Rh_2	glc	H

图5-10　原人参二醇型人参皂苷

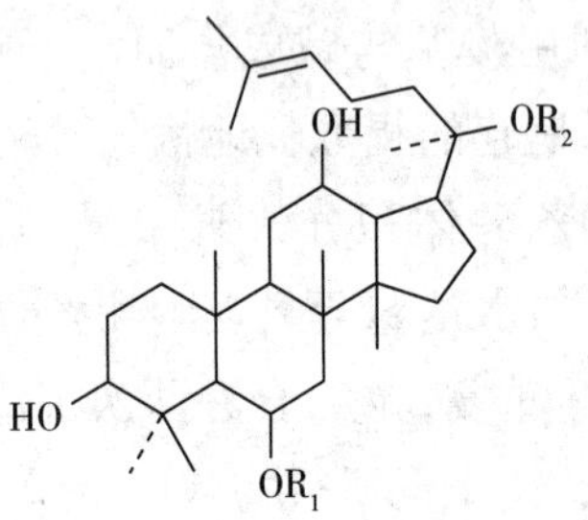

	R_1	R_2
人参皂苷 Re	glc(2→1)rha	glc
人参皂苷 Rf	glc(2→1)glc	H
人参皂苷 Rg_1	glc	glc
人参皂苷 Rg_2	glc(2→1)glc	glc
人参皂苷 Rh_1	glc	H

图5-11　原人参三醇型人参皂苷

1. 溶剂提取法

（1）煎煮法　取人参，切成厚片，加水煎煮2次（第1次2小时，第2次1.5小时），合并2次煎液，滤过；滤液通过D101型大孔吸附树脂柱，先用水洗脱至洗脱液无色，再用60%乙醇洗脱；收集60%乙醇洗脱液，浓缩至相对密度为1.06～1.08（80℃）的清膏，干燥，粉碎，即得人参总皂苷。

（2）浸渍法　取人参粗粉，加10倍量水浸泡12小时，在60℃的水浴条件下浸提2次，每次2小时，合并浸提液，浓缩，过滤，滤液用正丁醇进行萃取即得。

（3）回流法　取人参药材，加8倍量70%乙醇，浸泡30分钟，加热回流2小时，过滤；药渣再加8倍量70%乙醇，加热回流2小时，过滤；合并2次滤液，回收乙醇，浓缩干燥。

2. 超声提取法　人参须根粗粉适量，加入8倍量水，浸泡12小时，放入超声波仪器中，设置功率为100W、温度为30℃，提取3次，每次20分钟，合并滤液，减压抽滤即得。

3. 微波辅助萃取法　人参粗粉适量，加70%乙醇，液固比1∶20，设置萃取功率为600W，萃取温度为45℃，萃取3次，每次5分钟。

4. 高压与超高压提取法　超高压是一种新型的中药有效成分提取技术，利用100MPa以上的流体静压力作用于料液上，保压一段时间后迅速卸压，进行分离纯化，达到提取的目的。使用此法提取人参中的人参皂苷有很大优势，可缩短提取时间，提高提取效率。取人参干燥根，粉碎成粗粉，过40目筛，按1∶40加三氯甲烷回流3小时脱脂，回收溶剂，挥干残渣中的溶剂，制备已脱脂的人参粉末；称取该粉末适量，加入50%乙醇，固液比为1∶75，密封，混匀，设置提取压力为500MPa，保压提取2分钟，人参皂苷的得率高达7.76%。

5.仿生提取法 用仿生提取法提取的人参皂苷类成分在人体内更容易被吸收，具有良好的生物利用度。人参药材在60℃的条件下真空干燥后，进行超微粉碎，过300目筛，制备成人参超微粉。用水配制成含0.2%氯化钠、0.32%胃蛋白酶、0.7%盐酸的100ml溶液，即仿生溶媒，精密称取人参超微粉适量，加入25倍量仿生溶媒，置于37℃水浴中，搅拌提取1小时后，进行离心，上清液用水饱和正丁醇振摇提取3次，合并正丁醇液，减压回收，低温真空干燥，得人参仿生提取物。

6.脉冲电场提取法 脉冲电场（pulsed electric field，PEF）提取技术是一种用于从天然产物中提取活性成分的新技术。在提取过程中，使用的电压越高，进入细胞的溶剂就越多，更多的化合物就可以渗透过细胞膜。与其他提取方法相比，该方法提取率更高，时间更短，具有快速、高效、固溶剂比小的优点。提取人参皂苷时，称取适量人参药材，加70%乙醇水溶液浸泡24小时后，以150L/h的流速泵入PEF系统，打开高压脉冲，将脉冲频率设置为6000Hz，电场强度设置为20 kV/cm，数分钟后，关闭高压脉冲，过滤，收集人参皂苷提取液。

7.基质固相分散提取法（matrix solid-phase dispersion，MSPD） 该方法是将涂有C_{18}等多种聚合物的载体材料与样品一起研磨，得到半干状态的颗粒混合物，作为填料装柱，然后用不同极性的溶剂洗脱，得到目标产物。与传统的萃取技术相比，MSPD操作简单，可缩短提取时间及减少溶剂消耗。称取适量人参药材，粉碎，以硅藻土为分散剂，加入适量水及分散剂混合，样品与分散剂的质量比为1:6，用杵研磨得到均匀的混合物，将混合物转移到玻璃柱中，用75%甲醇溶液、以0.2ml/min的速度进行洗脱，收集洗脱液，减压回收溶剂，干燥，即得。

（二）甘草

甘草为豆科植物甘草（*Glycyrrhiza uralensis* Fisch.）、胀果甘草（*G.inflata* Bat.）或光果甘草（*G.glabra* L.）的干燥根和根茎，性平、味甘，具有补脾益气、清热解毒、祛痰止咳、缓急止痛、调和诸药之功效，用于脾胃虚弱、倦怠乏力、心悸气短、咳嗽痰多、病肿疮毒等症。甘草的主要成分为甘草皂苷（甘草酸、甘草甜素），其苷元称之为甘草次酸。甘草酸［图5-12（a）］及甘草次酸［图5-12（b）］具有保肝、抗缺血性损伤、抗菌、抗病毒及抗炎等药理作用。

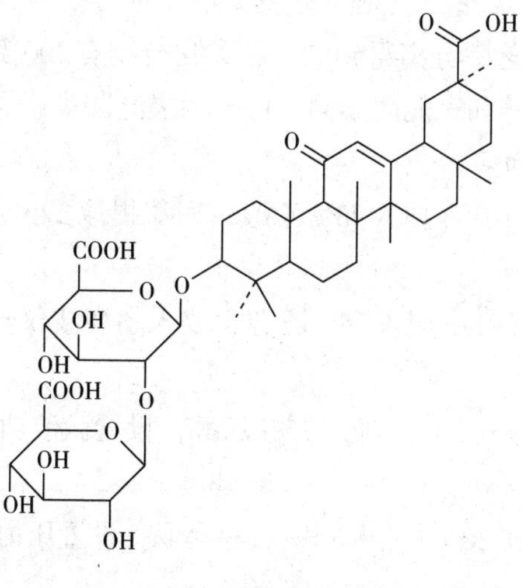

a.甘草酸 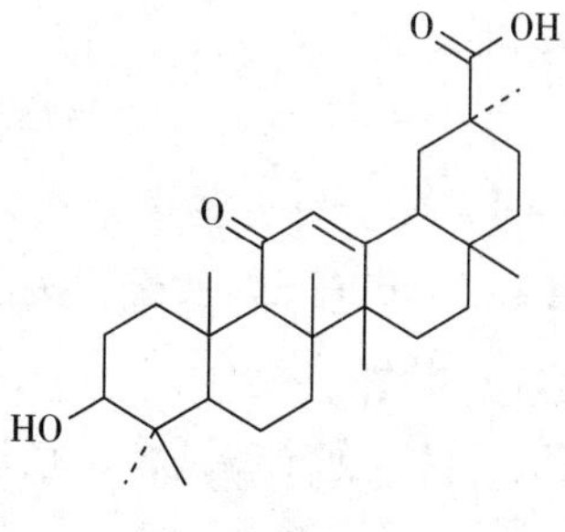　　　　　　　　　　　b.甘草次酸

图5-12　甘草酸（a）和甘草次酸（b）的结构

甘草皂苷的提取方法包括溶剂提取法、回流提取法、超声提取法、微波辅助提取法、超临界流体提取法等。提取制备甘草次酸的方法大多是将甘草酸或甘草酸盐水解后进行提取，目前主要有酸解法、纤

维素酶–超声法、微波加压水解法、生物转化法微波加压水解法等。

1.甘草酸的提取

（1）溶剂提取法　甘草粗粉适量，加20倍量水，煎煮3次，每次1.5小时，合并煎液，减压浓缩即得。

（2）回流提取法　甘草粗粉适量，加入6倍量65%乙醇回流提取3次，每次1.5小时，合并提取液，回收乙醇至无醇味，浓缩即得。

（3）超声提取法　甘草粗粉适量，加入5倍量0.5%氨水，置超声波仪器中，将功率设置为100W，温度设置为30℃，超声提取20分钟，离心（转速5000r/min，时间20分钟）过滤，滤渣加0.5%氨水再提取2次（第2次加3倍量，第3次加2倍量）；合并3次滤液，加浓硫酸调pH 1.0，使沉淀完全，静置1小时，抽滤，沉淀于60℃真空干燥，得甘草酸粗品。

（4）微波辅助提取法　甘草粗粉适量，加0.5%氨水和10%乙醇（1:1），液固比为10:1，设置微波功率为550W，加热20秒，甘草酸的得率为10.77%。

2.甘草次酸的提取

（1）酸解法　以甘草酸单铵盐为原料，加入H_2SO_4，使其体积分数为8%，料液1:100，温度为100℃，酸解12小时，得到甘草次酸粗品。

（2）纤维素酶–超声法　甘草粗粉适量，过50目筛，加入70%乙醇，加硫酸调pH 4，加纤维素酶充分搅拌，放入超声波仪器中，设置超声频率为40kHz，提取时为45分钟。提取结束后，离心，取上清液，经D101大孔树脂纯化，得到甘草酸。甘草酸在酸性条件下加压水解可以制备得到甘草次酸。

（3）微波加压水解法　称取制备得到的甘草酸适量，加入3%~5%硫酸溶液，液固比25:1，放入微波仪器中，设置微波功率为450W，温度为150℃，水解时间为21分钟，可以得到甘草次酸。

（三）灵芝

灵芝为多孔菌科真菌赤芝 ［*Ganoderma lucidum*（Leyss.exFr.）Karst.］或紫芝（*G.sinense* Zhao, Xu et Zhang）的干燥子实体，气微香，味苦涩，具有补气安神，止咳平喘的功效，可用于治疗心神不宁，失眠心悸，肺虚咳喘，虚劳短气，不思饮食等症。灵芝三萜是灵芝主要活性成分之一，具有抗肿瘤、保肝、降血脂和抗病毒等多种药理作用。目前从灵芝中分离得到的三萜类化合物有300多种。按照碳原子数目不同，可分为C_{30}、C_{24}和C_{27}三大类；按照侧链和官能团不同，可分为灵芝酸类、灵芝醇类、灵芝醛类和灵芝内酯类等，其中以灵芝酸类和灵芝醇类为多。

1.回流提取法　灵芝干粉适量，按照料液比16:1加入73%乙醇，回流提取2小时，抽滤，浓缩滤液至一定体积即得。

2.超声提取法　灵芝干粉适量，按照料液比1:25加入75%乙醇，放入超声波仪器中，设置超声功率为250W，超声时间为50分钟，温度为80℃。

3.微波辅助提取法　灵芝干粉适量，按照料液比33:1加入75%乙醇，设置微波功率为870W，温度为75℃，提取时间为17分钟。

4.超高压提取法　灵芝孢子粉适量，按液固比20:1加入75%乙醇提取，设置压力为350MPa，保压时间6分钟。

5.超临界CO_2萃取法　灵芝子实体干粉100g装入萃取釜中，设置萃取釜压力为25MPa，温度为45℃，夹带剂为95%乙醇，用量为300ml，萃取时间为1.5小时，设置分离釜Ⅰ压力为7MPa，温度为50℃，设置分离釜Ⅱ压力为4MPa，温度为36℃，CO_2流量为30L/h。萃取结束后，从分离釜Ⅰ和分离釜Ⅱ出料口接收萃取液，合并即得。

PPT

第七节　甾体类化合物的提取方法

一、概述

甾体类化合物（steroids）是广泛存在于自然界中的一种具有环戊烷骈多氢菲（甾烷）母核的一类天然化学成分，在动植物的生命活动中起着重要的作用，具有广泛的生物活性和药理作用。各类甾体成分在 C_{17} 位均有侧链结构，根据侧链结构不同，可分为甾体皂苷、强心苷、胆汁酸、植物甾醇、甾体生物碱、C_{21} 甾类、昆虫变态激素等。

二、甾体皂苷类化合物的提取方法

（一）理化性质

1.性状　甾体皂苷大多为无色或白色无定形粉末，不易结晶。甾体皂苷元多有较好的结晶形状。熔点较高，苷元的熔点常随着羟基数目的增加而升高。二者均具有旋光性，且多为左旋。

2.溶解性　甾体皂苷一般可溶于水，易溶于热水、稀醇，难溶于丙酮，在含水丁醇或戊醇中溶解度较好。几乎不溶于或难溶于石油醚、苯、乙醚等亲脂性溶剂。甾体皂苷元难溶或不溶于水，易溶于甲醇、乙醇、三氯甲烷、乙醚等有机溶剂。

（二）提取方法

1.溶剂提取法　甾体皂苷根据其溶解性可用溶剂提取法进行提取，多选用极性较大的溶剂，主要使用水、甲醇、无水乙醇、稀乙醇等作为溶剂，多采用煎煮法、浸渍法、渗漉法、回流提取法等方法进行提取。甾体皂苷元的提取多根据其难溶或不溶于水、易溶于有机溶剂的特性，先从原料中提取粗皂苷，将粗皂苷加酸加热水解后通过使用苯、三氯甲烷等有机溶剂，将水解液中的甾体皂苷元提取出来。在工业生产中通常将植物原料直接在酸性溶液中加热水解，将水解液水洗干燥后再通过有机溶剂提取。

2.超临界 CO_2 流体萃取法　超临界流体萃取法多用于甾体皂苷元的提取，具有提取能力强、提取率高、能较为完好地保存有效成分等优点。加入夹带剂，也可用于甾体皂苷的提取。例如以超临界 CO_2 流体萃取法从黄山药中提取薯蓣皂苷，提取条件为：压力29MPa、温度55℃；分离釜 I 压力10MPa、温度60℃；分离釜 II 压力5.6MPa、温度45℃；分离柱压力18MPa、温度70℃；以乙醇为夹带剂，CO_2 流量12kg/kg；萃取时间3小时。

3.超声提取法　如采用超声提取法提取山药中的甾体皂苷时，以75%乙醇为溶剂，料液比为1：10，超声温度为50℃，超声时间为30分钟，超声功率为60W。

（三）应用实例

1.重楼　重楼为百合科植物云南重楼［*Paris polyphylla* Smith var.*yunnanensis*（Franch.）Hand.Mazz.］或七叶一枝花［*P.polyphylla* Smith var.*chinensis*（Franch.）Hara］的干燥根茎。苦，微寒；有小毒。归肝经。具有清热解毒，消肿止痛，凉肝定惊的功能。用于疔疮痈肿，咽喉肿痛，蛇虫咬伤，跌扑伤痛，惊风抽搐，具有抗肿瘤、止血、镇静镇痛等药理作用。重楼活性成分主要为甾体皂苷、游离氨基酸、黄酮、微量元素等类化合物，其中主要药效成分为甾体皂苷。《中国药典》（一部）规定重楼中含重楼皂苷 I 、重楼皂苷 II 和重楼皂苷 VII（图5-13）的总量不得少于0.60%。

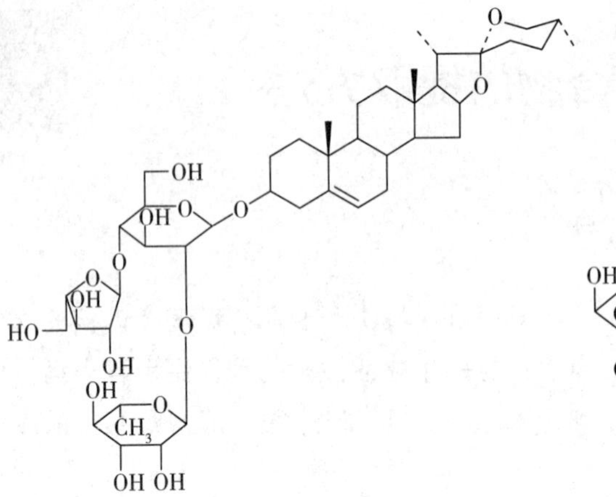

重楼皂苷 I 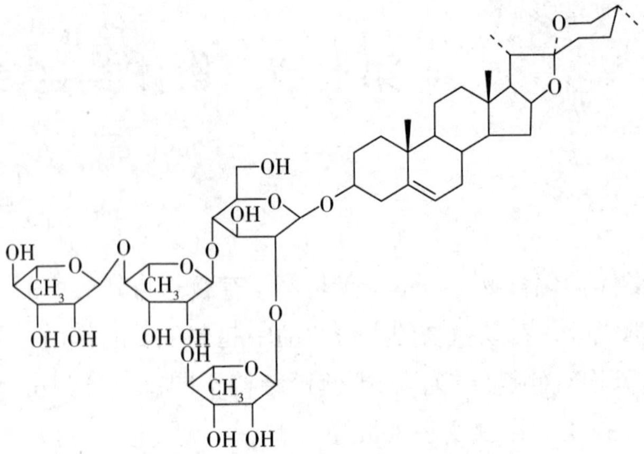   重楼皂苷 II

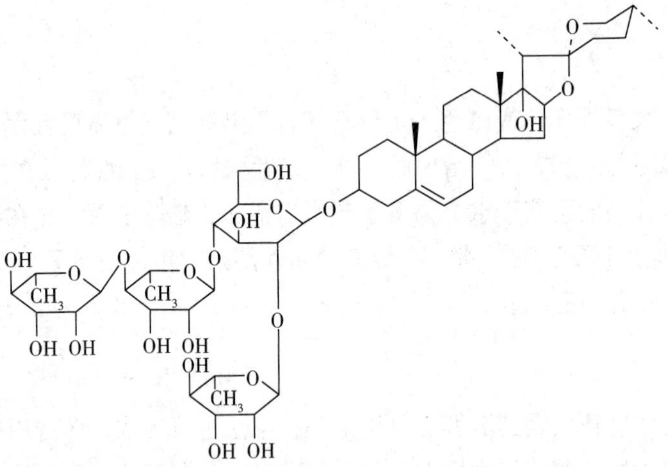

重楼皂苷 VII

图5-13 重楼中甾体皂苷的结构

（1）回流提取法 重楼饮片粉碎，用5倍量乙醇热回流提取3次，每次3小时，提取液合并，减压浓缩至无醇味，加水溶解。水溶液通过D101大孔吸附树脂柱，用不同浓度乙醇洗脱。收集40%～80%乙醇洗脱液，减压回收溶剂得总皂苷。

（2）超声提取法 以75%乙醇为溶剂，料液比为1∶15，于70℃超声加热回流50分钟，冷却后滤过，滤液回收溶剂至干，得浸膏。浸膏用蒸馏水分散溶解，用正丁醇萃取3次。合并正丁醇萃取液，回收溶剂得皂苷提取物。

（3）酶提取法 以水为溶剂，料液比为1∶20，用NaAc-HAc缓冲溶液调pH值，加入一定量纤维素酶在一定温度下恒温反应一定时间后，100℃灭活，室温下抽滤分离固体残渣和滤液，取体积分数为70%的乙醇溶液加入到滤渣中超声辅助处理10分钟，合并滤液，通过大孔树脂的纯化处理，得总皂苷。

2.知母 知母为百合科植物知母（*Anemarrhena asphodeloides* Bge.）的干燥根茎。苦、甘、寒。归肺、胃、肾经。具有清热泻火，滋阴润燥的功能。用于外感热病，高热烦渴，肺热燥咳，骨蒸潮热，内热消渴，肠燥便秘。知母中皂苷类和黄酮类化合物是其主要活性成分，具有抗炎、抗肿瘤、治疗阿尔茨海默病和糖尿病等作用。

（1）知母总皂苷提取方法

①超声波提取法 料液比1∶60，甲醇超声提取3次，每次30分钟，抽滤，合并滤液，减压回收至

干，用少量水分两次溶解，合并，摇匀，用水饱和正丁醇萃取3次，合并萃取液，减压回收萃取液至干，即得总皂苷。

②回流提取法 知母根茎粉碎后，过60目筛。称取50g置索氏提取器中，加入石油醚，在60~90℃水浴中回流脱脂3次，每次3小时。弃去石油醚提取液，待样品中石油醚挥干后置1000ml圆底烧瓶中，加75%乙醇400ml，80℃回流提取1小时，抽滤。残渣加240ml 75%乙醇重复提取1次，过滤。合并两次滤液，减压回收乙醇，真空干燥，得知母皂苷粗品。

（2）知母甾体皂苷元提取方法

①酶解法 以水为溶剂，料液比为1:14，用NaAc-HAc缓冲液调节pH值为4.5，45℃下纤维素酶解180分钟后，迅速升温至90~95℃，保温15分钟使酶失活。室温下离心分离固体残渣和滤液，用100ml去离子水洗涤滤渣，合并滤液，减压浓缩至100ml，冷冻干燥，得粗甾体皂苷元。

②酸解法 以75%乙醇为溶剂，料液比为1:4，在80℃下回流提取3次，抽滤。滤液浓缩，加酸加热回流2小时后，加NaOH溶液中和，继续回流1小时后取出，冷却至70℃，加入三氯甲烷80ml，冷却至室温。分取三氯甲烷层，水层再用40ml三氯甲烷分2次萃取，合并三氯甲烷层，加水和少量活性炭，滤过。滤液置分液漏斗中静置分层，取三氯甲烷层，减压回收溶剂得知母总皂苷元。

三、强心苷类化合物的提取方法

（一）理化性质

1.性状 强心苷多为无定形粉末或无色结晶，具有旋光性，C-17位侧链为β构型者味苦，α构型味不苦，对黏膜有刺激作用。

2.溶解性 强心苷类化合物极性中等，一般可溶于水、醇、丙酮等极性溶剂，微溶于乙酸乙酯、含醇三氯甲烷，几乎不溶于三氯甲烷、乙醚、苯等小极性溶剂。强心苷的溶解性与分子所含糖的数目、种类、苷元所含的羟基数及羟基位置有关。含糖基数目越多，亲水性越强；羟基越多，亲水性越强。除此之外，分子中羟基是否形成分子内氢键也会影响溶解性，可形成分子内氢键者亲水性弱。强心苷元的极性较小，易溶于三氯甲烷、乙酸乙酯等有机溶剂。

（二）提取方法

强心苷在植物中含量较少且同一植物中常含有几个甚至几十个结构相似、性质相近的强心苷，强心苷又常与糖、皂苷等共存，因此从中药中提取强心苷较为困难。强心苷性质不稳定，在酸或酶的作用下易发生水解、脱水、异构化等反应，分子结构中的内酯环结构或酯键易被碱分解破坏。

强心苷类化合物的提取需要针对原生强心苷和次生强心苷两类，采用相应的提取方法。强心苷在溶解性上有亲水性、弱亲脂性、亲脂性之分，但均可溶于甲醇、乙醇中。当原料药为种子类或含脂类杂质较多时，应先用石油醚等溶剂脱脂后进行提取，当原料药含较多叶绿素时应用稀碱皂化除去叶绿素后再进行提取。

1.原生强心苷的提取 在提取原生苷时首先应抑制或杀灭酶的活性。一般通过乙醇或固体硫酸铵等破坏酶的活性。通常将新鲜植物于66%以上的乙醇煮沸5分钟，或将药材粉末低温下与等量硫酸铵调成糊状后装入布袋压汁后，再对药渣中的原生苷进行提取。

（1）溶剂提取法 提取原生强心苷多以甲醇或70%~80%乙醇作为溶剂。例如提取毛花洋地黄中的毛花洋地黄苷类成分，以70%乙醇作为提取溶剂渗滤提取，渗滤液加入碳酸钠调pH至中性后，60℃减压浓缩，经进一步分离制备，可得毛花洋地黄苷类成分。

（2）超声提取法　采用超声提取法对铃兰的强心苷成分进行提取，以80%乙醇作为提取溶剂，料液比1∶10、超声提取时间120分钟、提取温度70℃时总强心苷得率最高。

（3）化学方法　部分带有醛基的强心苷，可以使用试剂Girard T加热处理，带有醛基的强心苷生成水溶性的腙。将其水溶液通过石油醚等亲脂性溶剂洗涤，将不含醛基的杂质除去，再通过加酸将腙水解，含有醛基的强心苷就可沉淀出来。

2.次生强心苷的提取　提取次生强心苷时，常先利用药材中的酶将原生强心苷水解成次生苷后再进行提取。常规操作为：将药材粉末加等量水拌匀润湿后，在30～40℃保温存放6～12小时以进行酶解，后续再采用相应的溶剂提取法提取。

（三）应用实例

香加皮为萝藦科植物杠柳（*Periploca sepium* Bge.）的根皮。味辛、苦，性温；有毒。归肝、肾、心经。具有利水消肿，祛风湿，强筋骨的功效，用于下肢浮肿，心悸气短，风寒湿痹，腰膝酸软。香加皮具有强心、抗肿瘤、抗炎、免疫调节等作用。香加皮含有多种化学成分，如C_{21}甾类、萜类、强心苷类及脂肪酸类等，其含有的强心苷类化合物包括杠柳毒苷、杠柳次苷、杠柳苷元等，其中杠柳毒苷的含量最多，为其主要强心成分。

1.超声提取法　采用超声提取法提取香加皮中的强心苷类成分，以70%乙醇作为提取溶剂，料液比1∶20，超声提取2次，超声时间30分钟。

2.回流提取法　香加皮用6倍量70%乙醇回流提取3次，每次2小时，合并提取液，减压浓缩至无醇味，加水溶解后通过大孔吸附树脂纯化，依次用水、20%乙醇、70%乙醇洗脱，收集70%乙醇洗脱液，回收乙醇，蒸干，得香加皮强心苷粗品（图5-14）。

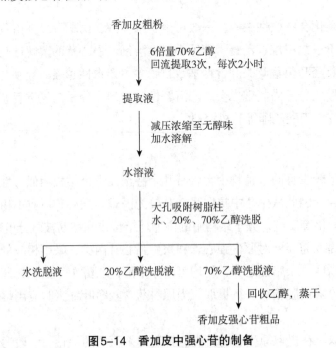

图5-14　香加皮中强心苷的制备

四、胆汁酸类化合物的提取方法

（一）理化性质

胆汁酸类化合物结构中具有羧基，呈酸性。游离胆汁酸类化合物难溶于水，易溶于有机溶剂，胆汁酸与碱成盐后溶于水。将胆汁酸末端羧基酯化后易得到胆汁酸结晶，将胆汁酸甾核上的羟基乙酰化，其乙酰化物容易结晶。以上两种性质可用于胆汁酸的精制。

（二）提取方法

1.溶剂提取法　将新鲜胆汁水浴加热浓缩至膏状。加入膏状物量10%~20%的活性炭，水浴加热搅拌蒸去水分，粉碎残渣后加入3~5倍量95%乙醇提取3~5次，至提取液无显著黄色。将提取液过滤并减压回收乙醇至干，可得到粗胆汁酸。

2.乙醇提取–沉淀法　将新鲜胆汁加热浓缩至原量1/2，加入1~2倍的95%乙醇，回流沸腾数分钟，冷却后过滤。减压回收乙醇至起泡，立即倒入稀盐酸中（pH≥3.0）搅匀，静置过夜。除去上层清液，用少量酸水洗涤沉淀物1~2次，再以95%乙醇加热溶解，调pH至8.0~8.5，加入适量活性炭脱色，过滤，得粗胆汁酸。

3.乙醇提取–盐析法　将新鲜胆汁加乙醇提取，回收乙醇后加入食盐使浓度达10%~20%，低温下放置数天，过滤。收集沉淀物，用饱和食盐水洗涤2次，干燥，粉碎。用95%乙醇加热提取，活性炭脱色，蒸干得粗胆汁酸。

（三）应用实例

1.猪胆汁酸　众多动物胆汁中，猪胆汁的来源最为广泛。猪胆汁中主要包含胆汁酸、胆色素等。其中胆汁酸主要包含猪去氧胆酸、猪胆酸、鹅去氧胆酸、3α–羟基–6–氧代–5α–胆烷酸以及胆石酸等。其中猪去氧胆酸（图5-15）约占40%、鹅去氧胆酸（图5-16）约占25%。

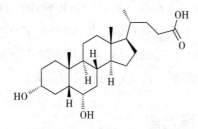
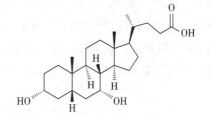

图5-15　猪去氧胆酸的结构　　　　　　　　　图5-16　鹅去氧胆酸的结构

（1）猪去氧胆酸　分子式$C_{24}H_{40}O_4$，为白色或略带微黄色粉末，味苦，臭微腥。略溶于醇，丙酮中微溶，乙醚、三氯甲烷中极微溶，几不溶于水。能抑制胆酸的形成及溶解脂肪，降低血中胆固醇和甘油三酯，且对百日咳杆菌、白喉杆菌、金黄色葡萄球菌等有一定的抑菌作用。

将猪胆粉进行皂化，溶于8倍量的乙酸乙酯后，加入8%的NaOH溶液，加热回流16小时，停止加热，静置分层，除去上层的棕黄色液体，沉淀物加入少量水使之溶解，用稀盐酸调pH 1~2，析出沉淀后过滤，水洗沉淀至中性，真空干燥后可得到猪去氧胆酸粗品。

（2）鹅去氧胆酸　分子式$C_{24}H_{40}O_4$，为无色针状结晶。几乎不溶于水，易溶于乙醇、冰乙酸、微溶于三氯甲烷。降低胆汁内胆固醇的饱和度为其主要作用。

①沉淀法　以猪胆汁为原料，提取胆红素后的母液制得总胆汁酸，加乙醇溶解后用碱液调pH至弱碱性，加入氯化钡溶液至沉淀完全，水洗沉淀得鹅去氧胆酸钡盐，再以碳酸钠溶液脱钡，盐酸酸化，得黄绿色胶状物，以8~10倍量的乙酸乙酯溶解，5%活性炭脱色，重结晶得到白色的鹅去氧胆酸精品。由于钡盐具有一定毒性，沉淀剂也可改为钙盐，得到鹅去氧胆酸钙盐沉淀后加入50%丙酸或60%醋酸，微热使其完全溶解，再加入水中即析出鹅去氧胆酸。

②萃取法　取鸭胆膏50g，加入质量分数20%的NaOH水溶液100ml，搅拌全溶后，加热回流20小时，冷却至室温，向其中加入三氯甲烷–乙醇（体积比为2:1）混合液180ml，加热回流1.5小时，冷却

至室温，分取有机相，回收溶剂，残留物用乙腈重结晶得鹅去氧胆酸。

五、植物甾醇类化合物的提取方法

（一）理化性质

1.性状　一般多以游离状态或与糖结合成苷的形式存在，游离的植物甾醇具有较好的结晶形状和熔点。

2.溶解性　游离的植物甾醇易溶于三氯甲烷、乙醚等有机溶剂，难溶于水。植物甾醇成苷也多为单糖苷，因此其水溶性也较小，可溶于乙醇等亲水性有机溶剂，同时在亲脂性有机溶剂中也可以溶解，如乙醚、三氯甲烷等。

（二）提取方法

1.超声提取法　如采用超声提取法提取玉竹中的植物甾醇，提取溶剂为乙酸乙酯，料液比为 $1:40$（g/ml），超声时间50分钟，超声温度45℃。

2.皂化法　由于植物甾醇常与油脂共存，在提取时可使用皂化法，以得到不皂化物即为植物甾醇。

（三）应用实例

无患子科植物文冠果（*Xanthoceras sorbifolia* Bunge）的茎或枝叶，味甘、微苦，性平，入肝经，具有祛风除湿，消肿止痛之功效，主治风湿热痹、筋骨疼痛。文冠果种仁中含有大量植物甾醇。将文冠果籽人工破壳，取种仁粉碎；用石油醚按 $1:10$（g/ml）的料液比，在60℃下加热回流提取油脂3次，提取液真空抽滤后，得到文冠果种仁油。称取一定量文冠果种仁油于圆底烧瓶中，加入KOH-乙醇溶液，水浴上回流加热120分钟；取圆底烧瓶内容物加蒸馏水稀释，冷却后移入分液漏斗，加适量乙酸乙酯萃取，静置分层，连续萃取3~4次，合并乙酸乙酯萃取液，减压回收溶剂，得文冠果总植物甾醇。

六、C_{21} 甾类化合物的提取方法

（一）理化性质

C_{21} 甾类化合物多为无色结晶或无定形粉末，多为中等极性的化合物。游离状态的 C_{21} 甾体类化合物易溶于乙醇等亲水性有机溶剂，可溶于三氯甲烷、乙醚等亲脂性溶剂，难溶于水、正己烷、石油醚等。C_{21} 甾苷因为多具去氧糖，水溶性较低，可溶于醇、乙酸乙酯等，难溶于乙醚、苯、石油醚等亲脂性溶剂。

（二）提取方法

C_{21} 甾类化合物通常使用溶剂提取法进行提取，溶剂多选用亲水性有机溶剂，如甲醇、乙醇等。其操作一般先用亲水性有机溶剂提取，提取液浓缩至一定程度，用石油醚等亲脂性溶剂萃取出脂溶性杂质，再以三氯甲烷、乙酸乙酯、正丁醇等进行梯度萃取。一般 C_{21} 甾类化合物多存在于三氯甲烷或乙酸乙酯萃取部位。

（三）应用实例

青阳参为萝藦科鹅绒藤属植物青阳参（*Cynanchum otophyllum* Schneid.）的干燥根。味甘辛，性温，有小毒；归肝、脾、肾经，具有强筋健骨、健脾和胃、祛风解痉的功效，主治风湿痹痛，肾虚腰痛，跌

打损伤，食积腹胀，小儿疳积，蛇、犬咬伤。

青阳参中主要含有苯乙酮类、C_{21}甾类化合物。其中C_{21}甾类化合物苷元主要为青阳参苷元、告达亭苷元、萝藦苷元、去乙酰萝藦苷元、本波苷元、肉珊瑚苷元和12β-O-乙酰基-20-O-（2-甲基丁酰基）-肉珊瑚苷元等8种苷元，其结构特点是均以四环的孕甾烷为基本骨架。到目前为止从青阳参中分离得到的C_{21}甾体苷中，糖链多连接在C-3的β羟基上，糖基数可达7个之多，大多是2,6-二去氧糖，如加拿大麻糖、夹竹桃糖等。

取青阳参干燥根9kg粉碎，用75%乙醇（每次用量10L）在80℃水浴中回流提取3次，每次4小时。提取液浓缩成浸膏，加水混悬，依次用石油醚、三氯甲烷萃取，其中三氯甲烷萃取物为总C_{21}甾体化合物。

第八节　生物碱类化合物的提取方法

PPT

一、理化性质

（一）性状

生物碱多为结晶型固体，少数为非晶型粉末，极少数为液体，如烟碱、槟榔碱、毒芹碱。生物碱多为苦味，少数为辛辣味。生物碱一般无色或白色，少数有颜色，如小檗碱为黄色、一叶萩碱为淡黄色。个别生物碱具有挥发性，如麻黄碱、烟碱。咖啡因具有升华性。

（二）溶解性

影响生物碱溶解性的因素有很多，如氮原子的存在状态、分子中极性基团的有无及多少和溶剂种类等。

1.游离生物碱　大多数叔胺碱和仲胺碱为亲脂性，一般能溶于有机溶剂，如苯、乙醚、卤代烷，特别易溶于三氯甲烷。溶于酸水，不溶或难溶于水或碱水；季铵碱和某些生物碱氮氧化物可溶于水、甲醇、乙醇，难溶于亲脂性有机溶剂。某些生物碱如麻黄碱、苦参碱、氧化苦参碱、东莨菪碱、烟碱有一定程度的亲水性，可溶于水、醇，也可溶于亲脂性有机溶剂；具有酚羟基或羧基的生物碱为两性生物碱，既可溶于酸水，也可溶于碱水，但在pH 8～9时溶解性最差，易产生沉淀。具有内酯或内酰胺结构的生物碱溶解性类似于一般叔胺碱，但在强碱水溶液中加热，其内酯或内酰胺结构可开环成盐而溶于水，加酸又还原。

2.生物碱盐　一般易溶于水，可溶于醇类，难溶于亲脂性有机溶剂。通常生物碱的无机酸盐水溶性大于有机酸盐；无机酸盐中含氧酸盐的水溶性大于卤代酸盐；小分子有机酸盐水溶性大于大分子有机酸盐。

（三）酸碱性

1.碱性　碱性是生物碱的重要化学性质，是生物碱提取分离的重要理论依据之一。生物碱碱性大小统一用pK_a表示，pK_a越大，碱性越强。一般pK_a<2为极弱碱，pK_a 2～7为弱碱，pK_a 7～11为中强碱，pK_a 11以上为强碱。生物碱分子中碱性基团的pK_a值大小顺序一般是：胍基>季铵碱>N-烷杂环>脂肪胺>芳香胺≈N-芳杂环>酰胺≈吡咯。生物碱的碱性大小与氮原子的杂化方式、诱导效应、诱导-场效应、共轭效应、空间效应、氢键效应有关。具有氮杂缩醛结构的生物碱常易于质子化而显示强碱性；氮原子呈酰胺状态时，碱性极弱或消失。

2.酸性 有些生物碱分子中具有酚羟基或羧基，因而呈酸碱两性，如槟榔次碱。

（四）沉淀反应

生物碱在酸性水或稀醇中与某些试剂生成难溶于水的复盐或络合物的反应称为沉淀反应。生物碱沉淀试剂有很多，如碘化铋钾试剂、碘化汞钾试剂、碘–碘化钾试剂、苦味酸试剂、硅钨酸试剂、雷氏铵盐试剂等。生物碱沉淀反应主要用于检查生物碱的有无，指示生物碱提取、分离的终点，在生物碱的定性鉴别时，可用于试管定性反应和作为平面色谱的显色剂。同时个别沉淀试剂可用于分离纯化生物碱，如雷氏铵盐用于沉淀分离季铵碱。

二、提取方法

（一）溶剂提取法

1.水或酸水提取法 生物碱在植物体内多以盐的形式存在，常用无机酸水提取，使生物碱的大分子有机酸盐变为小分子无机酸盐，增大在水中的溶解度。常用0.1%～1%的硫酸、盐酸或醋酸、酒石酸溶液作为提取溶剂，采用浸渍法、渗漉法、回流法提取。如博落回生物碱的提取，博落回样品加入pH 1.5～2的盐酸水溶液于80～90℃下浸提3小时，过滤得滤液，反复浸提3～4次至碘化铋钾溶液检测为阴性，合并滤液，加入氨水调pH值为8.5～9.0，离心，收集沉淀，干燥即得博落回生物碱粗提物。

2.醇或酸性醇类溶剂提取法 游离生物碱或其盐均可溶于甲醇、乙醇，可用醇回流或渗漉、浸渍等方法提取。同时可以在醇中加入少量的酸，以增加生物碱的溶出率。如莲子心总生物碱的提取，加入0.1%盐酸的80%乙醇，浸泡1小时，搅拌1小时，重复操作3次，合并3次浸提液，离心，取上清液，加入氢氧化钠调节pH 8～9，离心，取沉淀部分，干燥即得莲子心生物碱粗提物。

3.亲脂性有机溶剂提取法 大多数游离生物碱都是亲脂性的，故可用三氯甲烷、苯、乙醚等亲脂性有机溶剂提取游离生物碱。可采用浸渍法、回流法或连续回流法提取。但一般要将药材用少量碱水湿润后提取，以便使生物碱游离。如乌头粗粉加入10% Na_2CO_3 湿润，加入苯冷浸1周，过滤，在滤液中加入2%盐酸萃取，取酸水层，再加入氨水碱化，放置过夜，过滤，将沉淀水洗、干燥即得乌头生物碱粗提物。

（二）水蒸气蒸馏法

仅某些小分子生物碱能用水蒸气蒸馏法提取。如利用麻黄碱和伪麻黄碱在游离状态时具有挥发性，可用水蒸气蒸馏法提取。在蒸馏液中加入草酸溶液，使其转化为草酸盐。由于两者的草酸盐在水中的溶解度不同，麻黄碱草酸盐在水中析出，伪麻黄碱草酸盐留在水中，两者分离。此法具有设备简单、操作方便、不需使用有机溶剂等优点。但提取过程加热时间过长，温度较高，部分麻黄碱容易被分解为氨和甲胺，影响产品质量和回收率。

（三）超临界流体萃取法

在中药生物碱的提取中，超临界流体萃取技术得到广泛的应用。如吴茱萸粉碎过筛，加入到萃取釜中，再加入无水乙醇作为夹带剂，在40℃、30Mpa条件下，萃取90分钟，收集萃取液，水浴加热除去乙醇，浓缩干燥即得吴茱萸生物碱粗提物。

（四）微波提取法

微波提取法能加速溶剂分子对样品的渗透，使萃取成分很快溶于溶剂中，萃取时间显著缩短。如贝母总生物碱的提取，贝母粉末加入80%乙醇，料液比1：40，于70℃中微波提取25分钟，过滤，滤液减压浓缩，即得贝母总生物碱粗提物。

（五）超声提取法

超声提取法在中药生物碱的提取中被广泛应用。如延胡索粉碎过筛，加入pH 3.5的70%乙醇，料液比为1：30，在40℃、350W的条件下，超声60分钟，过滤，滤液减压浓缩，即得延胡索生物碱粗提物。

（六）半仿生提取法

随着超声波、微波以及酶等辅助技术被应用在半仿生提取中，可根据中药的不同特点和目标产物的特性，选择适合的方法进行联合应用，将有效成分尽可能多的提取出来。如拐枣七药材粉碎过筛，加入100ml磷酸氢二钠-柠檬酸缓冲溶液作为提取剂，先调节pH 2，充分震荡摇匀，在60℃下水浴提取2小时，过滤。滤渣加入磷酸氢二钠-柠檬酸缓冲溶液，调节pH 7.5，充分震荡摇匀，在60℃下水浴提取2小时，过滤。再取滤渣加入磷酸氢二钠-柠檬酸缓冲溶液，调节pH 8.3，充分震荡摇匀，在60℃下水浴提取2小时，过滤。合并3次滤液，减压浓缩即得拐枣七生物碱粗提物。

三、应用实例

（一）麻黄

麻黄为麻黄科植物草麻黄（*Ephedra sinica* Stapf）、中麻黄（*E.intermedia* Schrenk et C.A.Mey.）或木贼麻黄（*E.equisetina* Bge.）的干燥草质茎。麻黄味辛、微苦，性温，具有发散风寒，宣肺平喘，利水消肿的功效，用于风寒感冒，胸闷喘咳，风水浮肿，支气管哮喘等。麻黄中化学成分包括生物碱、黄酮、挥发油、有机酸、氨基酸、多糖和鞣质等。其生物碱类成分主要为麻黄碱（图

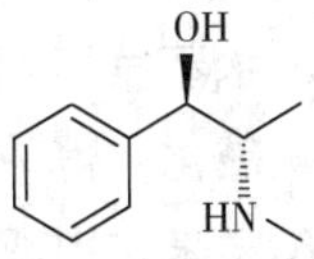

图5-17　麻黄碱的结构

5-17）、伪麻黄碱、*N*-甲基麻黄碱、*d*-*N*-甲基伪麻黄碱、去甲基麻黄碱、*d*-去甲基伪麻黄碱及麻黄次碱等。麻黄碱有收缩血管、兴奋中枢神经、类似肾上腺素样作用。伪麻黄碱有升压、利尿作用。甲基麻黄碱有舒张支气管平滑肌作用等。

1.水温浸法　取麻黄粉末，加10倍量水，先冷浸0.5小时，再80℃温浸1小时，趁热滤过。残渣再加8倍量水，80℃温浸2次，每次0.5小时。合并3次滤液，减压浓缩即得麻黄生物碱粗提物。

2.水提取-甲苯萃取法　将麻黄草切段，按1：8的比例加水，4～5级加压逆流浸取，热压2kg/cm²，每级浸煮2.5小时，浸煮液进入沉淀池停留30分钟，通过自身压力进入高位箱，再进入碎石过滤器；然后加入氢氧化钠碱化，使生物碱游离；再用甲苯溶液萃取游离的生物碱，萃取液用草酸水溶液反萃取，然后将草酸水溶液减压浓缩，过滤，得结晶和母液，从而将草酸麻黄碱和草酸伪麻黄碱分离（图5-18）。

3.酸水煮提法　麻黄草粉用0.5%盐酸连续浸泡3次，每次浸泡需过夜。收集渗滤液，加碳酸钠调节pH 5.5～6，蒸发浓缩至体积相当于所取生药量，再加入碳酸钠调节pH 10，滤去沉淀物，得麻黄粗提液。麻黄粗提液用2倍体积的乙醚连续萃取4次，合并乙醚萃取液，回收溶剂即得麻黄生物碱粗提物。

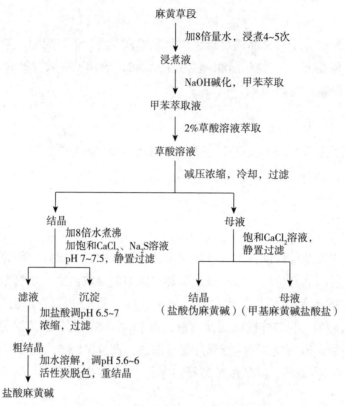

图5-18 麻黄碱和伪麻黄碱的提取分离流程

4.酸性乙醇回流提取法 麻黄粉末,加10倍量70%乙醇,用盐酸调pH为1,浸0.5小时,回流提取1小时,趁热过滤,再加8倍量70%乙醇回流提取2次,每次0.5小时,合并3次滤液,减压浓缩即得麻黄生物碱粗提物。

5.水蒸气蒸馏法 麻黄碾碎(过20~30目筛),加入稀酸提取2~3次,得酸水提取液,减压浓缩后,加石灰碱化,得碱水液,再进行水蒸气蒸馏,蒸馏液减压浓缩即得麻黄生物碱粗提物。

6.微米化提取法 该方法又称胶体磨法超微提取法。胶体磨是利用一对固定磨体和高速旋转磨体相对运动产生强烈的剪切、摩擦、冲击等作用力,使被处理的浆料通过两磨体之间的微小间隙,在上述诸力和高频振动的作用下,浆料被有效地研磨、粉碎、分散。将胶体磨研磨的超微浆体置于锥形瓶中,加碱调pH大于12,用乙醚振摇提取3次,合并后用饱和的NaCl溶液洗涤3次,合并洗液,再用乙醚振摇提取,合并前后2次乙醚液,精密加入0.01mol/L硫酸溶液振摇提取,静置分层,分取酸液。乙醚液再用水提取3次,合并酸液和水液,蒸干即得麻黄生物碱粗提物。

7.半仿生提取法 麻黄粉末,加10倍量水,用盐酸调pH 1,浸泡0.5小时,煎煮1小时,趁热过滤,药渣加8倍量水,加入NaOH调pH 10,煎煮2次,每次0.5小时,均趁热过滤,合并3次滤液,减压浓缩即得麻黄生物碱粗提物。

(二)黄连

黄连为毛茛科植物黄连(*Coptis chinensis* Franch.)、三角叶黄连(*C.deltoidea* C.Y.Cheng et Hsiao)和云连(*C.teeta* Wall.)的干燥根茎。味苦,性寒,具有清热燥湿,泻火解毒之功,常用于治疗泄泻痢疾、消渴、痈疮肿毒等。目前从黄连中分离得到的化学成分已有百余种,包括生物碱、木脂素、黄酮、酸性成分等,其中生物碱为其最主要的有效成分。如小檗碱(图5-19)有显著的抗菌、抗病毒作用,小檗碱、黄连碱、巴马丁、药根碱等小檗碱型生物碱还具有抗炎、抗溃疡、镇痉等作用。

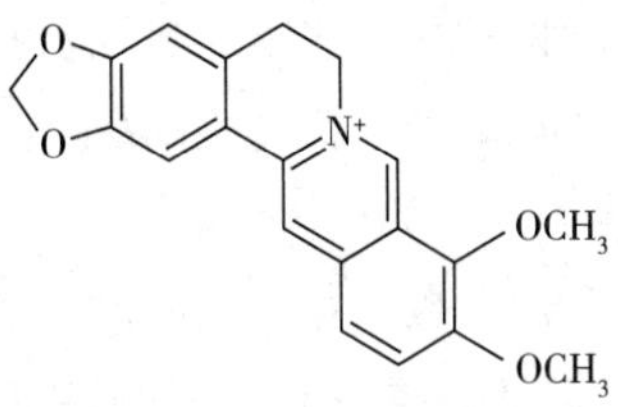

图5-19 小檗碱的结构

1. 回流提取法 黄连药材，用0.25%的硫酸水溶液加热回流提取3次，料液比为1∶10，每次提取3小时，合并3次提取液，减压浓缩即得黄连生物碱粗提物。

2. 超声提取法 黄连药材，按照1∶10的料液比加入0.25%的硫酸水溶液，超声提取3次，每次30分钟，合并3次提取液，减压浓缩即得黄连生物碱粗提物。

3. 酶辅助提取法 黄连粉末，按照1∶8的料液比浸泡于pH 4的硫酸水溶液中，加入0.9%的纤维素酶于35℃的水浴中酶解2.5小时，然后加石灰水碱化，使黄连生物碱结晶析出或用有机溶剂提取生物碱。

4. 超临界流体萃取法 黄连粉碎，过40目筛，再加入90%的乙醇作为夹带剂，在30MPa、60℃的条件下萃取1.5小时，收集萃取液，加热除去乙醇，浓缩干燥即得黄连生物碱粗提物。

5. 液膜提取法 液膜法是根据选择透过性原理，以膜两侧的溶质化学浓度差为传质动力，使料液中待分离溶质在膜内相富集浓缩，分离待分离物质。将pH 4的黄连盐酸提取液与乳状液按照一定的体积比（50∶5）加入提取器中，在200转/分低速搅拌下提取5~15分钟。将乳液转入分液漏斗中静置分层，分出乳液，水浴加热破乳后分出油层，所得水相减压浓缩即得黄连总生物碱粗提物。

（三）苦参

苦参为豆科植物苦参（*Sophora flavescens* Ait.）的干燥根，味苦，性寒，具有清热除湿、杀菌止痒的功效，用于治疗热痢，便血，黄疸尿闭，赤白带下，阴肿阴痒，湿疹，湿疮，皮肤瘙痒，疥癣麻风，外治滴虫性阴道炎。苦参中主要含有生物碱类（代表性成分如图5-20所示）和黄酮类成分。苦参总生物碱具有消肿利尿、抗肿瘤、抗病原体、抗心律失常、降血脂、调节免疫等作用。

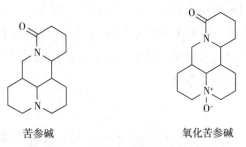

苦参碱　　　　　　　　　　　氧化苦参碱

图5-20 苦参碱和氧化苦参碱的结构

1. 煎煮法 苦参粉末，加水煎煮1.5小时，过滤，收集药液，重复操作3次，合并3次药液，冷却后离心5分钟，取上清液，减压浓缩即得苦参生物碱粗提物。

2. 酸水回流法 用0.5%~1%的酸水回流提取苦参粉末，过滤，将滤液回收溶剂至小体积，加氨水调pH 9~10，用三氯甲烷萃取4次，合并三氯甲烷萃取液，回收溶剂得苦参生物碱粗提物。

3. 超声提取法 苦参粉碎过40目筛，按料液比1∶10加入80%乙醇，浸泡3小时后，在超声功率400W下，提取20分钟，过滤，滤液减压回收溶剂，残留物干燥即得苦参生物碱粗提物。

4. 微波提取法 苦参粉碎过80目筛，按料液比1∶30加入无水乙醇，在75W、110℃下，提取5分钟，过滤，滤液减压浓缩得到苦参生物碱粗提物。

5. 半仿生提取法　苦参粗粉，加入酸水溶液，常压加热回流提取3次，酸水pH值依次为2、7.5、9.0，提取时间依次为2、1、1小时。合并3次提取液，离心后取上清液，减压浓缩、干燥得苦参生物碱粗提物。

6. 超临界CO₂萃取法　苦参粉末加入到萃取釜中，加入95%的乙醇为夹带剂，在35℃、35MPa条件下，萃取8小时，收集萃取液，水浴加热除去乙醇，浓缩干燥得苦参生物碱粗提物。

第九节　多糖类化合物的提取方法

PPT

一、理化性质

（一）性状

多糖类常为无定形粉末，无甜味，不能形成结晶，无还原性和变旋现象。

（二）溶解性

多糖是极性大分子化合物，多数难溶于冷水，少数可溶于热水成胶体溶液，不溶于乙醇及其他有机溶剂。

（三）水解性

多糖具有苷键，可水解。在水解过程中，往往产生一系列中间产物，最终完全水解得到单糖。

二、提取方法

（一）水提法

水提法提取多糖，既可以用热水浸煮提取，也可以用冷水浸提，该法得到的多糖多为中性多糖。例如天麻按料液比1∶30加入蒸馏水，于80℃恒温水浴中加热3小时，提取液离心后，收集上清液，残渣同上法再提取一次，合并两次上清液，浓缩，用Sevage法除去蛋白，再用75%体积的乙醇沉淀多糖，置冰箱中，放置24小时后，离心，得到天麻多糖。

（二）酸提法

部分多糖采用稀酸进行提取，能获得更高的提取率。但酸性条件容易引起多糖苷键的断裂，酸性过强或者提取时间过长都会降低多糖提取率，因此酸提法主要采用适宜浓度的弱酸作为提取溶剂，如乙酸和盐酸，也可以加入三氟乙酸或通入氮气防止多糖降解。如海蒿子干粉按料液比1∶10加入0.1mol/L HCl溶液提取，室温搅拌1小时后过滤，重复操作3次，合并滤液。滤液减压浓缩，再加入95%乙醇至乙醇浓度达30%，沉淀。离心除去沉淀中的褐藻酸。继续向上清液中加入乙醇至乙醇浓度达30%，室温放置过夜使沉淀完全，离心，沉淀干燥得海蒿子粗多糖。

（三）碱提法

有些多糖在碱液中能获得更高的提取率，尤其是含有糖醛酸的多糖及酸性多糖。碱提法多用0.1mol/L氢氧化钠、氢氧化钾作为提取溶剂，常通入氮气或加入硼氢化钠、硼氢化钾，防止多糖降解。该法提取多糖也应有效控制碱的浓度，避免碱性较强时多糖水解。绿色藻类中存在一种常规的热水提取法无法得到的酸性多糖，故采用碱提法提取该种酸性多糖。具体过程为：干燥的绿藻粉末制成悬浮液，热水浸泡提取或将含水绿藻直接用热水提取后离心分离，取黏稠的固状物，加入碱水，在pH≥10的条件下搅拌提取。碱水提取液在搅拌的同时加入酸水调节pH 3～4，静置沉降后离心得酸性多糖。

（四）酶提取法

酶提取法适用于提取含量较低的多糖或易受溶剂影响发生结构变化的植物多糖，具有高效、温和、高提取率、产品纯度高等优点。但酶提取法对提取条件要求较高，生产成本较大，不适合大量提取。酶提取法可分为单酶法和复合酶法。单酶法一般常用纤维素酶，复合酶法常用几种不同的酶共同提取。一般情况下，复合酶提取效果明显高于单酶提取。当分别采用单酶法和复合酶法提取大枣多糖时，单酶法提取多糖含量最高可达44.69%，而复合酶法多糖最高含量可达68.13%。复合酶解法是一种较好的提取法，可极大提高多糖提取率。但在具体提取多糖时，要考虑不同种类的酶的最佳条件与组合关系。如蛋白酶和纤维酶同时使用时，由于各自的最适条件不同，不能达到最佳水解效果。同时蛋白酶可水解纤维素酶，导致两酶复合水解的效果没有明显提高。因此，在使用复合酶法时，应注意不同酶的选择及组合，同时结合相关环境条件，筛选制定出最佳提取方案。

（五）超声提取法

超声提取法与传统的热水浸提法相比，具有快速、安全、简便、成本低廉、多糖提取率高、成分不被破坏等优点，但对提取设备有一定要求。例如，取灵芝子实体粉，按料液比1∶3加入80%乙醇，于85℃回流6小时，过滤，药渣同上按同等比例加入乙醇，回流提取。如此重复3次，脱去低聚糖。将药渣烘干，按料液比1∶20加入蒸馏水，在温度55℃下超声波处理15分钟，提取液经滤过、离心、浓缩和乙醇沉淀后，取沉淀烘干，得粗多糖。

（六）微波辅助提取法

微波辅助提取法与传统回流提取工艺相比，具有快速、溶剂用量少、有效物质更易溶出、多糖提取率高等优点。取刺五加，石油醚脱脂后，药渣按料液比1∶25加入蒸馏水，以450W功率微波提取22.5分钟。提取液抽滤、减压浓缩，加入无水乙醇至乙醇浓度达80%，静置过夜，离心，收集沉淀干燥后得刺五加多糖。

（七）超临界流体萃取法

一般采用超临界CO_2流体萃取多糖组分。例如采用超临界CO_2流体萃取技术对无花果中多糖进行提取，工艺条件为：温度78.5℃、压力33.4MPa、时间96.2分钟，多糖平均得率可达17.31%。

三、应用实例

（一）黄芪

黄芪除三萜皂苷外，多糖类化合物也是其主要活性成分之一。黄芪多糖主要含葡聚糖和杂多糖，其中葡聚糖又分为水溶性$\alpha(1\rightarrow4)(1\rightarrow6)$葡聚糖和水不溶性$\alpha(1\rightarrow4)$葡聚糖；而杂多糖多为水溶性酸性杂多糖，主要由葡萄糖、鼠李糖、半乳糖和阿拉伯糖组成，少量杂多糖含糖醛酸或仅由葡萄糖和阿拉伯糖组成。黄芪多糖具有增强免疫、强心保肝、降压利尿、抗菌、抗病毒、抗衰老、抗肿瘤和抗氧化等多种活性。

1.热水提取法 黄芪按料液质量体积比1∶20加入蒸馏水，于60℃条件下浸提4小时，提取2次。提取液离心、取上清液过滤，减压浓缩，再加入3～5倍体积的95%乙醇，静置过夜，离心，收集沉淀低温冷冻干燥，得黄芪粗多糖。

2.水提沉醇法 黄芪按料液比1∶10加入蒸馏水，于100℃条件下水提2小时，过滤，药渣再加5倍量水提取30分钟，合并两次药液，浓缩至一定体积，用同体积石油醚萃取2次脱脂，再用Sevage法除去蛋白，离心，取上清液，加入无水乙醇使乙醇浓度达到90%，静置12小时，抽滤，得黄芪多糖。

3.碱水提取法 黄芪按料液比1∶20加入1%KOH溶液，于70℃条件下碱提130分钟。提取液离心，取上清液于100℃水浴浓缩后加入3倍体积的95%乙醇，静置过夜，离心，取沉淀依次用无水乙醇、丙酮洗涤，干燥，得黄芪粗多糖。

4.碱醇提取法 黄芪按料液比1∶10加入pH 12、乙醇浓度为5%的NaOH溶液，于90℃条件下提取90分钟、提取2次。提取液经浓缩后乙醇沉淀，得黄芪粗多糖。

5.酶提取法 黄芪按料液比1∶12加入蒸馏水，调节pH 4.2，并加入0.8%用量的纤维素酶，于55℃酶解90分钟后，在100℃条件下水提1.5小时，提取3次，趁热过滤。提取液减压浓缩，加乙醇沉淀，得黄芪粗多糖。

6.超声提取法 黄芪按料液比1∶20加入蒸馏水，在60℃的温度条件下，以65 W功率超声提取12分钟。提取液离心、取上清液，用Sevage法除去蛋白，浓缩后加4倍体积的95%乙醇，静置过夜，离心。所得沉淀用无水乙醇、丙酮进行洗涤，干燥后得黄芪多糖。

7.超细粉碎提取法 超声细胞粉碎法是利用超声波细胞粉碎仪，基于空化作用，形成高频的交变水压强，使空腔膨胀、爆炸将组织细胞破碎，释放内容物。同时依赖超声波产生的剧烈扰动作用，使颗粒碰撞击碎，有助于内容物释放。该法能达到一般机械搅拌或捣碎所达不到的效果，常用于破碎动植物组织、细胞结构等。如，黄芪加入80%乙醇回流提取3小时，药渣晾干备用。药渣按料液比1∶8加入蒸馏水，连接于超声细胞粉碎仪上，工作时间99秒、间隔时间1秒，工作36次。在超声处理时，逐渐调节工作压力至最大，提取1小时后取出，过滤。滤渣按料液比1∶6加入蒸馏水，按上述操作，工作次数24次，提取40分钟后取出，过滤，合并2次滤液。滤液浓缩，加入3倍量的95%乙醇，滤取沉淀干燥后得黄芪多糖。

8.均质辅助负压空化提取法 该方法是采用均质技术对物料进行机械预处理，使植物组织被破坏，再利用负压空化法进一步提取细胞内物质。负压空化效应会在提取过程中产生负压气泡，这些气泡与物料在液−固体系中产生多重效应，包括空化效应、空蚀效应、界面效应、端动效应及混旋效应。这些效应能有效地促进物料在提取溶剂间发生快速传质，形成动态的强化传质体系。该法运用强烈的空化作用加速破坏植物组织，促进有效成分进入溶剂，具有提取效率高、设备简单、方便快捷、提取条件温和、耗能少等优势。如黄芪按料液比1∶4加入蒸馏水，在18000r/min的转速下进行均质化处理，均质时间为70秒。均质化后，将均质液引入负压空化容器中进一步萃取。负压空化提取的条件为：料水比为1∶13.4，负压为−0.068MPa，提取温度为64.8℃，提取时间为53分钟。提取物经筛板过滤，收集于收集罐中，经进一步除杂分离可得黄芪多糖。

9.微波辅助提取法 黄芪按料液质量体积比为1∶10，依次加入石油醚和95%乙醇回流提取2次，药渣晾干备用。药渣按料液比1∶15加入蒸馏水，在pH 8.5的条件下，以450W功率微波提取90秒。提取液过滤、浓缩，加入3倍体积的95%乙醇，静置过夜，离心。所得沉淀用无水乙醇、丙酮、乙醚进行洗涤，干燥后得黄芪多糖。

10.高压脉冲电场提取法 高压脉冲电场提取法通过电刺激诱导细胞质膜的通透性，破坏植物细胞膜，增加胞内物质溶出的途径，可在短时间内将材料中的成分高效提取出来。该方法提取黄芪多糖具有时间短、成分不被破坏、耗能小等特点，取黄芪按料液比1：14加入蒸馏水，在电场强度20 kV/cm，脉冲数为6的高压脉冲电场进行提取。

11. 生物发酵提取法　生物发酵技术是指在适宜的环境条件下，利用微生物消化破碎药材组织细胞的细胞壁，使细胞内的多糖流出。微生物个体小，繁殖能力强，对细胞壁的破碎效果显著，能明显提高植物中纤维素和木质素的降解率。黄芪多糖可利用非解乳糖链球菌FGM发酵提取。将非解乳糖链球菌FGM活化并接种于MRS肉汤培养基，在37℃厌氧条件下培养24小时后得到第1代发酵种子液。按上述条件连续传代，保留第4代种子液。将发酵培养基装入发酵罐中，高压灭菌后接入已培养的种子液，接菌量为5%，调节pH 5.4，在转速为200r/min、温度为39℃的条件下培养48小时。取发酵液离心，上清液备用。药渣再按料液比1：5加入蒸馏水提取2小时，提取液离心，取上清液。合并两次上清液，浓缩，加入95%乙醇使乙醇浓度达50%～60%，冷藏24小时后抽滤，得到沉淀。将沉淀加水溶解，加入95%乙醇使乙醇浓度达到75%，冷藏24小时，抽滤，得到沉淀。再将沉淀加水溶解，加入95%乙醇使乙醇浓度达到85%～90%，冷藏24小时，滤取沉淀得黄芪粗多糖。

（二）茯苓

茯苓为多孔菌科真菌茯苓 [*Poria cocos* (Schw.) Wolf] 的干燥菌核。茯苓中含有多种化学成分，多糖类化合物是其主要活性成分之一。茯苓多糖的主要成分是茯苓聚糖，其主体结构为 β-(1,3)- 葡萄糖聚合体。茯苓多糖可进一步分为两大类：一类以 β-(1→3) 葡聚糖支链作为主要结构，β-(1→6) 葡聚糖支链作为少量附属结构；另一类则以甲基戊糖、五碳醛糖、甘露糖、半乳糖等多种糖类构成。茯苓多糖具有免疫增强、抗肿瘤、保肝与催眠、抗衰老、抗单纯疱疹病毒、抗炎、防石消石等作用。

1. 醇脱脂-水提法　茯苓按料液比1：5加入90%乙醇回流脱脂3小时后，弃去乙醇回流提取液。药渣挥去乙醇，按料液比1：9.4加入蒸馏水，在90℃的温度条件下浸提7.4小时，收集提取液。提取液经进一步除杂分离可得茯苓多糖。

2. 碱水提取法　茯苓粗粉分别用乙醚、丙酮索式提取后，残渣用0.9% NaCl溶液浸泡过夜。离心，取上清液，浓缩，加95%乙醇沉淀。沉淀用100℃的热水提取30分钟，离心，沉淀物再用0.5mol/L NaOH在4℃提取，得胶状提取液。提取液置4℃冰箱中过夜，离心，取上清液用10%乙酸沉淀，取沉淀经蒸馏水洗涤，干燥，得茯苓粗多糖。

3. 酶提取法　茯苓粉末按液料比1：40加入50℃的纯水，再用柠檬酸缓冲液调节pH值为5.0，在50℃水浴中提取90分钟后，加入5.0%用量的植物复合酶SPE-002，在50℃酶解提取茯苓多糖，茯苓多糖的提取率可达11.78%。

4. 超声提取法　茯苓粉末按料液比1：34加入蒸馏水，在20℃的温度条件下，以200W功率超声提取11分钟，超声波间歇时间为3秒，以3000r/min的转速离心20分钟，离心后取上清液，经进一步除杂分离可得茯苓多糖。

5. 微波辅助提取法　茯苓粉末按料液比1：19.9加入蒸馏水，以471.3 W功率微波提取8.5分钟。提取液过滤、浓缩，加入3倍量的82.3%乙醇沉淀，取沉淀真空干燥后得茯苓粗多糖。

6. 高压提取法　超高压提取方法得率高，提取时间短，是提取茯苓多糖的适宜方法，适合茯苓多糖的工业化生产。茯苓按料液比1：3加入石油醚，在60℃水浴中时进行脱脂。药渣挥干溶剂，按料液比1：3加入乙醇，在80℃水浴中加热回流，除去小分子醇溶物。醇提后药渣挥干乙醇，按料液比1：15加入蒸馏水，装入真空包装袋中，用真空包装机在真空时间2分钟、中温下热封3分钟，压力为250MPa、pH10、保压时间为12分钟。卸压后，将超高压提取后的溶液以4000r/min的转速离心10分钟，取上清液；按上述操作将残渣重复提取3次，合并上清液。上清液经10%三氯乙酸去除蛋白后冷冻干燥即得茯苓多糖。

7.蒸汽爆破-水提法 茯苓粉末调整含水率后装入蒸汽爆破装置，高温升至170℃，蒸汽爆破压力为2.0MPa，保压时间为60秒，得蒸汽爆破茯苓粉末。蒸汽爆破茯苓粉末按料液比1：50加入蒸馏水，在60℃条件下浸提2小时，提取3次。提取液过滤后水浴浓缩至一定体积，加入4倍体积无水乙醇，静置过夜。以4000r/min的转速离心20分钟，取沉淀物冷冻干燥得茯苓粗多糖。

8.发酵提取法 发酵提取法是提取茯苓胞外多糖和胞内多糖的有效方法。取保藏的茯苓菌种，转接至马铃薯葡萄糖琼脂平板上，在28℃下培养10天，再转接至不含琼脂的马铃薯葡萄糖培养基中，装液量为100ml，于28℃、180r/min振荡培养7天，作为二级菌种。基础发酵培养基采用葡萄糖30g/L、蛋白胨7.5g/L、KNO_3 7.5g/L、初始pH 5.5，121℃灭菌20分钟，冷却备用。三角瓶装液90ml，接种10ml二级种子，于28℃、180r/min振荡培养19天。发酵时，以葡萄糖为碳源，酵母浸粉为氮源，$MnSO_4$、$CuSO_4$、$MgSO_4$、$FeSO_4$、$ZnSO_4$为金属离子，2-硫代巴比妥为辅助因子，初始pH值为5.0，发酵至第11天时，多糖产量为1.58g/L。胞外多糖取1ml发酵液与4倍量无水乙醇充分混匀之后置于-20℃的冰箱中冰冻2小时，取出后在4℃下，以8000r/min的转速离心10分钟，收集沉淀（或白色絮状物），加5倍量蒸馏水，充分混匀溶解后，以4000r/min的转速离心5分钟，取上清液得粗多糖溶液。胞内多糖在菌丝体烘干至恒重后，按料液比1：20加入蒸馏水，于75℃热水浴回流浸提2小时。将提取液混匀后在4℃下，以8000r/min的转速离心5分钟，取上清液加4倍量无水乙醇，置离心管中，充分混匀，于-20℃的冰箱中冰冻2小时，取出后在4℃下，以8000r/min的转速离心10分钟，收集沉淀（或白色絮状物），加5倍量蒸馏水，充分混匀溶解后，以4000r/min的转速离心5分钟，取上清液得粗多糖溶液。

目标检测

答案解析

一、选择题

（一）A型题（最佳选择题）

1.提取大黄中总蒽醌类成分，常用的溶剂是（ ）

　　A.水　　　　　　B.乙醇　　　　　　C.乙醚　　　　　　D.石油醚　　　　　　E.三氯甲烷

2.为保护黄酮母核结构的邻二酚羟基，提取时可加入（ ）

　　A.氨水　　　　　B.氨性氯化锶　　　C.硼酸　　　　　　D.氧化钙　　　　　　E.氢氧化钠

3.从中药中提取热不稳定成分宜选用（ ）

　　A.回流提取法　　B.煎煮法　　　　　C.渗漉法　　　　　D.连续回流法　　　　E.蒸馏法

4.中药化学成分常用的提取方法为（ ）

　　A.铅盐沉淀法　　B.结晶法　　　　　C.渗漉法　　　　　D.盐析法　　　　　　E.两相溶剂萃取法

5.提取挥发性成分的药材时宜采取的方法（ ）

　　A.回流提取法　　B.煎煮法　　　　　C.碱提酸沉法　　　D.水蒸气蒸馏法　　　E.酶解法

6.从中药中提取纯化皂苷常用的方法中不包括（ ）

　　A.乙醇提取，正丁醇萃取法　　　　　　　B.乙醇提取，乙醚沉淀法

　　C.乙醇提取，丙酮沉淀法　　　　　　　　D.碱水提取，加酸沉淀法

E.盐酸水解，氯仿萃取法

7.甘草皂苷易溶于（　　）

 A.无水乙醇   B.丙酮   C.乙醚   D.三氯甲烷   E.稀氨水

8.提取强心苷通常使用的溶剂是（　　）

 A.热水   B.50%~60%乙醇   C.70%~80%乙醇   D.碱水

（二）X型题（多项选择题）

9.三萜皂苷在其中有较大溶解度的溶剂是（　　）

 A.丙酮   B.石油醚   C.正丁醇   D.苯   E.戊醇

10.提取酸性多糖时，常用于作为提取溶剂的碱性试剂是（　　）

 A.KOH   B.NaOH   C.NH_4OH D.$Ca(OH)_2$ E.$NaHCO_3$

11.生物碱的提取方法包括（　　）

 A.酸水浸渍法   B.酸性乙醇渗漉法   C.乙醇回流提取法

 D.亲脂性有机溶剂连续回流提取法   E.水蒸气蒸馏法

12.下列各类成分中，可以使用碱提酸沉法提取的是（　　）

 A.游离蒽醌类   B.黄酮类

 C.8位具有酰基的香豆素类   D.侧链具有酯基的香豆素类

 E.具有烯丙醚、烯醇醚或邻二醇结构的香豆素类

13.游离香豆素一般易溶于（　　）

 A.苯   B.三氯甲烷   C.乙醇   D.酸水   E.冷水

14.提取木脂素类化合物，一般用（　　）

 A.溶剂提取法   B.超声提取法   C.微波提取法   D.水蒸气蒸馏法   E.压榨法

15.挥发油的提取方法包括（　　）

 A.水蒸气蒸馏法   B.压榨法   C.亲脂性溶剂提取法

 D.吸收法   E.超临界二氧化碳萃取法

16.影响溶剂法提取效率的主要因素包括（　　）

 A.药材粉碎度   B.温度   C.时间   D.细胞内外浓度差   E.药材干湿度

17.传统的提取方法包括（　　）

 A.碱提酸沉法   B.酸提碱沉法   C.酶解法

 D.回流提取法   E.超临界流体萃取法

18.黄酮类化合物的提取方法包括（　　）

 A.碱提酸沉法   B.酸提碱沉法   C.酶解法

 D.回流提取法   E.超临界流体萃取法

19.三萜皂苷一般不溶于（　　）

 A.乙醇   B.乙酸乙酯   C.丙酮

 D.乙醚   E.三氯甲烷

20.强心苷一般可溶于（　　）

 A.甲醇   B.乙醇   C.乙醚

 D.丙酮   E.乙酸乙酯

21.提取生物碱时，常用的溶剂为（　　）

 A.碱水   B.0.1~1%的酸水   C.10%~15%的酸水

D. 热水　　　　　　　　E. 酸性乙醇

22. 提取游离生物碱一般采用（　　）

A. 浸渍法　　　　　　B. 回流法　　　　　　C. 连续回流法

D. 水蒸气蒸馏法　　　E. 压榨法

23. 采用碱提法提取时，提取效率较水提法更高的多糖类型是（　　）

A. 中性多糖　　　　　B. 碱性多糖　　　　　C. 酸性多糖

D. 含有糖醛酸的多糖　E. 含量较低、结构复杂的多糖

24. 在使用复合酶法提取多糖时，为达到最佳水解效果，一般需要注意（　　）

A. 酶的组合　　　　　B. 酶的最适条件　　　C. 酶的保存时间

D. 温度　　　　　　　E. pH 值

二、综合问答题

1. 对某一中药化学成分进行提取时，提取方法的选择有哪些依据？

2. 生物碱常用提取方法有哪些？简述其优缺点。

3. 多糖类成分常用提取方法有哪些？

4. 请比较重楼中甾体皂苷类成分不同提取方法的优缺点。

5. 请设计从黄芩中提取黄芩苷的流程。

6. 提取大黄中的总蒽醌时，可采用电磁裂解提取法和超声提取法。两法采用相同的药材粉末、提取溶剂、液料比与提取次数，但电磁裂解提法提取时间更短、收率更高，请对两法进行比较。

7. 可以用升华法和水蒸气蒸馏法来提取的醌类成分有哪些？

8. 采用微波法提取醌类化合物的影响因素有哪些？

9. 采用溶剂提取法提取醌类化合物时的提取溶剂和提取方式如何选择？

10. 在木脂素的提取分离过程中应注意尽量避免与酸、碱接触，这是为什么？

11. 超声波提取香豆素类化合物的原理是什么？

12. 酶提取法中常用酶的种类及其作用有哪些？

13. 提取黄酮类化合物时，常用的碱性水溶液或碱性醇溶液有哪些？有哪些特点？

14. 溶剂法提取黄酮类化合物时常用的提取溶剂是什么？

15. 何为低共熔溶剂？其应用于提取黄酮类化合物有何特点？

16. 超临界 CO_2 提取挥发油的特点有哪些？

17. 水蒸气蒸馏法提取挥发油的方式及其优缺点有哪些？

18. 请设计提取玫瑰精油的提取工艺。

19. 可以采用碱提酸沉法来进行提取的萜类化合物的结构类型有哪些？

20. 萜类化合物在提取过程中的注意事项有哪些？

21. 白花蛇舌草（*Hedyotis diffusa*），系茜草科耳草属植物，具有清热解毒、消痈、利湿通淋的功效，常用于治疗各种肿瘤及炎症。药理研究发现白花蛇舌草中三萜类化合物，如熊果酸及齐墩果酸，作为其中的活性成分之一，具有抗肿瘤、抗菌、护肝、免疫调节等方面的活性。请设计从白花蛇舌草中提取总三萜酸粗品的实验流程。

22. 毛花洋地黄是玄参科植物毛花洋地黄（*Digitalis lanata* Ehrh.）的叶，性平，归心经。现代药理研究表明，毛花洋地黄具有兴奋心肌的作用，能增加心肌收缩力，增大收缩期血液输出量，改善血液循环，是目前临床治疗心力衰竭的有效药物。毛花洋地黄是制备强心药地高辛（异羟基洋地黄毒苷）的主要原料。地高辛为白色结晶或结晶性粉末，溶于稀乙醇、吡啶，几乎不溶于水、乙醚、丙酮、乙酸乙

酯、三氯甲烷，在80%乙醇中的溶解度比羟基洋地黄毒苷大。请设计从毛花洋地黄干燥叶中提取地高辛粗品的实验流程。

23.颠茄草为茄科植物颠茄（*Atropa belladonna* L.）的干燥全草。颠茄草的主要化学成分为莨菪烷类生物碱，主要包括莨菪碱、阿托品、颠茄碱等。莨菪碱亲脂性较强，易溶于乙醇、三氯甲烷，可溶于四氯化碳、苯，难溶于水。请简述如何从颠茄草中提取得到总生物碱？

24.桑枝是为桑科植物桑（*Morus alba* L.）的干燥嫩枝，性平，微苦，归肝经。桑枝的主要化学成分为多糖、黄酮、生物碱、酚性物质等。桑枝多糖极性较大，易溶于水，请简述如何用从桑枝中提取桑枝多糖？

（邱　峰　刘　斌）

第六章　中药化学成分的经典分离纯化方法

PPT

>> **学习目标**

通过本章学习，掌握中药化学成分各类经典分离纯化的方法和原理，具备应用各种经典方法进行中药提取物分离纯化工作的能力。能够将各类经典方法综合应用，设计合理的分离纯化流程。

中药的提取液或浓缩后得到的提取物通常仍是混合物，包括糖类、蛋白质、脂质、鞣质及无机盐等一般认为无药效的物质或杂质，需要进一步分离才能得到有效部位及单体。所谓"中药化学成分的经典分离纯化方法"是指早期应用，且迄今一直被采用的一些分离方法。主要基于中药中各化学成分在溶解度、酸碱度、两相溶剂中分配系数和分子大小等性质上的差异进行分离，且方法比较简单，无需特殊的设备。

第一节　中药化学成分的分离方法简述

中药提取液中的化学成分较为复杂，既含有大量的糖类、蛋白质、脂质、鞣质及无机盐等一般认为无药效的成分，也含有生物碱、苷类等往往具有较强药理活性的有效成分。在进行分离过程中，应尽量设法除去无效成分，将不同类型的有效成分及单体分开，以达到去粗取精的目的。一般的分离过程包括初步分离、进一步的精细分离和最后纯化单体。

如何着手中药成分的分离？首先应充分的查阅文献，了解前人已经开展的工作，一般有下面两种情况：第一，对研究药材中的化学成分及其活性一无所知；第二，文献中对被研究药材中的化学成分已有大量的报道。两种情况不同，考虑其分离方法也不相同。对于第一种情况，一般应在药理实验的配合下，根据化学成分的极性大小，经不同极性溶剂萃取或初步色谱分离，将各萃取部位或色谱流分进行药理实验，确定有效部位，然后再逐步进行精细分离，追踪有效成分集中的部位，最后分离有效单体。对于第二种情况，一般应先充分查阅有关文献，根据被研究中药中含有的化学成分信息设计分离方法。特别是在工业生产中需要针对某类成分或单体进行富集时，更需要收集该成分的各种提取分离方法，设计自己的分离方法。在方法设计上要考虑到样品放大后或工业生产上的可行性，如溶剂的安全性、方法的可操作性、分离成本和工艺设备等。

在进行初步的分离后，往往要根据被分离物质各种性质的差异进行进一步分离，以期获得单体成分。此时，多采用各种色谱法，如大孔吸附树脂色谱法，硅胶正、反相色谱法，MCI树脂色谱法，凝胶色谱法，离子交换色谱法及制备或半制备高效液相色谱法等。这些色谱方法主要根据被分离物质的吸附性、溶解性、分子大小、酸碱解离度的差异等进行分离，具体参阅"第七章中药化学成分的色谱分离方法"。在进行精细分离时，要注意多种色谱方法的交互和联合使用，样品在不同类型吸附剂上的不可逆吸附损失，洗脱溶剂回收的难易程度，样品在分离过程中的变化等问题。

进行反复的精细分离后，可以获得单体成分。如果该成分从色谱分离后的洗脱液中可以结晶出来，往往可以通过重结晶的方法获得纯化的单体。一般能结晶的多数是单体化合物，但有时结晶也是混合物。不管是结晶、无定性粉末或液体，往往要进行纯度的判断。较早的纯度判断方法可以根据结晶形态和色泽、熔点和熔距等物理性质判断。目前常采用薄层色谱方法，纯的化合物在经薄层展开和显色后，只有一个斑点。要鉴定一个样品是否纯，往往需要经过几种不同溶剂系统展开，然后在紫外灯下观察或显色，如果均只看到一个斑点，可证明是一个单体化合物。

此外，气相色谱、高效液相色谱也是判断纯度的重要方法之一，越来越多地在实际工作中使用。气相色谱法主要适用于在高真空和一定加热条件下能气化而不被分解的物质，如液体样品、低熔点或能升华的物质。高效液相色谱具有用量少、灵敏度高、适用样品范围广等特点，已被广泛用于样品纯度的检测。同时制备型和半制备型高效液相色谱也是最后分离和纯化克级和毫克级样品的常用方法。在高效液相色谱检测样品纯度时，要注意在检测波长下可能存在无紫外吸收的杂质。

核磁共振氢谱和质谱，也可以辅助用于样品纯度的检测，但一般来讲，应该是样品经过分离纯化后进行波谱分析时应用，并不单纯利用这些波谱判断纯度。在分析这些波谱时，有时会发现本来认为"纯"的成分并不纯，而是伴有一些杂质。如核磁共振氢谱表现为：如果将杂质氢信号积分，杂质的一个氢信号强度往往低于该"纯"成分一个氢信号强度，这就说明样品不纯；而且可以根据二者相对信号强度的比值，粗略地判断杂质的百分比。

在完成一个样品的整个分离流程后，应对分离过程进行总结，可用文字叙述和流程图的方式记录分离过程。在记录过程中应注意每步分离获得的物质量的记录。由于在分离的中间过程中，有时样品是存在于溶液中，无法称重，可以通过估算样品的比重和体积来判断样品质量；或者在色谱中，通过上样量减去拌样吸附剂获得。故每次做色谱分离前，应计算上样量。本章主要介绍常用的经典分离纯化方法。

第二节　液 – 液萃取法

液–液萃取法是根据物质在两相互不混溶的溶剂中的分配系数差异来进行的。不同极性的化合物在不同溶剂中的分配系数不同，利用分配系数差异，就可实现对不同极性物质的分离。一个中药提取物中往往存在极性差异很大的多种成分，利用它们在两相各不相溶的溶剂中分配系数差异，可实现对中药成分的初步分离。

一、普通萃取法

将水提取浓缩液或总提取物浸膏加少量水分散后，在分液漏斗中用与水不相混溶的有机溶剂进行萃取。通常，需要反复萃取数次，才能使化学成分得到较好的分离。混合物中各成分在两相溶剂中分配系数相差越大，则分离效率越高。普通萃取可视体积大小采用多种容器进行。小量实验室萃取时，可在分液漏斗或类下口瓶中进行；如为中量萃取，可在50L的带搅拌装置的玻璃反应罐中进行；在工业生产中大量萃取多在密闭萃取罐中进行，也可用后述的离心萃取仪进行萃取分离。

若待分离成分是亲脂性的，一般多用石油醚、二氯甲烷（或三氯甲烷）或乙醚等亲脂性有机溶剂进行萃取，亲脂性成分被有机溶剂萃取出来；若有效成分是偏亲水性的，则需用乙酸乙酯、正丁醇或戊醇等有机溶剂进行萃取。可根据预试验结果选择对待分离成分溶解度好的溶剂，如游离生物碱常选用三氯甲烷萃取；黄酮类可用乙酸乙酯萃取；皂苷类成分一般选用正丁醇进行萃取。

中药中含有的一些成分如蛋白质、皂苷、树脂等都有一定的表面活性，是天然的乳化剂，因此萃取中常遇到乳化的难题。萃取操作时要尽量防止乳化，如避免过度振摇萃取瓶等。如发生乳化，可以用玻棒轻轻搅动乳化层破乳。对于特别难于消除的乳化层，可以先把乳化层分出来，后续的萃取中乳化现象应该较轻。分出的乳化层可以单独进行加热、抽滤等操作，一般可以分层。有时，欲分离的物质，恰好会较多地留在乳化层中，故乳化层不要轻易地弃去。如从开喉箭中分离岩白菜内酯时，就是先将开喉箭用乙醇提取，提取液减压回收乙醇后溶于水中，先用乙醚萃取，除去色素，再用三氯甲烷萃取，即有乳白色的乳化层物质，分出乳化层，挥去溶剂，即得岩白菜内酯粗品。

二、系统溶剂分离法

系统溶剂分离法是采用数种不同极性溶剂，对总提取物的化学成分依极性不同而分离的方法。这是一种常用的初步分离方法。若配合药理活性筛选，可确定有效部位，就能为进一步有效成分的分离提供方便。选用的溶剂种类和数量可以根据各成分的溶解情况灵活取舍。

采用系统萃取法时，先将总提取物混悬在水中，然后用若干种极性不同且与水不相混溶的溶剂，按溶剂的极性由低到高依次进行萃取。常用的溶剂有石油醚、二氯甲烷（或三氯甲烷）、乙酸乙酯、正丁醇等，将总提取物中的化学成分按照极性由小到大粗分成相应的溶剂提取部分。各提取部分中相应的中药成分类型参见图6-1。

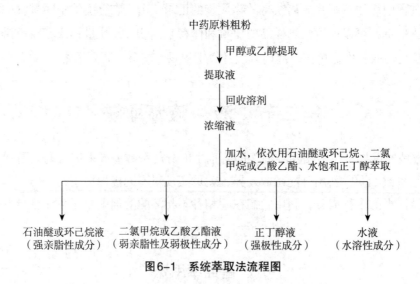

图6-1　系统萃取法流程图

三、pH 梯度萃取法

当提取物中含有难溶于水的碱性或酸性成分时，可调节其pH进行分离。对于难溶于水的生物碱成分，可以加入无机酸与之成盐而溶于水，通过萃取，与难溶于水的其他成分分离；对于具有羧基、酚羟基难溶于水的酸性成分，可以加入碱与之成盐而溶于水，通过萃取，与难溶于水的其它成分分离；对于具有内酯或内酰胺结构的成分，可加入碱并加热皂化，使之成盐溶于水，与难溶于水的其他成分分离。

如果通过以上分离得到的酸性部分或碱性部分中，分别含有强度不同的酸性成分或碱性成分，可用pH梯度萃取法进行进一步分离。pH梯度萃取法是利用不同成分的酸碱性强弱的差异，在某一强度的pH条件下，某些成分可成盐溶于水，与其他成分分离。依次改变pH条件，则不同酸、碱性的化学成分依次被萃取出来而达到分离的目的（图6-2）。

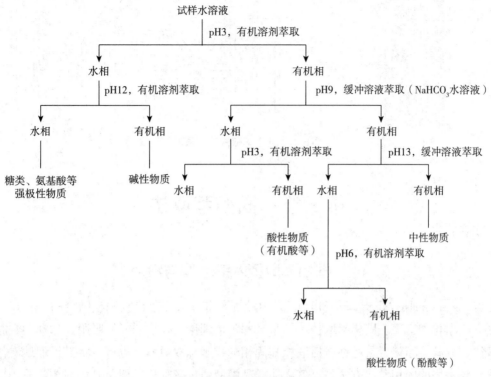

图6-2　pH梯度萃取法流程图

四、离心萃取法

离心萃取法是液-液萃取和离心技术相结合的一种新型高效分离技术，相对于其他萃取技术具有两相物料接触时间短，分相速度快，在设备中存留量小，操作相比范围宽等特点。此项技术现已被大量地应用于中药制药、废水处理、核能、石油化工、精细化工等众多领域中。

离心萃取法的原理是利用离心机使互不相溶、密度不等的溶液和溶剂在两种液相间进行萃取，以实现溶液中的溶质向溶剂中转移的萃取过程。其特点是，在离心力场中先进行充分混合，促使溶质的转移，再进行两相液体的分离和排出。轻相液体从靠近转鼓壁处进料，重液相则从转鼓中心进料，在转鼓内形成两相分散的逆流接触，最终两相达到转鼓的另一端时轻重液相分别通过转鼓中心和内壁处排出。如图6-3所示，首先，轻重两相溶液按一定比例分别从两个进料管口进入转鼓和壳体之间形成的环隙型混合区内，借助转鼓的旋转，通过涡轮盘和叶轮使两相快速混合和分散，两相溶液得到充分的传质，完成混合传质过程。接着，混合液在涡流盘的作用下进入转鼓，在辐板形成的隔舱区内，混合液很快与转鼓同步回转，在离心力的作用下，比重大的重相液在向上流动过程中逐步远离转鼓中心而靠向转鼓壁；比重小的轻相液体逐步远离转鼓壁而靠向中心，澄清后的两相液体最终分别通过各自堰板进入收集室并由引管分别引出机外，完成两相分离过程。

20世纪中期第一代离心萃取器问世以来，离心萃取方法不断完善，同时在实际应用过程中，已经实现了仪器系列化，包括实验室小试、中试、工业化大型设备，可满足不同行业的应用需求。

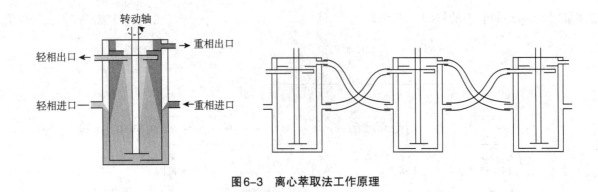

图6-3 离心萃取法工作原理

第三节 固相萃取法

一、固相萃取技术的原理与特点

固相萃取（solid phase extraction，SPE），是由液固萃取和液相色谱技术相结合的一项技术，主要用于样品的分离、净化和富集。固相萃取技术基于液固色谱理论，采用选择性吸附、选择性洗脱的方式对样品进行富集、分离、净化，是一种包括液相和固相的物理萃取过程，也可以将其近似地看作一种简单的色谱过程。较常用的固相萃取方法是，使液体样品溶液通过吸附剂，保留其中被测物质，再选用适当强度的溶剂淋洗杂质；然后，用少量溶剂迅速洗脱被测物质，从而达到快速分离净化与浓缩的目的。也可选择性吸附干扰物质，而让被测物质流出；或同时吸附杂质和被测物质，再使用合适的溶剂选择性洗脱被测物质。

多种材料可用于固相萃取的吸附剂。正相固相萃取由极性固定相组成，适用于吸附极性物质。吸附剂有硅胶、极性官能团键合硅胶等常用于正相固相萃取。在正相条件下，分析物质如何保留取决于分析物的极性官能团和吸附剂表面的极性官能团之间的相互作用，包括氢键、π-π 相互作用、偶极-偶极相互作用、偶极-诱导偶极相互作用等，洗脱时常采用极性溶剂。反相固相萃取由非极性固定相组成，适用于吸附非极性和弱极性物质。吸附剂有烷基、芳香基键合的硅胶。另外，含碳的吸附物质，如石墨、无孔碳组成的材料、多壁碳纳米管等；聚合类吸附物质，如苯乙烯-二乙烯基苯构成的材料等也可使用。洗脱时，采用中等极性到非极性溶剂。离子交换固相萃取有阴离子交换和阳离子交换之分。离子交换固相萃取适用于带有电荷的化合物，其基本原理是静电吸引，也就是化合物上的带电荷基团与键合硅胶上的带电荷基团之间的吸引。离子交换固相萃取用于除去样品中的金属离子，更常用于萃取样品中的可解离化合物。为了从水溶液中将化合物吸引到离子交换树脂上，样品的pH一定要保证其分离物的官能团和键合硅胶上的官能团均带电荷。如果某种离子带有与所分析物一样的电荷，将会干扰所分析物的吸附。洗脱溶液一般是其pH能中和分离物的官能团上所带电荷，或者中和键合硅胶上的官能团所带电荷。当官能团上的电荷被中和，静电吸引作用消失，分析物随之而洗脱。另外，洗脱溶液也可能是一种离子强度很大或者含有另一种离子能取代被吸附的化合物，这样被吸附的化合物也随之而洗脱。

二、固相萃取法的应用

固相萃取样品前处理方法建立的关键是根据样品的理化性质选择合适种类的固相萃取剂，然后根据回收率优化平衡溶剂、淋洗溶剂、洗脱溶剂，并确定洗脱溶剂的接收时段和体积。有两种方式可实现样品的固相萃取分离纯化：一种是使杂质保留在吸附剂上，待测组分不被保留或被洗脱；另一种是待测组分保留而杂质流出或先被洗脱，然后待测组分再被适当的洗脱剂洗脱。对于大体积样品如环境样品的前处理，后者还具有组分富集作用。固相萃取的一般操作步骤主要包括：①采用强洗脱溶剂活化并清洗填料；②以弱洗脱溶剂冲洗平衡填料；③以弱溶剂溶解样品并上样；④用类似或稍强于样品溶剂的洗脱剂淋洗固相萃取柱，除去干扰组分；⑤用强洗脱剂洗脱固相萃取柱，收集目标体积段的洗脱液，洗脱液经过浓缩后进行色谱分析。

　　固相萃取法适合提取物为胶状物，难以均匀分散在一种溶剂中，使液-液萃取分离难以完成时，故而特别适合对中药提取物的初步分离。固相萃取法也可避免液-液萃取的乳化问题。在对中药提取物进行固相萃取时，往往先拌入硅藻土或纤维素粉等，低温干燥成粉末状，再用三、四种不同极性的溶剂对总提取物的干燥粉末进行加热回流萃取，溶剂的极性由低到高，使总提取物中的各种成分依其在不同极性溶剂中溶解度的差异而分别溶解在不同溶剂中，这样便将总提取物中的化学成分按照极性由小到大粗分成若干个部分。常用的溶剂有石油醚、乙醚、二氯甲烷（或三氯甲烷）、乙酸乙酯、乙醇、甲醇和水等。

　　此外，采用柱色谱的方法也可以认为是一种固相萃取方法，如药材的水或乙醇提取液除去乙醇后，置于大孔树脂色谱柱顶部，分别用水和不同浓度乙醇溶液进行洗脱，先用水洗脱得到水溶性的糖类、氨基酸、蛋白质无机盐，再用约30%的乙醇水溶液洗脱得到大极性的苷类物质，接着用约60%乙醇水溶液洗脱得到小极性的苷类物质，最后用约90%乙醇水溶液洗脱得到苷元类物质。

三、分子印迹固相萃取法

　　分子印迹固相萃取法是新近发展的一种固相萃取方法。分子印迹技术（molecular imprinting technology，MIT）是指制备对某一目标化合物具有预定选择性的聚合物的技术，具有分离效率高、化学物理性质稳定、制备简单等优点，在中药化学成分富集、分离、纯化等方面有着很好的应用前景。分子印迹技术的关键是制备分子印迹聚合物（molecular imprinted polymers，MIPs），MIPs由交联剂、引发剂将特异性结合的模板分子与功能单体聚合，得到空白聚合物，其在空间和功能上与模板分子互补，能从复杂的成分中选择性地分离出目标分子（图6-4）。MIPs制备原理分为共价聚合、非共价聚合和半共价聚合，制备方法有表面印迹聚合法、沉淀聚合法和悬浮聚

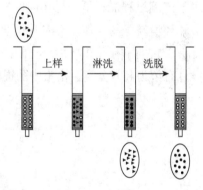

图6-4　分子印迹固相萃取法工作原理

合法等。由于MIPs具有特异性结合的特点，适合于复杂样品中微量物质的分离和富集。近年来，MIT在中药成分固相萃取中的应用越来越广泛。如以槲皮素为模板合成的MIPs，可用于分离纯化大鼠服用银杏叶水提物的血浆中的槲皮素，结果萃取液中目标物纯度足以实现直接定量测定。以木犀草素为模板合成的MIPs，用于柱色谱法分离花生壳中的木犀草素，其对木犀草素的特异性识别很强并且吸附量明显高于常规分离方法。

　　全自动固相萃取仪是固相萃取法应用的又一个重要方面。它是将固相萃取法与其他分析设备联用以达到自动化分析的目的。如将固相萃取仪与气相色谱、高效液相色谱、质谱等联用于中药成分的分析有大量文献报道。这时对固相萃取仪自动化程度要求得很高，现代全自动固相萃取仪需满足自动化、模块化、经济化、平行化等特点。①自动化，一套完善的自动化固相萃取系统可以真正在无人值守的情况下完成固相萃取方法的应用；②模块化，可以根据不同需求切换不同的模块，完成不同固相萃取方法的应

用；③经济化，可提供经济化的使用体验，包括试剂、耗材如SPE小柱的选择，应该可以兼容市售的主流SPE小柱供应商的产品；④平行化，同时处理多个样品，对平行化的要求可以体现在固相萃取的每个步骤，包括小柱活化、上样、清洗和洗脱。

第四节　膜分离技术

一、膜分离技术的原理与特点

膜分离是一种在膜的一侧施加压力下以允许组分选择性地透过膜并被分离的技术。由于膜分离操作一般在常温下进行，被分离物质能保持原来的性质和功效活性。由于其具有选择性强、适用范围广、能耗低、操作过程简单、易于控制等特征，同时兼有分离、浓缩、纯化和精制的功能，所以膜分离技术可广泛应用于食品生产和中药成分的分离中。目前该技术已广泛应用于食品、医药、生物、环保、化工、冶金、能源、石油、水处理、电子、仿生等领域，产生了巨大的经济效益和社会效益，已成为当今分离科学中最重要的手段之一。

膜分离技术以分离膜为核心，利用膜两侧存在某种推动力（如浓度差、压力或电位差等）时，原料侧的成分依据膜孔径的大小选择性地透过膜，从而进行分离、浓缩和提纯物质的一门技术（图6-5）。膜是一种选择性透过的材料，在流体经过时可允许一种或几种物质透过，其他物质被截留，从而达到分离、纯化等目的。膜分离现象的提出最早出现于18世纪，而真正得到发展是在20世纪60年代。随着工业的发展，膜分离技术已经广泛应用在包括医药、食品、化学等众多行业中并发挥举足轻重的作用。其用于浓缩过程能耗低，操作时间短，可连续运行（无需再生步骤，可持续简单地重复使用），占地面积小和环境友好的操作（不涉及化学反应，不产生污染物）是其主要优势。膜分离操作的高能量效率主要是由于它们不存在相变，分离的条件比较温和。随着材料科学的发展，先进的膜材料性能和优化的工艺设计有望为高效分离、富集中药提取物中的多种成分提供出色的机会。

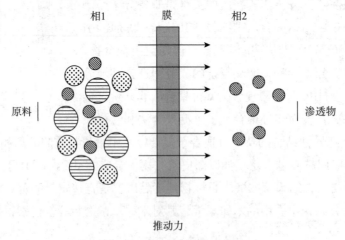

图6-5　膜分离技术工作原理

膜分离技术的关键在于膜的材料，由于膜材料发展时间较短，在应用中还存在一些问题。目前市场上膜分为有机膜和无机膜两大类，应用较广泛的为有机膜，但其机械强度差，不耐酸碱，无法在高温下作业，难以满足工业需求。无机膜受限于制造水平、技术、材料等方面，也存在质脆易损坏、制造成本偏高等问题。并且溶液中可能存在的颗粒会划伤膜，膜的微孔很小，容易被污染物堵塞和污染，需要定期进行清洗，在大多数情况下，附着的污染物难去除，丢弃时很容易造成二次污染，给企业带来过高的成本。

二、常用的膜分离技术分类

根据分离目的不同，可将膜分离分为微滤、纳滤、超滤、反渗透、电渗析等。

（一）微滤

微滤（microfiltration，MF）是以微滤膜进行筛分，微滤膜孔径一般在0.02～10μm之间，厚度在90～105μm之间，在压力驱动下，将小于膜孔的粒子或分子物质进行过滤膜渗透，从而达到不同粒子或分子有效分离的膜分离过程。一般用于中药提取液的预处理，可除去提取液中的悬浮不溶性微粒，如细碎的药渣等。

（二）超滤

超滤膜的小孔大小在1～20nm之间。超滤（ultra filtration，UF）技术以压力差为推动力，利用物质大小不同来截留溶液中大分子溶质，从而实现与小分子溶质或溶剂分离的过程。利用超滤方法，可除去中药提取液中的蛋白质、鞣质、多糖、树胶等大分子杂质，保留常见的黄酮、生物碱、皂苷等常见的中药有效成分。目前开发高性能、高渗透、最大选择性专用分离的超滤膜，是膜分离技术的重要研究方向之一，我们应关注该学科的相关研究进展，使其在中药成分的分离中发挥更大地作用。

（三）纳滤

纳滤（nanofiltration，NF）是以压力差为驱动力、介于超滤和反渗透之间的膜过程，膜孔径在1nm左右，截留分子量为200～1000Da，实现高相对分子质量与低相对分子质量有机物分离，有机物与无机物分离和浓缩。近年来，纳滤膜技术作为一种简便、高效的分离方法在中药分离工艺中也得到了越来越多的应用。如有人探索了利用纳滤方法从栀子中精制栀子苷的工艺。通过考察纳滤膜截留相对分子量、跨膜压力差、pH等参数，优选栀子提取液的浓缩工艺，并与减压浓缩对比分析，通过参数优化，发现纳滤-减压浓缩联用栀子苷的截留率高于减压加热浓缩工艺，具有较好的生产适用性。

（四）反渗透

反渗透（reverse osmosis，RO）技术是渗透的逆过程，以压力差作为推动力，通过反渗透膜能截留离子与小分子物质而透过溶剂的特点，达到液体与混合物分离的目的。因能够有效地去除溶解在水中的盐类、细菌等，可用于水的净化。反渗透是目前应用最广泛、能源效率最高的脱盐技术，提高反渗透脱盐技术的可靠性和持续性至关重要。随着全球对替代水源的依赖增加，使用反渗透技术回收废水是低成本淡水的重要来源。

三、膜分离技术在中药领域中的应用

由于膜分离技术具有效率高、设备简单、常温操作、无污染、无相变、能耗低、分离产物易于回收、自动化程度高等优点，已广泛应用于制药、化工、食品、发酵、水处理等领域。近年来，国内外对膜分离技术在中药生产领域的应用，尤其是在中药制剂及中药有效成分的提取分离纯化等方面进行了大量的研究，膜分离技术已经应用于中药生产第一线。

（一）中药制剂用纯水的制取

利用膜分离技术制备的纯水已经广泛应用于制药企业。通过粗滤、超滤、电渗析、纳滤、反渗透等，可以有效、稳定和低能耗地去除自来水中的微粒、热原、无机盐等杂质和有害物质。例如金乐佳等综述了氧化石墨烯基膜的制备方法，介绍了交联型氧化石墨烯复合膜在纯水渗透通量、无机盐截留性能、膜稳定性方面的性能特点以及在超滤、纳滤和反渗透领域的研究进展，并对其在水处理领域的应用前景进行了介绍。

（二）中药提取液的浓缩和初步分离

中药提取液有效成分的含量低，提取常使用大量有机溶剂，存在提取成本高、提取过程复杂、提取率低、污染严重等问题，应用膜分离技术可望有效地解决。近年来随着中药现代化的开展，膜分离技术广泛地应用于中药提取液的提纯和浓缩。如利用反渗透法提取当归中的阿魏酸，反渗透法的提取效果好于传统的醇沉法，且采用超滤法与反渗透法相结合的膜分离技术可得到更好的分离效果。韩光等将微滤技术应用于何首乌水提液的精制，发现何首乌水提液经微滤后由浑浊溶液变为澄清溶液，固体去除率为67.9%，有效成分二苯乙烯苷的含量是水提取液中的两倍。周显宏采用室温下微滤-超滤-纳滤多级膜浓缩黄芩苷提取液，运用多级膜分离浓缩法，除去黄芩苷提取液55%的水分，黄芩苷的保留率为96%，浓缩比为2.4倍，实现常温下多级膜浓缩分离黄芩苷提取液。利用陶瓷复合膜和多功能有机膜设备提取分离罗汉果汁，得到罗汉果蛋白酶和甜苷。利用W/O型乳状液膜分离提取荷叶中3种生物碱，4-去甲基荷叶碱、O-去甲基荷叶碱和荷叶碱的萃取率分别达到了95.6%、100%和97.9%，相应的富集因子依次为8.73、8.50和8.04。以葛根素为模板分子制得的印迹聚合物膜，能有效地从葛根提取物中分离出葛根素、大豆苷元和大豆苷。

（三）中药生产的废水中有效成分的回收

中药生产中，原药的洗涤液以及提取后的药渣洗涤液，多含有一定量浓度极低的有效成分，往往作为废水直接排放，运用膜技术能很好地加以回收利用。运用纳滤膜技术分离回收金银花蒸馏残渣中绿原酸，残渣液中绿原酸浓度由723.3mg/L浓缩至17.96g/L，浓度提高了24.8倍，绿原酸的纯度由2.8%上升到27.0%，纯度提高了9.6倍，而总可溶性固形物由2.52%增加到6.61%。

（四）中药制剂的制备

浸膏剂作为后续制剂原料，其杂质含量直接影响成品制剂的质量。目前中药浸膏剂的制备多采用煎煮法或渗漉法提取药材中的有效成分，提取液过滤、低温浓缩成浸膏，浸膏中含多量淀粉、多糖、蛋白质、树脂等杂质，制取的固体制剂，存在崩解缓慢、服用量大等缺点，膜分离技术在解决这些问题方面提供了新的途径。研究表明，超滤法可以去除药液中淀粉、树胶、果胶、黏液质、蛋白质等可溶性大分子杂质，减少浸膏剂的服用量，在保证有效成分含量基本相同的前提下，浸膏体积缩小为原来的1/5～1/3，且浸膏干燥容易，吸湿性小，添加赋形剂少，节约大量有机溶剂和相应回收设备，缩短生产周期，减少工序及人员，节约热能。在中药口服液生产中，采用微孔滤膜或超滤工艺去除其中的杂质后，可使口服液达到很高的纯度，通常可以直接灌装。

中药提取液除含有效成分，还含有蛋白质、酶等成分，在药材贮藏和提取分离过程中，会有微生物及残体，在制备注射剂时，这些都是必须去除的有害热原。有人将超滤技术用于输液生产中的药液过滤，并将其与原有的微孔滤器过滤作比较，发现超滤法能更有效地滤除药液中的细菌和热原，只要选择合适截留分子量的超滤膜，即可取代传统的微滤-吸附法除热源工艺，一次完成除热原和灭菌，产品的澄明度合格率从92.12%提高到97.28%。

四、膜分离技术有待解决的问题

膜分离技术作为一门新兴分离技术，相比传统方法已经显示出其独特的优势，表现出极好的发展前景。但由于其在中药生产领域的应用研究还不够深入，一些工艺和技术问题有待解决，未能得到大规模的生产应用。

1.膜易污染和难清洗　在中药分离纯化过程中，中药提取液黏度大，大分子杂质含量多，极易在膜表面形成黏附层，堵塞膜孔，造成膜污染，膜通量锐减，极大地影响膜的使用周期和寿命。而现有的清洗方法难以达到很好地恢复膜通量的效果。因此，选用适宜的药液预处理方法和膜清洗工艺是膜技术应用的关键。

2.膜分离技术的基础理论研究薄弱　由于膜材质及膜分离的生产工艺性能，膜分离技术在中药领域的应用也缺乏系统的理论研究，目前还没有适合于中药体系分离的膜成套设备，严重影响了膜分离技术在中药领域中的工业化应用进程。

3.浓差极化现象　浓差极化是膜分离技术普遍存在的一个问题，极大地影响膜的通透速率和截留性能。目前一般采用提高料液温度、流速，脉冲流动、磁力搅拌，在过滤各阶段分别采用恒速和恒压滤过，或与其他分离方法如澄清法、离心分离法联用。

4.膜材料有待开发　目前在膜分离技术的应用过程中，主要存在膜使用寿命、通量衰减、膜污染及其清除等问题。因此，开发耐污染、抗劣化和低成本的膜材质是推广膜分离技术在中药领域中应用的一个重要方向。

总体来说，膜分离技术在中药领域的应用愈来愈广。随着对膜分离技术不断系统深入的研究，以及为适应人们对提高医药产品质量和降低生产成本的需求而不断开发出适合于不同药物成分的新型膜材料、新型膜分离过程及膜集成技术，有理由相信膜分离技术必将取代传统分离技术成为医药领域应用的热点，在促进我国中药现代化和工业化生产方面发挥更重要的作用。

第五节　沉淀法

沉淀法是在提取液中加入某种试剂产生沉淀，以获得有效成分或除去杂质的方法。

一、溶剂沉淀法

溶剂沉淀法是在含有混合成分的溶液中，加入某种溶剂或混合溶剂，使混合物中的某些成分沉淀出来的分离方法。例如在水提取液中，加入一定量的乙醇，使含醇量达到80%以上，则难溶于乙醇的成分如淀粉、树胶、黏液质、蛋白质等杂质从溶液中沉淀出来，经过滤除去沉淀，即可达到有效成分与这些杂质相分离的目的。这便是中药制剂中常用的"水提醇沉法"和"醇提水沉法"的基本原理。又如将粗制总皂苷溶于少量甲醇中，然后滴加乙醚、丙酮或乙醚-丙酮的混合溶剂，边加边摇匀，皂苷即可析出，如此反复处理数次，可得到较纯的总皂苷。如逐渐降低溶剂的极性，皂苷还可能分批析出，得到不同极性的皂苷混合物。

二、酸碱沉淀法

酸碱沉淀法是利用酸性成分在碱中成盐而溶解，在酸中游离而沉淀；而碱性成分则在酸中成盐而溶解，在碱中游离而沉淀的性质，来进行分离的一种分离方法。如游离生物碱一般难溶于水，遇酸生成生物碱盐而溶于水，过滤除去水不溶性杂质，滤液再加碱碱化，则重新生成游离的生物碱，从水溶液中析出而与水溶性杂质相分离。又如不溶于水的内酯类化合物，遇碱时开环（有时须加热），生成羧酸盐类而溶于水，过滤除去水不溶性杂质，滤液再加酸酸化，则内酯环重新环合生成不溶于水的内酯类化合物，从溶液中沉淀析出，这样便与其他成分分离。

三、专属试剂沉淀法

某些试剂能选择性与某类化学成分反应生成可逆的沉淀，借以与其他化合物分离。如水溶性生物碱可加入雷氏铵盐沉淀而分离；甾体皂苷可被胆甾醇沉淀；鞣质可用明胶沉淀等。但在使用该法时要注意，若用试剂来沉淀分离有效成分，则生成的沉淀应是可逆的，即得到的沉淀可用一定溶剂或试剂将其还原为原化合物。

第六节　结晶法

结晶法是分离和精制固体化学成分最常用的方法之一，是利用混合物中各成分在某种溶剂或某种混合溶剂中的溶解度不同来达到分离的方法。中药化学成分在常温下多数是固体物质，具有结晶化的通性，可用结晶法来达到分离，一旦获得结晶，就能有效地精制成单体。纯化合物的结晶有一定的熔点和结晶学特征，有利于化合物的鉴定。因此，获得结晶并纯化至单体是鉴定中药化学成分、研究其分子结构的重要途径。但值得注意的是，通常中药化学成分应先经过提取分离，得到较纯的组分时，才进行结晶操作。能结晶的成分大部分是较纯的化合物，但并不一定是单体，结晶有时也是混合物。另外，也有一些物质即使达到了很高的纯度，也不能结晶或不易结晶，只呈无定形粉末状。

一、结晶法的操作

将需要结晶处理的固体物质或粗晶加热溶解于一定量的溶剂中，制成过饱和溶液，趁热过滤，以除去不溶性杂质，将滤液慢慢冷却放置，析出结晶，滤出结晶，干燥即得。

某些样品由于含少量有色杂质可使结晶溶液呈色，因此在结晶前可加入适量的活性炭脱色。活性炭的用量视活性炭的活性、所用溶剂极性和所含杂质的量而定，常用量为固体样品量的1%～2%。

结晶操作中要注意，为了减少样品留在母液中而造成损失，加入溶剂的量应尽可能少。在这一过程中，一般是溶液浓度高，降温快，析出结晶的速度也越快，但此时结晶的颗粒较小，杂质也可能较多；有时自溶液中析出的速度太快，超过了化合物晶核的形成和分子定向排列速度，往往只能得到无定形粉末；有时溶液浓度过高，相应杂质的浓度或溶液的黏度也较大，反而阻碍结晶的析出。因此，在操作中往往使溶液浓度适当，慢慢降低温度，常常能析出较大和纯度较高的结晶；有时结晶的形成需较长的时间，往往需冷藏，放置数天或更长时间。

二、结晶溶剂的选择

结晶法的关键是选择适宜的结晶溶剂。一般对结晶溶剂的要求包括对欲纯化的成分热时溶解度大，冷时溶解度小，而对杂质则冷热都不溶或冷热都易溶；溶剂的沸点适中；与欲结晶的成分不发生化学反应；尽可能安全、价廉、易得等。

常用的结晶溶剂有水、甲醇、乙醇、丙酮、乙酸乙酯、三氯甲烷、苯、石油醚等，有时也用二氧六环、二甲亚砜、二甲基甲酰胺、吡啶等。

有时单一溶剂不易得到结晶，可选择混合溶剂。混合溶剂一般由两种互溶的溶剂组成，其中一种对欲结晶的成分溶解度大，而另一种则溶解度小。先将欲结晶的样品溶于尽可能少量的对其溶解度大的溶剂中加热溶解，然后向热溶液中滴加溶解度小的第二种溶剂直至混浊，这时再滴加第一种易溶的溶剂使其溶解，溶液在该点达到饱和状态，当冷却时则析出结晶。

第七节　分馏法

分馏（fractional distillation）是对某一混合物进行加热，针对混合物中各成分的不同沸点进行冷却，分离成相对纯净的单一物质过程。分馏实际上是多次蒸馏，它更适合于分离提纯沸点相差不大的液体有机混合物。当物质的沸点十分接近时，约相差25度，则无法使用简单蒸馏法，可改用分馏法。进行分馏可以解决蒸馏分离不彻底、多次蒸馏操作繁琐、费时、浪费极大的问题，这时可采用分馏的方法，如石油的分馏，可得到汽油、柴油等多种不同沸点的燃料。

在分馏时，被分馏的样品在蒸馏瓶中沸腾后，蒸气从蒸馏瓶（图6-6）蒸发进入分馏柱，在分馏柱中部分冷凝成液体。此液体中由于低沸点成分的含量较多，因此其沸点也就比蒸馏瓶中的液体温度低。当蒸馏瓶中的另一部分蒸气上升至分馏柱中时，便和这些已经冷凝的液体进行热交换，使它重新沸腾，而上升的蒸气本身则部分地被冷凝，因此，又产生了一次新的液体-蒸气平衡，结果在蒸气中的低沸点成分又有所增加。这一新的蒸气在分馏柱内上升时，又被冷凝成液体，然后再与另一部分上升的蒸气进行热交换而沸腾。由于上升的蒸气不断地在分馏柱内冷凝和蒸发，而每一次的冷凝和蒸发都使蒸气中低沸点的成分不断提高。因此，蒸气在分馏柱内的上升过程中，类似于经过反复多次的简单蒸馏，使蒸气中低沸点的成分逐步提高。在分馏柱的顶部出来的蒸气，经冷凝后所得到的液体，可能是纯的低沸点成分或者是低沸点占主要成分的流出物。混合物先在最低沸点下蒸馏，直到蒸气温度上升前将蒸馏液作为一种成分加以收集。蒸气温度的上升表示混合物中的次一个较高沸点成分开始蒸馏，然后将这一组分开收集起来，达到分馏的目的。

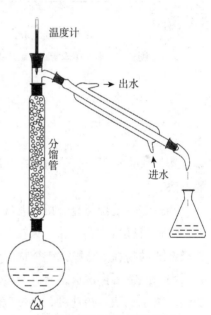

图6-6　实验室分馏装置图

分馏的原理可以进一步用恒压状态下的沸点-组成曲线图（又称相图）（图6-7）来说明。相图可以直观地显示两个不同的组分在不同温度下两相中的组成变化情况，通常它是用实验测定在各温度时气液平衡状态下的气相和液相的组成，然后以横坐标表示两个成分的组成，纵坐标表示温度。图6-7是正常大气压下的苯与甲苯溶液的相图。从图中可以看出，由苯40%和甲苯60%组成的液体在约94℃沸腾后，变成气化状态，如果该组成的溶液经过分馏柱遇冷时，其维持在94℃时气相条件下的组成是苯/甲苯为70%/30%，其中甲苯先于苯液化。随着蒸气在分馏柱中不断地上升，如设定分馏口的温度在80℃，理论上经过分馏可以得到100%苯。

由此可见，在分馏过程中分馏柱是关键的装置，分馏柱的小柱可提供一个大表面积与蒸气凝结，发挥热交换作用。如果选择适当的分馏柱，就可以达到较好的分离效果。图6-6为实验室常用的分馏装置，

图6-8为工业上实现多组分物质分离采用的精馏塔工作原理图。

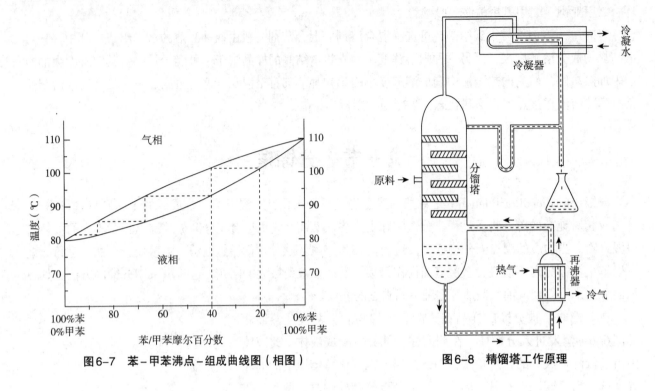

图6-7 苯-甲苯沸点-组成曲线图（相图）　　　　图6-8 精馏塔工作原理

第八节　透析法

透析法是利用小分子物质在溶液中可通过半透膜，而大分子物质不能通过半透膜的性质，达到分离的方法。

透析是否成功与透析膜的规格关系极大。透析膜的膜孔有大有小，要根据欲分离成分的具体情况而选择。透析膜有动物性膜、火棉胶膜、羊皮纸膜（硫酸纸膜）、蛋白质胶膜、玻璃纸膜等。常用市售的玻璃纸或动物性半透膜扎成袋状，外面用尼龙网袋加以保护，小心加入欲透析的样品溶液，悬挂在清水容器中。经常更换清水使透析膜内外溶液的浓度差加大，必要时适当加热，并加以搅拌，以利透析速度加快。为了加快透析速度，还可应用电透析法，即在半透膜旁边纯溶剂两端放置二个电极，接通电路，则透析膜中的带有正电荷的成分如无机阳离子、生物碱等向阴极移动，而带负电荷的成分如无机阴离子、有机酸等则向阳极移动，中性化合物及高分子化合物则留在透析膜中。透析是否完全，须取透析膜内溶液进行定性反应检查。

例如分离和纯化皂苷、蛋白质、多肽、多糖等物质时，可用透析法以除去无机盐、单糖、双糖等杂质。反之也可将大分子的杂质留在半透膜内，而将小分子的物质通过半透膜进入膜外溶液中，而加以分离精制。

第九节　中药中杂质的去除方法

中药大多来源于自然界的动植物，其化学成分十分复杂，往往多种有效成分和大量杂质共存。如通过水提法制备的中药提取液，药液中含有的有效成分主要包括黄酮类、皂苷类、生物碱、多糖和氨基酸等通常认为的有效成分，同时也含有鞣质、蛋白质、淀粉、油脂、树脂、叶绿素等无效成分或杂质。这些无效成分和杂质除极少数外，一般无药理活性，它们的分子量往往很大，在水中多以胶体的形式存在，使得中药提取液澄清度差，是中药"黑、粗、大"的主要原因，影响药效的发挥。此外，中药提取液中的重金属离子会对人体产生严重的副作用。因此，对中药提取液中杂质的去除非常重要。由于杂质性质不同，除去的方法也不相同。下面就一些常见杂质的除去方法做一简要介绍。

一、叶绿素

叶绿素是植物中普遍存在的绿色色素，叶类药材中含量最高，能溶于一般有机溶剂，较难溶于水，可利用此性质除去叶绿素。当中药用水煎法进行提取时，水提取液低温放置过夜后，叶绿素常会发生沉淀，可过滤除去。滤液可进一步用环己烷或二氯甲烷萃取除去。当中药用乙醇回流提取时，可回收乙醇后加水稀释提取液，再低温放置过夜，待叶绿素沉淀完全后，过滤除去。

如果我们需要的有效成分为脂溶性成分，与叶绿素共存，可利用有效成分的酸碱性脱除叶绿素。如有效成分为生物碱，待提取得到水浓缩液后，加入酸水液，充分搅拌后静置，生物碱进入酸水液，叶绿素不溶，过滤除去；然后加碱调节酸水液为碱性，生物碱可沉淀过滤得到。如有效成分为中性物质，可利用叶绿素遇碱水解后成盐溶于水的性质，待提取物溶于碱水液，充分搅拌后，利用有机溶剂萃取，有效成分进入有机溶剂层，可与叶绿素分开。如有效成分为酸性物质，也可利用其酸性强弱，采用适当强度的碱液处理，达到同叶绿素分离的目的。当然在此过程中要注意酸、碱对有效成分稳定性的影响，在有效成分不明确时，应尽量避免用酸碱处理。

色谱法也可以用于脱除叶绿素。主要通过活性炭色谱法、硅胶、Sephadex LH-20和聚酰胺柱色谱法等脱除脂溶性的色素。但是，应注意活性炭法脱色选择性差，低极性的萜类或甾体化合物会和脂溶性色素一起除去；硅胶、Sephadex LH-20柱色谱进行非酚性低极性成分的脱色处理是目前最常用的，然而硅胶难以将脂溶性色素从该类低极性成分中完全去除，往往需要Sephadex LH-20柱色谱继续纯化处理，但该填料价格昂贵，不适合工业生产使用。研究表明利用醇水体系下，利用聚酰胺对脂溶性色素具有极好的吸附能力，而对萜类、甾体等非酚性的低极性成分吸附能力较弱的特点，以穿心莲、冬凌草、银杏叶和枇杷叶4种中药提取物为例，聚酰胺柱色谱法可安全有效脱去脂溶性色素，而达到富集低极性萜类化合物的效果。该方法可解决硅胶等柱色谱进行此类成分分离所带来的安全性和分离效果差的问题，同时为萜类成分的产业化富集提供了新的方法。当然中药中的成分不仅可以为药效成分，也是天然色素的理想原料。

🔬 药知道

中药与天然色素

中药不仅可以用来治病，也是许多天然色素的来源。古人很久以前就在利用很多药用植物来提取天然染料了。下面来看一些例子。

茜草：应该是最早走进人类生活的红色染料植物了。所谓"茜色"，便是从茜草的根提取出的色素。在出土的大量丝织品文物中，茜草染色占了相当大的比重，如长沙马王堆一号汉墓出土的深红绢就是用茜草浸染成的。

红花：是古代另外一种同样享负盛名的染料作物。红花之红比茜草之茜更接近我们通常说的"中国红"。古人也认为前者是更加纯正的红，称其为真红。但真红的制取技术，较为复杂，其价格也远高于茜红。

栀子：栀子果含有萜类的藏红花素和黄酮类的栀子黄色素，其中藏红花素和藏花酸能对羊毛纤维进行有效染色，栀子黄色素则对羊毛、蚕丝等蛋白质纤维有较好的染色效果。栀子色素容易溶于水，制取工艺比较简单。

槐花：作为染料植物的槐花，来源于中国北方树种——国槐。国槐开黄白色的花簇，芬芳飘溢。其花蕾，又称"槐米"。槐米所含的主要色素属于媒染性染料，需要加入媒染剂才能染色织物。煮过的槐花染液呈橙黄色，与栀子染液色度相近，但比栀子色素耐日晒。

蓝草：提取蓝色染料的植物有多种，古人统称为蓝草，包括蓼科的蓼蓝、十字花科的菘蓝、爵床科的马蓝、豆科的槐蓝等。将蓝草鲜叶置于容器内捣碎，加冷水浸渍，除去叶渣，把待染织品浸泡于其中，再取出风干、水洗，即可达到染色效果。

二、油脂、蜡和树脂

植物油脂是由高级脂肪酸和甘油缩合而成的天然化合物，广泛分布于自然界中。凡是从植物种子、果肉及其他部分提取所得的脂肪统称植物油脂。植物蜡在许多种类植物叶片的表面通常都附有（单子叶植物蜡质层较多），其化学成分为高级脂肪酸及高级一元醇的脂类化合物，为高分子量热塑性固体，此结构具有防止叶片中水分过多地蒸腾及微生物侵袭叶肉细胞的功能。树脂多存在于植物细胞和组织中，如树脂道、分泌细胞、导管和细胞间隙等；能够产生树脂的大多是种子植物，在植物体的根、茎、叶和种子部位均可产生树脂；有些树脂是重要的中药，如乳香和没药。

由于油脂、蜡和树脂均为脂溶性物质，一般在提取前，先用石油醚或正己烷等提取，也可用超临界二氧化碳流体提取，可把这些物质除去。如果不预先处理，常规有机溶剂提取后，提取液蒸去有机溶剂，用石油醚等非极性溶剂萃取，也可除去油脂等杂质。

三、鞣质

早期，人们把具有鞣制皮革作用的物质称为鞣质（tannins）。鞣质是由没食子酸（或其聚合物）的葡萄糖（及其他多元醇）酯、黄烷醇及其衍生物的聚合物以及两者混合共同组成的植物多元酚。鞣质广泛分布于植物界，特别在种子植物中分布更为广泛，如蔷薇科、大戟科、蓼科、茜草科植物中最为多见。鞣质能溶于水和乙醇，不溶于二氯甲烷、三氯甲烷和石油醚等有机溶剂。因此，中药的水和乙醇提取液中常常含有大量的鞣质。除去鞣质的方法大致有以下几种。

1.**聚酰胺法** 该方法利用鞣质为多元酚类物质，可以通过氢键作用与聚酰胺产生强吸附作用的原理。可以将聚酰胺粉加入样品液中，充分搅拌后，待鞣质沉淀完全，过滤除去。

2.**明胶沉淀法** 该方法利用鞣质遇蛋白质会发生沉淀的原理。样品水溶液加入浓度约4%明胶水溶液，至沉淀完全，过滤，滤液减压浓缩至小体积，加3~5倍乙醇，使过量明胶沉淀，然后滤去沉淀。如果过量明胶尚未除尽，可将滤液浓缩后，再用乙醇沉淀一次；也可将加明胶沉淀后的混悬液，于水浴上加热，不断搅拌，沉淀逐步凝结，将上清液倒出，减压浓缩，再按上述方法加乙醇除去过量明胶。

3.**生物碱沉淀法** 常用的是咖啡碱，其他生物碱及吡啶也可使用。样品水溶液加入浓度约1.5%咖啡碱水溶液至沉淀完全，过滤，滤液用三氯甲烷振摇，除去过量的咖啡碱，即得除去鞣质的样品水溶液。但使用该方法要注意当所要的成分极性较小时，会被三氯甲烷萃取出去。

该方法还可以回收沉淀中的鞣质和咖啡碱。将沉淀置空气中自然干燥或低温烘干，磨细，热熔于

50%～55%甲醇中，用三氯甲烷萃取，咖啡碱进入三氯甲烷层，鞣质留于稀甲醇中。如果仅需要回收咖啡碱，不要鞣质，也可将沉淀粉末置于索氏提取器中用无水三氯甲烷连续提取，咖啡碱将被提取到三氯甲烷溶液中。

4.醋酸铅沉淀法 样品液中加入饱和醋酸铅水溶液至沉淀完全，鞣质被沉淀出来。此法缺点是缺乏专一性，除了鞣质以外，其他许多物质也能被沉淀出来。

5.氨水沉淀法 将含有鞣质的乙醇溶液，加氨水调节到合适的pH值，至沉淀完全，过滤得到除去鞣质的滤液。

四、糖类

许多中药的根含有大量的糖类物质，如单糖、寡糖、多糖（淀粉、纤维素、树胶等）。若用水提取特别是热水提取时，提取液中会含有大量的糖类物质，在这种情况下，可考虑选用乙醇水溶液提取，可以根据目标成分的极性来选择乙醇的浓度。如果目标成分极性相对较小，也可直接用大于90%乙醇或丙酮的有机溶剂提取。如未知成分，常用70%乙醇溶液提取，后用大孔树脂柱色谱等方法除去其中的糖类等。

五、蛋白质

由于蛋白质遇有机溶剂发生变性凝聚，一般用有机溶剂提取时，蛋白质不会被提出。如果必须用水提取时，水提取液浓缩后可以加入数倍体积高浓度乙醇，将蛋白质沉淀除去。此外膜超滤法在中药水提液中得到了广泛的应用，利用超滤膜可以去除水提液中的蛋白质等大分子杂质。这种方法的优点是保留了大部分有效成分，操作方法简便，相比水提醇沉法等其他分离方法能耗较低，分离效果更好等。但如前所述膜分离技术的缺点就在于膜本身在压力下不可避免地会被栓塞和污染，必须定期清洁、检查，后期运营成本很高，且容易二次污染。

絮凝法是另一种有效去除蛋白质等大分子杂质的方法。具有杂质去除率高、生产周期短、生产成本低等特点。将絮凝剂加入到中药提取液中，通过高分子的电中和、压缩双电层作用使体系中的胶体颗粒及大分子物质发生脱稳，随后在分子发生接触碰撞，产生吸附架桥和卷扫网捕等作用，慢慢聚集大的颗粒体，然后发生聚沉现象，该过程颗粒的沉降速度加快，提高了分离效率。与传统的水提醇沉法相比，絮凝技术具有药液成品稳定性好的特点。例如在澄清某中药复方水提取物时，采用醇沉法所得成品一个月后即出现沉淀，而用絮凝法处理后的成品在第三个月后才出现沉淀，并且沉淀物要明显少于前者。同时絮凝法对小分子中药成分的影响较小。有研究者等对抗感颗粒剂的絮凝澄清工艺和水提醇沉工艺进行了比较，分析了两种方法对复方中药中绿原酸含量的影响，采用絮凝澄清水提工艺时，有效成分保留率是74.52%，在使用醇沉工艺时，有效成分保留率是52.95%，即絮凝澄清工艺要比醇沉工艺更能有效的保留复方中有效成分绿原酸。以壳聚糖为絮凝剂，对丹参口服液进行絮凝除杂研究，并与醇沉法进行了比较，絮凝法有效地保留了指标成分以及多糖类有效成分；将壳聚糖用于80多味中药单方提取液的澄清效果的研究，结果表明壳聚糖絮凝大多数单味中药提取液均起到一定的澄清效果，并且能够很好地保留其中的有效成分。因此絮凝法对中药中一些无效成分的净化去除是可行的，并拥有广阔的应用前景。

六、重金属离子

用有机溶剂提取时，重金属离子一般不会被提取出来。用水提取时，提取液中会含有大量的重金属离子。目前去除中药水提液中重金属离子的方法有很多种。大孔吸附色谱法由于吸附材料性质稳定、成本低廉、可以重复使用，是常用的方法之一。所使用的大孔吸附树脂是一种聚合物吸附剂，具有大孔结构但没有离子交换基团。由于其良好的网状结构和较高的比表面积，用水溶液物理吸附方法可以有选择地吸附有机物质，但对重金属离子没有吸附能力，从而达到分离纯化的目的。使用大孔吸附树脂色谱法时应注意由于树脂种类、规格繁多，优选对工艺要求非常高。

离子交换树脂色谱法也是常用的去除重金属离子的方法。研究发现，D401苯乙烯系螯合型离子交换树脂能与重金属离子强力螯合，而且螯合物不易解离，可以在比较宽的pH范围内同时与多种重金属离子螯合，有效地去除重金属的同时，保留了有效成分。科研工作者分析了2种螯合树脂对板蓝根提取液中重金属离子的去除率，发现螯合重金属后，有效成分损失率低于7%，而且板蓝根提取液中重金属离子含量在国家标准之内。

七、塑化剂

近些年来，由于在中药成分提取分离过程中大量使用塑料制品，塑化剂引起的杂质问题非常普遍。尤其在分离微量物质时，如果在最后一步依然使用塑料制品，如一次性塑料滴管，往往会带入塑化剂杂质。塑化剂，一般也称增塑剂，是工业上被广泛使用的高分子材料助剂，在塑料加工中添加这种物质，可以使其柔韧性增强，容易加工，可合法用于工业用途。塑化剂从化学结构分类有脂肪族二元酸酯类、苯二甲酸酯类（包括邻苯二甲酸酯类、对苯二甲酸酯类）、苯多酸酯类、苯甲酸酯类、多元醇酯类、氯化烃类、环氧类、柠檬酸酯类、聚酯类等多种。如常见的塑化剂邻苯二甲酸二丁酯的结构如图6-9所示。其在核磁共振氢谱中有典型的磁共振信号（图6-10），特别是高场区δ1～1.5处的多个甲基和亚甲基信号。

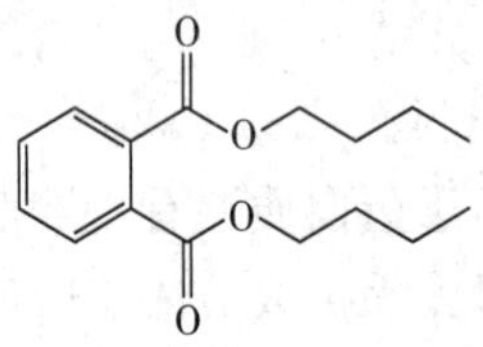

图6-9　邻苯二甲酸二丁酯的结构

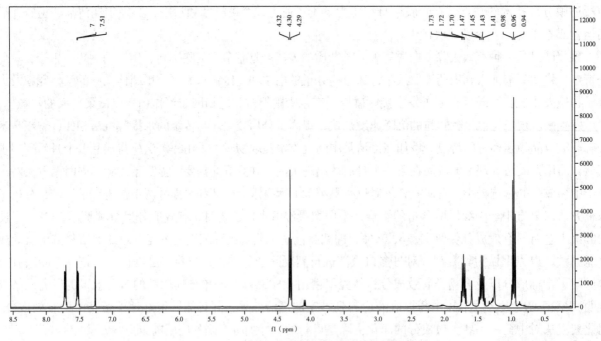

图6-10　邻苯二甲酸二丁酯的核磁共振氢谱

有些塑化剂杂质在薄层色谱上可被碘吸附，遇浓硫酸-香兰素显色剂时可显色。图6-11的上图显示某化合物在分离纯化后仍然存在着塑化剂杂质，在氢谱中高场区可见明显的烷基杂质峰。这时，可利用Sephadex LH-20凝胶柱，以三氯甲烷-甲醇为洗脱剂，除去该杂质（图6-11下图）。纯化过程中注意利用玻璃容器和滴管，避免接触塑料制品特别是一次性滴管造成重复污染。

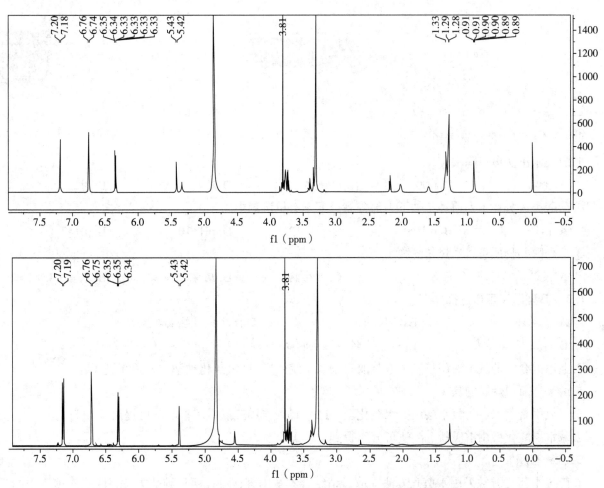

图6-11　上图：含塑化剂杂质的某化合物 ^{1}H-NMR谱（CD$_3$OD）

下图：去除塑化剂后某化合物 ^{1}H-NMR谱（CD$_3$OD）

　　中药提取物中常含有多种结构类型的成分，而每一种类型有可能含有少则数种，多则上百种的化学成分。在进行分离设计时，应首先了解被分离样品中化学成分的信息，尽量保留有效成分并将无效成分除去是选择分离方法的基本原则。理想的分离方法应具有工艺简便、省时，设备简单、成本低廉、效率高、环境友好等特点，但任何一种分离技术都不可能同时具有这些优点。目前，不存在适用于所有中药成分分离纯化的单一技术和方法。分离方法也并不存在经典与现代、落后与先进之分，关键在于所选择的方法是否符合分离目标的需要。

　　对常用中药的化学成分，前人已进行了大量深入的研究，在分离开始前，应根据分离目标的需要，广泛查阅文献，了解其中含有的化学成分结构和理化性质（如极性、酸碱性、分子量、溶解度、熔沸点、稳定性及提取物中的含量）。同时查阅同科、同属植物和同类化学成分的研究文献，不断摸索、探寻和设计多种分离参数反复预实验，才能找到最优化的分离方案。当首次开展某一中药的有效成分研究，且未见该中药相关化学成分文献报道时，常采用基于化合物极性差异的通用性分离方法，也可考虑将上述的多种通用性分离方法组合使用。如在得到提取液后采用溶剂连续萃取法和大孔吸附树脂色谱法将粗提物按极性大小分成不同的部位，继而结合下一章所学的多种色谱方法开展精细分离。

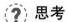 **思考**

　　如何运用中药化学成分的经典分离纯化方法制备中药的有效部位？

目标检测

一、选择题

（一）A型题（最佳选择题）

1.醇提水沉法可以除去（　　）

　　A.生物碱盐　　　　　B.树胶　　　　　　C.皂苷　　　　　　D.鞣质　　　　　E.树脂

2.酚酸类成分在下列何种条件下大部分易分配于有机溶剂中（　　）

　　A. pH>3　　　　　B. pH<3　　　　　C. pH>12　　　　D. pH>10　　　　E. pH>7

3.下列哪些物质可以透过超滤膜（　　）

　　A.悬浮物　　　　　B.胶体　　　　　　C.微生物　　　　D.病毒　　　　　E.皂苷

（二）B型题（配伍选择题）

　　A.葡萄糖　　　　　　　　B.季铵碱　　　　　　　C.酚性弱碱性生物碱

　　D.非酚性叔胺碱　　　　E.非酚性弱碱性生物碱

4.上述混合物的酸水液用三氯甲烷萃取，三氯甲烷层用2%氢氧化钠萃取，可得到（　　）

5.留于三氯甲烷层的是（　　）

6.三氯甲烷萃取后的酸水层用氨水碱化至pH 9~10，再用三氯甲烷萃取，可提出（　　）

7.碱水层酸化后用雷氏盐沉淀法可分离得到（　　）

二、简答题

1.传统中药复方常采用水煎煮方法提取，请结合本章内容，设计两种纯化方法，除去水煎剂中的蛋白质、树脂、淀粉等杂质，并比较两种方法的优缺点。

2.试阐述何为分配系数及溶剂分配法的原理。

3.如何破除萃取过程中产生的乳化层？

4.试阐述pH梯度萃取法工作原理。

5.试阐述连续萃取法工作原理。

6.试阐述离心萃取法工作原理。

7.试阐述分子印迹固相萃取法工作原理。

8.膜分离方法主要有哪些？各自的特点和用途是什么？

9.如何利用沸点–组成相图指导分馏实验？

10.根据塑化剂邻苯二甲酸二丁酯的结构，推测其在^{1}H-NMR谱中氢信号的位置。

（李医明）

第七章 中药化学成分的色谱分离方法

>> **学习目标**

   通过本章学习，掌握中药化学成分色谱分离方法的分类、基本原理、特点及适用范围、操作步骤等内容，了解现代色谱技术的应用领域，具备独立完成色谱分离操作的基本技能，能够根据分离目标选择合适色谱分离方法开展研究。

第一节 概 述

PPT

色谱法始于1906年，俄国植物学家Tswett以碳酸钙为吸附剂，成功分离了胡萝卜素、叶绿素、叶黄素，把这个方法命名为色谱法（chromatography）。而色谱法真正兴起是在1931年，德国科学家Kuhn和Lederer用氧化铝和碳酸钙分离了α、β、γ-胡萝卜素，此后用色谱法分离了60多种类胡萝卜素类化合物，从此，科学界开始认识到色谱法的重要性，色谱法也迅速发展起来。

色谱分离法利用混合物中不同组分在固定相与流动相中分配系数的不同来进行分离。色谱分离法具有传统的结晶、沉淀、萃取等方法无法比拟的分离能力，既可以应用于化学成分的定性定量分析，可应用于化学成分的制备，尤其适合于天然产物中结构类似物的分离，在科研工作和工业生产中发挥着重要作用。目前，柱色谱法、分析（或制备）型薄层色谱法、气相色谱法、高效液相色谱法已成为常规方法。随着色谱理论的日臻完善，除了常规方法外，还涌现出一些新技术，如毛细管电泳、分子印迹技术、手性色谱、生物色谱技术、亲和色谱技术、联用技术以及一些去重复化、发现新化合物的新技术。本章重点介绍科研和生产中常用的柱色谱、柱色谱中的新技术、高效液相色谱法、气相色谱法、薄层色谱法、纸色谱以及联用技术。本章对每种色谱方法的介绍以实际应用为导向，对原理不做过多纯理论性介绍，而是着重介绍对实际应用有指导意义的部分。

第二节 柱色谱

PPT

柱色谱（column chromatography），是将固定相装填于柱管内形成色谱柱，将混合组分随流动相通过色谱柱，混合物中不同物质在色谱柱中经过反复的吸附-解吸过程，最终将其分离成单一成分的方法。按操作方式，可分为常压柱色谱、中低压柱色谱、高效液相色谱，本节主要介绍常压柱色谱。此外，根据分离机制，柱色谱可分为吸附色谱、分配色谱、分子筛色谱、离子交换色谱。本节将从各种色谱原理、分离规律、应用范围、填料的类型、柱色谱的操作等方面对以上几类柱色谱进行介绍。

一、吸附柱色谱

吸附色谱利用固定相对于物质分子吸附能力的差异实现对混合物的分离，其色谱过程是流动相分子与物质分子竞争固定相吸附中心的过程。

目前常用的吸附色谱填料有硅胶、聚酰胺、氧化铝、活性炭等。在使用上述填料时，注意把握以下两点：①"磨刀不误砍柴工"，使用填料前，先综合分析吸附原理和分离对象的化学结构，基于此，不仅能有的放矢选择合适的填料，还可以更好地掌握洗脱规律，把握实验进程；②"多管齐下"，中药化学研究中往往需要交叉使用不同分离机制的固定相，进行多次有针对性的色谱分离，才能达到纯化目的。

（一）硅胶柱色谱

1.硅胶色谱原理　硅胶柱的固定相为硅胶，硅胶表面的硅醇基团（图7-1）能与极性或不饱和分子形成氢键而产生吸附，极性较大的物质与硅胶的吸附力强，极性较弱的物质反之；最终使存在极性差异的各组分得以分离（图7-2）。

在分离酸（或碱）性成分时，可在洗脱剂或展开剂中加入适当比例的醋酸（或氨水、二乙胺），竞争性结合硅醇基，从而达到抑制拖尾、促进分离的效果。此外，若待分离混合物中各成分所含不饱和基团数目不同，用硝酸银处理硅胶，作为固定相，可达到极好的分离作用。一般是将含1%~10%添加试剂的水或丙酮溶液与硅胶混匀，待稍干后于110℃干燥即可。

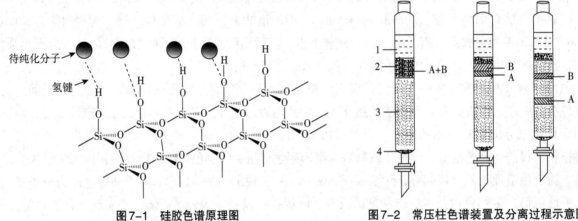

图7-1　硅胶色谱原理图　　　　图7-2　常压柱色谱装置及分离过程示意图

1.洗脱剂；2.样品；3.吸附剂；4.玻璃柱塞柱棉花；
A-小极性组分；B-大极性组分

2.硅胶色谱的特点

（1）应用范围广　硅胶柱在中药化学分离中应用很广，它适用于大部分极性或非极性的有机小分子化合物的分离，如萜类、甾体、生物碱、酚类、有机酸、蒽醌、黄酮等。

（2）硅胶柱常用粒度　有三种：①100~200目，适用于常压较大型色谱柱（Φ10cm以上），常用于总提取物或者组分的极性分段；②200~300目，最常用于常压下组分的细分或单体化合物纯化；③300~400目，适用常压或者加压下，所含组分极性差异小的样品纯化。

（3）市售硅胶的规格　①硅胶H，不含黏合剂；②硅胶G，含煅石膏作黏合剂；③硅胶HF_{254}，含荧光物质，可于254nm紫外光下观察荧光；④硅胶GF_{254}，既含煅石膏又含荧光剂。

（4）其他　目前所用大多数制备色谱仍采用硅胶，其价格低廉、分离速度快、适用的洗脱剂种类多，且硅胶柱大多采用有机溶剂，沸点较低，分离后易于除去。通常采用分析型薄层色谱（TLC）来摸索柱色谱分离条件，选择不同比例的两种或两种以上溶剂混合作为流动相。在分离的初始阶段，常用硅胶色谱柱进行总提物的极性分段。

3.硅胶柱色谱操作

（1）柱前准备

①选择洗脱剂　适合的洗脱剂是决定硅胶柱色谱分离效果的首要因素。根据相似相溶原理，分离极性小的化学成分用极性弱的洗脱剂，如石油醚–乙酸乙酯系统等；分离极性较大的化学成分用极性较强的洗脱剂，如三氯甲烷–甲醇系统、甲醇–水–正丁醇–醋酸系统等。常用溶剂极性由小到大顺序如下：石油醚＜二氯甲烷＜三氯甲烷＜乙醚＜乙酸乙酯＜丙酮＜乙醇＜甲醇＜水。

洗脱剂的选择一般通过TLC来确定。将样品在薄层色谱上用不同的洗脱系统展开，选择斑点数量多、分离度好且斑点形状规整的溶剂系统。实验中较常用的洗脱剂：（a）小极性部分，石油醚–乙酸乙酯（4∶1）、石油醚–丙酮（2∶1）；（b）中小极性，二氯甲烷–甲醇（15∶1）；（c）中等极性，二氯甲烷–甲醇–水（9∶1∶0.1）；（d）中大极性，BAW系统，即正丁醇–醋酸–水（4∶1∶5）。而硅胶柱色谱的最大优势在于可选择的溶剂系统相对最多，除了上述的较常用的洗脱系统外，各常用溶剂的组合都可尝试使用。

选定溶剂系统后，调节溶剂系统中各相的比例，被分离化合物在TLC中$R_f \approx 0.2$，作为洗脱剂的初始浓度。注意：分离不同的药材提取物，可能适用的R_f值不同。首次实验，可用$R_f \approx 0.2$尝试，综合实际的过柱进度和分离度，推测出最适合分离对象的R_f值。

②选择色谱柱　建议选择带活塞的玻璃色谱柱。柱直径由样品量决定，一般使湿法上样后样品层厚度为0.5~2cm为宜。硅胶高度与样品层厚度比为（1∶12）~（1∶40），根据硅胶高度可相应选择玻璃色谱柱高度。

（2）装柱　可用干法或湿法装柱。以湿法装柱为例，装柱讲究"竖直、均匀、紧实"。否则，洗脱剂流动不规则而形成"沟流"，引起色谱带变形，影响分离效果。具体操作如下：①色谱柱固定到铁架台上，保持竖直；②柱内预加入一定高度的洗脱剂，放入一小团脱脂棉，脱脂棉恰好塞住色谱柱下方锥形部位即可，赶尽脱脂棉中气泡；③硅胶与洗脱剂调成均匀且无气泡的混悬液，加入柱内，尽量一次完成，避免由于分次加入硅胶而使柱体分层。打开活塞，硅胶随洗脱剂流出而自然沉降，直到硅胶柱填充紧实均匀，没有气泡和裂缝。紧实的硅胶柱是保证分离度的重要因素之一，有时候为了达到这个目的，需在柱上端持续加入数个柱体积的洗脱剂或用空气泵加压，反复冲柱。④色谱柱装控全过程，切忌硅胶表面变干。

（3）加样　常用干法上样。①样品用溶剂完全溶解后，加入样品量1~3倍的100~200目硅胶，搅拌均匀，自然风干或用烘箱或旋转蒸发仪蒸干；②估计样品层高度，硅胶柱上端预留少量洗脱剂，略高于样品层即可。将拌样硅胶研细后均匀分散于硅胶柱上，用洗脱剂少量多次洗涤残余样品，一并上样。

（4）洗脱　色谱柱上加入足量洗脱剂，调整适当流速，等份收集洗脱液。收集液体积由样品量及分离目的决定。可按照每份1个或0.5个保留体积收集洗脱液。例如，样品量10g以上，大多以极性分段为目的，常收集500~1000ml/份；样品量越小，分离难度越大，收集量越小；甚至有时为了分离效果，收集5ml/份。通过TLC检识，将相同流份进行合并。

（二）氧化铝柱色谱

1.氧化铝色谱原理　氧化铝柱色谱也比较常用。含水量极大影响氧化铝活性。使用前需要活化，活化时，氧化铝表面的氧与水结合形成羟基，具有吸附能力。活化一般是在150~200℃加热氧化铝6小时，除去其中水分。注意保证每次的活化操作一致，以保证实验的重复性。但是一定要注意，需求不同，处理方法不同，有的氧化铝都不需要活化，有的甚至可加入一定量的水，降低活性。

氧化铝与硅胶均属极性吸附剂，氧化铝色谱的洗脱规律与硅胶色谱相同。极性化合物在氧化铝柱上吸附力强，极性溶剂的洗脱能力较非极性溶剂大。

2.氧化铝色谱的特点

（1）类型　氧化铝分为中性、碱性和酸性3种。碱性氧化铝因其中混有碳酸钠等成分而带有碱性；中性氧化铝由碱性氧化铝除去氧化铝中碱性杂质再用水洗至中性而得，仍属于碱性吸附剂，不适用于酸性成分的分离；酸性氧化铝用稀硝酸或稀盐酸处理得到的产物，不仅中和了氧化铝中含有的碱性杂质，并使氧化铝颗粒表面带有 NO_3^- 或 Cl^- 的阴离子，从而具有离子交换剂的性质，可以用于酸性成分的柱色谱。

（2）粒度要求　供柱色谱用的氧化铝，其粒度要求在100~160目之间。粒度大于100目，分离效果差；小于160目，溶液流速太慢，易使谱带扩散。

（3）适用范围　具体见表7-1。

表7-1　各类型氧化铝的适用范围

类型	适用对象	不适用对象
碱性氧化铝	碱性成分，如生物碱类；对碱稳定的萜类、甾体、强心苷	对碱不稳定的醛、酮、酯、内酯
中性氧化铝	生物碱、萜类、甾类、挥发油、内酯	酸性成分
酸性氧化铝	有机酸、酸性氨基酸和酚类等酸性成分	对酸不稳定的醛、酮、酯、内酯

（4）市售氧化铝分类　与薄层色谱用硅胶相似，薄层色谱用氧化铝也因黏合剂或荧光剂不同而分为氧化铝H、氧化铝G、氧化铝 HF_{254}、氧化铝 G_{254} 等不同类型。

3.氧化铝柱色谱的操作

（1）柱前准备　先活化氧化铝，活化后的氧化铝，加入95%乙醇洗脱液浸泡2小时或加入去离子水密封存放72小时后备用。

（2）干法装柱　柱上端接一个带活塞的加液球，先将活塞关闭，加液球中装满溶剂。填料加入柱子后，柱子上端装上加液球。从柱子下端抽真空，填料抽实后，打开加液球活塞，让溶剂缓缓进入柱子，除尽色谱柱中的气泡，用洗耳球等从下到上，多角度轻轻敲打色谱柱，使填料均匀紧实。

（3）加样、洗脱　参考硅胶柱色谱方法。注意含水量会极大影响氧化铝的活性，因此，在使用氧化铝柱的过程中，样品和流动相最好要除水。

（三）聚酰胺柱色谱

1.聚酰胺色谱原理　聚酰胺分子中既有非极性的脂肪链，又有极性的酰胺基团，因此，聚酰胺具有"双重色谱"的性能。当用含水极性溶剂为流动相时，聚酰胺作为非极性固定相，色谱行为类似反相分配色谱；当用非极性溶剂，如三氯甲烷－甲醇为移动相时，聚酰胺则作为极性固定相，色谱行为类似正相分配色谱（图7-3）。

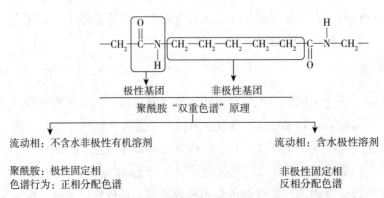

图7-3　聚酰胺的分离原理

2.聚酰胺色谱的特点

（1）聚酰胺的适用范围　聚酰胺分子中含有丰富的酰胺基，可与被分离的分子中酚羟基或羧基等基团形成氢键结合而产生吸附，因此尤其适合黄酮类、醌类、酚酸类或多元酚类化合物的分离。同时，基于聚酰胺的"双重色谱"性能，亦可用于萜类、甾体、生物碱及糖类的分离。尤其值得一提的是，聚酰胺对鞣质和色素类化合物具有超强吸附力，常用于植物粗提物的脱鞣及除色素处理。

（2）聚酰胺的粒径及其选择　色谱用聚酰胺树脂有四种规格：14~30目、30~60目、60~100目和100~200目。一般常用30~60目进行粗分，100~200目进行细分，目数越高，精细分离程度越高，但同时，填料对于样品的不可逆吸附也越严重，应根据样品性质及分离目的选择合适的粒度。

3.聚酰胺柱色谱的操作方法

（1）聚酰胺的预处理　聚酰胺以90%～95%乙醇浸泡，充分溶胀，搅拌除气泡后装柱→3～4倍体积90%～95%乙醇洗脱至洗脱液透明且蒸干后极少残渣→依次用2～2.5倍体积5%NaOH水溶液、1倍体积蒸馏水、2～2.5倍体积10%醋酸水溶液洗脱→蒸馏水洗脱至pH中性，备用。

（2）展开剂的选择　采用聚酰胺TLC板选择合适的展开剂，常用的含水溶剂为水与其他有洗脱能力的溶剂的混合溶剂。常见洗脱剂及其洗脱能力顺序为：水＜甲醇或乙醇＜丙酮＜稀氢氧化钠或氨水＜甲酰胺＜尿素水溶液。实验室最常用乙醇－水。非极性溶剂系统常用正己烷－三氯甲烷、三氯甲烷－甲醇、乙酸乙酯－甲醇。

（3）极性溶剂洗脱　以含水溶剂为洗脱剂时，聚酰胺色谱行为类似反相分配色谱，操作过程如下：①上样：一般每100ml聚酰胺填料对应1.5～2.5g样品。样品先用洗脱剂溶解，浓度为20%～30%。水溶性化合物直接湿法上样；若提取物水溶性不好，样品采用100目的聚酰胺拌样，干法上样。②洗脱：先用水洗脱，在水中递增乙醇浓度至浓乙醇溶液。若仍有物质未被洗脱，可用丙酮、稀氨水或稀甲酰胺溶液洗脱，分段收集。③检识：采用聚酰胺TLC分析收集液。有时在溶剂系统中加入少量酸或碱，可克服色谱中拖尾现象，使斑点清晰。对于酚类化合物，常用三氯化铁试剂显色观察分离效果，其他在紫外灯下无法观察的样品可考虑用特征显色剂或碘显色。④聚酰胺的回收：使用过的聚酰胺一般用5%氢氧化钠溶液洗涤，然后水洗，再用10%醋酸液洗，然后用蒸馏水洗至中性，即可。

（4）非极性溶剂洗脱　以非极性溶剂为洗脱剂时，聚酰胺柱色谱行为类似正相分配色谱。操作过程与作为非极性固定相时类似。值得注意的是，装柱时，先将预处理过的填料烘干，使用低极性的溶剂装柱。如果使用三氯甲烷－甲醇体系，由于聚酰胺密度小，常出现填料飘起来的现象，可先用石油醚装柱，洗脱剂冲洗柱子20分钟后上样，拌样聚酰胺表面盖5cm聚酰胺，流动相改用三氯甲烷置换石油醚后，使用三氯甲烷－甲醇体系。洗脱剂采用三氯甲烷、三氯甲烷－甲醇，递增两相系统中的甲醇至纯甲醇洗脱。

（5）再生　聚酰胺柱被污染后，一般用5%NaOH水溶液洗脱，洗至NaOH水溶液颜色极淡为止。有时因某些鞣质与聚酰胺有不可逆吸附，用NaOH水溶液很难洗脱，可用5%NaOH在柱中浸泡，每天将柱中的NaOH水溶液放出一次，并加入新的5%NaOH水溶液，这样浸泡一周后，鞣质可基本洗脱完。然后用蒸馏水洗脱至pH 8~9，再用2倍量的10%醋酸水溶液洗脱，最后蒸馏水洗脱至pH中性，重复使用。

（四）活性炭柱色谱

1.活性炭的吸附原理　活性炭是一种非极性吸附剂，对非极性物质具有较强的亲和力。此外，活性炭对芳香族化合物的吸附力大于脂肪族化合物；对大分子化合物的吸附力大于小分子化合物。在活性炭色谱中，洗脱能力最弱的洗脱剂为水，有机溶剂较强。例如，以乙醇－水洗脱时，其洗脱能力随乙醇浓度的递增而增加，有时亦用稀甲醇、稀丙酮、稀乙酸溶液洗脱。

2.活性炭色谱的特点　根据活性炭的吸附特点，活性炭色谱常用于将水溶性芳香族化合物与脂肪族化合物分开、将氨基酸与肽分开、将单糖与多糖分开。对植物中的某些苷类、糖类及氨基酸等成分具有一定的分离效果。

3.活性炭柱色谱的操作 与氧化铝类似，使用活性炭前需要先活化。将活性炭于120℃加热4~5小时，使所吸附的气体除去。使用过的活性炭可用稀酸、稀碱交替处理，然后水洗，加热活化。尽量选用颗粒状活性炭装柱。若用粉末状活性炭，需加入部分硅藻土，防止流速过慢。

（1）样品的准备 用适量溶剂溶解样品，加入样品量的1~2倍量的100~200目活性炭，在旋转蒸发器上使之接近干燥，将样品均匀的附着在活性炭上，形成粉末。

（2）干法装柱 方法同氧化铝柱的干法装柱。

（3）加样 将拌好样的活性炭加到色谱柱上，略压实，塞一小团脱脂棉盖在样品上，以保护样品不被洗脱液冲刷。

（4）洗脱 可用等度洗脱或梯度洗脱。用硅胶TLC分析各收集液，根据其TLC情况，合并相同或相似收集液，浓缩，干燥，即可得到不同的组分。

二、分配柱色谱

分配色谱是将液态的固定相附着在支持剂表面，将其装入色谱柱，用流动相进行洗脱，是利用样品中各组分在互不相溶的两相中分配系数不同而分离。本节介绍实际工作中常用的几种分配色谱：固定相附着在支持剂表面的十八烷基键合硅胶（ODS）、无需固体载体的液滴逆流色谱（DCCC）和高速逆流色谱（HSCCC）。

（一）ODS柱色谱

1. ODS色谱的原理 将长度不同的烃基与硅胶表面的硅醇基发生键合反应，在载体硅胶表面形成一层亲油性固定相，可形成反相分配色谱。其中，应用最广泛的键合烃基有辛基（—C_8H_{17}）和十八烷基（—$C_{18}H_{37}$），分别命名为RP（reverse phase）-8、RP-18（即ODS）。对于非极性化合物的吸附能力RP-18强于RP-8。ODS色谱的流动相极性大于固定相。常用流动相为甲醇-水、乙腈-水系统。样品中组分的极性越大，在柱上保留越小，洗脱时间越短，极性小的组分反之。

2. ODS柱色谱的特点 在中药化学成分的分离中，ODS反相柱的应用最广，适用于极性或非极性化合物的分离。反相色谱最常用的流动相及其洗脱强度如下：水<甲醇<乙腈<乙醇<丙醇<异丙醇<四氢呋喃。常压柱色谱最常选用甲醇-水或丙酮-水为洗脱剂，高效液相色谱用甲醇-水或乙腈-水（考虑到乙腈可通过吸入或者皮肤吸收产生中度毒性，故在分离效果相当的前提下，优选甲醇-水）。相较于硅胶柱，ODS柱可以反复使用，不可逆吸附少。

ODS柱的适用范围 ODS适用于中等和大极性化合物的分离。小极性化合物易造成样品死吸附。在反相TLC中，用纯甲醇为展开剂，R_f值小于0.9的化合物，不建议选用ODS柱色谱进行分离。

3. ODS柱色谱操作

（1）洗脱剂的选择 采用ODS薄层板，调节甲醇-水（或丙酮-水）的比例，使被分离化合物在TLC中$R_f \approx 0.2$，将该洗脱剂作为初始流动相。

（2）装柱 新ODS填料用甲醇浸泡过夜后，即可装柱。其方法可参考硅胶色谱柱。使用前，将色谱柱充分置换为初始流动相。

（3）上样 分为湿法上样及干法上样。湿法上样就是将样品溶解于初始流动相，流动相体积以恰好溶解为宜，若样品极性偏小，在初始流动相中溶解度太差，可适当提高甲醇比例，或者加少量的丙酮或吡啶助溶。干法上样尤其适用于一些溶解性较差的样品，可参考硅胶柱干法上样。

（4）洗脱　用（1）中选定的流动相等度洗脱，也可以此为初始流动相进行梯度洗脱。洗脱下来的样品，可用反相或者正相TLC进行分析，然后将相同流分进行合并，也可以采用HPLC检测合并。

（5）洗柱　ODS色谱柱使用完毕，用甲醇或丙酮冲洗，直到冲洗液蒸干无杂质为止，即可进行下一批样品的分离。

（二）逆流色谱

逆流色谱（counter current chromatography，CCC）起源于常用的液-液分配萃取。它无需任何固体载体，即可实现混合物在互不相溶的两相溶剂之间的反复分配，获得高效分离。

1.逆流色谱中的重要参数　逆流色谱中除了经典的色谱参数，如：保留时间、分离度、分配系数外，还有液-液色谱特有的参数。

（1）逆流色谱柱容积　逆流色谱柱容积值（V_c）等于固定相所占的体积（V_s）和流动相（V_m）所占体积之和。

$$V_c = V_s + V_m \qquad (7-1)$$

（2）固定相保留率　逆流色谱柱中固定相的体积占总体积的比率，称固定相保留率（S_F）。

$$S_F = \frac{V_s}{V_c} \times 100\% \qquad (7-2)$$

固定相保留率与溶剂系统的性质和流动相流速、螺旋管转速、螺旋管的β值相关。

（3）分配系数　分配系数K为溶质在固定相中的浓度（C_s）与其在流动相中的浓度（C_m）的比值。

$$K = \frac{C_s}{C_m} \times 100\% \qquad (7-3)$$

分配系数是逆流色谱中重要参数，若K值太小，溶质的保留时间就少，分离度会受影响。

2.逆流色谱的特点

（1）应用范围广　适用于任何极性范围，特别适用于分离极性物质。

（2）操作简便　分离过程中对样品的前处理要求低。

（3）回收率高　没有固体载体，不存在死吸附。

根据逆流色谱的发展历程分为液滴逆流色谱、离心液滴逆流色谱和高速逆流色谱。本章介绍液滴逆流色谱和高速逆流色谱。

（三）液滴逆流色谱

液滴逆流色谱（droplet counter current chromatography，DCCC）是一种在逆流分配法基础上改进的液-液分配技术，要求流动相通过固定相时能形成液滴，液滴在分配萃取管中与固定相有效接触、摩擦不断形成新的表面，促进溶质在两相溶剂中的分配，使混合物中的化学成分在互不相溶的两相溶剂中因分配系数不同达到分离。实际操作中，首先选择适于分离样品的两相溶剂系统，然后取两相中的一相作为固定相充满仪器的整个管柱体系。样品溶解在较轻的或较重的液相中，也可以溶于两相混合液中，注入进样器。此后，将流动相通过进样器连续地将样品溶液泵入第一根管柱中，使样品溶液形成一串液滴进入与之互不相溶的固定相之中。根据所选定的流动相和固定相的轻重，决定液滴按上行法或下行法穿过仪器的管柱体系。

液滴逆流色谱的优点以液滴形式的流动相进行分配，接触面积大，分离效果好。缺点是分离速度较慢，耗时较长，固定相一般用量大，难以提纯精制。

（四）高速逆流色谱

1. 高速逆流色谱的原理　高速逆流色谱（high speed counter current chromatography，HSCCC）于1982年由美国Ito博士研制开发的一种新型的、连续高效的液-液分配色谱技术。"两相"互不相溶的液体混合后（注意："两相"并不局限于两种溶剂，常为多种溶剂混合后分层得到的两相溶液），上、下层液体分别称为上、下相。螺旋管中先灌满固定相（上相或下相皆可），从首端加入流动相，当螺旋管以高转速（>300r/min）自转的同时做高速行星式公转，此时，不仅在螺旋管中有较好的固定相保留率，流动相和固定相还能充分混合。因此，待分离混合物在固定相和流动相之间连续分配，不同组分在两相的分配系数存在差异，从而实现分离。

2. 高速逆流色谱溶剂系统的选择

（1）溶剂系统的选择标准　选择合适的溶剂系统，使得样品在两相中的K=0.5~2，固定相S_F值约为50%，此外，注意样品在溶剂体系中需稳定，样品溶解度高。

（2）溶剂体系的选择方法　①文献法：逆流色谱溶剂系统可分为弱极性溶剂体系（包括非水相系列和烷烃系列）、中等极性溶剂体系（包括乙酸乙酯系列、卤代烷系列）、极性溶剂体系（包括丁醇系列及双水相系列溶剂系统）。弱极性溶剂体系有非水相系列和烷烃系列，经典的非水相系列有己烷-丁醇-甲醇（或乙腈）（5:1:5），己烷-乙酸乙酯-乙腈-甲醇（5:2:5:4）；烷烃系列的基本组成为己烷与水，另加入适当比例的乙酸乙酯或甲醇等溶剂，经典的有己烷-乙酸乙酯-甲醇-水（3:2:3:2）等；中等极性溶剂体系包括乙酸乙酯系列、卤代烷系列，如三氯甲烷-甲醇-水（5:6:4），乙酸乙酯-乙醇-水（2:1:2）；极性溶剂体系包括丁醇系列以及双水相系列溶剂系统，如正丁醇-乙酸乙酯-水（2:2:5），正丁醇-丙酮-水（8:3:10）。②HPLC法：在一组溶剂体系中，加入一定量的分离样品，振荡后使得样品完全溶解于两相中，然后分别取两相，经HPLC测定，计算各组分的峰面积，从而得到各组分在两相中的分配系数。③TLC法：在一组溶剂体系中，加入一定量的分离样品，振荡后使得样品完全溶解于两相中，在同一块薄板上点两相的样品，展开后，观察两相中各组分斑点的大小，即可粗略估计K值的大致范围。

3. 高速逆流色谱的操作

（1）准备溶剂系统　将确定的溶剂系统预先配制好，混合后，静置分液，分为上、下相，将其分别放置于储液瓶中。

（2）柱系统的准备与运行　仪器不旋转时，以较高流速将固定相泵入螺旋管柱内。然后按照设定的仪器转向和转速，使螺旋管高速运转；然后以一定的流速泵入流动相。运行一段时间后，溶剂体系建立流体动力学平衡时，固定相保留率保持不变，末端仅流动相流出，即可进行下一步的进样操作。

（3）样品溶液的制备和进样　待分离样品用上、下相的混合溶液溶解，用0.45μm过滤器过滤后，将进样阀打到load，通过进样阀进样，使样品液充满进样阀后，将进样阀打到inject，完成进样。

（4）HSCCC分离　在HSCCC操作中除了正常的洗脱方式外，进行HSCCC分离时，还能采用步级式洗脱和梯度洗脱。根据检测器的色谱峰情况，进行样品的收集。

（5）清洗分离柱　当HSCCC一次分离完成时，停止流动相的泵入，要用乙醇清洗分离柱，用空气压缩机将分离柱吹干。

4. 高速逆流色谱的应用实例

（1）柠条锦鸡儿中黄酮类化合物的分离　取柠条锦鸡儿（*Caragana korshinskii*）干燥花的粉末2kg，采用75%乙醇（20L×3）回流提取2小时，合并提取液，在60℃减压浓缩，浓缩物真空干燥后得到粗提物500g。该粗提物溶解在2L水中，装入AB-8大孔吸附树脂柱（150×10.0cm，8kg AB-8）吸附24小时后，依次用水、10%乙醇、20%乙醇、30%乙醇洗脱，直至洗脱液无色。收集20%乙醇洗脱流分，在60℃减压浓缩，得到棕色粉末70g。该棕色粉末经制备型HPLC分离，以35%甲醇洗脱，得到8.86g样品，用于后续HSCCC分离。将乙酸乙酯–正丁醇–0.5%冰醋酸（4：6：10）上相（固定相）和下相（流动相），分别超声脱气30分钟。将1000mg样品溶解在100ml流动相中，得到HSCCC分离的样品溶液。将固定相泵入管路，待固定相充满整个管路，以35.0ml/min的流速将样品溶液和流动相连续泵入管路，同时仪器以800r/min的转速旋转，保持柱温40℃，检测波长360nm，固定相的保留率为65%。经分离后得到3个组分，即组分Ⅰ（化合物3和4，500mg）、组分Ⅱ（化合物5，50mg）、组分Ⅲ（化合物1和2，320mg）。组分Ⅰ经两次HSCCC分离得到化合物3（140mg）和5（100mg），组分Ⅲ经三次HSCCC分离得到化合物1（120mg）和2（280mg）。所有化合物经HPLC分析，5个化合物的纯度均大于98%。HPLC分析条件：Platisil ODS C18色谱柱（250×4.6mm，5μm），柱温25℃，以甲醇–0.1%冰醋酸为流动相梯度洗脱（0~10分钟，35%甲醇；10~30分钟，35%~50%甲醇），流速为1.0ml/min，检测波长360nm。化合物的结构被鉴定为槲皮素3-O-半乳糖基–7-O-鼠李糖苷（1）、槲皮素3-O-葡萄糖基–7-O-鼠李糖苷（2）、槲皮素3-O-芸香糖基–7-O-鼠李糖苷（3）、槲皮素3-O-洋槐糖基–7-O-鼠李糖苷（4）、杨梅素myricetin 3'-甲醚3-O-葡萄糖基–7-O-鼠李糖苷（5）。

（2）管萼山豆根茎中生物碱的分离　　称取管萼山豆根（*Euchresta tubulosa* Dunn.）茎的干燥粉末3kg（60目），加入95%工业乙醇10L在80℃下回流提取3次，每次3小时。回收溶剂后，加入0.8L的稀盐酸（pH 2），再加入石油醚脱脂，酸水层加入氨水调至pH 9.5，采用等体积的三氯甲烷萃取4次，50℃减压回收，得到总生物碱提取物（15.2g）。总生物碱溶解于石油醚中，加入60~100目硅胶2.8g拌匀后，经硅胶柱色谱（26×457mm）进行分离，以二氯甲烷–甲醇梯度洗脱（1：0、50：1、25：1、10：1、0：1，V/V，每一梯度加入三乙胺调pH至7~8），每80ml为一流份。根据TLC结果合并相同流份，回收溶剂后得到组分A（0.7g）和B（1.1g）。将组分A和B（各300mg）分别溶解于CCl$_4$–CH$_2$Cl$_2$–MeOH–H$_2$O（3：7：6：4，V/V）的上相和下相（各5ml）的混合溶液中。分别取CCl$_4$–CH$_2$Cl$_2$–MeOH–H$_2$O（2：3：3：2，V/V）和CH$_2$Cl$_2$–MeOH–H$_2$O（5：3：2，V/V）的上相和下相，其中CCl$_4$–CH$_2$Cl$_2$–MeOH–H$_2$O（2：3：3：2，V/V）的上相作为固定相，两个溶剂系统的下相作为流动相，并分别超声脱气30分钟。将固定相以15ml/min的流度泵入管路，待固定相充满整个管路后，以1.8ml/min的流速将CCl$_4$–CH$_2$Cl$_2$–MeOH–H$_2$O（2：3：3：2，V/V）的下相连续泵入管路，同时仪器以900转/分钟的转速旋转，保持柱温在25℃，检测波长254nm，固定相的保留率为72%。待两相平衡后，进样，待样品分离至170分钟时，停泵，将CH$_2$Cl$_2$–MeOH–H$_2$O（5：3：2，V/V）的下相以1.8ml/min流速泵入管路，根据UV光谱特征，收集待分离化合物。经HPLC分析所有化合物的纯度，均大于93%。分析条件：YMC-Triart C18 EXRS色谱柱（250×4.6mm，1.5mm），柱温30℃，以甲醇–水为流动相梯度洗脱（洗脱剂A：0~45分钟，从10%甲醇升至95%甲醇；洗脱剂B：0~30分钟，从10%甲醇升至95%甲醇），流速为0.8ml/min，进样量：20μl，检测波长254nm。经EI-MS和NMR分析，化合物的结构被鉴定为苦参碱（1）、氧化苦参碱（2）、N-甲酰金雀花碱（3）、N-乙酰金雀花碱（4）。

三、凝胶柱色谱

（一）凝胶色谱的原理及分类

凝胶过滤色谱（gel filtration chromatography，GFC）是用化学惰性的多孔物质作固定相，单一或多元溶剂作为流动相，根据分子筛原理对混合物中分子量不同的各组分进行分离。因凝胶具网状结构，小分子物质能进入其内部，而大分子物质却被排阻在外，故大分子物质先于小分子物质被洗脱，从而达到分离纯化目的。这一技术又称为分子筛色谱（molecular sieve chromatography）或体积排阻色谱（size exclusion chromatography，SEC）。此处主要介绍应用最广的葡聚糖凝胶Sephadex G和Sephadex LH-20。

（二）Sephadex G和Sephadex LH-20柱色谱

1. Sephadex G的分离原理 葡聚糖凝胶Sephadex G是由直链的葡聚糖和交联剂3-氯-1,2-环氧丙烷交联而成的高分子化合物，具多孔网状结构，其网孔大小决定能进入凝胶内部的被分离物质相对分子质量范围。由于Sephadex G为合成的高分子化合物，调节葡聚糖和交联剂的比例能改变网孔大小。交联度越大，网孔越紧密，吸水膨胀程度越小；交联度越小，网孔越疏松，吸水膨胀程度越大。

2. Sephadex G的特点

（1）Sephadex G有多种型号 Sephadex G可分离样品的相对分子质量范围从几百到几十万。对Sephadex G而言，最重要的参数为G值和颗粒直径（表7-2）。G值反映凝胶的交联程度、膨胀程度及分布范围。G值越小，交联度大，吸水性越小；G值越大，交联度越小，吸水性就越大，二者呈反相关，G值大约为吸水量的10倍。例如，G-10为每克凝胶膨胀时吸水1.0g，由此可以根据体积而估算出葡聚糖凝胶干粉的用量。此外，颗粒直径也是影响分离效果的重要因素。以Sephadex G-25为例，该型号按颗粒直径可分为：粗颗粒（coarse，100～300μm）流速较快；中颗粒（medium，50～150μm）；细颗粒（fine，20～80μm）流速较慢，分辨率较高；极细颗粒（superfine，20～50μm）。颗粒越细，流速越慢，分离效果越好。值得一提的是，近年来，Sephadex已逐渐被新一代性能更佳的BioProcess凝胶所代替。根据实践经验，如要从目标大分子成分中除去小分子杂质，一般选用G值小的型号，将目标大分子成分快速洗脱，而小分子成分滞留在凝胶柱中；反之，如欲从大分子物质中分离富集目标小分子成分，则宜选用G值大的型号。表7-2给出多种型号的Sephadex G的特性。

（2）Sephadex G的用途 主要用于分离工业上脱盐、去除小分子或者多糖、蛋白质分离纯化，不同型号的主要用途不同，具体可参考表7-2。

表7-2 Sephadex的种类与特性

型号	吸水量/ （ml×g⁻¹）	最小溶胀时间/小时		溶胀体积（ml）/ 干凝胶（g）	分离范围 （相对分子质量）	应用
		20～25℃	100℃			
G-10	1.0 ± 0.1	3	1	2～3	<700	缓冲液交换、脱盐、亲水蛋白、多肽、寡糖类中去除小分子
G-15	1.5 ± 0.2	3	1	2.5～3.5	<1500	缓冲液交换、脱盐、亲水蛋白、多肽、寡糖类中去除小分子
G-25	2.5 ± 0.2	3	1	4～6	<5000	工业上脱盐及交换缓冲液
G-50	5.0 ± 0.3	3	1	9～11	1500～20000	多肽分离、脱盐、清洗生物提取液、分子量测定
G-75	7.5 ± 0.5	24	1	12～15	3000～70000	蛋白质分离纯化、分子量测定、平衡常数测定
G-100	10.0 ± 1.0	72	1	15～20	4000～15000	蛋白质分离纯化、分子量测定、平衡常数测定
G-150	15.0 ± 1.5	72	1	20～30	5000～800000	蛋白质分离纯化、分子量测定、平衡常数测定
G-200	20.0 ± 2.0	72	1	30～40	5000～300000	蛋白质分离纯化、分子量测定、平衡常数测定

3. Sephadex LH-20的分离原理 Sephadex LH-20就是在Sephadex G-25上引入羟丙基而得到的一种凝胶。与Sephadex G-25相比，Sephadex LH-20兼具亲水性和亲脂性。其分离原理以凝胶过滤为主，同时兼有反相分配和吸附作用。如果使用正相溶剂洗脱，主要靠凝胶过滤作用来分离；如果使用反相溶剂洗脱，Sephadex LH-20对化合物还起反相分配的作用，所以极性大的化合物保留弱，先被洗脱下来，极性小的化合物保留强，后被洗脱出柱。Sephadex LH-20可使用的溶剂范围很广，水、醇类、丙酮、乙酸乙

酯、三氯甲烷、二氯甲烷、四氢呋喃、甲苯等各种溶剂均可适用。在不同溶剂中具有不同溶胀体积，在水、甲醇等极性溶剂中溶胀体积最大（表7-3）。Sephadex LH-20不仅在分离萜类、黄酮、生物碱等天然小分子化合物中的应用很广，还可以用于胆固醇、脂肪酸、激素等的分离。

表7-3 Sephadex LH-20在不同溶剂中的溶胀体积

溶剂	溶胀体积/干凝胶（ml/g）
二甲基亚砜	4.4～4.6
嘧啶	4.2～4.4
水	4.0～4.4
二甲基甲酰胺	3.8～4.2
0.9氯化钠溶液	3.9～4.1
甲醇	3.8～4.1
二氯乙烷	3.8～4.1
三氯甲烷[①]	3.8～4.1
丙醇	3.7～4.0
乙醇[②]	3.6～3.9
异丁醇	3.6～3.9
甲酰胺	3.6～3.9
二氯甲烷	3.6～3.9
丁醇	3.5～3.8
异丙醇	3.3～3.6
四氢呋喃	3.3～3.6
二氧杂环己烷	3.2～3.5
丙酮	2.4～2.6
乙腈[③]	2.2～2.4
四氯化碳	1.8～2.2
苯	1.5～2.0
乙酸乙酯	1.6～1.8
甲苯	1.5～1.6

注：① 含1%的乙醇；② 含1%的苯；③ 溶胀体积小于2.5ml/g的溶剂没有使用价值。

4. Sephadex柱色谱的实验操作

（1）凝胶型号的选择　根据目标化合物的分子量范围及分离目的（表7-2），选择合适的凝胶型号。

（2）凝胶的处理　凝胶在溶剂中会发生明显溶胀，因此，使用前务必先用洗脱剂浸泡凝胶，使其充分溶胀。若没有充分溶胀，轻则色谱柱不均匀，重则甚至引起凝胶玻璃柱破裂。热胀法是常用的前处理法，即把浸于冲洗液中的凝胶加热，让它膨胀并除去气泡。

（3）装柱和平衡　凝胶柱常用固定的洗脱剂装填，可多次重复使用。一般选用细长柱（1.2～1.6m）作凝胶色谱。柱太短，分离效果差；柱长一些，分离效果好，但柱子太长，则延长分离时间，样品也稀释过度。色谱柱的内径也要选择适当，内径过细，会发生"器壁效应"，即靠近管壁的流速要大于中心的流速影响分离效果。色谱柱的内径和高度应有一定的比例，对于除盐来说可用1：5～1：25；而纯化蛋白质为1：20～1：100。为了避免分层，尽量一次性将溶胀好的凝胶悬浮液倒入，因此凝胶悬浮液不可太稀，恰好分散凝胶，没有气泡即可。倒入凝胶悬浮液的同时，打开下方出口让洗脱液流出，凝胶自然沉降，如若凝胶高度不足，则需补加悬浮液，等到沉积到所需高度为止，让3~5倍柱床体积的缓冲液流过色谱柱，使柱平衡后即可使用。凝胶柱必须填充得非常均匀，否则必须重填。因此在进行分离之前，对色谱柱必须进行是否均匀的检查。检查方法是在柱旁放一支与柱平行的日光灯，用肉眼观察半透明的凝胶柱内是否有"纹路"或"气泡"。如果观察到柱内谱带窄、均匀、平整，即说明色谱柱性能良好。

（4）湿法上样　样品用洗脱剂溶解后，预先过滤或离心处理，以防沉淀物污染堵塞色谱柱。样品层要越短越好，且要均匀平整的加到柱子表面。为了保证样品层厚度尽可能小，先打开活塞，让流动相低至与凝胶柱床恰平行，且保证凝胶部分不干，然后关闭出口，用滴管吸取样品液极轻缓地加到色谱柱上端，不要破坏凝胶柱表面平整，再打开色谱柱的下口活塞，让样品液渗入凝胶内。流动相低至与凝胶柱床恰平行，关闭活塞。用洗脱剂清洗盛装样品液的茄形瓶和滴管，将涮洗液沿第一次上样时沾有样品的柱壁流下。重复上述操作几次，缓缓加入洗脱剂，进行洗脱，不能破坏凝胶柱表面。由于凝胶柱常常用于纯化的最后一步，此时，样品的纯度较高，尽量保证上样过程中不浪费样品。同时，为了保证分离度，务必保证样品层越薄越好。

（5）洗脱及收集　为了保证分离度，往往将凝胶柱的流速设置较慢，且每份收集液的体积较小。例如Sephadex LH-20色谱柱的流速甚至常为10~25滴/秒，每份收集液体积为1ml，具体可视实际分离效果进行调整。因此，凝胶柱的收集常使用自动收集器。类似硅胶柱，采用TLC检测收集液成分情况，进行合并。

四、离子交换柱色谱

（一）离子交换色谱的分离原理

离子交换树脂颗粒由相互交联的立体骨架组成，骨架上连接了离子交换基团，与该基团具有相同电荷的外来离子能交换吸附到柱子上。根据不同成分与离子交换树脂进行离子交换反应的能力差异，最终实现分离混合物的目的。

（二）离子交换色谱的分类

根据树脂骨架连接的离子交换基团的性质，可分为阳离子和阴离子交换树脂。根据每种树脂的解离性能大小，又分为强、中、弱型。

1.阳离子交换色谱　阳离子交换树脂能与溶液中的阳离子进行交换，其骨架所连接的离子交换基团为酸性基团。常见的有磺酸基（—SO_3H）、磷酸基（—PO_3H_2）、羧基（—COOH）和酚性羟基（Ar-OH）。这些基团可与溶液中的阳离子进行交换。根据交换基团活性大小分强酸型（如连—SO_3H的树脂）和弱酸型（如连—COOH的树脂）阳离子交换树脂。

2.阴离子交换色谱　阴离子交换树脂能与溶液中的阴离子进行交换，骨架所连接的交换基团为碱性基团，如季铵、伯胺、仲胺、叔胺等碱性基团。分为强碱型（连季铵基的树脂）和弱碱型（连伯胺基、仲胺基或叔胺基的树脂）阴离子交换树脂。

（三）离子交换树脂交换能力的影响因素

影响样品中化合物与离子交换树脂间交换能力的主要因素为化合物解离度和电荷数。此外，树脂的交换容量、流动相性质、样品浓度以及实验温度也会影响离子交换色谱的样品保留和选择性。

1.化合物解离度　化合物解离度越大（酸性或碱性越强），与树脂亲和力越大。

2.化合物离子的电荷数及水合半径　离子浓度相同时，离子价态越高，保留能力越强。同价态的阳离子，其水合离子半径越大，保留能力越小。因此，常见的阳离子在强酸型阳离子交换树脂中保留能力顺序如下：

$$Fe^{3+} > Al^{3+} > Ba^{2+} \geqslant Pb^{2+} > Sr^{2+} > Ca^{2+} > Ni^{2+}、Cd^{2+} \geqslant Cu^{2+} \geqslant Co^{2+} \geqslant Mg^{2+} \geqslant Zn^{2+} \geqslant Mn^{2+} > Ag^{2+} > Cs^{2+} > Rb^{2+} > K^{+} \geqslant NH_4^{+} > Na^{+} > H^{+} > Li^{+}$$

常见阴离子在强碱型阴离子交换树脂中保留能力顺序如下：

$$枸橼酸根 > PO_4^{3-} > SO_4^{2-} > I^{-} > NO_3^{-} > SCN^{-} > NO_2^{-} > Cl^{-} > HCO_3^{-} > CH_3COO^{-} > OH^{-} > F^{-}$$

3.离子交换树脂的交联度和交换容量　由于离子交换树脂为合成的高分子化合物，可以通过改变其中交联剂的比例而改变树脂的交联度。一定范围内，树脂的交联度越大，交换容量越大，化合物的保留时间越长。

4.流动相　离子交换树脂色谱最常用的洗脱剂是水，有时也采用水/甲醇混合溶剂。为了保持一定的pH，常采用酸性或碱性含水缓冲液作为洗脱剂。在阳离子交换树脂中，常用醋酸、枸橼酸、磷酸；阴离子交换树脂中，常用氨水、吡啶等；对复杂的多组分则可采用梯度洗脱的方法，也就是在洗脱的过程中随时间改变溶剂的性质，如pH、离子强度等。

5.样品浓度　离子交换树脂在使用时，和前面所述的凝胶、硅胶、ODS柱色谱不同，这些色谱柱都要求样品液尽量饱和。而离子交换树脂倾向于使用稍稀样品溶液，此时分离的选择性较大，有利于分离。

6.温度　当溶液浓度比较高时，温度升高使水合倾向大的离子容易交换吸附。对于弱酸或者弱碱，温度增高，有利于增大离子交换速度。

（四）离子交换树脂的适用范围

离子交换树脂适合于离子型化合物的分离，如氨基酸、肽类、生物碱、有机酸、酚类等的分离纯化。相应的，强酸型和强碱型离子交换树脂的应用范围最广。

（五）离子交换色谱的操作

1.离子交换树脂的选择　选择离子交换树脂类型的基本原则为同种电荷可相互交换。分离生物碱等阳离子型化合物时，选择阳离子交换树脂；而分离有机酸等阴离子型化合物时，则选择阴离子交换树脂。待分离离子型化合物的解离度越大，价态越高，其离子吸附性越强，那么选用弱酸或弱碱型离子交换树脂即可，如果选用强酸或强碱型树脂，反而会造成吸附过强而难以洗脱；如果待分离离子的离子吸附性较弱，则需要选用强酸或强碱型离子交换树脂，增加待分离离子的保留能力。除了考虑电荷性质外，还需根据样品分子的大小，选择合适的网孔孔径。在分离肽类大分子时，一般选用交联度小、孔径较大的离子交换树脂，而分离生物碱、有机酸、氨基酸等小分子时，则选用交联度大、网孔较小的离子交换树脂。

2.离子交换树脂预处理　新树脂浸泡在蒸馏水中1~2日，充分溶胀后，按以下方法处理。

（1）强酸型和弱酸型阳离子交换树脂　其树脂一般是Na型。其处理方法类似，树脂中加入其体积4倍量的5% HCl搅拌5小时，使它变为H型→除酸液→水洗至中性→用4倍量的5% NaOH或NaCl进行交换，使树脂变为Na型→水洗至流出液不含Na$^+$为止（弱酸型阳离子交换树脂这步为水洗至呈弱碱性）→用6倍量的5%盐酸进行交换，使它变为H型→倒出酸液，水洗至中性。

（2）强碱型和弱碱型阴离子交换树脂　其树脂一般是Cl型。其处理方法类似。用树脂体积4倍量的

5%NaOH溶液使它变为OH型→除去碱液，水洗至中性→用4倍量的5%HCl溶液使它变为Cl型→除去酸液，水洗至近中性→6倍量的5%NaOH溶液进行交换，使它变为OH型。

3.装柱 可参考硅胶柱的装柱方法。

4.上样 样品溶于洗脱剂中，配成样品溶液，均匀地加入柱顶。注意，不同于前面所述的凝胶、硅胶、ODS柱色谱，这几种色谱都要求样品层越薄越好。然而，离子交换树脂的上样量较大。其中，阴离子树脂可以加至全交换量的1/4~1/3；而阳离子交换树脂的交换量更大，样品量可加到整个柱交换量的1/2。

5.洗脱及收集 用选定的流动相进行洗脱，对于复杂组分还常采用梯度洗脱。分步等量收集洗脱液，通过选择的指示剂指示交换终点，结束收集。

6.离子交换树脂的再生 离子交换树脂可以重复使用，采取预处理方法再生即可。离子交换树脂不用时，将阳离子树脂转为Na型（阴离子树脂转为Cl型）进行保存。加水保存，要注意防止霉变。

五、大孔吸附树脂柱色谱

（一）大孔吸附树脂的分离原理

大孔吸附树脂为一种具有多孔性立体结构的小颗粒，其骨架为合成高分子化合物，不仅其空间结构［如孔径、比表面积、孔体积（孔容）、孔隙率］均可调制，而且还可以通过化学修饰改变树脂表面的化学性质。此外，大孔树脂对多种洗脱剂（水、有机溶剂、酸性溶液、碱性溶液）都适用。因此，大孔树脂的品种大大多于其他吸附材料。

大孔吸附树脂柱的分离原理为吸附性和筛分性相结合，树脂能与待纯化样品进行可逆的吸附–解吸作用，最终达到浓缩或分离的目的。

1.大孔树脂的吸附性 其吸附性主要取决于树脂骨架及其功能基的表面性质。首先，关注分子中是否存在特殊功能团，如酚羟基、羧基或碱性氮原子；其次，遵循"相似相吸原则"，即非极性吸附树脂对非极性（或疏水性）分子的吸附能力强；中等极性吸附树脂对亲水性和疏水性分子均有一定吸附；极性吸附树脂对亲水性（极性较大）分子的吸附力较强。此外，苯乙烯型骨架树脂有如下特性，被吸附的分子母核双键数目越多，分子与树脂之间的吸附力越大。

2.大孔树脂的筛分性 其筛分性由其本身多孔性结构所决定。大孔树脂为合成的大分子化合物，其孔径、比表面积、孔体积（孔容）可调制。大孔树脂的筛分性对于分离效果的影响，应该注意以下几点。

（1）大孔树脂对于待分离样品分子的吸附量对分离效果非常重要，吸附量越大，对吸附越有利。实际上，真正决定吸附量的为体积比表面积，体积比表面积越大，吸附量越大。体积比表面积与孔容（ml/g）、孔径（nm）成反相关，与比表面积（m²/g）呈正相关。

（2）在选择树脂时充分考虑待分离样品分子的大小和空间结构，从而选择合适的填料。如在分离多糖类和芳香类化合物时，它们的分子空间体积差异明显，选择树脂时要多加考虑。对于分子量较大的化合物，推荐使用孔径较大的树脂，这样比较有利于吸附。但是孔径不可太大，否则会失去选择性；而且，孔径大，比表面积高，使孔容增大，反而降低体积比表面积。所以要根据实际情况，选择合适的参数。空间结构包含了孔隙率等重要参数。其中，比表面积、孔径、孔容、孔隙率与吸附量相关。吸附量越大，对吸附有利；此外，筛分性与待分离样品分子的空间构型密切相关。

（二）大孔吸附树脂的分类

1.根据树脂的骨架类型　大孔吸附树脂可分为以下三类。

（1）聚苯乙烯型大孔吸附树脂　目前80%大孔吸附树脂品种的骨架均为聚苯乙烯；聚苯乙烯骨架可作为非极性吸附树脂。同时，如果在聚苯乙烯骨架上引入极性不同的基团，如羟基、酮基、氰基、氨基、甲氧基、苯氧基、羟基苯氧基等，甚至离子型基团，可以改变大孔吸附树脂的极性特征。

（2）聚丙烯酸型大孔吸附树脂　聚苯丙烯型树脂品种数量仅次于聚苯乙烯型，常见类型为聚甲基丙烯酸酯型、聚丙烯酸酯型交联树脂。由于该类大孔吸附树脂含有酯键，属于中等极性吸附剂。经过结构改造，引入极性基团后，该类树脂也可作为强极性吸附树脂。

（3）其他类型　聚乙烯醇、聚丙烯腈、聚酰胺、聚丙烯酰胺、聚乙烯亚胺、纤维素衍生物等也可作为大孔吸附树脂的骨架。

2.根据树脂表面所带功能基团的化学性质分类　大孔吸附树脂可分为非极性、中极性、极性三类。

（1）非极性吸附树脂是指由偶极矩很小的单体聚合成的且不带任何功能基的树脂。典型的例子即为聚苯乙烯型树脂，该类树脂对非极性（或疏水性）分子吸附好，适合于非极性分子的分离。

（2）中等极性吸附树脂含有酯基，如聚丙烯酸型树脂，其表面兼具疏水性和亲水性。对亲水性和疏水性分子都有吸附。

（3）极性吸附树脂为骨架表面引入如酰胺基、氰基、酚羟基等含N、O、S极性基团的吸附树脂。如聚苯乙烯型树脂或聚丙烯酸型树脂经化学修饰后，极性大大增强，能吸附对亲水性（极性较大）的分子。

尤其值得一提的是，此处所描述的树脂的极性或非极性指的是遵循"相似相吸原则"，（非）极性树脂对（非）极性分子吸附力强，树脂的极性大小与洗脱剂的选择无关。不可理解为：极性吸附树脂的固定相为极性，那么洗脱剂的极性越大，其洗脱能力越强，水的洗脱能力大于乙醇等有机溶剂。实际上，不论极性还是非极性吸附树脂，洗脱剂的洗脱能力均与溶剂的溶解度参数相关（表7-4）。

表7-4　几种常用有机溶剂的溶解度参数

溶剂	溶解度参数	溶剂	溶解度参数
丁酮	9.3	乙醇	12.7
丙酮	10.0	甲醇	14.5
正丁酮	11.4	水	23.2
正丙酮	11.9		

（三）大孔吸附树脂的常用型号

大孔树脂的型号有Amberlite XAD系列、Diaion HP及Sepabeads系列。近年来，为了满足精细分离和医药工业的需求，出现了微孔树脂系列，其粒径更细、粒径分布更窄、残留更低。应用较多的有Amberchrom系列和MCI-GEL系列。我国也有很多优质的生产厂家。这些厂家提供了非常丰富的大孔树脂型号。通过查阅文献或书籍了解常用品牌的大孔树脂常见型号。在这些产品目录中，每种型号都对应了树脂的化学结构（或极性类别）、孔径（nm）、比表面积（m²/g）、孔体积（孔容，ml/g）、孔隙率（%）、粒径（μm或mm）等。

（四）大孔吸附树脂在中药研究中的应用

中药提取物的极性分段多采用溶剂萃取法，需要消耗大量的有机溶剂，对环境不友好。近年来，大孔吸附树脂在总提取物的极性分段中应用越来越广。中药的水煎液不必浓缩，可直接上柱，吸附完毕后用醇–水溶剂系统洗脱，得到纯度较高的不同极性段组分。相比于溶剂萃取法，大孔吸附树脂柱色谱操作方便、生产周期短、能源省、成本低、产品纯度高。大孔吸附树脂常用于富集精制纯化多种类型的成分，如生物碱、皂苷、黄酮、多糖类、多酚类等成分。

（五）大孔吸附树脂柱色谱的操作

大孔吸附树脂分离技术的基本工艺流程如下：选择树脂型号→树脂前处理→考察树脂用量及大孔树脂柱径高比→样品液前处理→洗脱工艺筛选（上样液浓度、温度、pH；上样速度；饱和点判断；洗脱剂组成、pH、用量；洗脱速度；洗脱终点判断）→洗脱→目标产物收集→树脂的再生。

1.吸附树脂的选择　主要考虑粒径、吸附树脂类型（树脂所连接功能基的化学性质）、树脂的体积比表面积、孔径及解析率。

（1）粒径的选择　树脂的选择首先要明确使用吸附树脂的目的，是富集还是分离。如果对目标产物进行提取或富集，建议大颗粒吸附树脂（如200~1000μm），增大流速，提高效率；如果是为了精细分离，得到纯度较高的目标产物，则选择理论塔板数相对较高的细颗粒（10~150μm）。其中75~150μm常用于常压柱色谱，35~75μm需要用到低压设备，10~35μm需要用中压设备，保证其流速。粒径越小，对色谱系统的要求也就越高。

（2）吸附树脂类型的选择　树脂类型的选择一定要基于目标化合物的结构特征。首先，要知道目标化合物或杂质化合物的分子体积大小；其次，遵循"相似相吸原则"，根据待分离分子中的功能基团选择合适的树脂类型。这点已在"（二）大孔吸附树脂的分类"中已经介绍过，在此不复赘述。根据以上两点，选出若干候选树脂，通过静态吸附和动态吸附实验筛选出最终树脂类型。

（3）吸附树脂体积比表面积的选择　体积比表面积越大，吸附量越大，对吸附有利。该参数与孔容（ml/g）、孔径（nm）成反相关，与比表面积（m²/g）呈正相关。

（4）吸附树脂孔径的选择　一般而言，吸附树脂孔径与吸附分子直径比为（2~6）∶1为宜。选择好适当的孔径后，尽可能选择比表面大的树脂，以增大对目标产物的吸附量。

（5）大孔吸附树脂的解吸率　解吸率也是评价树脂分离性能的重要方面。在中药提取物的分离时，有效成分经大孔树脂吸附后，能解吸完全才有真正的利用价值。

2.大孔吸附树脂筛选研究

（1）静态吸附　将各候选树脂投入待吸附物质的溶液中（常为水溶液）进行吸附。为了平行比较，注意保证以下参数的一致性，包括候选树脂体积、pH、温度以及平衡时间。对于易电离的酸性或者碱性化合物，应将调节pH，使之保持分子状态，有利于吸附。

其中，树脂吸附能力（即单位体积树脂吸附化合物的量，C）的计算公式如下：

$$C = 1000\frac{W_t - W_s}{V} \tag{7-4}$$

式中，W_t、W_s分别表示吸附前后溶液中目标化合物的量（g）；V表示使用的树脂体积；C值较大的树脂为优选树脂。

（2）动态吸附　选择静态实验筛选出的数个优选树脂，进行动态的分离性能试验。将提取液加入各型号树脂柱中，依次用水和不同浓度的乙醇–水洗脱，检测各流分中指标成分和杂质成分的含量，综合评定树脂的分离性能。选择目标成分在流分中较集中且含量高，同时杂质成分含量相对低的树脂。

3.大孔吸附树脂分离工艺参数优先　应用动态吸附实验可以确定各洗脱工艺条件：上样浓度、温度、pH；最大上样量、上样速度、洗脱剂组成、洗脱剂pH值以及洗脱流速等。对于易电离的酸性或者碱性化合物，不论是样品液还是洗脱剂，都应该调节pH使之保持分子状态，以提高吸附量。

4.吸附树脂预处理 大孔树脂的传统的预处理方法如下：新树脂用2倍体积的甲醇或乙醇、丙酮浸泡2小时，不时搅动，充分溶胀→将溶胀后树脂装柱→用5个柱体积以上的甲醇（或丙酮、乙醇）以每小时3~4个柱体积的流速冲柱，至流出液滴入水中不浑浊→用20个柱体积的纯水以每小时6~8个柱体积的流速冲柱，完全置换甲醇。

传统处理方法成本高，耗时长，不环保。为了克服这些缺点，更加高效环保的大孔树脂预处理方法已见报道，如D-101系列大孔树脂的预处理方法，可供参考。

5.上样 上样前，首先调节树脂柱和样品液的pH，接着，以动态吸附实验摸索出的上样流速将最大上样量的样品液加到大孔树脂柱上端。若没有进行动态吸附实验，则可查阅相似文献，以恒定的流速上样，上样时充分考虑到树脂的吸附能力，及时检测流出液，确保目标化合物没有从柱中漏出。当目标化合物为非离子形态时，常用水-甲醇、水-乙醇或水-丙酮；而对于可离子化（水溶性较强）的化合物来说，可用缓冲液/有机溶剂的混合液。

6.淋洗 上样结束后，用0.5~1.0个柱体积的水或低浓度醇液（淋洗液浓度以不将目标产物洗脱下为宜），将柱内填充的上样液置换，同时将未被吸附的杂质冲出。

7.洗脱 用动态吸附实验摸索出的洗脱液进行洗脱，得到目标化合物，也可选用线性梯度洗脱或分步洗脱。乙醇与丙酮是很好的洗脱剂，工业化生产作为首选洗脱剂。

8.再生 目标组分洗脱出后，应该用充足的洗脱能力更强的洗脱剂将所有组分洗脱出来，以便循环使用大孔树脂柱。

9.复原 若柱子被多次使用，一些杂质在树脂上发生不可逆吸附时，需要进行树脂的复原。在容器内加入高于树脂层10cm的3%~5%盐酸溶液浸泡2~4小时→用3~4倍树脂体积的3%~5%盐酸溶液淋洗通柱→用净水洗至接近中性→将树脂倒出至容器内→用3%~5%的氢氧化钠溶液浸泡4小时→用同浓度的3~4倍树脂体积的3%~5%氢氧化钠溶液淋洗通柱→用清水洗至pH值为中性，备用。

六、毛细管电泳

毛细管电泳（capillary electrophoresis，CE）又称为高效毛细管电泳（HPCE），是带电粒子在毛细管中以直流高压电场为驱动力，根据其淌度或分配系数的不同，高效快速地进行分离的一种液相分离分析技术。1937年，Tiselius将电泳发展成为一种分析技术，并因此于1948年获得了诺贝尔奖。1967年，Hjerten创造性地提出了毛细管区带电泳的概念。1969年，Vesterberg合成了一种随机聚合产生的多氨基和多羧基的混合物，即载体两性电解质，可用其分离等电点差异达0.01pH单位的蛋白质。1985年Hjerten和Zhu将该法引入毛细管电泳中，发展了基于等电点不同而分离的毛细管等电聚焦电泳（capillary isoelectric focusing，CIEF），它结合了常规等电聚焦电泳的高分离能力和现代毛细管电泳的特点，使其成为分离蛋白质的重要方法之一。1981年Jorgenson和Luckacs首次使用内径75μm的石英毛细管和30kV的高压电，获得了高于40万理论塔板数的分离柱效，实现了正负离子的同时分离，创立了现代毛细管电泳，使CE发生了根本性的变革，标志着CE从此跨入了高效毛细管电泳时代。1984年，Terabe等发展了基于组分疏水性差异而实现分离的胶束电动毛细管色谱（micellar electrokinetic capillary chromatography，MECC）。1987年，Ewing将电化学检测技术应用于毛细管电泳，克服了光学检测光程短、灵敏度低的缺点。同年，Cohen和Karger提出了基于分子量大小筛分机制的毛细管凝胶电泳。CE研究的热潮激发了仪器分析厂商的兴趣，第一台商品化的毛细管电泳仪于1988年问世，CE分析技术得到了迅速发展。1990年瑞士Manz和Widmer首次提出微全分析系统（miniaturized total chemical analysis system，u-TAS）的概念和设计，自动微型化、集成化和自动化的芯片毛细管电泳技术获得了重要发展。1992年，由Mathies等人首次研制出毛细管阵列电泳（capillary array electrophoresis，CAE），极大提高了工作效率，使人类基因组计划工程提前完成。

（一）毛细管电泳的原理

毛细管内表面由于存在硅醇羟基（Si—OH），当毛细管内壁接触的缓冲溶液pH>3时，硅醇羟基会发生电离而带负电荷，在固–液界面形成双电层，导致靠近毛细管内壁的溶液含有较多的"自由"离子。当毛细管作用于高压直流电场时，"自由"离子通过碰撞等作用推动溶剂分子同向运动，并通过黏滞阻力带动周边溶剂分子的移动，产生"电渗"现象，电渗会导致液体整体流动而产生"电渗流（EOF）"。电渗受到电场强度、毛细管材质、缓冲溶液浓度与pH值、添加剂和温度等多种因素的影响，是毛细管电泳的一个重要特征。在高压电场的作用下，带电粒子以不同的速度向其所带电荷相反的电极方向迁移的现象叫做电泳。在毛细管分离中，与电泳相比，电渗流具有更快的运动速度，不管物质所带的电荷如何，电渗流中所有分子朝同一方向移动，但正负离子的迁移速率是电泳速度（Vep）和电渗流速度（Veo）共同作用的结果，为二者的矢量和。带正电荷粒子两者方向一致，最先流出；电泳对中性粒子影响不大，其迁移速度相当于EOF速度，速度居中；带负电荷粒子由于两者运动方向相反，最后流出。因此，由于电泳和电渗的共同作用，从而实现分析物的分离。

（二）毛细管电泳分离的影响因素

1.分离电压的影响　分离电压是控制电渗的一个重要参数，较高的分离电压有助于加速样品的迁移，缩短分析时间，但会增大毛细管的焦耳热，从而降低基线的稳定性和灵敏度；较低的分离电压会提高分离效果，但会延长分析时间，峰形变宽，导致分离效率降低。

2.温度的影响　温度升高，有助于提高效率，然而温度过高，会降低柱效，导致分离效率降低。

3.分离缓冲溶液的影响　分离缓冲溶液的浓度通过直接影响电泳介质的离子强度，从而改变电渗流的大小。缓冲溶液的pH会影响毛细管内壁硅醇羟基的质子化程度，从而影响分离度。

4.添加剂的影响　添加剂通过在毛细管内壁进行可逆或不可逆吸附而影响毛细管内壁电荷分布，从而改变电渗流的大小与方向。

（三）毛细管电泳的分离模式

毛细管电泳的分离模式有以下几种：毛细管区带电泳、毛细管凝胶电泳、毛细管等速电泳、毛细管等电聚焦电泳、胶束电动毛细管色谱、毛细管电色谱、亲和毛细管电泳等。

（1）毛细管区带电泳（capillary zone electrophoresis，CZE）　该种电泳模式可作为各种毛细管电泳操作的母体形式，将待分析溶液引入毛细管进样一端，施加直流电压后，各组分按电泳流和电渗流的矢量和流向毛细管出口端，按阳离子、中性粒子和阴离子及其电荷大小的顺序通过检测器。

（2）毛细管凝胶电泳（capillary gel electrophoresis，CGE）　在毛细管中装入单体和引发剂引发聚合反应生成凝胶，常用的凝胶有聚丙烯酰胺和琼脂糖。由于凝胶具有孔隙结构，能够起到类似于分子筛的作用，从而根据待分离物质的分子大小，达到化合物分离的目的。

（3）毛细管等速电泳（capillary isotachophoresis，CITP）　采用前导电解质和尾随电解质，在毛细管中充入前导电解质后，进样，电极槽中换用尾随电解质进行电泳分析，带不同电荷的组分迁移至各个狭窄的区带，然后依次通过检测器。由于其分离效果差，目前该模式的应用较少。

（4）毛细管等电聚焦电泳（capillary isoelectric focusing，CIEF）　将毛细管内壁涂覆聚合物减小电渗流，将带有两性基团的样品、载体两性电解质、缓冲剂和辅助添加剂的混合物注入毛细管内，两个电极槽中分别加入酸液和碱液，施加电压3~5分钟后，载体两性电解质在管内形成一定范围的pH梯度，各溶质在毛细管中迁移至各自的等电点（pI）时变为中性，形成聚焦的区带，而后用压力或改变检测器末端电极槽储液的pH的方法使溶质通过检测器。

（5）胶束电动毛细管色谱（micellar electrokinetic capillary chromatography，MEKC）　当操作缓冲液中加入大于其临界胶束浓度的离子型表面活性剂时，表面活性剂就聚集形成胶束，其亲水端朝外、疏水非极性核朝内，溶质则在水和胶束两相间分配，各溶质因分配系数存在差别而被分离。对于常用的阴离子表面活性剂——十二烷基硫酸钠，进样后极强亲水性组分不能进入胶束，随操作缓冲液流过检测器（容量因子k'=0）；极强疏水性组分则进入胶束的核中不再回到水相，最后到达检测器（k'=∞）。常用的其他胶束试剂还有阳离子表面活性剂——十六烷基三甲基溴化铵、胆酸等。

（6）毛细管电色谱（capillary electrochromatography，CEC）　将细粒径固定相填充到毛细管中或在毛细管内壁涂覆固定相以电渗流驱动操作缓冲液（有时再加辅助压力）进行分离。

（7）亲和毛细管电泳（affinity capillary electrophoresis，ACE）　通过在电解质溶液中或毛细管内部加入亲合作用试剂，使其形成受体-配体复合物，使样品的质量和电荷产生变化从而使电泳淌度改变实现目标化合物的分离。

以上分离模式中，毛细管区带电泳和胶束电动毛细管色谱使用较多。胶束电动毛细管色谱和毛细管电色谱两种模式的分离机制以色谱为主，但对荷电溶质则兼有电泳作用。

（四）高效毛细管电泳仪器组成

高效毛细管电泳仪器组成极其简单，只要有一个高压电源、一支内径为50~100μm的石英毛细管、一个检测器和两个缓冲溶液瓶，就能进行高效毛细管电泳实验。毛细管电泳仪的主要部件和性能要求如下。

（1）毛细管　用弹性石英毛细管，内径50μm和75μm两种使用较多（毛细管电色谱有时用内径更大些的毛细管）。细内径分离效果好，且焦耳热小，允许施加较高电压；但若采用柱上检测，则因光程较短，其检测限比较粗内径管的要差。毛细管长度称为总长度，根据分离度的要求，可选用20~100cm长度；进样端至检测器间的长度称为有效长度。毛细管常盘放在管架上控制在一定的温度下操作，以控制焦耳热，操作缓冲液的黏度和电导率，对测定的重复性很重要。

（2）直流高压电源　当毛细管长度固定后，电场强度随着电压的增大而增大，高电场强度导致电流增加，引起毛细管电解质产生热量，谱带展宽，柱效下降。一般采用0~30kV（或相近）可调节直流电源，可供应约300μA电流，具有稳压和稳流两种方式可供选择。

（3）电极和电极槽　在两个电极槽里放入操作缓冲液，分别插入毛细管的进口端与出口端以及铂电极；铂电极连接至直流高压电源，正负极可切换。多种型号的仪器将试样瓶同时用作电极槽。

（4）冲洗进样系统　对毛细管进行频繁及时地清洗是毛细管电泳仪分析获得较好重现性的重要方法之一。常用的冲洗液有电解液、去离子水、碱溶液。每次进样之前毛细管要用不同溶液冲洗，选用自动冲洗进样仪器较为方便。进样方法有压力（加压）进样、负压（减压）进样、虹吸进样和电动（电迁移）进样等。进样时通过控制压力或电压及时间来控制进样量。

（5）检测系统　紫外-可见分光光度检测器、激光诱导荧光检测器、电化学检测器和质谱检测器均可用作毛细管电泳的检测器。其中以紫外-可见分光光度检测器应用最广，包括单波长、程序波长和二极管阵列检测器。将毛细管接近出口端的外层聚合物剥去约2mm段，使石英管壁裸露，毛细管两侧各放置一个石英聚光球，使光源聚焦在毛细管上，透过毛细管到达光电池。对无光吸收（或荧光）的溶质的检测，还可采用简洁测定法，即在操作缓冲液中加入对光有吸收（或荧光）的添加剂，在溶质到达检测窗口时出现反方向的峰。

（6）数据处理系统　与一般色谱数据处理系统基本相同。

毛细管电泳中常用检测器的主要类型及特点如表7-5所示。

表7-5　毛细管电泳仪常用检测器主要类型及特点

检测器	动态范围	质量最小检测限/mol	应用	优点	缺点
UV-VIS检测器	$10^{-6} \sim 10^{-3}$	10^{-15}	肽、蛋白质、核酸、小分子和药物	易于使用，通用	灵敏度较低
荧光检测器	$10^{-8} \sim 10^{-5}$	10^{-17}	氨基酸、肽、蛋白质、核酸	灵敏度和选择性高于UV	非通用
激光诱导荧光检测器	$10^{-12} \sim 10^{-9}$	10^{-21}	微量氨基酸、肽、蛋白质、核酸	灵敏度和选择性都很高	贵，非通用
电导检测器	$10^{-6} \sim 10^{-3}$	10^{-16}	离子分析	峰面积和迁移时间线性相关	灵敏度较低，非通用
安培检测器	$10^{-8} \sim 10^{-5}$	10^{-20}	复杂物质（如体液）中电活性化合物的定量分析	灵敏度和选择性很高	限于电活性物质的分析，难建装置
间接UV-VIS检测器	$10^{-5} \sim 10^{-3}$	10^{-14}	离子分析，碳水化合物	通用	灵敏度较低，缓冲溶液受限制
间接安培检测器	$10^{-8} \sim 10^{-5}$	10^{-20}	同时测定电活性和非电活性物质	高灵敏度	难建装置
间接荧光检测器	$10^{-7} \sim 10^{-5}$	10^{-17}	检测非荧光物质	通用，选择性好	缓冲溶液受限

（7）数据采集记录装置、控温装置　最简单的是台式记录仪，许多HPCE仪器用计算机采集、记录、用色谱工作站处理数据。

（五）毛细管电泳的特点及适用范围

与传统电泳技术及现代色谱相比，高效毛细管电泳有突出特点。①仪器简单，操作方便，容易实现自动化。简易的高效毛细管电泳仪器组成极其简单，只要有一个高压电源、一根毛细管、一个检测器和两个缓冲溶液瓶，就能进行高效毛细管电泳。②分离效率高，分析速度快。由于毛细管能抑制溶液对流，并具有良好的散热性，允许在很高的电场下（100～500V/cm）进行电泳，可以产生$10^5 \sim 10^6$理论塔板数/米的分离柱效，一般分离时间在几分钟至十几分钟。③操作模式多，分析方法开发容易，只要更换毛细管内填充溶液的种类、浓度、酸度或添加剂等，就可以用同一台仪器实现多种分离模式。④实验运行成本低，消耗少，环保。一是仪器本身的维护费用低；二是分析成本低，通常使用柱长50～70cm，内径50～100μm的毛细管柱，进样为纳升级或纳克级，溶剂用量仅几微升，且分离在水介质中进行，消耗的大多是价格较低的无机盐类，环境污染小。⑤应用范围极广。由于HPCE具有高效、快速、样品用量少等特点，所以广泛用于分子生物学、医学、药学、材料学以及与化学有关的化工、环保、食品、饮料等各个领域，从无机小分子到生物大分子，从带电物质到中性物质都可以用HPCE进行分离分析。

不同的毛细管电泳模式还有各自的特点及适用范围。毛细管区带电泳的突出特点是简单、高效，它的分离原理为淌度差异，可用于分析氨基酸、蛋白质、肽、离子和药物，由于中性物质的淌度差为零，不能分离中性物质。胶束电动毛细管色谱的突出特点是有效地利用了电渗现象，既可分离离子型化合物，也能分离中性化合物。毛细管凝胶电泳的抗对流性好，具有大的比表面积，散热性好，可以加比传统凝胶电泳高20～30倍的电压，所以毛细管凝胶电泳与传统凝胶电泳相比，分析速度快、效率高。常用于蛋白质、寡聚核苷酸、核糖核酸RNA及DNA片段的分离和测序及聚合酶链反应产物分析。毛细管等电聚焦可以在高电场下进行快速分离而不会过热，且可以进行柱上检测而无需染色，能够实现定量测定，对两性溶质具有较好的选择性，主要用于蛋白质、抗体、临床样品等生命活性物质的分离分析；毛细管等速电泳常用恒流操作，各溶质带保持明显的界限，可以实现溶质浓缩，可用于分离各种离子（包括无机离子、有机离子）、核苷酸、氨基酸、蛋白质等的分离分析。毛细管电色谱分离效率比HPLC高，选择性比毛细管电泳高，分析速度快，分析结果重复性好，能实现样品的富集浓缩和预处理，可用于多环芳烃及药物中间体的分离分析、手性分离。亲和毛细管电泳已广泛应用于核酸、蛋白质、手性化合物的分离。

（六）应用实例

1.加压毛细管电色谱法分离分析葛根多糖中的单糖组成　目前对葛根的化学成分研究多集中于葛根素及总黄酮，对其含有的糖类研究较少。糖类物质由于没有紫外吸收，并且具有很强的极性，所以难以直接分离检测。近年来对植物多糖中单糖分析检测的方法主要包括衍生化液相色谱法、亲水作用色谱、气相色谱-质谱联用、液相色谱-质谱联用、离子色谱等。但是这些方法存在衍生操作较为繁琐、分离柱效欠佳、质谱检测器价格高昂等缺点。加压毛细管电色谱结合了毛细管电泳和毛细管液相色谱的优点，既可以分离中性物质也可分离带电物质，同时又具备高柱效、高分辨率、高选择性和快速分离等优点。利用改良的1-苯基-3-甲基-5-吡唑啉酮（PMP）衍生法，建立加压毛细管电色谱-紫外检测器新方法，同时分离葛根多糖中的葡萄糖、鼠李糖、甘露糖、阿拉伯糖、半乳糖、核糖、木糖和岩藻糖8种中性单糖。①分离条件：实验使用TriSep TM 2100加压毛细管电色谱仪，紫外检测器。Halo-2.7μm核壳型C-18填料毛细管色谱柱，以乙腈-50mmol/L pH 4.1的醋酸铵水溶液（18∶82，V/V）为流动相，流速0.1ml/min，在250nm波长下检测，施加电压-20kV。②粉葛和柴葛多糖水解：取5mg多糖样品于圆底烧瓶中，加入2ml的2mol/L三氟乙酸（TFA）溶液，120℃条件下加热2小时，冷却，加入甲醇减压蒸干，反复3次至中性，加入1ml超纯水溶解，溶液为多糖水解液。③糖的衍生化：取200μl的粉葛和柴葛的多糖水解液于各反应管中，加入0.5mol/L的PMP甲醇溶液200μl和氨水800μl，封盖，在70℃下加热100小时，室温冷却后，真空干燥除氨，再加入2ml三氯甲烷，充分振荡，使用离心机离心（3000r/min，5分钟），取上层溶液，重复萃取3次，将水相采用0.22μm滤膜过滤，滤液适当稀释，保存于4℃冰箱内备用。④样品测定：该实验方法在24分钟内快速分离了8种中性单糖衍生物。结果表明粉葛多糖主要由葡萄糖、甘露糖、鼠李糖和岩藻糖组成，4种单糖物质的量之比为1.00∶0.16∶0.14∶0.07；柴葛多糖主要由葡萄糖和甘露糖组成，2种单糖物质的量之比为1.00∶0.70。

2.毛细管电泳法测定益母草中益母草碱的含量　采用毛细管电泳法研究益母草中益母草碱的含量测定。①电泳条件：选用7100 CE型高效毛细管电泳仪，二极管阵列检测。无涂层熔融石英毛细管柱（64.5cm×50μm，有效长度为56cm）；运行缓冲液为20mmol/L磷酸钠溶液（pH 7.9）；柱温为20℃；电压为25kV；检测波长为277nm；进样时间为5秒。②样品溶液制备：5g益母草药材，用95%乙醇连续回流提取6小时，提取液减压蒸干后，加入甲醇溶解，采用0.45μm PTFE滤膜过滤，滤液保存备用。样品为来自泰国不同产地的15种益母草。③结果：毛细管电泳法在分离时间6.2分钟内分离，15种益母草中益母草碱含量在0.79~4.23mg/g之间。

3.胶束电动色谱-质谱法测定黄花蒿提取物中青蒿素及其类似物的含量　青蒿素由于热稳定性差、UV吸收弱，因而定量分析灵敏度低。毛细管电泳法主要用于易离子化的青蒿琥酯的分离。通过精确的分子量和裂解方式的分析，MS法能鉴定青蒿素及其类似物。首次采用胶束电动色谱（MEKC）-质谱法测定黄花蒿提取物中青蒿素及其类似物的含量。①分离条件：采用高效毛细管电泳仪（7100CE型），电喷雾质谱仪（maXisII UHR ESI-QTOF MS）。熔融石英毛细管（90cm×50μm）；缓冲液为含有2%异丙醇的40mmol/L全氟辛酸铵（pH 9.5），鞘液为50%（V/V）异丙醇（其中水含0.1%甲酸），流速为4.0μl/min，分离电压为25kV，气压进样50mbar×6s。②质谱条件：正电离模式，毛细管电压3.5kV，电压差500V，雾化压力0.6 bar，干燥气温度250℃，干燥气流量4.0L/min。运行缓冲液和标准溶液超声脱气5分钟。

③毛细管预处理：先用1mol/L氢氧化钠冲洗5分钟，0.1mol/L氢氧化钠冲洗10分钟，最后用去离子水冲洗10分钟。取匈牙利德布勒森三个不同产区的黄花蒿干燥叶片25mg，加入1ml乙醇混匀，室温静置10分钟后，75℃下提取1小时，提取液离心3分钟（13000r/min），取上清液置于–24℃下保存备用。所有溶液用0.45μm孔径的微孔滤膜过滤，并在4℃下储存备用。④结果：青蒿素在0.6～60μg/ml浓度范围内线性关系良好，检出限为0.18μg/ml，迁移时间RSD为2.6%，峰面积RSD为4.8%（n=6）。三个不同产区样品的含量分别为青蒿素（0.304、0.214、0.29mg/g）、紫花牡荆素（0.082、0.069、0.089mg/g）、去氧青蒿素（0.027、0.034、0.025mg/g）。

七、分子印迹技术

分子印迹技术（molecular imprinting technology，MIT）是一种制备具有选择性和记忆效应的识别材料的技术。20世纪40年代，诺贝尔奖获得者Pauling首次提出以抗原为模板来合成抗体的空间结合位点理论，这是分子印迹技术的雏形。1949年，Dickey首次提出了分子印迹技术。直到1972年，Wullf等成功地将分子印迹技术用于葡萄糖类衍生物的手性分离，当时称为模板聚合物分离。1993年，瑞典学者Mosbach在*Nature*上发表了关于制备支气管扩张药茶碱和安神药安定的分子印迹聚合物，并将其用于抗体和受体模拟物的报道后，分子印迹技术便成为国内外研究热点。1997年，国际性分子印迹协会的成立，推动了全世界MIT的快速发展。1998年欧洲启动了一项计划，资助8个研究小组进行分子印迹聚合物的制备和结构表征，并将分子印迹聚合物（molecular imprinting polymers，MIP）用于更多的领域。从提出分子印迹概念后，分子印迹技术就得到迅速发展，已广泛用于中药有效成分的分离、分析化学、电化学、仿生传感器、药物传递、生物技术、食品安全及环境科学等领域。在中医药传统理论与现代研究领域，分子印迹理论与技术还被用于探讨中药质量标志物、中药"十八反"配伍禁忌、中药炮制原理、金（山）银花纷争等重大中医药理论问题。

（一）分子印迹技术基本原理

分子印迹技术是以目标分子为模板分子（或称印记分子），将具有结构上互补的功能化聚合物单体通过共价或非共价键与模板分子结合，并加入交联剂进行聚合反应，反应完成后将模板分子洗脱出来，形成一种具有固定空穴大小和形状及有确定排列功能团的交联高聚物。这种交联高聚物即分子印迹聚合物。

按照功能单体与模板分子之间结合方式以及作用力的不同，分子印迹技术分为自组装法和预组装法两种，在两者的基础上又衍生出了结合两种基本方法特点的结合法。

1.自组装法（又名非共价法） 在自组装法中，功能单体和模板分子之间的相互作用并非共价偶联而是某些弱相互作用，只要功能单体和模板分子之间存在着某些相互作用就能达到印迹模板分子的目的。模板分子与功能单体之间首先通过氢键等弱相互作用发生自组装，并在模板分子周围的功能基团处形成多重作用位点。在交联剂的交联作用下这种弱相互作用被保存了下来，通过淋洗等物理方法就可以破坏模板分子与功能单体之间的弱相互作用，从而去除模板分子并得到相应的分子印迹聚合物。在自组装法中可以采用的弱相互作用，包括氢键、静电吸引、疏水作用、螯合作用等，其中以氢键最为常见。与其他的弱相互作用相比，分子间氢键不仅作用力较强，选择性较好，分子间氢键的生成还受到模板分子和功能单体之间距离和方向的影响。对于特定的模板分子而言，要想成功制备具有识别能力的分子印迹聚合物必须选择合适的功能单体（能与模板分子之间形成一定的弱相互作用）。就一般情况而言，功能单体必须带有与模板分子互补的基团，例如氨（胺）基、吡啶基、羧基、羟基、酰胺基以及某些酯基等功能性基团。自组装法的分子识别机理类似于生物分子之间的识别，该方法虽然简单，但分子印迹效果却很显著，已经被广泛用于各种化合物的分子印迹聚合物制备。

2.预组装法（又名共价法）　在预组装法中，模板分子以可逆共价键的形式与功能单体结合并形成相应的复合物，复合物与交联剂交联聚合形成相应的高分子聚合物，最后通过化学方法使可逆共价键断裂，从而除去模板分子并得到相应的分子印迹聚合物。到目前为止，采用预组装的方法，已经成功制备腺嘌呤、芳香化合物、糖类及其衍生物的分子印迹聚合物。

3.结合法（又名半共价法）　结合了自组装法和预组装法的特点，功能单体与模板分子之间形成可逆复合物是通过共价键结合的，而在对模板分子的再识别过程中起主要作用的则是非共价的弱相互作用。结合法最早由Whitecomb等于1995年提出，在此方法的基础上Wulfson等又提出了"牺牲空间法"，其实质仍然是自组装法和预组装法的结合法。

（二）分子印迹技术特点及适用范围

中药有效成分的高效提取分离成为改善中药内在质量和临床疗效的关键。将分子印迹技术应用于中药成分的分离纯化就是以待分离的化合物为印迹分子（也称模板、底物），制备对该类分子有选择性识别功能的MIP，然后以这种MIP作为吸附材料用于中药成分的分离纯化。分子印迹技术最大的优势在于特异性结合。以分子印迹技术制备出来的分子印迹聚合物是具有特定的选择性和高亲和性的分子识别材料。MIP具有以下优点：①具有抗高温高压、抗强酸碱盐、抗恶劣环境的稳定性，不易变形，使用寿命长，分离效率远高于常规方法；②分子印迹聚合物的选择性很强，具有和天然抗体相当的识别亲和力，可以选择性分离捕集目标分析物，理论上对任何一个分子而言均可制备相应的分子印迹聚合物。对于含量微小，或者由于化合物自身的一些性质，如不安全性、不稳定性等的分子可制备虚拟模板分子印迹聚合物；③分子印迹聚合物制备方法简单、条件温和、成本低廉，具有良好的可重复性，容易实现大规模生产。

尽管该技术在中药多组分提取分离的应用中极具发展潜力，但仍然存在很多问题。目前所制备的MIP主要采用非极性材料，识别的目标分子以疏水性为主，对于亲水性目标分子的选择性存在一定障碍。在水相反应体系中，水分子与模板分子竞争从而削弱或破坏模板分子与功能单体之间的非共价作用力，进一步限制了MIP在中药成分分离中的应用。MIP与目标分子的结合速率还比较低，工业化制备MIP可能存在均匀性差的弊端，快速高效地结合和解离还存在一定的技术壁垒，难以满足工业化需求。大多数功能单体只适用于小分子物质，对于生物大分子如蛋白质、酶，如何保证MIP形成规则的可容纳生物大分子的腔室结构，以及在结合和解离过程中生物大分子的稳定性，尚需进一步探索。

（三）应用实例

1.分子印迹技术在红景天苷分离中的应用　以红景天苷（salidroside，SD）为模板分子制备了具有高选择性的分子印记聚合物，采用MIP-SPE（固相萃取）-HPLC离线联用模式测定大花红景天（*Rhodiola crenulata*）不同部位中SD的含量。①分子印记聚合物的制备：将质量比为1∶4的SD（作为模板分子）和丙烯酰胺（AM，作为功能单体）溶于7ml二甲基甲酰胺（DMF，作为致孔剂）溶液中，室温下超声搅拌30分钟后，加入一定量的乙二醇二甲基丙烯酸酯（EDMA，作为交联剂）和偶氮二异丁腈（AIBN，作为引发剂），继续超声10分钟，通氮气保护，继续搅拌30分钟后，迅速升温至60℃，反应24小时后，得到聚合物。该聚合物采用甲醇-乙酸（9∶1，V/V）索氏回流提取，除去SD模板分子，采用高效液相色谱法检测回流洗脱液，并用乙腈洗涤以去除极性溶剂，干燥后得到SD印迹聚合物。空白聚合物除不加模板分子外，制备方法同上，即非印迹聚合物。②样品溶液的制备：称取大花红景天根粉末1g，置于小瓶中，加入60%甲醇25ml后，涡旋50分钟，继续超声50分钟，吸取10ml上清液，减压回收溶剂后，加

2.0ml甲醇溶解，得到样品溶液。③SD在MIP-SPE柱上的分离：称取MIP 200mg，将其分散在5.0ml丙酮中。在3.0ml固相萃取柱底端放置一个筛板，筛板的粗糙侧面朝向吸附剂，然后装入MIP的丙酮混悬液。待丙酮流出后，在MIP上部放置另一个筛板。在分离前，用甲醇–乙酸（9∶1，V/V）洗脱以激活聚合物。最佳的分离条件如下：甲醇为负载溶剂，甲醇–水（5∶95，V/V）为洗涤溶剂，甲醇–乙酸（1∶9，V/V）为洗脱溶剂。随着SD的浓度从3mg/L升至100mg/L，MIP对SD的吸附能力由180μg/L升至1260μg/L，说明所制备的印迹聚合物对SD具有特异性结合位点。

2. 桑色素–Cu^{2+}配位分子印迹聚合物制备及对桑枝中桑色素的分离　采用本体聚合法制备桑色素–Cu^{2+}配位印迹聚合物，以对桑色素吸附量为指标，对配位印迹聚合物制备条件进行考察，确定其最佳制备方法。将604mg桑色素与1.0g无水硫酸铜加入20ml水–甲醇（1∶3）溶液中，超声震荡3小时，使桑色素与铜离子充分配位，然后向混合溶液中加入568mg功能单体丙烯酰胺，继续超声3小时，使配位反应完全。向溶液中加入交联剂EDMA 7.9g、引发剂AIBN 60mg，通氮气20分钟，密封后60℃水浴反应24小时。所得产物经研磨后过筛，用10ml 0.1mmol/L EDTA和去离子水分别浸泡2小时，除去未反应金属离子和溶剂分子，过滤，用乙酸–甲醇（1∶9）索氏提取除去模板分子，然后用甲醇、水依次洗涤，60℃恒温干燥，所得白色粉末即为桑色素–Cu^{2+}配位印迹聚合物（CIPs）。在聚合物制备过程中不加硫酸铜，制备非配位桑色素印迹聚合物（MIPs）。不加桑色素和硫酸铜，用相同方法制备非印迹聚合物（NIPs）。称取100mg桑色素–Cu^{2+}配位印迹聚合物，装填于固相萃取柱中，用20ml甲醇溶液活化。将桑枝干燥后粉碎，无水乙醇浸泡7天，滤过，滤液浓缩至浸膏，浸膏用乙酸乙酯萃取，浓缩萃取液至干，甲醇溶解并加入一定量硫酸铜，取1ml上述溶液，置于所制印迹聚合物固相萃取柱上端，甲醇淋洗，甲醇–乙酸（6∶4）洗脱。收集淋洗液和洗脱液，水浴挥干后，甲醇溶解，定容，过0.45μm滤膜，进行HPLC分析。所制备配位分子印迹聚合物对桑色素具有较强的特异性、选择性吸附，最大吸附量82μmol/g，远大于以氢键为作用力的传统印迹聚合物及非印迹聚合物；对桑色素结构类似物大豆素、儿茶素的分离因子分别为4.81、4.02。对比桑枝固相萃取淋洗液、洗脱液组成，所制备配位印迹聚合物对桑枝中桑色素表现出明显的富集效果。

八、手性色谱技术

微课

手性色谱是手性药物拆分重要方法之一。手性药物在药物中占很大比例，据报道，天然的或半合成的药物几乎都有手性，其中98%以上为光学活性物质，而全合成药物的40%为手性药物。目前常用的700多种药物中有一半至少含有一个手性中心，其中90%为外消旋体。手性是生物体系的一个基本特征，人体内很多的大分子物质如酶、受体、载体、血浆蛋白、多糖等也都具有手性特征，而手性药物的药理作用是通过与体内大分子之间严格手性匹配与分子识别实现的。手性药物的两个对映体药理活性往往不同，甚至会产生截然相反的作用。因此，手性药物的分离测定，对研究手性药物的体内药动学过程、确定药动学参数、药理和毒理作用机制，以及质量控制等都具有重要意义。

由于对映体的物理化学性质极其相似，因此分离难度较大。传统的手性拆分方法为非色谱法，如分级结晶法、酶消化法、旋光度法等，具有很大的局限性，而且过程繁杂、耗时，特别难于进行微量分离和测定。近年来随着研究的不断深入，色谱方法已成为医药工业测定单一对映体纯度首选的方法，色谱技术在拆分药物对映体方面有了极为迅速的发展。

（一）手性色谱基本原理

手性色谱分离是指采用手性固定相或添加了手性试剂的流动相进行手性异构体（对映体）分离的色

谱技术。它利用手性固定相或手性流动相中的手性试剂与被测手性异构体分子的空间和特异相互作用的差异，将对映体拆分开。目前用于手性分离的方法主要有高效液相色谱法（HPLC）、气相色谱法（GC）、薄层色谱法（TLC）、毛细管电泳法（CE）、高速逆流色谱（HSCCC）等。

1.高效液相色谱法　该方法为药物分析最常用的方法之一。在拆分手性药物对映体的应用中，分为直接法和间接法。

（1）间接法　又称手性衍生化试剂法（chiral derivatization reagent，CDR），指手性衍生化试剂与需要拆分的对映体发生化学反应生成非对映异构体，然后利用其物理或化学性质的不同在非手性色谱柱上进行分离。与直接法所不同的地方在于它是将不对称中心引入分子内部。CDR及其衍生化反应需要满足手性试剂和反应产物在化学上、手性上、衍生化反应及色谱条件下都稳定，衍生化反应生成的非对映体在色谱分离时能显示高柱效、手性反应剂具有UV或荧光等敏感结构，手性化合物对映体的化学结构应具有易于衍生化的基团条件。

（2）直接法　是将不对称中心引入分子间，包括手性固定相法（chiral stationary phase，CSP）和手性流动相添加剂法（chiral mobile phase additive，CMPA）。

1）手性固定相法　将手性试剂通过化学反应或直接涂覆到固定相上即得到具有手性的固定相，利用手性固定相和对映体之间手性作用的差异来实现分离，常用的手性固定相包括多糖类手性固定相、环糊精类手性固定相、蛋白质类手性固定相、Pirkle型（刷型）手性固定相、大环抗生素手性固定相、冠醚类手性固定相和合成手性聚合物类手性固定相等，其中以多糖类手性固定相最为常见。

①多糖类手性固定相：是以直链淀粉或纤维素为手性源。天然聚合物如纤维素或多糖用作手性选择剂，这是因为它们具有手性中心并且易于得到。但由于天然聚合物分离能力不高，溶解性差，其应用受到限制，一般不直接用作固定相。如纤维素经衍生化后，其手性识别能力显著提高，衍生化方式包括酯化或醚化等，手性识别机理包括 $\pi-\pi$、氢键、偶极–偶极及空间位阻等作用。纤维素衍生物类CSP法主要分为两种：涂覆型和键合型。涂覆型CSP法利用沉淀法或蒸发溶剂法把溶于有机溶剂的纤维素衍生物涂覆在载体（如硅胶）表面，具有很好的手性识别能力，且耐高压，是最常用的CSP法。键合型CSP法利用化学反应将纤维素衍生物连接到载体上，其稳定性较高，溶剂使用无限制（正相、反相皆可），可与包括质谱在内的多种检测器串联使用，且使用寿命相对较长，可修复再生，但其手性识别能力通常略差于同类涂覆型CSP法。

②环糊精类手性固定相：环糊精是淀粉经环糊精葡萄糖转位酶作用后生成的以 $\alpha-1,4-$ 糖苷键连接的环状低聚多糖，具有内腔疏水而外部亲水的桶状结构，能与许多药物分子通过范德华力形成包合配合物。因此可通过在流动相中添加或在固定相上结合环糊精来实现对映体的分离。环糊精类化合物通常含有 $6\sim12$ 个葡萄糖分子，其中以 6、7、8 个葡萄糖分子构成的 $\alpha-$、$\beta-$ 和 $\gamma-$ 环糊精最为常见，而 $\beta-$ 环糊精空穴大小适中、价廉易得，因此应用最为广泛。但 $\beta-$ 环糊精水溶性差，且难以实现极性较大的物质的分离，一般通过衍生化来提高其溶解度，此外，取代基的引入也能增强其手性选择能力。环糊精类CSP法主要用于分离含有可被环糊精空腔包合的基团以及可形成氢键侧链的化合物。

③蛋白质类手性固定相：蛋白质含手性氨基酸，具有较大的分子量和复杂的结构，可提供大量手性中心，利用蛋白质分子与对映体之间的立体选择性结合能将对映体分离出来。主要有酸糖蛋白（AGP）、牛血清白蛋白（BSA）、软黏蛋白（OVM）等。本类色谱柱通常可按反相方式操作，流动相的pH、离子强度、有机改性剂的极性和浓度、温度，对于对映体的保留时间和立体选择性有较大的影响。

④Pirkle型手性固定相：是20世纪80年代由Pirkle小组研究提出的，由末端含有—NH_2的键合硅胶与含—COOH、—N=C=O等基团的手性试剂发生缩合反应，分别形成含酰胺或脲型结构CSP。手性识别的原理是基于Dal-giesh三点作用模式，即可实现手性分离，须在手性药物与CSP之间至少存在2种相互

作用，如氢键作用、偶极堆积作用等。将2,2,2-三氟［1-(9-蒽)］乙醇（TFAE）键合到硅胶上形成的固定相被称为第一代Pirkle型CSP。其后Pirkle等又制备了一系列3,5-二硝基苯甲酰（DNB）氨基酸、醇、胺衍生物CSP，构成了第二代Pirkle型CSP。第三代Pirkle型CSP具有富电子的萘基和较长的键合烷基链，提高了立体识别能力和适用范围。

⑤大环抗生素手性固定相：通过疏水作用、氢键作用和空间排斥作用与被分离物质相互作用，更重要的是可以通过离子或电荷-电荷的作用力与被分离物质相互作用。此外，在大环抗生素分子上有亲水基团和一定数量的离子基团，因而有很好的水溶性，便于在流动相中使用。该类固定相在色谱分离中可用于正相及反相模式，同时还具有拆分范围广、手性识别能力强等优点。

⑥冠醚类手性固定相：冠醚类化合物有亲水性内腔和亲脂性外壳，可键合在硅胶或聚苯乙烯基质上制成CSP。根据主-客化学原理，主要用于一些含有能够质子化的伯胺官能团的药物对映体的分离，尤其是一些氨基酸及其衍生物的分离。流动相多用过氯酸水溶液加入一定比例（<5%）的甲醇。$R-NH_3^+$进入冠醚空间为伯胺类药物手性识别的必需条件。流动相中醋酸铵的加入能减少保留时间，机制是竞争$R-NH_3^+$与冠醚形成复合物。手性冠醚对氨基酸对映体的分离也是基于不同构型的氨基酸与手性冠醚的络合稳定常数不同。因此，含有较大取代基的氨基酸或含有较大"臂障"的手性冠醚有较高的手性识别能力。

⑦合成手性聚合物类手性固定相：主要有聚酰胺类、聚氨酯类、聚苯乙烯等，其手性拆分的机制主要来源于聚合物的螺旋形结构。

⑧配体交换手性固定相：基于固定相手性配体、金属离子与被分离溶质形成多元配合物热力学稳定性的差异和动力学上的可逆性而实现分离的，主要拆分氨基酸对映体。

除上述外，还有分子印迹手性固定相。

2）手性流动相添加剂法　是指在流动相中加入可与手性药物生成非对映异构体的手性添加剂，利用物质在流动相中的溶解性和与固定相结合的差异实现对映体的分离，其分离的关键在于手性添加剂。手性添加剂法主要包括手性配合交换色谱法、手性包合复合色谱法、手性离子对色谱法。

①手性配合交换色谱法：研究发现将手性金属配合剂加入HPLC流动相中形成三元非对映体配合物。早期工作主要集中于蛋白质氨基酸对映体的拆分。由于它们结构稳定性和能量的差异，并与固定相发生立体选择性吸引或排斥反应，使两对映体得以分离。配合交换系统使用水性流动相和疏水性固定相，洗脱顺序与反相HPLC一致。溶质疏水性增加（如烃基数增加）保留时间将延长。流动相中加入有机修饰剂（乙腈、甲醇），可缩短疏水性药物的保留时间。但是值得注意的是流动相组成改变会影响系统的立体选择性，因为流动相组分如缓冲液中的盐、含羟基化合物、氨、水、有机溶剂等均可参加配合交换的平衡。

②手性包合复合色谱：经常采用的添加剂是环糊精（CDs）和手性冠醚。CDs在高效液相色谱法中的应用主要有化学键合的环糊精硅胶固定相法（CSP）及作为反相系统的手性流动相添加剂法（CMPA）。关于环糊精作用的基本原理基于含有CDs流动相组分的反相系统中复合与吸附平衡，该平衡比较复杂，影响对映体拆分的因素比较多。主要有环糊精复合物稳定常数的差异物，环糊精复合物在疏水固定相表面吸附的差异、溶质分子（对映体）与吸附在反向柱表面的环糊精层吸附程度的差异。

③手性离子对色谱：有机酸或碱能与离子对试剂在流动相中反应生成低极性不解离的"离子对"，但反相离子对色谱很少直接用于手性药物分离（除两性离子外），而正相离子对色谱广泛用于药物对映体的分离。基本原理：在低极性的有机流动相中，对映体分子与手性离子对试剂之间产生静电、氢键或疏水性反应生成非对映体离子对。两种非对映体离子对具有不同的稳定性，并且在有机相与固定相间的分配行为也有差异，因而得以分离。由于水能与离子对组分的氢键基团反应，因此，流动相中微量水分

将影响系统的立体选择性。另外反离子手性中心附近应含有可离子化的官能团或氢键基团。反离子与对映体溶质的手性识别应存在以下3种作用（三元作用）：溶质与手性试剂间的离子作用；不同系统间的疏水作用；溶质碳链上羟基与试剂酮基间的氢键作用。其中若有两种作用也能产生不同的作用力，使对映体得到拆分。手性离子对色谱法一般以正相系统效果较好。

环糊精及其衍生物：是近几年手性研究中应用最多的手性添加剂，其空穴的包合作用使得多种对映体能够实现分离。

手性金属配合物：是利用手性试剂和金属离子形成配位化合物与对映体配位交换为原理来实现手性分离。手性试剂的加入能够改善溶质的色谱行为，该方法不会发生消旋化反应。

手性离子对试剂：是指与对映体离子带有相反电荷的手性添加剂，将其加入流动相中，与对映体结合形成非对映体离子从而实现手性分离。

手性氢键试剂：是能与对映体形成氢键的添加剂，在流动相中加入手性氢键试剂常见于氨基酸与氨基醇类物质的分离，在中药分离中应用较少。

2.气相色谱法　与高效液相色谱相似，也可分为间接法和直接法两大类。在GC中，溶质的分配过程并非发生在液固两相之间，而是发生在气液两相之间。自1966年Gil-Av和Feibush合成了肽类固定相，应用涂壁毛细管柱将微小的溶质–溶剂间相互作用的差异放大到可以利用拆分对映异构体的程度。在N–TFA–L–亮氨酸月桂酯固定相上拆分了N–TFA–α–亮氨酸，这对羧基和酰胺基在溶质和固定相分子间的相互作用形成"非对映体异构的"缔合复合物的研究作出了贡献。这些复合物由于它们的稳定性不同，使对映体的分配系数产生差异。目前用于气相色谱的手性固定相，主要有环糊精类手性固定相、手性冠醚聚硅氧烷类固定相、手性金属络合物类。

3.薄层色谱法　该方法是手性分离中最常见的最简便的色谱技术之一，主要用于手性化合物的定性分析。用TLC进行手性分离的方式主要有手性试剂衍生化（CDR）、手性流动相添加剂法（CMPA）和手性固定相法（CSP），其中以手性固定相法应用较多。手性固定相按种类不同主要分为以下四种。

（1）纤维素及衍生物型手性薄层板　分离手性混合物时，与天然纤维素及微晶纤维素的羟基之间形成的氢键以及在螺旋层之间的吸附作用不同都是手性分离所必须的。一般用纤维素CSP分离的化合物都是有多个氢键作用点的高极性化合物。

（2）浸渍手性选择剂的手性薄层板　最常见的是α–氨基酸烷基衍生物的铜（Ⅱ）复合物薄层板，这类手性薄层板进行对映体分离是基于手性配体、过渡金属离子与对映体形成的多元配合物的热力学稳定性的差异和动力学的可逆性来实现的。普通疏水性硅胶板浸渍乙酸铜溶液和手性选择剂后具有一定手性拆分能力，常用的手性选择剂有N–癸基氨基酸、N–（2–羟基十二烷基）氨基酸。所用的氨基酸有L–精氨酸、L–组氨酸、N,N–二丙基–L–丙氨酸、聚L–苯丙氨酸等，其中羟脯氨酸及其衍生物的优势更为突出。一些对映体能在手性选择剂与载体混合物制成的薄板上进行分离，硅胶是最常用的载体，手性选择剂主要有光学活性的生物碱、氨基酸、大环抗生素等，用于分离单磺酰化的氨基酸以及其他一些对映体。

（3）分子印迹手性薄层板　分子印迹法是制备具有高选择性的合成高分子的方法。常用的载体有硅胶及氨基、氰基、二醇基修饰的硅胶等，对氨基酸、糖及其衍生物，一些手性药物都表现出亲和力。

化学键合相手性薄层板：主要有β–环糊精键合相薄层板、Prikle型薄层板、萘乙基脲型薄层板等。

4.毛细管电泳法　用于手性对映体分离的毛细管电泳（HPCE）有多种模式：毛细管区带电泳（CZE）、胶束毛细管电动色谱（MEKC）、毛细管凝胶电泳（CGE）、毛细管电色谱（CEC）以及等速电泳（ITP）等。HPCE拆分对映体的方法也有直接法和间接法。手性选择剂大多是以添加剂的形式加入到背景电解质中，也可以掺杂在凝胶基体中或用键合到毛细管壁上的手性固定相进行分离。手性选择剂不必要光学纯。

5.高速逆流色谱法 高速逆流色谱在手性分离方面相对于前面的几种色谱法来说，应用还是很少的，主要困难在于寻找合适的手性选择剂。虽然酒石酸、β-环糊精衍生物和一些天然蛋白质已作为手性拆分剂在应用，仍需进一步寻找新型手性拆分试剂、溶剂体系等，从而提高HSCCC的应用范围。

（二）手性色谱特点及适用范围

手性色谱法分离速度快、检测灵敏度高，在分离对映体时，其分离度、重复性和精度都很高，同时可以确定化合物的绝对构型。分离时常常使用普通的正相或反相色谱柱，具有分离条件易于优化、适用范围广、手性色谱柱可反复使用等优点。缺点是手性柱费用高、易污染，且衍生化反应使分离时间延长，操作较复杂；对衍生化试剂要求较高；要求对映体的衍生化反应迅速且反应速率一致。手性色谱技术在中药同分异构体的拆分中发挥了重要的作用，主要用于性质及结构相近的成分的分离。

（三）应用实例

1.高效液相色谱手性固定相法分离5种二氢黄酮苷类化合物异构体 芸香柚皮苷、柚皮苷、橙皮苷、新橙皮苷和圣草次苷是柑橘属药用植物中的主要活性成分。由于这些异构体成分在生物体内的吸附、分布、代谢和排泄均可能存在立体选择性，因此研究二氢黄酮苷类化合物的异构体分离具有重要意义。

（1）色谱分离条件 选用Chiralpak IC色谱柱（250mm×4.6mm，5μm）；流动相为不同比例的正己烷-无水乙醇-甲酸；检测波长283nm；柱温25℃；流速1.0ml/min；进样量20μl。

（2）样品制备 分别取芸香柚皮苷、柚皮苷、橙皮苷、新橙皮苷和圣草次苷对照品适量，精密称定，用甲醇溶解并用流动相稀释制成质量浓度约为0.1g/L的溶液，过0.45μm滤膜，即得。

（3）色谱分离 在正相色谱条件下，考察了流动相中有机改性剂的种类和比例、酸碱添加剂的种类和比例、柱温以及流速对异构体分离的影响。①流动相种类的确定：5种二氢黄酮苷均为酸性成分，在流动相中加入酸性添加剂有利于分离。通过比较添加不同比例的甲酸、乙酸和三氟乙酸对分离的影响，发现在流动相中加入体积分数为0.1%的甲酸可以大大改善峰形，提高柱效。因此，在柱温25℃、流速为1.0ml/min的条件下，比较了两种混合溶剂，正己烷-乙醇-0.1%甲酸和正己烷-异丙醇-0.1%甲酸作为流动相，对5个化合物的分离能力。结果发现，芸香柚皮苷在使用正己烷-乙醇-甲酸作为流动相时能获得部分分离，而该化合物在正己烷-异丙醇-甲酸流动相中不能被部分分离。除芸香柚皮苷外，其余4种成分均能在正己烷-乙醇-甲酸流动相中达到基线分离。当使用正己烷-异丙醇-甲酸作流动相时，柚皮苷和新橙皮苷能达到基线分离，圣草次苷能达到部分分离，而芸香柚皮苷和橙皮苷甚至不能达到部分分离。说明正己烷-乙醇-0.1%甲酸系统更适于5个化合物异构体分离。②流动相中乙醇比例的确定：在使用正己烷-乙醇-甲酸作为流动相的基础上，考察了乙醇在流动相中比例变化对5个异构体分离的影响。随着流动相中乙醇比例的降低，化合物保留时间明显增加，但选择性因子 α 和分离度R值增加幅度不大。综合考虑分析时间、分离度、峰形等因素，确定分离5个化合物的最佳流动相为：橙皮苷，正己烷-乙醇-甲酸（65∶35∶0.1）；柚皮苷和橙皮苷，正己烷-乙醇-甲酸（70∶30∶0.1）；芸香柚皮苷和圣草次苷，正己烷-乙醇-甲酸（75∶25∶0.1）。③柱温的确定：在确定最佳流动相条件下，考察了柱温在25～40℃内变化时，对柚皮苷、橙皮苷、新橙皮苷和圣草次苷4种异构体分离的影响。随着柱温的提高，异构体的保留时间减小，分离度也逐渐降低。由于随着温度的升高，异构体与手性固定相之间形成的配合物的稳定性降低。由于低柱温有利于异构体的分离，最后确定最佳柱温为25℃。

（4）结果 在优化的色谱条件下，柚皮苷、橙皮苷、新橙皮苷和圣草次苷能达到完全分离，而芸香柚皮苷仅能达到部分分离。5个化合物的分离度分别为2.32、1.84、1.56、1.71和0.55。Chiralpak IC色谱柱对除芸香柚皮苷外的4个化合物具有较高的异构体选择性。

2.手性气相色谱法拆分野菊花中的龙脑对映体　天然的龙脑主要有左旋龙脑和右旋龙脑，是外消旋体。左旋龙脑在《中国药典》中称为"艾片"，主要由菊科植物艾纳香茎叶经水蒸气蒸馏提取并重结晶而得。右旋龙脑是天然冰片的主要成分，由樟的新鲜枝叶经提取加工而得。采用手性气相色谱法测定野菊花挥发油中的对映异构体左旋龙脑和右旋龙脑的含量。

（1）样品溶液的制备　准确称取20.00g野菊花，加入到挥发油提取装置的圆底烧瓶里，然后加入200.0ml水和10.0ml乙酸乙酯，加热回流提取1小时后，收集提取器内的挥发油。

（2）色谱分离条件　A90气相色谱仪，氢火焰离子检测器；Varian CP-Chirasil-Dex CB手性毛细管柱（25m×0.25mm×0.25μm）；进样口温度：250℃，检测器温度250℃；载气：高纯氮气；流速：1ml/min；分流比：20∶1。程序升温：从60℃开始，保持1分钟；再以20℃/分钟的升温速度到达120℃，保持8分钟，最后再以20℃/分钟的升温速度到达200℃，保持10分钟。

（3）升温程序的优化　用0.03mg/ml的龙脑异构体混合标准溶液进行升温程序优化，在所选的120、130、140、150℃温度下，龙脑的两个异构体均实现了基线分离，随着温度升高，两个异构体的保留时间逐渐缩短，两者的峰面积几乎保持不变，但是峰高呈增加趋势，半峰宽逐渐变小，分离度也逐渐变小。可见，升高柱箱温度，有利于缩短分离时间。对野菊花挥发油样品采用了同样的升温程序优化，只有在120℃时，龙脑的两个异构体才能实现基线分离，温度升高时，会出现其他化合物和龙脑的两个异构体的峰重叠。所以选用了龙脑异构体出峰时温度为120℃的升温程序分离野菊花挥发油中的龙脑异构体。

九、生物色谱技术

生物色谱（biochromatography）技术于20世纪80年代中后期问世，是由生命科学与色谱分离技术交叉形成的新兴色谱技术，它是一种以具有生物活性的材料（如生物大分子、活性细胞膜、活细胞等）固着在色谱载体上作固定相，模拟活性成分与生物大分子、靶体或细胞间相互作用的色谱系统。尽管中药化学成分分离、纯化、分析技术迅猛发展，但是要得到可供常规药理效应研究的化合物通常需要大量的时间，因为除了考虑中药中化学成分数量庞大，还要考虑其效应多样性问题。将色谱技术与生物医学结合起来建立的生物色谱技术，可有效地消除无活性成分对分析结果的干扰，为解决中药活性成分筛选过程中的难题提供了新的方法。目前，生物色谱已应用于筛选中药活性成分、中药质量控制、中药配伍机制研究、活性成分与膜受体亲和作用、作用机制研究等领域。

（一）生物色谱基本原理

现代生命科学已阐明了细胞、细胞膜的结构、组成，并逐渐了解了酶、受体、抗体、DNA、传输蛋白、黑色素、神经递质、肝微粒体等在生命活动中的调节作用。若将这些活性生物大分子、活性细胞膜及活细胞固着于色谱担体上，作为一种生物活性填料，用于液相色谱分离法，形成一种能够模仿药物与生物大分子、靶体或细胞之间相互作用的色谱系统，这样药物与生物大分子、靶体间的疏水性、氢键、范德华力、静电及立体等相互作用就能用色谱中的各种技术参数定量表征，可以方便地研究药物与生物大分子、靶体或细胞间的特异性、立体选择性等相互作用，筛选活性成分，揭示药物的吸收、分布、活性、毒副作用、构效关系、生物转化、代谢等机制，探讨药物间的竞争、协同、拮抗等相互作用。生物色谱法特殊的生物色谱载体能特异性、选择性地与中药活性成分结合，从而排除杂质成分的干扰。生物色谱法分为分子生物色谱法、生物分配色谱法、细胞膜色谱法、细胞生物色谱法。

1.分子生物色谱法（molecular biochromatography）　该技术是基于分子特异性识别原理逐渐发展起来的一种以生物大分子为固定相配基的高效液相色谱技术。分子生物色谱技术是将生物体内的酶、受体、抗体、DNA、肝微粒体和其他具有重要生理功能的生物大分子固定于色谱填料上，当中药成分随流动相洗脱时，由于不同成分与生物大分子之间作用程度的差别，在色谱分离过程中表现出的不同保留特性，从而对中药活性成分分离纯化，测定其生化参数，研究中药中各成分的作用靶点，发现新的生理活性物质，了解中药作用的机制，并进一步认识中药复方的作用。药物在色谱柱上的保留行为能够反映生物大分子非固定时与药物相互作用的特性，分子生物色谱技术的发展，将对中药有效成分的筛选、中药作用机制的阐明产生巨大的促进作用。

2.生物分配色谱法（biopartitioning chromatography，BPC） 生物分配色谱是指在色谱系统中引入类生物膜结构（如脂质体、磷脂单分子层、微乳或胶束等），同时类生物膜结构作为分离过程中的主要活性组成来决定药物保留，反映了药物与生物膜的作用强度，可用来计算膜分配系数。通常使用的色谱系统有液相色谱和毛细管电泳。对于压力驱动型的液相色谱，药物保留取决于色谱分配机制。对于电驱动型的毛细管电泳，常将荷负电类生物膜结构加入到缓冲液中作为"假固定相"，依靠电泳及分配两种机制来分离药物，又称为电动色谱。若按引入色谱系统中类生物膜的结构来分类，包括生物分配脂质体色谱、磷脂膜色谱、生物分配胶束色谱和生物分配微乳色谱。与传统的膜拟合系统（有机溶剂-水系统，反相液相色谱等方法）相比，BPC的主要优势是更好地拟合生物膜的结构特征，可以快速筛选药物中与细胞膜有相互作用的成分。但是，BPC仅模拟药物经细胞膜的被动扩散。当药物存在主动转运、代谢、细胞旁路转运、肝肠首过效应时，BPC需要与其他基于细胞的模型来进行互补，以更好地阐述药物体内复杂的动态过程。

3.细胞膜色谱法（cell membrane chromatography，CMC） 根据是否将活性组织细胞与药物提取物在培养液共同培育，CMC可以分为细胞膜固相色谱法和细胞膜色谱法。细胞膜色谱法是直接选取效应器官的细胞膜和中药提取液共同孵育，待提取物中的活性成分与细胞膜受体特异性结合后，通过洗涤、解离等过程将活性成分释放，再通过色谱联用技术分离并鉴定这些活性成分。细胞膜固相色谱法是将动物或植物活性细胞膜结合到活化的硅胶表面，制成细胞膜固定相（CMSP），根据不同的活性成分与细胞膜之间的作用程度不同而进行分离。以人或动物的活性细胞膜为固定相，这样细胞膜的整体性、膜受体的立体结构、周围环境和酶活性得以保持，可用于研究药物与细胞膜、膜受体、酶的相互作用。采用受体模型和酶模型的分子生物色谱技术，在分析成分复杂的中药有效成分时也存在一些问题，因为中药中各组分间可能存在着药效互补及毒性互消等复杂的相互作用，药效亦为组合药效，这不是单一受体模型可以完成的。从模拟人体细胞膜对药物吸收的角度进行药物活性成分的分析则更加全面。一种化合物的细胞膜的通透性对于它的活性起关键作用，因为绝大多数的药物必须进入细胞才能表现它的活性，而且内用药物还必须能透过目标细胞的细胞膜才能起作用，药物的活性、毒性、在体内的分布及其他生理过程都取决于药物在膜上的分配状况。因而考察它的细胞膜的通透性可以作为一种鉴定它是否具有药物活性的可靠而快捷的检测方法。

4.细胞生物色谱法（cell biochromatography） 中药中能与靶细胞具有结合能力的化学成分可能为其发挥药效的活性成分，细胞生物色谱法是基于此理论发展而来的一种生物色谱技术，以人或动植物的活细胞为固定相，用于研究药物与活细胞的相互作用。根据靶细胞与活性成分之间的结合能力的强弱，判断活性的强弱。通过药物与靶点结合的原理，将活性成分进行靶向富集分离，进而应用于中药药效物质的筛选鉴定和作用机理研究。细胞生物色谱法最初是将活细胞固定在凝胶、硅胶等载体表面，作为固定相，通过药物与固定相上的细胞进行特异性结合，再结合HPLC方法进行化学成分分析研究。但此方法难满足细胞所需的压力、温度、溶液酸碱度及离子强度等要求。因此，有研究者对其进行改进，将特定活性细胞与中药提取物在适宜的培养液中共同孵育，待提取物中的活性成分与细胞膜受体特异性结合后，通过洗涤、解离等过程将活性物质释放，再通过色谱联用技术分离解析解离液中的中药活性成分。

（二）生物色谱特点及适用范围

生物色谱法是一种体外实验模拟体内条件的筛选模型，为药物筛选和药物设计提供了强有力的工具。具有以下突出特点：①可以模拟生理或病理状态下药物在体内进行生物活性表达的一些关键步骤；②药物在生物色谱柱上的保留行为直接与其活性或与生物大分子、靶体或细胞结合相关，具有一定的药理学或生理学意义；③对于中药等成分复杂的研究对象，生物色谱法由于固定相能够特异性、选择性与活性成分结合，可以排除大量非作用杂质的干扰，是研究中药等复杂对象的有效手段；④传统的载体相比，固定相的机械强度及固载能力高且稳定性较好；⑤可将中药的提取液直接进样，无需预处理、纯化等多个分离步骤，尤其适合于中药药效物质基础的研究。尽管生物色谱法前景光明，但目前在其推广和应用方面也存在一些困难，主要表现在：①由于各种中药活性成分在生物体内的作用靶点不同，所以选用的具有生物活性的固定相材料应是多种多样的，相应的固定相载体也应有所不同；②多数生物色谱的固定相如酶、细胞膜、仿生物膜、活细胞等，目前实现商品化的不多，需要实验室自己制备，对实验室及操作者的专业技术要求较高；③在柱压、柱温、流动相的性质及流速等方面，难以同时兼顾色谱分离的条件和生物色谱固定相保持生物活性而必需的条件，所以生物色谱柱使用寿命一般较短，制备困难，难以商品化；④生物色谱柱所特异性保留的中药活性成分的量一般较少，难以制备得到足够量供分子结构鉴定使用；⑤生物色谱柱对流动相缓冲溶液的要求比较苛刻，流动相难以进行灵活地调整；⑥生物色谱模型虽然在一定程度上能够反映活性成分与靶点的作用情况，但毕竟是一个体外过程，尚不能完全模拟体内复杂环境以及机体内其他系统对中药发挥药效作用的影响，与药效成分在体内的作用相比还有一定距离。

（三）应用实例

1.成骨细胞生物色谱法筛选牡丹皮促进骨折愈合的效应物质　建立 MC3T3-E1 成骨细胞固相色谱方法，将牡丹皮提取液与 MC3T3-E1 成骨细胞共同培育4小时，洗脱4次后将细胞失活，使结合效应成分解离下来，再将细胞进行裂解，使进入细胞内的效应成分释放出来。应用 HPLC 和 HPLC/MS 法对解离液和裂解液中的化学成分进行分析。

（1）样品溶液的制备　取牡丹皮药材50g，加8倍量水浸泡30分钟，加热回流1小时，收集滤液，滤渣中再加入6倍量水回流0.5小时，滤过去渣，合并滤液。滤液浓缩至每1ml含1g生药材。分别采用高温灭菌和过滤灭菌的方式对药液进行灭菌，灭菌完的水提液分别用不含血清的培养基稀释得药液浓度为0.5g/ml，并将上述牡丹皮水提液用无菌的饱和 NaHCO₃ 溶液调节 pH 到7.0，得细胞用药液。

（2）HPLC/MS 图谱分析条件　流动相为0.1%甲酸（A）-乙腈（B），梯度洗脱（0~3分钟，95% A；3~15分钟，95%~80% A；15~25分钟，80%~73% A；27~34分钟，73%~54% A；34~40分钟，54%~5% A），柱温：30℃，进样量5μl，流速：0.4ml/min，Posttime：10分钟。质谱条件：ESI；离子源，正负离子模式扫描，正离子模式毛细管电压4000V，负离子模式毛细管电压3500V，雾化器压力35 PSI，干燥气流速11L/min，干燥气温度330℃，碎片电压130V，质量数扫描范围 *m/z* 100~1500。

（3）细胞生物色谱法分离　小鼠胚胎成骨前体细胞 MC3T3-E1 按 2×10^5 个/ml 密度接种于6孔板，在37℃、5%CO₂ 及饱和湿度条件下培养24小时后，去除培养基，用无菌 D-hank's（pH7.2）洗涤3次以去除血清干扰，再加入牡丹皮水提液1ml，对照组加入等量的培养基（不含血清），置于37℃的培养箱中孵育一定时间后，加入1ml的 D-hank's（pH7.2）缓冲液进行洗脱数次。每孔加入磷酸盐溶液（pH 4.0）1ml，以使其效应靶点失活。并将其放入培养箱中解离1小时之后，收集上层的细胞解离液，进行 HPLC 分析。收集完解离液后再分别用磷酸盐（pH4.0）溶液洗脱2次。取裂解液适量，在使用前的数分钟内将其与 PMSF 进行混合，并吹打混合均匀，使得 PMSF 的浓度最终为1mmol/L。每孔加入裂解液100μl，并轻轻吹打数下，使细胞与裂解液能够充分接触。充分裂解后，收集裂解液于离心管中离心，12000r/min离心5分钟，收集上清液，保存，备测。精密吸取1ml洗脱液与甲醇以1∶1混合稀释，混匀后12000r/min离心10分钟，吸取上清液，供HPLC分析。同法处理解离液和裂解液，并进行HPLC/MS分析。

（4）结果　与成骨细胞结合的准活性成分主要有：没食子酸、芍药内酯苷、没食子酸甲酯和1,2,3,4,6-五没食子酰葡萄糖。

2.细胞生物色谱法筛选苦碟子注射液治疗脑缺血性疾病的药效成分　选择人脐静脉内皮细胞（HUVEC）作为靶细胞，使苦碟子注射液中的活性成分与靶细胞特异性结合，经细胞靶点脱敏失活后，再从细胞中释放出被结合的活性成分，并应用LC-MS快速鉴定靶向亲和的化学成分，得到候选的活性成分。

（1）将预处理过的HUVECs培养在10%胎牛血清培养基中，在细胞密度达到90%时倒掉培养液。加入无血清的DMEM溶液，在37℃、5%CO$_2$的条件下孵育0.5小时，倒掉无血清的DMEM溶液，加入苦碟子注射液（经微孔滤膜滤过，取续滤液）。

（2）在37℃、5% CO$_2$的条件下孵化1小时后，倒掉药液，并用磷酸缓冲盐溶液（PBS）冲洗细胞7次，取最后一次洗脱液1ml，备用。

（3）-80℃下反复冻融细胞3次，加10ml乙醇超声破碎，裂解液减压挥干，用0.5ml超纯水溶解，10000r/min离心10分钟，取上清备用。将最后一次洗脱液和细胞裂解液进行液质分析。以同样方法用无血清的DMEM溶液代替药液作空白细胞的裂解液。

（4）液-质分析色谱条件：ACQUITY UHPLC BEH C$_{18}$色谱柱（1.7μm，2.1×100mm）；流动相，0.1%甲酸（A）-乙腈（B）；梯度洗脱，0分钟，2% B；10分钟，10% B；25分钟，20% B；30分钟，30% B；40~43分钟，45% B；44~47分钟，90% B；48~51分钟，2% B；流速为0.25ml/min；进样量为3μl。质谱条件：负离子检测模式，毛细管温度350℃，辅助气流速10 arb，鞘气流速30 arp，毛细管电压-35V，喷雾电压3000V，管透镜电压-110V。样品采用傅立叶变换进行全扫描和母离子列表扫描，扫描范围m/z 100~1200AMU，隔离宽度2AMU，分辨率为30000；二级和三级质谱采用数据依赖性扫描，选取上一级丰度最高的3个峰进行碰撞诱导解离（CID）碎片扫描，激活时间30毫秒，CID激活单位0.25 q，归一化碰撞能量为35%。

（5）通过UPLC-ESI-MS分析，得到细胞裂解液中各化学成分的精确分子量数据、保留时间，并对结合苦碟子注射液中的成分进行鉴定归属。从细胞裂解液中共筛选鉴定出9个化学成分，其中包括有机酸类化合物3个（奎宁酸、绿原酸、隐绿原酸）、倍半萜内酯类化合物4个（ixeriside A、3-*O*-β-D-glucopyranosyl-8β-hydroxyguauan-10（14）-ene-6,12-olide、11,13α-dihydroixerin Z、11β-hydroxyleucodin-11-*O*-β-glucopyranoside）以及黄酮类化合物2个（异鼠李素-7-*O*-β-D-槐糖苷、木犀草素-7-*O*-β-D-葡萄糖醛酸苷）。

十、亲和色谱技术

亲和色谱（affinity chromatography，AC）的发展经历了百余年的历史，现已成为一个较为成熟的技术。早在1910年，德国药理学家Emil Starkenstein将蔗糖酶抗体吸附在高岭土上，研究了抗体和抗原的相互作用，为亲和色谱的萌芽。1924年，俄罗斯学者Engelhardt提出了"固定化配体原理"，作为分离生物活性物质的方法，为亲和色谱分离方法的基础。1968年，美国药理学家Cuatrecases和Wilchek扩展了亲和配位体的范围，包括酶、抗原、抗体、激素、维生素、外源凝集素、糖蛋白、膜蛋白、病毒、细胞等，确立生物特效亲和色谱方法。1970年，Cuatrecases提出了"空间间隔臂"概念和方法，成功解决了配位体的立体可接受性问题。1972年，德国学者Wulff提出分子印迹色谱方法，进一步扩展了亲和色谱的应用，使得亲和色谱开始用于药物筛选研究。随后的30年间，共价色谱方法、染料配位色谱方法、电荷转移色谱方法、定位金属离子亲和色谱方法、包合配合物色谱方法相继提出。1978年瑞典学者Ohlson提出以大孔微粒硅胶作为载体的高效液相亲和色谱方法，使得亲和色谱的发展跨入了一个新的时代。上述关于亲和色谱技术的发展虽然并非直接用于天然药物的筛选，但是其对现代药物筛选技术的建立、发展和应用奠定了重要的理论基础与技术支撑。随着亲和色谱相关技术的发展、HPLC色谱柱制备技术以及各种在线联用技术的广泛应用，近年来逐步衍生出了基于不同配基的亲和色谱技术。在药物筛选、模式建立、分离机制等方面的特色不尽相同，其在中药药物发现和鉴定等领域的应用不断拓展，为中药活性成分的发现与临床药物开发提供了极具优势的筛选技术平台。

（一）亲和色谱基本原理

亲和色谱法是一种利用生物大分子，如酶与底物、酶与辅酶及抗体与抗原等相互之间存在专一的特殊亲和力，进行分离、分析和纯化的液相色谱技术。该法是基于样品中各种大分子与固定在载体上的配基之间的亲和作用力的差别而实现分离的。亲和色谱的过程是待分离的物质与配基间的亲和复合物形成及其解离的过程，将能与待分离物质X产生亲和作用的配基L连接于适宜的载体上，制成亲和色谱固定相，在有利于复合物XL形成的实验条件下，将含有X和其他组分的样品溶液通过色谱柱，则纯化对象X被结合在固定相上，而其他杂质因与配基没有亲和作用，直接流出色谱柱。有些非专一性吸附的杂质，可用缓冲溶液洗脱除去，然后再选择适当的流动相（洗脱剂），将结合在配基固定相上的组分X洗脱下来。如果亲和复合物的亲和力不强，在杂质被洗出后继续以平衡缓冲溶液为流动相，就可洗脱得到被纯化的组分X。配基与待分离物质的亲和作用的强弱可以用亲和复合物的结合常数来表示，这一常数不宜太低，也不宜太高，太低则专一性差，太高则洗脱困难。结合在亲和色谱固定相上的生物分子的活力R与复合物的离解常数K和固定化配基的浓度［L］有关。R=［L］/K，即固定相配基的浓度越大，亲和作用越强。但浓度过大反而造成空间障碍或产生非专一性吸附。而解离常数的大小往往与配基的选择有重要关系。理想的配基，在用平衡溶液洗涤时应把非专一性吸附的杂质完全除去。影响亲和色谱的因素很多，包括上样体积、柱长、流速、温度等。若目标产物与配基的结合作用较强，上样体积对亲和色谱效果影响较小。若二者间结合力较弱，样品浓度要高一些，上样量不要超过色谱柱载量的5%～10%；亲和柱的长度需要根据亲和介质的性质确定。如果亲和介质的载量高，与目标产物的作用力强，可以选择较短的柱子，相反则应增加柱子的长度，保证目标产物与亲和介质有充分的作用时间；亲和吸附时目标产物与配基之间达到结合反应平衡需要一个缓慢的过程，因此样品上柱的流速应尽量慢，保证目标产物与配基之间有充分的时间结合，尤其是二者间结合力弱和样品浓度过高时；此外温度效应在亲和色谱中比较重要，亲和介质的吸附能力受温度影响，可以利用不同的温度进行吸附和洗脱。一般情况下亲和介质的吸附能力随温度的升高而下降，因此在上样时可选择较低的温度，使待分离物质与配基有较大的亲和力，充分地结合；而在洗脱时采用较高的温度，使待分离物质与配基的亲和力下降，便于待分离物质从配基上脱落。例如，一般选择在4℃进行吸附，25℃下进行洗脱。

（二）亲和色谱特点及适用范围

与其他液相色谱法相比，亲和色谱法突出优点是：可对天然生物活性物质进行高特效性的分离和纯化，具有高的浓缩效应，可从大量样品基体中分离、纯化出所希望获取的少量生物活性物质。这种特效性产生的原因，是由于在亲和色谱固定相基上，键合了具有锚式结构特征的配位体。此配位体的官能团与被分离的、结构相似的生物分子之间，存在特殊的、可逆的分子间相互作用，依据生物识别原理，可以用简单的步骤实现生物样品组分的高纯度、高产率的分离。亲和色谱是一种基于生物专一性相互作用，具有选择性和非破坏性的分离方法。它可用于浓缩很稀的样品。离子交换色谱可使样品浓缩 5~10 倍，而亲和色谱则可使样品浓缩 100 倍以上，当蛋白质、多肽吸附于柱上时，亲和色谱还具有稳定蛋白质、多肽的作用。亲和色谱的高选择性使我们很难买到合适的吸附剂，而需以高成本去合成。

该法可以用于纯化酶、抗体、抗原、人生长因子、血液凝固因子、细胞分裂素、激素、结合蛋白、辅助蛋白和抑制蛋白，分离细胞、细胞器和病毒、变性蛋白和化学改性蛋白、核酸和核苷以及浓缩低浓度的蛋白质溶液等，也可以作为分离分析方法，因此，亲和色谱法是生物样品及成分分析、纯化的重要方法。

（三）应用实例

1. β_2-AR 亲和色谱法对大黄炮制品靶向成分的筛选　从基因工程菌株中获得卤代烷烃脱卤素酶（Halo）标签融合 β_2-AR（β_2-肾上腺素受体），利用酶与其底物 6-氯己酸间的特异性脱卤反应，将 β_2-AR 固定至 6-氯己酸修饰 PTFE 膜上，制备 β_2-AR 纸基亲和色谱固定相。采用 β_2-AR 纸基亲和材料对大黄炮制前后靶向活性成分进行筛选，HPLC-MS 进行鉴定。

（1）β_2-AR 的诱导表达　通过基因工程技术构建 β_2-AR 融合 Halo 标签重组质粒，并于 *E.coli* BL21 中诱导表达。①取 *E.coli* BL21 工程菌种 5μl，平板划线于琼脂糖培养基上，37℃倒置培养过夜。②初培：挑取生长良好直径约为 3mm 的单菌落，接种于 25ml LB 培养基中，氨苄青霉素的浓度为 100μg/ml。37℃，220r/min 摇床培养 12 小时。③扩培：待初培液 OD600 值达到 0.6 时，于自诱导培养基中诱导目的蛋白表达（10.0g/L 酵母提取物，20.0g/L 胰蛋白胨，0.3g/L 柠檬酸钠，5.4g/L 丁二酸钠，25.0ml/L 丙三醇，0.5g/L 葡萄糖，2.0g/L α-乳糖，2.6g/L Na_2HPO_4，3.4g/L KH_2PO_4，2.7g/L NH_4Cl，0.7g/L Na_2SO_4，0.5g/L $MgSO_4 \cdot 7H_2O$ 和 0.03g/L $FeCl_3 \cdot 6H_2O$）。接菌量 8%，氨苄青霉素浓度为 100μg/ml。37℃，220r/min 摇床培养 12 小时。④离心收菌：4℃，8000 转/分钟，10 分钟。⑤破菌：菌体与破菌液（20mmol/L PBS，pH 7.4）1：10 混匀，冰浴超声破碎。并于 4℃，18000r/min 条件下离心 10 分钟，收集上清液，-20℃保存备用。

（2）β_2-AR 的定向固定　①氨基 PTFE（聚四氟乙烯）膜的制备：称取 0.5g 直径为 4.5mm 或 9.0mm 的 PTFE 圆片膜，加入 415mg 4-(4,6-二甲氧基三嗪-2-基)-4-甲基吗啉盐酸盐（DMTMM），100μl 乙二胺，75ml 纯水，70℃磁力搅拌 12 小时，经纯水多次洗涤后，于 60℃真空干燥箱中干燥 3 小时，即得氨基 PTFE 膜。②Halo-tagged β_2-AR 的定向固定化：首先，通过酰化反应，将 6-氯己酸修饰至氨基 PTFE 膜上；称取 0.5g 干燥后的氨基膜，加入 80mg 6-氯己酸，220μl DIPEA（N,N-二异丙基乙胺），200mg O-(7-氮杂苯并三唑-1-基)-N,N,N',N'-四甲基脲六氟磷酸盐（HATU）以及 35ml N,N-二甲基甲酰胺（DMF），室温反应 2 小时，随后依次用 DMF、甲醇、纯水多次洗涤，并于 60℃真空干燥 3 小时，即得 6-氯己酸膜。然后，将 6-氯己酸膜浸入到细菌裂解液中，冰浴下磁力搅拌 3 小时，反应结束后，用 20mmol/L PBS（pH 7.4）缓冲液冲洗 3 次，去除膜表面上非特异性吸附的蛋白，湿法保存于缓冲液中，即得固定化 β_2-AR 纸基色谱固定相，记为受体膜。③β_2-AR 纸基亲和色谱柱的制备：将 β_2-AR 纸基色谱固定相通过常压装柱的方式，片片堆叠填充于塑料管内，构建 β_2-AR 纸基亲和色谱柱。

（3）大黄炮制品提取液的制备　按照 2020 年版《中国药典》一部大黄项下方法制备生大黄、熟大黄、酒大黄的水提液及甲醇提取液。

（4）大黄提取液 β_2-AR 靶向成分筛选　受体柱上端加入 1.0ml 生大黄水提液，提取液在重力作用下流经受体柱，并于柱下端收集续滤液，记为流穿液。加入 50ml 纯水进行柱冲洗，去除 β_2-AR 纸基材料上非特异性吸附的成分；再加入 50ml 30mmol/L 乙酸铵（pH 7.4）进行柱洗脱，收集洗脱液，并于坩埚上蒸干溶剂，加入 0.5ml 纯水溶解，记为洗脱液，受体柱在经 30mmol/L 乙酸铵（pH 7.4）50ml 冲洗后可实现再生。采用相同方法依次收集熟大黄、酒大黄的流穿液与洗脱液。

（5）采用HPLC法对水提液、流穿液、洗脱液进行分析　色谱条件：色谱柱，C18反相柱（250mm×4.6mm，5μm）；流动相A，0.1%甲酸水；流动相B，甲醇；洗脱梯度：0～1分钟，15%～20% B；1～5分钟，20%～35% B；5～15分钟，35%～45%B；15～20分钟，45% B；20～55分钟，45%～80% B；55～60分钟，80% B；流速：0.6ml/min；柱温：25℃；检测波长：254nm；进样量：10μl。

（6）大黄提取液β_2-AR特异性成分的质谱鉴定　质谱条件，ESI电喷雾离子源；检测模式，正离子与负离子模式；雾化器压力，35241kPa；雾化器流速：8L/min；干燥气温度：325℃；质谱扫描范围：m/z 100-2200。结果表明：大黄中作用于β_2-AR的靶向成分为大黄酸、大黄素、大黄酚、芦荟大黄素、大黄素甲醚五种游离蒽醌。泻下作用强弱以大黄素葡萄糖苷、大黄酚葡萄糖苷为指标，从大到小依次为生大黄、酒大黄、熟大黄，泻下作用依次减弱，炮制过程中其含量下降是导致大黄泻下减弱的主要因素。

2.亲和色谱法筛选15味中药多糖的免疫活性　选取15味中药材（金银花、川牛膝、黄芩、远志、苦参、当归、黄精、茯苓、刺五加、山药、白芨、黄芪、薏苡仁、金针菇、白芍），利用有机溶剂先除色素，经水提醇沉去除蛋白得到粗多糖，再利用大孔树脂、离子交换和凝胶过滤等色谱柱对粗多糖进一步分离纯化，得到分子量相对均一的纯化多糖组分17个，利用亲和色谱在线活性筛选模型筛选多糖的免疫活性。

（1）多糖的分离纯化　药材用石油醚和无水乙醇脱色后，超纯水提取浓缩后用95%乙醇沉淀多糖，沉淀物用Sevage法除蛋白质，超纯水透析两天，得到15味中药的粗多糖。利用AB-8、D-101和D-315型大孔吸附树脂对粗多糖进行脱色。最后，将脱色后的粗多糖依次用离子交换色谱柱和葡聚糖凝胶色谱柱进行纯化，得到分子量相对均一的纯化多糖。

（2）Mφ脂筏免疫亲和色谱及XOD免疫亲和色谱在线筛选模型的构建　亲和色谱固定相材料的制备：首先将酰化的复壁碳纳米管（carbon nanotube multi-walled，CNTm）与硅烷化的硅胶反应制备复壁碳纳米管包裹的硅胶（CNTm@SiO$_2$）。将人单核细胞（monocytes，THP-1）诱导分化成Mφ，采用蔗糖梯度密度溶液超速离心法，获取脂筏；在冰浴条件下，分别向Mφ脂筏溶液、XOD溶液中加入CNTm@SiO，制备Mφ包裹的CNTm@SiO$_2$色谱固定相（Mφ@CNTm@SiO$_2$）及XOD包裹的CNTm@SiO$_2$色谱固定相（XOD@CNTm@SiO$_2$）。扫描电子显微镜表征及免疫活性检测等结果表明，提取脂筏活性稳定，制备成固定相后，脂筏及XOD很好的吸附于CNTm@SiO$_2$表面，且XOD与脂筏的免疫活性基本没受影响。

（3）纯化多糖免疫活性在线筛选　分别用Mφ@CNTm@SiO$_2$色谱系统及XOD@CNTm@SiO$_2$色谱系统对多糖的免疫活性进行在线筛选。通过多糖在Mφ@CNTm@SiO$_2$免疫亲和色谱柱上的理论保留时间相比较，发现金银花-2多糖、川牛膝多糖、黄芩多糖、苦参多糖、当归多糖、金针菇多糖、白芍-1多糖在Mφ@CNTm@SiO$_2$免疫亲和色谱柱上实际保留时间明显延迟；通过多糖在XOD@CNTm@SiO$_2$免疫亲和色谱柱上的理论保留时间相比较，金银花-2多糖、川牛膝多糖、黄芩多糖、苦参多糖、金针菇多糖、白芍-1多糖、白芍-2多糖在XOD@CNTm@SiO$_2$免疫亲和色谱柱上的实际保留时间明显延迟。这也基本与体内外免疫活性评价结果一致。

第三节　高效液相色谱

PPT

一、高效液相色谱的主要原理和类型

（一）高效液相色谱的分离原理

高效液相色谱（high performance liquid chromatography，HPLC）是以液体为流动相，采用高压输液系

统、高效固定相以及高灵敏度检测器进行复杂样品分离分析的色谱方法，已成为应用极为广泛的化学分离分析的重要手段。其主要利用物质在两相中吸附或分配系数的微小差异达到分离的目的，当溶于流动相（mobile phase）中的各组分经过固定相时，由于与固定相（stationary phase）发生作用（吸附、分配、离子吸引、排阻、亲和），作用的大小、强弱决定色谱过程的保留行为，因在固定相中的滞留时间不同先后从固定相中流出，使得原本微小的性质差异被放大，从而将复杂混合样品中的各个组分逐一分离，可用于分离不可挥发或受热后不稳定的物质。

（二）高效液相色谱的主要类型

HPLC按分离机制的不同可以分为液-固吸附色谱法、液-液分配色谱法（正相与反相）、离子交换色谱法、离子对色谱法和分子排阻色谱法等分离方法。

1.液-液分配色谱法（LLC） 根据被分离的组分在流动相和固定相中溶解度的差异，使得被分离组分分离。这个分离过程是一个分配平衡过程。这种分离的操作方法是使用特定的液态物质涂在担体表面，或者用化学键合于担体表面，形成固定相。涂布式固定相（第一种操作方法）现在已很少采用，现在行业内多采用的是化学键合固定相，比如 C_{18}、C_8、氨基柱、氰基柱和苯基柱。液-液色谱法按固定相和流动相的极性不同可分为正相色谱法（NPC）和反相色谱法（RPC）。其中正相色谱法常用于分离中等极性和极性较强的化合物（如酚类、胺类、羰基类及氨基酸类等），固定液极性大于流动相极性（极性固定液NLLC），极性小的组分先从色谱柱中流出，极性大的组分后从色谱柱中流出。而反相色谱法（RPC）在现代液相色谱中应用最为广泛，据统计，它在整个HPLC应用占80%左右，固定液极性小于流动相极性（非极性固定液RLLC），极性大的组分先从色谱柱中流出。随着柱填料的快速发展，反相色谱法的应用范围逐渐扩大，现在已经应用于某些非极性样品或易解离样品的分析过程中。

2.液-固吸附色谱法（LSC） 液-固色谱法就是使用固体吸附剂进行分离。被分离的组分在色谱柱上的分离原理是根据固定相对组分吸附力的大小不同进行分离。这种分离过程是一个吸附-解吸附的平衡过程。在液-固色谱法中，常用的吸附剂是硅胶或者氧化铝，粒度 $5 \sim 10 \mu m$。这种分离方法适用于分离分子量 $200 \sim 1000$ 的组分，大多时候用于分离非离子型化合物。用这种分离方法分离离子型化合物容易产生拖尾。这种分离方法常用于分离同分异构体。

3.离子交换色谱法（IC） 离子交换色谱常用缓冲液作为流动相。被分离组分在离子交换柱中的保留时间除了跟组分离子与树脂上的离子交换基团作用强弱有关外，它还受流动相的pH值和离子强度影响。pH值可改变化合物的解离程度，进而影响其与固定相的作用。事实上，流动相的盐浓度大，则离子强度高，不但不利于样品的解离，甚至还会导致样品以更快的速度流出，无法实现分离效果。离子交换色谱法一般主要用于分析有机酸、氨基酸、多肽及核酸。

4.离子对色谱法 离子对色谱法又称偶离子色谱法，是液-液色谱法的分支。它是当被测组分离子，在与离子对试剂的离子形成中性的离子化合物后，非极性固定相中溶解度增大，实现其分离效果改善。这种方法主要用于分离离子强度大的酸碱物质。离子对色谱法常用的色谱柱为ODS柱（即C18）。流动相为甲醇-水或乙腈-水两种组合溶液。被测组分保留时间与离子对性质、浓度、流动相组成及其pH值、离子强度有关。

5.分子排阻色谱法 排阻色谱法利用分子筛对分子大小不同，根据各组分排阻能力的差异，完成被分离组分分离。这种分离方法的原理是小分子的化合物可以进入孔中，滞留时间长；而大分子的化合物不能进入孔中，直接随流动相流出。排阻色谱法常用于分离高分子化合物，如组织提取物、多肽、蛋白质和核酸等。

二、高效液相色谱的固定相和流动相的选择

（一）高效液相色谱固定相基质

1.固定相基质的特征　固定相（stationary phase）是指位于色谱柱内不移动的、起分离作用的物质，在两相中是产生保留作用的一相。由于HPLC分离过程涉及物理化学作用、流体动力学、热力学过程等，因而对固定相基质材料的物理化学性质有比较严格的要求。液相色谱固定相基质可分为无机氧化物、有机聚合物和无机有机杂化材料三种类型。无机和有机两类基质的主要特征比较见表7-6。

表7-6　高效液相色谱主要固定相基质比较

固定相基质	基质种类	基质优缺点
有机基质	聚羟基甲基丙烯酸丙酯、交联苯乙烯二乙烯苯等有机物	优点：化学稳定性好，化学性能均一，刚性小，易压缩 缺点：溶剂、溶质易渗入基质中，会使得填料颗粒膨胀，减少传质，降低柱效
无机基质	硅胶、氧化铝、氧化锆等无机氧化物	优点：机械强度高，刚性大，不易膨胀，耐高压 缺点：表面性质复杂，容易导致溶质分子非特异性吸附

2.常用固定相基质

（1）硅胶　硅胶是HPLC填料中开发最早、研究深入、最普遍的基质。除具有高强度外，还可以通过成熟的硅烷化技术键合上各种配基，制成反相、离子交换、疏水作用、亲水作用或分子排阻色谱用填料。硅胶基质填料适用范围广泛，可用于极性和非极性溶剂。其缺点是在碱性水溶性流动相中不稳定，通常硅胶基质的填料推荐的常规分析pH范围为2~8。

硅胶基质的纯度对许多极性化合物的分离极为重要，Fe、Al、Ni、Zn等金属离子能与某些溶质络合，引起不对称或拖尾峰，甚至溶质完全被固定相吸附，不能洗脱。硅胶晶格中的其他金属能使表面硅烃基活性增强，酸性增强。因此，许多HPLC分离，尤其是碱性与强极性化合物需用高纯硅胶。

（2）多孔聚合物　聚合物固定相在氨基酸、有机酸、多糖以及无机离子分离中应用较多。常用的反相HPLC聚合物基质由二乙烯基苯交联的聚苯乙烯制成，由于大多数多孔聚合物在pH 1~13范围内具有良好的稳定性，因此可以在高pH值条件下使强碱性溶质以自由态或非电离形态存在，改善色谱峰形，得到较好分离效果。有些碱性化合物可以采用替代离子对色谱法，用0.1mol/L的NaOH将强保留物质从柱中洗脱出来。

采用C_{18}、—NH_2和—CN等功能团对多孔聚合物微粒表面进行改性能够得到不同选择性的正相或反相色谱固定相；采用—COOH、—SO_3H、—NH_2和—NR_3^+等改性多孔二乙烯基苯交联的聚苯乙烯聚合物可以得到离子交换色谱固定相。

与硅胶基质离子交换剂相比，聚合物基质离子交换剂存在柱效低、分离慢的缺点，并且这种基质在不同有机改性剂中的溶胀程度不同，填充床会因微粒溶胀不同而变化，在梯度洗脱中溶胀现象更加明显。但由于其可以在宽pH值范围下运行，已被广泛用于生物样品的分离、提纯，如在高pH值下清除内毒素和其他生物污染物。大多数聚合物基质的机械强度较差，通常不能在较高的压力下使用。

（3）化学键合固定相　将有机官能团通过化学反应共价键到硅胶表面的游离羟基上而形成的固定相称为化学键合相。这类固定相的优点有：①减弱基质表面活性位点，清除可能的催化活性；②耐溶剂冲洗；③热稳定性好；④表面改性灵活，便于工业规模制备键合固定相。

化学键合相按键合官能团的极性分为极性和非极性键合相两种。常用的极性键合相主要有氰基（—CN）、氨基（—NH$_2$）和二醇基键合相。极性键合相常用作正相色谱，混合物在极性键合相上的分离主要是基于极性键合基团与溶质分子间的氢键作用，极性强的组分保留值较大。极性键合相有时也可作反相色谱的固定相。常用的非极性键合相主要有各种烷基（C$_1$～C$_{18}$）和苯基、苯甲基等，以C$_{18}$应用最广。非极性键合相的烷基链长对样品容量、溶质的保留值和分离选择性都有影响，一般来说，样品容量随烷基链长增加而增大，且长链烷基可使溶质的保留值增大，并常常可改善分离的选择性，但短链烷基键合相具有较高的覆盖度，分离极性化合物时可得到对称性较好的色谱峰。苯基键合相与短链烷基键合相的性质相似。

（二）高效液相色谱的流动相

1.流动相的特征　流动相（mobile phase）是指在高效液相色谱中用以携带试样以及展开或洗脱组分的液体载体，一个理想的液相色谱流动相溶剂应具有低黏度、与检测器兼容性好、易于得到纯品和低毒性。

流动相需要具备以下几个方面的特征：①流动相应不改变填料的任何性质；②流动相纯度要高，色谱柱的寿命与大量流动相通过有关，特别是当溶剂所含杂质在柱上积累时；③流动相与检测器匹配，使用UV检测器时，所用流动相在检测波长下应没有吸收，或吸收很小；当使用示差折光检测器时，应选择折光系数与样品差别较大的溶剂作流动相，以提高灵敏度；④流动相黏度低，高黏度溶剂会影响溶质的扩散、传质，降低柱效，还会使柱压降增加，使分离时间延长。最好选择沸点在100℃以下的流动相；⑤流动相对样品的溶解度要适宜，如果溶解度欠佳，样品会在柱头沉淀，不但影响了纯化分离，且会使柱子恶化；⑥样品易于回收。

2.使用流动相的注意事项

（1）流动相的pH值　采用反相色谱法分离弱酸（$3 \leqslant pKa \leqslant 7$）或弱碱（$7 \leqslant pKa \leqslant 8$）样品时，通过调节流动相的pH值，以抑制样品组分的解离，增加组分在固定相上的保留，并改善峰形的技术称为反相离子抑制技术。对于弱酸，流动相的pH越小，组分的Ka值越大，当pH值远远小于弱酸的pKa值时，弱酸主要以分子形式存在；对弱碱，情况相反。分析弱酸样品时，通常在流动相中加入少量弱酸，常用50mmol/L磷酸盐缓冲液和1%醋酸溶液；分析弱碱样品时，通常在流动相中加入少量弱碱，常用50mmol/L磷酸盐缓冲液和30mmol/L三乙胺溶液。

流动相中加入有机胺可以减弱碱性溶质与残余硅醇基的强相互作用，减轻或消除峰拖尾现象。

（2）流动相的脱气　HPLC所用流动相必须预先脱气，否则容易在系统内逸出气泡，影响泵的工作。气泡还会影响柱的分离效率，影响检测器的灵敏度、基线稳定性，甚至使无法检测。此外，溶解在流动相中的氧还可能与样品、流动相甚至固定相（如烷基胺）反应。溶解气体还会引起溶剂pH的变化，对分离或分析结果带来误差。溶解氧能与某些溶剂（如甲醇、四氢呋喃）形成有紫外吸收的络合物，此络合物会提高背景吸收（特别是在260nm以下），并导致检测灵敏度的轻微降低，但更重要的是，会在梯度淋洗时造成基线漂移或形成假峰。

对混合溶剂，若采用抽气或煮沸法，则需要考虑低沸点溶剂挥发造成的组成变化。超声脱气是常用的脱气方法，此法不影响溶剂组成。超声时应注意避免溶剂瓶与超声槽底部或壁接触，以免玻璃瓶破裂，容器内液面不要高出水面太多。

（3）流动相的滤过　所有溶剂使用前都必须经滤膜（0.45μm或0.22μm）滤过，以除去杂质微粒，保护色谱系统和色谱柱，延长柱子的使用寿命，改善数据的精度，消除由于摩擦产生颗粒而引起的压力波动和无规律的杂质引起的基线波动。同时，去除流动相中的颗粒杂质，以免它们对内密封圈造成损害，或堵塞小孔管道、色谱柱、线内过滤器及保护柱。用滤膜过滤时，特别要注意分清有机相（脂溶性）滤膜和水相（水溶性）滤膜。有机相滤膜一般用于过滤有机溶剂。水相滤膜只能用于过滤水溶液，严禁用于有机溶剂。对于混合流动相，可在混合前分别滤过，如需混合后滤过，首选有机相滤膜。

（4）流动相的贮存　流动相一般贮存于玻璃、聚四氟乙烯或不锈钢容器内，不能贮存在塑料容器中。因为许多有机溶剂如甲醇、乙酸等可浸出塑料表面的增塑剂，导致溶剂受污染。这种被污染的溶剂如用于HPLC系统，可能造成柱效降低。贮存容器一定要盖严防止溶剂挥发引起组成变化，也防止氧气和二氧化碳溶入流动相。

磷酸盐、乙酸盐缓冲液很易长霉，应尽量新鲜配制使用，不要贮存。如确需贮存，可在冰箱内冷藏，并在3天内使用，用前应重新滤过。容器应定期清洗，特别是盛水、缓冲液和混合溶液的瓶子，以除去底部的杂质沉淀和可能生长的微生物。因甲醇有防腐作用，所以盛甲醇的瓶子无此现象。

三、高效液相色谱仪

HPLC系统一般由输液泵、进样器、色谱柱、检测器、数据记录及处理装置等组成（图7-4）。其中输液泵、色谱柱、检测器是关键部件。此外，还可根据需要配置梯度洗脱装置、在线脱气机、自动进样器、预柱或保护柱、柱温控制器等，现代HPLC仪还有微机控制系统，进行自动化仪器控制和数据处理。制备型HPLC仪还备有自动流分收集装置。

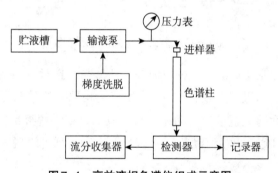

图7-4　高效液相色谱仪组成示意图

（一）输液系统

输液泵是HPLC系统中最重要的部件之一。输液泵按照输出液恒定的因素分为恒压泵和恒流泵，泵的性能好坏直接影响到整个系统的质量和分析结果的可靠性。输液泵按工作方式分为气动泵和机械泵两大类。机械泵中又有螺旋传动注射泵、单活塞往复泵、双活塞往复泵和往复式隔膜泵（表7-7）。

表7-7　几种高压性能泵的性能比较

名称	恒压/恒流	脉冲	更换流动相	梯度洗脱	再循环	价格
气动放大泵	恒压	无	不方便	需两台泵	不可	高
螺旋传动注射泵	恒流	无	不方便	需两台泵	不可	中等
单活塞往复泵	恒流	有	方便	可	可	较低
双活塞往复泵	恒流	小	方便	可	可	高
隔膜往复泵	恒流	有	方便	可	可	中等

HPLC使用的输液泵应满足下列条件：①流量稳定，其RSD应小于0.5%，这对定性定量的准确性至关重要；②流量范围宽，分析型应在0.1~10ml/min范围内连续可调，制备型应能达到100ml/min；③输出压力高，一般应能达到150~300kg/cm²；④液缸容积小；⑤密封性能好，耐腐蚀。

1.往复式柱塞泵 活塞向外移动时，泵头出口单向阀关闭，同时流动相进入的入口单向阀打开，溶液（流动相）抽入活塞缸。当柱塞推入缸体时，入口单向阀关闭，出口单向阀打开，流动相被压出活塞缸，流向色谱柱。双活塞往复泵的输液流量比单活塞泵小得多。其优点是不必使用消除脉冲的阻尼器，避免了阻尼器的压力消耗，但缺点是设备成本较高，流量调节也比单活塞泵复杂。往复式柱塞泵的特点是不受整个色谱体系中其余部分阻力稍有变化的影响，连续供给恒定体积的流动相。往复式柱塞泵的构造如图7-5所示。

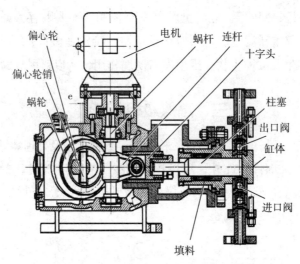

图7-5 往复式柱塞泵构造示意图

2.隔膜型往复泵 隔膜型往复泵也是一种恒流泵，活塞与油接触，当活塞往复运动时，隔膜受到油压的作用，对流动相部分产生"吸引"或"推压"，使流动相部分的单向阀吸液或排液，从而获得稳定的液流（图7-6）。隔膜泵的活塞不直接与流动相接触，故不存在活塞密封垫磨损对流动相的污染。隔膜泵的死体积小（约0.1ml），因此，更换流动相后平衡快，有利于梯度洗脱。但隔膜泵结构比较复杂，价格较贵。

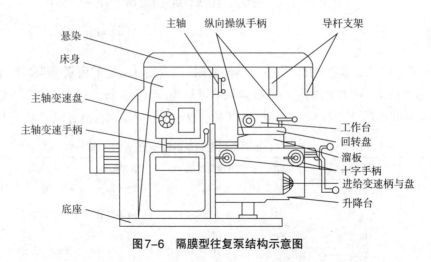

图7-6 隔膜型往复泵结构示意图

3.气动放大泵 气动放大泵是一种恒压泵。泵头通常由两部分组成：单向阀和密封圈。单向阀一般由阀体、阀座（塑料或陶瓷）和红宝石球组成，在压力的作用下宝石球离开阀座，流动相流过单向阀；反之，在反向力的作用下，宝石球回到阀座上，此时流动相不再流过单向阀。

（二）脱气装置

流动相溶液往往因溶解有氧气或混入了空气而形成气泡。气泡进入检测器后会在色谱图上出现尖锐的噪音峰。小气泡慢慢聚集后会变成大气泡，大气泡进入流路或色谱柱中会使流动相的流速变慢或出现流速不稳定，致使基线起伏。气泡一旦进入色谱柱，排出这些气泡则很费时间。在荧光检测中，溶解氧还会使荧光淬灭。溶解气体还可能引起某些样品的氧化或使溶液 pH 值发生变化。

目前，液相色谱流动相脱气使用较多的是离线超声波振荡脱气、在线惰性气体鼓泡吹扫脱气和在线真空脱气。

1.超声波振荡脱气　将配制好的流动相连容器放入超声水槽中脱气10～20分钟。这种方法比较简便，又基本上能满足日常分析操作的要求，所以，目前仍广泛采用。

2.惰性气体鼓泡吹扫脱气　将气源（钢瓶）中的气体（氦气）缓慢而均匀地通入储液罐中的流动相中，氦气分子将其他气体分子置换和顶替出去，而它本身在溶剂中的溶解度又很小，微量氦气所形成的小气泡对检测无影响。

3.真空脱气装置　将流动相通过一段由多孔性合成树脂膜制造的输液管，该输液管外有真空容器，真空泵工作时，膜外侧被减压，分子量小的氧气、氮气、二氧化碳就会从膜内进入膜外而被脱除（图7-7）。

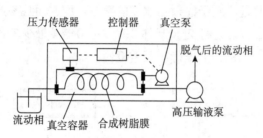

图7-7　真空在线脱气装置示意图

（三）梯度洗脱装置

HPLC有等度（isocratic）和梯度（gradient）洗脱两种方式。等度洗脱是在同一分析周期内流动相组成保持恒定，适合于组分数目较少，性质差别不大的样品。梯度洗脱是在一个分析周期内程序控制流动相的组成，如溶剂的极性、离子强度和pH值，用于分析组分数目多、性质差异较大的复杂样品。采用梯度洗脱可以缩短分析时间，提高分离度，改善峰形，提高检测灵敏度，但是常常引起基线漂移和降低重现性。两种溶剂组成的梯度洗脱可按任意程度混合，即有多种洗脱曲线：线性梯度、凹形梯度、凸形梯度和阶梯形梯度。线性梯度最常用，尤其适合于在反相柱上进行梯度洗脱。

线性梯度：在某一段时间内连续而均匀增加流动相强度。

阶梯梯度：直接从某一低强度的流动相改变为另一较高强度的流动相。

梯度洗脱有两种实现方式：低压梯度（外梯度）和高压梯度（内梯度）。高压梯度一般只用于二元梯度，即用两个高压泵分别按设定的比例输送A和B两种流动相至混合器（图7-8）。具有精度高，易于实现自动化控制的优点。

低压梯度只需一个高压泵，与等度洗脱输液系统相比，就是在泵前安装了一个比例阀，混合就在比例阀中完成（图7-9）。在常压下混合往往容易形成气泡，所以低压梯度通常配置在线脱气装置。

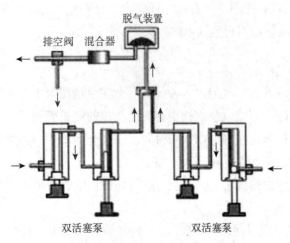

图7-8 高压梯度装置结构示意图

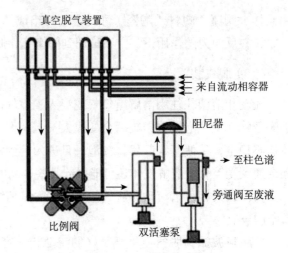

图7-9 四元低压系统结构示意图

（四）进样系统

早期使用隔膜和停流进样器，装在色谱柱入口处。现在大都使用六通进样阀或自动进样器。进样装置要求：密封性好，死体积小，重复性好，保证中心进样，进样时对色谱系统的压力、流量影响小。一般HPLC分析常用六通进样阀（图7-10），六通阀的进样方式有部分装液法和完全装液法两种。

1.部分装液法进样 进样量应不大于定量环体积的50%（最多75%），并要求每次进样体积准确、相同。此法进样的准确度和重复性决定于注射器取样的熟练程度，而且易产生由进样引起的峰展宽。

2.完全装液法进样 进样量应不小于定量环体积的5~10倍（最少3倍），这样才能完全置换定量环内的流动相，消除管壁效应，确保进样的准确度及重复性。

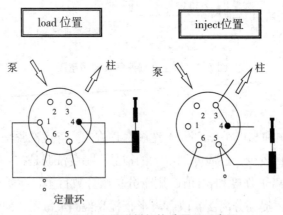

图7-10 六通进样阀构造原理示意图

（五）分离系统

分离系统包括色谱柱、保护柱以及柱温箱。

1.色谱柱 色谱是一种分离分析手段，分离是核心，因此担负分离作用的色谱柱是色谱系统的心脏。色谱柱由柱管、压帽、卡套（密封环）、筛板（滤片）、接头、螺丝等组成（图7-11）。色谱填料为经过制备处理后，用于填充色谱柱的物质颗粒，通常是5~10μm粒径的球形颗粒。色谱柱按用途可分为分析型和制备型两类，尺寸规格也不同。常规分析柱（常量柱），内径2~5mm（常用4.6mm，国内有4mm和5mm），柱长10~30cm；窄径柱（narrow bore，又称细管径柱、半微柱semi-microcolumn），内径1~2mm，柱长10~20cm；毛细管柱（又称微柱microcolumn），内径0.2~0.5mm；半制备柱，内径>

5mm；实验室制备柱，内径20~40mm，柱长10~30cm；生产制备柱，内径可达几十厘米。

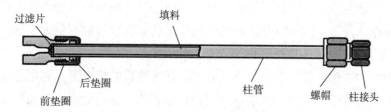

图7-11 色谱柱结构示意图

2.保护柱 保护柱的作用主要是防止吸附性强的杂质对色谱柱污染，从而延长色谱柱的寿命。针对不同型号的色谱柱，应选择相对应填料的保护柱。应注意柱芯也是有寿命的，应该定期进行更换。

3.柱温箱 维持色谱柱温度的恒定，以免造成保留时间的变化，保证分离效果的稳定性。

（六）检测器

检测器是用来连续监测经色谱柱分离后的流出物的组成和含量变化的装置，是HPLC仪的三大关键部件之一。HPLC的检测器要求灵敏度高、噪音低（即对温度、流量等外界变化不敏感）、线性范围宽、重复性好和适用范围广（表7-8）。

表7-8 HPLC常用检测器的基本特性

检测器	检测下限/（g/ml）	线性范围	选择性	梯度洗脱	主要特点
紫外-可见光	10^{-10}	$10^3 \sim 10^4$	有	可	对流速和温度变化敏感；池体积可很小；对溶质的响应变化大
荧光	$10^{-12} \sim 10^{-11}$	10^3	有	可	选择性和灵敏度高；易受背景荧光、消光、温度、pH和溶剂的影响
化学发光	$10^{-13} \sim 10^{-12}$	10^3	有	困难	灵敏度高；发光试剂受限制；易受流动相和脉动的影响
电导	10^{-8}	$10^3 \sim 10^4$	有	不可	是离子物质的通用检测器；受温度和流速的影响；不能用于有机溶剂体系
电化学	10^{-10}	10^4	有	困难	选择性高；易受流动相pH和杂质的影响；稳定性较差
蒸发光散射	10^{-9}		无	可	可检测所有物质
示差折光	10^{-1}	10^4	无	不可	可检测所有物质；不适合微量分析；对温度变化敏感
质谱	10^{-10}		无	可	主要用于定性和半定量
原子吸收光谱	$10^{-13} \sim 10^{-10}$		有	可	选择性高
等离子体发射光谱	$10^{-10} \sim 10^{-8}$		有	可	可进行多元素同时检测
火焰离子化	$10^{-13} \sim 10^{-12}$	10^4	有	可	柱外峰展宽

（七）数据处理系统

该系统可对测试数据进行采集、贮存、显示、打印和处理等操作，使样品的分离、制备或鉴定工作能正确开展。

四、高效液相色谱分析方法及应用

（一）定性分析

定性分析就是确定样品中一些未知组分是什么物质，在色谱分析中就是要确定色谱图中一些未知的色谱峰是什么物质。色谱分析中的定性主要是依据特征性不是很强的保留值，而液相色谱与气相色谱相比，由于影响液相色谱过程中溶质迁移的因素较多，同一组分在不同色谱条件下的保留值可能相差很大，即使在相同的操作条件下，同一组分在不同色谱柱上的保留也可能有很大差别。因此，液相色谱的定性难度更大。常用的定性方法有以下几种。

1.利用已知标准物质（保留值）定性　在具有已知标准物质的情况下，利用标准物质对未知化合物进行定性分析是最常用的液相色谱定性方法。与气相色谱相比，液相色谱的分离机制较为复杂，不仅包括了吸附和分配，还有离子交换、亲和作用、疏水作用等。组分的保留行为不仅与固定相有关，还和流动相的种类及组成有关。因此，利用该法定性的依据是：在相同的色谱条件下（包括柱长、柱温、流动相、固定相等），两种相同的物质应该有相同的保留值。即在同一色谱柱上，用相同的色谱条件分析未知物与标准物，可通过比较其色谱图来对未知物进行鉴别分析。当未知物的保留值与某一标准物完全相同时，可以初步判断未知物与该标准物是同一物质；在色谱柱改变或流动相组成经多次改变后，未知物的保留值与标准物的保留值仍相一致，可进一步证明未知物与该标准物是同一物质。

2.利用检测器的选择性定性　各种不同的液相色谱检测器均具有独特的性能。如示差折光检测器是一种通用性的检测器，灵敏度较低，而紫外、荧光及电化学检测器则为选择性检测器，灵敏度相对较高。一定量的某一被测化合物经色谱柱分离后进入并联或串联的几种（两种或两种以上）检测器，根据其响应情况可以初步鉴别被测化合物的具体类型。以烃类及其衍生物为例，在紫外光谱区（190~400nm）饱和烷烃的响应很小；而以共轭双键结合的分子如芳香烃等却有较强的响应。所以对于包含几种烃类成分的混合样品，将色谱柱中的流出物同时引入并联的两种检测器，或按顺序依次引入串联的两种检测器，可以得到两张色谱图，通过对比各组分在不同检测器上的相对峰高可以初步鉴别它们所属化合物的类型。

在实际分析中多采用双检测器定性。同一检测器对不同种类化合物的响应值有所不同，而不同检测器对同一化合物的响应也不相同。当某一被测化合物同时被两种或两种以上检测器检测时，两个检测器或几个检测器对被测化合物检测灵敏度比值与被测化合物的结构性质密切相关，可以用来对被测化合物进行定性分析，这就是双检测器定性体系的原理。

双检测器体系的连接方式可采用串联连接和并联连接两种方式。当两种检测器中的一种是非破坏性检测器时，可采用简单的串联连接，将非破坏性检测器串接在破坏性检测器之前，此时要注意两个检测器的出峰时间差。若两种检测器都是破坏性的，则需采用并联方式连接。在色谱柱的出口端连接一个三通，然后分别连接到两个检测器上。

在液相色谱中最常用于定性分析中的双检测器体系是紫外吸收检测器（UV）和荧光检测器（FD）。

3.利用色谱联用技术定性　色谱法具有很高的分离效能，但它不便于对已分离的组分直接定性。而红外光谱、质谱、核磁共振等是解析有机物结构的强有力工具，特别适用于对单一组分定性。将色谱仪与定性分析的光谱仪或质谱仪联用，则可以取长补短，解决组成复杂的混合物的定性问题。

高效液相色谱-质谱联用技术是目前最普及的色谱联用技术，能为相当多的样品特别是生物大分子的定性分析提供一种强有力的手段，它能准确测得未知物分子量，是目前解决复杂未知物定性分析的最有效工具之一，是中药成分分析、药物代谢动力学和临床药理研究的重要分析手段。高效液相色谱-核磁共振联用技术是有机化合物结构分析的强有力的工具，特别是对同分异构体的分析十分有用。高效液相色谱-红外光谱联用技术在有机化合物的结构分析中有着很重要的作用，可用于对官能团定性分析。色谱-原子光谱（原子吸收光谱和原子发射光谱）联用技术主要用于金属或非金属元素的定性。

4.利用化学方法定性　化学方法主要是利用专属性化学反应对分离后收集的组分进行定性分析。该法只能鉴别被测组分属于哪一类型化合物。通常是将色谱分离后的组分直接通入到某些特征试剂中，或将柱后流出物收集再加入特征试剂，观察被测组分与特征试剂发生化学反应后的某些变化（如颜色变化、沉淀生成、气体产生等），从而对被测组分的类型作出初步鉴定。

（二）定量分析

高效液相色谱不仅可以作为一种分离手段，同时也是一种优良的定量分析技术。它不仅能够用于对样品中基本成分或主成分的定量，还能用于对中等浓度多组分混合物的分析以及机体中痕量杂质的浓度评价。高效液相色谱法定量的依据是：样品中各组分的质量或其在流动相中的浓度与检测器的响应信号（峰面积或峰高）成正比关系。常用的定量方法有以下几种。

1.归一化法　归一化法是利用组分的含量与其峰面积成正比关系，含 n 个组分的混合物中各组分的百分浓度，等于它对应的色谱峰面积在总峰面积中所占的百分比。即：

$$C_i\% = \frac{A_i}{(A_1+A_2+...A_n)} \times 100\% \qquad (7-5)$$

上式只在被测各组分性质差别较小的情况下成立。如碳数接近的同系物或结构异构体等。但由于检测器对各组分响应不同，使相同质量的不同组分在色谱图上呈现的面积并不相同，因此需要校正。即：

$$C_i\% = \frac{A_i f_i}{(A_1 f_1+A_2 f_2+...A_n f_n)} \times 100\% \qquad (7-6)$$

上式称为校正峰面积归一化计算式。$C_i\%$ 为 i 组分的质量百分含量或摩尔百分含量。A_i 为 i 组分对应的色谱峰面积。f_i 为组分 i 的质量校正因子或摩尔校正因子。

归一化法的优点：简便、准确，进样量、流速、柱温等条件的变化对定量结果的影响很小。缺点：必须所有组分在一个分析周期内都能流出色谱峰，且重叠色谱峰影响峰面积的测量。由于高效液相色谱所用检测器多为选择性检测器，对某些组分没有响应，因此高效液相色谱定量分析中很少使用归一化法。

2.外标法　外标法是以被测组分的纯品（或已知其含量的标样）作为标准品，根据样品的量与标准品的量，以及被测组分和标准品的响应信号（峰面积或峰高）进行定量分析的方法。外标法可主要分为标准曲线法和外标一点法，是高效液相色谱中最常用的定量分析方法。

（1）工作曲线法　工作曲线法是用对照物质配制一系列浓度的对照品溶液，准确进样，测量峰面积（A）或峰高（h），对浓度 C 绘制工作曲线。在完全相同的条件下，准确进样与对照品溶液相同体积的被测样品溶液，根据被测组分的信号，从标准曲线上查出其浓度或用回归方程计算。

$$A=a+bC \quad 或 \quad C=a+bC \qquad (7-7)$$

式中，a 与 b 分别为直线的截距和斜率。

（2）外标一点法　外标一点法是用一种浓度的对照品溶液对比测定样品溶液中被测组分的含量。计算公式如下：

$$C_{样品}=C_{对照} \times \frac{A_{样品}}{A_{对照}} \qquad (7-8)$$

式中，$C_{样品}$ 与 $A_{样品}$ 为样品的浓度与峰面积；$C_{对照}$ 与 $A_{对照}$ 为对照品的浓度与峰面积。

外标法方便简捷，不需要校正因子，不论样品中其他组分是否出峰，只要被测组分出峰、无干扰、保留时间适宜，均可对被测组分定量。但此法对结果重复性要求高，仪器必须稳定，进样量要准确。

3.内标法　内标法是将一定量的内标物加入到样品中，经色谱分析，根据样品和内标物的质量以及被测组分和内标物的峰高或峰面积，求出被测组分的含量。内标法的关键是选择合适的内标物，内标物是样品中不含有的纯物质，与样品中各组分能完全分离且不发生反应，与被测组分有相似的理化性质，因而保留时间与被测组分相近。内标法可主要分为工作曲线法和内标一点法。

（1）工作曲线法　内标工作曲线法与外标法相似，只是需要在各种浓度的对照品溶液中加入相同量的内标物。分别测量组分i与内标物s的峰面积A（或峰高h），以峰面积A_i/A_s与i组分的含量C_i绘制工作曲线，求出回归方程：

$$\frac{A_i}{A_s} = a + bC_i \tag{7-9}$$

将与对照品溶液中相同量的内标物加至样品溶液中，分别测量样品中i组分与内标物的峰面积（或峰高），并代入回归方程计算出样品中i组分的含量。

（2）内标一点法　内标一点法只配制一个浓度的对照品溶液，然后在样品与对照品溶液中加入相同量的内标物，分别进样。按下式计算样品浓度：

$$(C_i)_{样品} = \frac{\left(\frac{A_i}{A_s}\right)_{样品}}{\left(\frac{A_i}{A_s}\right)_{对照}} \times (C_i)_{对照} \tag{7-10}$$

$$或 \ (C_i)_{样品} = \frac{\left(\frac{h_i}{h_s}\right)_{样品}}{\left(\frac{h_i}{h_s}\right)_{对照}} \times (C_i)_{对照} \tag{7-11}$$

内标法的优点是：在进样量不超限的范围内，定量结果与进样量的重复性无关。只要被测组分及内标物出峰，且分离度合乎要求，就可定量分析，与其他组分是否出峰无关。很适用于测定药物中微量有效成分或杂质的含量。缺点是：选择适宜的内标物比较困难，内标物的称量要准确。样品配置比较麻烦。加入内标物之后，在分离条件上比原样品要求更高一些。

（三）应用

高效液相色谱法已广泛用于微量有机药物及中草药有效成分的分离、鉴定和含量测定。近年来，对体液中原形药物及其代谢产物的分离分析，无论在灵敏度、专属性及快速性方面都有独特的优点，已成为体内药物分析、药物研究及临床检验的重要手段。

1.外标法测定黄芩药材中黄芩苷的含量

（1）测定条件　色谱柱，C_{18}柱；流动相，甲醇–水–磷酸（47∶53∶0.2）；检测波长，280nm。

（2）样品溶液的制备　精密称取0.3360g黄芩细粉，提取后定容为1000ml，作样品溶液。

（3）测定　分别精密吸取对照品溶液（C：0.04mg/ml）与供试品溶液各10μl，注入液相色谱仪中，测得峰面积$A_{标}$=65355，$A_{样}$=60214，计算药材中黄芩苷的含量。

解：$\dfrac{m_i}{m_s} = \dfrac{A_i}{A_s}$　$m_i = CV$

$A_i = 60214$　$A_s = 65355$　$C_s = 0.04$mg/ml

$C_i = \dfrac{A_i}{A_s} \times C_s = \dfrac{60214}{65355} \times 0.04mg/ml=0.0369$mg/ml

$X\% = \dfrac{m}{m_{总}} \times 100\% = \dfrac{0.0396\text{mg/ml} \times 1000\text{ml}}{336\text{mg}} \times 100\% = 10.98\%$

2.分别用内标对比法和校正因子法测定牡丹皮中丹皮酚的含量

（1）测定条件　色谱柱，C_{18}柱；流动相，甲醇–1%冰醋酸（45∶55）；检测波长，254nm。

（2）内标溶液的制备　精密称取醋酸地塞米松适量，加流动相配制成1.0mg/ml的溶液，作为内标储备液。

（3）标准品溶液的制备　精密称取丹皮酚标准品适量，加流动相配制成0.5mg/ml的溶液，作为标准储备液。精密吸取1ml置10ml量瓶中，加内标溶液1ml，用流动相定容，即得标准品溶液。

（4）样品溶液的制备　取牡丹皮粗粉1.5g，提取分离后，定容为50ml，滤过，精密量取续滤液1ml，置10ml容量瓶中，加内标溶液1ml，加甲醇稀释至刻度，摇匀，即得。

（5）测定　分别吸取标准品溶液和样品溶液各10μl，注入液相色谱仪中，测得标准品溶液中醋酸地塞米松和丹皮酚峰面积分别为4500、4140，样品溶液中醋酸地塞米松和丹皮酚峰面积分别为4350、3321。分别用内标对比法和校正因子法计算牡丹皮中丹皮酚的含量。

解：（1）内标对比法

$$(C_{丹})_{样}=\frac{\left(\frac{A_{丹}}{A_{醋}}\right)_{样}}{\left(\frac{A_{丹}}{A_{醋}}\right)_{样}}\times(C_{丹})_{标}=\frac{(3321/4350)}{(4140/4500)}\times0.05\text{mg/ml}=0.0414\text{mg/ml}$$

$$W_{丹}（\%）=\frac{m_{丹}}{m_{总}}\times100\%=\frac{0.0414\text{mg/ml}\times10\times50\text{ml}}{1.5\times10^3\text{mg}}\times100\%=1.38\%$$

（2）校正因子法　①从标准品溶液中计算校正因子

$$由\quad\frac{m_1}{m_2}=\frac{f_1A_i}{f_sA_s}\quad 得\quad\frac{f_1}{f_s}=\frac{m_1A_s}{m_2A_i}$$

$$得\quad\frac{f_1}{f_2}=\frac{m_{丹}A_{醋}}{m_{醋}A_{丹}}=\frac{0.05\times0.01\times4500}{0.1\times0.01\times4140}=0.543$$

②从样品溶液中丹皮酚浓度　已知m=CV，当进样体积相同时，

$$C_{丹}=\frac{f_{丹}A_{丹}}{f_{醋}A_{醋}}\times C_{醋}=\frac{0.0543\times3321}{4350}\times0.1\text{mg/ml}=0.0414\text{mg/ml}$$

③牡丹皮中丹皮酚的含量

$$C_{丹}=\frac{f_{丹}A_{丹}}{f_{醋}A_{醋}}\times C_{醋}=\frac{0.0543\times3321}{4350}\times0.1\text{mg/ml}=0.0414\text{mg/ml}$$

$$W_{丹}（\%）=\frac{(m_{丹})}{(m_{总})}\times100\%=\frac{0.0414\text{mg/ml}\times10\times50\text{ml}}{1.5\times10^3\text{mg}}\times100\%=1.38\%$$

PPT

第四节　气相色谱

一、气相色谱法概述

以惰性气体为流动相的色谱法称为气相色谱法（gas chromatography，GC）。

（一）气相色谱法的分类

气相色谱法属于柱色谱法。按色谱柱的粗细，分为填充柱（packed column）色谱法及毛细管柱（capillary column）色谱法两种。填充柱是将固定相填充在金属或玻璃管中（常用内径2～4mm）。毛细管柱（0.1～0.8mm）可分为开管毛细管柱、填充毛细管柱等。按使用温度下的固定相的状态不同，又可分为气–固色谱法（GSC）和气–液色谱法（GLC）两类。按分离机制，可分为吸附及分配色谱法两类。在气–固色谱法中，固定相为吸附剂，属于吸附色谱法，其分离的对象主要是一些永久性的气体和低沸点的化合物。气–液色谱法属于分配色谱法，固定相是高沸点的有机物（称为固定液），由于可供选择的固定液种类多，故选择性较好，应用亦广泛。

（二）气相色谱法的特点与应用

气相色谱法具有分离效率高、选择性高、灵敏度高、分析速度快（几秒至几十分钟）、样品用量少及应用广泛等特点。但其不适用于热稳定性差、挥发性小的物质的分离分析。据统计，能用气相色谱法直接分析的有机物约占全部有机物的20%。它被广泛应用于石油化学、环境监测、农业食品、空间研究和医药卫生等领域。在药物分析中，气相色谱法已成为药物杂质检查和含量测定、中药挥发油分析、药物纯化、制备等的一种重要手段。

二、气相色谱分离条件的选择

（一）分离度

分离度（resolution，R）又称分辨率，其定义为：相邻两组分色谱峰的保留时间之差与两峰底宽度之和一半的比值，即

$$R = \frac{tR_2 - tR_1}{(W_1 + W_2)/2} = \frac{2(tR_2 - tR_1)}{W_1 + W_2} \qquad (7\text{–}12)$$

定量分析时，为了能获得较好的精密度与准确度，应使 $R \geq 1.5$。

（二）基本分离方程式

反映分离度与柱效（n），分配系数比（α）及容量因子（k）的关系式。

$$R = \frac{\sqrt{n}}{4} \cdot \frac{\alpha - 1}{\alpha} \cdot \frac{k_2}{1 + k_2} \qquad (7\text{–}13)$$

（三）条件的选择

在气相色谱分析中，除了要选择好固定相之外，还要选择分离操作的最佳条件，在处理这一问题时，既应考虑使难分离的物质对达到完全分离的要求，还应尽量缩短分析所需的时间。

1.载气及其流速的选择　对一定的色谱柱和组分,有一个最佳的载气流速,此时柱效最高。

$$H = A + \frac{B}{\mu} + C\mu \qquad (7-14)$$

用塔板高度H对载气流速μ作图为二次曲线。曲线最低点所对应的板高最小(H最小),柱效最高,此时的流速称为最佳流速(μ最佳)。

2.柱温的选择　柱温是一个重要的操作参数,它直接影响色谱柱的使用寿命、柱的选择性、柱效能和分析速度。柱温低有利于分配,有利于组分的分离;但柱温过低,被测组分可能在柱中冷凝,或者传质阻力增加,使色谱峰扩张,甚至拖尾。柱温高,虽有利于传质,但分配系数变小不利于分离。一般通过实验选择最佳柱温,原则是:在使最难分离物质对有尽可能好的分离度的前提下,尽可能采用较低的柱温,但以保留时间适宜,峰形不拖尾为度。在实际工作中一般根据样品沸点来选择柱温。

三、气相色谱仪

气相色谱仪,利用色谱分离技术和检测技术,对多组分的复杂混合物进行定性和定量分析的仪器。通常可用于分析土壤中热稳定且沸点不超过500℃的有机物,如挥发性有机物、有机氯、有机磷、多环芳烃、酞酸酯等。

气相色谱仪一般由气路系统、进样系统、色谱柱及温控系统、检测系统、数据记录及处理系统组成(图7-12)。

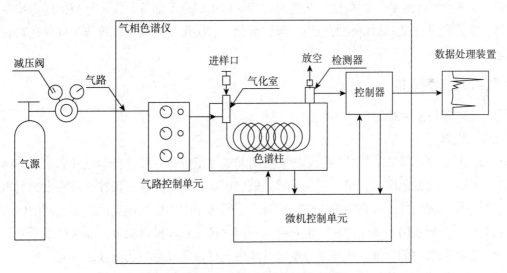

图7-12　气相色谱仪的组成示意图

1.气路系统　气路系统(gas supply system)指载气及其他气体(燃烧气、助燃气)流动的管路、净化、控制、测量元件。气路系统包括气源、净化干燥管和载气流速控制及气体化装置,是一个载气连续运行的密闭管路系统。气相色谱中常用的载气有氢气、氮气、氩气,纯度要求99%以上,化学惰性好,不与有关物质反应。

2.进样系统　进样系统(sample injection system)包括进样器、气化室和加热系统。①进样器:根据试样的状态不同,采用不同的进样器。②气化室:一般由一根不锈钢管制成,管外绕有加热丝,其作用是将液体或固体试样瞬间气化为蒸气。为了让样品在气化室中瞬间气化而不分解,因此要求气化室热容量大,无催化效应。③加热系统:用以保证试样气化,其作用是将液体或固体试样在进入色谱柱之前瞬间气化,然后快速定量地转入到色谱柱中。

3.色谱柱及温控系统 色谱柱系统（column system）是由色谱柱、柱箱及温度控制装置组成。其作用就是把样品中的各个组分分离开来。色谱柱主要有两类：填充柱和毛细管柱（开管柱）。柱材料包括金属、玻璃、熔融石英、聚四氟等。

4.检测系统 检测系统（detection system）即检测器，其作用是将流出色谱柱的载气中各组分浓度或量的变化转变成可测量的电信号。根据检测器的响应原理，可将其分为浓度型检测器和质量型检测器。

5.数据记录及处理系统 数据记录及处理系统（data records and processing system）将检测器输出的模拟信号进行采集、转换、计算，给出色谱图、色谱数据及定性定量结果。

四、气相色谱固定相及其选择

气相色谱固定相按操作状态下固定相的物理状态分为气–液色谱和气–固色谱两大类。气–固色谱的固定相为固体，其分离原理是基于样品分子在固定相表面吸附能力的差异而实现分离。气–液色谱的固定相由载体和固定液组成，其分离原理是被分离组分在气相（流动相）和液相（固定相）间的分配系数不同而达到分离。

（一）气–固色谱固定相

气–固色谱的固定相包括吸附剂、高分子多孔微球、化学键合固定相。常用的固体吸附剂主要有强极性的硅胶、弱极性的氧化铝、非极性的活性炭和特殊作用的分子筛等。人工合成的固定相主要为高分子多孔微球，它既是载体又起固定相的作用，可在活化后直接用于分离，也可作为载体在其表面涂渍固定液后再使用。

（二）气–液色谱固定相

气–液色谱固定相包括固定液和载体。

1.固定液的选择

（1）按相似性原则选择 ①极性相似原则：分离非极性组分，一般选择非极性固定液，组分与固定液分子间的作用力主要是色散力，组分基本按沸点顺序出柱，低沸点的先出柱，高沸点的后出柱。当沸点相同时，极性强的先出柱；分离中等极性的组分，一般选用中等极性固定液，分子间的作用力主要是诱导力和色散力。一般按沸点顺序出柱，但对沸点相同的极性和非极性组分，非极性组分先出柱；分离强极性组分，选用强极性固定液，样品组分按极性顺序出柱，非极性与弱极性组分先出柱，极性组分后出柱；分离具有酸性或碱性的极性物质，可选用强极性固定液并加酸性或碱性添加剂。②官能团相似原则：根据组分的化学结构选择与组分分子具有相同或相似化学官能团的固定液。

（2）按主要差别原则选择 样品中各组分之间的主要差别为沸点时，选用非极性固定液，各组分按沸点由低到高顺序出峰；主要差别为极性时，可选择极性固定液，各组分按极性由小到大的顺序出峰。

2.载体 载体是固定液的支持骨架，使固定液能在其表面上形成一层薄而匀的液膜。载体应有如下的特点：具有多孔性，即比表面积大；化学惰性且具有较好的浸润性；热稳定性好；具有一定的机械强度，使固定相在制备和填充过程中不易粉碎。载体按化学成分可以分成硅藻土类载体和非硅藻土类载体。

五、气相色谱分析方法

气相色谱分析方法包括定性分析和定量分析。

（一）定性分析

定性分析的目的是鉴定试样中的各组分，即每个色谱峰是何种化合物。

1.利用保留值定性　对照品对照定性、利用文献数据定性。

2.利用选择性检测响应定性　GC中的电子捕获检测器（ECD）、火焰光度检测器（FPD）、氮磷检测器（NPD），可以利用这些检测器对待测物质的响应，判断样品中是否存在目标化合物。

3.利用两谱联用定性　色谱–质谱联用仪，如GC–MS。

（二）定量分析

色谱定量分析的依据是被测组分的量与检测器的响应值（峰面积或峰高）成正比。色谱定量方法主要有归一化法、外标法、内标法和标准加入法。

六、气相色谱的新技术

（一）顶空气相色谱

顶空气相色谱是对液体或固体中的挥发性成分进行气相色谱分析的一种间接测定法。即某待测样品在密闭体系中，在一定温度下，样品中挥发组分气化，液气或固气达到平衡时，从上部空间吸取气体进入色谱柱，得到的色谱峰面积与组分的蒸气压成正比，从色谱峰的面积求出待测物浓度。

顶空气相色谱法可以被分为静态顶空分析法、动态顶空分析法和顶空–固相微萃取法三种。

1.静态顶空分析法　静态顶空气相色谱是将适量样品密封在留有充分空间的容器中，在一定温度下放置一段时间使气液（或气固）两相达到平衡，取容器上方的气体进行GC分析。按达到气液（或气固）平衡的次数可分为一次顶空进样法和多次顶空进样法。

2.动态顶空分析技术　动态顶空分析法源于采用多孔高聚物对顶部空气中的挥发性物质进行捕集和分析。连续用惰性气体不断通过液态待测样品将挥发性组分从液态基质中"吹扫"出来，挥发性组分随气流进入捕集器，捕集器中的吸附剂或低温冷冻捕集挥发性组分，最后将抽提物进行解吸分析。

3.固相微萃取技术　固相微萃取（solid–phase microextraction，SPME）技术是20世纪90年代兴起的一项新颖的样品前处理与富集技术。SPME是在固相萃取技术上发展起来的一种微萃取分离技术，是一种集采样、萃取、浓缩和进样于一体的无溶剂样品微萃取新技术。与固相萃取技术相比，固相微萃取操作更简便，携带更方便，操作费用低廉；另外克服了固相萃取回收率低、吸附剂孔道易堵塞等缺点。因此已成为目前所采用的样品前处理技术中应用最为广泛的方法之一。

（二）裂解气相色谱法

微量高分子样品在情性气体中被快速加热而生成许多裂解产物，并直接将它们导入气相色谱分离，从所得裂解产物的色谱图来分析该分子的化学组成和结构，即裂解气相色谱法（pyrolysis gaschromatography，PYGC）。

在药物分析中，可用裂解气相色谱有关的闪蒸技术分析中草药中的挥发性成分。所谓"闪蒸"是指在样品裂解前，用较低的温度（低于样品的分解温度）对样品快速加热，将挥发性成分蒸发出来，得到一张色谱图。然后再在高温下对样品进行裂解，得到裂解气相色谱图。这样可获得样品中挥发性成分的重要信息在样品定性鉴定中非常有用。

（三）气相色谱联用技术

1.全二维气相色谱法 全二维气相色谱是20世纪90年代初才发展起来的一种新技术。它将两根气相色谱柱通过调制器（modulator）以串联的方式结合而成的多维气相色谱技术。该技术不仅提高了色谱系统的分辨率而且其峰容量是2根色谱柱峰容量的乘积。全二维气相色谱法适用于具有一定挥发性的复杂成分样品的分离分析，如石油化工样品、中药样品等。

2.气相色谱–质谱联用技术 气相色谱–质谱联用技术（gas chromatograghy–mass spectrometry，GC–MS）简称气质联用，即将气相色谱仪与质谱仪通过接口组件进行连接，不同化合物按时间先后在色谱柱中分离后进入质谱，在高真空的离子源内转化为带电离子，进行质荷比分离的一种色谱–质谱联用技术，可同时完成待测组分的分离、鉴定和定量，在药物、石油、化工、食品、环境、农业等方面有广泛应用，已经成为一种成熟的常规分析技术。

七、气相色谱分析的应用实例

1.莪术挥发油的全二维气相色谱/飞行时间质谱法分析

仪器与柱系统：GC–GC系统由Agilent6890气相色谱仪和冷喷调制器KT2001（ZEOX）组成，FID检测器。优化选择了2套柱系统，第一套柱系统：柱1为DB–2PETRO（J&W）（50m×0.2mm×0.5m），柱2为DB–17ht（J&W）（2.6m×0.1mm×0.1Hm）。第二套柱系统：柱1为SOLGELWAX（SGE）（60m×0.25mm），柱2为Cyclodex2B（SGE）（3m×0.1mm×0.1m）

GC–GC与GC–GC/TOF–MS实验条件：进样口温度250℃，检测器温度260℃，载气为氦气，恒压操作，柱前压607kPa。第一套柱系统温度程序：初始温度80℃，以3℃/min升至170℃，再以2℃/min升至240℃（保持5分钟）。第二套柱系统温度程序：初始温度70℃（保持3分钟），升温速率为3℃/min，终点温度为200℃（保持25分钟）。接口温度230℃；离子源温度240℃；质量扫描范围35～400u；第一套柱系统调制周期为4秒；第二套柱系统调制周期为6秒；冷气流速20ml/min热气加热电压为60V；谱图由Transform和Zoex软件生成、处理和定量。

通过优化GC–GC的柱系统、温度程序和调制参数等色谱条件，建立了分析中药莪术挥发油组成的全二维气相色谱/飞行时间质谱（GC–GC/TOF–MS）方法，实现了莪术挥发油的单个组分与多组分分析。鉴定出匹配度大于80%的组分有249种，其中单萜18种、单萜含氧衍生物34种、倍半萜35种、倍半萜含氧衍生物37种，有69种组分的体积分数大于0.02%。

2.气相色谱法检测通窍活血颗粒灌胃给予家兔后血清及脑脊液中麝香酮

色谱条件：固定相，Rtx–5；流动相，N_2；柱温，起始120℃，以40℃/min升温至280℃，保持4分钟；进样口温度，280℃；检测器温度，280℃；流速，1.5ml/min；进样量1.0μl。实验结果：图7–13为含药血清及含药脑脊液的气相色谱图，在保留时间4.803分钟处，含药血清、含药脑脊液和麝香酮对照品的气相色谱图中均有色谱峰的出现，而甲醇、空白血清和空白脑脊液的气相色谱图中在相应的保留时间上未见色谱峰的出现，由此可推测含药血清和含药脑脊液图谱中保留时间为4.803分钟出现的色谱峰所对应的成分为麝香酮。

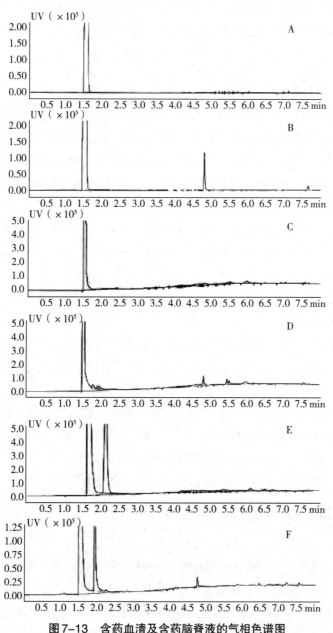

图7-13 含药血清及含药脑脊液的气相色谱图

A.甲醇；B.麝香酮对照品；C.空白血清；D.含药血清；E.空白脑脊液；F.含药脑脊液

第五节 薄层色谱

PPT

薄层色谱法是将固定相均匀地铺在具有光洁表面的玻璃、塑料或金属板上，形成厚为0.2～0.3mm的薄层；样品溶液点于薄层板上，在展开容器内用展开剂展开，使供试品所含成分分离，所得色谱图与适宜的标准物质按同法所得的色谱图对比，可用于鉴别、检查或含量测定。薄层色谱法按分离机理可分为吸附、分配、离子交换、分子排阻色谱等；按薄板的分离效能，又可分为经典薄层色谱法（TLC）及高效薄层色谱法（HPTLC）两类。

（一）薄层色谱的特点

薄层色谱具有如下特点：①展开时间短，一般只需几十分钟即可获得结果；②分离能力较强；③灵敏度高，通常使用的样品量为几至几十微克；④显色方便，与纸色谱比较，TLC可直接喷洒腐蚀性的显色剂进行显色（用淀粉和纤维素作黏合剂者除外）；⑤所用仪器简单，操作方便；⑥既能分离大量样品，也能分离微量样品。

（二）薄层色谱仪器与材料

1.薄层板　按支持物的材质分为玻璃板、塑料板或铝板等；按固定相种类分为硅胶薄层板、键合硅胶板、微晶纤维素薄层板、聚酰胺薄层板、氧化铝薄层板等。固定相中可加入黏合剂、荧光剂。硅胶薄层板常用的有硅胶G、硅胶GF_{254}、硅胶H、硅胶HF_{254}，G、H表示含或不含石膏黏合剂，F_{254}为在紫外光254nm波长下显绿色背景的荧光剂。按固定相粒径大小分为普通薄层板（10～40μm）和高效薄层板（5～10μm）。

在保证色谱质量的前提下，可对薄层板进行特别处理和化学改性以适应分离的要求，可用实验室自制的薄层板。固定相颗粒大小一般要求粒径为10～40μm。玻板应光滑、平整，洗净后不附水珠。

2.点样器　一般采用微升毛细管或手动、半自动、全自动点样器。

3.展开容器　上行展开一般可用适合薄层板大小的专用平底或双槽展开缸，展开时必须能密闭。水平展开用专用的水平展开槽。

4.显色装置　喷雾显色应使用玻璃喷雾瓶或专用喷雾器，要求用压缩气体使显色剂呈均匀细雾状喷出；浸渍显色可用专用玻璃器械或选择适宜的展开缸代用；蒸气熏蒸显色可用双槽展开缸或适宜大小的干燥器代替。

5.检识装置　为装有可见光、254nm及365nm紫外光光源及相应的滤光片的暗箱，可附加摄像设备供拍摄图像用，暗箱内光源应有足够的光照度。

6.薄层色谱扫描仪　系指用一定波长的光对薄层板上有吸收的斑点，或经激发后能发射出荧光的斑点进行扫描，将扫描得到的谱图和积分数据用于物质定性或定量的分析仪器。

（三）薄层色谱的操作

1.薄层板制备

（1）市售薄层板　临用前一般应在110℃活化30分钟。聚酰胺薄膜不需活化。铝基片薄层板、塑料薄层板可根据需要剪裁，注意剪裁后的薄层板底边的固定相层不得有破损。如在存放期间被空气中杂质污染，使用前可用三氯甲烷、甲醇或二者的混合溶剂在展开缸中上行展开预洗，晾干，110℃活化，置干燥器中备用。

（2）自制薄层板　将1份固定相和3份水（或加有黏合剂的水溶液，如0.2%～0.5%羧甲基纤维素钠水溶液，或为规定浓度的改性剂溶液）在研钵中按同一方向研磨混合，去除表面的气泡后，倒入涂布器中，在板上平稳地移动涂布器进行涂布（厚度为0.2～0.3mm），取下涂好薄层的薄层板，置水平台上于室温下晾干后，在110℃烘30分钟，随即置于有干燥剂的干燥箱中备用。使用前检查其均匀度，在反射光及透视光下检识，表面应均匀、平整、光滑，并且无麻点、无气泡、无破损及污染。

2.点样　在洁净干燥的环境中，用专用毛细管或配合相应的半自动、自动点样器点样于薄层板上。一般为圆点状或窄细的条带状，点样基线距底边10～15mm，高效板一般基线离底边8～10mm。圆点状直径一般不大于4mm，高效板一般不大于2mm。接触点样时注意勿损伤薄层表面。条带状宽度一般为5～10mm，高效板条带宽度一般为4～8mm。点间距离可视斑点扩散情况以相邻斑点互不干扰为宜，一般不少于8mm，高效板供试品间隔不少于5mm。

3.展开　将点好供试品的薄层板放入展开缸中，浸入展开剂的深度为距原点5mm为宜，密闭。一般上行展开8~15cm，高效薄层板上行展开5~8cm。溶剂前沿达到规定的展距，取出薄层板，晾干，待检测。

展开前如需要溶剂蒸气预饱和，可在展开缸中加入适量的展开剂，密闭，一般保持15~30分钟。溶剂蒸气预饱和后，应迅速放入载有供试品的薄层板，立即密闭，展开。如需使展开缸达到溶剂蒸气饱和的状态，则必须在展开缸的内壁贴与展开缸高、宽同样大小的滤纸，一端浸入展开剂中，密闭一定时间，使溶剂蒸气达到饱和再如法展开。必要时，可进行二次展开或双向展开，进行第二次展开前，应使薄层板残留的展开剂完全挥干。

点于同一薄层板的同一物质的斑点，在色谱展开过程中，常出现靠薄层边缘处斑点的R_f值大于中心区域斑点的R_f值的现象，此称边缘效应，如图7-14所示。边缘效应多数出现在极性强弱不等的混合溶剂展开系统中，用单一组分展开剂，边缘效应较为少见。薄层板置于未饱和展开缸中时，如果薄层板较大，展开时间较长，而展开剂挥发的速率不同，即当混合展开剂在薄层上移行时，由于被吸附剂吸附较弱的弱极性溶剂或沸点较低的溶剂，在薄层边缘较易挥发，从而使边缘部分溶剂极性比中心区大，因此，边缘斑点的R_f值大于中间的，又因薄层背面蒸气较稀薄，致使边缘处蒸气向背面移动，而边缘处蒸发掉的溶剂，由溶剂贮存器得到补充，边缘与中心区相比，有更多的展开剂沿边缘移动，溶质斑点也因此移动得高些。饱和及未饱和展开箱示意图见图7-15（a）及7-15（b）。为了减少边缘效应，可采取下列办法：①最好用较小体积的展开缸或将薄层板在缸内放置一定时间，待溶剂蒸气达到饱和后再行展开；②在展开缸内壁贴上浸湿展开剂的滤纸条；③如采用3cm以下的狭小薄板，只点2~3个点时，也会减小边缘效应。

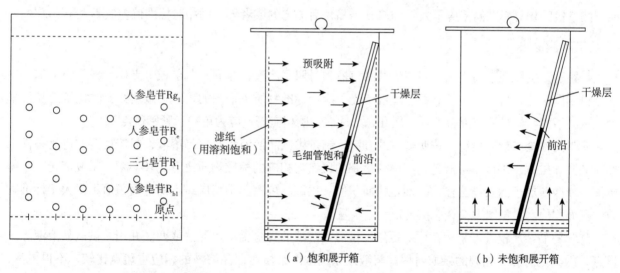

图7-14 人参皂苷类化合物边缘效应示意图　　　　图7-15 展开箱示意图

4. 显色与检识　有颜色的物质可在可见光下直接检识，无色物质可用喷雾法或浸渍法以适宜的显色剂显色，或加热显色，在可见光下检识。有荧光的物质或显色后可激发产生荧光的物质可在紫外光灯（365nm或254nm）下观察荧光斑点。对于在紫外光下有吸收的成分，可用带有荧光剂的薄层板（如硅胶GF_{254}板），在紫外光灯（254nm）下观察荧光板面上的荧光物质淬灭形成的斑点。

5. 记录　薄层色谱图像一般可采用摄像设备拍摄，以光学照片或电子图像的形式保存。也可用薄层色谱扫描仪扫描或其他适宜的方式记录相应的色谱图。

（四）系统适用性试验

按要求对实验条件进行系统适用性试验，即用供试品和标准物质对实验条件进行试验和调整，应符合规定的要求。

1.比移值（R_f） 系指从基线至展开斑点中心的距离与从基线至展开剂前沿的距离的比值。

$$R_f = \frac{基线至展开斑点中心的距离}{基线至展开剂前沿的距离} \qquad (7-15)$$

除另有规定外，杂质检查时，各杂质斑点的比移值R_f应在0.2～0.8之间为宜。

2.检出限 系指限量检查或杂质检查时，供试品溶液中被测物质能被检出的最低浓度或量。一般采用已知浓度的供试品溶液或对照品溶液，与稀释若干倍的自身对照品溶液在规定的色谱条件下，在同一薄层板上点样、展开、检识，后者显清晰可辨斑点的浓度或量作为检出限。

3.分离度（或称分离效能） 鉴别时，供试品与标准物质色谱中的斑点均应清晰分离。当薄层色谱扫描法用于限量检查和含量测定时，要求定量峰与相邻峰之间有较好的分离度，分离度（R）的计算公式为：

$$R=2(d_2-d_1)/(w_1+w_2) \qquad (7-16)$$

式中，d_1为相邻两峰中前一峰与原点的距离；d_2为相邻两峰中后一峰与原点的距离；W_1及W_2为相邻两峰各自的峰宽。除另有规定外，分离度应大于1.0。

在化学药品杂质检查的方法选择时，可将杂质对照品用供试品自身稀释的对照溶液溶解制成混合对照溶液，也可将杂质对照品用待测组分的对照品溶液溶解制成混合对照标准溶液，还可采用供试品以适当的降解方法获得的溶液，上述溶液点样展开后的色谱图中，应显示清晰分离的斑点。

4.相对标准偏差 薄层扫描含量测定时，同一供试品溶液在同一薄层板上平行点样的待测成分的峰面积测量值的相对标准偏差应不大于5.0%；需显色后测定的或者异板的相对标准偏差应不大于10.0%。

（五）测定法

1.鉴别 按照规定的方法，制备供试品溶液和对照品溶液，在同一薄层板上点样、展开与检识，供试品色谱图中所显斑点的位置和颜色（或荧光）应与标准物质色谱图的斑点一致。必要时化学药品可采用供试品溶液与标准溶液混合点样、展开，与标准物质相应斑点应为单一、紧密斑点。

2.限量检查与杂质检查 按照规定的方法，制备供试品溶液和对照品溶液，并按规定的色谱条件点样、展开和检识。供试品溶液色谱图中待检查的斑点与相应的标准物质斑点比较，颜色（或荧光）不得更深；或照薄层色谱扫描法操作，测定峰面积值，供试品色谱图中相应斑点的峰面积值不得大于标准物质的峰面积值。含量限度检查应按规定测定限量。

化学药品杂质检查可采用杂质对照法、供试品溶液的自身稀释对照法或两法并用。供试品溶液除主斑点外的其他斑点与相应的杂质对照品溶液或系列浓度杂质对照品溶液的相应主斑点比较，不得更深，或与供试品溶液自身稀释对照溶液或系列浓度自身稀释对照溶液的相应主斑点比较，不得更深。通常应规定杂质的斑点数和单一杂质量，当采用系列自身稀释对照溶液时，也可规定估计的杂质总量。

3.含量测定 照薄层色谱扫描法，按各品种项下规定的方法，制备供试品溶液和对照标准溶液，并按规定的色谱条件点样、展开、扫描测定。或将待测色谱斑点刮下经洗脱后，再用适宜的方法测定。

（六）薄层色谱扫描法

薄层色谱扫描法系指用一定波长的光照射在薄层板上，对薄层色谱中可吸收紫外光或可见光的斑点，或经激发后能发射出荧光的斑点进行扫描，将扫描得到的图谱及积分数据用于鉴别、检查或含量测定。可根据不同薄层色谱扫描仪的结构特点，按照规定方式扫描测定，一般选择反射方式，采用吸收法或荧光法。除另有规定外，含量测定应使用市售薄层板。

扫描方法可采用单波长扫描或双波长扫描。如采用双波长扫描，应选用待测斑点无吸收或最小吸收的波长为参比波长，供试品色谱图中待测斑点的比移值（R_f值）、光谱扫描得到的吸收光谱图或测得的光谱最大吸收和最小吸收应与对照标准溶液相符，以保证测定结果的准确性。薄层色谱扫描定量测定应保证供试品斑点的量在线性范围内，必要时可适当调整供试品溶液的点样量，供试品与标准物质同板点样、展开、扫描、测定和计算。

薄层色谱扫描用于含量测定时，通常采用线性回归两点法计算，如线性范围很窄时，可用多点法校正多项式回归计算。供试品溶液和对照标准溶液应交叉点于同一薄层板上，供试品点样不得少于2个，标准物质每一浓度不得少于2个。扫描时，应沿展开方向扫描，不可横向扫描。

PPT

第六节　纸色谱

纸色谱的载体是色谱滤纸，组成滤纸的纤维素分子中具有很多亲水性的羟基，当纤维素上的羟基与水结合后便形成了液-液分配色谱的固定相。将点有样品的滤纸一端浸于密闭展开室中的液体（展开剂）中时，由于毛细作用，展开剂会沿着滤纸向上运动，当展开剂到达样品斑点后，样品中的各组分便在展开剂和固定相间进行分配。在展开剂上行过程中，分配系数大的组分，在流动相中停留时间较短，运行速度相对较慢，反之，分配系数小的组分流动速度较快。当展开剂运行距离足够大时，各组分便得以分离。

一、纸色谱概述

纸色谱（paper chromatography，PC）又称纸上色层，是在滤纸上进行的色谱分析方法。它的分离原理一般认为是分配色谱。滤纸被看作是一种惰性载体，滤纸纤维素中吸附着的水分为固定相。由于吸附水有部分是以氢键缔合形式与纤维素的羟基结合在一起的，在一般条件下难以脱去，因而纸色谱不但可用与水不相混溶的溶剂作流动相，也可以用丙醇、乙醇、丙酮等与水混溶的溶剂作流动相。但实际上纸色谱的分离原理往往是比较复杂的，除了分配色谱外，还可能包括溶质分子和纤维素之间的吸附作用，以及溶质分子和纤维素上某些基团之间的离子交换作用，这些基团可能是在造纸过程中引入到纤维素上的。

纸色谱的操作一般是取滤纸条，在接近纸条的一端点上欲分离的试液，然后把滤纸条悬挂于玻璃圆筒，即色谱筒内，如图7-16所示，并让纸条下端浸入流动相中，开始展开。色谱进行一定时间，待溶剂前沿上升到接近滤纸条上端时，取出纸条，在溶剂前沿处做上记号，晾干滤纸条。如果试样中各组分是有色物质，在滤纸条上就可以看到各组分的色斑；如为无色物质，则可用各种方法使之显现出来，而后决定其位置。

各组分在纸色谱中的位置，也可用比移值R_f来表示。对于一定的纸色谱体系，R_f只与分配系数有关。不同的组分因其分配系数不同而有不同的R_f，因此根据R_f可以进行定性鉴定。但由于影响R_f的因素很多，从文献上查得的在某种色谱条件下某种组分的R_f只能作参考。为了进行定性鉴定，必须用纯物质，在同一滤纸上与试样并排点样，在相同条件进行对照色谱，得到相同的R_f时，才能认为二者可能是同一组分。但由于用某种展开剂展开时，可能有两种或两种以上组分具有相同的R_f，因此要确定某种组分，最好用两种以上不同的展开剂展开，这时如获得相同的R_f，才能确证某种组分。

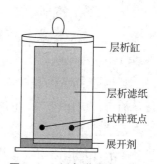

图7-16　纸色谱分离示意图

层析缸
层析滤纸
试样斑点
展开剂

二、纸色谱条件的选择

为了获得良好的色谱分离和重现性较好的R_f，必须适当选择和严格控制色谱条件。首先，色谱用纸（即载体）的选择十分重要。色谱用纸要组织均匀，平整无折痕，边缘整齐，以保证展开速度均匀。色谱用纸的纤维素要松紧合适，过于疏松，易使斑点扩散；过于紧密，则色谱进度太慢。但也要结合展开剂的性质和分离对象来考虑。当较黏稠的正丁醇作为展开剂时，应选较疏松薄型的快速滤纸；用石油醚、三氯甲烷等为展开剂时，应选用较紧密的较厚的慢速滤纸；试样中各组分的R_f相差较大时可用快速滤纸，反之则应用慢速滤纸。滤纸应质地纯净，杂质含量少，必要时可加以纯化处置。色谱用滤纸有多种不同规格可供选用，此外，还应注意滤纸纤维素的方向，应使色谱方向与纤维素方向垂直。

纸色谱中的固定液大多为纤维素中吸附着的水分，因而适用于水溶性有机物，如氨基酸、糖类等的分离，此时流动相多用以水饱和的正丁醇、正戊醇、酚类等，同时加入适量的弱酸和弱碱，如醋酸、吡啶、氨水以调节pH值并防止某些被分离组分的离解。有时也加入一定比例的甲醇、乙醇，以增大水在正丁醇中的溶解度，增加展开剂的极性。分离某些极性较小的物质，如酚类时，为了增加其在固定液中的溶解度，常用甲酰胺、二甲基甲酰胺、丙二醇等的溶液预先处理滤纸，使之吸着于纤维素中作为固定液，此时用非极性溶剂，如三氯甲烷、苯、环己烷、四氯化碳以及它们的混合溶剂等作展开剂。分离非极性物质，如芳香油等，往往采用液体石蜡、硅油、正十一烷等为固定液，这时常用极性溶剂水、甲醇、乙醇等作展开剂，这是反相色谱。纸色谱条件的选择最终还必须通过实践来决定。

三、纸色谱点样和展开

试样需溶于适当的溶剂中，最好采用与展开剂极性相似且易于挥发的溶剂，一般可用乙醇、丙酮、三氯甲烷，应尽量避免用水作溶剂，因为水溶液斑点易扩散，且不易挥发除去，但纸色谱也常用水为溶剂。如为液体试样，也可直接点样。纸色谱是微量分离方法，所点试样量一般为几微克到几十微克，随显色反应的灵敏度和滤纸的性能和厚薄而定，可通过实践确定。点样可用管口平整的玻璃毛细管（内径约为0.5mm）做成微量点样器，吸取试液，轻轻接触滤纸。一张滤纸条可并排点上数个试样，两点试液间应相距2cm，点样处应距离滤纸条的一端3～4cm。原点越小越好，一般直径以2～3mm为宜。如试液较稀，可反复点样数次，每次点样后应待溶剂挥发后再点，以免原点扩散。为了促使溶剂挥发，可用红外线灯照或用电吹风吹。

纸色谱常用上行法，如图7-16所示。色谱缸盖应密闭不漏气，缸内应先用展开剂蒸气饱和。上行法设备简单，应用较广，但展开较慢。对于R_f较小的试样用下行法可得到较好的分离效果。下行法是把试液点在滤纸条接近上端处，而把纸条的上端浸入盛展开剂的玻璃槽中，玻璃槽放在架子上，玻璃槽和架子整个放在色谱筒中。展开剂沿着滤纸条逐渐向下移动。

还可以利用圆形滤纸进行色谱。此时可在滤纸中心穿一小孔，小孔周围点上试液，小孔中插入一条由滤纸条卷成的纸芯。另取两只直径较滤纸略小的培养皿，在皿中放置展开剂，滤纸就平放在这只培养皿上，并使滤纸芯向下浸入展开剂中，上面再罩一只培养皿以防止展开剂挥发，见图7-17所示。展开剂沿着纸芯上升，待展开剂接触滤纸时就向小孔周围的滤纸扩散，点在小孔周

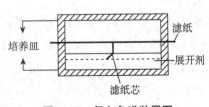

图7-17　径向色谱装置图

围的试样就随着展开剂向外移动而进行色谱，形成同心圆的弧形谱带，这种色谱称径向色谱，又称灯芯法。这种方法简单快速，适用R_f相差较大的各种组分的分离，亦可用作试探性分析。

对于组成极为复杂的试样，一次色谱往往不可能把各种组分完全分离，可用双向色谱。为此，用长方形或方形的滤纸，在滤纸的一角点上试液，先用一种展开剂朝一个方向展开，展开完毕溶剂挥发后，再用另一种展开剂朝着与原来垂直的方向进行第二次展开。如两次色谱展开剂选择适当，可以使各种组分完全分离。例如氨基酸、单糖的分离可用双向色谱法。

四、纸色谱显色和应用

对于有色物质，展开后即可直接观察到各个色斑。对于无色物质，应用各种物理的和化学的方法使之显色。最简单的是用紫外灯照。许多有机物对紫外光有吸收，或者吸收紫外光后能发射出各种不同颜色的荧光。因此可以观察有无吸收和荧光斑点，并记录其颜色、位置及强弱，从而进行检识。例如黄酮、生物碱在色谱展开后即可用这种方法检识。亦可喷以各种显色剂，例如被分离物质可能含有羧酸时，可喷以酸碱指示剂溴甲酚绿，如出现黄色斑，证明羧酸的存在；如可能为氨基酸，则可喷以茚三酮试剂，多数氨基酸呈紫色，个别呈紫蓝色、紫红色或橙色；如生物碱类可用改良碘化铋钾试剂显色，多数呈橙色。

由于纸色谱设备简单，操作方便，试样需用量少，分离后可在纸上直接进行定性鉴定，比较斑点面积和颜色深浅还可以进行半定量，因此纸色谱常用于有机化合物的分离和检出，但也可用于分离和检识无机物质。举例说明如下。

糖类的纸色谱常用水饱和的有机溶剂展开，其中以正丁醇-醋酸-水和水饱和的苯酚两种溶剂系统应用最为普遍。糖类的纸色谱常用显色剂有：硝酸银试剂；三苯四氮唑盐试剂；苯胺-邻苯二甲酸盐试剂；3,5-二羟基甲苯—盐酸试剂；过碘酸加联苯胺试剂等。

氨基酸的分离和检出需用双向色谱。先用酚-水（7:3）作展开剂进行第一次展开，再用正丁醇-醋酸-水（4:1:2）作展开剂进行第二展开，可分离出近20种氨基酸。展开后喷以茚三酮的丁醇溶液，使之显色。

药知道

传统中医药的有效性和科学性毋庸置疑，中药的有效成分是其发挥药效的物质基础。中药尤其是中药复方的化学成分复杂，因此从中提取、分离和精制有效成分是中药研究的核心，是中药产业化、现代化、国际化的关键。色谱分离是一种重要的中药有效成分分离技术，具有分离效率高，处理量大，能分离各种性质极其类似的物质的优点，在用于化学物质分析鉴定的同时，在中药活性成分的分离和纯化中起着重要作用。

中药及天然药物化学家姚新生院士长期致力于中药与天然药物活性成分及其应用开发研究，先后对人参、线麻叶、淫羊藿、板蓝根、软紫草、薤白、独活、银杏叶、粉背草藓、了哥王、龙葵等中药的活性成分及作用机制进行深入研究，成功研制开发4种新药。在中国药学会100周年纪念大会上以"药学教育家及天然药物化学家"名义被授予"特殊贡献奖"。姚新生院士不断创新，探索中药复方的研究，大力推动了中药和天然药物现代化和国际化进程。

PPT

第七节　联用技术

联用技术，是指将两种或两种以上的分析技术，通过恰当的接口在线连接起来，重新组合成一种更快速、更有效地分离和测试的技术。色谱法有很好的分离效能，但在分离后各组分的鉴定方面无法仅仅依靠色谱数据。而质谱法是一种卓有成效的鉴定方法，以其丰富直观的质谱峰信息，提供可靠的定性分析和结构分析结果。若将两者的优势结合起来，集色谱的高效分离效能与质谱鉴定效能于一体，可同时对复杂混合物进行有效分析。目前，LC-MS和GC-MS等联用技术在中药成分分析、环境污染、石油化工、食品和香料分析、医疗诊断、药物代谢、公安刑侦、兴奋剂和毒品检验中有广泛的应用。

一、液相色谱－质谱联用技术

（一）液相色谱和质谱的连接口

液相色谱质谱联用技术（liquid chromatography-mass spectrometer，LC-MS）是将应用范围极广的液相色谱法与灵敏、专属、能提供分子量和结构信息的质谱法联合的重要的现代分离分析技术。液相色谱主要分析热不稳定与难挥发物质，但质谱仪常用离子源需要检测样品处于气化状态，只有解决两者之间的不相适应问题才能实现联用。早期LC-MS接口技术的研究主要集中在去除LC溶剂方面，电离技术中的经典方法对于热不稳定以及难挥发的物质并不适用，例如化学电离源和电子轰击源。1980年以后，电喷雾电离（electrospray ionization，ESI）接口、大气压化学电离（atmosphere pressure chemical ionization，APCI）接口以及粒子束（particle beam，PB）接口等技术的出现，以及在LC中利用3μm颗粒固定相以及细径柱降低溶剂的用量和提高柱效，使LC-MS的研究取得了突破性进展。

1.电喷雾电离（ESI）接口　在LC-MS中应用最广且发展最快的技术就是LC-ESI-MS，ESI接口如图7-18所示，检测试样经六通阀进样，通过LC柱分离后，流出液流经毛细管喷嘴形成高度分散的带点扇形喷雾（在毛细管和对电极板之间施加3~8kV电压）。在常压区形成离子，在电位差以及压力差下通过干燥的N_2气帘（curtain gas）进入质谱仪的真空区。气帘可以使雾滴进一步分散，有助于溶剂蒸发；让离子在电压梯度下穿过进入质谱，并阻挡中性溶剂分子；离子流速度会因为分子-离子聚合体的形成而降低，聚合体是由于溶剂快速蒸发以及气溶胶快速扩散形成，气帘增加聚合体与气体碰撞的概率，使聚合体解体，碰撞可以诱导离子破碎，可提供化合物的结构性息。m/z可以给出与准分子有关的信息，重要的是可以产生大量的多电荷离子，因此可用于测定大分子化合物的分子质量，且最大相对分子质量可达200000。

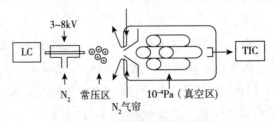

图7-18　电喷雾电离接口示意图

2.化学电离（APCI）接口　应用于LC-MS的APCI接口为热气动喷雾接口（heated pneumatic nebulizer interface）。如图7-19所示，中心毛细管通过辅助气和雾化气将进入的LC流出液喷射进入加热器，利用该加热的常压环境（100～120℃）喷射成雾滴状，由于采用APCI接口的LC-MS，分析物主要是通过化学电离途径进行电离，因此放置针状电晕放电电极于喷嘴附近，空气中的中性分子通过高压放电产生丰富的离子，例如N_2^+、O_2^-和O_2^+等，溶剂分子会在喷射出的气溶胶混合物与放电电极接近时进行电离，气态离子会与该电离进行分子反应，进而完成化学电离，在此过程中形成质子转移以及加成物等准分子离子。APCI主要产生的是单电荷离子，它所分析的化合物的相对分子质量一般都小于1000，且主要分析中等极性的分子。

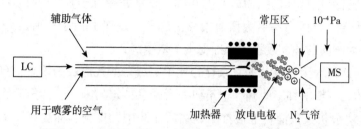

图7-19 热气动喷雾（大气压化学电离）接口示意图

3.粒子束（PB）接口 粒子束接口由三部分构成，如图7-20所示，气溶胶发生器、脱溶剂室及动量分离器（momentum separator）。LC流出液以雾化气体（氮）于气溶胶发生器形成气溶胶微滴，然后进入加热的脱溶剂室，在此形成较难的试样粒子与溶剂蒸气，此混合物经脱溶剂室尾喷嘴（nozzle）在动量分离器高真空的作用下，高速喷进动量分离器，分离器的轴向压力梯度使质量较重（动量较大）的粒子束聚集于喷射气流的中心而进入质谱的离子源（EI或CI），溶剂蒸气则被泵抽走。通常采用二级或三级动量分离器，这与GC-MS中的喷射式分子分离器相似。

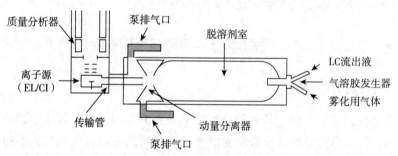

图7-20 粒子束接口结构示意图

（二）液相色谱质谱联用仪的分类

随着接口技术的突破，液相色谱质谱联用仪器也进入快速发展时期。1977年，LC-MS开始投放市场；1978年，LC-MS首次用于生物样品中的药物分析；1989年，LC-MS/MS取得成功；1991年，API LC-MS用于药物开发；1997年，LC-MS用于药物动力学筛选；1999年，API Q-TOF LC-MS/MS投放市场，大气压离子化接口的应用，彻底改变了面貌，使其迅速成为生物、制药、食品、化工、环境等领域中应用最广的分析仪器。

早期的液质联用仪都是单级四极杆质谱（即LC-MS模式），可对目标物进行全扫描和选择离子扫描，具有定量和定性的能力，但是在分析复杂基质样品时，LC-MS难以排除基质的干扰，不易解决共流出化合物的定性和定量，也无法区分同分异构化合物。采用多级质谱技术，通过提取目标离子进一步裂解的方式获取更多的分子信息，就可以轻易解决上述问题。因此，进入21世纪以来，多级质谱与HPLC的联用逐渐成为主流技术。目前，在各行各业应用最为广泛的液相色谱质谱联用仪主要有液相色谱-三重四极杆质谱联用仪、液相色谱-四极杆-飞行时间质谱联用仪、液相色谱-四极杆/线性离子阱-轨道离子阱质谱仪和液相色谱–离子阱–飞行时间质谱等。

（三）液相色谱质谱联用技术的应用

液相色谱质谱联用技术已经成为组合化学、蛋白组学和代谢组学研究工作中的重要研究方法之一，广泛应用于生物、医学、食品安全、农业、化工以及环境等各个领域。下面仅以中药成分代谢产物的研究为例说明液–质联用技术在中药研究中的应用。

中药活性成分的研究是中药体内代谢研究的基础。李淑娇等基于HPLC–Q–TOF/MS法对黄芩进行血清药物化学研究，初步鉴定口服黄芩后大鼠血中移行成分，发现了13个入血成分，其中10个为原型成分，3个为代谢产物，为阐明黄芩药效物质基础提供了依据。

中药有效部位的代谢研究因其成分的复杂性相比单一成分的代谢较为困难，且对有效部位代谢过程中不同化学成分之间的相互影响并不明确，这给研究者带来一定的困难。孙国玲等采用UPLC–Q–TOF与Metabolynx软件联用方法分析大鼠灌胃毛橘红醇提物后血浆中柚皮苷、柚皮素及其代谢产物，检测到柚皮苷（M_1）、柚皮素（M_2）、柚皮苷5–O–葡萄糖醛酸苷（M_3）、柚皮苷4′–O–葡萄糖醛酸苷（M_4）、柚皮素葡萄糖醛酸苷（M_5）、柚皮苷4′–O–硫酸酯（M_6）、羟基化柚皮素甲醚（M_7）、柚皮素葡萄糖醛酸基和硫酸酯基共价结合物（M_8）、羟基化柚皮素葡萄糖醛酸苷（M_9）。其中M_3、M_4、M_6为首次报道的柚皮苷代谢物，M_7、M_9为首次报道的柚皮素代谢物，为柚皮苷、柚皮素的体内代谢研究提供了新的依据。

迄今中药成分代谢产物的研究多局限在分析和结构推测鉴定水平，仅对少数可通过简单方法间接获取的代谢产物进行了较深入的生物学研究。因此，代谢产物的获取是深入研究其生物活性，进而明确中药药效和毒效的关键物质基础。代谢产物的制备途径主要有从生物样品中识别、分离制备，采用微生物转化的方法制备，采用化学合成或结构修饰的方法制备等方法。

二、气相色谱 – 质谱联用技术

（一）气相色谱质谱联用技术的特点

气相色谱法和质谱法的许多共同点是两种分析技术联用的有利条件。气相色谱分离和质谱分析过程都是在气态下进行的；气相色谱分析的化合物沸点范围适于质谱分析；气相色谱法和质谱法的检测灵敏度相当；气相色谱法和质谱法对样品的制备和预处理要求有相同之处。这些共同点，使得气相色谱和质谱联用时，无论色谱或质谱仪器在结构上几乎不必做任何改动，不同档次的气相色谱仪和质谱仪都可以组成联用系统。将色谱柱出口和质谱的进样口连接起来，使色谱柱流出的组分进入质谱系统并不困难，重要的是当色谱柱流出的组分不断进入质谱的离子源时，要求载气和组分所产生的压强不破坏质谱正常运行的真空，也就是说，色谱柱的流量和质谱真空系统的通道及真空泵抽速要匹配。另外，进入离子源的样品组分性质不能发生变化，且无损失。

（二）气相色谱质谱联用仪结构组成及作用

气相色谱质谱联用仪主要包括色谱部分、接口、质谱仪部分。接口的作用：质谱离子源的真空度在10^{-3}Pa，而GC色谱柱出口压力高达10^5Pa，接口的作用就是要使两者压力匹配；从GC色谱柱流出的气体中有大量载气，接口的作用是排除载气，使被测物浓缩后进入离子源。GC普遍使用毛细管色谱柱，流量大为降低，GC–MS联用多采取将色谱柱直接插入质谱的离子源的直接连接方式，接口仅仅是一段传输线，属于仪器的标准配置。如果所配的真空泵抽速有限，不能满足GC使用大孔径或填充柱大流量进样或其他特殊进样需要，可选择用来分流的接口配件，如毛细管限流器、喷嘴分离器及各种膜分离方式接口等。

（三）气相色谱质谱联用技术的应用

GC–MS联用的应用范围极为广泛，从生物医学、药物（包括中草药）、生态环境保护、疾病预防控制、食品安全、天然产物、石油及石油化工产品、化学化工产品、电子产品，到地球化学、法庭科学、军事科学各个领域。通常GC–MS联用要解决的分析问题，可以归纳成以下三个方面：①复杂混合物的成分分析；②杂质成分的鉴定和定量分析；③目标化合物残留的定量分析。

实例：利用气相色谱–三重四极杆质谱（GC–QQQ–MS/MS）法对人参发酵液中的人参皂苷等成分进行分析，得到总离子流图，如图7–21所示，根据不同保留时间下的质荷比，以及二级质谱信息进行数据库检索，鉴定物质信息，共检测出28种挥发性物质，其中酸类8种、酯类4种、醇类6种、醛类3种，其他类7种，为评价人参发酵液的香气成分提供依据。

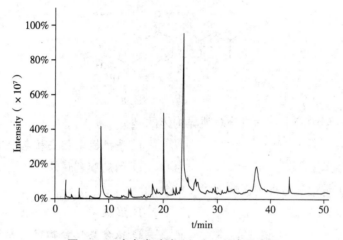

图7–21　人参发酵液GC–MS总离子流图

发酵过程中，醇的氧化或酵母代谢可产生酸类物质，酒精发酵与氨基酸转化产生可醇类物质，贮藏过程中的酯化反应可产生酯类物质，醇的氧化或酸的还原生成醛类物质，通过GC–MS检测发酵液中小分子和挥发性成分可对其中芳香性成分进行鉴定和评价。

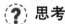 **思考**

在分离特定结构的黄酮类化合物时，如何通过LC-TOF-MS技术提供信息？

目标检测

答案解析

一、选择题

（一）A型题（单项选择题）

1.决定硅胶柱色谱分离效果的首要因素是（　　）

　　A.适合的洗脱剂 　　　　　　　　　　　　　　B.硅胶填料的目数

　　C.硅胶填料的含水量 　　　　　　　　　　　　D.样品在洗脱剂中的TLC上R_f值

2.用聚酰胺色谱分离下列黄酮类化合物，以醇–水混合溶剂洗脱，最先洗脱下来的是（　　）

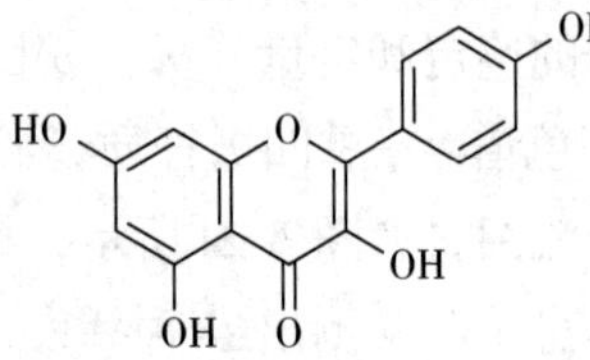

3.从喜树果中提取喜树碱，调节喜树果提取液的pH至（　　）后，加入适合型号的大孔树脂柱，进行富集

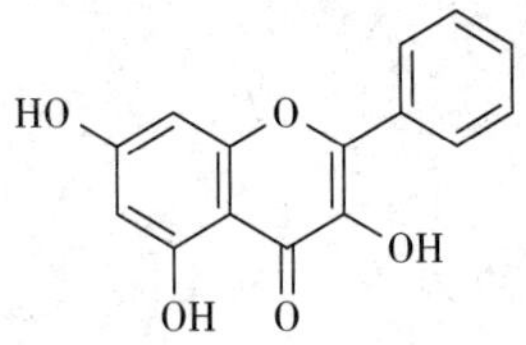

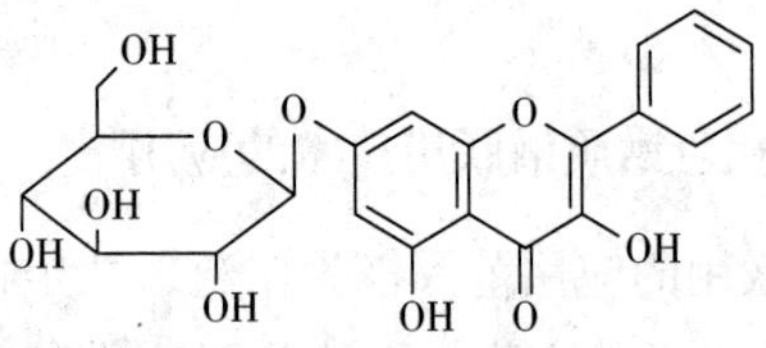

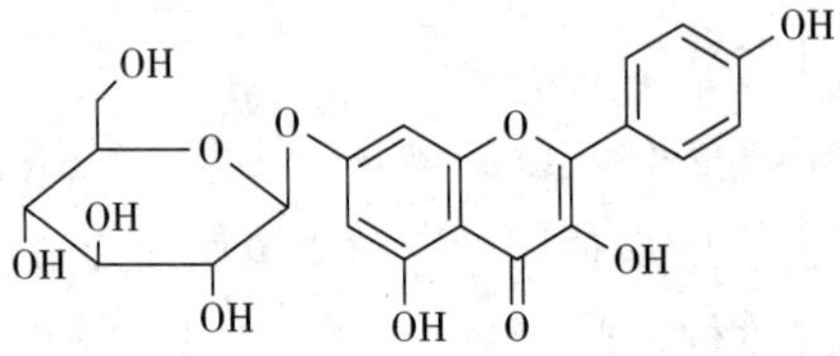

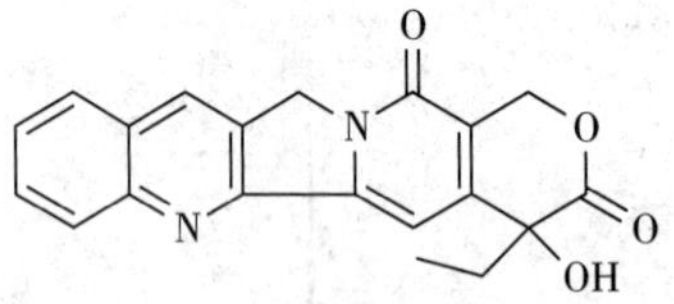

A. 4　　　　　　　　　B. 7　　　　　　　　　B. 8　　　　　　　　　D. 10

4.下列色谱法适于分离中药中化学成分对映异构体的是（　　）

    A.毛细管区带电泳　　　　　　　　　　　　B.手性固定相液相色谱法

    C.毛细管等电聚焦电泳　　　　　　　　　　D.细胞膜色谱法

5.下列哪个不是毛细管电泳分离的影响因素（　　）

    A.分离电压　　　　　　　　　　　　　　　B.温度

    C.分离缓冲溶液　　　　　　　　　　　　　D.被分离化合物中是否含有甲基

6.挥发油中的龙脑异构体的含量测定采用（　　）

    A.手性气相色谱法　　　　　　　　　　　　B.胶束毛细管电动色谱

    C.毛细管凝胶电泳　　　　　　　　　　　　D.毛细管电色谱

7.纸色谱中常用正丁醇–乙酸–水（4∶1∶5）作展开剂，展开剂正确的配制方法是（　　）

    A.三种溶剂按比例混合后直接用作展开剂

    B.三种溶剂按比例混合，振摇后，取上层作展开剂

    C.三种溶剂按比例混合，振摇后，取下层作展开剂

    D.依次按比例用三种溶剂作展开剂

8.进行纸色谱时，滤纸所起的作用是（　　）

    A.固定相　　　　　　B.展开剂　　　　　　C.吸附剂　　　　　　D.惰性载体

（二）X型题（多项选择题）

9.以下说法正确的是（　　）

    A.每克Sephadex G_{10}凝胶膨胀时吸水1.0g

    B.G值越小，交联度小，吸水性越小，分离的目标化合物范围越小

    C.Sephadex G_{10}分离的目标化合物范围比Sephadex G_{25}越小

    D.Sephadex LH-20在分离天然小分子化合物中的应用很广，可以用于胆固醇、脂肪酸、激素、维
       生素的分离

10.分离原理兼具选择性吸附和分子筛的吸附方法是（　　）

    A.凝胶色谱　　　　　　B.聚酰胺吸附　　　　　　C.大孔吸附树脂　　　　　　D. MCI微孔吸附树脂

11.影响高速逆流色谱（HSCCC）中分离效果的因素有（　　）

A. K 值　　　　　　　B.固定相 S_F 值　　　　　C.合适的溶剂体系　　　　D.仪器的转速

12.沙棘叶中主要含有槲皮素、山奈酚、异鼠李素，以下哪几类树脂可能有较好的吸附性（　　）

A.非极性　　　　　　　B.非极性+少量羧基　　　C.环己氨基　　　　　　　D.酰氨基

13.高速逆流色谱（HSCCC）中溶剂系统的选择标准有（　　）

A.选择合适的溶剂系统，使得样品在两相中的 K 值为 0.5~2

B.选择合适的溶剂系统，固定相SF值约为20%

C.样品在溶剂体系中需稳定

D.样品在溶剂体系中溶解度高

14.关于 Sephadex LH-20 的说法，正确的是（　　）

A. 与 Sephadex G-25 相比，Sephadex LH-20 兼具亲水性和亲脂性

B. 其分离原理以凝胶过滤为主，同时兼有反相分配和吸附作用

C. 既可使用正相溶剂又可使用反相溶剂洗脱

D. Sephadex LH-20 在溶剂中会溶胀，所以装柱前一定要让填料充分溶胀，否则会引起凝胶柱胀裂

15.按照功能单体与模板分子之间结合方式以及作用力的不同，分子印迹技术分为（　　）

A. 自组装法　　　　　B. 预组装法　　　　　　C.吸附法　　　　　　　D.结合法

二、简答题

1.液–液分配色谱的保留机制是什么？

2.化学键合固定相的优点有哪些？

3.高效液相色谱流动相应该具备什么特征？

4.试述热导池检测器的工作原理。有哪些因素影响热导池检测器的灵敏度？

5.薄层色谱试验中展开剂在薄层板上的迁移速度与哪些因素有关？

6.吸附薄层色谱中，欲使被分离的极性组分 R_f 值变小，一般可采用哪些方法？

7.薄层色谱和柱色谱的固定相有何异同点？薄层常用的黏合剂有哪些？

8.薄层色谱分离的基本操作步骤有哪些？

9.什么是边缘效应？产生的原因是什么？如何防止？

10.描述大气压电喷雾电离（ESI）和大气压化学电离（APCI）的工作原理。

11.试与单级质谱比较，多级串联质谱有哪些不同的特点？

12.试述质谱法对新化合物结构鉴定的基本步骤和方法。

13.气相色谱–质谱联机法中，离子源必须满足哪些要求？

14.气相色谱–质谱对未知样品进行定性分析的依据是什么？

15.聚酰胺柱色谱使用的分离对象有哪些？这是由该色谱填料的什么化学特征决定的？

16.大孔吸附树脂的解析率也是评价其分离性能重要参数。采用弱极性的DM-130型大孔树脂对银杏黄酮苷元类进行洗脱时，其解析率如下表，选择最适合的洗脱剂。

洗脱剂	解析率（%）
0.004g/L NaOH	23.12
30% EtOH	38.12
50% EtOH	50.23
70% EtOH	89.23
90% EtOH	96.56

17.沙棘叶中主要含有槲皮素、山柰酚、异鼠李素，若用苯甲氨基吸附树脂对其进行分离，下表为不同洗脱剂对提取物的洗脱效果，哪种洗脱剂最佳？

洗脱剂	黄酮苷洗脱率（%）	杂质洗脱率（%）
吡啶	100	100
冰醋酸	100	50.4
乙醇	98.8	24.5
丙酮	96.2	27.1
乙酸乙酯	62.2	23.5

18.简述影响毛细管电泳分离的因素。

19.高效毛细管电泳和高效液相色谱在分离方面的异同点。

20.毛细管电泳的分离模式有哪些？

21.简述高效毛细管电泳的特点。

22.在逆流色谱实验过程中造成固定相流失严重，保留率偏小，从而影响分离的原因可能有哪些？

23.逆流色谱溶剂系统的选择原则是什么？

24.高速逆流色谱的优点有哪些？

25.液滴逆流色谱和离心液滴逆流色谱的优缺点是什么？

26.分子印迹聚合物的优缺点是什么？

27.手性色谱分离的方法有哪些？

28.生物色谱技术的应用领域有哪些？

29.生物色谱法具有哪些突出的优点？

30.影响亲和色谱的因素有哪些？

31.亲和色谱有哪些优点？

32.贮存流动相为什么不能使用塑料容器？

33.流动相在使用前为什么要预先过滤并且脱气？

34.试述氢焰电离检测器的工作原理。如何考虑其操作条件？

35.简述在吸附薄层色谱中如何选择展开剂？欲使某极性物质在薄层板上移动速度加快，展开剂的极性应如何改变？

（徐　伟　孙彦君　越　皓）

第八章 中药各类化学成分的分离方法及应用

学习目标

通过本章学习，掌握中药各类化学成分的主要分离方法，具备应用各种分离方法分离纯化中药各类化学成分的技能。能够独立解决复杂成分分离的问题。

第一节 醌类化合物的分离方法

PPT

一、分离方法

源于中药的醌类成分多具有良好活性，如丹参中的丹参酮II_A、番泻叶中的番泻叶苷等，在中药研究中占有重要地位，需要分离纯化进行后续研究。

（一）柱色谱法

柱色谱是醌类化合物分离的主要方法。硅胶柱是最常用的色谱技术，载样量大、分离速度快是其主要优势，但要求化合物间的极性差异较大。Sephadex LH-20凝胶柱色谱和聚酰胺柱色谱除可有效分离分子量差异较大的苷元与苷，还适于酚羟基数目或位置差异较大的醌类化合物分离。反相硅胶柱色谱尤其适用于醌苷类化合物的分离，常用的填料为RP-18。Flash柱是常规液相柱的重要补充，主要适于中低压分离。大孔吸附树脂柱主要用于初步分离。需要注意的是，分离醌类化合物一般不采用氧化铝色谱，这是因为氧化铝可能对具有酚羟基的醌类成分形成死吸附，难以洗脱。

（二）高速逆流色谱法

高速逆流色谱（HSCCC）适于分配系数差异较大的成分分离，且制备量级较大。结构相近的成分仍需多种色谱结合或同种色谱反复进行。

（三）影响分离效率的因素

醌类化合物的分离方法不仅取决于被分离成分的结构和性质，还与分离的量级有密切关系。毫克级的分离可以采用硅胶、聚酰胺、Sephadex LH-20凝胶、HPLC等多种色谱技术，但是克级甚至更高量级的分离常采用大孔吸附树脂与聚酰胺色谱，甚至离子交换色谱技术。而且，分离的量级越大，越要谨慎设计提取工艺。因为提取过程中引入的杂质是分离过程的重要难题。采用碱溶酸沉法时，可能会引入一些内酯、有机酸等杂质。采用不同浓度乙醇作溶剂时，提取物中混入的杂质主要是溶解度相近的物质。分离过程中需要针对这些杂质的干扰，设计合适的分离方法。根茎与果实类中药的糖、有机酸等成分含量较高，往往大量混杂在醌苷的提取物中，虽经大孔吸附树脂预先纯化，但依然有较大残留。这些杂质可能没有紫外吸收，或者紫外吸收与目标化合物差别较大，导致在反相色谱制备过程中未被检识到，造成制备的目标化合物纯度较低。或因杂质的存在使目标化合物含量较低，造成液相制备的有效进样量小，分离效率低。除可以采用大孔吸附树脂柱预处理，还可采用载样量较大的硅胶柱或萃取法除去杂质。在提高被分离成分含量后，再依据被分离成分的性质和结构特点，选择有效的色谱法进行纯化。总之，遵循中药化学成分分离的五大差异原则，选择合适的色谱技术，是提高醌类成分分离效率的基本准则。

二、分离实例

（一）萘醌

1.紫草中紫草醌类成分的分离　新疆软紫草（*Arnebia euchroma*）的干燥根1.5kg，粉碎后，用10倍体积石油醚（60~90℃）浸渍提取，滤过，减压回收石油醚，至较小体积，再用真空干燥箱40℃真空干燥，得干膏63.0g。先除去高级脂肪酸，再经反复硅胶柱色谱分离，用不同比例的石油醚–二氯甲烷、石油醚–乙酸乙酯、石油醚–丙酮、丙酮等进行梯度洗脱，再经结晶、重结晶处理，分别得到去氧紫草素、β,β–二甲基丙烯酰紫草素、乙酰紫草素、紫草素、丙酰紫草素和乙酰氧基异戊酰紫草素。

新疆软紫草根中富含苯醌类成分，经长时间加热或高温加热，易于生成黑色聚合物，具有浓烈的臭味。因此，采用冷浸提取法保护此类成分。另外，在分离紫草醌类成分前，除去脂肪酸的目的是富集被分离成分，常用石油醚、环己烷等小极性溶剂进行液–液萃取或液–固萃取。针对紫草醌类成分的热不稳定性，石油醚是首选溶剂。因被分离的紫草醌类成分极性相近，单次分离难以获得纯品，故通过硅胶柱反复纯化，达到一定纯度后，借助化合物的结晶性，采用结晶和重结晶技术，实现纯化。结晶法与色谱法结合往往是结晶性物质分离常用的方法。

2.紫花青霉发酵液中萘醌类成分的分离　紫花青霉菌（*Quambalaria cyanescens*）发酵液7L，经离心，过滤后，用含3%醋酸的乙酸乙酯（V/V）萃取3次，萃取液用无水硫酸钠脱水，减压干燥，得棕色物3.2g；用梯度甲醇–水（含1%三氟乙酸）为流动相，经液相色谱制备（DAD检测器，Phenomenex C_{18}柱），分别得到mompain（11.3mg）、quambalarine A（12.5mg）、quambalarine B（20.5mg，）、quambalarine C（3.8mg）和quambalarine D（3.5mg）。上述分离得到的含quambalarine B的组分约240mg，经薄层色谱分析发现3个斑点（碘熏显色），提示其不纯。将此不纯物用乙醚萃取，得萃取物80mg，再经硅胶柱色谱分离，用二氯甲烷–环己烷（1∶1）→二氯甲烷→二氯甲烷–甲醇–三氟乙酸（95∶5∶0.1）梯度洗脱，最终得到较纯的quambalarine B。紫花青霉发酵液中萘醌类成分结构式如图8–1所示。

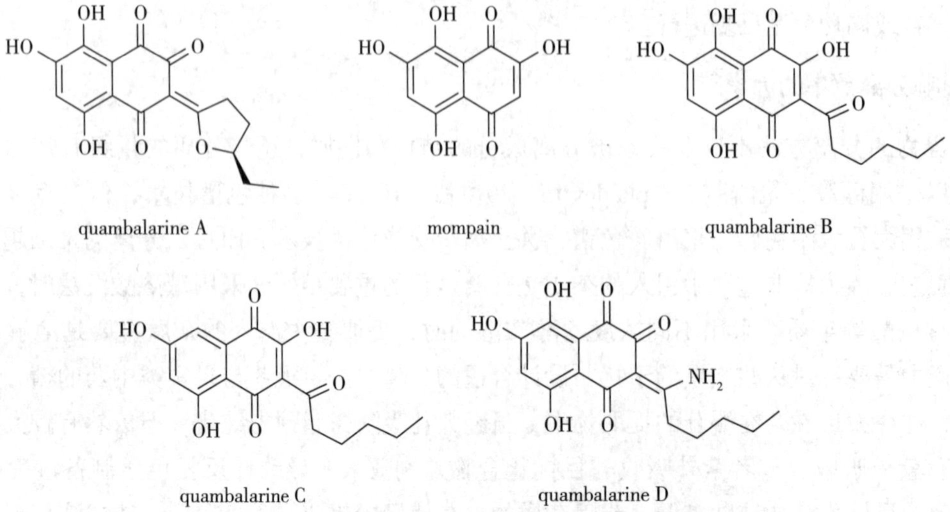

图8–1　紫花青霉发酵液中萘醌类成分结构式

由此可见，液相色谱对结构相近的化合物分离有良好优势，但不能解决所有问题。Quambalarine B的分离是利用溶解性差异，先用乙醚萃取的方法去除杂质，提高混合物中quambalarine B的含量，再用硅胶柱进行分离，最终获得高纯度的quambalarine B。利用极性、溶解度等性质设计合理的分离纯化方法，可提高分离效率。常压硅胶、凝胶等柱色谱分离过程中，常采用TLC法检识洗脱液，合并成分相同的洗脱液，必要时也可使用HPLC法。碘蒸气法检识薄层斑点适用范围较广，辅助其他显色剂，可以更全面地检识被分离物质及其杂质。

（二）菲醌

1. 细茎石斛中2种菲醌的分离　细茎石斛（*Dendrobium moniliforme*）干燥茎0.33kg，剪碎，依次用环己烷（3.5L×6）、乙酸乙酯（3.5L×7）和甲醇（3.5L）室温浸渍。取乙酸乙酯提取物7.05g，经硅胶柱色谱分离，用环己烷-乙酸乙酯（8:2, 7:3, 6:4, 5:5, 3:7, 1:9, 0:10）梯度洗脱，得到15个流分（Fr.1~15）。环己烷-乙酸乙酯（6:4）洗脱所得的Fr.6和Fr.7，以三氯甲烷-甲醇（1:1）为洗脱剂，分别用Sephadex LH-20柱纯化，再经硅胶柱色谱分离，用环己烷-乙酸乙酯（4:1）洗脱，最后经薄层色谱制备，用苯-乙酸乙酯（4:1）为展开剂，得到moniliformin与denbinobin。细茎石斛中2种菲醌成分结构式如图8-2所示。

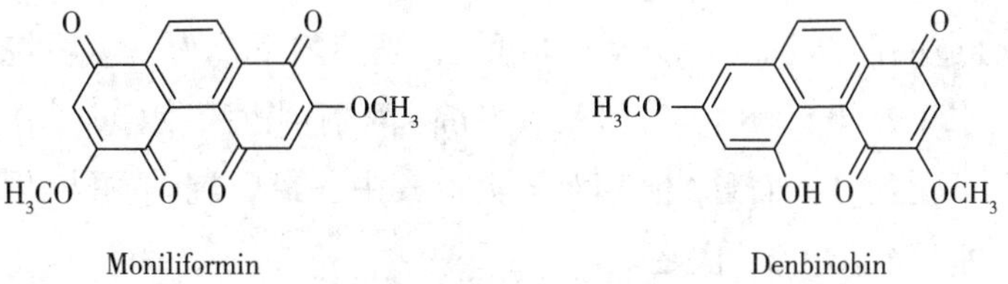

Moniliformin　　　　　　　　　　　Denbinobin

图8-2　细茎石斛中2种菲醌成分结构式

2. 丹参中菲醌的分离　丹参干燥根5kg，甲醇浸渍提取3次，每次用甲醇30L，每次浸渍10~15天，合并浸渍液，减压回收溶剂，得丹参浸膏（500g），用少量甲醇溶解，拌入适量硅胶，挥干溶剂后，依次用石油醚、乙酸乙酯、乙醇洗脱，分别得不同溶剂的提取物。石油醚提取物260g，经常压硅胶柱色谱分离，用二氯甲烷-乙酸乙酯（0:100→100:0）梯度洗脱，洗脱液经合并，共得6个流分（Fr.1~6）。Fr.2、3、4经乙醇重结晶，分别得到丹参酮Ⅱ、丹参酮Ⅰ和隐丹参酮。Fr.2的重结晶母液经浓缩后，再经真空硅胶柱色谱分离（硅胶：200~300目，洗脱液：苯-乙酸乙酯100:0→0:100），共得8个流分（Fr.1~8）。其中，Fr.2、4、5分别用制备薄层进行分离，得到异丹参酮-1、异丹参酮-Ⅱ和2,3-二氢-4,4-二甲基-11,12-二羟基-13-异丙基菲酮。流分3和4的重结晶母液按流分2的方法处理，分别得到异隐丹参酮、甲基丹参酮酯和氢化丹参酮。

当萃取过程易于乳化或被萃取物量过大时，可用固相萃取。具体方法如上所述，先将被萃取物用适当溶剂溶解，拌入硅胶或硅藻土，待溶剂挥干后，装入柱中，用萃取溶剂进行洗脱，合并所得洗脱液，减压浓缩即可。这种方法也可用于工业级制备。

（三）蒽醌

1. 何首乌中蒽醌的HSCCC法分离　何首乌饮片用65%乙醇回流提取，提取液减压浓缩至每1ml含生药1g的浓度，经H103型大孔吸附树脂柱（径高比1:6，柱体积与上样生药量比例为1:2）分离，先用3倍柱体积蒸馏水洗脱，再用7倍柱体积60%乙醇水溶液洗脱，最后用5倍柱体积95%乙醇水溶液洗脱，收集95%乙醇洗脱液，减压浓缩，再经真空干燥（60℃）干燥，得总蒽醌粗提物。

取上述粗提物样品约4mg，置于10ml试管中，分别加入已平衡好的两相溶剂中（上下相各4ml），超声（500W，40kHz）振荡混匀，使样品完全溶解后，转移至分液漏斗中，静置分层。待分配平衡后，分别取上下相各1ml，水浴蒸干，用1ml色谱甲醇溶解，注入高效液相色谱仪，测定样品中各成分在上相的峰面积A_1及其在下相的峰面积A_2，计算分配系数K（$K=A_1/A_2$）。结果表明，样品中4个主要成分在三氯甲烷–正丁醇–甲醇–水、三氯甲烷–丙酮–甲醇–水和三氯甲烷–甲醇–水系统中均有良好的分配系数。按上机用量配制溶剂，充分混匀后在分液漏斗中静置分层，待两相平衡后，将两相分别放置试剂瓶中，超声脱气20分钟，静置至室温后再使用。取上相（固定相）500ml，以10ml/min的速度泵入HSCCC分离管中，待固定相充满螺旋管柱时，记录管柱内体积V_1。开启主机，转速为900r/min，待转速稳定后，以2ml/分钟的速度泵入下相（流动相），当流动相开始流出时，即为两相平衡，记录被流动相推出的固定相体积V_2，根据$(V_1-V_2)/V_1 \times 100\%$计算固定相的保留率，确定最优溶剂系统组成为三氯甲烷–甲醇–水（4：3：2，V/V）。然后称取样品粉末100mg，加入等体积的上/下相混合溶剂20ml超声溶解，待流动相曲线稳定后（波长254nm），将此样品溶液注入注射阀，按色谱峰切割模式收集流分，氮气吹干，得到4个化合物，经鉴定为大黄素（Ⅰ）、大黄素–8–O–β–D–吡喃葡萄糖苷（Ⅱ）、大黄素甲醚–8–O–β–D–吡喃葡萄糖苷（Ⅲ）、羟基大黄素（Ⅳ）。

使用HSCCC法进行分离时，需要通过测定目标化合物在两相溶剂系统的K值，并计算目标化合物之间的β值，从而优选出合适的溶剂系统。由表8-1可见，当溶剂系统为三氯甲烷–甲醇–水（4：3：2）、三氯甲烷–丙酮–甲醇–水（9：0.5：8：8）和三氯甲烷–丙酮–甲醇–水（4：0.1：3：2）时，4个目标化合物的K值均远大于1或小于1，而且β值相对较大，其中三氯甲烷–丙酮–甲醇–水（9：0.5：8：8）最好，三氯甲烷–甲醇–水（4：3：2）次之。

表8-1 不同溶剂体系下目标化合物Ⅰ、Ⅱ、Ⅲ、Ⅳ的K值

溶剂体系		K			
组成	比例	Ⅰ	Ⅱ	Ⅲ	Ⅳ
三氯甲烷–甲醇–水	4：3：2	1.40	0.30	0.40	0.22
三氯甲烷–丙酮–甲醇–水	9：0.5：8：8	1.90	0.58	1.40	8.26
	9：1：8：8	1.56	0.26	0.25	0.02
	4：0.1：3：2	1.19	0.31	0.43	0.27
	4：0.2：3：2	0.69	0.25	0.17	0.19
三氯甲烷–正丁醇–甲醇–水	4：0.2：4：2	0.51	0.39	0.25	0.24
	4：0.2：3：2	0.99	0.30	0.42	0.33
	5：0.2：3：2	0.99	0.26	0.35	0.28
	4：0.2：3：2	0.80	0.17	0.20	0.02

虽然理论上，高速逆流色谱可以实现固定相在管路中恒定，但实际工作中却难以实现。因此，良好的固定相保留率也是HSCCC的重要参数。一般要求固定相的保留率大于40%。因此综合考虑样品在溶剂系统中的溶解度、K值、β值及溶剂系统的固定相保留率（75.5%），最终选择三氯甲烷–甲醇–水（4：3：2）为分离系统。因此，在使用HSCCC法分离时，需将K值与β值合适的溶剂系统上机预试，确保良好的保留率后才能放大实验。

2. 大黄中游离蒽醌的分离 由于蒽醌类化合物具有一定的酸性，为了提高HSCCC法的分离效率，可在两相系统中加入一定量的酸或碱，提高分配系数比。如，采用HSCCC法分离大黄中游离蒽醌时，以正己烷–乙酸乙酯–甲醇–水（9：1：5：5）系统的上相中加入三氟乙酸使其终浓度达到5mmol/L，作

为固定相，在下相中加入25%的氨水使其终浓度达到2mmol/L，作为流动相。主机正转转速800r/min，λ=254nm，流速1ml/min，进样量为5ml（含20mg大黄粗提取物的样品溶液），洗脱90分钟后，再向剩余流动相中加入25%的氨水，使下相中氨水浓度达到4.8mmol/L，继续洗脱，分别到5个色谱峰流分。当色谱峰5完全洗脱后，主机反转，转速为400r/min，以上相为流动相，流速为1ml/min，得到峰6和峰7。经HPLC鉴定，峰3~峰7分别为芦荟大黄素、大黄酸、大黄素、大黄酚、大黄素甲醚，结构式如图8-3所示。

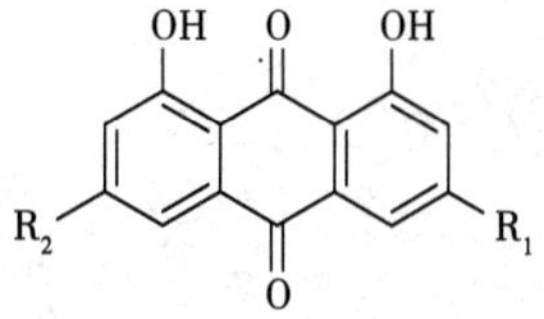

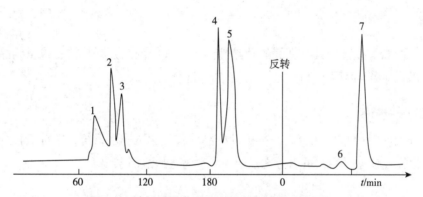

大黄酸	R_1=COOH,	R_2=H
大黄素	R_1=OH,	R_2=H
芦荟大黄素	R_1=CH$_2$OH,	R_2=H
大黄素甲醚	R_1=OCH$_3$,	R_2=CH$_3$
大黄酚	R_1= H,	R_2=CH$_3$

图8-3　大黄中游离蒽醌成分结构式

由于蒽醌类化合物有差异，特定pH值下可以获得良好的分配系数差异。根据被分离成分在两相溶剂中的K值，通过主机正转或反转，改变固定相与流动相，可提高分离速度。如本例中的大黄酚、大黄素甲醚，如果一直用正转，也可能完成分离，但保留时间过长，但待保留时间较小的色谱峰出柱后，主机反转，分离保留时间过长的成分，可大大缩小分离时间。高速逆流色谱分离的主机正转反转图示见图8-4。

图8-4　高速逆流色谱分离的主机正转反转图示

3.茜草中游离蒽醌的分离　茜草95%乙醇提取物的三氯甲烷萃取物，用硅胶柱色谱分离，以三氯甲烷-乙酸乙酯（10∶1）洗脱，得到1,3,6-羟基-2-甲基蒽醌。乙醚萃取物经硅胶柱色谱分离，用石油醚-三氯甲烷洗脱，分别得到1-羟基蒽醌和1,2,4-三羟基蒽醌，结构式如图8-5所示。

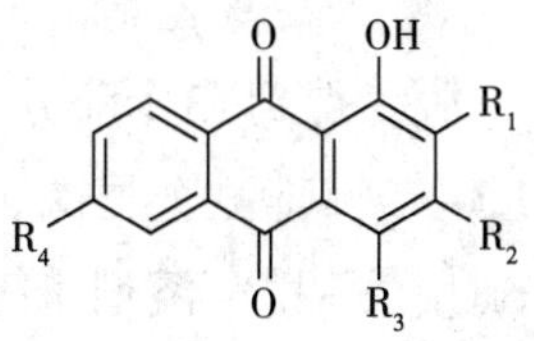

1,3,6-三羟基-2-甲基蒽醌	R_2=R_4=OH, R_1=CH$_3$, R_3=H
1-羟基蒽醌	R_1=R_2=R_3=R_4=H
1,2,4-三羟基蒽醌	R_1=R_3=OH, R_2=R_4=H

图8-5　茜草中游离蒽醌成分结构式

由于被分离的3个化合物极性差异较大，可用硅胶柱分离。但在分离前，需要采用硅胶薄层板预试，优选出ΔR_f差值最大的洗脱系统，才能得到良好的结果。

4.何首乌中蒽醌苷的分离　何首乌干燥块茎（10kg）的90%乙醇渗漉提取物，加水混悬后，依次用三氯甲烷、乙酸乙酯、正丁醇萃取，得到三个部分。取乙酸乙酯萃取物425g，经硅胶柱色谱分离，用三氯甲烷-甲醇（95∶5→0∶100）梯度洗脱。三氯甲烷-甲醇（15∶85）洗脱部分再经硅胶柱分离，得到大黄素–8–*O*–*β*–D–吡喃葡萄糖苷；三氯甲烷–甲醇（5:1）洗脱部分经反复硅胶柱色谱和Sephadex LH–20柱纯化，得到大黄素–8–*O*–（6'–*O*–乙酰基）–*β*–D–吡喃葡萄糖苷和大黄素甲醚–8–*O*–*β*–D–吡喃葡萄糖苷。

PPT

第二节　苯丙素类化合物的分离方法

一、分离方法

（一）柱色谱法

柱色谱是分离苯丙素类化合物最有效的方法，常用的填料包括硅胶、聚酰胺、Sephadex LH–20凝胶、MCI树脂和大孔吸附树脂等。苯丙酸常以酯键聚合的形式存在，有时还以盐的形式存在于植物体中。因结构中常有游离酚羟基和羧基，可用聚酰胺和Sephadex LH–20凝胶色谱进行分离。由于同分异构体较多，也常用中低压RP–18柱色谱进行制备。为了有效抑制其色谱峰的拖尾，常在流动相中加入微量的甲酸、醋酸或磷酸。香豆素苷用Sephadex LH–20凝胶和液相制备可以得到较为理想的分离效果。木脂素类成分分离的最大难题是同分异构体的分离，多色谱联用是主要解决办法。

（二）结晶法

简单苯丙素与游离香豆素均具有良好的结晶性，可以采用色谱分离与结晶或重结晶结合的方法进行纯化。结晶溶剂用石油醚–丙酮、环己烷–乙酸乙酯等混合溶剂。

（三）高速逆流色谱法

苯丙素类成分也可用HSCCC法分离，小极性样品，首先尝试非水系统；中等极性样品，可用极性的含水系统预试；极性较强的样品，可以考虑正丁醇–水为主的溶剂系统。

二、分离实例

（一）简单苯丙素

1. 牛蒡根中咖啡酰奎宁酸类化合物的分离　干燥的牛蒡根（25kg）的70%乙醇提取物混悬于适量水中，上NKA–8大孔吸附树脂柱，依次用水、10%、30%、50%、70%及95%乙醇溶液梯度洗脱，共得到5个流分（Fr.1~5）。Fr.2经MCI柱色谱分离，用甲醇–水梯度洗脱，得到13个流分（Fr.2–1~2–13）。Fr.2–4经半制备HPLC分离（13%乙腈–0.1%甲酸水）分别得到1,3–二咖啡酰奎尼酸、1,5–二咖啡酰奎尼酸、绿原酸甲酯与3–咖啡酰奎尼酸。Fr.4经硅胶柱分离，用二氯甲烷–甲醇溶剂系统梯度洗脱，得到5个流分（Fr.4–1~4–5）。Fr.4–4经ODS柱色谱纯化，用甲醇–水梯度洗脱，得到5个流分（Fr.4–4–1~4–4–5）。其中，Fr.4–4–2经半制备HPLC（13%乙腈–0.1%甲酸水）分离纯化，得到1,5–二咖啡酰–3–苹果酰甲酯奎尼酸、1,3,5–三咖啡酰奎尼酸、3,4–二咖啡酰奎尼酸甲酯、3,4–二咖啡酰奎尼酸与3,5–二咖啡酰奎尼酸。Fr.4–4–3经ODS开放柱色谱分离，用甲醇–水梯度洗脱，得到12个流分（Fr.4–4–3–1~4–4–3–12）。Fr.4–4–3–4经制备HPLC分离（乙腈–水–甲酸17:83:0.1），得到4,5–二咖啡酰奎尼酸甲酯和5–咖啡酰奎尼酸。Fr.4–4–3–6经制备HPLC分离（20%乙腈–0.1%甲酸水），得到1,5–二咖啡酰–3–琥珀酰甲酯奎尼酸、3,5-二咖啡酰奎尼酸甲酯、1,3-二咖啡酰-5-(2-咖啡酰-4-苹果酰)-奎尼酸和4-咖啡酰奎尼酸。

咖啡酰奎宁酸的粗提物中常混有大极性杂质，可用大孔吸附树脂和MCI树脂去除。由于咖啡酰奎宁酸类成分的酸性较强，在反相色谱中常形成拖尾，影响分离度，制备时可在流动相中加酸抑制。因甲酸具有挥发性，后续处理简单，是良好的选择，常用的浓度为0.1%（V/V）。

2.南丹参中丹酚酸类成分的分离 南丹参（*Salvia bowleyana* Dunn）干燥根的粗粉3.7kg，乙醇提取后的药渣，用水提取3次，水提液减压浓缩后加入乙醇至含醇量为70%，静置，过滤，滤液浓缩后，依次用三氯甲烷、乙酸乙酯、正丁醇萃取。乙酸乙酯萃取部分用硅胶干柱分离，以三氯甲烷-甲醇-甲酸（84：15：1）洗脱后，切割为5份，每份用甲醇洗脱，合并相同成分的部分，得1~3份及4~5份两部分。各部分先经Sephadex LH-20柱纯化，再经多次制备薄层分离，用不同配比的三氯甲烷-甲醇-甲酸展开，得到咖啡酸、迷迭香酸、迷迭香酸甲酯、丹酚酸A、丹酚酸C。正丁醇部分经多次薄层制备后得到丹酚酸B。

硅胶干柱色谱的优点是"所见即所得"，洗脱速度快，可避免成分变化。最佳硅胶薄层色谱条件可直接应用。色带切割时需要注意的是，薄层板为上行展开，而硅胶柱是下行展开。硅胶干柱色谱的缺点是载样量相对湿柱色谱小。

（二）香豆素

1.北沙参中香豆素的分离 北沙参（*Glehnia littoralis* Fr.Schmidt ex Miquel）干燥根的乙醇提取物219g，混悬溶于水中，以石油醚脱脂，再依次用乙酸乙酯（0.5L×5）和正丁醇（0.5L×5）萃取。得到的乙酸乙酯萃取部分经硅胶柱色谱分离，用三氯甲烷-甲醇（100：0→90：10）→三氯甲烷-甲醇-水（80：20：2→70：30：2）→甲醇度洗脱，得到6个流份（Fr.1~Fr.6）。Fr.1经硅胶柱色谱分离，用正己烷-乙酸乙酯（100：0→20：80）梯度洗脱，分别得到异欧前胡素、补骨脂素、蛇床子素、佛手柑内酯合。Fr.2经硅胶柱分离，用正己烷-乙酸乙酯（100：0→20：80）梯度洗脱，得到花椒毒酚、东莨菪素、花椒毒素。结构式如图8-6所示。

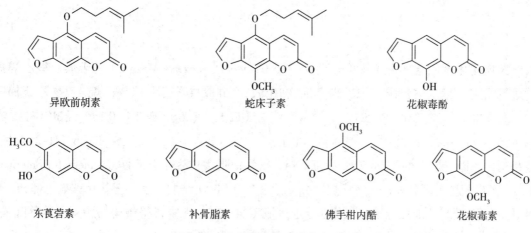

图8-6 北沙参中香豆素成分结构式

2.对节白蜡中香豆素的分离 对节白蜡（*Fraxinus hupehensis*）叶子10.0kg，25℃条件下干燥，粉碎，室温条件下80%甲醇提取3次（60L），滤过，滤液减压干燥，得浓缩物1.02kg，混悬于水中（1.5L），依次用石油醚、乙酸乙酯和正丁醇萃取，并回收溶剂。取乙酸乙酯萃取物180g，经硅胶柱分离，三氯甲烷–甲醇（20∶1, 18∶1, 16∶1, 14∶1, 12∶1, 10∶1, 8∶1, 6∶1, 4∶1, 2∶1, 1∶1）洗脱，得到26个流份（Fr.A～Z）。Fr.F经硅胶柱分离，以三氯甲烷–甲醇（9∶1→1∶100）梯度洗脱，得到18个流分（Fr. F1～F18）。Fr.F1用三氯甲烷–甲醇（4∶1）混合液溶解，置于10℃重结晶，得到白蜡树苷（fraxin）。流分G溶于甲醇，滤过，滤液回收溶剂后经硅胶柱色谱分离，用三氯甲烷甲醇（20∶1→5∶1）梯度洗脱，得到5个流分（G1～G5）。其中，G5经重结晶得到秦皮素（fraxetin）与七叶内酯（esculetin）。Fr.O经硅胶柱色谱分离，用三氯甲烷–甲醇（5∶1→2∶1）洗脱，得到3个流份（O1～O3）。Fr.O2经重结晶得到菊苣苷（cichoriin）。Fr.L经Sephadex LH-20柱色谱分离，用甲醇洗脱，得到橄榄苦苷（oleuropein）。Fr.P经C$_{18}$反相柱色谱分离，用甲醇–水（50∶50→100∶0）洗脱，得到10个流分（P1～P10）。Fr.P8经C18反相柱色谱分离，用MeOH-H$_2$O（70∶30）洗脱，得双七叶内酯（euphorbetin）。结构式如图8-7所示。

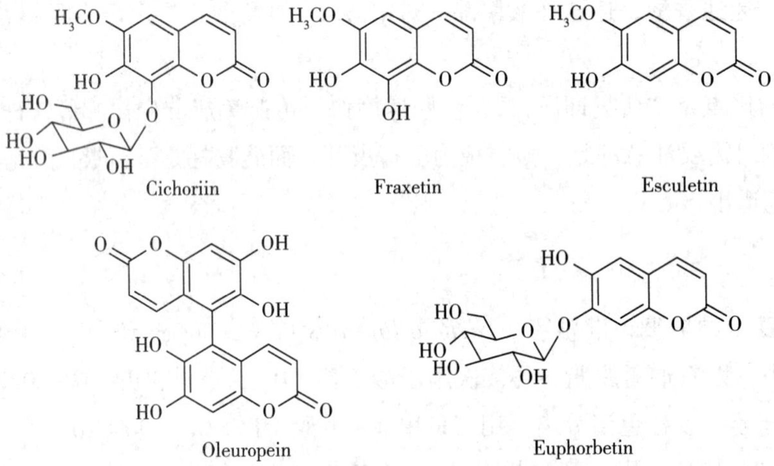

图8-7　对节白蜡中香豆素成分结构式

虽然游离香豆素类成分可以采用反相硅胶与正相硅胶进行分离，但是利用香豆素类成分的结晶性，可以简化分离过程。由于游离香豆素类成分具有挥发性，在分离过程中需要加快速度或保持较低温度，以减少损失。

（三）木脂素

1.东北天南星中木脂素的分离　　取东北南星（*Arisaema amurense* Maxim.）的干燥块根乙醇提取浸膏400g，加水混悬，用乙酸乙酯萃取，得萃取物105g，经硅胶柱分离，以环己烷–乙酸乙酯梯度洗脱（100∶0, 50∶1, 25∶1, 10∶1, 5∶1），得6个流分（Fr.1～Fr.6）。Fr.2（10.1g）经MCI树脂柱色谱分离，以30%→90%甲醇梯度洗脱，得到4个流分（Fr.2-1～2-4）。Fr.2-2经Sephadex LH-20柱纯化后，经高效液相制备，以乙腈–水（25∶75）为流动相，得松脂素、落叶松脂醇、3-methyl-isomericanol A。Fr.3（16.3g）经硅胶柱色谱分离，以环己烷–乙酸乙酯（80∶20）洗脱，富集三氯化铁显色部分，经MCI树脂柱纯化后，再经制备液相分离，以甲醇–水溶液（24∶76）洗脱，得橄榄树脂素、异落叶松脂素、3,4-dimethoxy-isoamericanol A、isoamericanol A、去氢双松柏醇、3,3'-bisdemethylpinoresinol、americanol A。结构式如图8-8所示。

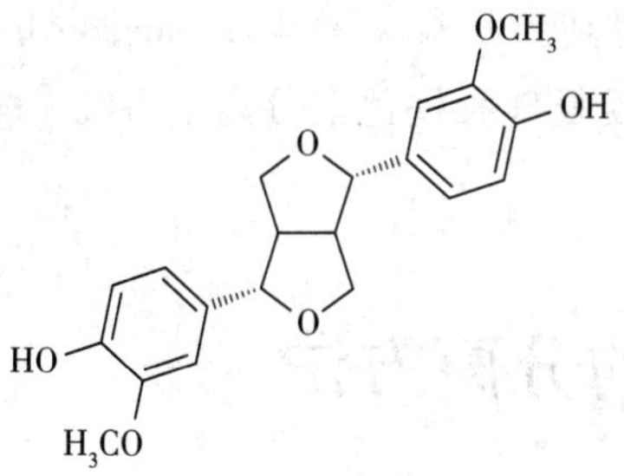

松脂素

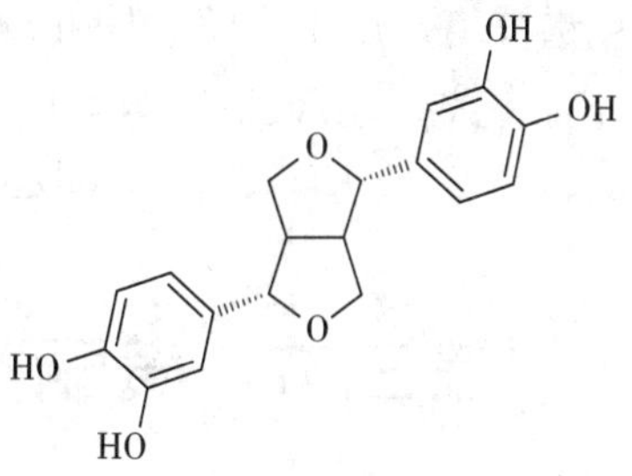

3,3'-bisdemethylpinoresinol

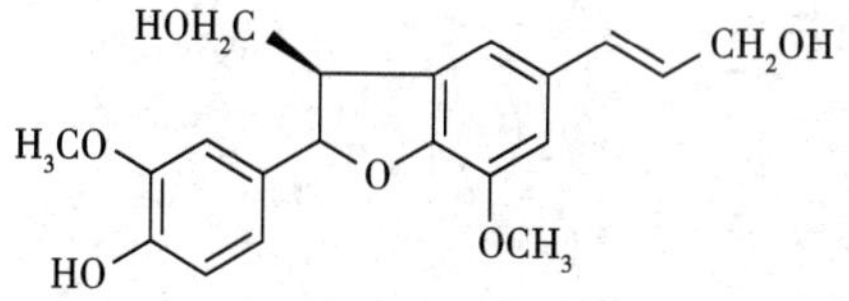

去氢双松柏醇

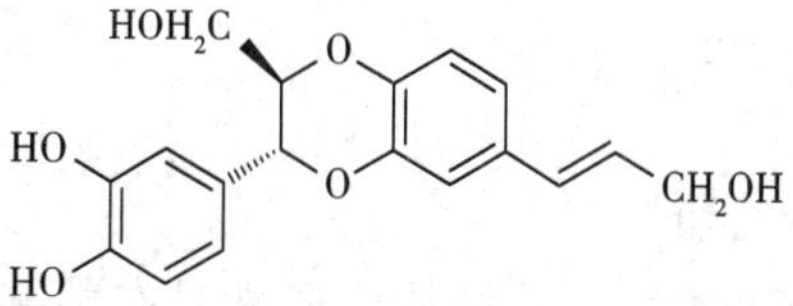

americanol A

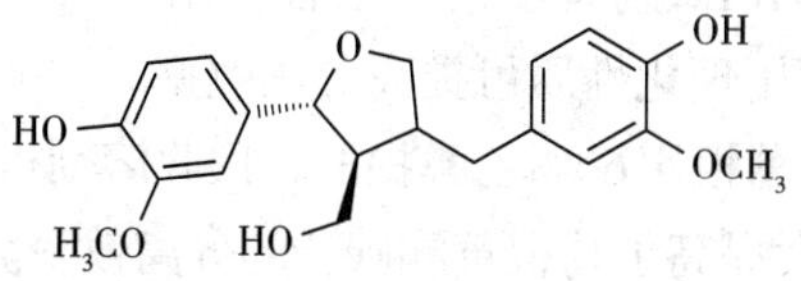

落叶松脂醇

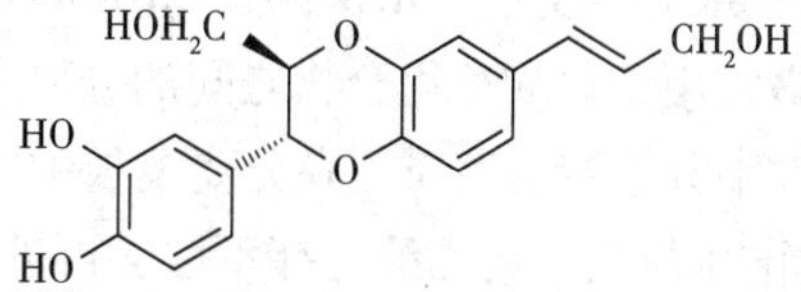

isoamericanol A

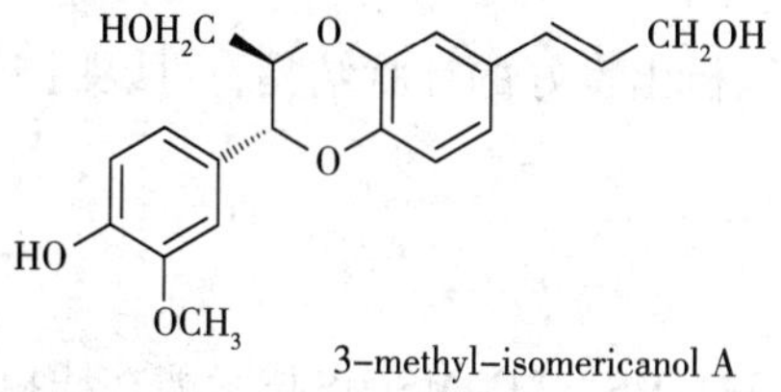

3-methyl-isomericanol A

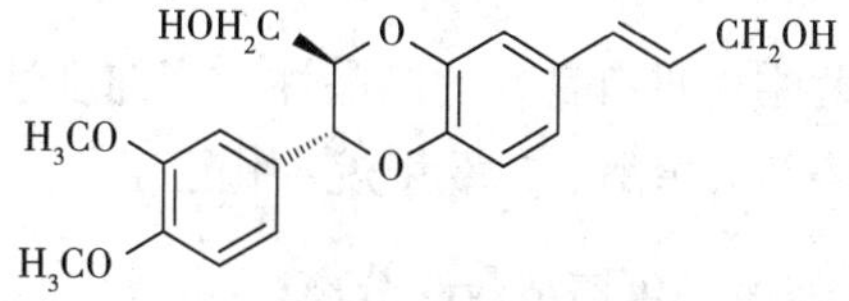

3,4-di-methoxy-isoamericanol A

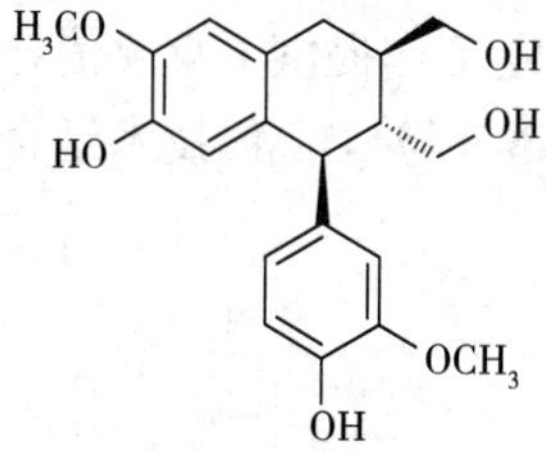

异落叶松脂素

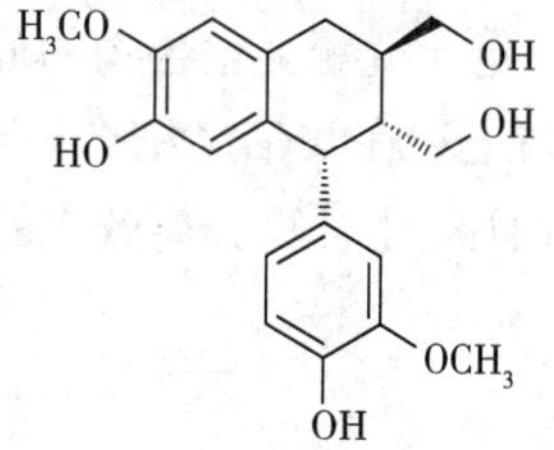

橄榄树脂素

图8-8 东北天南星中木脂素成分结构式

2.五味子中木脂素的分离 五味子（*Schizandra chinensis*）干燥果实20kg的甲醇提取物4.5kg，混悬于水中，依次用等体积的正己烷、乙酸乙酯、正丁醇萃取3次。具有抗乙酰胆碱活性的正己烷萃取物512g，经硅胶柱色谱分离，用正己烷-乙酸乙酯梯度洗脱（100:1，70:1，40:1，15:1，5:1，1:1，每个比例洗脱6000ml），得到6个流分（Fr.H1～H6）。Fr.H2再经硅胶柱色谱分离，用正己烷-丙酮（60:1）洗脱，得到3个流分（H2-1～H2-3）；Fr.H2-2经结晶，得到五味子丙素（wuweizisu C）。Fr.H3经硅胶柱色谱分离，用正己烷-丙酮（35:1和30:1）洗脱，得到戈米辛N（gomisin N）。Fr.H4经硅胶柱色谱分离，用正己烷-乙酸乙酯（25:1）洗脱，得到3个流分（H4.1～H4.3）。Fr.H4.1经硅胶柱色谱分离，用正己烷-乙酸乙酯（20:1）洗脱，得到五味子酯甲（schisandrin A）、五味子酯丙（schisandrin C）、五味子乙素（wuweizisu B）。Fr.H4-2经重结晶得到戈米辛C（gomisin C）和戈米辛G（gomisin G），结晶溶剂为正己烷-乙酸乙酯（25:1）。Fr.H4-3经硅胶柱色谱分离，用正己烷-乙酸乙酯（15:1）洗脱，得到戈米辛D（gomisin D）、戈米辛J（gomisin J）、五味子醇甲（schisandrol A）和五味子醇乙（schisandrol B）。Fr.H5经硅胶柱色谱分离，用正己烷-乙酸乙酯（10:1～5:1）洗脱，得到5个组分（H5-1～H5-10）。

Fr.H5-6经硅胶柱色谱分离，用正己烷-丙酮（6∶1）洗脱，得到当归酰戈米辛 H（angeloylgomisin H）。Fr.H5-8和Fr.H5-9用正己烷-乙酸乙酯（4∶1）为洗脱剂，经反复硅胶柱色谱分离，再经重结晶，分别得到戈米辛 A（gomisin A）、北五味子素（schizandrin）。

PPT

第三节　黄酮类化合物的分离方法

一、分离方法

（一）柱色谱

由于黄酮类化合物结构中通常具有羰基和酚羟基，聚酰胺色谱和Sephadex LH-20色谱常用于分离黄酮类与非黄酮类成分。MCI树脂、Toyopear HW-40凝胶与HPLC制备色谱的联合应用，以及硅胶柱和ODS柱色谱常用于黄酮类化合物之间的分离。提取过程合理利用理化性质可提高分离效率。如，利用碳苷在酸性条件十分稳定的性质，在分离葛根中的黄酮碳苷时，将葛根用60%乙醇提取，回收溶剂得到总黄酮苷用5%盐酸水解后，用乙酸乙酯萃取，再进行分离纯化，大大提高了葛根黄酮碳苷的分离效率。

（二）结晶法

游离黄酮也具有良好的结晶性，当纯度达到一定时，可以析出良好的针状结晶，可以用于纯化。常用的结晶溶剂为甲醇、二氯甲烷-甲醇等。

（三）波谱与色谱结合的分离

鉴于黄酮类化合物的特征UV、NMR和MS谱，LC-UV与LC-MS、LC-MS/MS技术能在线提供大量结构信息，不仅可以指导黄酮类化合物的分离，还为后续的结构鉴定工作提供了重要信息。NMR技术目前还以离线为主，与上述在线信息结合，可提供更多结构信息。NMR与LC-MS技术结合指导黄酮类化合物的分离是提高黄酮类化合物分离效率的有效手段。

二、分离实例

（一）黄酮及黄酮醇

红蓼中黄酮的分离　干燥红蓼（*Polygonum orientale* L.）全草1.6kg，其80%甲醇提取物用正己烷、乙酸乙酯、正丁醇萃取，得正己烷萃取物2.6g，乙酸乙酯萃取物4.6g，正丁醇萃取物18.4g。其中，正己烷萃取物经中低压硅胶柱色谱（MPLC）分离，用正己烷-乙酸乙酯（95∶5，60∶40）梯度洗脱，得到11个流份（H1～H11），Fr.H7和Fr.H8经反复重结晶得到毛黄素（digicitrin, 8-1）和3,3',5,6,7,8-六甲氧基-4',5'-亚甲二氧基二氧基黄酮（8-2）。Fr.H9经硅胶MPLC分离，用二氯甲烷-甲醇（100∶0，92∶8）梯度洗脱，得到8个流分。其中Fr.3经反复硅胶柱分离，得到月橘素（exoticin, 8-3）。乙酸乙酯萃取物经硅胶柱色谱分离，用环己烷-乙酸乙酯-甲醇梯度洗脱（1∶0∶0，20∶1∶0，10∶1∶0，5∶1∶0，2∶1∶0，1∶1∶0，0∶1∶0，0∶20∶1，0∶10∶1，0∶5∶1，0∶2∶1，0∶2∶1），得到20个流份（Fr.EA1～EA20）。Fr.EA5、EA7、EA10和EA11经反复重结晶得到5-羟基-3,3',6,7,8-五甲氧基-4',5'-亚甲二氧基黄酮（8-4）、5,5'-二羟基-3,3',4',8-四甲氧基-6,7-亚甲二氧基黄酮（8-5）、3,3',5,8-四甲氧基-4',5',6,7-二（亚甲二氧基）黄酮（8-6）和3,3',4',5,5',8-六甲氧基-6,7-亚甲二氧基黄酮（8-7）。Fr.EA15经Sephadex LH-20柱纯化，再经重结晶得阿福豆苷（8-8）。Fr.EA16经硅胶柱色谱分离，用三氯甲烷-甲醇-水（50∶4∶0.1，

25：4：1, 15：4：1）梯度洗脱，得到阿福豆苷（8-9）。正丁醇部分经大孔吸附树脂HP20柱色谱分离，依次用20%、40%、60%、80%、100%甲醇洗脱，得6个流分（Fr.B1～B6）。Fr.B3和B4合并后，经RP-18柱分离，用甲醇–水（1：4，1：1.5）梯度洗脱，得到8个流分。各流分再经硅胶柱分离，分别用二氯甲烷–甲醇–水（5：1：0.1→4：1：0.1），三氯甲烷–甲醇–水（3.5：1：0.1→3：1：0.1），三氯甲烷–甲醇–水（4.5：1：0.1→3.5：1：0.1）梯度洗脱，得到化合物荭草素（8-10）、异荭草素（8-11）和牡荆素（8-12）。结构式如图8-9所示。

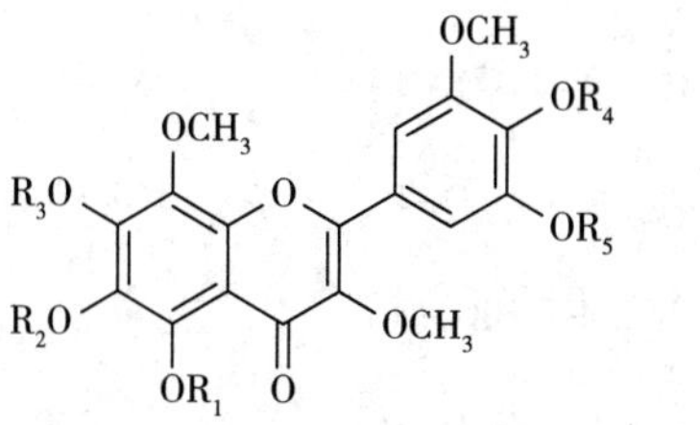

8-1 $R_1=R_5=H$, $R_2=R_3=R_4=CH_3$
8-2 $R_1=R_2=R_3=CH_3$, $R_4,R_5=-CH_2-$
8-3 $R_1=R_2=R_3=R_4=R_5=CH_3$
8-4 $R_1=H$, $R_2=R_3=CH_3$, $R_4,R_5=-CH_2-$
8-5 $R_1=R_5=H$, R_2, $R_3=-CH_2-$, $R_4=CH_3$
8-6 $R_1=CH_3$, $R_2,R_3=-CH_2-$, $R_4,R_5=-CH_2-$
8-7 $R_1=CH_3$, $R_2,R_3=-CH_2-$, $R_4=R_5=CH_3$

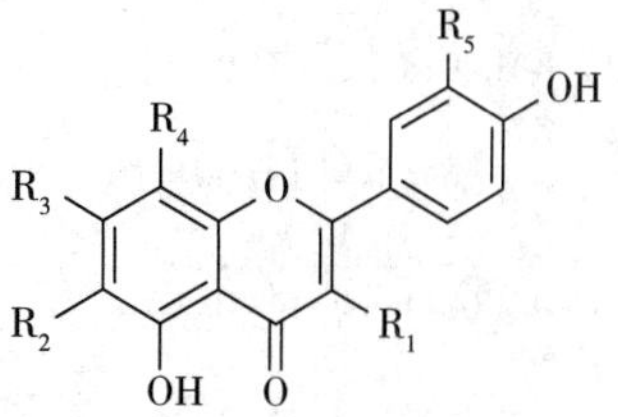

8-8 $R_1=O-Rha$, $R_2=R_4=R_5=H$, $R_3=OH$
8-9 $R_1=O-Rha$, $R_2=R_4=H$, $R_3=R_5=OH$
8-10 $R_1=R_4=H$, $R_3=R_5=OH$, $R_4=Glc$
8-11 $R_1=R_4=H$, $R_2=Glc$, $R_3=R_5=OH$
8-12 $R_1=R_2=R_4=H$, $R_3=O-Glc$, $R_5=OH$

图8-9　红蓼中黄酮成分结构式

为整体了解被分离物的成分组成，寻找目标成分，在分离前，将乙醇提取物进行LC-QTOF-MS分析，获得总离子流图及UV色谱图，如图8-10所示。利用分子量、MS/MS碎片、UV光谱图，对红蓼醇提取中的成分进行预测，共鉴定出27个成分，见表8-2，除vanicosides A、B、C、catechin gallate和一个未知成分，其余均为黄酮类成分，并发现一些令人感兴趣的黄酮类成分。后续的分离工作正是基于这些结构信息，合理选用相关分离技术，实现了目标化合物的快速获得。

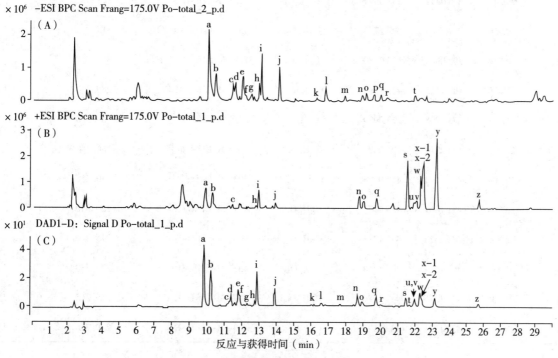

图8-10　红蓼提取物的总离子流图和色谱图

A：负离子模式；B：正离子模式；C：UV 330nm

表 8-2　红蓼提取物色谱图中成分鉴定

峰	t_R (mins)	实测值 m/z	计算值 m/z	分子式 $[M-H]^-$	MS/MS 碎片 (m/z)	UV (λmax,nm)	化合物
a	10.076	447.0926	447.0933	$C_{21}H_{19}O_{11}$	$429[M-H_2O-H]^-$	268, 350	11
b	10.486	447.0924	447.0933	$C_{21}H_{19}O_{11}$	$327[M-C_4H_8O_4-H]^-$	268, 350	10
c	11.407	431.0976	431.0978	$C_{21}H_{19}O_{10}$	$311[M-C4H_8O_4-H]^-$	268, 350	
d	11.612	431.0978	431.0978	$C_{21}H_{19}O_{10}$	$311[M-C_4H_8O_4-H]^-$	269, 340	
e	12.021	447.0929	447.0933	$C_{21}H_{19}O_{11}$	$285[M-C_6H_{10}O_5-H]^-$	266, 350	12
f	12.175	441.0811	441.0827	$C_{22}H_{18}O_{10}$	$289[M-C_7H_4O_4-H]^-$	276	9
g	12.482	477.1022	477.1038	$C_{22}H_{21}O_{12}$	$315[M-C_6H_{10}O_5-H]^-$	270, 350	8
h	12.943	447.0925	447.0933	$C_{21}H_{19}O_{11}$	$284[M-C_6H_{11}O_5-H]^-$	266, 350	
i	13.097	447.0916	447.0933	$C_{21}H_{19}O_{11}$	$300[M-C_6H_{11}O_4-H]^-$	258, 350 9	
j	14.120	431.0974	431.0978	$C_{21}H_{19}O_{10}$	$284[M-C_6H_{11}O_4-H]^-$	263, 350 8	
k	16.270	285.0384	285.0405	$C_{15}H_9O_6$	$175[M-C_3O_2-CH_2CO-H]^-$	276, 333	
l	16.782	329.0292	329.0303	$C_9H_{13}O_{13}$	$314[M-CH_3-H]^-$	246, 367	
m	17.857	821.2300	821.2298	$C_{41}H_{41}O_{18}$	$675[M-C_9H_6O_2-H]^-$	315	
n	18.881	955.2673	955.2666	$C_{49}H_{47}O_{20}$	$809[M-C_9H_6O_2-H]^-$	315	
o	18.936	455.0976	455.0973	$C_{23}H_{19}O_{10}$ [a]	$440[M-CH_3+H]^-$	280, 322	
p	19.547	343.0442	343.0459	$C_{17}H_{11}O_8$	$328[M-CH_3-H]^-$	328	
q	19.956	997.2783	997.2772	$C_{51}H_{49}O_{21}$	$851[M-C_9H_6O_2-H]^-$	315	
r	20.314	193.0845	193.0870	$C_{11}H_{13}O_3$	$178[M-CH3-H]^-$	315	
s	21.496	447.1315	447.1286	$C_{22}H_{23}O_{10}$ [a]	$417[M-CH_2O+H]^+$	280, 330	7
t	21.901	373.0908	373.0929	$C_{19}H_{17}O_8$	$343[M-CH_2O-H]^-$	280, 340	
u	21.906	423.0711	423.0687	$C_{20}H_{17}O_9$ [a]	$408[M-CH_3+Na]^+$	280, 340	
v	22.008	419.1004	419.0973	$C_{20}H_{19}O_{10}$ [a]	$403[M-O+H]^+$	280, 350	5
w	22.264	431.1007	431.0973	$C_{21}H_{19}O_{10}$ [a]	$401[M-CH_2O+H]^+$	280, 340	6
x-1	22.315	435.1323	435.1286	$C_{21}H_{23}O_{10}$ [a]	$405[M-CH_2O+H]^+$	275, 330	1
x-2	22.418	463.1627	463.1599	$C_{23}H_{27}O_{10}$ [a]	$433[M-CH_2O+H]^+$	275, 330	3
y	23.135	447.1315	447.1286	$C_{22}H_{23}O_{10}$ [a]	$417[M-CH_2O+H]^+$	256, 345	2
z	25.695	433.1161	433.1129	$C_{21}H_{21}O_{10}$ [a]	$403[M-CH_2O+H]^+$	280, 350	4

[a] $[M+H]^+$.

（二）异黄酮

1.尼泊尔蜂胶中异黄酮的分离　蜂胶提取物500g，分别用甲醇与水提取，得甲醇提取物303g、水提物35.3g。取甲醇提取物70.7g，经Diaion HP-20大孔吸附树脂柱色谱，用水、50%甲醇、甲醇和三氯甲烷洗脱，回收溶剂。其中，50%甲醇洗脱物再经MCI树脂（CHP-20P）柱色谱，用乙腈–甲醇–水（1:1:4、1:1:3、1:1:2、1:1:1、1:1:0）梯度洗脱，共得到5个流分（Fr.1~Fr.5）。Fr.2经MCI树脂（CHP-20P）柱色谱，用乙腈–水（1:4→1:0）梯度洗脱，得到6个流分（Fr.2a-1~Fr.2a-6）。Fr.2a-1经反相制备液相（Lobar RP-8柱），用甲醇–水（60:40→100:0）梯度洗脱，再经反相制备薄层，展开剂为乙腈–苯（1:8），得到5'-甲氧基-7,3',4'-三羟基异黄酮（8-13）。Fr.3（5.43g）再经MCI树脂柱，用乙腈–甲醇–水（1:1:4→1:1:0）洗脱，得到6个部分（Fr.2-1~Fr.2-6）。其中，Fr.2-2~Fr.2-6经反相柱色谱（Lobar RP-18柱），用甲醇–水（60:40→100:0）梯度洗脱，再经反相薄层制备，以乙腈–苯（1:5）为展开剂，以及ODS制备柱，以乙腈–甲醇–水（1:1:3→1:1:0）梯度洗脱，分别得到4'-甲氧基-6,7,3'-三羟基异黄酮（8-14）和6,4'-二甲氧基-7,3'-二羟基异黄酮（8-15）。结构式如图8-11所示。

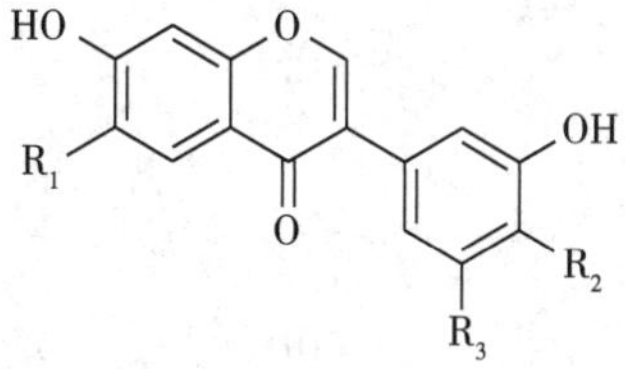

8-13　R₁=H，　　R₂=OH，　　R₃=OCH₃
8-14　R₁=OH，　R₂=OCH₃，　R₃=H
8-15　R₁=OCH₃，　R₂=OCH₃，　R₃=H

图8-11　尼泊尔蜂胶中异黄酮成分结构式

MCI树脂与大孔吸附树脂分离特性相近，但大孔吸附树脂载样量更大，洗脱速度较快，而MCI树脂孔径相对较小，流速慢，但分离效率好，二者联合应用可以提高分离效率。反相制备色谱虽然载样量较小，但可以减少占机时间，在展开剂的选择方面也更具优势。但需要提醒的是，苯具有较大毒性，需在密闭良好的通风橱中进行，且需佩戴口罩、手套等特殊保护用具。如非必要，不建议使用。

2.大豆中异黄酮苷的分离　取大豆10kg，粉碎后，用80%乙醇提取，提取液回收溶剂后用正己烷脱脂，残余物分别用乙酸乙酯和正丁醇抽提。所得正丁醇提取物用DMSO溶解，上Sephadex LH-20柱，用甲醇、水梯度洗脱，合并4%~60%甲醇洗脱液，浓缩后，再用DMSO溶解，上MCI柱，用甲醇、水梯度洗脱，合并50%甲醇洗脱液，再上HW-40柱，反复多次，得到大豆苷和染料木苷。

（三）二氢黄酮

1.槲寄生中二氢黄酮的分离　槲寄生20kg，乙醇回流提取5次，提取液减压回收溶剂至一定体积，滤除析出物，滤液回收溶剂后，加入20%乙醇搅拌均匀，依次用石油醚（60~90℃）、乙酸乙酯、正丁醇萃取。正丁醇萃取物用5%碳酸钠溶液萃取，萃取液用10%盐酸酸化，再用乙酸乙酯萃取，得萃取物20g，经聚酰胺柱分离，用梯度乙醇洗脱，合并10%~15%乙醇洗脱液，反复经进行硅胶柱色谱分离，用三氯甲烷–甲醇（1:1）洗脱，得槲寄生新苷Ⅰ（viscumneoside Ⅰ）、Ⅲ和Ⅴ。25%~30%乙醇洗脱部分经浓缩后析出高圣草素-7-O-β-D-葡萄糖苷（homoeriodictyol-7-O-β-D-glucoside），母液减压浓缩后，经高效液相色谱制备，得槲寄生新苷Ⅵ（viscumneoside Ⅵ）。85%~95%醇洗脱部分经硅胶柱分离，用三氯甲烷–甲醇（6:1）洗脱，得高圣草素（homoeriodictyol）。结构式如图8-12所示。

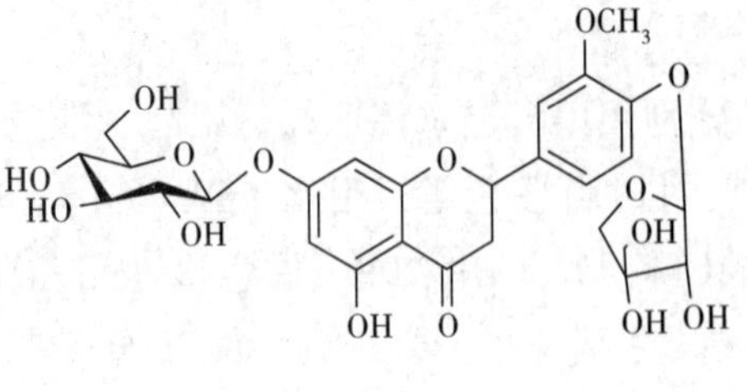

槲寄生新苷 I

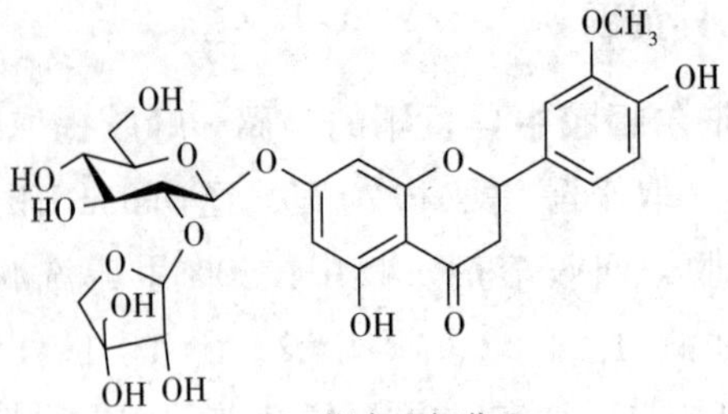

槲寄生新苷 III

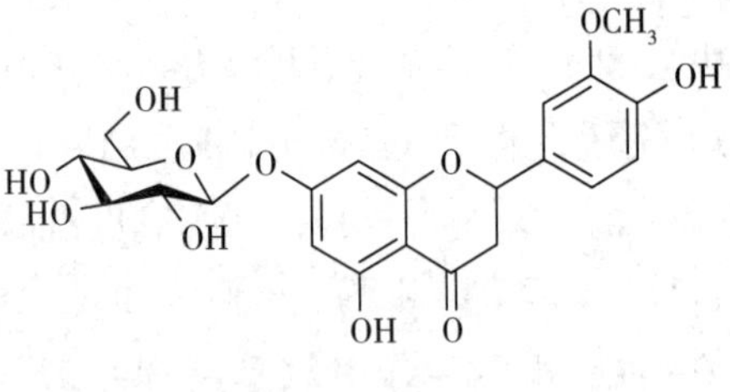

高圣草素-7-O-β-D-葡萄糖苷

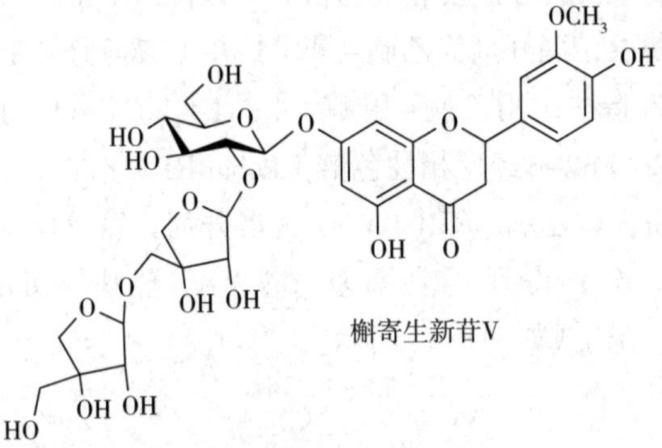

槲寄生新苷V

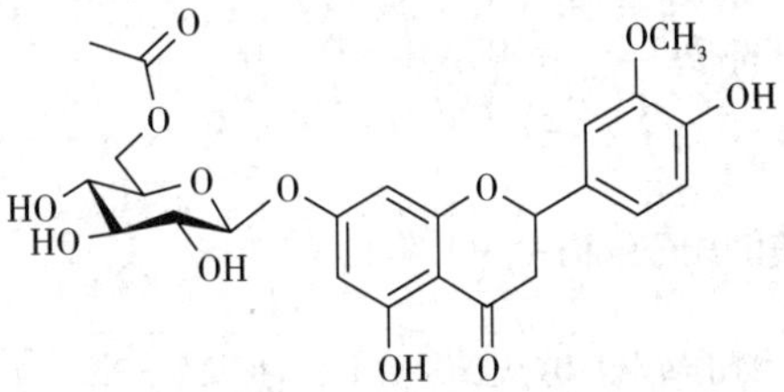

槲寄生新苷VI

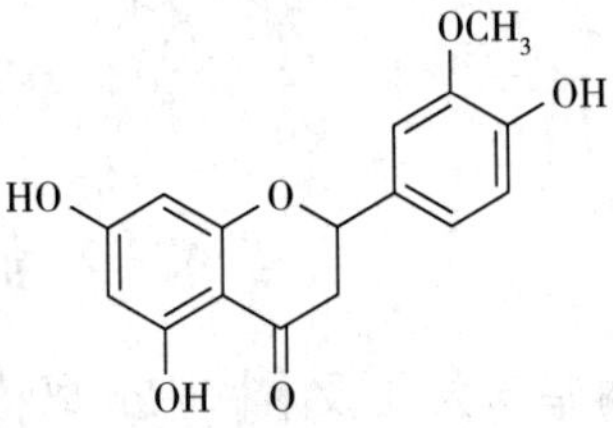

高圣草素

图8-12　槲寄生中二氢黄酮成分结构式

（四）花色素

日本红萝卜中花色素的分离　日本红萝卜（*Raphanus sativus*）的新鲜根2.0kg，切成1cm的小块，用5%柠檬酸室温提取6小时（3次），滤过，滤液经Diaion HP-20大孔吸附树脂柱纯化，用0.1%三氟乙酸和含0.1%三氟乙酸的70%乙腈洗脱，减压浓缩，得粗提取物18.9g。取粗提取物2.5g，经制备液相色谱（Develosil C30-UG柱 20mm×250mm，流速9.0ml，检测波长515nm）分离，用乙腈-水-三氟乙酸（21：79：0.1）洗脱，分别得到12个流分（Fr.1～Fr.12）。Fr.2（50mg）再经液相色谱分离（Supelcosil LC-ABZ柱 10mm×250mm，流速：4.0ml），用乙腈-水-三氟乙酸（22：78：0.1）洗脱，得到3-*O*-［6-*O*-(*E*)-caffeoyl-2-*O*-β-D-glucopyranosyl］-5-*O*-（6-*O*-malonyl-β-D-glucopyranosyl）pelargonidin（**8-24**）。Fr.3（60mg）经液相色谱分离（Supelcosil LC-ABZ柱 10mm×250mm，流速：4.0ml），用乙腈-水-醋酸（8：77：15）洗脱，得到3-*O*-［6-*O*-(*E*)-*p*-coumaroyl-2-*O*-β-D-glucopyranosyl］-5-*O*-（6-*O*-malonyl-β-D-glucopyranosyl）pelargonidin（**8-25**）。Fr.5（50mg）经液相色谱分离（Supelcosil LC-ABZ柱 10mm×250mm，流速：4.0ml），用乙腈-水-醋酸（12：73：15）洗脱，得到3-*O*-［6-*O*-(*E*)-caffeoyl-2-*O*-｛6-*O*-(*E*)-caffeoyl-β-D-glucopyranosyl｝-β-D-glucopyranosyl］-5-*O*-（6-*O*-malonyl-β-D-glucopyranosyl）-pelargonidin（**8-26**）。Fr.6（50mg）经液相色谱分离（Supelcosil LC-ABZ柱 10mm×250mm，流速：4.0ml），用乙腈-水-醋酸（12：73：15）洗脱，得到3-*O*-［6-*O*-(*E*)-feruloyl-2-*O*-

β–D–glucopyranosyl〕–5–*O*–（6–*O*–malonyl–β–D–glucopyranosyl）pelargonidin（**8–27**）。Fr.8（50mg）经液相色谱分离（Supelcosil RPAMIDE柱10mm×250mm，流速：4.0ml），用乙腈–水–醋酸（12∶73∶15）洗脱，得到化合物3–*O*–〔6–*O*–（*E*）–*p*–coumaroyl–2–*O*–{6–*O*–（*E*）–caffeoyl–β–D–glucopyranosyl}–β–D–glucopyranosyl〕–5–*O*–（6–*O*–malonyl–*β*–D–glucopyranosyl）–pelargonidin（**8–28**）和3–*O*–〔6–*O*–(*E*)–feruloyl–2–*O*–{6–*O*–(*E*)–*p*–coumaroyl–β–D–glucopyranosyl}–β–D–glucopyranosyl〕–5–*O*–β–D–glucopyranosyl–pelargonidin（**8–29**）。Fr.9（50.0mg）经制备液相分离（Cosmosil 5C18–AR–II sil柱10mm×250mm，流速：4.0ml），用乙腈–水–醋酸（14∶71∶15）洗脱，得到3–*O*–〔6–*O*–(*E*)–feruloyl–2–*O*–{6–*O*–(*E*)–caffeoyl–*β*–D–glucopyranosyl}–*β*–D–glucopyranosyl〕–5–*O*–（6–*O*–malonyl–*β*–D–glucopyranosyl）pelargonidin（**8–30**）。Fr.11（50mg）经液相制备色谱纯化（Supelcosil LC–ABZ柱10mm×250mm，流速：4.0ml），用乙腈–水–三氟醋酸（26∶74∶0.1）洗脱，得到3–*O*–〔6–*O*–(*E*)–*p*–coumaroyl–2–*O*–{6–*O*–(*E*)–*p*–coumaroyl–β–D–glucopyranosyl}–*β*–D–glucopyranosyl〕–5–*O*–（6–*O*–malonyl–*β*–D–glucopyranosyl）pelargonidin（**8–31**）。Fr.12（30.4mg）经高效液相色谱分离（Supelcosil LC–ABZ柱10mm×250mm，流速：4.0ml），用乙腈–水–三氟醋酸（26∶74∶0.1）洗脱，得到3–*O*–〔6–*O*–(*E*)–feruloyl–2–*O*–{6–*O*–(*E*)–*p*–coumaroyl–*β*–D–glucopyranosyl}–*β*–D–glucopyranosyl〕–5–*O*–（6–*O*–malonyl–*β*–D–glucopyranosyl）pelargonidin（**8–32**）。结构式如图8–13所示。

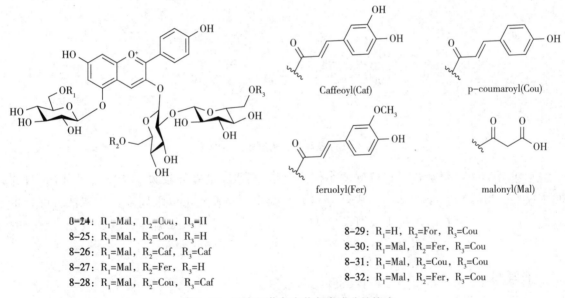

Caffeoyl(Caf)

p–coumaroyl(Cou)

feruoyl(Fer)

malonyl(Mal)

8–24：R₁=Mal，R₂=Cou，R₃=H

8–25：R₁=Mal，R₂=Cou，R₃=H

8–26：R₁=Mal，R₂=Caf，R₃=Caf

8–27：R₁=Mal，R₂=Fer，R₃=H

8–28：R₁=Mal，R₂=Cou，R₃=Caf

8–29：R₁=H，R₂=For，R₃=Cou

8–30：R₁=Mal，R₂=Fer，R₃=Cou

8–31：R₁=Mal，R₂=Cou，R₃=Cou

8–32：R₁=Mal，R₂=Fer，R₃=Cou

图8–13 日本红萝卜中花色素成分结构式

（五）橙酮

1. 雪莲中一个新橙酮苷的分离 干燥的雪莲（*Saussurea involucrata*）地上部分7.0kg，用95%回流提取3次，减压回收溶剂，得到粗提物2.7kg，混悬于水中，依次用石油醚、二氯甲烷、乙酸乙酯和正丁醇萃取，经抑制*α*–葡萄糖苷酶活性评价，乙酸乙酯萃取活性较强。取乙酸乙酯萃取物，经硅胶柱色谱分离，用二氯甲烷–甲醇梯度洗脱，得到13个流分（Fr.1～Fr.13）。其中，Fr.3（14.4g）经硅胶柱分离，用石油醚–乙酸乙酯梯度洗脱，得到15的流分（Fr.3.1～Fr.3.15）。Fr.3.4（1.8g）经ODS柱色谱分离，用甲醇–水（3∶7→10∶0）梯度洗脱，得到9个流分（Fr.3.4.1～Fr.3.4.9）。Fr.3–4–3（102.1mg）经Sephadex LH–20柱纯化（用甲醇洗脱），得到licoagroaurone–6–*O*–*α*–L–arabinopyranoside，结构式见图8–14。

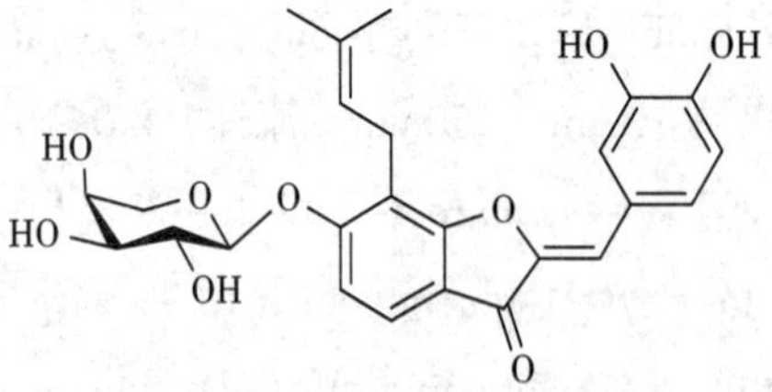

图8-14　licoagroaurone-6-O-α-L-arabinopyranoside 结构式

2. 婆婆针中橙酮的分离　婆婆针（*Bidens bipinnata* L.）干燥全草6.2kg，用乙醇回流提取3次，合并提取液，浓缩，去除叶绿素后，将浓缩液平均为两部分。其中一部分经聚酰胺柱分离，用水→醇梯度洗脱，再经反复硅胶柱色谱分离，用三氯甲烷-甲醇梯度洗脱，分别得到7,3',4'-三羟基-6-O-（3",6"-二乙酰氧基-β-D-吡喃葡萄糖基）橙酮（8-33）、7,3',4'-三羟基-6-O-（6"-乙酰氧基-β-D-吡喃葡萄糖基）橙酮（8-34）及7,3',4'-三羟基-6-O-（4",6"-二乙酰氧基-β-D吡喃葡萄糖）橙酮（8-35）。结构式如图8-15所示。

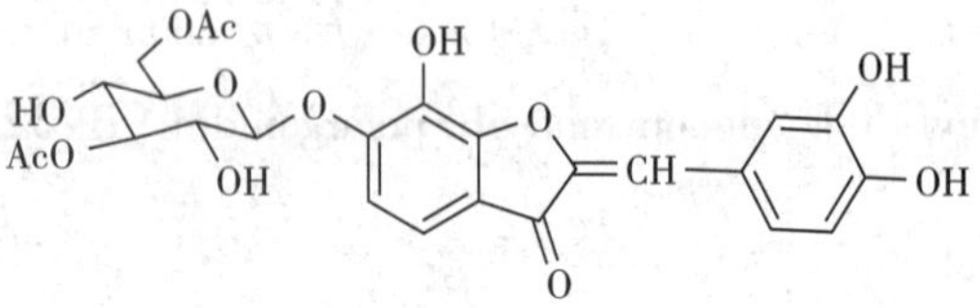

8-33

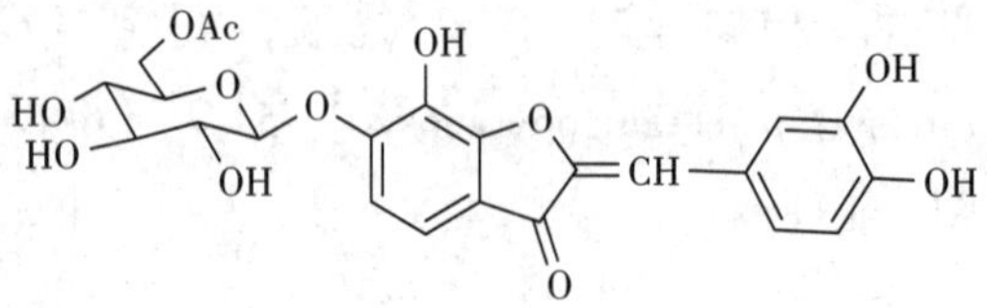

8-34

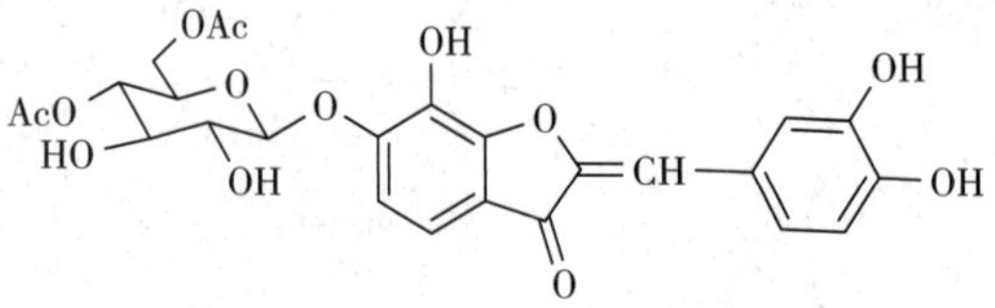

8-35

图8-15　婆婆针中橙酮成分结构式

橙酮类成分显色呈橙黄色，与蒽醌类相似，但是二者UV谱差异较大，HPLC分析（DAD检测器）可以明确区分。叶绿素是全草类中药成分分离的一个主要杂质，可以采用溶剂萃取法去除，也可以通过硅胶、活性炭、大孔吸附树脂等色谱法去除。方法的选择可以根据样品量及被分离成分的性质而定。

（六）查耳酮

1. 甘草中查耳酮的分离　乌拉尔甘草（*Glycyrrhiza uralensis* Fishc）的根3kg，用80%乙醇渗漉提取，回收溶剂，得棕色物956g，加热水溶解，依次用乙酸乙酯、正丁醇萃取，回收溶剂得正丁醇萃取物110g。取正丁醇萃取物28g，经聚酰胺（60～80目）柱色谱分离，用水-乙醇梯度洗脱，洗脱液经TLC检查，合并为6个流分。Fr.4（1.9g）经硅胶夹板色谱分离，用三氯甲烷-甲醇（2：1）展开，割取色带3（自上而下），用乙醇洗脱，再经低压聚酰胺柱色谱分离，用水-乙醇梯度洗脱，再经制备薄层分离，以三氯甲烷-甲醇（5：1）为展开剂，得到新异甘草苷（neoisoliquiritin）。

硅胶夹板色谱是一种改良的硅胶干柱色谱，其色带切制与干柱色谱相同。为增加聚酰胺色谱的分离效率，以往也有采用较高目数聚酰胺装柱，为保证流速，需要进行低压分离。

2. 豆薯中查耳酮的分离　豆薯（*Pachyrhizus erosus*）的干燥叶1kg，粉碎，甲醇提取（5×5L）超声提取（45℃）1小时，减压浓缩至体积为1L，加入正己烷（5×1L），分离甲醇层，加压浓缩，所得浓缩物213g，混悬于50%甲醇水溶剂中，然后溶乙酸乙酯萃取（5×1L），得乙酸乙酯萃取物38g，经硅胶柱分离，先用二氯甲烷–丙酮（100∶1→1∶1）梯度洗脱，再用二氯甲烷–甲醇（10∶1→1∶1）梯度洗脱，得到9个流分（P-1～P-9）。Fr.P-1（600mg）经RP-C₁₈硅胶柱色谱分离，用甲醇–水（3∶1，V/V）洗脱，得到3个流分（P-1.1～P-1.3）。Fr.P-1.1和P-1.3分别经制备薄层分离，用正己烷–丙酮（2∶1）洗脱，得到erosusone和补骨脂乙素（isobavachalcone）。结构式如图8-16所示。

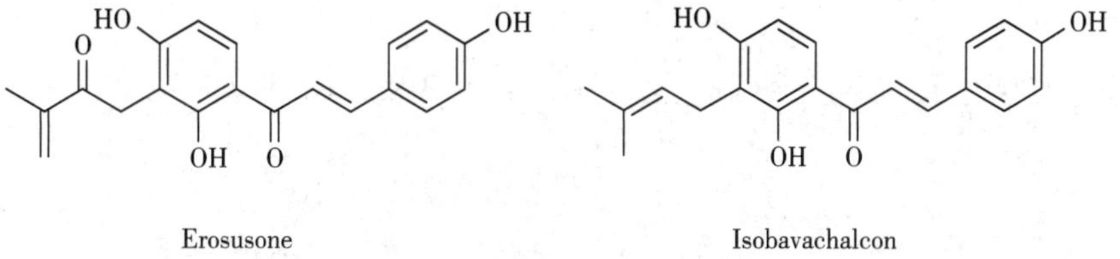

Erosusone   Isobavachalcon

图8-16 豆薯中查耳酮成分结构式

（七）黄烷

1.沙棘籽中黄烷的分离 沙棘籽5kg，磨粉后，用水–丙酮（30∶70）回流提取3次，合并提取液；减压蒸发除去丙酮，剩余水溶液先后用正己烷、乙酸乙酯萃取。乙酸乙酯萃取物经过聚酰胺柱色谱分离，用不同浓度乙醇–水溶液（100∶0，15∶85，35∶65，55∶45，70∶30）进行梯度洗脱，分步收集的流分经薄层色谱展开，以甲苯–丙酮–醋酸（3∶3∶1）为展开剂，并用香草醛–硫酸显色，合并相同流份。显色反应表明35%和55%乙醇洗脱流分含原花色素类物质。取35%乙醇洗脱部分，经Toyopearl HW–40F凝胶柱色谱纯化，得到儿茶素（catechin）、表儿茶素（epicatechin）、棓儿茶素（gallocatechin）、表棓儿茶素（epigallocatechin）。55%乙醇洗脱部分经过Toyopearl HW–40F凝胶柱色谱和常压反相柱色谱（ODS–AQ）纯化后，得到原花青素B-3［catechin（4a-8）–catechin］、原花青素B-4［catechin–（4a-8）–epicatechin］。水相经Sephadex LH-20柱色谱纯化，水–乙醇（50∶50）洗脱大部分杂质，然后用水–丙酮（30∶70）洗脱，收集洗脱液，40℃真空浓缩至干，得到沙棘籽原花色素多聚体。

因儿茶素类黄烷醇在高温、酸、碱条件下不十分稳定，而且易于氧化，在分离此类成分时要尽量在氮气保护下进行，如果条件不允许也尽量在较低温度下操作。Toyopearl HW–40F凝胶对此类成分分离度较好，不易产生死吸附。耐高水相的ODS–AQ色谱柱也比较适于分离此类物质。

2.放线菌发酵产物中黄烷的分离 白蚁菌属放线菌BCRC 16888的发酵液5L，用正丁醇萃取（18L×3），减压浓缩的干燥物2.5g，经硅胶柱色谱分离，用二氯甲烷–甲醇梯度洗脱，获得10个流份（Fr.A1～A10）。Fr.A2（265mg）经硅胶柱色谱分离，用正己烷–乙酸乙酯（5∶1→1∶1）梯度洗脱，共得到5个流份（Fr.A2-1～Fr.A2-5）。其中，Fr.A2-5（16mg）经制备薄层分离，用二氯甲烷–丙酮（8∶1）为展开剂，得到chiayiflavan B（2.3mg）。Fr.A3（270mg）经硅胶柱色谱分离，用二氯甲烷–丙酮（2∶1→1∶2）梯度洗脱，得到5个流份（Fr.A-3-1～Fr.A-3-5）。Fr.A3-1（20mg）再经硅胶制备薄层，用环己烷–丙酮（5∶1）为展开剂，得到chiayiflavan E（1.1mg）。Fr.A3-4（40mg）经硅胶制备薄层，用正己烷–丙酮（3∶1）为展开剂，得到chiayiflavan D（5.1mg）。Fr.5（18.0mg）经硅胶制备薄层分离，用二氯甲烷为展开剂，得到chiayiflavan C（1.6mg）。结构式如图8-17所示。

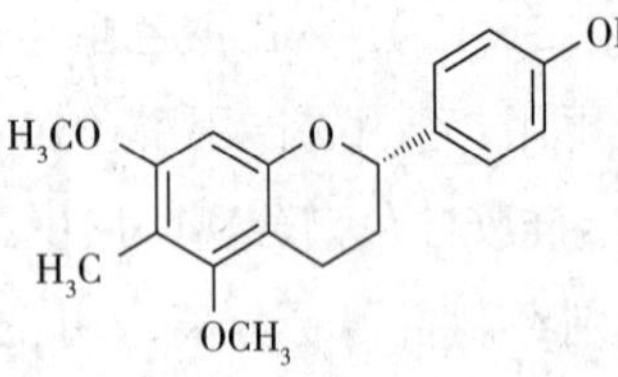

Chiayiflavan B

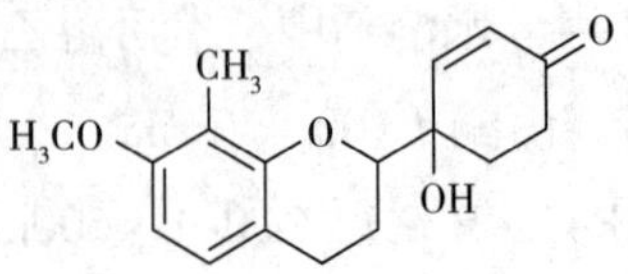

Chiayiflavan C

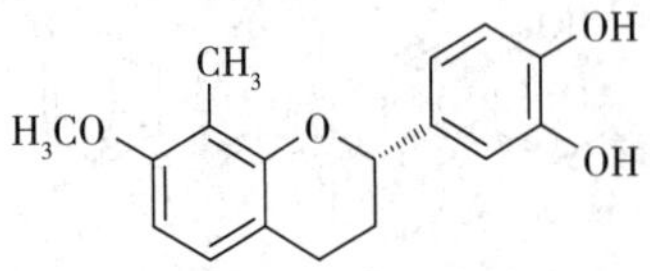

Chiayiflavan D

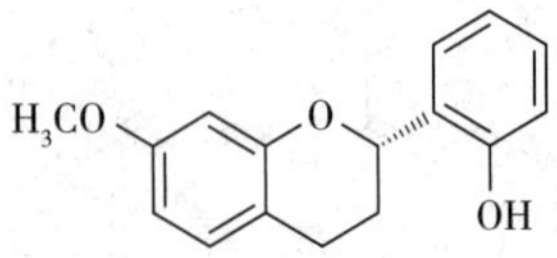

Chiayiflavan E

图 8-17　放线菌发酵产物中黄烷成分结构式

（八）𠮿酮

獐牙菜中𠮿酮的分离　獐牙菜（*Swertia mussotii* Franch.）全草 1kg，晒干，切碎，用 95% 乙醇渗漉提取（65℃，3×18L）。合并渗滤液，40℃加压干燥，得棕色浸膏 80g。上述浸膏混悬于 3L 水中，依次用石油醚、乙酸乙酯和正丁醇萃取，得到 3 个萃取部位。乙酸乙酯萃取物 20.5g 经硅胶柱色谱分离，用二氯甲烷–甲醇（10∶0-6∶4）梯度萃取，得到 5 个流分（Fr.1～Fr.5）。Fr.3（1.9g）经硅胶柱色谱分离，用二氯甲烷–甲醇（8∶2）洗脱，得到芒果苷（mangiferin）和对叶当药呫吨酮（decussatin）。Fr.4（0.9g）经半制备液相色谱分离（Hedra RP-C18 柱 10μm，250mm×20mm，流速 15ml/min，检测波长 254nm），用乙腈–水（13∶87）洗脱，得到雏菊叶酮（bellidifolin）、脱甲基雏菊叶酮（desmethylbellidifolin）。Fr.5（2.6g）经反复硅胶柱色谱分离，得到 1,7- 二羟基 -3,8- 二甲氧基𠮿酮和 1,8- 二羟基 -3,5- 二甲氧基𠮿酮。结构式如图 8-18 所示。

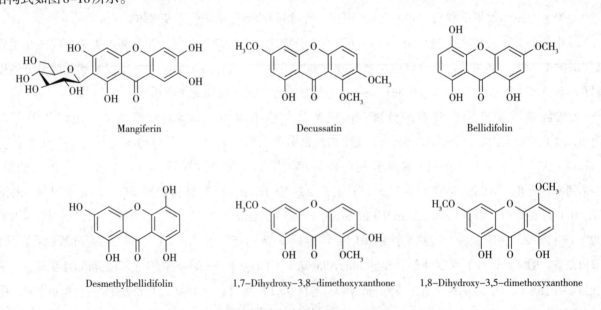

Mangiferin

Decussatin

Bellidifolin

Desmethylbellidifolin

1,7–Dihydroxy–3,8–dimethoxyxanthone

1,8–Dihydroxy–3,5–dimethoxyxanthone

图 8-18　獐牙菜中𠮿酮成分结构式

PPT

第四节　挥发油的分离方法

一、分离方法

采用各种提取方法从含挥发油原料中所提取出来的挥发油常为混合物。挥发油成分常用的分离方法有冷冻法、分馏法、化学法和色谱法。实际工作中，往往联合应用几种方法才能得到单一的成分。

（一）冷冻法

常温下挥发油大多为液体。低温下挥发油中的主要成分常可析出结晶，该过程称为"析脑"，结晶习称"脑"，如薄荷脑、樟脑等，滤除结晶的油则称为"脱脑油"，如薄荷素油即为薄荷油的脱脑油。

冷冻法分离时，可将挥发油置于0℃以下，使其中含量较高的成分析出结晶，与脱脑油分离。如无结晶析出，可将温度降至−20℃，继续放置直至析出结晶，该结晶再经重结晶后可得纯品。例如薄荷油在200~220℃段所得的馏分是薄荷脑粗品，经0℃放置可析出结晶，再进一步重结晶，即得薄荷脑纯品。

本法优点是操作简单。缺点是对某些单体分离不够完全，或者大部分挥发油冷冻后仍存在不能析出结晶的问题。

（二）分馏法

分馏法是利用不同挥发油成分的沸点的差异进行分离的方法。挥发油中主要成分是单萜、倍半萜类化合物。由于不同结构类型成分的沸点存在差异，故可利用分馏法进行初步分离。例如，挥发油中各种萜类成分分子结构中的碳原子数目、双键数目、双键位置以及含氧官能团极性不同，导致其沸点存在差距和一定的规律性（表8-3）。一般情况下，单萜的沸点小于倍半萜的沸点；在单萜中，沸点随双键的增多而升高，即沸点由高到低的顺序为：三烯>二烯>一烯；而在含氧单萜中，沸点随官能团的极性增大而升高，即沸点由高到低的顺序为：羧酸>醇>醛>酮>醚；酯的沸点高于相应醇的沸点，含氧倍半萜的沸点更高。

表8-3　常压下挥发油中萜类的沸程（℃）

半萜	单萜				倍半萜及其含氧衍生物
	烯烃双环1个双键	烯烃单环2个双键	烯烃无环3个双键	含氧单萜	
130	150~170	170~180	180~200	200~230	230~300

挥发油的组成成分多对热及空气中的氧较敏感，接近沸点温度时，挥发油成分的结构可能发生改变，故通常采用减压分馏的方法进行分离。相同压力下，同一温度范围内所蒸馏出的部分为一馏分，温度不同，馏分不同。例如，当压力为1333Pa时，温度在35~70℃之间得到的低沸程馏分是单萜烯类物质，70~100℃段的中沸程馏分为单萜含氧物质（如醇、酚、醛、酮、酯），而80~140℃段的高沸程馏分则为倍半萜烯及其含氧衍生物和薁类衍生物。对于未知成分则要预先测试沸程再进行分馏。

为分析以上各馏分的纯化程度，可进行薄层色谱和（或）气相色谱，必要时可测定比重、折光率和比旋度等物理常数。由于挥发油中有些成分的沸点差异较小，故通过以上分馏所得的馏分仍可能是混合物，且成分组成会有交叉。所以，各馏分需采用精馏或结合冷冻、重结晶、色谱等方法进一步分离处理，才能获得纯品。

（三）化学法

按照各成分的化学性质，可将挥发油中的物质分为酸性成分、碱性成分以及中性成分。其中，中性挥发油成分又含有不同的官能团，利用这些官能团的特性可以制备成相应的衍生物。化学分离法是根据挥发油中各组成成分的结构或官能团的不同用相应的化学方法处理，使不同类型的组分得到分离的方法。

1.碱性成分的分离　挥发油若含有碱性成分，可将挥发油溶于乙醚，以稀盐酸或1%硫酸萃取。乙醚层备用。酸水层合并，碱化后再以乙醚进行萃取，合并乙醚层，减压蒸干，可得碱性成分。

2.酚、酸性成分的分离　取以上备用乙醚层，水洗至中性，再以5%碳酸氢钠溶液进行萃取，得碱水层和乙醚层两部分。其中，碱水层加稀酸酸化后再以乙醚进行萃取，合并乙醚层，减压蒸干，得强酸性成分。乙醚层继续以2%氢氧化钠溶液萃取，乙醚层留用。碱水层酸化后用乙醚萃取，蒸去乙醚，得酚性等弱酸性成分。例如，工业上从丁香罗勒油中提取丁香酚就是应用此法。

3.醛、酮类成分的分离　常用亚硫酸氢钠或吉拉德（Girard）试剂，使亲脂性的羰基化合物（醛、酮）转变为亲水性的加成物而分离。其中，亚硫酸氢钠只能与醛类和部分酮类成分形成加成物，而Girard试剂对所有含羰基化合物都适用。

（1）亚硫酸氢钠法　取除去酚、酸成分的挥发油乙醚溶液，水洗至中性，以无水硫酸钠干燥后，加亚硫酸氢钠饱和溶液，在低温下短时间振摇萃取，一般即有加成物结晶析出，结晶加酸或碱液处理，使加成物分解，以乙醚萃取，蒸去乙醚后可得醛或酮类化合物。此法应注意实验条件，如果温度过高或提取时间过长，分子结构中的双键也可能与亚硫酸氢钠发生加成反应，而且是不可逆的，如图8-19所示。

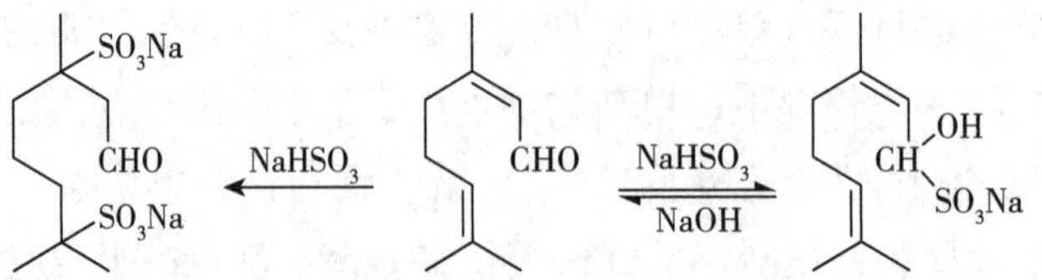

图8-19　含羰基的化合物与亚硫酸氢钠的反应式

（2）吉拉德试剂法　取除去酚、酸成分的挥发油乙醚溶液，加入Girard T或Girard P试剂的乙醇溶液和10%乙酸以促进反应的进行，加热回流反应1小时生成水溶性缩合物，反应如图8-20所示。待反应完成后加水稀释，用乙醚萃取出不含羰基组分后，分取水层，酸处理后再用乙醚萃取，蒸去乙醚以获得原羰基化合物。

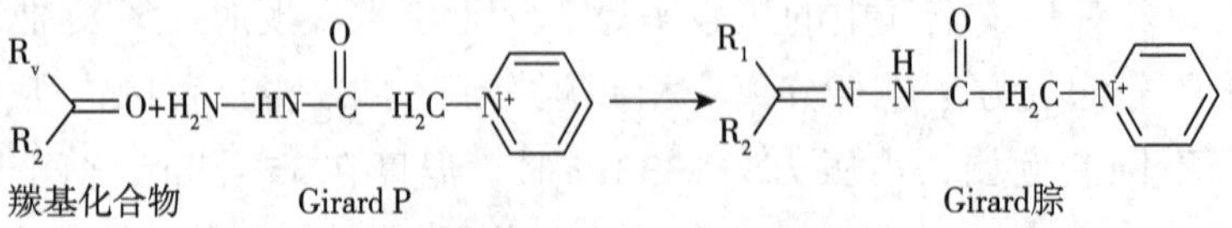

图8-20　含羰基的化合物与Girard P试剂的反应式

4.醇类成分的分离　取以上不含羰基组分的乙醚层，回收溶剂后，得除去羰基化合物的中性油。再将其与丙二酸单酰氯、邻苯二甲酸酐或丁二酸酐等反应生成酯（伯醇易形成酯，仲醇反应较慢，叔醇则较难作用），将产物溶于碳酸钠溶液中，乙醚洗涤后的碱水溶液再加氢氧化钠皂化，继以乙醚萃取，合并乙醚层，蒸干，残留物经皂化得原有醇类成分，反应过程见图8-21。

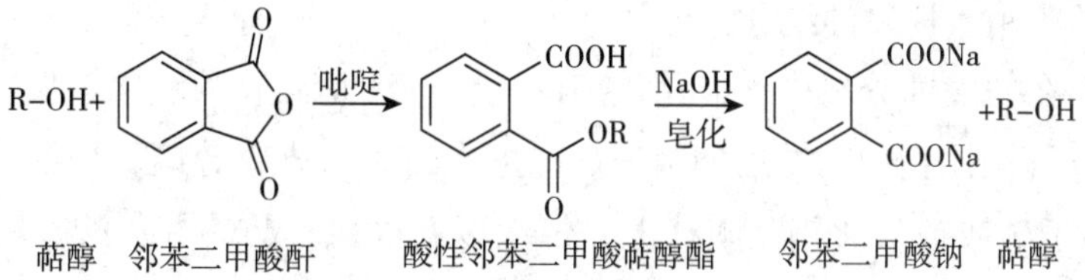

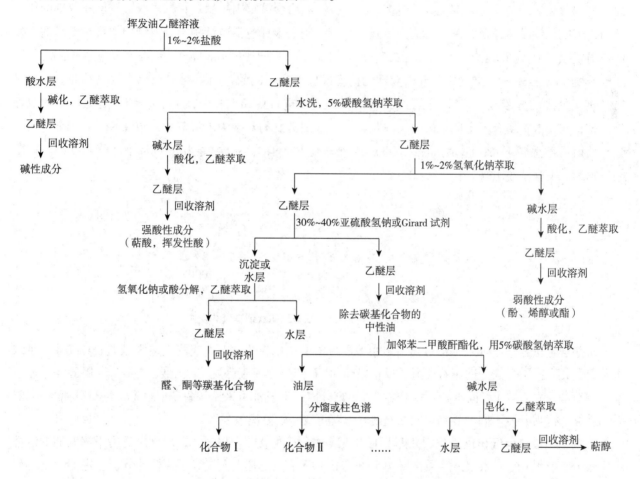

图8-21 醇类成分的成酯与水解反应

5.其他成分的分离 大多数萜烃含有不饱和键，可与溴、氯化氢、溴化氢、亚硝酰氯等试剂反应，所生成的加成产物常为结晶状态，可借以分离和纯化；利用醚类与浓酸形成的锌盐而易于结晶的性质，将挥发油中不多见的萜醚类成分分离出来。例如，桉油精（eucalyptol）从桉叶油中的分离就是利用了其与浓磷酸可形成磷酸盐结晶的性质；挥发油中酯类成分多使用精密分馏和色谱法进行分离。

用化学法系统分离以上各类成分的流程见图8-22。

图8-22 挥发油中各类成分的化学法分离流程图

（四）色谱法

由于挥发油的组成成分复杂，经上述方法分离，多数情况下，难以得到单体化合物。为得到更好的分离效果，一般先用分馏法或化学法将挥发油作适当分离，然后再采用色谱法对混合挥发油成分进行进一步分离，可大大提高分离效果。此外，对于一些挥发性较大的成分或色谱中有大致相同 R_f 值的同一类型化合物，有时要先制备衍生物再进行色谱分离或选用特殊的吸附剂。应用最多的色谱法有硅胶吸附色谱或氧化铝吸附色谱，通常是将挥发油溶于己烷中，加于色谱柱，先以己烷或石油醚洗脱出萜类成分，继而用乙酸乙酯洗脱下含氧化合物，在洗脱过程中，逐渐增加洗脱剂的极性，分段将各类成分分离开。

气相色谱和气质联用常应用于挥发油组分的分析。

1.吸附柱色谱法　在挥发油分离中，应用最广泛的色谱法是硅胶和氧化铝吸附柱色谱，常用洗脱剂为己烷或石油醚，混以不同比例的乙酸乙酯组成。一般来讲，可先将分馏所得馏分溶于弱极性溶剂（石油醚或己烷等），再加于硅胶或氧化铝吸附柱上，依次以石油醚、己烷、乙酸乙酯或其混合溶剂进行洗脱，分段收集，或反复柱色谱处理，直至得到单体化合物。例如，香叶醇和柠檬烯常共存于许多植物挥发油中。分离时，将混合物的石油醚溶液加于氧化铝吸附柱上，先以石油醚进行洗脱，洗脱液中主要含有极性小且吸附较弱的柠檬烯成分。当改用石油醚-甲醇混合溶剂洗脱时，极性较大的香叶醇成分则被洗脱下来。

2.硝酸银络合色谱法　有些挥发油成分的结构、性质很相似，但由于其双键数目和位置的不同，会导致与硝酸银形成 π-络合物的难易程度和稳定性有所差别，采用硝酸银-硅胶或硝酸银-氧化铝柱色谱即可进行分离。一般说来，双键数目越多，与 $AgNO_3$ 的络合越牢固越稳定；顺式双键较反式双键的络合牢固；末端双键较其他双键的络合能力更强。所以，硝酸银柱色谱也被用于分离结构中含有双键的挥发油成分。常用的硝酸银浓度为 $2.0\% \sim 2.5\%$。例如，α-细辛醚（α-asarone），β-细辛醚（β-asarone）和欧细辛醚（eduasarone）结构中苯环外双键的构型或位置是不同的，如图8-23所示。故将其混合物通过 $2\%AgNO_3$ 处理的硅胶柱，以苯-乙醚（5:1）为洗脱剂进行分离。其中，由于 α-细辛醚结构中的双键为反式，与 $AgNO_3$ 络合不牢固，故先被洗脱下来；欧细辛醚的双键为末端双键，与 $AgNO_3$ 的结合能力最强，故最后被洗脱下来；而含有顺式双键的 β-细辛醚与 $AgNO_3$ 络合的能力介于 α-细辛醚和欧细辛醚之间，则第二个被洗脱下来。

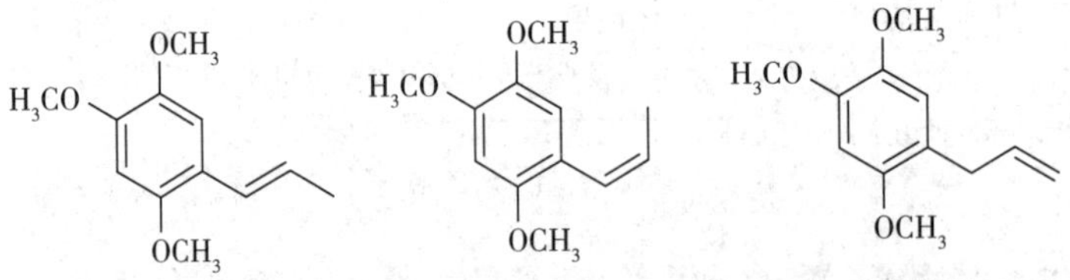

图8-23　α-细辛醚，β-细辛醚和欧细辛醚结构式

3.薄层色谱法　在挥发油的分离鉴定中薄层色谱的应用较为普遍。吸附剂多采用硅胶G或Ⅱ～Ⅲ级中性氧化铝G；展开剂可选用石油醚（或正己烷）、石油醚（或正己烷）-乙酸乙酯、苯-甲醇等；显色剂有香草醛-浓硫酸或者茴香醛-浓硫酸。对于难分离的挥发油可采用制备薄层色谱法进行分离。例如，采用连续两次展开及不同展开剂单向二次展开以获得较好的分离效果。

4.气相色谱法　气相色谱是研究挥发油组成成分非常有效的一种方法，现已广泛用于挥发油的定性和定量分析。其中，气相色谱-质谱联用（GC-MS）技术，更是大大提高了挥发油分析鉴定的速度和研究水平。

二、分离实例

（一）薄荷中薄荷醇的分离

唇形科植物薄荷（*Mentha haplocalyx* Briq.）全草含挥发油为 $1\% \sim 3\%$。其油（薄荷素油）和脑（薄荷醇）为芳香药、调味品及祛风药，广泛用于日用化工和食品工业。薄荷挥发油为无色或淡黄色液体，有特殊的薄荷香气。薄荷挥发油的化学组成复杂，主要包括单萜类及含氧衍生物类成分，如薄荷醇（薄荷脑）（50%~85%）、薄荷酮（≈10%）以及乙酸薄荷酯（1%~6%）等。此外尚含有柠檬烯、异薄荷酮、新薄荷酮、番薄荷酮、辣薄荷酮、桉油精和樟烯等。薄荷醇含量的高低影响薄荷油的质量优劣。薄荷醇为无色针状或棱柱状结晶或白色结晶状粉末，微溶于水，易溶于乙醇、三氯甲烷、乙醚和液体石蜡等。相对密度为0.895~0.910，比旋度为-17°~-24°，折射率为1.458~1.471，沸点为204~210℃。薄荷醇结构中含有3个手性碳原子。在8种立体异构体中（图8-24），只有（-）-薄荷醇和（+）-新薄荷醇天然存在于薄荷油中，而其他异构体都是合成品。

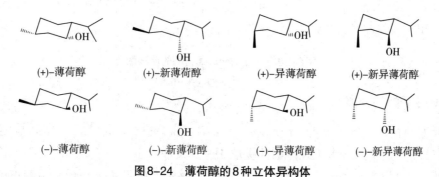

图8-24　薄荷醇的8种立体异构体

　　薄荷醇的分离精制一般多采用冷冻法，即在-10℃低温下放置12小时，可析出第一批粗脑结晶；脱脑油继续在-20℃冷冻24小时，又可析出第二批粗脑结晶；合并两批粗脑，加热熔融后，置于0℃重结晶，即得纯度较高的薄荷醇。其简要工艺流程如图8-25所示。此外，也可采用分馏法提取分离薄荷醇，工艺流程如图8-26所示。

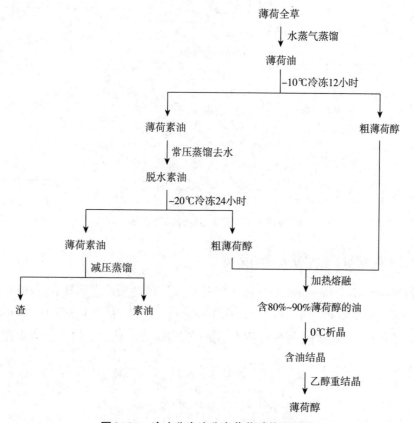

图8-25　冷冻分离法分离薄荷醇的流程图

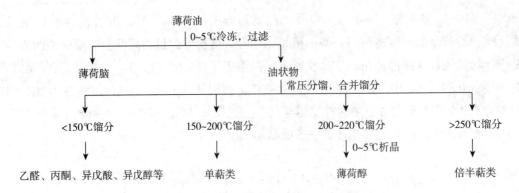

图8-26 分馏法分离薄荷醇的流程图

（二）丁香中丁香酚的分离

丁香为桃金娘科植物丁香（*Eugenia caryophylata* Thunb.）的干燥花蕾。丁香中挥发油（即丁香油）的含量为14%～21%。通常采取水蒸气蒸馏法提取丁香挥发油。丁香油为微黄色至黄色澄清液体，油中主要成分是丁香酚（75%～95%），还含有乙酰丁香酚（3%）及少量的丁香烯、甲基正戊酮、甲基正庚酮、香荚兰醛等。丁香酚为无色或淡黄色液体，沸点225℃。几乎不溶于水，与乙醇、乙醚、三氯甲烷可混溶。丁香酚为苯丙素类物质，具有酚羟基，遇氢氧化钠水溶液可形成钠盐而溶解，酸化后又可游离。利用这个性质，可以将丁香酚从挥发油中分离出来。其提取分离流程如图8-27所示。

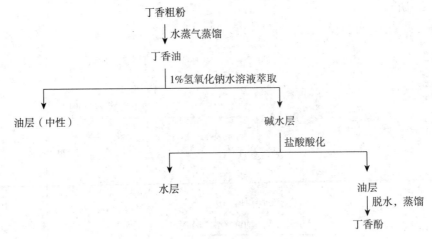

图8-27 丁香酚的分离流程图

（三）当归中藁本内酯和丁烯基酞内酯的分离

当归为伞形科植物当归［*Angelica sinensis*（Oliv.）Diels.］的干燥根，具有补血、活血、调经、止痛等功效。当归含挥发油约为0.4%。已从中分离出30余种成分。其中，主要活性物质藁苯内酯（约占挥发油的47%）和丁烯基酞内酯（约占挥发油的11.3%）含量较高，且活性较强。结构式见图8-28。

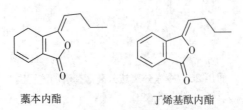

藁本内酯　　　　　　　　丁烯基酞内酯

图8-28 藁苯内酯和丁烯基酞内酯的结构式

取当归，加石油醚回流提取得挥发油，继而采用冷冻法结合柱色谱法从当归挥发油中分离藁本内酯。其流程图如图8-29所示。

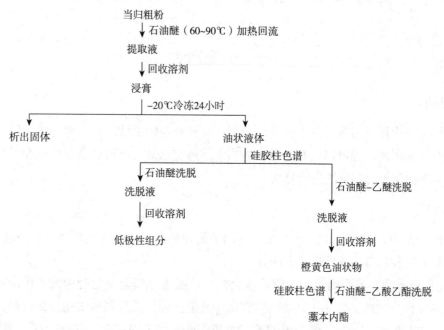

图8-29 当归中藁苯内酯的分离流程图

取当归，采用水蒸气蒸馏法提取得挥发油，继而采用化学法结合柱色谱法从当归挥发油中分离丁烯基酞内酯。其流程图如图8-30所示。

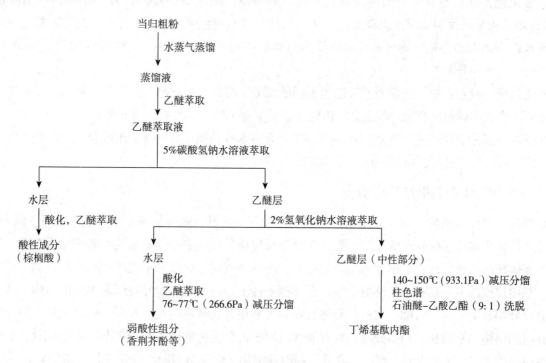

图8-30 当归中丁烯基酞内酯的分离流程图

PPT

第五节　萜类化合物的分离方法

一、分离方法

（一）结晶法

利用在不同溶剂中样品溶解度的不同进行分离。有些萜类的溶液浓缩至较小体积时，因某些成分浓度较高，往往有结晶析出，滤取该结晶，再以适当的溶剂重结晶，可得纯度很高的萜类化合物。如薄荷醇、樟脑、野菊花内酯等可用该法进行分离。

（二）色谱法

萜类成分的分离通常需要采用色谱方法。常用吸附柱色谱，常见的柱色谱分离方法包括硅胶/氧化铝色谱法、葡聚糖凝胶色谱法或反相色谱法等。

硅胶/氧化铝色谱中，吸附剂选用硅胶或氧化铝。硅胶是分离萜类化合物最常用的吸附剂。由于氧化铝可能引起萜类化合物的结构变化，故一般选用中性氧化铝。洗脱剂通常选择正己烷、石油醚、环己烷、乙醚、苯、三氯甲烷、乙酸乙酯、甲醇等。也可需要选择不同比例的混合溶剂，如石油醚–乙酸乙酯、苯–乙酸乙酯、苯–三氯甲烷、三氯甲烷–丙酮、三氯甲烷–甲醇、三氯甲烷–甲醇–水等，以适合不同极性萜类化合物的分离。对于多羟基的萜醇及萜酸，还要加入甲醇或选用三氯甲烷–乙醇洗脱。

硝酸银色谱法可对含有双键的萜类化合物进行分离。由于双键及其位置的不同，与硝酸银形成 π–络合物的难易程度和稳定性也有差别，从而在柱中被不同程度地保留。对于单纯以硅胶或氧化铝为吸附剂难以分离的萜类化合物，也可联合使用硝酸银–硅胶或硝酸银–氧化铝作吸附剂进行配合吸附，可以提高柱色谱的分离效果。

在葡聚糖凝胶色谱中，洗脱剂通常选用不同浓度的甲醇、乙醇或水。分离时，利用分子筛原理来分离相对分子质量不同的化合物，各成分按相对分子质量递减顺序依次被洗脱下来。

在反相色谱中，洗脱剂通常选用不同比例的甲醇–水或乙腈–水。以反相键合相硅胶 Rp-18、Rp-8 或 Rp-2 为填充剂，极性大者吸附力弱，先被洗脱下来。

（三）利用特殊功能团性质进行分离

萜类化合物中常见的官能团为双键、羰基、内酯环、羧基、碱性氮原子（萜类生物碱）及羟基等。可有针对性地用加成、碱开环酸环合、酸碱成盐等反应使具有相应官能团萜的溶解度发生改变，以固体析出或液体转溶的形式从总萜中分离。例如：具有不饱和双键、羰基等功能团的萜类化合物，可选择合适的试剂用加成的方法制备结晶性衍生物，在适当条件下，衍生物又能分解恢复本来的结构，从而实现与其他成分相分离；具有内酯结构的萜类化合物，可利用其在碱水中加热开环、酸化又环合的性质，与不具有内酯结构的萜类化合物相分离；具有碱性氮原子的萜类生物碱可利用其在酸水中成盐，水溶性增大，碱性环境下又变成游离态，水溶性降低、脂溶性增加的性质与非碱性的萜类化合物分离。

（四）其他方法

还可利用大孔树脂、活性炭吸附法等方法分离萜类物质。例如赤芍的70%乙醇提取液浓缩后上大孔吸附树脂柱，水洗脱后用20%乙醇洗脱，收集洗脱液，浓缩即得赤芍总苷，收率为5%以上，其中芍药苷占75%以上。再如甜菊干叶提取液浓缩后上D101大孔吸附树脂柱，水洗脱后用乙醇洗脱，脱色后，甲醇重结晶，可得甜叶菊苷结晶。

二、分离实例

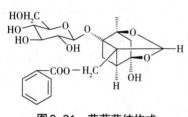

图8-31　芍药苷结构式

（一）单萜

1.赤芍中芍药苷的P.分离　芍药苷是从毛茛科植物芍药（*Paeonia lactiflora* Pall.）和川赤芍（*veitchii* Lynch）等植物中分离得到的蒎烷型单萜苷。芍药苷溶于水、甲醇、乙醇。在酸性环境（pH 2~6）下芍药苷稳定，在碱性环境下不稳定，结构式见图8-31。

2.色谱纯化　从赤芍中分离芍药苷可利用芍药苷在水、乙醇中的溶解性，通过液-液分配萃取除去提取液中糖类、脂类等杂质，再用硅胶柱色谱纯化。①回流提取-减压浓缩：赤芍饮片分别用6倍量、5倍量、5倍量70%乙醇回流提取3次，提取时间分别为2、1.5、1.5小时。合并提取液，滤过，滤液在60℃以下真空浓缩至糖浆状的浸膏。芍药苷的提取可选用水提，亦可选择不同浓度的醇溶液进行提取，由于醇提可减少水提取液中糊化淀粉等杂质，因此选用70%的乙醇作为芍药苷的提取溶剂。②有机溶剂萃取除杂：浸膏加水分散，分别用1倍量石油醚萃取2次，弃去石油醚层，分取水层，再分别用2倍量、1倍量乙酸乙酯萃取2次，乙酸乙酯层备用，分取水层，加1倍量水饱和正丁醇萃取3次，合并正丁醇液，60℃以下真空浓缩得膏状物。液-液萃取的目的是将浸膏中的杂质（糖类、脂类等）除去，以利于下一步硅胶柱色谱分离。③硅胶柱色谱分离：硅胶用三氯甲烷湿法装柱。将上述膏状物用洗脱液溶解后上柱，用三氯甲烷-甲醇（8∶1）洗脱，收集洗脱液，减压浓缩，真空干燥，即得。在工业生产中利用二次或多次柱色谱和增加负载量等措施，有可能进一步降低硅胶柱色谱的成本，并且通过多次柱色谱可制备纯度大于99.0%的芍药苷产品。生产工艺流程见图8-32。

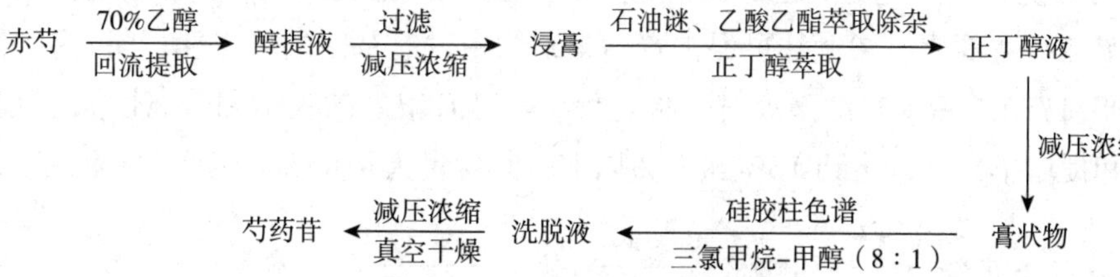

赤芍 →(70%乙醇 回流提取)→ 醇提液 →(过滤 减压浓缩)→ 浸膏 →(石油醚、乙酸乙酯萃取除杂 正丁醇萃取)→ 正丁醇液 →(减压浓缩)→ 膏状物 →(硅胶柱色谱 三氯甲烷-甲醇（8∶1）)→ 洗脱液 →(减压浓缩 真空干燥)→ 芍药苷

图8-32　芍药苷的分离流程图

（二）倍半萜

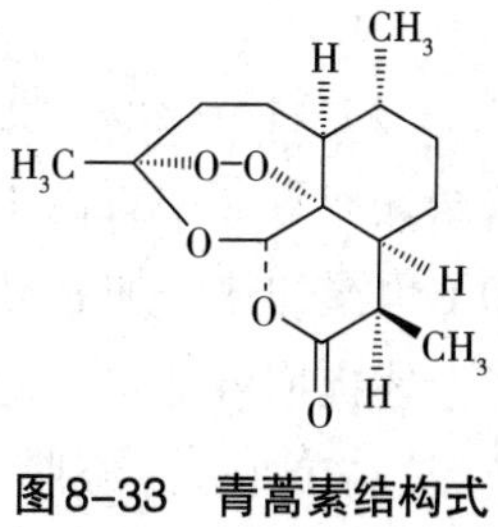

1.青蒿中青蒿素的分离方法　青蒿素是从菊科蒿属植物青蒿（又称黄花蒿，*Artemisia annua*）中提取出来的具显著抗恶性疟疾作用的倍半萜内酯类成分。青蒿素为无色针状结晶，在丙酮、乙酸乙酯、三氯甲烷、冰醋酸中易溶，在甲醇、乙醇、稀乙醇、乙醚及石油醚中溶解，在水中几乎不溶。分子结构中具有过氧键和δ-内酯环，以及一个包括过氧化物在内的1,2,4-三噁唑烷结构单元，结构式见图8-33。因结构中过氧键对热不稳定，易受热、湿和还原性物质的影响而分解，故提取时采用浸渍法。

图8-33　青蒿素结构式

（1）超临界CO_2萃取法提取和硅胶柱色谱法分离　利用超临界CO_2的可调溶解性能，选择性提取青蒿素，再通过硅胶柱色谱进一步分离纯化青蒿素。操作过程及工艺条件如下：黄花蒿晒干、粉碎成中粉（60～80目），装入料筒中，再整体装入萃取釜中；冷CO_2经压缩机压缩至20MPa，再经换热器加热至50℃进入萃取釜中；两萃取釜并联，交替工作，每个萃取釜萃取4小时后切换，保证萃取液连续从萃取釜中抽出；萃取液先通过过滤器除去可能夹带出的固体颗粒，然后经换热器加热至60℃进入一级分离釜，萃取液析出部分杂质后进入另一换热器，调节温度至所需值，再进入二级分离釜析出青蒿素等溶。分离釜采用两组并联，当一组解吸溶质时，另一组放空，取出提取物。从二级分离釜出来的CO_2带少量的溶质和水分，经换热器将温度调节至预设值后进入硅胶柱。硅胶柱采用两柱并联操作，一个硅胶柱进行吸附操作时，另一个硅胶柱进行再生。净化后的CO_2经换热器进入贮罐，完成一次循环操作。由于萃取釜卸料、分离釜放料以及硅胶柱再生等都需要放空，不可避免会损失CO_2，故需要不断从储罐中补充新鲜CO_2。生产工艺流程见图8-34。

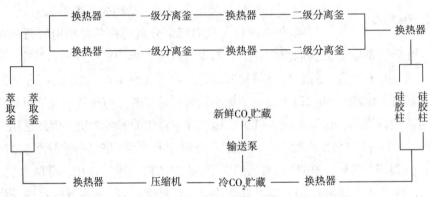

图8-34　超临界CO_2萃取法提取分离青蒿素的流程图

（2）大孔吸附树脂法分离　在大孔吸附树脂表面吸附和氢键吸附的作用下，青蒿素吸附量大，易解吸，可用于黄花蒿中青蒿素的工业化生产。操作过程及工艺条件如下：黄花蒿粗粉，加60%乙醇室温浸泡6小时，渗漉，收集渗漉液。渗漉液经活性炭脱色，抽滤，滤液上ADS-17树脂柱，水洗，90%乙醇洗脱，收集90%乙醇洗脱液。将90%乙醇洗脱液于60℃减压浓缩，回收乙醇，静置得青蒿素粗品，再经70%乙醇重结晶，得青蒿素。渗漉法可保护青蒿素结构中过氧基团的稳定性，同时引入杂质较少。此外，所采用的ADS-17二乙烯苯氢键型吸附树脂对青蒿素具有很好的吸附和分离性能，可用于工业化生产青蒿素，得率和提取率分别可达到0.3%和75%以上，其含量大于99%。生产工艺流程见图8-35。

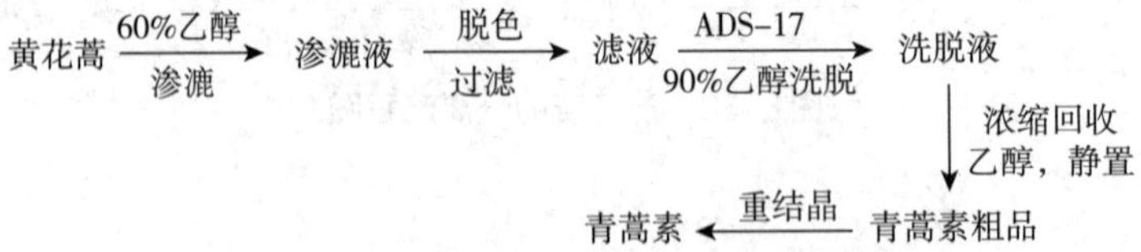

黄花蒿 $\xrightarrow[\text{渗漉}]{\text{60%乙醇}}$ 渗漉液 $\xrightarrow[\text{过滤}]{\text{脱色}}$ 滤液 $\xrightarrow[\text{90%乙醇洗脱}]{\text{ADS-17}}$ 洗脱液 $\xrightarrow[\text{乙醇，静置}]{\text{浓缩回收}}$ 青蒿素粗品 $\xrightarrow{\text{重结晶}}$ 青蒿素

图8-35　大孔吸附树脂法分离青蒿素的流程图

（3）超声提取-膜过滤-超临界流体萃取联合法　结合超声波辅助提取法、膜过滤和超临界CO_2萃取法提取青蒿中青蒿素，工艺简单，提取效率高。操作过程及工艺条件如下：青蒿晒干，粉碎成粗粉，60℃恒温加热，加10倍量50%乙醇超声处理（功率400W，频率26kHz）45分钟，回收溶剂，得提取液。将上述提取液滤过，滤液再上膜过滤，一级膜（MF膜）浸提液温度40～50℃、工作压强0.5MPa、浸提液流速70L/h；二级膜（8kUF膜）温度40～50℃、工作压强0.1MPa、浸提液流速20L/h。将膜滤液减压浓缩，进行CO_2超临界流体萃取，萃取压强20MPa，萃取温度50℃，CO_2流量1.0kg/h，萃取时间2小时，制得青蒿素粗品。操作中选择50%乙醇，绿色环保，且便于膜滤工艺的运行，产品成本降低；一级膜的作用是除去淀粉、果胶、鞣质、蛋白质等大分子杂质；二级膜的作用是除去小分子杂质和水，青蒿素留

存于浓缩液中，减压浓缩可得到较纯的青蒿素。生产工艺流程见图8-36。

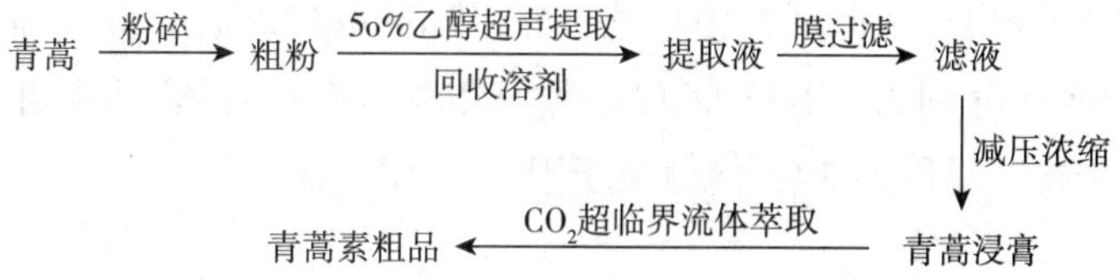

图8-36　超声提取-膜过滤-超临界流体萃取联合法分离青蒿素的流程图

（三）二萜

红豆杉中紫杉醇的分离　紫杉醇为二萜类化合物，是红豆杉属植物中结构复杂的次生代谢产物，1992年被美国食品药品管理局批准用于晚期乳腺癌的治疗。紫杉醇为白色或类白色结晶性粉末，分子式为$C_{47}H_{51}NO_{14}$，分子量853.91。在甲醇、乙醇或三氯甲烷中溶解，乙醚中微溶，水中几乎不溶。结构是见图8-37。

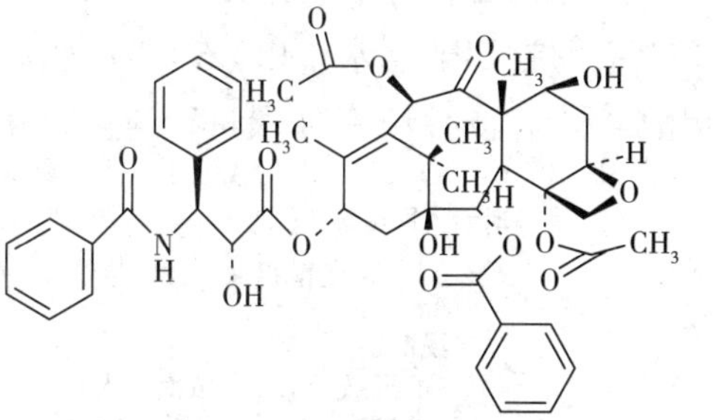

图8-37　紫杉醇结构式

利用紫杉醇可溶于乙醇的性质进行提取，根据其在三氯甲烷中的溶解性，采用二氯甲烷或三氯甲烷萃取，经液-液分配萃取后，经硅胶柱色谱分离达到纯化的目的。操作过程及工艺条件如下。①乙醇浸提：云南红豆杉树皮粉碎（粉碎温度最好不超过60℃）后，分别加5倍、3倍、3倍量的乙醇浸提3次，每次24小时，合并浸提液，45℃以下减压浓缩至糖浆状浸膏。②液-液萃取：上述醇浸膏加入2～3倍量水（为避免严重乳化，水相中乙醇浓度一般控制在10%～15%），再依次加入1倍、0.4倍、0.3倍、0.2倍量的三氯甲烷萃取，每次搅拌30分钟，静止2小时，合并三氯甲烷萃取液，40℃以下减压浓缩。③上样样品的处理：按固体量：硅胶（60～100目）为1∶3的比例拌样、蒸干溶剂，得上样样品。④硅胶柱色谱：样品经干法上柱，三氯甲烷-甲醇梯度洗脱，经反复柱色谱，得紫杉醇流分浓缩物。⑤活性炭柱色谱：上述浓缩物溶于甲醇中（1g∶60ml），上柱、水洗、甲醇洗，进行活性炭脱色。重结晶：利用紫杉醇不溶于水的性质，向上述脱色流出液中加水至溶液显混浊，静置过夜，得白色棉花状结晶。滤过，以甲醇-水重结晶两次，减压干燥，得白色针状结晶物。生产工艺流程见图8-38。

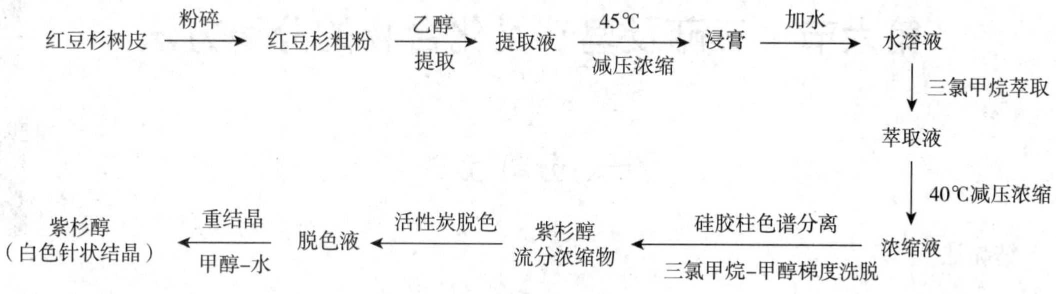

图8-38　紫杉醇的分离流程图

（四）环烯醚萜苷

1.独一味中环烯醚萜的分离 从唇形科植物独一味〔*Lamiophlomis rotata*（Benth）Kudo〕的根中分离出4种环烯醚萜苷类化合物，分别为：8-*O*-乙酰山栀苷甲酯、6-*O*-乙酰山栀苷甲酯、penstemoside 和 7,8-dehydropenstemoside，结构式见图8-39。均易溶于甲醇、乙醇中。

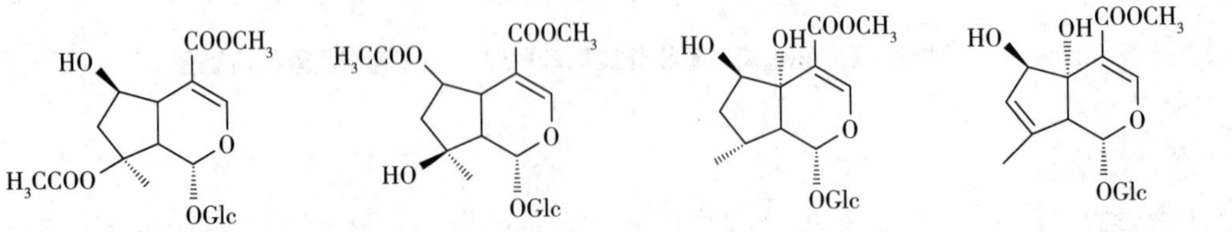

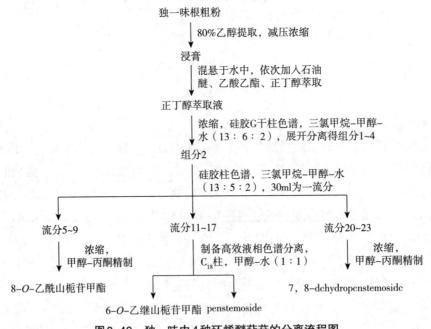

8-*O*-乙酰山栀苷甲酯　　6-*O*-乙酰山栀苷甲酯　　penstemoside　　7,8-dehydropenstemoside

图8-39　4种环烯醚萜苷类化合物的结构式

2.分离纯化 可采用液-液萃取、硅胶柱色谱、制备HPLC以及结晶法等方法从独一味根中分离4种环烯醚萜苷类化合物。具体如下：80%乙醇回流提取物经石油醚、乙酸乙酯、正丁醇萃取后，留取正丁醇萃取液，进行硅胶柱色谱，以三氯甲烷-甲醇-水（13∶6∶2）为洗脱剂进行分离，继而采用甲醇-丙酮重结晶、制备HPLC分离（甲醇-水为流动相）等手段进行纯化。分离流程见图8-40。

独一味根粗粉

　80%乙醇提取，减压浓缩

浸膏

　混悬于水中，依次加入石油
　醚、乙酸乙酯、正丁醇萃取

正丁醇萃取液

　浓缩，硅胶G干柱色谱，三氯甲烷-甲醇-
　水（13∶6∶2），展开分离得组分1~4

组分2

　硅胶柱色谱，三氯甲烷-甲醇-水
　（13∶5∶2），30ml为一流分

流分5~9　　　　　流分11~17　　　　　流分20~23

　浓缩，　　　制备高效液相色谱分离，　　浓缩，
　甲醇-丙酮精制　C₁₈柱，甲醇-水（1∶1）　甲醇-丙酮精制

8-*O*-乙酰山栀苷甲酯　　　　　　　　　　　　7,8-dehydropenstemoside

6-*O*-乙继山栀苷甲酯 penstemoside

图8-40　独一味中4种环烯醚萜苷的分离流程图

第六节　三萜及皂苷类化合物的分离方法

一、分离方法

PPT

微课

（一）结晶法

大多数三萜及皂苷类化学成分在常温下是固体物质，具有结晶的性质，因此，可以用结晶法来进行分离和纯化。即利用两种或多种化学成分在同一种溶剂里溶解度的不同，使其中某一种三萜或皂苷成分

从溶液中结晶析出，再进一步用沉降、过滤、离心等方法使其与溶液分离。

（二）沉淀法

1.分段沉淀法　利用三萜皂苷易溶于水、难溶于丙酮、乙醚等溶剂的性质，将总皂苷粗品溶于少量甲醇或乙醇中，然后加入几倍于醇量的丙酮、乙醚或乙醚–丙酮（1：1），摇匀，使皂苷以沉淀的形式从醇溶液中析出。首次析出的沉淀往往含杂质较多，可逐渐降低溶剂极性，用上述方法反复处理，使皂苷分批析出，获得较纯的皂苷。此法简便，但分离不完全，不易获得纯品，且消耗溶剂较多。

2.铅盐沉淀法　由于中性醋酸铅和碱性醋酸铅在水及醇溶液中能与多种成分生成难溶的铅盐或络盐沉淀，故可利用这种性质分离、纯化三萜皂苷等酸性皂苷。将粗皂苷溶于少量稀乙醇中，加入过量20%～30%中性醋酸铅溶液，搅拌，使酸性皂苷沉淀，可利用铬酸钾试液检查沉淀是否完全。若产生黄色沉淀，表示溶液中有游离的铅离子，酸性皂苷沉淀完全，若没有黄色沉淀产生，表示溶液中没有游离的铅离子，则需继续加入中性醋酸铅溶液，使酸性皂苷沉淀完全。在滤液中再加入饱和碱性醋酸铅溶液，中性皂苷又可沉淀析出。将酸性皂苷铅盐沉淀和中性皂苷沉淀分别溶于（或悬浮于）水或稀醇中，通入硫化氢气体，脱铅，滤液减压浓缩，得残渣，溶于乙醇中，加入乙醚后即可析出酸性皂苷或中性皂苷。

3.酸碱沉淀法　利用酸性三萜或皂苷在碱中溶解，继而又在酸中生成沉淀的性质进行分离。通过调节溶液pH值，改变分子的存在状态（游离型或解离型），从而改变溶解度实现分离。这种方法是可逆的，可使有效成分与杂质分离。常用碱提酸沉、等电点沉淀等方法。

4.盐析法　在提取物中加入易溶性无机盐至一定浓度或达到饱和状态，可使某些三萜皂苷成分的溶解度降低而沉淀析出。常用的无机盐有氯化钠、硫酸钠、硫酸镁、硫酸铵等。

（三）色谱分离法

色谱分离法，优点在于分离纯度高，缺点在于分离量少，且分离时间长。由于三萜皂苷的极性较大、亲水性强，不易与杂质分离，且结构相似，因此目前普遍采用色谱分离法来获得三萜或皂苷单体化合物。适用的色谱分离法主要有吸附色谱法、逆流色谱法和高效液相色谱法。

1.吸附色谱法　该法是利用吸附剂对混合物中各成分吸附能力的不同，实现对化合物的分离。常用的吸附剂有氧化铝、硅胶、活性炭等。

（1）硅胶色谱法　是根据各物质在硅胶上吸附能力的差异而实现分离的方法。常用溶剂系统为石油醚–三氯甲烷、甲苯–乙酸乙酯、三氯甲烷–乙酸乙酯、三氯甲烷–丙酮、三氯甲烷–甲醇、乙酸乙酯–丙酮等。

（2）氧化铝色谱法　该法适用于亲脂性成分的分离。氧化铝作为极性吸附剂，其吸附能力比硅胶稍强。氧化铝色谱法具有价格低廉、分离效果好、再生容易等优点。部分酚性、酸性化合物可与氧化铝结合，因而不能使用此法，但有时也可先制备其衍生物，将能结合的基团进行保护后再进行色谱分离。

（3）氧化镁色谱法　氧化镁可吸附三萜皂苷粗品中的糖、色素等杂质。在三萜皂苷粗品的水溶液或稀醇溶液中加入氧化镁粉末，加甲醇或乙醇连续回流提取，皂苷可溶于热醇先被提取出来，而杂质与氧化镁吸附力较强，仍留在氧化镁上。提取后，将醇提液浓缩，放冷，皂苷可析出。

（4）大孔树脂色谱法　大孔吸附树脂不仅可用于皂苷的富集，而且可用于皂苷的初步分离，尤适用于极性较大皂苷的分离。将三萜皂苷提取物的水溶液通过大孔树脂柱，用水洗涤除去糖和其他水溶性杂质。然后使用不同浓度的甲醇或乙醇溶液进行梯度洗脱。极性大的皂苷可被10%～30%的甲醇或乙醇洗脱下来，极性小的皂苷则被50%以上的甲醇或乙醇洗脱下来。若水洗后直接采用60%～80%的醇洗脱大孔吸附树脂柱，则可直接获得纯度较正丁醇萃取法高的总皂苷。

2.逆流色谱法　逆流色谱（CCC）是一种液–液分配离技术，是基于各组分在通过两相溶剂过程中分配系数的不同，在短时间内实现高效分离的色谱方法。常用的逆流色谱方法主要有液滴逆流色谱和高速逆流色谱。

（1）液滴逆流色谱法　液滴逆流色谱法（DCCC）使用溶剂较少，可避免产生乳化现象，分离效果优于逆流分配法。但此法的分离能力较低，分离时间较长，可通过提高流速来提高分离效率，但会加快固定相的流失。DCCC法是分离皂苷较为有效的方法，有时可将结构极为近似的成分分开。例如，柴胡皂苷a、d的分离。二者结构极为相似，只是16-OH构型不同（前者为β型，后者为α型），在薄层上R_f值也相近。一般柱色谱法难于分离，采用DCCC法则可得到满意的分离效果。具体如下：溶剂系统为三氯甲烷-苯-乙酸乙酯-甲醇-水（45∶2∶3∶60∶40），上行法分离，溶剂下层为固定相，充满整个DCCC管路，而上层作为流动相，柴胡粗皂苷（20mg）溶于下层溶剂中，充满DCCC装置的样品室，然后进行洗脱分离，最后得柴胡皂苷a、d。

（2）高速逆流色谱法　高速逆流色谱法（HSCCC）的主要优点是分离效率高，纯度高；载体对化合物不产生吸附和污染；进样量大，可达HPLC的数百倍；操作简单快捷，能从极复杂的混合物中分离出特定的组分。应用高速逆流色谱进行分离时，可以不用前处理，粗提物即可直接分离，制备量大，纯度也较高，可达95%以上。例如，选择乙酸乙酯-正丁醇-水-醋酸（4∶1∶3∶0.02）为溶剂系统，以上相为固定相，下相为流动相，流速为1.5ml/min，仪器转速为950r/min，采用高速逆流色谱法从人参（*Panax ginseng* C.A.Mey）中分离得到了人参皂苷Re、Rg$_1$和Rg$_3$。

3.高效液相色谱法　高效液相色谱，尤其是半制备型、制备型高效液相色谱法，是目前分离结构相似三萜皂苷类化合物的常用有效方法。色谱柱的填料常选用硅胶、反相硅胶或某些碳水化合物。一般采用反相色谱柱，常用固定相有RP-18、RP-8或RP-2等。近年来，还有用羟基磷灰石柱分离人参、无患子果皮、柴胡和虎掌草中皂苷的报道。流动相常选用甲醇-水、乙腈-水等系统。例如，用ODS-120A柱，75%甲醇洗脱，在分离人参皂苷时进样量可达1～1.5ml（含90～150mg样品）；用ODS柱（100cm×11cm），以乙腈-水为流动相，从10g新疆柴胡粗皂苷中分离得到柴胡皂苷C（403mg）、柴胡皂苷A（210mg）和柴胡皂苷D（1604mg）。也可将极性较大的皂苷做成衍生物后，再进行正相色谱分离。如将人参皂苷经苯甲酰氯处理，制成苯甲酰衍生物，选择硅胶LS-310柱，以正己烷-三氯甲烷-乙腈（15∶3∶2）为流动相进行分离。

由于三萜皂苷的极性较大，亲水性较好，不易与杂质分离，而且有些皂苷结构比较相似，因此目前普遍采用多种色谱法组合的方法，即一般先通过硅胶柱色谱进行分离，再结合低压或中压柱色谱、薄层制备色谱、制备高效液相色谱或凝胶色谱等方法进一步分离。在进行硅胶柱色谱分离前，多先用大孔树脂柱进行初步分离。对于连接糖链较多的皂苷，多用凝胶柱色谱，如Sephadex LH-20等。

（四）衍生物制备法

为将三萜及其皂苷与其他水溶性杂质分离，可将粗皂苷制成极性小的衍生物，例如，利用CH_2N_2甲酯化，将皂苷制成甲酯，或通过乙酰化制成乙酸酯，其亲脂性增强后可溶于低极性溶剂中，易于脱色、色谱分离或重结晶等纯化。待纯化后再用相应的办法除去衍生物使其恢复原来的皂苷形式。乙酰化是常用方法。例如，将粗皂苷粉末经吡啶-醋酐乙酰化，制成乙酰化皂苷，溶于乙醚，水洗去极性大的杂质，乙醚液浓缩后再溶于乙醇，加活性炭脱色，或经氧化铝、硅胶等柱色谱，得乙酰化皂苷单体。所得单体再经碱液（常用氢氧化钡）水解去乙酰基，得纯度较高的皂苷。溶液中过量的钡离子可通过通二氧化碳除去。

此外，还有一些技术可用于三萜及皂苷类成分的分离。如聚酰胺、葡聚糖凝胶、离心薄层色谱等，分离效果均较好。但在多数情况下，需根据实际情况，可交替使用两种或几种方法，以达到分离纯化的目的。

二、分离实例

（一）三萜

苦楝皮中苦楝素的分离　苦楝素又名川楝素（toosendanin），是从楝科植物苦楝（*Melia azedarach*

L.）及川楝（*M.toosendanin* Sieb.et Zucc.）干燥根皮中分离得到的驱蛔有效成分，驱蛔有效率达90%以上。分子式为$C_{30}H_{38}O_{11} \cdot H_2O$。苦楝素易溶于吡啶、丙酮、乙醇及甲醇等溶剂，微溶于三氯甲烷及苯，而不溶于石油醚及水。结构式见图8-41。

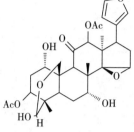

图8-41 苦楝素结构式

从苦楝皮中分离苦楝素的工艺包括乙醇提取、三氯甲烷萃取、结晶、重结晶等过程。具体如下：取苦楝皮粗粉100kg，分置三个大缸中，用60%乙醇按次序轮流冷浸三次，合并浸出液，常压回收乙醇至馏出液极少时为止，放冷，上层液体依次送入三支以三氯甲烷为固定相的萃取管。下层棕黑色膏状物用适量三氯甲烷溶解，放置，分取三氯甲烷层，常压回收，析出苦楝素粗结晶。将粗结晶合并，混悬于适量三氯甲烷中，微热，边摇边加少量乙醇，使刚溶解为止，过滤，滤液浓缩，放置，析出苦楝素结晶，共得500g（得率0.43%）。其分离工艺流程见图8-42。

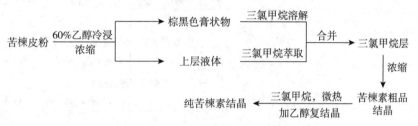

图8-42 苦楝皮中苦楝素的分离流程图

（二）三萜皂苷

1.甘草中甘草酸的分离 甘草是豆科植物甘草（*Glycyrrhizina uralensis* Fisch.）的干燥根及根茎。甘草酸，也称甘草皂苷，是甘草中的主要有效成分，其苷元部分有羧基取代，属酸性皂苷。甘草酸为无色柱状结晶，易溶于热水，可溶于热稀乙醇，在冷水中溶解度较小，几乎不溶于无水乙醇或乙醚。结构式见图8-43。

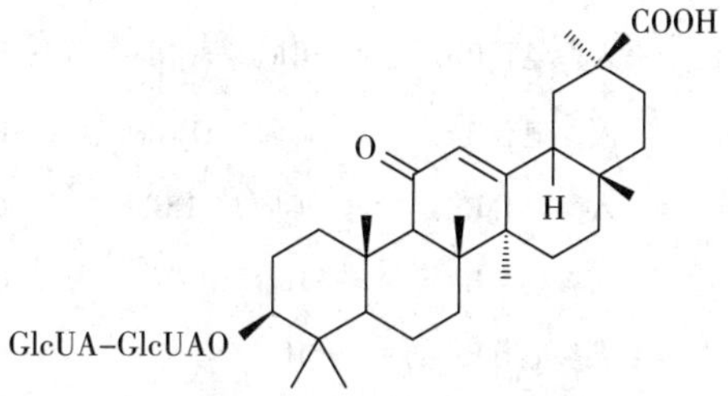

图8-43 甘草酸结构式

甘草中的甘草酸存在形式是钾盐，易溶于热水，在其水溶液中加稀酸即可游离析出甘草酸粗品沉淀，该粗品不容易精制，但制成钾盐后可继续进行纯化。过程如下：甘草酸与氢氧化钾生成甘草酸的三钾盐，其在丙酮与乙醇的混合溶剂中难溶而析出结晶；此结晶可溶于热冰醋酸，进而生成甘草酸的单钾盐；单钾盐由于难溶于冷冰醋酸而析出结晶。精制的甘草酸单钾盐为针状结晶。分离流程如图8-44所示。

2.人参中人参皂苷的分离 人参皂苷是从五加科人参属植物人参（*Panax ginseng* C.A.Mey）中提取出来的三萜皂苷类成分。多为白色无定型粉末或无色结晶，味微甘苦，具有吸湿性，易溶于甲醇、乙醇、正丁醇、乙酸乙酯。按苷元不同，可分为达玛烷型和齐墩果酸型。按硅胶薄层色谱R_f值由小至大的顺序命名为Ro、Rb_1、Rb_2、Rc、Rd、Re、Rf、Rg_1、Rg_2、Rh_1等，结构式见图8-45。

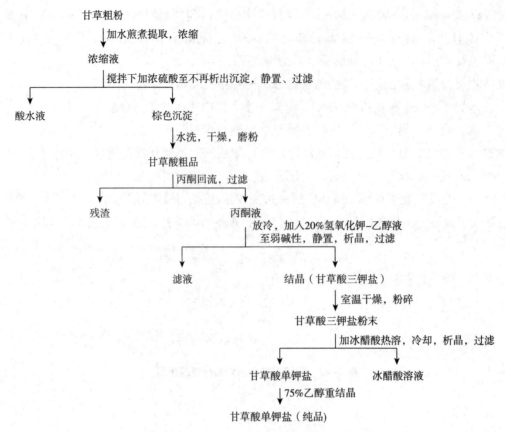

图8-44 从甘草中分离甘草酸单钾盐的流程图

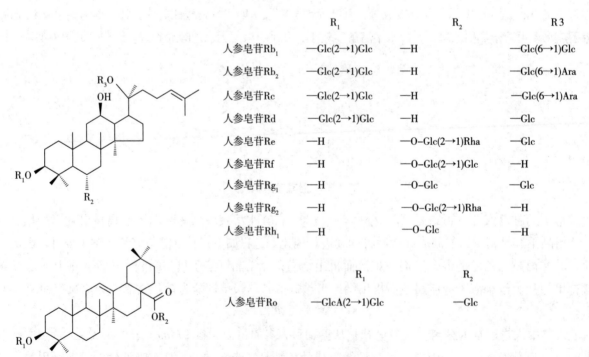

	R_1	R_2	R 3
人参皂苷Rb$_1$	—Glc(2→1)Glc	—H	—Glc(6→1)Glc
人参皂苷Rb$_2$	—Glc(2→1)Glc	—H	—Glc(6→1)Ara
人参皂苷Rc	—Glc(2→1)Glc	—H	—Glc(6→1)Ara
人参皂苷Rd	—Glc(2→1)Glc	—H	—Glc
人参皂苷Re	—H	—O-Glc(2→1)Rha	—Glc
人参皂苷Rf	—H	—O-Glc(2→1)Glc	—H
人参皂苷Rg$_1$	—H	—O-Glc	—Glc
人参皂苷Rg$_2$	—H	—O-Glc(2→1)Rha	—H
人参皂苷Rh$_1$	—H	—O-Glc	—H

	R_1	R_2
人参皂苷Ro	—GlcA(2→1)Glc	—Glc

图8-45 人参中人参皂苷的结构式

从人参中分离人参皂苷时，首先要提取总皂苷，然后采用硅胶柱色谱法对总皂苷进行分离，以获得人参皂苷单体成分。例如：将人参根粉碎，加甲醇提取，提取液经减压回收溶剂后得浸膏。浸膏加水制成混悬液后，用乙醚萃取，以除去脂溶性成分，水层继续用正丁醇萃取，得总皂苷粗品。对总皂苷粗品进行硅胶柱色谱，常用洗脱剂包括三氯甲烷–甲醇–水（65∶35∶10，下层）溶剂系统和三氯甲烷–甲醇（20∶1～1∶1）梯度洗脱溶剂系统，经过洗脱，可将总皂苷分为多个组分。最后，对各组分进行反复硅胶柱色谱，常用洗脱剂包括正丁醇–乙酸乙酯–水（4∶1∶2，上层）和三氯甲烷–甲醇–乙酸乙酯–水（2∶2∶4∶1，下层）。其分离工艺流程见图8-46。

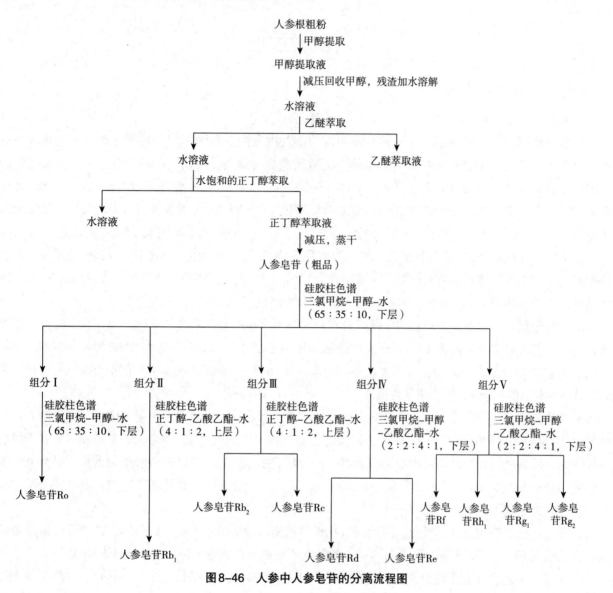

图8-46　人参中人参皂苷的分离流程图

药知道

　　2003年，我国首个单体抗癌中药"参一胶囊"上市，也是我国第一个口服类新生血管抑制剂。该药不仅能抑制肿瘤细胞的增殖和凋亡，而且能通过抑制肿瘤细胞的黏附、浸润、抑制肿瘤的新生血管，从而起到抑制肿瘤复发和转移的作用。"参一胶囊"主要成分为人参中稀有皂苷20R-人参皂苷Rg_3（$C_{42}H_{72}O_{13}$），属达玛烷型人参皂苷。2013年，"参一胶囊"获国家技术发明二等奖，标志着我国肿瘤新生血管抑制药物临床应用走在了世界前列，也标志着我国Rg_3衍生新化合物研究和手性化合物工业化生产技术达到国际领先水平。同时，人参抗肿瘤药物的研发和现代化生产，将对我国人参产业规模化、产业化发展起到带动作用。

PPT

第七节　甾体类化合物的分离方法

一、分离方法

（一）强心苷类化合物的分离

分离强心苷时，常采用溶剂萃取法、逆流分配法和色谱分离法。

1.溶剂萃取法　利用强心苷在两种互不相溶的溶剂中分配系数的不同而达到分离。对含量较高的组分，可用适当的溶剂，反复结晶得到单体。但对于少数含量高、极性小的强心苷，一般需反复结晶并配合多种方法使用，反复分离才可获得单体。例如毛花洋地黄总苷中洋地黄苷A、洋地黄苷B、洋地黄苷C的分离，由于在三氯甲烷中洋地黄苷C的溶解度（1:2000）比洋地黄苷A（1:225）和洋地黄苷B（1:550）小，而三者在甲醇（1:20）和水（几乎不溶）中溶解度均相似。用三氯甲烷-甲醇-水（5:1:5）为溶剂系统进行两相溶剂萃取，溶剂用量为总苷的1000倍，洋地黄苷A和洋地黄苷B容易分配到三氯甲烷层，洋地黄苷C集中留在水层，分离出水层，浓缩到原体积的1/50，放置结晶析出，收集结晶，用相同溶剂再进行第二次两相溶剂萃取，可得到纯的洋地黄苷C。

2.逆流分配法　利用分离混合物中各组分在两相溶剂系统中分配系数的不同，使混合苷分离。例如黄花夹竹桃苷A和黄花夹竹桃苷B的分离，以三氯甲烷-乙醇（2:1）750ml/水150ml为两相溶剂，三氯甲烷层为移动相，水层为固定相，经九次逆流分配（0~8管），最后由三氯甲烷层6~7管中获得黄花夹竹桃苷B，水层2~5管中获得黄花夹竹桃苷A。

3.色谱分离法　分离亲脂性强心苷的单糖苷、次级苷和苷元，一般选用吸附色谱。常用吸附剂：中性氧化铝、硅胶、反相硅胶。硅胶和氧化铝吸附色谱一般可用三氯甲烷-甲醇，乙酸乙酯-甲醇等溶剂系统洗脱，反相硅胶分配色谱可用水-甲醇等溶剂系统洗脱。含C_{16}酰基的强心苷类化合物，易与碱性氧化铝发生消去反应，形成Δ^{16}不饱和化合物，所以，氧化铝一般不用于此类化合物的分离。弱亲脂性强心苷的分离方法如下。

方法一：强心苷混合物乙酰化，然后用氧化铝柱色谱法分离出乙酰化苷的单体，该单体经碳酸氢钾水解去乙酰基获得原苷，但原分子中带有的甲酰基或乙酰基将被碳酸氢钾水解，不能获得原苷。

方法二：采用分配色谱法分离，以硅胶、硅藻土或纤维素为支持剂，不同比例的三氯甲烷-甲醇-水、乙酸乙酯-甲醇-水或水饱和丁酮为洗脱剂。例如：用硅藻土为支持剂，含100%水（以丁酮饱和）为固定相，以水饱和丁酮为流动相（洗脱剂），分离羊角拗中三种亲脂性强心苷，出柱顺序为：D-羊角拗毒毛旋花子苷Ⅰ、D-羊角拗毒毛旋花子苷Ⅱ和D-羊角拗毒毛旋花子苷Ⅲ。

（二）甾体皂苷类化合物的分离

分离甾体皂苷时，常采用溶剂沉淀法（乙醚、丙酮）、胆甾醇沉淀法、吉拉德试剂法（含羰基的甾体皂苷元）、硅胶柱色谱法（洗脱剂多采用三氯甲烷-甲醇-水系统）、大孔吸附树脂柱色谱、葡聚糖凝胶Sephadex LH-20柱色谱、逆流色谱等方法进行分离。有时对正丁醇部位极性较大的皂苷成分在上述分离的基础上，还需用反相中低压Lobar柱色谱、反相制备HPLC或制备TLC等手段分离。

1.大孔吸附树脂法　利用大孔树脂对不同极性分子的吸附差异，采用水-醇系统梯度洗脱，除去无机盐、氨基酸、低聚糖及色素杂质，分离出粗甾体皂苷。常用大孔树脂：MCI Gel CHP$_{20}$P, Diaion HP-20, Amberlite XAD-2和Servachrom XAD-22。

2.凝胶色谱法　利用凝胶分子中的网络结构对不同大小的分子，具有不同的滞留作用进行分离。常用羟丙基葡聚糖凝胶（Sephadex LH–20），甲醇洗脱，洗脱时分子由大到小的顺序出柱。该方法可用于甾体皂苷粗提物的处理和单体纯化。

3.硅胶柱色谱和反相硅胶柱色谱法　由于甾体皂苷极性较大，用分配柱色谱比吸附柱色谱的效果好。常用硅胶为支持剂，以不同比例的 $CHCl_3–CH_3OH–H_2O$ 为溶剂或 $EtOAc–CH_3OH–H_2O$ 进行洗脱。为加快洗脱过程，常用高压柱或低压柱方法进行。反相硅胶 Lichroprep RP–18、RP–18（Merk）、Lobar RP–8 和 RP–2 常用于分离甾体皂苷，以甲醇–水梯度洗脱。此外，反相多孔聚合物 Diaion HP–20、Kogel B–G 4600 也被用于皂苷的分离，以水、甲醇和三氯甲烷依次洗脱，甾体皂苷均出现在甲醇洗脱液中。

4.衍生物制备法　为克服皂苷极性大导致的分离困难，可将总皂苷经醋酐–吡啶进行乙酰化后制成乙酸酯或用 CH_2N_2 甲酯化制成甲酯，溶于非极性溶剂。用水洗去极性大的杂质，浓缩非极性溶剂层，再用色谱法分离乙酰化皂苷单体，单体经 $Ba(OH)_2$ 水解，并通入过量 CO_2 除钡盐，可得甾体皂苷。

分离含有羰基的甾体皂苷元，常用季铵盐型氨基乙酰肼类试剂，如吉拉德 T 或吉拉德 P。该类试剂在酸性条件下与含羰基的甾体皂苷元生成腙，与不含羰基的皂苷元分离。通常将样品溶于乙醇，加乙酸使其浓度达 10%，室温放置或水浴加热。反应混合物以水稀释后用乙醚轻轻振摇，乙醚层除去非羰基的皂苷元。水洗过滤后，加入盐酸并稍加热，腙分解，获得含羰基的甾体皂苷元。

5.沉淀法　利用沉淀法分离甾体皂苷的方法与三萜皂苷相似，常采用混合溶剂沉淀法和胆甾醇沉淀法。混合溶剂沉淀法的原理是利用甾体皂苷难溶于乙醚、丙酮等溶剂的性质，将甾体皂苷从粗甾体皂苷中分离出来。胆甾醇沉淀法的原理是利用甾体皂苷与胆甾醇生成难溶性的分子复合物的性质将甾体皂苷分离出来。胆甾醇沉淀法是先将粗甾体皂苷溶于少量乙醇中，再加入胆甾醇的饱和乙醇溶液，至不再析出沉淀为止（混合后需稍加热），滤过，取沉淀用水、醇、乙醚依次洗涤以除去糖类、色素、油脂和游离的胆甾醇，然后将此沉淀干燥后，用乙醚回流提取，胆甾醇被乙醚提出，使甾体皂苷解脱下来，残留物即为较纯的甾体皂苷。

通常分离甾体皂苷单体，大多数需要多种方法配合使用。一般先将粗皂苷用大孔树脂或凝胶色谱法处理，分成几部分后，再用硅胶柱色谱、DCCC、HPLC 或 TLC 法进一步分离纯化。

（三）胆汁酸类化合物的分离

胆汁酸是胆烷酸的衍生物，存在于动物胆汁中，是主要有效成分。游离或结合型胆汁酸均呈酸性，难溶于水，易溶于有机溶剂，与碱成盐后则可溶于水，可利用此性质精制各种胆汁酸；胆汁酸侧链的末端羧基酯化后，易得到胆汁酸酯结晶，胆汁酸酯类在酸水中回流数小时，即可得到游离的胆汁酸。此性质也可用于精制各种胆汁酸。根据甾核上的羟基和羰基基团，可采用相应的反应分离纯化胆汁酸，甾核上的羟基可以乙酰化，其乙酰化物容易结晶，有利于胆汁酸的纯化和精制。甾核上的羟基还可氧化成酮基，再用还原法除去酮基。利用此反应，以来源丰富的胆汁酸为原料，选择适宜的氧化剂和还原剂，可制备某些去氧胆酸。

二、分离实例

（一）毛花洋地黄中强心苷的分离

毛花洋地黄是玄参科植物毛花洋地黄（*Digitalis lanata* Ehrh.）的叶，别名：狭叶洋地黄。性味苦、温，归心经，具有强心、利尿之功能，主治心力衰竭、心脏性水肿，临床应用已有上百年历史。毛花洋地黄具有兴奋心肌的作用，能增加心肌收缩力，使收缩期的血液输出量大为增加，改善血液循环。至今在临床上仍是治疗心力衰竭的有效药物。毛花洋地黄叶含有的强心苷的苷元有五种类型，即洋地黄毒苷元（digitoxigenin）、羟基洋地黄毒苷元（gitoxigenin）、异羟基洋地黄毒苷元（digoxigenin）、双羟基洋地黄毒苷元（diginatigenin）和吉他洛苷元（gitaloxigenin）。这些苷元的原生苷都是苷元C-3位羟基上缩合D-葡萄糖（1→4）-3-乙酰基洋地黄毒糖（1→4）洋地黄毒糖（1→4）洋地黄毒糖的糖链而成。糖链部分在不同位置脱去部分糖或乙酰基就形成各种次生苷。具体强心苷有：毛花洋地黄苷A，B，C，D，E（lanatosides A, B, C, D, E）、去乙酰毛花洋地黄苷A（即紫花洋地黄苷A）、B（紫花洋地黄苷B）、C（西地兰）、D；以及乙酰洋地黄苷、地高辛（digoxin）等多种。毛花洋地黄叶尚含有洋地黄甾醇苷（digifolein）、皂苷、黄酮类、蒽醌类及酶类等化合物。地高辛（digoxin），异名为异羟基洋地黄毒苷，分子式$C_{41}H_{64}O_{14}$，分子量780.92，三斜形片状结晶（稀乙醇或稀吡啶）。毛花洋地黄苷丙（lanatoside C），异名毛花苷丙，分子式$C_{49}H_{76}O_{20}$，分子量985.10。长扁平形棱柱结晶（乙醇），易溶于吡啶和二氧六环，几乎不溶于乙醚和石油醚。西地兰（cedilanid-D），异名去乙酰毛花洋地黄苷丙，无色晶体，能溶于水（1∶500）、甲醇（1∶200）或乙醇（1∶2500），微溶于三氯甲烷，几乎不溶于乙醚。

1.异羟基洋地黄毒苷的分离 取毛花洋地黄叶粗粉，加等量的水拌匀发酵酶解20小时，用3~4倍量的乙醇回流提取3次，提取液放冷后过滤，将滤液减压浓缩至含醇量20%，并于15℃静置20小时，去胶过滤，用三氯甲烷萃取稀乙醇液三次，合并三氯甲烷层，浓缩，用10%NaOH液洗涤3次浓缩液，合并三氯甲烷层，减压回收三氯甲烷得红棕色油状物，加入1.5倍的丙酮溶解，静置过夜，得异羟基洋地黄毒苷粗品，用70%乙醇进行重结晶，得到异羟基洋地黄毒苷纯品。如图8-47所示。

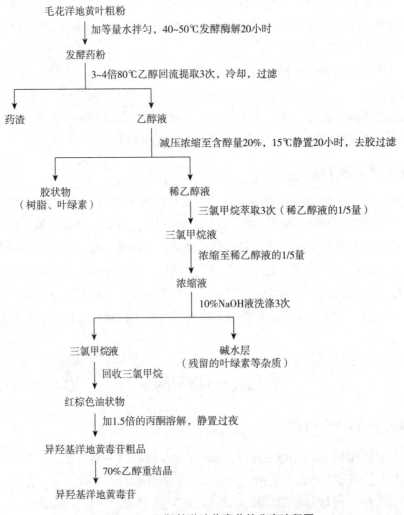

图8-47 异羟基洋地黄毒苷的分离流程图

2.西地兰（去乙酰毛花洋地黄苷丙）的分离　去乙酰毛花洋地黄苷丙的纯化按混合苷－甲醇－三氯甲烷－水（1∶100∶500∶500）比例，使混合苷先溶于甲醇，过滤，滤液加三氯甲烷与水振摇，静置分层，三氯甲烷层主要含甲、乙苷，水层主要含乙、丙苷。取水层减压浓缩至少量，放冷，析出乙、丙混合苷粉末，过滤后再按上述比例重复一次，所得水层浓缩后即得苷丙。三氯甲烷层的甲、乙苷另行处理。如图8-48所示。

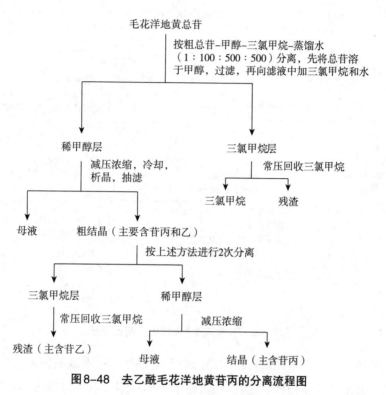

图8-48　去乙酰毛花洋地黄苷丙的分离流程图

第八节　生物碱类化合物的分离方法

PPT

一、分离方法

药材中往往含有多种性质不同的生物碱，欲将其中的生物碱单体逐一分离，往往要先对提取物用溶剂法进行初步分离，得到碱度不同或极性不同的几个生物碱部位后，再用色谱法进行分离得到生物碱的单体。

（一）不同类别生物碱的分离

通常将总生物碱按碱性强弱、酚性有无以及是否具有水溶性初步分成五类（图8-49）。

（二）利用生物碱的碱性差异进行分离

总生物碱中各单体生物碱的碱性往往不同，可用pH梯度萃取法进行分离，具体方法有两种。一种是将总生物碱溶于三氯甲烷等亲脂性有机溶剂，以不同酸性缓冲液依pH值由高至低依次萃取，生物碱可按碱性由强至弱先后成盐依次被萃取出而分离，酸水层分别碱化后以有机溶剂萃取即可。另一种是将总生物碱溶于酸水，逐步加碱使pH值由低至高，每调节一次pH值就用三氯甲烷等有机溶剂萃取，则各单体生物碱依碱性由弱至强先后游离，依次被萃取出而分离。

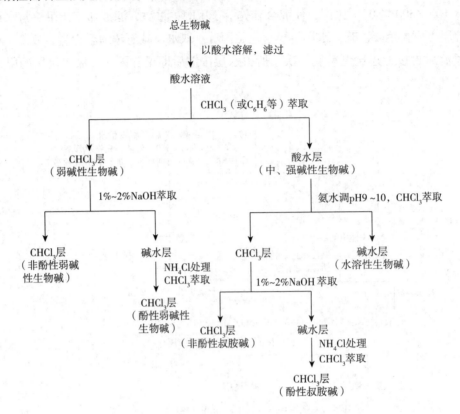

图8-49　不同类别生物碱的分离流程图

采用pH梯度法分离时，通常采用缓冲纸色谱法有针对性地选择萃取液的pH值。缓冲纸色谱是将不同pH的酸性缓冲液自起始线由pH高到低间隔涂布若干个缓冲带，以水饱和的亲脂性有机溶剂组成的溶剂系统为展开剂，混合物在展层过程中由于碱性不同，碱性强的生物碱在弱酸条件下先成盐，极性变大，斑点不动，其他生物碱同理依碱性由强至弱依次分开。如果在原点处显示没有被展开的生物碱，有可能是水溶性生物碱。缓冲纸色谱可作为pH梯度萃取生物碱条件选择的依据。生物碱之间的碱度相差越大，用此法分离则越容易。

（三）利用生物碱或生物碱盐溶解度的差异进行分离

总生物碱中各单体的极性不同，在有机溶剂中的溶解度有差异，可利用这种差异来分离生物碱。如苦参中苦参碱和氧化苦参碱的分离，可利用氧化苦参碱极性稍大，难溶于乙醚，而苦参碱可溶于乙醚的性质，将苦参总碱溶于三氯甲烷，再加入10倍量以上乙醚，氧化苦参碱即可析出而被分离。

不同生物碱与同一种酸生成的盐溶解性可能不同，也可以利用这种差异来分离生物碱或其盐。如用溶剂法从麻黄中分离麻黄碱与伪麻黄碱，即利用二者草酸盐的水溶性不同，提取后经处理得到的甲苯溶液，经草酸溶液萃取后浓缩，草酸麻黄碱溶解度小而析出结晶，草酸伪麻黄碱溶解度大而留在母液中。

不同生物碱与不同酸生成的生物碱盐的溶解性也可能不同，可利用这种差异分离生物碱其盐类。如金鸡纳树皮中主要含有4种生物碱，奎宁、奎尼丁、辛可宁和辛可尼定，主要利用其与不同酸生成的盐的水溶性不同而进行分离，其中辛可宁的分离则是利用其在乙醚中的溶解度小的性质来分离。

（四）利用生物碱特殊官能团进行分离

有些生物碱的分子中含有酚羟基或羧基，也有少数含内酰胺键或内酯结构，这些基团或结构能发生可逆性化学反应，故可用于分离。

酚性生物碱在碱性条件下成盐溶于水，可与一般生物碱分离。如在阿片生物碱中，吗啡具酚羟基而可待因无酚羟基，用氢氧化钠溶液处理后，吗啡成盐溶解而可待因沉淀，可将二者分离。

内酯或内酰胺结构的生物碱可在碱性水溶液中加热皂化开环生成溶于水的羧酸盐而与其他生物碱分离，在酸性条件下又环合成原生物碱而沉淀。如喜树中喜树碱具内酯环，在提取分离喜树碱工艺中，即利用了这一性质。

（五）色谱法

生物碱色谱分离方法有吸附色谱、分配色谱、离子交换色谱、大孔树脂吸附色谱、葡聚糖凝胶色谱、高效液相色谱、液滴逆流色谱法等。除常压下进行分离外，也常采用低压或中压柱色谱法进行分离，而且常需几种色谱法交替或反复使用才能获得较好的分离效果。

1.吸附柱色谱法 常用氧化铝或硅胶作为吸附剂，有时也用纤维素、聚酰胺等。以三氯甲烷、乙醚等亲脂性有机溶剂或以其为主的混合溶剂系统作洗脱剂。例如东贝母中4个甾体生物碱分离（图8-50）。

2.分配柱色谱法 对某些结构特别相近的生物碱，采用分配色谱法可达到较为理想的分离效果。如三尖杉中的三尖杉酯碱（harringtonine）和高三尖杉酯碱（homobarringtonine）的分离，两者结构仅差一个亚甲基，吸附色谱分离效果不佳，而分配色谱能将其分离。具体方法是以硅胶为支持剂，以pH 5.0缓冲液为固定相，用pH 5.0缓冲液饱和的三氯甲烷溶液洗脱，首先洗脱的是高三尖杉酯碱，中间部分是二者的混合物，最后部分是三尖杉酯碱。结构式如图8-51所示。

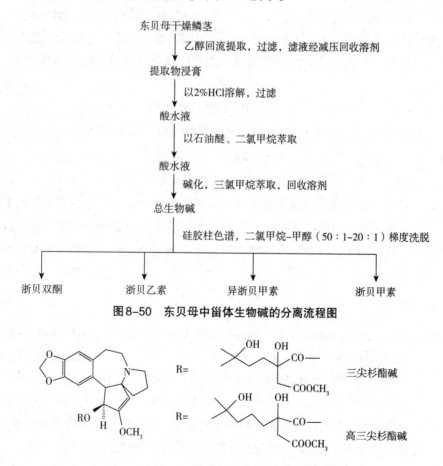

图8-50 东贝母中甾体生物碱的分离流程图

图8-51 三尖杉酯碱和高三尖杉酯碱化学结构

3.离子交换柱色谱法 在生物碱的纯化中使用的是阳离子交换树脂。生物碱盐阳离子交换到树脂上从而与非碱性的化合物分离，再用碱水洗脱得到生物碱。对于pKa较大的生物碱，一般多用离子对色谱，通过离子对试剂和生物碱形成中性络合物达到分离的目的。

离子交换树脂色谱的优点较多，如分离技术设备简单，操作方便，生产连续化程度高，得到的产品纯度高，成本低，因而应用广泛。如烟碱的生产采用离子交换法可以获得比较纯净的硫酸烟碱。

4.高效液相色谱法　高效液相色谱法具有分离效能好、灵敏度高、分析速度快的优点，能使很多其他色谱法难以分离的混合生物碱得到分离。HPLC法分离生物碱时，可用硅胶吸附色谱柱，也可用C_{18}反相色谱柱。色谱法分离能力强，对组分复杂的总生物碱或含量较低的生物碱，有较好的分离效果，但是色谱法技术要求较高。一般的色谱技术操作周期长，消耗溶剂多。高效液相色谱的应用，使生物碱的分离达到快速、准确、微量高效的水平，实际工作中已广泛应用。

（六）水溶性生物碱的分离

1.沉淀法　可用沉淀试剂将水溶性生物碱从弱酸水溶液中沉淀出来，与留在滤液中的水溶性杂质分离，以获得纯度较高的水溶性生物碱或其盐。实验室中常用雷氏铵盐沉淀试剂，工业生产因其价格较高而不常用。

雷氏铵盐纯化季铵碱的方法：先将含季铵碱的水溶液用稀无机酸溶液调pH2~3，加入新配制的雷氏盐饱和水溶液，生物碱的雷氏盐即沉淀析出，沉淀完全后滤过，用少量水洗涤沉淀，至洗涤液不呈红色为止。生物碱的雷氏盐用丙酮溶解后，滤除不溶物。将滤液用氧化铝短柱分离，以丙酮洗脱并收集洗脱液。生物碱雷氏盐被丙酮洗脱，一些极性杂质被氧化铝柱吸附而除去。在上述洗脱液中加入硫酸银饱和水溶液至不再产生雷氏银盐沉淀为止，滤除沉淀，生物碱转化为硫酸盐留在溶液中。加入与硫酸银摩尔数相等的氯化钡溶液于溶液中，生成硫酸钡和氯化银沉淀，滤除沉淀，生物碱转化为盐酸盐留在溶液中，浓缩滤液，即可得到较纯的季铵碱盐酸盐结晶。用雷氏铵盐纯化水溶性生物碱的化学反应式如下，其中B代表季铵盐。

$$B^+ + NH_4\left[Cr(NH_3)_2(SCN)_4\right] \longrightarrow B\left[Cr(NH_3)_2(SCN)_4\right]\downarrow$$

$$2B\left[Cr(NH_3)_2(SCN)_4\right] + Ag_2SO_4 \longrightarrow B_2SO_4 + 2Ag\left[Cr(NH_3)_2(SCN)_4\right]\downarrow$$

$$Ag_2SO_4 + BaCl_2 \longrightarrow 2AgCl\downarrow + BaSO_4\downarrow$$

$$B_2SO_4 + BaCl_2 \longrightarrow 2BCl + BaSO_4\downarrow$$

2.溶剂法　利用水溶性生物碱能够溶于极性较大而又能与水分层的有机溶剂（如正丁醇、异戊醇或三氯甲烷–甲醇的混合溶剂等）的性质，用这类溶剂与含水溶性生物碱的碱水液反复萃取，使水溶性生物碱与强亲水性的杂质得以分离。如益母草中的水溶性生物碱益母草碱，就是在其碱水液中用异戊醇萃取得到。

（七）分离新技术

1.膜分离技术（membrane separation technique，MST）**和超滤法**（ultrafiltration method，UFM）　目前，超滤是医药工业中应用较多的一种膜分离技术，已用于生物碱的分离。超滤膜截留的分子其相对分子质量范围为$5\times10^3 \sim 5\times10^5$，而中药有效成分的相对分子质量大多数不超过1000，无效成分（某些有生物活性的高分子物质应另作考虑）如淀粉、蛋白质、树脂、果胶等相对分子质量则在5×10^4以上。因此，选择一定截留分子质量的超滤膜可以实现有效成分与杂质的分离，还能够保留中药原有的复方特色，在最大程度上发挥药效。超滤液可以直接结合阳离子交换树脂进一步对生物碱进行进一步纯化。

应用超滤膜分离技术纯化夏天无总碱的工艺，采用截留相对分子质量为$6\times10^3 \sim 1.0\times10^4$的PS膜具有较好的膜分离效果，选择压力0.08MPa、料液温度40℃、进料体积流量2.8L/min。结果表明利用膜分离工艺制备的夏天无注射液澄清、色泽好，显示出更强的药效作用。

2. 超临界流体色谱法（supercritical fluid chromatography，SFC） 超临界流体色谱法既可作为提取方法，又可作为分离方法。特别是目前SFC已发展到与多种其他方法联用。此外，针对SFC分离强极性和离子型化合物时洗脱时间长及色谱峰拖尾状况，发展到离子对SFC，该项技术是SFC的一个有效补充，扩展了其分离对象的范围。离子对SFC包括应用离子对SFC、反相胶束SFC和选用其他溶剂化能力强的流动相如氨气、氧化亚氮等。离子对SFC已成为一种广泛采用的色谱分离方法，能同时分离离子型化合物和中性化合物，柱效、回收率和灵敏度比较高。

采用超临界流体和质谱联用技术分析了中药中小檗碱和巴马汀，该系统扩展了分析中药生物碱的手段，对样品可以进行快速有效的预处理和分离分析。

3. 毛细管电泳技术（capillary electrophoresis，CE） 毛细管电泳又称高效毛细管电泳（high performance capillary electrophoresis，HPCE），是电泳技术和色谱技术结合的产物，是一种高效快速分离分析技术，已广泛应用于中药有效成分的分析。

利用毛细管电泳技术对乌头中生物碱进行了分离和鉴定。对金鸡纳生物碱（cinchona alkaloids）进行了手性分离。以毛细管区带电泳模式，用内标法分析了9种贝母药材中生物碱的含量，测定条件为：石英毛细管柱内径75μm，有效长度50cm，毛细管柱温25℃，波长200nm，运行缓冲液为50mmol/L磷酸盐缓冲液（pH 2.5），含10%甲醇，压力进样时间1秒，恒定电压23kV，运行电流约80pμA，柱清洗为每次进样前分别用水、缓冲液各冲洗3分钟。结果显示，贝母中浙贝乙素、西贝素、西贝苷三种生物碱分离完全，并有较好的回收率和重现性。

4. 高速逆流色谱技术（HSCCC） 目前，应用高速逆流色谱分离法分离提纯生物碱的实例很多。如用分析型HSCCC优化两相溶剂分离黄连提取物的条件，再使用选定的溶剂三氯甲烷–甲醇–0.2mol/L盐酸（4∶1.5∶2），以制备型HSCCC对黄连生物碱粗提物进行分离，结果分离得到巴马汀、小檗碱、表小檗碱等几种生物碱。

采用HSCCC纯化喜树碱，对经过大孔树脂预处理过的喜树叶提取物进行了分离纯化，得到了高纯度喜树碱。HSCCC分离条件：以10ml/min流速泵入固定相三氯甲烷–正己烷（系统1两者的比例为6∶4；系统2两者的比例为8∶2，待固定相充满管道后，打开主机调整转速为800r/min，使螺旋管顺时针旋转。当达到设定转速（800r/min）时，以2ml/min的流速泵入流动相，系统1为甲醇–水（6∶4）；系统2为甲醇–pH 8.0的NaOH水溶液（6∶4）。当流动相从主机出口流出时，开始进样，进样量20ml。检测波长254nm，主机温度控制在20℃以内。

5. 分子印迹技术（MIT） 分子印迹技术是一种高选择性分离技术，通过印迹、聚合、去除印迹分子三步制备分子印迹聚合物（MIPs）。以其特定的分离机制而具有极高的选择性，可以作为高度专一的固相萃取材料。如对茶碱的分离，先合成聚苯乙烯种子，经两步溶胀和超声聚合得到粒度均匀的MIPs，对茶碱有良好的特异吸附性。

二、分离实例

（一）麻黄中生物碱的分离

麻黄为麻黄科植物草麻黄（*Ephedra sinica* Stapf）、中麻黄（*E. intermedia* Schrenk et C.A.Mey.）或木贼麻黄（*E. equisetina* Bge.）的干燥茎与枝，是我国特产药材，为常用重要中药。麻黄味辛、苦，性温；具有发汗散寒，宣肺平喘，利水消肿的功效。主治风寒感冒，发热无汗，咳喘，水肿等症。麻黄含有多种生物碱，常见的有麻黄碱、伪麻黄碱、甲基麻黄碱、甲基伪麻黄碱、去甲基麻黄碱和去甲基伪麻黄碱等（图8-52）。其中麻黄碱和伪麻黄碱为主要生物碱，而且以盐酸盐的形式存在于麻黄中。麻黄碱含量占总生物碱的40%～90%。

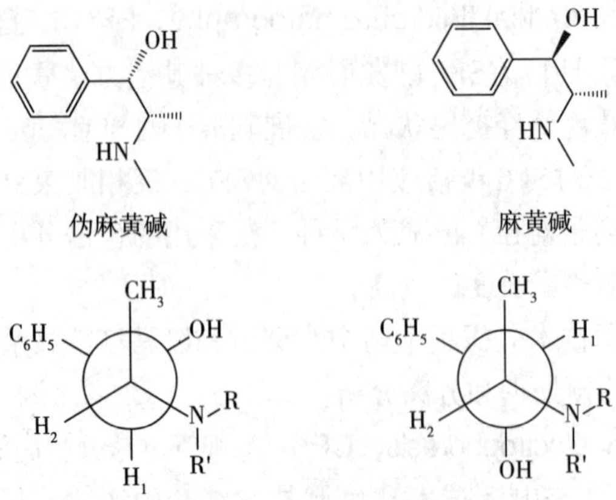

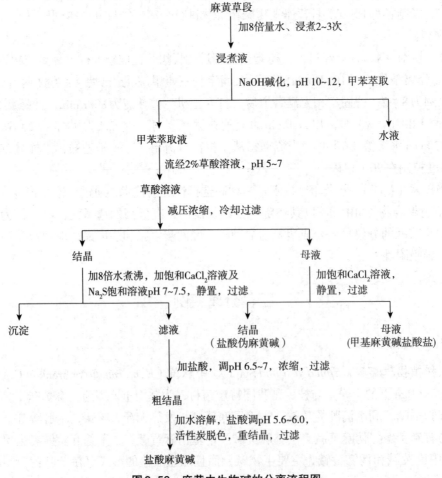

图8-52 麻黄中生物碱的化学结构及纽曼投影式

对于麻黄碱和伪麻黄碱的分离方法主要有以下三种。①溶剂法，利用麻黄碱和伪麻黄碱既能溶于热水，又能溶于亲脂性有机溶剂的性质，提取二者；利用麻黄碱草酸盐比伪麻黄碱草酸盐在水中溶解度小的差异，使两者得以分离。分离流程如图8-53所示。②水蒸气蒸馏法，利用麻黄碱和伪麻黄碱在游离状态时具有挥发性，可用水蒸气蒸馏法从麻黄中提取。在蒸馏液中加入适量草酸溶液，使其转变成麻黄碱草酸盐和伪麻黄碱草酸盐。由于两者的草酸盐在水中的溶解度不同，麻黄碱草酸盐从水溶液中析出，伪麻黄碱草酸盐仍留在水中，两者得以分离。然后再按溶剂提取法操作，将其精制成盐酸麻黄碱和盐酸伪麻黄碱。此法具有设备简单，操作方便且安全，不需使用有机溶剂等优点。但本法需先将麻黄草的水煎液浓缩成浸

图8-53 麻黄中生物碱的分离流程图

膏，碱化后再用水蒸气蒸馏法提取。此提取过程加热时间较长，部分麻黄碱被分解产生胺和甲胺，从而影响产品的质量和收率，是其缺点。③离子交换树脂法，生物碱盐可交换到强酸型阳离子树脂柱上，而麻黄碱的碱性较伪麻黄碱弱，故麻黄碱盐不如伪麻黄碱盐稳定，可先从树脂柱上被洗脱，从而使两者达到分离。此法多在实验室应用，无需特殊设备，控制好洗脱液用量即可使麻黄碱和伪麻黄碱分离。

（二）延胡索中生物碱的分离

延胡索为罂粟科植物延胡索（*Crydalis janhuso* W.T.Wang）的干燥块茎，又称元胡，是常用中药。延胡索味辛、苦，性温，具有活血、行气、止痛的功效。用于胸肋、脘腹疼痛，经闭痛经，跌打肿痛等症。延胡索总生物碱具有活血散瘀，理气止痛的功效，其常用于胸肋、脘腹疼痛、经闭通经、产后瘀阻、跌打肿痛等。延胡索含有多种生物碱，常见的有延胡索甲素（又称紫堇碱）、延胡索乙素（*dl*-四氢巴马汀）和去氢延胡索甲素等20多种生物碱，主要含小檗碱型（主要为季铵碱）和原小檗碱型（主要为叔胺碱）属异喹啉类生物碱。结构式如图8-54所示。

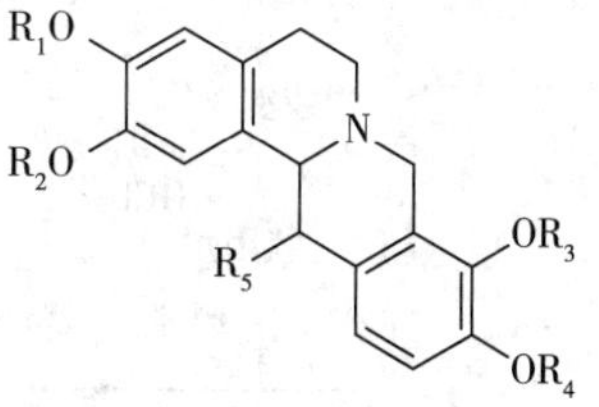

	R_1	R_2	R_3	R_4	R_5
延胡索乙素	CH_3	CH_3	CH_3	CH_3	H
紫堇碱	CH_3	CH_3	CH_3	CH_3	CH_3
l-四氢黄连碱	—CH_2—		—CH_2—		H
l-四氢非洲防己胺	CH_3	H	CH_3	CH_3	H
d-紫堇球碱	CH_3	CH_3	CH_3	CH_3	CH_3
紫堇单酚碱	CH_3	CH_3	CH_3	H	H

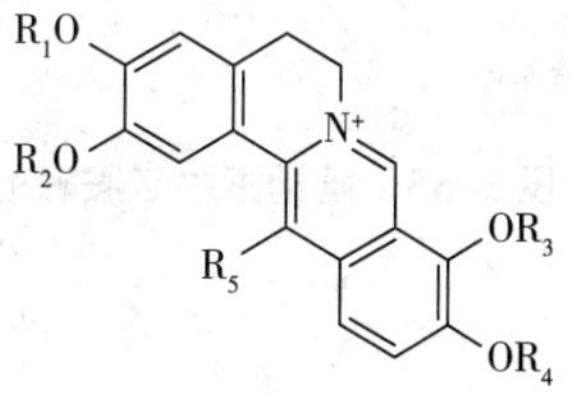

	R_1	R_2	R_3	R_4	R_5
l-黄连碱	—CH_2—		—CH_2—		H
去氢紫堇碱	CH_3	CH_3	CH_3	CH_3	CH_3
非洲防己碱	CH_3	H	CH_3	CH_3	H

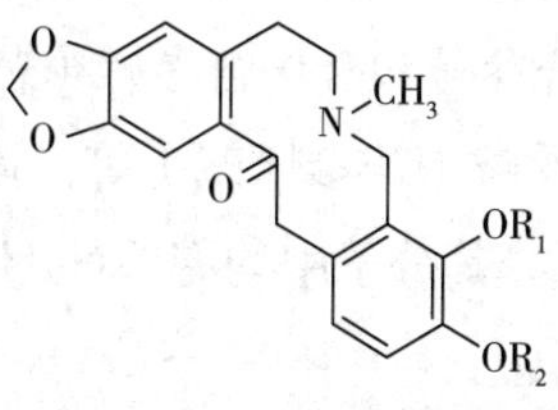

	R_1	R_2
普罗托品	—CH_2—	
α-别隐品碱	CH_3	CH_3

图8-54　延胡索中生物碱的结构式

延胡索中的叔胺碱数目较多，分离难度较大，方法主要有溶剂法和溶剂法结合柱色谱法。下面介绍用亲脂性溶剂提取、分离延胡索中叔胺碱的工艺，如图8-55所示。

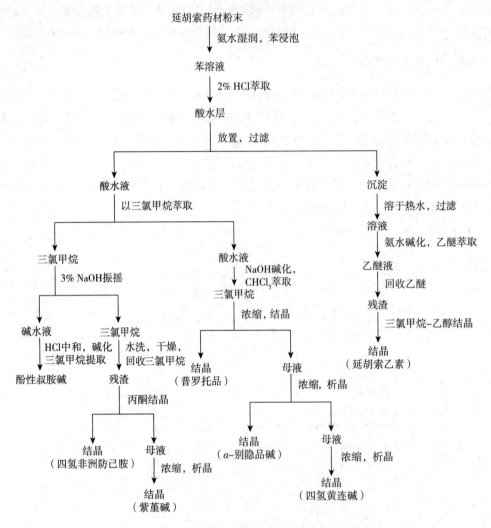

图8-55　延胡索中叔胺碱的分离流程图

（三）苦参中生物碱的分离

苦参为豆科植物苦参（*Sophora flavescens* Alt.）的干燥根，为常用中药。苦参性寒，味苦具有清热燥湿、杀虫、利水等功效。苦参总生物碱具有消肿利尿、抗肿瘤、抗病原体作用。同时具有抗心律失常、正性肌力、抗缺氧、扩张血管、降血脂、抗柯萨奇病毒和调节免疫等作用。苦参主要化学成分已制成各种制剂用于临床，如苦参碱注射液、苦参栓、苦参素胶囊、苦参素注射液等。

苦参含有的生物碱主要是苦参碱和氧化苦参碱（苦参素），还含有羟基苦参碱、*N*-甲基金雀花碱、安那吉碱、巴普叶碱和去氢苦参碱（苦参烯碱）等，属喹诺里西啶类型生物，除*N*-甲基金雀花碱外，均由2个喹诺里西啶环骈合而成。其分子中均有2个氮原子，一个是叔胺氮，具有碱性；另一个是酰胺氮。结构式如图8-56所示。

苦参以稀酸水渗漉，通过阳离子交换树脂交换提取总生物碱。然后利用总碱中各成分极性差异采用溶剂法和色谱法进行分离。苦参生物碱的提取分离流程如图8-57所示。

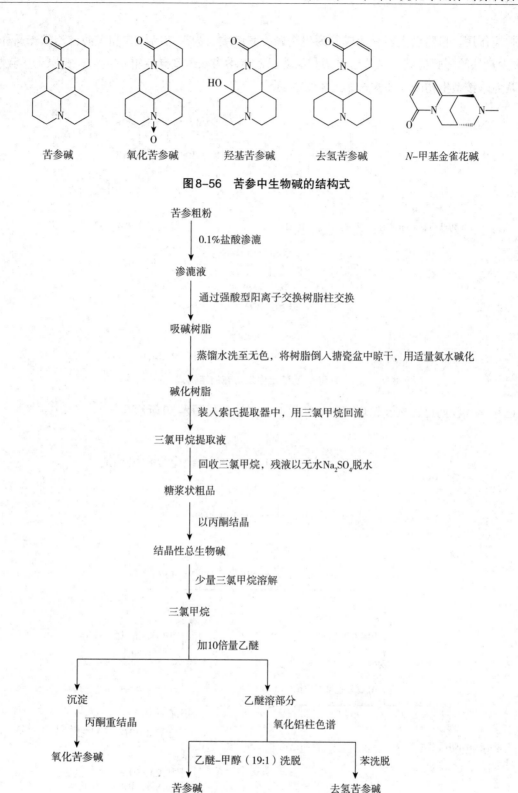

图 8-56 苦参中生物碱的结构式

苦参粗粉
↓ 0.1%盐酸渗漉

渗漉液
↓ 通过强酸型阳离子交换树脂柱交换

吸碱树脂
↓ 蒸馏水洗至无色，将树脂倒入搪瓷盆中晾干，用适量氨水碱化

碱化树脂
↓ 装入索氏提取器中，用三氯甲烷回流

三氯甲烷提取液
↓ 回收三氯甲烷，残液以无水 Na_2SO_4 脱水

糖浆状粗品
↓ 以丙酮结晶

结晶性总生物碱
↓ 少量三氯甲烷溶解

三氯甲烷
↓ 加10倍量乙醚

沉淀 ← → 乙醚溶部分
↓ 丙酮重结晶   ↓ 氧化铝柱色谱

氧化苦参碱

乙醚-甲醇（19:1）洗脱   苯洗脱

苦参碱   去氢苦参碱

图 8-57 苦参中生物碱的分离流程图

（四）粉防己中生物碱的分离

粉防己为防己科千金藤属植物粉防己（*Stephania tetrandra* S.Moore）的干燥根，是临床常用中药。粉防己味苦、辛，性寒；具有祛风湿、止痛、利水消肿、泻下焦湿热等功效。用于水肿脚气、小便不利、风湿痹痛、湿疹疮毒、高血压等症的治疗。粉防己总生物碱具有镇痛、消炎、降压、肌肉松弛以及

抗菌、抗肿瘤作用。粉防己主要有效成分为生物碱，其中主要为汉防己甲素和汉防己乙素（又称防己诺林），还含少量的轮环藤酚碱。汉防己甲素和汉防己乙素均为双苄基异喹啉衍生物，氮原子呈叔胺状态；轮环藤酚碱为季铵型生物碱。结构式如图8-58所示。

汉防己甲素 R=CH_3，汉防己乙素 R=H

轮环藤酚碱

碘化二甲汉防己碱（汉肌松）R=CH_3

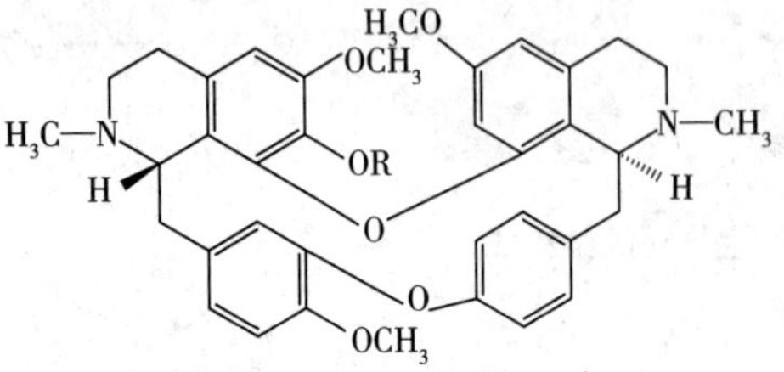

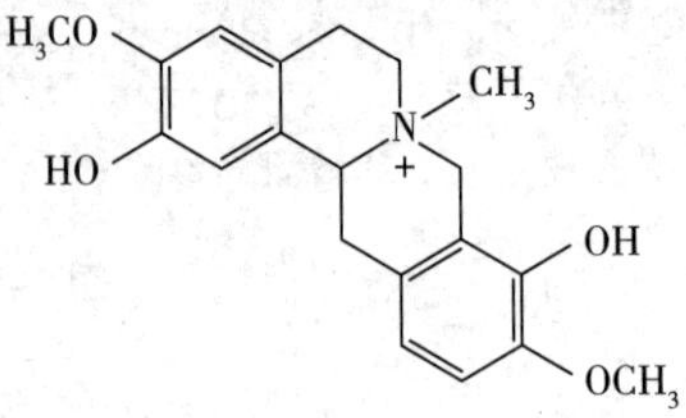

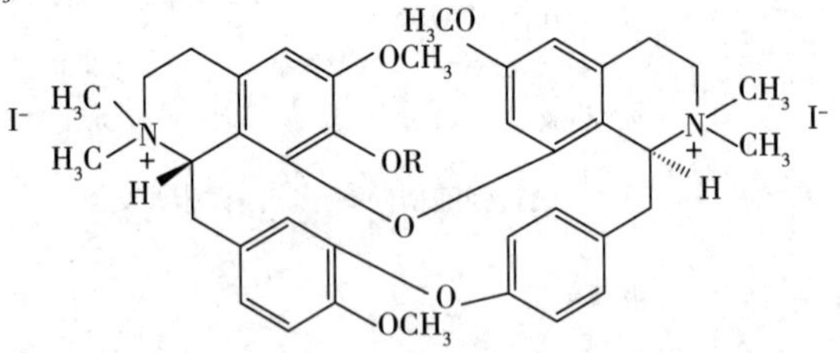

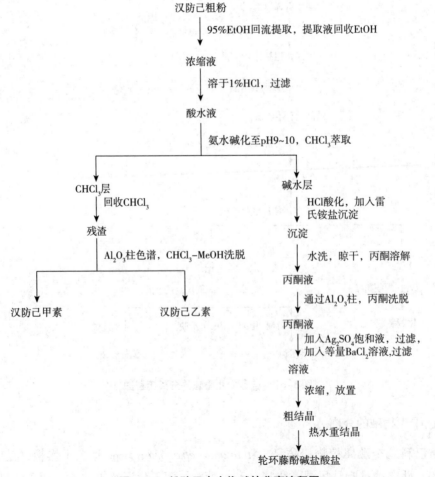

图8-58 粉防己中生物碱的结构式

汉防己甲素、汉防己乙素及轮环藤酚碱的提取分离流程如图8-59所示。

图8-59 粉防己中生物碱的分离流程图

PPT

第九节　多糖的分离方法

一、分离方法

多糖的种类繁多，结构复杂且多为异构体，要进行分离纯化比较困难。根据多糖的性质，多糖的分离纯化方法主要有膜分离法、色谱法、分步沉淀法、电泳法、非糖水溶性杂质去除法等。

（一）膜分离法

膜分离是近年发展起来的超过滤技术，其原理是根据溶液中多糖分子的大小和形状不同进行分离，在一定压力下使其通过超滤膜，此法节约能源，无环境污染，且条件温和，能够保留生物活性成分。

（二）分步沉淀法

根据不同分子质量多糖在不同浓度的低级醇或酮（常用的有甲醇、乙醇、丙酮）中溶解度不同，把多糖进行纯化。方法为由低到高分步加入不同浓度低级醇或酮，充分搅拌后静置过夜，离心得沉淀。分子量大的多糖先被沉淀出来。分步沉淀的关键在于避免共沉淀现象的发生。因此，多糖样品溶液的浓度不能过高，且加入乙醇时尽量缓慢进行，通常情况下，多糖样品溶液的浓度控制在 0.25% ~ 3%。这种方法适宜于分离各种溶解度相差较大的多糖，通常在中性条件下进行分离，而酸性多糖可在 pH 2 ~ 4 的酸性条件下进行。另外，也可将多糖制成各种衍生物如乙酰化物、甲醚化物等，再将多糖衍生物溶于醇中，加入乙醚等极性更小的溶剂进行分级沉淀分离。

（三）金属络合法

根据不同多糖能与不同金属离子，如铜离子、铅离子等形成络合物而沉淀，沉淀所得的络合物经过水洗涤后，用稀酸处理即可得到游离的多糖组分。常用的络合剂有菲林试剂、氯化铜、氢氧化钡和醋酸铅等。

1. 铅盐沉淀法　提取液中加入中性醋酸铅可沉淀去除大部分酸性杂质、酚性杂质（如有机酸、氨基酸、蛋白质、树脂酸、黄酮、蒽醌、鞣质等），但酸性多糖也被沉淀，如用碱式醋酸铅则酸性多糖的沉淀就更为完全。除去杂质后的母液用 H_2S 脱铅后，单糖、低聚糖和水溶性较大的中性苷类仍保留在滤液中。铅盐沉淀法去除杂质比较完全，母液脱铅后可用于单糖和低聚糖的定量。

2. 铜盐沉淀法　多糖的提取液可利用水不溶性铜复盐沉淀提纯。常用的铜盐分级沉淀法是菲林试剂法，即在多糖的水或氢氧化钠溶液中加等量费林试剂 A、费林试剂 B 混合液至沉淀完全，过滤取沉淀用水洗涤后，以 5% HCl（体积分数）的乙醇浸渍分解铜复合物，以乙醇洗去 $CuCl_2$，得多糖。也可用纯氯化铜、硫酸铜、醋酸铜及铜乙二胺等试剂，最后以硫化氢分解去铜即得纯多糖。

（四）色谱法

色谱法作为糖类分离的主要方法，其原理主要是根据被分离糖组分间的理化性质差异及其在固相载体和流动相之间分配和流动速度的差异而达到分离的目的。其优点在于能够将糖类化合物中的糖逐一分离，且能准确地进行定性定量分析。糖分离和纯化的色谱法主要有纤维素性色谱法、凝胶过滤色谱法、离子交换色谱法、亲和色谱法、活性炭色谱法、固相萃取法等。

1. 纤维素柱色谱　利用不同分子量多糖在乙醇溶液中溶解度的不同的原理实现分离，以纤维素为载体，将多糖溶液上样于纤维素柱后，用不同浓度乙醇水溶液梯度洗脱。在洗脱过程中，多糖在柱中反复溶解和沉淀，最终将各种多糖分离。纤维素柱理论塔板数较高，分离所得到的多糖纯度也较高，但这种柱色谱方法流速慢，纯化周期长，尤其是纯化黏度较大的酸性多糖，更是难于操作。

2. 离子交换柱色谱　离子交换柱色谱法主要是根据糖类在纸色谱上具有较好的分离效果而将纤维素

改性，使离子交换和纤维素色谱结合起来制成一系列离子交换纤维素，用于多糖分离的一种方法。常用的阴离子交换纤维素有 DEAE-cellulose、ECTEOLA-cellulose、PAB-cellulose 和 TEAE-cellulose 等，可分为硼砂型和碱型。洗脱剂可用不同浓度的碱溶液、硼砂溶液、盐浴液。其优点是可吸附杂质、纯化多糖，适用于分离各种酸性、中性多糖和黏多糖。如用于百合多糖、北沙参多糖、太子参多糖等纯化。阳离子交换纤维素有 CM-cellulose、P-cellulose、SE-cellulose 和 SM-cellulose 等，特别适用于分离纯化酸性、中性多糖和黏多糖。

交换剂对多糖的吸附力与多糖的结构有关，一般情况下，多糖分子中酸性基团增加则吸附增加；对于线状分子，分子量增大则吸附增强。在pH 6时酸性多糖可吸附于交换剂上，中性多糖则不能被吸附。当采用硼砂预处理交换剂后，则中性多糖也可以被吸附。分离酸性多糖所用的洗脱剂，通常是pH相同、离子强度不同的缓冲液，而分离中性多糖的洗脱剂则多是不同浓度的硼砂溶液。

3.凝胶过滤柱色谱 利用被分离物质分子量大小不同而进行分离的一种色谱分离技术。目前，应用较广的凝胶主要有葡聚糖凝胶（Sephadex G）、天然琼脂糖凝胶（Sapharose）、聚丙烯酰胺凝胶（Bio-Gel）以及各种衍生物，如羧甲基-交联葡聚糖（CM-Sephadex）、二乙基氨乙基-交联葡聚糖（DEAE-Sephadex）等。洗脱剂为不同浓度的盐溶液及缓冲液，离子强度最好不低于0.02mol/L，洗脱顺序按分子量由大到小的顺序依次被洗脱出来。在多糖分离时，通常是用空隙小的凝胶如 Sephadex G-25、G-50 等洗脱掉多糖中的无机盐及小分子化合物，然后再用空隙大的凝胶 Sephadex G-200 等进行分离。凝胶柱色谱法不适合于黏多糖的分离。

4.亲和色谱 某些特定种类的多糖能和相对应的专一分子可逆结合，结合后若采用特殊的方法将其解离，即可实现多糖的纯化。把可以和多糖亲和的分子作为配基与不溶性载体结合使其固定化，装入柱中，然后将欲分离成分上样于亲和色谱柱。能与配基结合的多糖吸附在色谱柱上，其他多糖则流出柱外。通过改变流动相的离子强度和pH，使配基与多糖之间发生解离，多糖随即流出柱外，从而达到分离的目的。亲和色谱具有效率高、操作简单的特点，尤其适合分离含量较少的多糖。由于多糖与配基的结合具有专一性，需找到合适的配基。

5.活性炭柱色谱 活性炭吸附量大、效率高，是分离水溶性成分的常用的吸附剂，柱色谱时活性炭中常拌入等量的硅藻土作稀释剂，以增加溶液的流速。含糖的水溶液上柱后，先用水洗脱无机盐、单糖等，继而在水中增加乙醇的浓度，逐步洗出二糖、三糖以及更大的低聚糖。由于市售的活性炭中混入金属离子，因此应该预处理除去，一般可用0.2mol/L枸橼酸缓冲液洗涤炭粉或用2mol/L盐酸煮沸几次，再用蒸馏水反复洗至中性。

6.固相萃取法（SPE） 该法是基于液-固相色谱理论，采用选择性吸附、选择性洗脱的方式对样品进行富集、分离、净化，是一种包括液相和固相的物理萃取过程；也可以将其近似地看作一种简单的色谱过程。SPE是利用选择性吸附与选择性洗脱的液相色谱法分离原理。一般以硅胶为基质（如RP-18、RP-8等）。有文献报道，使用离子修饰的微孔聚合物，用固相萃取法从苦丁茶中分离得到四种单糖。

（五）季铵盐沉淀法

根据长链季铵盐能与酸性多糖或高分子量长链多糖分子形成络合物，在低离子强度的水溶液中不溶解的特性，使其沉淀析出，之后通过增加溶液的离子强度到一定程度，络合物逐渐离解，最终溶解在系统中，而达到分离的目的。常用的季铵盐是十六烷基三甲基胺的溴化物（CTAB）及其氢氧化物（CTA-OH）和十六烷基吡啶（CP-OH）。在操作过程中，除了需要控制溶液的离子强度外，还必须控制溶液的pH，其中CTAB的浓度一般为1%～10%（W/V），在搅拌下滴加于0.1%～1%（W/V）的多糖溶液中，酸性多糖可从中性多糖中沉淀出来。值得注意的是，酸性多糖混合物溶液的pH要小于9，而且不能有硼砂存在，否则也会与中性多糖形成不溶性沉淀物。

（六）电泳法

利用分子大小、形状及其所带负电荷不同的多糖在电场的作用下迁移速率不同而分离纯化。可分为毛细管电泳法、制备性区域电泳法等。前者适用于糖的分离分析，后者用于分离制备。其常用的载体是玻璃粉。具体操作是用水将玻璃粉拌成胶状后装柱，用0.05mol/L硼砂水溶液电泳缓冲液（pH 9.3）平衡3天，将多糖加入柱上端，接通电源，上端为正极（多糖的电泳方向是向负极的），下端为负极，其单位厘米的电压为1.2~2V，电流为30~35mA，电泳时间为5~12小时。电泳完毕后将玻璃粉载体推出柱外，分段收集，洗脱。该方法分离效果较好，但是只适合于小规模制备分离，例如实验室等小规模应用。常用的有聚丙烯酰胺凝胶电泳、醋酸纤维素电泳。

（七）盐析法

根据各种多糖在不同浓度的不同盐中具有不同溶解度的性质，加入不同盐析剂使多糖逐步析出。常用的盐析剂有氯化钠、氯化钾、硫酸铵等，以硫酸铵最佳。用此方法得到的多糖需要经过透析除盐。

（八）透析、超滤及超速离心法

1.透析法　利用一定大小的膜，使无机盐或小分子糖透过而达到分离的目的。将粗多糖加水溶解，置于透析袋或具有透析膜的容器中，根据透析膜孔径的大小，多糖溶液在渗透压的作用下，通过透析膜，按照分子量大小进行分离，富集浓缩，便可得到不同分子量大小的多糖。膜孔隙较大时，较大分子的糖也能透过，因此选择适当的透析膜是十分重要的。纤维膜的孔隙小于2~5nm时，可使小分子和单糖分子通过，多糖则留在不透析部分，浓缩后可用乙醇沉淀多糖。该方法操作简单，应用成熟，已广泛用于多糖的初步分离纯化。

2.超滤法及超速离心法　超滤法作为一种膜分离技术，只允许一定分子量范围的多糖通过，其实质也是一种分子筛的选择作用。使用前应了解分离多糖的分子量大小，才能有效选择中空纤维超滤柱裁留值的大小。此方法具有高效率、低成本、无污染等优点，适用于黏度大且不稳定的多糖的分离。或者在一定条件下超速离心，也可以将不同分子质量的多糖分离。

（九）非糖水溶性杂质去除法

1.蛋白质去除法　采用醇析或其他溶剂沉淀所获得的多糖，常混有较多的蛋白质，必须予以去除。一般选择那些使蛋白质沉淀而使多糖不沉淀的试剂来处理，如酚、三氯乙酸、鞣酸等。但用酸性试剂处理时时间宜短，温度宜低，避免多糖降解。去除蛋白质常用的方法介绍如下。

（1）Sevage法　该法是从多糖中去除蛋白质最缓和的方法，根据蛋白质在三氯甲烷等有机溶剂中变性的性质，将三氯甲烷按多糖水溶液1/5体积加入，随之再加入三氯甲烷体积1/5的正丁醇或正戊醇，剧烈振摇20分钟，离心，分去水层与有机层交界处的变性蛋白质。此法较温和，但要达到除尽游离蛋白质的目的需进行反复多次的处理。如能配合加入蛋白质水解酶（膜蛋白酶、胃蛋白酶、链蛋白酶等），使蛋白质大分子先进行一定程度的降解，再用本法处理效果更好。

（2）三氟三氯乙烷法　将三氟三氯乙烷加入到等体积的多糖水溶液中，冷却下高速搅拌5~10分钟，离心得水相，水相继续重复处理数次即得无蛋白质的多糖。此法效率较高，但因溶剂沸点较低易挥发，不宜大量应用。

（3）三氯乙酸法　在粗多糖水溶液中滴加3%三氯乙酸溶液，直至不再出现浑浊为止，5~10℃放置过夜，离心除去胶状沉淀即得无蛋白质的多糖溶液。此法较为剧烈，往往会引起某些多糖的降解。

2.色素去除　植物来源的多糖，因常含有酚类化合物等颜色较深且无法用活性炭吸附脱色。可采用弱碱性树脂DEAE纤维素吸附；若糖与色素结合，易被DEAE纤维素吸附，不能被水洗脱，可进行氧化脱色。

3.低聚糖等小分子杂质去除　通过逆向流水透析法除去低聚糖等小分子杂质，得到的是多糖的半精品。

二、分离实例

黄芪是豆科植物膜荚黄芪［*Astragalus membranaceus*（Fisch.）Bunge.］或蒙古黄芪［*A.membranaceus*

（Fisch.）Bge.var.*mongolicus*（Bge）Hsiao〕的干燥根，是重要的益气中药。本品性微温、味甘，具有补气固表、托疮生肌之功效，主治体虚自汗、久泻、脱肛、子宫脱垂、慢性肾炎、体虚浮肿、慢性溃疡、疮口久不愈合等。

黄芪多糖是黄芪的主要成分之一，药理作用广泛，具有增强机体免疫功能、强心降压、降血糖、抗应激、抗肿瘤、抗病毒、抗辐射等多种药理作用。其中，提高机体免疫功能和抗肿瘤活性最引人注目。从蒙古黄芪的水提液中分离得到3种黄芪多糖：APSⅠ、APSⅡ和APSⅢ。其中APSⅠ是杂多糖，由D-葡萄糖、D-半乳糖和L-阿拉伯糖以1.75∶1.63∶1组成，相对分子质量为36300。APSⅡ和APSⅢ均为葡聚糖，主要为α-（1→4）连接，α-（1→6）连接方式较少。采用乙醇沉淀法将黄芪多糖分级得到两组分APSⅠ和APSⅡ，两者之比为0.31∶0.69。APSⅠ中葡萄糖含量明显低于APSⅡ，且APSⅠ中不含半乳糖和阿拉伯糖，但木糖含量很高，说明黄芪多糖中大分子量部位含有大量戊糖，而小分子量部位则以葡萄糖和半乳糖为主。

1.黄芪多糖AG-1、AG-2、AH-1和AH-2的分离（图8-60）

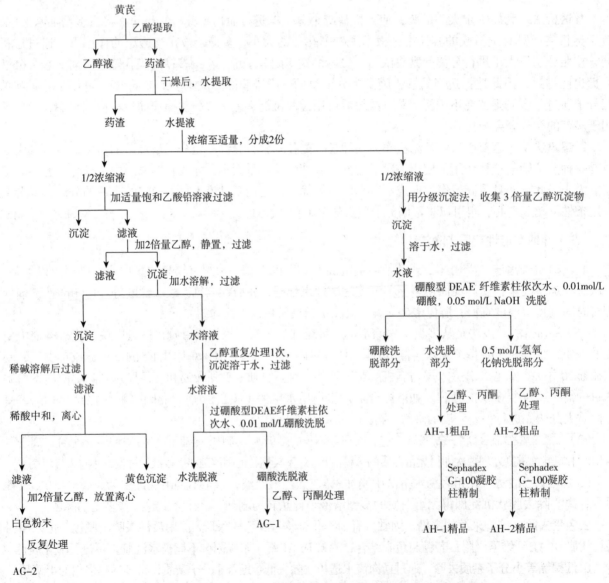

图8-60　黄芪多糖AG-1、AG-2、AH-1和AH-2的提取分离与纯化流程图

2.黄芪多糖APS-Ⅰ、APS-Ⅱ和APS-Ⅲ的分离（图8-61）

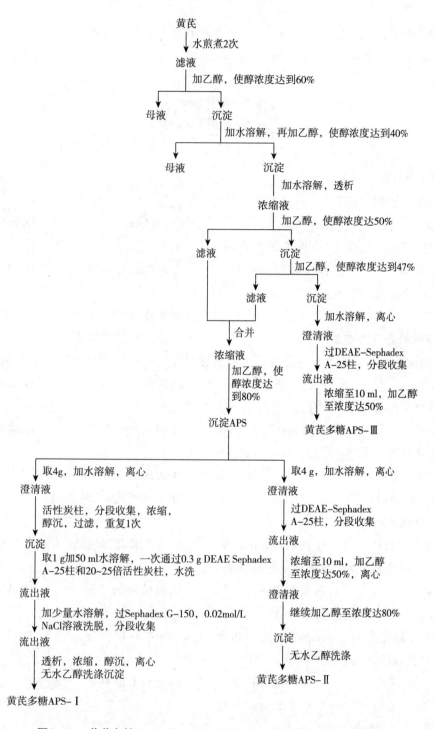

图8-61 黄芪多糖APS-Ⅰ、APS-Ⅱ和APS-Ⅲ的分离与纯化流程图

3.超滤技术在黄芪多糖分离的应用 采用超滤技术对黄芪多糖进行分离纯化。黄芪粗多糖水溶液采用5μm过滤器过滤进行预处理，在初始料液浓度为20g/L、压力为0.35MPa、温度为35℃、进料流速为0.467L/s的条件下，采用截留相对分子质量为200和10000物质的超滤膜依次对料液进行超滤，得到活性黄芪多糖，提取得率为8.1%。产品中多糖含量由超滤前的36%提高到86.8%，有效实现了黄芪多糖提取液中活性多糖与大分子蛋白、多酚等物质的分离，说明超滤是一种很有效的多糖纯化方法。

> **思考**
>
> 针对来自各种中药成分的不同糖的结构，分离过程应当如何进行调整？

目标检测

答案解析

一、A型题（最佳选择题）

1. 常用挥发油的分离方法有（　　）
   A. 色谱法　　　　　　　B. 冷冻法　　　　　　　C. 分馏法　　　　　　　D. 化学法

2. 在挥发油分离中，应用最广泛的色谱法是（　　）
   A. 硅胶柱色谱　　　　　B. 氧化铝柱色谱　　　　C. 大孔吸附树脂　　　　D. 活性炭吸附

3. 常用萜类化合物的分离方法有（　　）
   A. 结晶法　　　　　　　　　　　　　　　　　　B. 色谱法
   C. 利用特殊功能团性质进行分离　　　　　　　　D. 大孔吸附树脂法

4. 在葡聚糖凝胶Sephadex LH-20色谱中，洗脱剂通常选用（　　）
   A. 甲醇-水　　　　　　　B. 三氯甲烷　　　　　　C. 丙酮　　　　　　　　D. 乙醇-水

5. 常用三萜及皂苷的分离方法有（　　）
   A. 色谱法　　　　　　　B. 结晶法　　　　　　　C. 衍生物制备法　　　　D. 淀法

6. 利用色谱法分离三萜及皂苷时，常用溶剂系统有（　　）
   A. 三氯甲烷-甲醇　　　　　　　　　　　　　　　B. 石油醚-三氯甲烷
   C. 乙酸乙酯-丙酮　　　　　　　　　　　　　　　D. 三氯甲烷-乙酸乙酯

7. 水溶性生物碱常用的分离方法是（　　）
   A. 碘化汞钾沉淀法　　　B. 碘化铋钾沉淀法　　　C. 雷氏铵盐沉淀法　　　D. 苦味酸沉淀法

8. 从三氯甲烷中分离酚性生物碱常用的碱液是（　　）
   A. 碳酸钠　　　　　　　B. 氢氧化钠　　　　　　C. 碳酸氢钠　　　　　　D. 氢氧化钙

9. 离子交换法分离生物碱应选用（　　）
   A. 阴离子交换树脂　　　B. 阳离子交换树脂　　　C. 大孔吸附树脂　　　　D. 活性炭吸附

10. 麻黄碱和伪麻黄碱的分离是利用（　　）
    A. 盐酸盐溶解度　　　　B. 草酸盐溶解度　　　　C. 硝酸盐溶解度
    D. 四苯硼钠沉淀　　　　E. 酒石酸盐溶解度

二、简答题

1. 如何预判黄酮类成分的Sephadex LH-20柱分离效果？

2. 聚酰胺色谱有哪些应用？

3. 如何实现高效分离醌类成分？

4. 请依据花色素性质设计提取分离方法。

5. 如何有效去除色素杂质？

6. 使用制备色谱分离黄酮需要优化哪些色谱条件？

7. 如何从毛花洋地黄中分离得到地高辛纯品？

8.甾体皂苷类化合物的分离方法有哪些？

9.中药天麻中含有天麻苷、天麻素（对羟甲基苯酚）、天麻多糖等化合物，试设计提取分离工艺。

10.用工艺流程写出分离多糖的方法。

11.使用高速逆流色谱法时，如何确定某化合物的分配系数及固定相保留率？

12.使用高速逆流色谱法时，如何确定固定相保留率。

13.为什么分离蒽醌、苯丙素与黄酮类化合物时常使用Sephadex LH-20柱分离？

14.在聚酰胺色谱柱中，以含水醇为流动相，槲皮素、芦丁、皮苷的出柱顺序是什么？

　　A.槲皮素　　　　　　　B.芦丁　　　　　　　　C.皮苷

15.在Sephadex LH-20柱中，芦丁与槲皮素哪个成分先出柱？

16.当分离地上全草类药物的小极性成分时，常混有叶绿素如何除去？

17.如何利用NMR谱指导成分分离？

18.如何使用DAD检测器指导黄酮类成分的液相制备分离？

19.香豆素类成分结晶性良好，在分离过程中如何利用此性质？

20.为什么一些苯丙酸类成分或含有羟基的香豆素类成在HPLC中色谱拖尾严重，如何解决？

21.为什么木脂素类化合物常用HPLC制备分离？

22.如何利用理化性质指导蒽醌类成分的分离？

23.如何使用硅胶色谱分离黄酮类化合物？

24.请说明从挥发油乙醚液中分离醇类成分的常用方法。

25.请说明用冷冻法从挥发油中分离单体化合物时的一般要求。

26.请说明以硅胶或氧化铝吸附色谱分离挥发油时，洗脱剂的选择。

27.什么称为"析脑"？请举例说明。

28.请说明分离单萜类的醛与酮较好的方法。

29.用硝酸银处理的硅胶做吸附剂，苯-无水乙醇（5∶1）作洗脱剂，分离下列化合物时，各成分流出的顺序是什么？原因是什么？

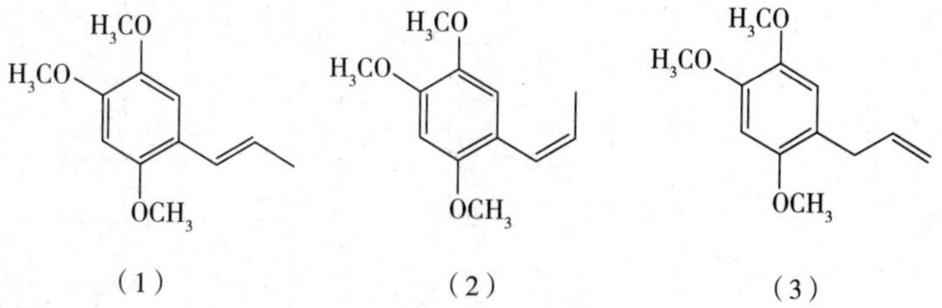

　　（1）　　　　　　　　　（2）　　　　　　　　（3）

30.香叶醇和柠檬烯常共存于许多植物挥发油中，如何将二者分离开？

31.对于双键顺反异构体萜烯类化合物的分离，可选用哪种吸附剂？

32.请提供一种分离挥发油中萜醚类成分的分离方法，并举例说明。

33.利用特殊官能团性质分离萜类化合物的原理，并举例说明。

34.使用氧化铝作为吸附剂时有哪些注意事项？

35.硝酸银色谱法的洗脱顺序受哪些因素影响？

36.大孔吸附树脂法分离萜类化合物的流程。

37.葡聚糖凝胶色谱法的洗脱原理和洗脱顺序。

38.如何从独一味根粗粉中分离出多种环烯醚萜苷类化合物？

39.请说明色谱法分离三萜皂苷的优缺点。

40.请说明铅盐沉淀法纯化皂苷的过程。

41.柴胡皂苷a、d二者结构极为相似，只是C_{16}-OH构型不同（前者为β型，后者为α型），在薄层上R_f值也相近，采用什么方法可将其二者分离？

42.采用结晶法分离三萜皂苷是利用其哪种性质？

43.请提供一种从槲寄生中分离土当归酸和β-香树脂醇的方法。

44.如何将三萜及其皂苷与其他水溶性杂质更好地分离？

45.胆甾醇法分离甾体皂苷的原理是什么？

46.凝胶色谱法分离甾体皂苷的原理是什么？

47.溶剂萃取法分离强心苷的原理是什么？

48.强心苷类化合物常用的分离方法是什么？

49.甾体皂苷类化合物常用的分离方法是什么？

50.pH梯度法的原理及操作方法是什么？

51.某中药经预试得知其中含脂溶性生物碱（包括酚性和非酚性）、水溶性生物碱、游离黄酮、脂肪油、糖及无机盐，试设计提取分离生物碱、游离黄酮的流程，其他成分作为杂质除去。

52.多糖采用分步沉淀法的原理是什么？

53.粗多糖中除去蛋白质杂质通常采用哪些方法？

54.多糖采用超滤法分离的原理是什么？

55.多糖活性炭柱色谱法中，若活性炭中混入金属离子，应如何预处理除去？

56.多糖采用电泳法的原理是什么？有什么特点？

57.多糖的硅胶色谱和纸色谱常用展开剂、显色剂是什么？

（许　枬　刘金平　冯育林）

第九章 中药化学成分的检识方法

PPT

>> **学习目标**

通过本章学习，掌握中药中不同类型化学成分的化学检识和色谱检识方法和原理，具备中药中主要类型活性成分检识的能力，并能够分析检识结果，指导中药的提取、分离和鉴别等实践过程。

中药化学成分的检识主要包括不同类型结构的定性分析和单体的结构鉴定。本章中主要介绍定性分析中的化学检识和薄层检识法。

定性检识主要是依据中药所含有化学成分的理化性质差异，应用微量、简便、快速、可靠的化学方法或薄层色谱法，推断中药粗提取物、萃取物、流分中包含哪种结构类型的化合物或分离得到的单体化合物属于哪一种结构类型或哪一种化合物。该方法被广泛应用于提取分离过程的监测、药材真伪鉴别、品质优劣比较等。

第一节 显色反应

利用中药化学成分与某些特定化学试剂发生反应，产生沉淀、颜色变化或气体等现象进行分析鉴别的过程，称为中药化学成分显色反应。显色反应通常在试管、薄层板、滤纸或陶瓷反应板上进行。一般取少量中药材提取液或单体化合物溶液，加入适量专属反应试剂进行反应，通过产生的特殊现象做出判断。显色反应操作简单、适用广泛，但其灵敏度低。由于中药中含有植物蛋白、植物多糖、植物色素等多种水溶性杂质，应用中药粗提取液进行显色反应时常出现假阳性或假阴性反应。为了提高结果判定的准确性，通常可对中药提取液进行萃取、提纯等前处理，或采用多种不同的显色反应试剂进行反应相互印证。

一、黄酮类成分的显色反应

微课

黄酮类化合物是多种中药的活性成分，如中药黄芩中的黄芩苷、葛根中的葛根素等。黄酮类成分的显色反应主要是根据分子中的酚羟基和 γ- 吡喃酮环的结构特征不同而呈现不同的反应现象。常见显色反应类型和其主要反应位点如图9-1中所示。

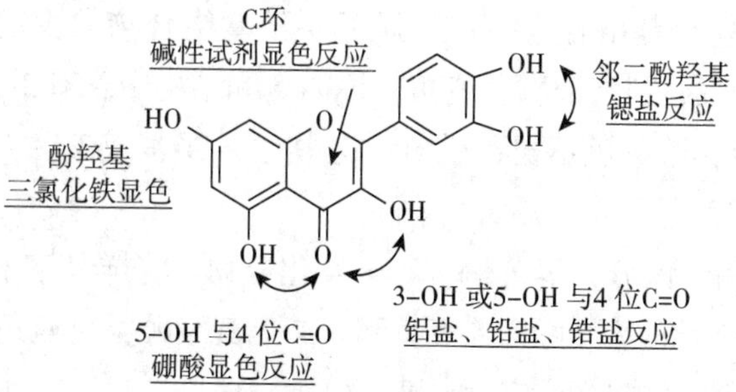

图9-1 黄酮结构母核的代表性显色反应

（一）还原反应

1. 盐酸-镁粉（或锌粉）反应　此反应为鉴别黄酮类成分最常用的显色反应之一。取少量含有黄酮成分的中药提取液或待测定样品醇溶液置于试管中，加入少许镁粉（或锌粉），振摇后滴加几滴浓盐酸（必要时微热），1~2分钟即可显色。大多数黄酮（醇）、二氢黄酮（醇）类化合物显橙红至紫红色，当B环上有羟基或甲氧基等含氧取代基时，反应液的颜色加深。查耳酮、橙酮、花色素、异黄酮类一般不显色。如《中国药典》对中药莲房（Nelumbinis Receptaculum）中黄酮类成分的定性鉴别就是应用了盐酸-镁粉反应。

实验过程中为了避免提取液本身的颜色干扰，可观测反应液加入浓盐酸后升起的泡沫的颜色。有些特殊结构，如花青素、橙酮、查耳酮等在酸性条件下本身发生颜色改变，为了观测结果准确，需做空白对照试验。

2. 四氢硼钠（钾）反应　此反应可专属性鉴别二氢黄酮类成分。在样品醇溶液中滴加少许四氢硼钠（钾）甲醇溶液，振摇，滴加1%浓盐酸，观察溶液颜色变化。若样品中含有二氢黄酮类成分，溶液颜色变为红色~紫红色。此反应也可用于薄层检识。

（二）金属盐类试剂络合反应

黄酮类化合物分子中含有3-羟基-4-羰基、5-羟基-4-羰基或邻二酚羟基结构时，可与铝盐、铅盐、锆盐、镁盐、锶盐等多种金属盐类试剂发生络合反应，生成有色络合物、沉淀或荧光。此类检识反应的反应名称、常用试剂、特征检识官能团和反应现象如表9-1所示。

表9-1　金属盐类试剂对黄酮显色反应的应用

反应类型	反应试剂	反应基团	反应现象
铝盐反应	三氯化铝或硝酸铝	3-或5-羟基 邻二酚羟基	黄色络合物，鲜黄色或黄绿色荧光
锆盐-枸橼酸反应	二氯氧锆和枸橼酸	3-或5-羟基	黄色络合物，加入枸橼酸后黄色褪去即无3-羟基
镁盐反应	醋酸镁	二氢黄酮（醇）	蓝色荧光
氨性氯化锶反应	氯化锶和氨饱和的甲醇溶液	邻二酚羟基	绿色~棕色至黑色沉淀
三氯化铁反应	三氯化铁	酚羟基	绿、蓝、紫等
铅盐反应	碱式醋酸铅	酚羟基	黄色~红色沉淀

1. 铝盐反应　此反应多用于黄酮类化合物的定性定量分析。将样品溶于醇溶液，与1%三氯化铝或硝酸铝溶液反应，可见黄色络合物，紫外灯下可见明显的黄绿色荧光（4′-羟基黄酮醇或7,4′-二羟基黄酮醇类有天蓝色荧光）。如《中国药典》中应用紫外-分光光度计法测定中药山楂叶（Crataegi Folium）、沙棘（Hippophae Fructus）和槐花（Sophorae Flos）中总黄酮含量时，多采用铝盐试剂。

2. 锆盐-枸橼酸反应　此反应多用于鉴别黄酮类化合物中有无游离的3-或5-羟基存在。3-羟基和5-羟基均可与二氯化锆络合，3-羟基络合物稳定性强于5-羟基络合物的稳定性。在样品的甲醇溶液中加入2%二氯氧锆甲醇溶液，若观察到溶液颜色变黄，说明黄酮结构中含有3-羟基或5-羟基；继续在反应液中滴加2%枸橼酸甲醇溶液，若黄色不褪，说明结构中有3-羟基或3,5-二羟基，若黄色褪去，说明结构中有5-羟基无3-羟基。该反应也可在滤纸上进行。

3. 镁盐反应　此反应可用于区分二氢黄酮（醇）类化合物。将样品溶液滴于滤纸上，喷洒醋酸镁甲醇溶液，加热干燥，紫外灯光下观察，可见二氢黄酮、二氢黄酮醇类显蓝色荧光，结构中有5-羟基时显色更为明显；黄酮、黄酮醇和异黄酮等反应后显黄~橙黄~褐色。

4. 氨性氯化锶反应　此反应多用于鉴别黄酮类化合物中有无邻二酚羟基。在样品的甲醇溶液中，加入0.01mg/ml SrCl$_2$甲醇溶液和数滴氨气饱和的甲醇溶液。若结构中有邻二酚羟基取代，可与氯化锶反应生成绿色～棕色～黑色的沉淀。反应式见图9-2。

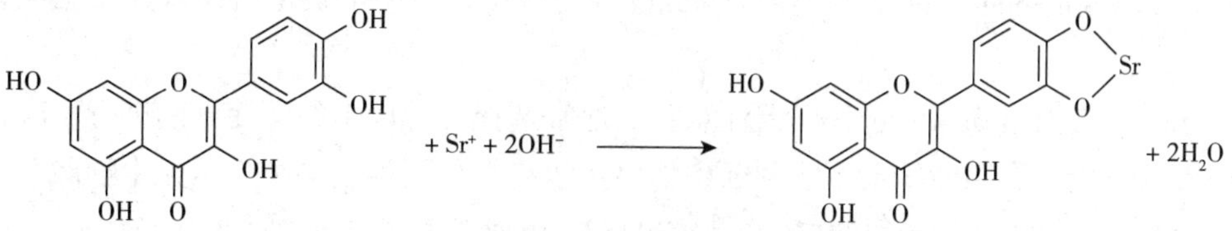

图9-2　具有邻二酚羟基的黄酮类化合物的氯化锶反应

5.三氯化铁反应　三氯化铁的水或醇溶液为酚类化合物常用显色剂。黄酮分子中所含有的游离酚羟基数目及位置的不同，与三氯化铁络合后可呈现绿、蓝、紫等不同颜色。

6.铅盐反应　黄酮类化合物中的酚羟基可与1%醋酸铅及碱式醋酸铅生成黄色～红色沉淀，沉淀色泽因羟基数目及位置不同而异。醋酸铅能与分子中具有邻二酚羟基或兼有3-羟基-4-羰基、5-羟基-4-羰基结构的黄酮分子反应生成沉淀，碱式醋酸铅的沉淀能力更强。

（三）硼酸显色反应

该反应主要用于识别5-羟基黄酮或2′-羟基查耳酮。在草酸条件下，5-羟基黄酮或2′-羟基查耳酮可与硼酸反应显黄色并有绿色荧光，在枸橼酸丙酮存在的条件下，只显黄色而无荧光。

（四）碱性试剂显色反应

多数黄酮类化合物在碱性溶液中颜色加深，显黄色、橙色或红色等。

（1）二氢黄酮易在碱液中开环，如图9-3所示，转变成相应的异构体查耳酮，颜色由无色变为橙或黄色，放置一段时间或加热则呈深红到紫红色。

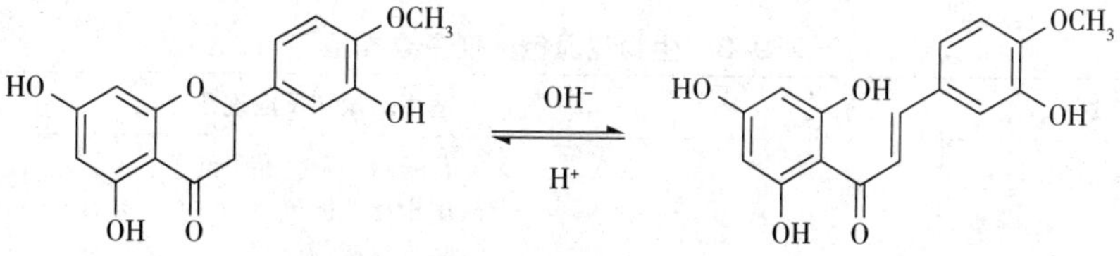

图9-3　二氢黄酮转变成查耳酮的反应

（2）黄酮、黄酮醇类化合物在碱液中呈亮黄色，紫外灯下现象更为明显。碱性显色剂多用碳酸钠、氢氧化钠或氨气熏蒸，碳酸钠或氢氧化钠处理后颜色稳定不褪色，氨熏放置后会因氨蒸气挥发而褪色。

（3）具有邻二酚羟基的黄酮在碱性溶液中不稳定，易被氧化，生成黄色～棕色絮状沉淀，具有邻三酚羟基时，在稀氢氧化钠溶液中生成暗绿色或者蓝绿色纤维状沉淀。

（五）五氯化锑显色反应

此反应多用于区别查耳酮与其他黄酮。样品溶于无水四氯化碳中，加2%五氯化锑的四氯化碳溶液，可见红色或者紫色沉淀，黄酮、黄酮醇和二氢黄酮显黄色至橙色。

二、生物碱类成分的显色反应

（一）沉淀反应

生物碱在酸水或酸性稀醇溶液中与生物沉淀试剂生成难溶于水的复盐或络合物沉淀。根据沉淀试剂的组成，可分为金属盐类、大分子酸类和复盐类三类，常用沉淀试剂的名称、化学组成和反应现象如表9-2中所示。沉淀反应多在酸性条件下进行，但苦味酸试剂可在中性条件下进行。如《中国药典》中对中药百部（Stemonae Radix）中生物碱类成分的检识，应用了碘化铋钾试液反应与硅钨酸试液反应。

在应用沉淀反应检识生物碱的过程中需注意：①通常选择三种以上的沉淀试剂进行反应，避免假阴性或假阳性结果的干扰；②阳性结果不能判断生物碱一定存在，阴性结果则表示无生物碱存在。个别生物碱与某些生物碱沉淀试剂不发生沉淀反应，如麻黄碱、咖啡因与碘化铋钾试剂不反应。

表9-2　生物碱沉淀试剂主要类型

类型	沉淀试剂名称	沉淀试剂化学组成	反应现象
金属盐类	碘化铋钾（dragendorff）	BiI_3-KI	橘红色至黄色
	碘化汞钾（mayer）	HgI_2-2KI	类白色
	碘-碘化钾（wagner）	I_2-KI	红棕色
	氯化铂（platinic chloride）	H_2PtCl_6	白色晶体
大分子酸类	硅钨酸（bertrand）	$SiO_2 \cdot 12WO_3 \cdot nH_2O$	淡黄或类白色
	苦味酸（hager）	2,4,6-三硝基苯酚	黄色晶体
	磷钼酸（sonnenschein）	$H_3PO_4-12MoO_3-H_2O$	白色或黄褐色
	磷钨酸（scheibler）	$H_3PO_4-12WO_3-H_2O$	白色或黄褐色
复盐	雷氏铵盐（ammonium reineckate）	$NH_4\{Cr[(NH_3)_2SCN]_4\}$	紫红色

（二）显色反应

部分生物碱能和生物碱显色剂反应生成不同颜色，可用于特征性生物碱的检识。常用的生物碱显色试剂和适用对象如表9-3所示。

表9-3　生物碱显色试剂主要类型

显色试剂	适用对象和反应现象
Mandelin试剂	莨菪碱和阿托品显红色 奎宁显淡橙色 吗啡显蓝紫色 可待因显蓝色 士的宁显蓝紫色
Macquis试剂	吗啡显橙色至紫色 可待因显洋红色至黄棕色
Frohde试剂	乌头碱显黄棕色 吗啡显紫色转棕色 小檗碱显绿色 利血平显黄色转蓝色

三、香豆素类成分的显色反应

（一）异羟肟酸铁反应

此反应为香豆素内酯结构的特征显色。如图9-4所示，弱碱性条件下，香豆素内酯环开环，生成的顺式邻羟基桂皮酸与盐酸羟胺缩合生成异羟肟酸，酸性条件下与三价铁离子络合，呈红色。

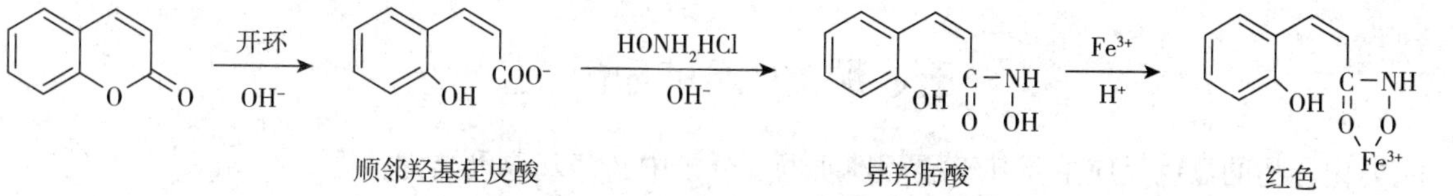

图9-4　香豆素的异羟肟酸铁反应

（二）酚羟基反应

酚羟基取代的香豆素可与三氯化铁溶液反应，生成绿色至墨绿色沉淀；当酚羟基的邻位或对位无取代时，可与重氮化试剂反应显红色至紫红色。

（三）酚羟基对位活泼氢反应

此类反应可用于检识香豆素类化合物6位有无取代基或酚羟基对位有无取代。如图9-5所示，当结构中酚羟基对位没有取代时，可与Gibb's试剂（2,6-二氯醌-4-氯亚胺）反应显蓝色，与Emerson试剂（4-氨基安替比林-铁氰化钾）反应显红色。反应在碱性环境中进行，6位无取代的香豆素类化合物内酯环水解生成酚羟基后也可以发生反应。

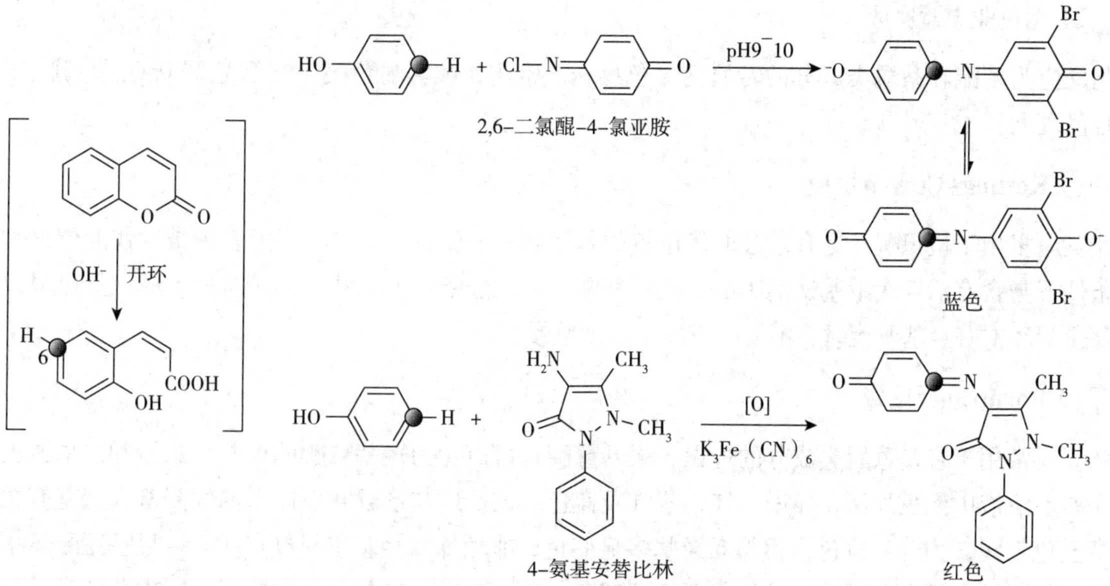

图9-5　Gibb's反应和Emerson反应

四、木脂素类成分的显色反应

木脂素类化合物没有结构母核专属性的显色反应，当结构中有亚甲二氧基取代时，可发生Labat或Ecgrine反应。如图9-6所示，Labat反应中，具有亚甲二氧基结构的木脂素加浓硫酸和没食子酸后，显蓝绿色。Ecgrine反应中，加浓硫酸和变色酸，维持70~80℃加热20分钟后显蓝紫色。

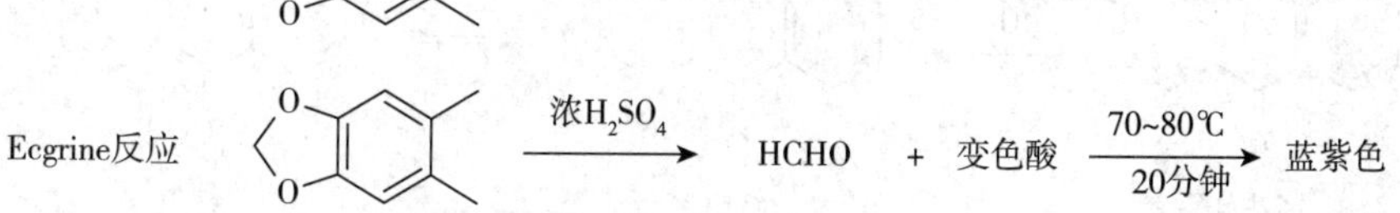

图9-6　Labat反应和Ecgrine反应

五、醌类成分的显色反应

醌类化合物的显色反应主要基于醌环性质以及分子中酚羟基取代结构特征。

（一）Feigl反应

Feigl反应可用于醌类成分的含量测定。如图9-7所示，醌类化合物的水或苯溶液与25%碳酸钠水溶液（提供碱性环境）、4%甲醛溶液和5%邻二硝基苯溶液反应，混合，水浴加热1~4分钟内可显紫色。此反应前后，醌类化合物无变化，只起到传递电子的媒介作用。

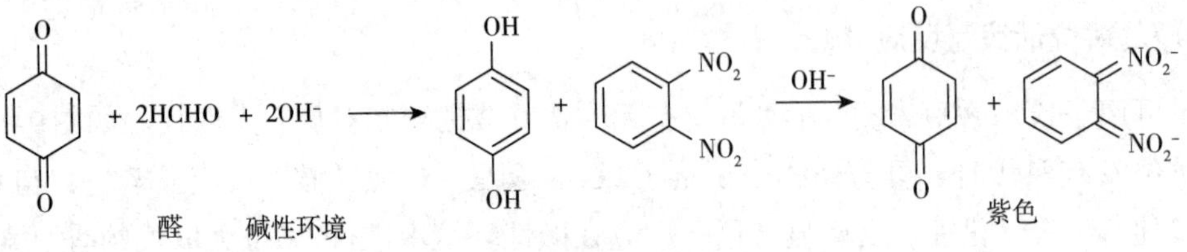

图9-7 醌类的Feigl反应

（二）无色亚甲蓝反应

此反应为苯醌和萘醌类成分的专属性显色反应。常用作喷雾显色剂，在纸色谱或薄层色谱上进行，显示蓝色斑点。

（三）Kesting-Craven反应

此反应多用于检识醌环上有未被取代位置的苯醌和萘醌类成分。当醌环上有未被取代的位置时，在碱性条件下与含有活性次甲基试剂（如乙酰乙酸酯、丙二酸酯、丙二腈）的醇溶液反应，显蓝绿或蓝紫色，萘醌苯环上有羟基取代时，不反应或反应速度减慢。

（四）Bornträger反应

此反应常用于羟基蒽醌类成分的检识，羟基蒽醌、可氧化为羟基蒽醌的蒽酚、蒽酮和二蒽酮也可反应。在碱性溶液中颜色加深，显橙、红、紫红及蓝色。该反应与形成共轭体系的酚羟基和羰基有关，单羟基多显色较浅，为红~橙色，相邻双羟基多显蓝色，非相邻双羟基多显红色（1,4-羟基蒽醌显紫色），多羟基取代于一个环上在碱液中易氧化而逐渐变色。如《中国药典》中对大黄流浸膏中蒽醌类成分的定性鉴别就是应用此反应。反应原理如图9-8所示。

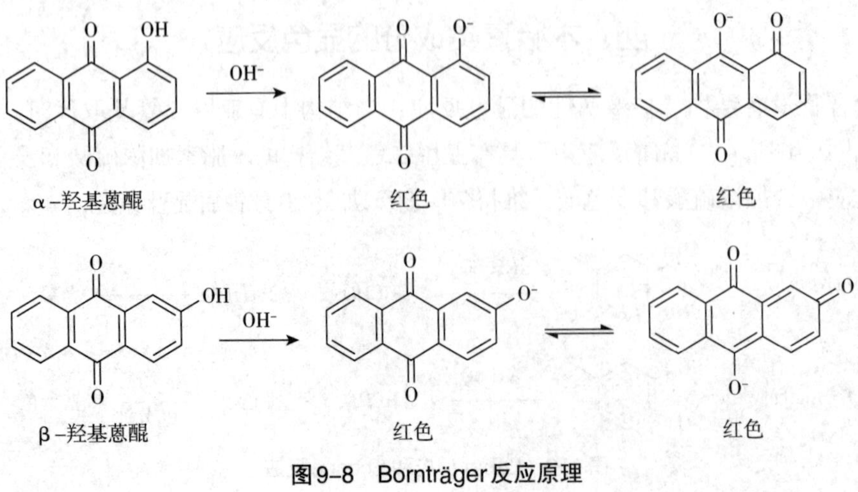

图9-8 Bornträger反应原理

（五）金属离子反应

此反应常用于检识含有 α-酚羟基或邻二酚羟基的蒽醌类成分。如图9-9所示，α-酚羟基或邻二酚羟基取代的蒽醌类化合物可与醋酸镁（铅）形成络合物，显橙黄、橙红、紫红和蓝色。

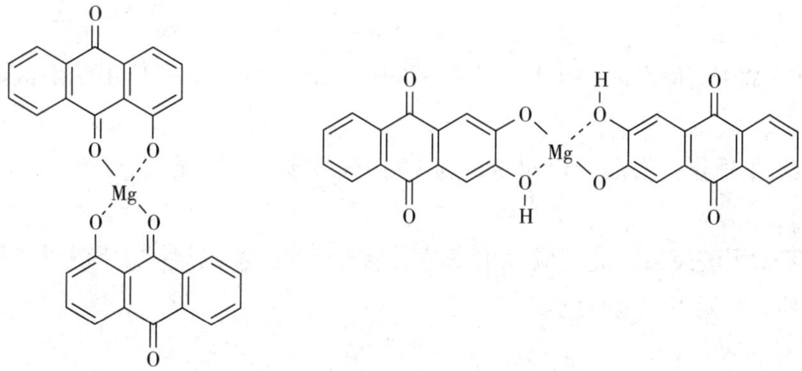

图9-9　蒽醌类化合物与镁离子的反应产物

（六）对亚硝基–二甲苯胺反应

此反应多用于检识蒽酮类成分。如图9-10所示，9或10位未被取代的羟基蒽酮类化合物，其羰基对位的活泼亚甲基氢，可与0.1%对亚硝基–二甲苯胺吡啶溶液缩合后显紫色、绿色、蓝色和灰色，1,8-二羟基结构的蒽酮多呈绿色。

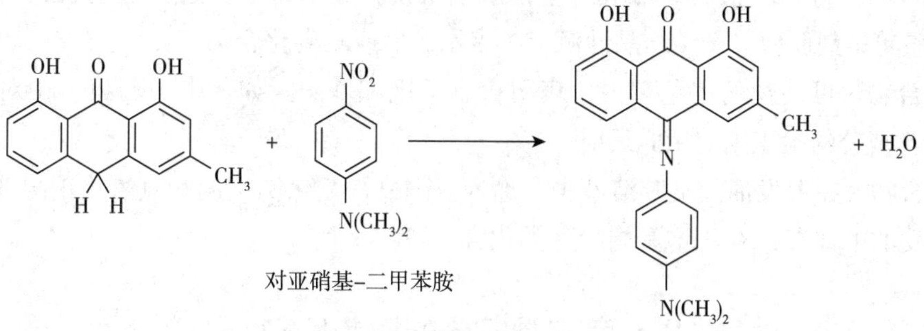

对亚硝基–二甲苯胺

图9-10　蒽酮的对亚硝基–二甲苯胺反应

六、萜类成分的显色反应

萜类化合物结构复杂多样，多数单萜、倍半萜、二萜及二倍半萜常使用通用显色剂（硫酸乙醇溶液或硫酸–香草醛溶液等），具有特殊母核的环烯醚萜、草酚酮、薁类等成分则可以利用特征显色反应加以检识。

（一）环烯醚萜的检识

环烯醚萜结构中的半缩醛羟基，可与Trim-Hill试剂（乙酸：0.2%硫酸铜水溶液：浓硫酸=20：2：1混合溶液）发生Weiggering反应，与Shear试剂（浓盐酸与苯胺1：1.5混合溶液）发生Shear反应。此反应可用于环烯醚萜及其苷的检识。

（二）萱酚酮的检识

萱酚酮具有酚类结构特征，可与铁、铜等金属离子络合，形成有色络盐，如与1%三氯化铁反应生成红色络合物，与稀硫酸铜溶液生成稳定的绿色结晶。

（三）薁的检识

1. Sabety反应 将1滴挥发油滴于1ml三氯甲烷中，加入5%溴的三氯甲烷溶液数滴，可见蓝、紫或绿色。

2. Ehrlich反应 取适量挥发油与Ehrlich试剂（对−二甲氨基苯甲醛−浓硫酸试剂）反应，可见紫色或红色。

3. 对−二甲氨基苯甲醛反应 此反应多用于薄层色谱检识。喷以对−二甲氨基苯甲醛、乙酸、磷酸和水的混合溶液反应，室温下即呈蓝色。

七、挥发油的显色反应

挥发油可用通用显色剂进行显色。如《中国药典》中对中药薄荷（Menthae Haplocalycis Herba）中挥发油类成分的检识，滴加硫酸和香草醛，初显黄色至橙黄色，加水，即变紫红色；对丁香罗勒油（Ocimum Gratissimum Oil）滴加5%香草醛盐酸溶液，显墨绿色。也可以依据挥发油中所含化学成分的特有官能团进行检识。

1. 酚类化合物 在挥发油的醇溶液中加入三氯化铁的乙醇溶液，呈现蓝、蓝紫或绿色，表明有酚类基团。

2. 含羰基化合物 与硝酸银的氨溶液反应，产生银镜，表示有醛类还原性物质；与2,4−二硝基苯肼、氨基脲、羟胺等试剂反应，产生结晶性沉淀，表示有醛或酮类化合物。

3. 不饱和化合物 可使溴的红色褪去，表明含有不饱和基团。如《中国药典》中对牡荆油（Vitex Oil）中不饱和萜类成分的检识则应用此反应。

4. 内酯类化合物 在挥发油的吡啶溶液中，加入亚硝酰铁氰化钠试剂和氢氧化钠溶液，呈红色并逐渐褪去，表示挥发油中含有$\alpha,\beta-$不饱和内酯环类化合物。

八、皂苷类成分的显色反应

皂苷类成分的显色反应主要基于母核的结构特征。

（一）三萜及皂苷

三萜类成分与路易斯酸反应，分子中的羟基脱水、双键移位、缩合等生成共轭双烯系统，并形成有颜色的碳正离子。常用的酸有硫酸、高氯酸等强酸，三氯乙酸等中强酸及三氯化锑、氯化锌等路易斯酸，此类检识反应的反应名称、常用试剂和反应现象如表9-4所示。

表9-4 三萜类化合物的显色反应

反应名称	反应试剂	反应现象
Liebermann−Burchard反应	硫酸−醋酐	黄→红→紫→红色
Rosen−Heimer反应	三氯醋酸乙醇溶液	红色逐渐变为紫色，呈蓝色或黄绿色荧光
Salkowski反应	三氯甲烷和硫酸	三氯甲烷层显红色或蓝色，浓硫酸层呈绿色荧光
Kahlenberg反应	五氯化锑氯仿溶液	蓝色、灰蓝色、灰紫色
Tschugaeff反应	冰醋酸，乙酰氯，氯化锌	淡红色或紫红色

1.醋酐–浓硫酸反应（Liebermann–Burchard反应）　此反应可在试管或陶瓷反应板上进行。将样品溶于醋酐中，加浓硫酸–醋酐（1∶20）数滴，可见黄→红→紫→红色等颜色变化。

2.三氯醋酸反应（Rosen–Heimer反应）　此反应可在滤纸上进行。将样品的三氯甲烷溶液或醇溶液滴在滤纸上，喷洒25%三氯醋酸–乙醇溶液，加热至100℃，可见红色逐渐变为紫色，于紫外灯光下观察，显蓝色或黄绿色荧光。

3.三氯甲烷–浓硫酸（Salkowski反应）　将样品溶于三氯甲烷中，沿试管壁滴加浓硫酸，上层溶液（三氯甲烷层）显红色或蓝色，下层溶液（浓硫酸层）出现绿色荧光。

4.五氯化锑反应（Kahlenberg反应）　此反应可在滤纸上进行。将样品的三氯甲烷溶液或醇溶液滴在滤纸上，喷洒20% $SbCl_5$ 三氯甲烷溶液（或 $SbCl_5$ 饱和的三氯甲烷溶液），加热至60~70℃，显蓝色、灰蓝色、灰紫色等多种颜色。

5.冰醋酸–乙酰氯反应（Tschugaeff反应）　将样品溶于冰醋酸中，加乙酰氯数滴及氯化锌结晶数粒，稍加热，反应液显淡红色或紫红色。

（二）甾体及皂苷

甾体化合物在无水条件下，遇酸可发生与三萜类化合物相似的显色反应。虽然反应类型大多相同，但是部分反应现象不同，可用于区分三萜和甾体类成分，如在Liebermann–Burchard反应中，甾体皂苷最后颜色变为绿色，而三萜皂苷为红色；在Rosen–Heimer反应中，甾体皂苷加热到60℃可显色，三萜皂苷加热到100℃才显色。F环裂解的呋甾烷醇型甾体皂苷，对盐酸二甲基苯甲醛试剂（Ehrlich试剂，E试剂）显红色，对茴香醛（Anisaldehyde试剂，A试剂）显黄色。F环闭合的螺甾烷醇型甾体皂苷对A试剂显色，E试剂不显色。

甾体皂苷可与甾醇形成分子复合物而产生沉淀，也可与碱性盐（碱式醋酸铅或氢氧化钡）溶液生成沉淀。

九、强心苷类成分的显色反应

强心苷的显色反应可以分为三种类型。第一类是基于甾体母核的显色反应，反应试剂和现象与甾体的检识反应基本一致。第二类是基于结构中的不饱和内酯环的特征显色反应。第三类是糖链中的2–去氧糖的特征显色反应。

1.不饱和内酯环产生检识反应　此反应常用于区分甲、乙型强心苷。甲型强心苷在碱性醇溶液中，五元不饱和内酯环上的双键移位生成C-22活性亚甲基，可与活性亚甲基试剂形成共轭体系而显色，乙型强心苷则不产生此类反应。此类检识反应的反应名称、常用试剂和反应现象如表9-5所示。

表9-5　甲型强心苷的显色反应

反应名称	反应试剂	反应现象	λ_{max}
Legal反应	亚硝酰铁氰化钠溶液和氢氧化钠溶液	深红色逐渐褪去	479nm
Raymond反应	间二硝基苯的乙醇溶液和氢氧化钠溶液	紫红色	620nm
Kedde反应	3,5–二硝基苯甲酸醇溶液和氢氧化钾溶液	呈红色或紫红色	590nm
Baljet反应	苦味酸乙醇溶液和氢氧化钠溶液	呈橙色或橙红色	490nm

（1）Legal反应　取1~2mg样品，滴加2~3滴吡啶，加3%亚硝酰铁氰化钠溶液和2mol/ml氢氧化钠溶液各1滴，可显深红色并逐渐褪去。反应式如图9-11。

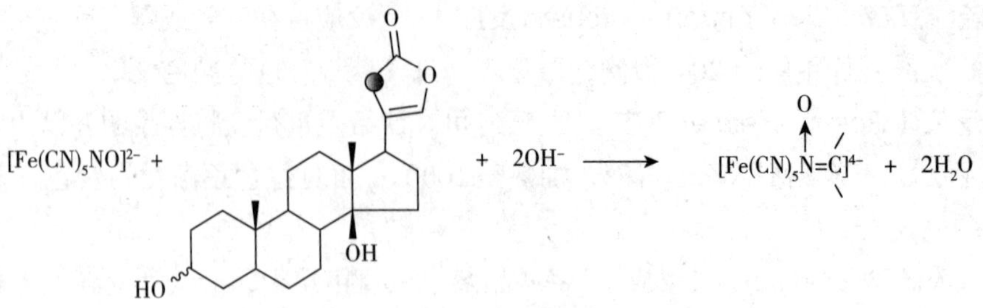

图9-11　强心苷的Legal反应

（2）Raymond反应　取1mg样品溶解于少量50%乙醇溶液，加入2滴1%的间二硝基苯的乙醇溶液，摇匀后再加入3~4滴20%氢氧化钠溶液，可显紫红色。

（3）Kedde反应　取样品的醇溶液于试管中，加3~4滴3,5-二硝基苯甲酸试剂（A液：2% 3,5-二硝基苯甲酸甲醇或乙醇溶液；B液：2mol/L氢氧化钾溶液，等体积混合），可显红色或紫红色。

（4）Baljet反应　取样品的醇溶液于试管中，加数滴碱性苦味酸试剂（A液：1%苦味酸乙醇溶液；B液：5%氢氧化钠水溶液，等体积混合），可显橙色或橙红色。

2.2-去氧糖产生的检识反应

（1）Keller-Kiliani（K-K）反应　此反应可对游离的2-去氧糖或可水解出游离2-去氧糖的强心苷显色。将1mg强心苷溶于5ml乙酸，加20%的三氯化铁水溶液1滴，混匀，沿壁滴加5ml浓硫酸，可见乙酸层渐呈蓝或蓝绿色，界面颜色因浓硫酸对苷元的作用，根据苷元羟基、双键的位置和数目不同可显红色、绿色或黄色。此反应阳性可证明2-去氧糖的存在，但阴性未必具有完全的否定意义。

（2）呫吨氢醇（Xanthydrol）反应　此反应灵敏度较高，可用于定量分析。将少量样品加呫吨氢醇试剂（10mg呫吨氢醇溶于100ml冰乙酸，加入1ml浓硫酸），水浴加热3分钟，可显红色。

（3）对-二甲氨基苯甲醛反应　此反应可在滤纸上进行。将样品醇溶液点于滤纸上，挥干后，喷洒对-二甲氨基苯甲醛试剂（1%对-二甲氨基苯甲醛乙醇溶液和浓盐酸），于90℃下加热30秒，可见灰红色斑点，说明存在2,6-二去氧糖。如《中国药典》中对中药蟾酥（Bufonis Venenum）中强心苷类成分定性鉴别分别应用了醋酐-浓硫酸反应和对-二甲氨基苯甲醛反应。

（4）过碘酸-对硝基苯胺反应　如图9-12所示，此反应根据过碘酸氧化2-去氧糖为丙二醛后，再与对硝基苯胺缩合而显色。

此反应可在薄层或滤纸上进行。将样品醇溶液点于滤纸或薄层板上，先喷以过碘酸钠水溶液，室温放置10分钟，再喷以对硝基苯胺试液（1%对硝基苯胺乙醇溶液和浓盐酸），可在灰黄色背景下显深黄色斑点，紫外光下可见黄色荧光。再喷以5%氢氧化钠甲醇溶液，黄色斑点变成绿色。

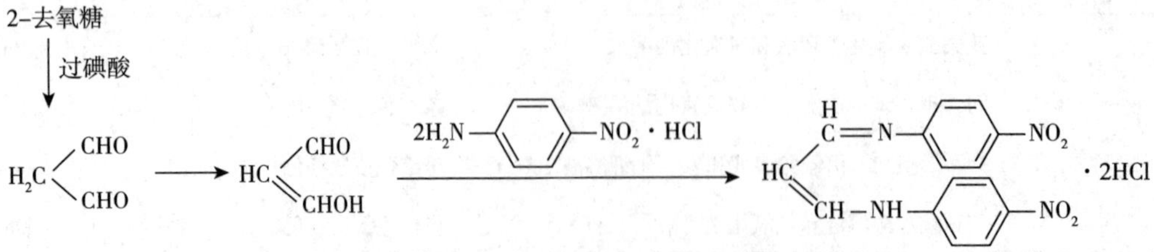

图9-12　2-去氧糖的过碘酸-对硝基苯胺反应

十、动物药中代表性成分的显色反应

（一）胆汁酸类成分的检识反应

1. Pettenkofer反应　蔗糖在浓硫酸作用下生成羟甲基糠醛，后者与胆汁酸缩合生成紫色物质。所有的胆汁酸皆呈阳性反应。取1滴未经稀释的胆汁，加蒸馏水4滴及10%蔗糖溶液1滴，摇匀，沿管壁加入浓硫酸5滴，置冷水中冷却，可见两液面分界处出现紫色环。

2. Gregory Pascoe反应　此反应可用于胆酸的含量测定。取1ml胆汁加6ml 45%硫酸及1ml 0.3%糠醛，振摇后在65℃水浴中放置30分钟，可见溶液显蓝色。

3. Hammarsten反应　取少量样品溶于20%的铬酸溶液中，微加热，可见胆酸显紫色，鹅去氧胆酸不显色。

（二）氨基酸类成分的检识反应

以下三种反应为氨基酸类成分的常用显色反应，多作为显色剂用于氨基酸的色谱检识。

1. Ninhydrin反应　样品中滴入2~3滴茚三酮溶液，沸水浴中加热5分钟，冷却后可显蓝色或蓝紫色。如《中国药典》中对中药鹿茸（Cervi Cornu Pantotrichum）中氨基酸类成分的定性鉴别就应用了此反应。

2. Isatin反应　样品与吲哚醌试液反应，加热5分钟，不同氨基酸显不同颜色。

3. Folin反应　样品与1,2–萘醌–4–磺酸钠溶液（1,2–萘醌–4–磺酸钠0.02g，100ml碳酸钠溶液）反应而呈现不同颜色。

十一、矿物药成分的显色反应

矿物药多为矿物和岩石，可根据金属离子在火焰中的显色不同，利用焰色反应鉴定含有相应金属的矿物药。贝壳类矿物药富含碳酸钙类成分，可与稀盐酸反应产生大量气泡。如《中国药典》中对中药珍珠（Margarita）和牡蛎（Ostreae Concha）中碳酸钙类成分的鉴别就应用了此方法。

十二、糖、苷类成分的显色反应

糖苷类成分的显色反应主要根据糖片段中的醛基、酮基、醇羟基、邻二醇等的结构特征，发生氧化、醚化、酯化和硼酸络合反应而显色。

1. Molisch反应　此反应为糖苷类成分最常用的显色反应之一。单糖在浓酸中加热，分子内脱水，生成具有呋喃环结构的糠醛及其衍生物，与酚类、苯胺及具有活性次甲基基团的化合物缩合生成有色化合物。取样品1ml溶于水中，加入1~3滴5% α–萘酚乙醇溶液，摇匀，沿管壁缓慢加入浓硫酸，可见两液面间产生紫色环。如《中国药典》中应用Molisch反应对中药南沙参（Adenophorae Radix）和莲子（Nelumbinis Semen）中的糖苷类成分进行定性鉴别。

2. Fehling反应　还原糖具有游离的醛（酮）基，例如单糖和还原性二糖，可以与Fehling试剂（0.1g/ml氢氧化钠，0.05g/ml硫酸铜和0.2g/ml酒石酸钾钠混合溶液）中的Cu^{2+}离子发生氧化还原反应而产生砖红色沉淀。

3. Tollens反应　还原糖具有游离的醛（酮）基，可以与Tollens试剂（2%硝酸银溶液，5% NaOH和2%的氨水混合溶液）中的Ag^+离子发生氧化还原反应生成银镜或黑褐色银沉淀。

多糖水解后也可与Feling试剂或Tollens试剂产生阳性反应。糖苷类成分的显色反应需排除游离糖的干扰，根据糖苷类成分中苷元特征的显色反应可参照前文。

> **？思考**
>
> 应用显色反应检识中药提取液时，为了避免出现假阳性结果，应注意哪些问题？

药知道

薄层色谱法在当前中药质量标准中的应用

薄层色谱鉴别在历版《中国药典》中的应用经历了从无到有、从少到多的过程，在药材鉴别、成分检识方面发挥了关键的作用。

薄层色谱技术是在二十世纪五十年代，由Kirchner等人从经典柱色谱法和纸色谱法的基础上发展起来的。最初由于仪器的自动化程度低、分辨率及重复性不理想等问题，薄层色谱较长时间内都停留在定性和半定量的水平上。七十年代后薄层色谱逐渐向仪器化、高效化发展，形成了仪器化平面色谱及现代化薄层色谱。近代薄层色谱技术发展出许多新的方法，如高效薄层色谱、反相薄层色谱、假相薄层色谱和微乳薄层色谱等。

薄层色谱技术应用广泛，特别是在药物分析和检验方面使用较多，是中药材及饮片、中成药、中药提取物、化学药品等质量控制的重要手段之一。因其具有操作简便、观测结果直观、适用范围广等优势，薄层色谱技术被《中国药典》收载，成为药品鉴别、检查的法定技术方法，在中药的质量评价和控制方面发挥着重要作用。

第二节　薄层检识

薄层色谱法（TLC）是指利用不同分离原理的色谱填料，选择适当的溶剂系统展开，通过显色等方法实现目标成分的分离和检出，进一步与对照品在色谱中所显斑点的位置（R_f）和颜色（或荧光）进行比较，以此来判断某类特征性化学成分的存在。

一、黄酮类成分的薄层检识

黄酮类成分的薄层色谱检识，多采用硅胶薄层色谱法和聚酰胺薄层色谱法。

（一）硅胶薄层色谱

硅胶为极性吸附剂，主要依据样品中黄酮类成分的极性进行分离，根据待检识成分极性大小，适当调整溶剂的种类及溶剂间的比例。分离检识黄酮苷元类成分，常用有机溶剂系统展开，如甲苯–乙酸乙酯–甲酸（5∶4∶1）、苯–甲醇（95∶5）、三氯甲烷–甲醇（8.5∶1.5）、苯–甲醇–乙酸（35∶5∶5）、甲苯–三氯甲烷–丙酮（8∶5∶7）等。分离检识黄酮苷类大极性成分时，多采用含水的溶剂系统展开，如正丁醇–乙酸–水（3∶1∶1）、乙酸乙酯–甲酸–水（8∶1∶1）、三氯甲烷–甲醇–水（8∶1∶1）、三氯甲烷–甲醇–水（65∶45∶12）和乙酸乙酯–丁酮–甲酸–水（10∶1∶1∶1）等。图9-13以《中国药典》中药槐花（Sophorae Flos）中芦丁的检识为例，介绍硅胶薄层色谱在黄酮类成分中的应用。

展开剂：乙酸乙酯–甲酸–水（8:1:1）

薄层板：硅胶G

显色剂：三氯化铝试液

显色结果：紫外光灯（365nm）下检视，

供试品色谱中，在与对照品色谱相应

的位置上，显相同颜色的荧光斑点。

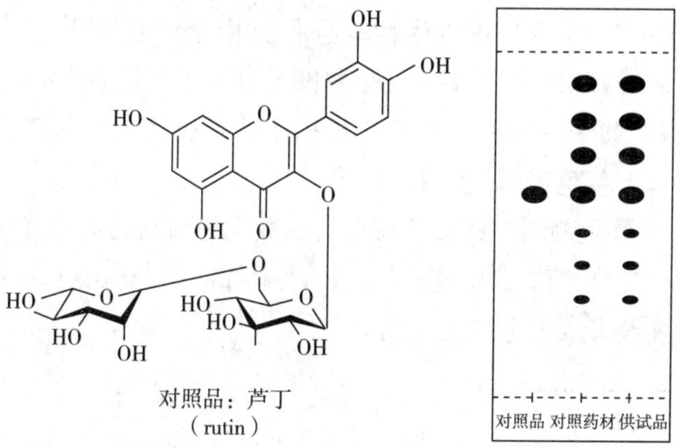

对照品：芦丁
（rutin）

对照品　对照药材　供试品

图9-13　槐花中芦丁的薄层检识示意图

（二）聚酰胺薄层色谱

聚酰胺色谱为半吸附色谱法，其主要利用黄酮分子与聚酰胺形成氢键数目的多少和稳定程度进行分离，主要吸附规律如下。

（1）结构中酚羟基数目越多则吸附力越强。

（2）分子内氢键存在时，吸附力降低。

（3）芳香化程度越高，共轭双键越多，则吸附力越强，如查耳酮吸附力大于相应的二氢查耳酮，黄酮（醇）吸附力大于相应的二氢黄酮（醇）。

（4）不同类型黄酮母核吸附力强弱顺序为：黄酮醇＞黄酮＞二氢黄酮醇＞异黄酮。

（5）分离检识黄酮苷与苷元时，如以含水溶剂（如甲醇–水）展开，则苷比苷元的吸附力弱；以有机溶剂（如三氯甲烷–甲醇）展开时，结果则相反，苷元比苷的吸附力弱。

聚酰胺薄层色谱分离检识黄酮苷元常用有机溶剂为展开剂，如三氯甲烷–甲醇（94∶6，96∶4）、三氯甲烷–甲醇–丁酮（12∶2∶1）、苯–甲醇–丁酮（90∶6∶4，84∶8∶8，60∶20∶20）等。分离检识黄酮苷常用含水的有机溶剂为展开剂，如甲醇–乙酸–水（90∶5∶5）、甲醇–水（1∶1）、丙酮–水（1∶1）、异丙醇–水（3∶2）和水–正丁醇–丙酮–乙酸（16∶2∶2∶1）等。图9-14以《中国药典》中药黄芩（Scutellariae Radix）中黄芩素的检识为例，介绍聚酰胺薄层色谱在黄酮类成分中的应用。

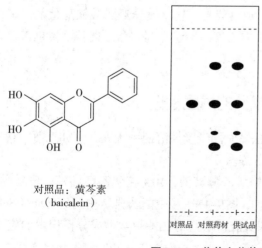

展开剂：甲苯–乙酸乙酯–甲醇–甲酸（10:3:1:2）

薄层板：聚酰胺薄膜

显色结果：紫外灯（365nm）下检视，供

试品色谱中，在与对照药材色谱相应的位

置上，显相同颜色的斑点；在与对照品色

谱相应的位置上，相同的暗色斑点。

对照品：黄芩素
（baicalein）

对照品　对照药材　供试品

图9-14　黄芩中黄芩素的薄层检识示意图

二、生物碱类成分的薄层检识

（一）吸附薄层色谱

生物碱的分离大多使用硅胶和氧化铝薄层色谱。对于强碱性生物碱通常使用碱性硅胶薄层，或碱性展开剂，或在碱性环境中进行，以此改善色谱展开效果；对于弱碱性生物碱通常使用氧化铝薄层色谱。

常用展开剂多以亲脂性溶剂为主，一般以三氯甲烷为基本溶剂，根据生物碱极性大小调整展开系统，加入适量的碱性试剂，如三乙胺和氨水等，改善色谱展开效果。

常用显色剂为改良碘化铋钾试剂喷雾，大多数生物碱呈橘红色斑点，少数生物碱利用荧光特性予以检识，如小檗碱可产生黄绿色荧光。图9-15以《中国药典》中药黄柏（Phellodendri Chinensis Cortex）中盐酸黄柏碱的检识为例，介绍硅胶薄层色谱在生物碱类成分中的应用。

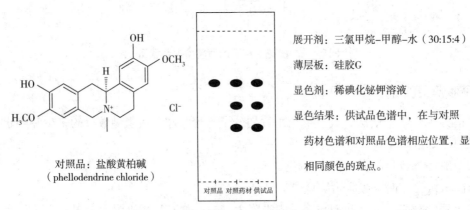

对照品：盐酸黄柏碱
（phellodendrine chloride）

展开剂：三氯甲烷-甲醇-水（30:15:4）

薄层板：硅胶G

显色剂：稀碘化铋钾溶液

显色结果：供试品色谱中，在与对照
　　药材色谱和对照品色谱相应位置，显
　　相同颜色的斑点。

对照品 对照药材 供试品

图9-15　黄柏中盐酸黄柏碱的薄层检识示意图

（二）分配薄层色谱

主要针对结构相近的生物碱的检识。多采用硅胶或纤维素粉支持剂，小极性生物碱多选用甲酰胺为固定相，采用亲脂性展开剂；大极性生物碱多选用水为固定相，采用亲水性展开剂。显色方法与吸附薄层色谱法相同。

三、香豆素类成分的薄层检识

香豆素类成分多用硅胶薄层色谱法进行检识。具有酚羟基结构的香豆素，常用的展开剂有石油醚–三氯甲烷（1:1）、石油醚（环己烷）–乙酸乙酯（5:1~1:1）等。分离检识香豆素苷类大极性成分，多采用三氯甲烷–甲醇系统，在紫外灯（365nm）下观察荧光，也可喷异羟肟酸铁显色剂，呈红色。图9-16以《中国药典》中药秦皮（Fraxini Cortex）中秦皮乙素的检识为例，介绍硅胶薄层色谱在香豆素类成分检识中的应用。

四、木脂素类成分的薄层检识

木脂素类成分的薄层检识多采用硅胶薄层色谱法。常用亲脂性溶剂系统展开，如三氯甲烷、三氯甲烷–二氯甲烷（1:1）、三氯甲烷–乙酸乙酯（9:1）等。

常用显色剂有1%茴香醛–浓硫酸试剂，5%磷钼酸乙醇溶液，10%硫酸乙醇溶液，三氯化锑试剂，碘蒸气（熏后观察呈黄棕色或置紫外灯下观察荧光）。图9-17以《中国药典》中药五味子（Schisandrae Chinensis Fructus）中五味子甲素的检识为例，介绍硅胶薄层色谱在木脂素类成分检识中的应用。

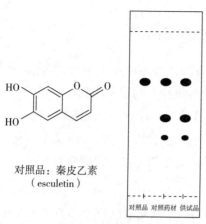

展开剂：三氯甲烷–甲醇–甲酸（6:1:0.5）

薄层板：硅胶GF$_{254}$

显色剂：三氯化铁试液–铁氰化钾试液（1:1）

显色结果：紫外灯（365nm）下检识，供试
　　品色谱中，在与对照药材色谱和对照品色
　　谱相应位置，显相同颜色的斑点或荧光斑
　　点；喷以三氯化铁试液–铁氰化钾试液（1:1）
　　的混合溶液，斑点变为蓝色。

对照品：秦皮乙素
（esculetin）

对照品　对照药材　供试品

图9-16　秦皮中秦皮乙素的薄层检识示意图

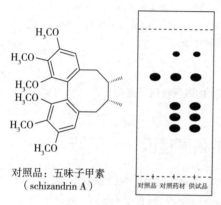

展开剂：石油醚–甲酸乙酯–甲酸（15:5:1）
　　的上层溶液

薄层板：硅胶GF$_{254}$

显色结果：紫外光灯（254nm）下检视，
　　供试品色谱中，在与对照药材色谱和
　　对照品色谱相应的位置上，显相同颜
　　色的斑点。

对照品：五味子甲素
（schizandrin A）

对照品　对照药材　供试品

图9-17　五味子中五味子甲素的薄层检识示意图

五、醌类成分的薄层检识

　　醌类成分的薄层色谱检识多采用硅胶薄层色谱和聚酰胺薄层色谱法，分离检识醌苷元类成分，展开剂多用苯、苯–甲醇（9:1）和庚烷–苯–三氯甲烷（1:1:1）等混合溶剂。分离检识醌苷类多采用极性较大的溶剂系统展开。

　　蒽醌及其苷类在可见光下即显黄色，紫外光下显黄棕、红、橙色等荧光。常用显色剂有10%氢氧化钾甲醇溶液，3%氢氧化钠或碳酸钠溶液，斑点多呈现红色或更深。图9-18以《中国药典》中药丹参（Salviae Miltiorrhizae Radix et Rhizoma）中丹参酮Ⅱₐ的检识为例，介绍硅胶薄层色谱在醌类成分检识中的应用。

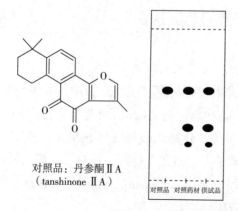

展开剂：（1）三氯甲烷：甲苯：乙酸乙酯：
甲醇：甲酸（6:4:8:1:4）

（2）石油醚（60~90℃）：乙酸乙酯（4:1）

薄层板：硅胶G

显色结果：日光下、紫外灯（365nm）供试
　　品色谱中，在与对照药材色谱和对照品色谱
　　相应位置，显相同颜色的斑点或荧光斑点。

对照品：丹参酮ⅡA
（tanshinone ⅡA）

对照品　对照药材　供试品

图9-18　丹参中丹参酮Ⅱ$_A$的薄层检识示意图

六、萜类成分的薄层检识

除环烯醚萜、草酚酮和薁具有特征检识外，不具有特征母核的萜类成分的薄层色谱检识，多采用硅胶和氧化铝薄层，展开剂多为石油醚、己烷、苯，针对极性大的萜醇或萜烯，展开系统多加入三氯甲烷或甲酸等。常用显色剂为硫酸-乙醇溶液、香草醛-浓硫酸、茴香醛-浓硫酸、五氯化锑，碘蒸气等，其中2,4-二硝基苯肼和邻联茴香胺试剂可专属检识醛酮类化合物。图9-19以《中国药典》中药紫苏叶（Perillae Folium）中紫苏醛的检识为例，介绍硅胶薄层色谱在萜类成分中的应用。

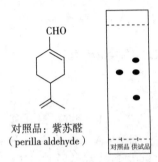

展开剂：正己烷-乙酸乙酯（15∶1）
薄层板：硅胶G
显色剂：二硝基苯肼乙醇溶液
显色结果：供试品色谱中，在与对照药材色谱和对照品色谱相应位置，显相同颜色斑点。

对照品：紫苏醛
（perilla aldehyde）

对照品　供试品

图9-19　紫苏叶中紫苏醛的薄层检识示意图

七、挥发油的薄层检识

1.吸附薄层色谱法　挥发油类成分的薄层检识，多采用硅胶或中性氧化铝薄层色谱法。以石油醚-乙酸乙酯为展开剂，展开含氧化烃类挥发油；以石油醚或正己烷为展开剂，展开不含氧烃类挥发油，因此常用这两种展开剂对同一薄层作单向二次展开。

常用显色剂有两类，一类为通用显色剂，即香草醛-浓硫酸，不同挥发油显不同的颜色；另一类为各成分官能团的专属显色剂，常用2%高锰酸钾水溶液，产生黄色斑点，检识不饱和化合物；2,4-二硝基苯肼试剂产生黄色斑点，检识醛酮类化合物；硝酸铈铵试剂产生的棕色斑点，检识醛类化合物；异羟肟酸铁反应产生淡红色斑点，检识酯或内酯类；三氯化铁反应产生绿色或蓝色，检识酚性化合物；0.05%溴酚蓝乙醇溶液产生黄色斑点，检识有机酸类化合物。

2.硝酸银络合色谱法　硝酸银络合色谱法是根据挥发油成分与硝酸银形成络合物的难易程度和稳定性的差别进行分离，主要与化合物双键的多少和位置不同有关。一般规律为：①双键数目越多，吸附越牢，越难洗脱；②末端双键难洗脱；③顺式双键较反式双键难洗脱。

八、皂苷类成分的薄层检识

（一）甾体皂苷的薄层检识

甾体皂苷类成分的薄层检识，多采用硅胶薄层色谱和聚酰胺薄层色谱法，以中性溶剂系统展开。吸附色谱中常用的展开剂有三氯甲烷-甲醇-水、正丁醇-乙酸-水等。分离检识甾体皂苷元或极性较小的皂苷，常用展开系统有苯-甲醇、三氯甲烷-甲醇、三氯甲烷-苯等。分离检识极性较大的皂苷，多采用分配色谱。

常用显色剂有三氯醋酸、10%浓硫酸乙醇液、磷钼酸和五氯化锑等，加热后不同的甾体皂苷和皂苷元显不同的颜色。图9-20以《中国药典》中药菝葜（Smilacis Chinae Rhizoma）中薯蓣皂苷元的检识为例，介绍硅胶薄层色谱在甾体皂苷类成分检识中的应用。

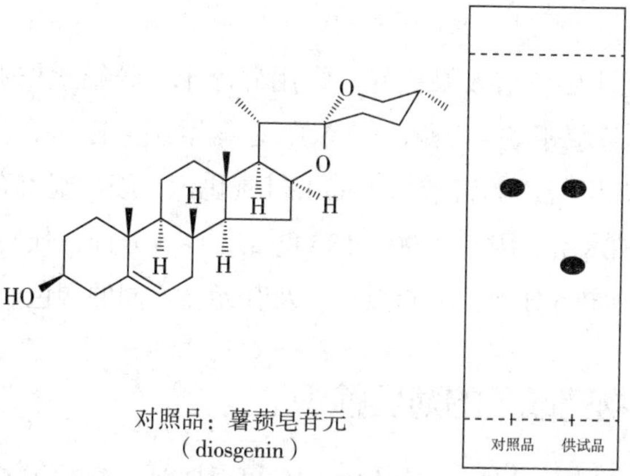

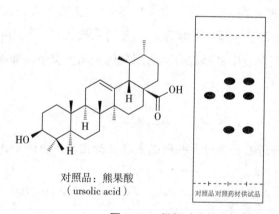

展开剂：环己烷-乙酸乙酯（4∶1）

薄层板：硅胶G

显色剂：10%硫酸-乙醇

显色结果：供试品色谱中，在与
对照药材色谱和对照品色谱相应
位置，显相同颜色的斑点。

对照品：薯蓣皂苷元
（diosgenin）

对照品　供试品

图9-20　菝葜中薯蓣皂苷元的薄层检识示意图

（二）三萜皂苷的薄层检识

三萜类成分的薄层检识多采用硅胶薄层色谱法。分离检识三萜苷元类成分，常用亲脂性溶剂为展开剂，如环己烷-乙酸乙酯（1∶1）、三氯甲烷-乙酸乙酯（1∶1）、苯-丙酮（1∶1）、三氯甲烷-丙酮（95∶5）。分离检识三萜皂苷类成分，多用极性较强的溶剂为展开剂，如三氯甲烷-甲醇-水（65∶35∶10，下层）、正丁醇-乙酸-水（4∶1∶5，上层）、乙酸乙酯-吡啶-水（3∶1∶3）、乙酸乙酯-乙酸-水（8∶2∶1）等。反相薄层色谱也可用于三萜类成分的检识，多选用甲醇-水或乙腈-水为展开剂。对于分离检识酸性皂苷时，多加入少量甲酸或乙酸，减少拖尾。

常用显色剂多为通用显色剂，如10%硫酸溶液、三氯乙酸试剂、香草醛-硫酸试剂等，若显色不明显，可加热显色。图9-21以《中国药典》中药枇杷叶（Eriobotryae Folium）中熊果酸的检识为例，介绍硅胶薄层色谱在三萜苷元类成分检识中的应用。

展开剂：甲苯-丙酮（5∶1）

薄层板：硅胶G

显色剂：10%硫酸-乙醇

显色结果：供试品色谱中，在与
对照药材色谱和对照品色谱相
应位置，显相同颜色的斑点。

对照品：熊果酸
（ursolic acid）

对照品 对照药材供试品

图9-21　枇杷叶中熊果酸的薄层检识示意图

九、强心苷类成分的薄层检识

（一）吸附薄层色谱

强心苷类成分检识多采用硅胶薄层色谱，常用展开系统有三氯甲烷-甲醇-冰乙酸（85∶13∶2）或二氯甲烷-甲醇-甲酰胺（80∶19∶1）等，也可用反相硅胶薄层色谱，多采用含水溶剂系统展开，如甲醇-水、三氯甲烷-甲醇-水等。分离检识强心苷苷元或单糖苷类成分，多采用氧化铝、氧化镁、硅酸镁作吸附剂的薄层色谱，以乙醚或三氯甲烷-甲醇（99∶1）等溶剂展开。

（二）分配薄层色谱

极性较强的强心苷类化成分多采用分配薄层色谱效果更好。常用硅藻土、纤维素作支持剂，以甲酰胺、二甲基甲酰胺、乙二醇等作固定相，三氯甲烷–丙酮（4∶1）、三氯甲烷–正丁醇（19∶1）等溶剂系统展开。常用显色剂有2% 3,5–二硝基苯甲酸乙醇溶液与2mol/L氢氧化钾，喷后显红色，几分钟后颜色褪去；1%苦味酸水溶液与10% 氢氧化钠水溶，喷后于90~100℃加热4~5分钟，强心苷显橙红色；2%三氯化锑的三氯甲烷溶液，喷后于100℃加热5分钟，不同强心苷及苷元显不同的颜色。

十、动物药成分的薄层检识

动物药的薄层检识，除其中的氨基酸和胆酸类成分外，其他化学成分可根据前文中相应方法进行检识。

十一、糖苷类成分的薄层检识

糖、苷类成分的薄层检识，多采用硅胶薄层色谱或纤维素薄层色谱。硅胶薄层色谱常用含水溶剂系统为展开剂，如正丁醇–乙酸–水（4∶1∶5，上层）、三氯甲烷–甲醇–水（65∶35∶10，下层）等。反相硅胶薄层色谱常用甲醇–水、三氯甲烷–甲醇–水等为展开剂。纤维素薄层色谱原理与纸色谱相同，条件相似，所需时间短。

糖的常用显色剂有苯胺–邻苯二甲酸试剂、三苯四氮盐试剂（TTC试剂）、间苯二酚–盐酸试剂、蒽酮试剂、双甲酮–磷酸试剂等，主要依据糖的还原性或形成糠醛而显色。不同的糖显色现象不同，也可据此区分糖的类型。

极性较大的糖苷类成分，多采用含水溶剂系统展开，如正丁醇–乙酸–水（4∶1∶5，上层）、三氯甲烷–甲醇–水（65∶35∶10，下层）及乙酸乙酯–正丁醇–水（4∶5∶1，上层）等三元溶剂系统，极性较小的糖苷类成分，也常用三氯甲烷–甲醇、丙酮–甲醇等二元溶剂系统展开。反相硅胶薄层色谱，多采用乙腈–甲醇–水和甲醇–水展开。针对糖苷中糖链部分，所用显色剂与糖类似，如苯胺–邻苯二甲酸试剂、间苯二酚–盐酸试剂、蒽酮试剂等。

> **？ 思考**
>
> 单味中药所含成分类型繁多，在进行薄层检识时，如何避免非目标化学成分的干扰，以及假阳性、假阴性结果的出现？

目标检测

答案解析

一、选择题

（一）A型题（最佳选择题）

1.中药洋金花提取液适宜采用下列哪种类型的显色反应进行识别（　　）

A. Molisch反应

B. 盐酸-镁粉反应

C.改良碘化铋钾反应

D. Liebermann-Burchard反应

2.下列中药化学成分中，Keller-Kiliani 反应显阳性的为（　　）

    A.齐墩果酸　　　　　　　　　　　　　　B.黄芩苷

    C.毛花洋地黄苷 A　　　　　　　　　　　D.华蟾毒精

3.聚酰胺薄层色谱法适宜于分离下列哪类成分（　　）

    A.莪术挥发油　　　　　　　　　　　　　B.喜树总碱

    C.蒺藜总皂苷　　　　　　　　　　　　　D.银杏总黄酮

4.生物碱沉淀反应适宜于在下列哪种溶剂中进行（　　）

    A.酸水　　　　　　　　　　　　　　　　B.乙醇

    C.碱水　　　　　　　　　　　　　　　　D.三氯甲烷

5.糖类化合物的纸色谱中常用的显色剂是（　　）

    A.茚三酮　　　　　　　　　　　　　　　B.氢氧化钠

    C.浓硫酸　　　　　　　　　　　　　　　D.邻苯二甲酸-苯胺

6.应用硅胶薄层色谱鉴定苦参碱，在下列展开剂（均加入1%二乙胺）中，苦参碱R_f值最大的是（　　）

    A.二氯甲烷：丙酮6：1　　　　　　　　　B.石油醚：丙酮5：1

    C.石油醚：乙酸乙酯4：1　　　　　　　　D.三氯甲烷：乙醇6：1

7.下列化合物，Molisch 反应和 HCl-Mg 反应均呈阳性的是（　　）

    A.地高辛　　　　　　　　　　　　　　　B.芦丁

    C.槲皮素　　　　　　　　　　　　　　　D.人参皂苷 Rg_3

8.下列化合物应用反相硅胶薄层进行检识，以甲醇：水（70：30）混合溶剂为展开剂，R_f值最小的是（　　）

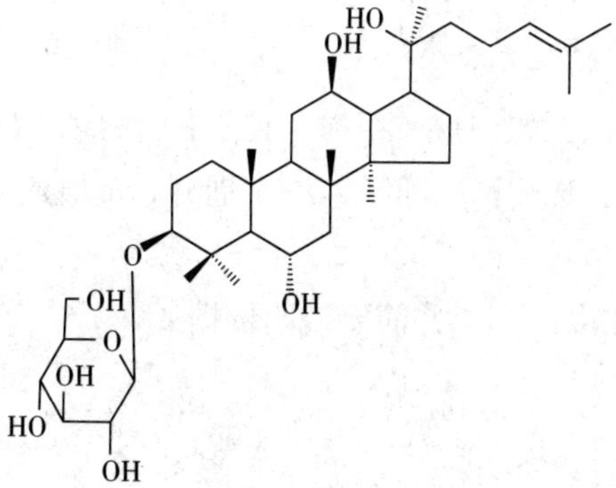

A.

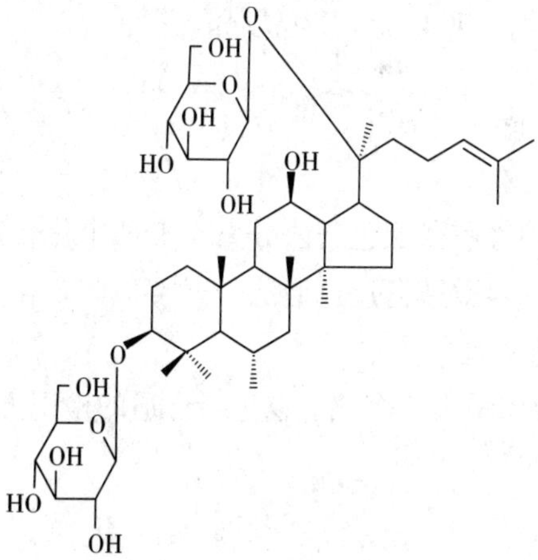

B.

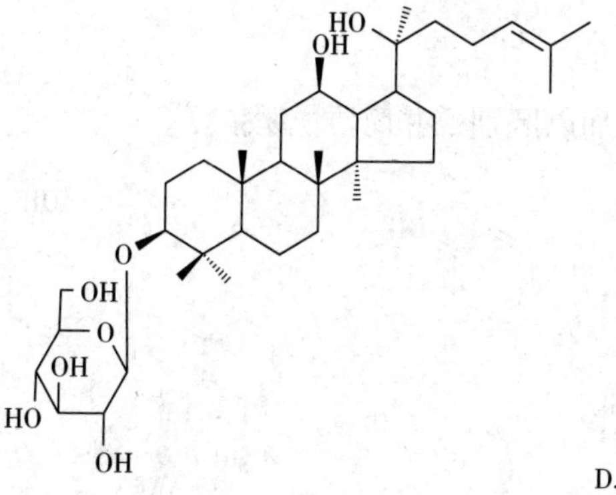

C.

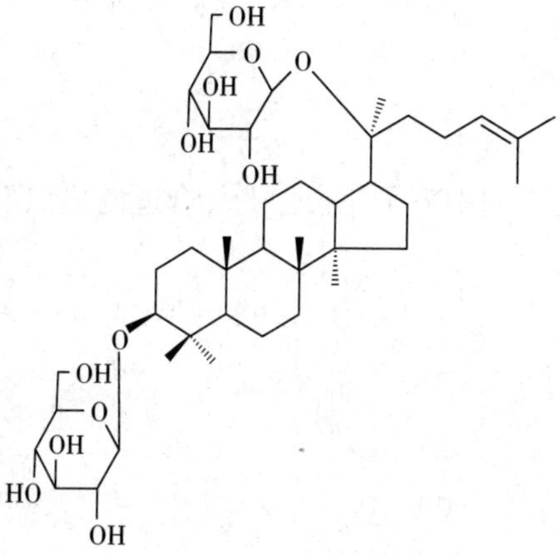

D.

9. 与Liebermann–Burchard试剂反应呈阳性的化合物为（　）

A. 甘草次酸　　B. 葛根素　　C. 鬼臼毒素　　D. 白屈菜碱

10. 从挥发油乙醚溶液中检识醇类成分可用（　）

A. 5% $NaHCO_3$和2% NaOH　　B. 2% $NaHSO_3$

C. 邻苯二甲酸酐　　D. Girard试剂T或P

（二）B型题（配伍选择题）

11–12题，ABCD四个化合物结构如下所示：

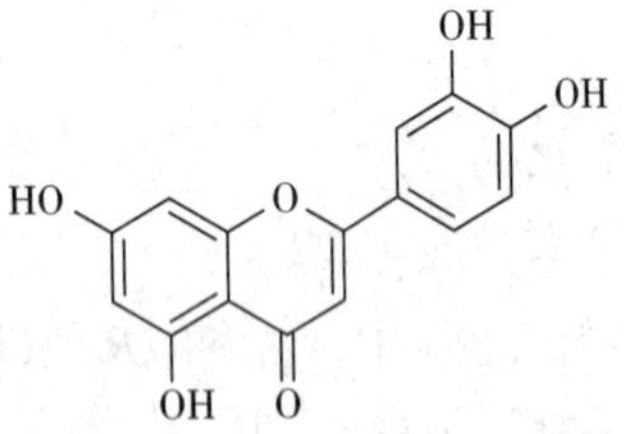
A.

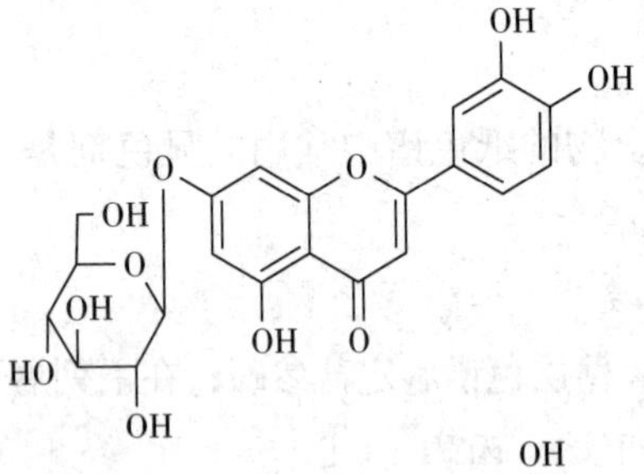
B.

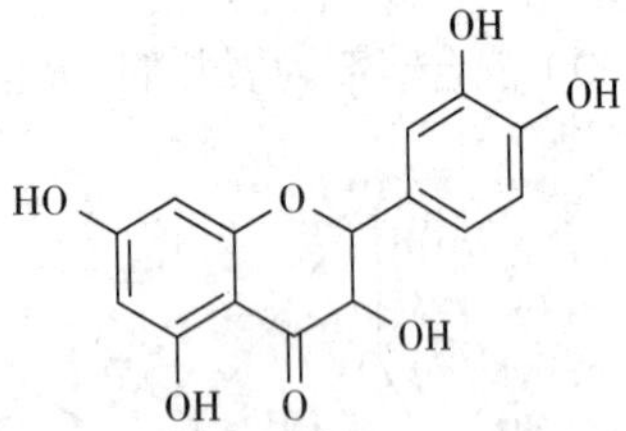
C.

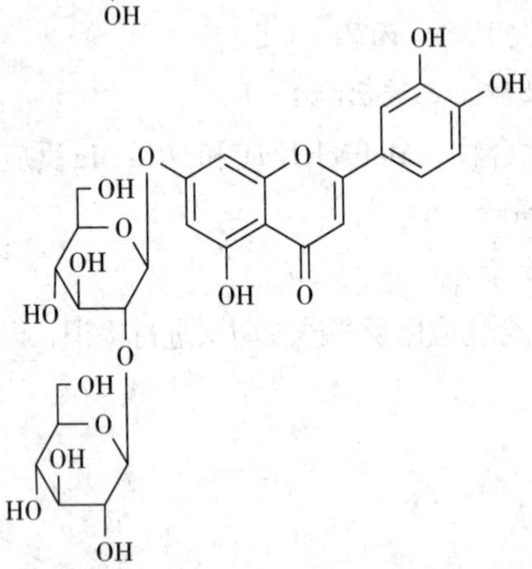
D.

11. 应用硅胶薄层色谱法分离A~D四个化合物，以二氯甲烷：甲醇（10：1）洗脱，R_f值最大的（　）

12. 应用聚酰胺薄层色谱法分离A~D四个化合物，以甲醇：水（7：3）展开，R_f值最小的是（　）

二、简答题

1. 请为下图中三个化合物选择合适的检识方法加以区别，并简要说明依据。

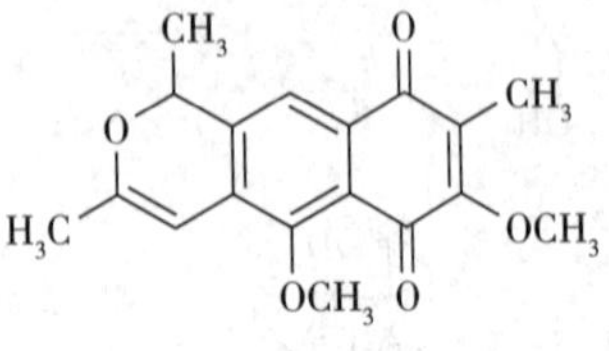
A

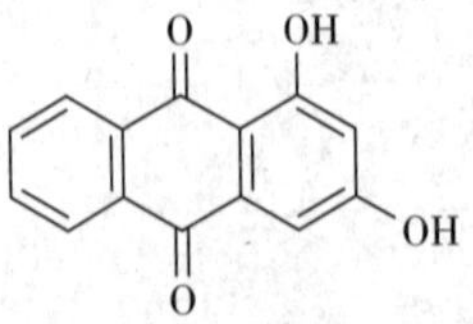
B

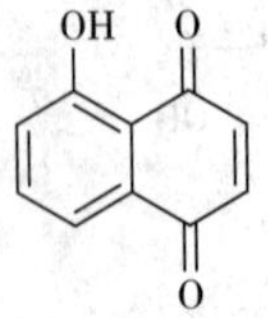
C

2. 请为下图中三个化合物选择合适的检识方法加以区别，并简要说明依据。

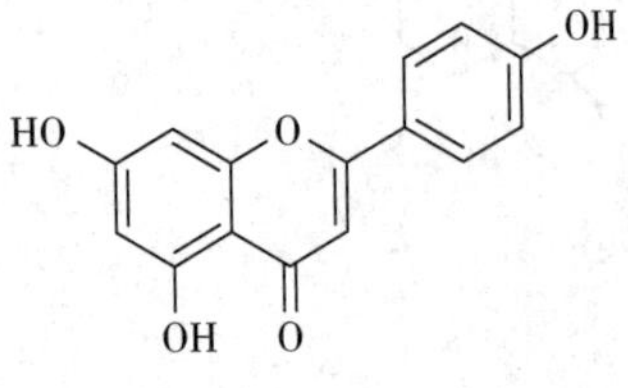
A

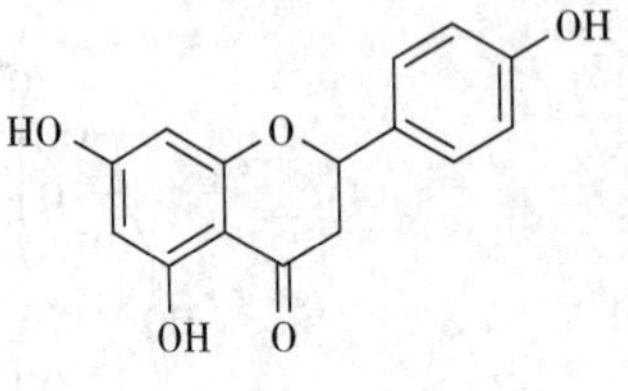
B

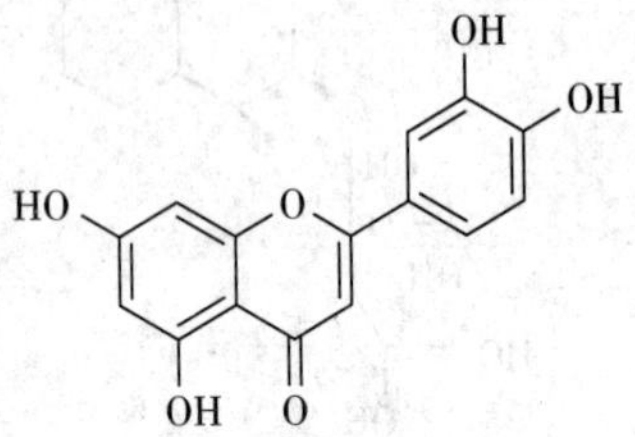
C

3.请为下图中三个化合物选择合适的检识方法加以区别，并简要说明依据。

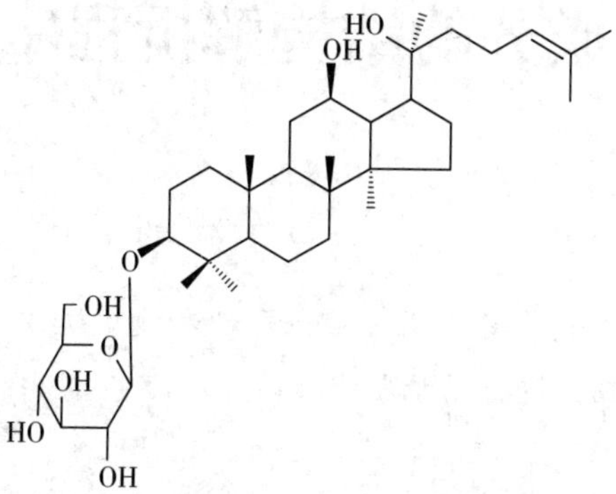

A.

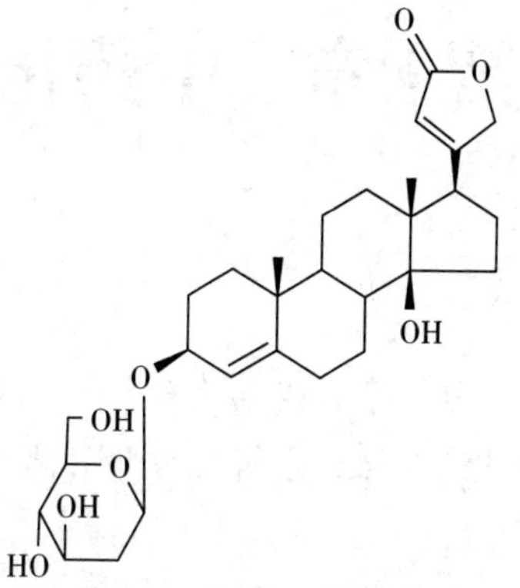

B.

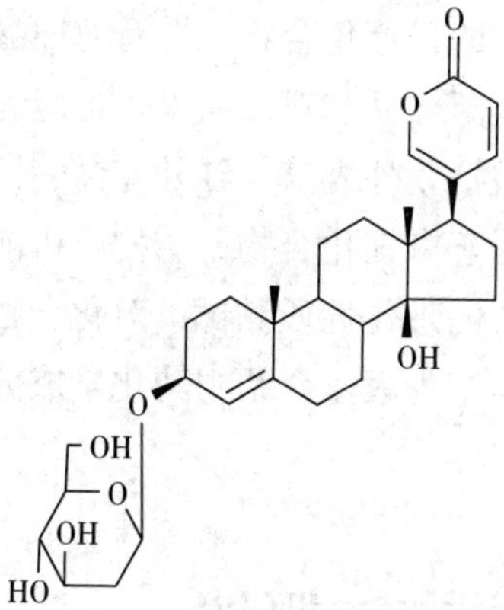

C.

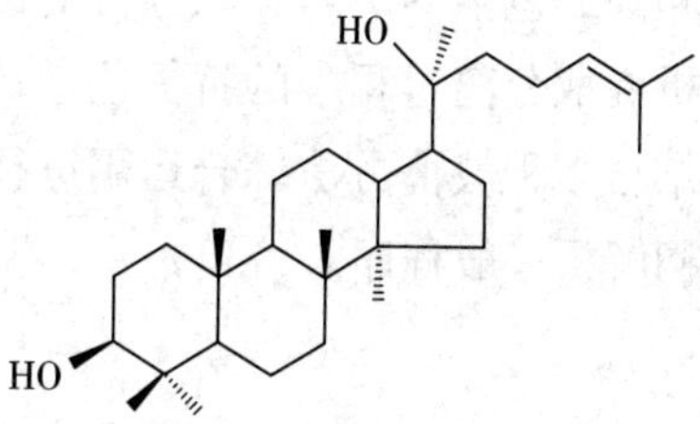

D.

（李 宁）

第十章 中药化学成分的结构解析程序

PPT

> **学习目标**
>
> 通过本章学习，掌握中药有效化学成分的结构鉴定常用方法、原理和使用规律，具备解析常规谱图的能力，并能够综合分析化合物的波谱数据，进行结构鉴定。

中药化学成分结构多样、理化性质各异，因此在进行结构解析时，针对不同结构类型应合理应用不同的谱学方法或规律进行分析。对于已知化合物或制备得到的目标化合物，在有对照品的情况下，可通过对比物理常数（包括熔点、比旋光度等）和色谱行为，判断样品与对照品是否可能为同一化合物；无对照品的情况下，将待测化合物的理化常数和波谱数据（包括紫外光谱、红外光谱、核磁共振图谱、质谱、旋光光谱和圆二色谱等）与文献进行对比而确证。而对于未知化合物，结构解析前首先进行充分的文献调研，分析提取分离过程中的特征色谱行为，进行必要的理化性质测试，对化合物的结构类型做初步判断，随后结合多种波谱方法综合运用进行结构解析。本章为大家介绍中药化学成分结构解析的常用谱学方法和结构解析一般程序。

第一节 常用波谱学方法概述

一、紫外光谱

紫外吸收光谱（ultraviolet absorption spectra，UV）指有机化合物吸收近紫外光（200～400nm）后发生电子跃迁形成的吸收光谱，常简称为紫外光谱，多用于判断分子结构中有无共轭系统的存在及共轭体系组成类型。

（一）基本原理

紫外光谱是由分子中的价电子吸收一定波长的光从基态跃迁到激发态产生的。通常分子处于基态，当吸收的光能量恰好等于基态与激发态能量的差值（ΔE）时，价电子从基态（成键轨道）跃迁到激发态（反键轨道），产生紫外吸收光谱。分子中价电子的分布和结合情况决定其吸收光谱特征。通常根据价电子种类和跃迁类型不同，吸收能量不同，产生的吸收光谱特征不同而进行化合物结构鉴定，多适用于共轭体系较长的中药成分的结构鉴定，如黄酮、蒽醌、木脂素等。

（二）有机物的价电子种类及跃迁类型

1.价电子种类 有机化合物中价电子分为形成单键的 σ 电子、形成不饱和键的 π 电子以及未成键的n孤对电子。σ 电子指原子A和B的s轨道相互作用或p轨道以"头碰头"的方式相互作用或s轨道和p轨道相互作用而形成的分子轨道上的电子。π 电子指原子A和B的p轨道以"肩并肩"的方式相互作用而形成的分子轨道上的电子。n电子指分子中未成键电子对所占的分子轨道上的电子。

2.电子跃迁类型 不同类型的电子由基态跃迁至激发态所需要吸收的能量不同，进而形成不同的电子跃迁类型。有机化合物中常见的四种跃迁类型为 σ → σ*、n → σ*、n → π*、π → π*，根据跃迁能

$\alpha,\beta-$不饱和酮类化合物的K带吸收峰波长用Woodward规则进行计算。常见取代基团影响规律见表10-3所示。

表10-3 $\alpha,\beta-$不饱和酮类化合物的K带吸收峰位置的计算规则

基团	增加值	基团	增加值
共轭双键	30nm	$-Cl\,\beta$	12nm
烷基或环基 α	10nm	$-Br\,\alpha$	25nm
烷基或环基 β	12nm	$-Br\,\beta$	30nm
烷基或环基 γ 或更高	18nm	$-OH\,\alpha$	35nm
$-OAc\,\alpha$、β、γ	6nm	$-OH\,\beta$	30nm
$-OR\,\alpha$	35nm	$-OH\,\gamma$	50nm
$-OR\,\beta$	30nm	$-NR_1R_2$	95nm
$-OR\,\gamma$	17nm	环外双键	5nm
$-SR\,\beta$	85nm	同环二烯	39nm
$-Cl\,\alpha$	15nm	$-OAc\,\alpha$、β、γ	6nm

3.含苯环化合物多见三个特征吸收带

（1）E_1带 $\lambda_{max} \sim 185nm$（$\varepsilon \sim 50000$），取代后红移至200～220nm。

（2）E_2带 $\lambda_{max} \sim 204nm$（$\varepsilon \sim 7400$），取代后红移至220～250nm（$\varepsilon > 10000$）。

（3）B带 $\lambda_{max} \sim 250nm$（$\varepsilon \sim 200 \sim 300$），吸收较弱。

在非极性溶剂中测试，苯环上有羰基取代时，在270～330nm（$\varepsilon \sim 200$）产生R带吸收。

二、红外光谱

红外光谱（infrared spectroscopy，IR）也叫分子振动转动光谱，是由分子选择吸收某些波长的红外光形成的分子吸收光谱。化学键或官能团的吸收频率不同，吸收峰位置不同，据此可判断结构中的官能团、双键顺反异构、取代基位置、氢键结合以及络合物形成等特征信息，将观测到的信息与标准谱图对比可确定已知样品结构或推测未知样品结构片段信息。

（一）红外光谱原理

分子运动包括平动、转动、振动和电子运动四种，总能量$E_{分子}=E_{电子} + E_{移} + E_{振} + E_{转}$。原子或分子吸收一定能量的光子发生能级跃迁产生吸收光谱。当红外光照射，分子吸收某些频率的辐射，振动或转动运动引起偶极矩的变化，发生分子振动能级和转动能级的跃迁。其产生条件为照射的红外线能量（$E_{光}$）与分子的振动能级差（$\Delta E_{振}$）相当，如下所示：

$$E_{光子}=h\upsilon_{光}=\Delta E_{振}=h\upsilon_{振}=hc\upsilon \qquad (10-1)$$

红外光谱图通常以波数（cm^{-1}）或波长（μm）为横坐标，吸收度（A）或百分透过率（$T\%$）为纵坐标，用峰数、峰位、峰形和峰强来描述红外光谱特征。

（二）分子的主要振动类型与能级

1.双原子分子的振动 分子中的原子以平衡点为中心，以极小的振幅做周期性运动，近似为简谐振动，如图10-3所示，其中A为C、O、N等原子。

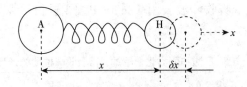

图10-3 单一粒子的简谐运动示意图

2. 多原子分子的振动 多原子分子振动方式复杂，可分解为多个简单的双原子分子的振动。

（1）振动类型 分子的振动可分为伸缩振动和弯曲振动两类。伸缩振动以v表示。原子沿原子核之间的轴线做振动，键长变化，键角不变，分为对称伸缩振动（v_s）和不对称伸缩振动（v_{as}）。弯曲振动也叫变形振动，以δ表示。原子沿垂直于键轴方向振动，键长不变，键角变化，分为面内弯曲振动（$\delta_{i.p}$），面外弯曲振动（$\delta_{o.o.p}$）和对称与不对称弯曲振动（δ_s、δ_{as}）。面内弯曲振动（$\delta_{i.p}$）分为剪式振动（δ_s）和面内摇摆振动（ρ），面外弯曲振动（$\delta_{o.o.p}$）分为面外摇摆振动（ω）和扭曲变形振动（τ）。

（2）分子振动自由度 多原子分子的基本振动数目称为分子振动自由度，简称分子自由度。对于含有N个原子的分子，分子自由度数（$3n$）= 平动自由度 + 转动自由度 + 振动自由度。由n个原子组成的分子，一般非线性型分子应有（$3n-6$）个自由度，线性型分子有（$3n-5$）个自由度。

3. 影响红外光谱吸收峰数的因素 每个振动自由度在红外光谱区均产生一个吸收带，即为一个峰数，但实际峰数少于基本振动数目，主要原因是：无瞬间偶极矩变化的振动不出现红外吸收；频率完全相同的振动的吸收峰交盖简并；强宽峰覆盖频率相近的弱、窄吸收峰；吸收峰超出中红外区域（$4000 \sim 400cm^{-1}$）；吸收强度太弱无法测定。

4. 影响红外光谱吸收峰强的因素 峰强可以用百分透光率$T\%$、百分吸收率、吸光度A和摩尔吸光系数表示。吸收强度用很强（vs）、强（s）、中（m）、弱（w）和很弱（vw）表示。影响峰强的因素主要包括偶极矩和能级跃迁几率。振动时偶极矩变化越大，吸收峰强度越强，跃迁几率越大，吸收峰越强。偶极矩变化的大小决定因素包括：①原子的电负性，原子电负性相差越大、极性越大，吸收峰越强；②振动形式，$v_{as}>v_s>\delta$；③分子的对称性，分子对称性越好，偶极矩变化越小，峰强度越弱；④其他影响因素，费米共振、形成氢键及与偶极矩大的基团共轭等因素均影响峰强。

5. 影响红外光谱吸收峰位的因素

（1）质量因素 组成化学键的原子质量越小，红外吸收频率越大；同族元素中，元素所在周期越大，伸缩波数越小；同周期元素中，原子序数增大，伸缩波数增大。

（2）电子效应 电子效应包括诱导效应和共轭效应两种，同时存在时，吸收峰的位移方向由影响较大的效应决定。吸电子基团的诱导效应（–I效应）使吸收峰向高波数移动。共轭效应（+C效应），主要包括$\pi-\pi$共轭效应和$p-\pi$共轭效应，使吸收峰向低波数移动。在$\pi-\pi$共轭体系中，共轭体系越长，双键性减弱，吸收峰向低波数移动。例如：

$v_{C=O(cm^{-1})}$ 1725~1710   1695~1680   1667~1661   1685~1665

在$p-\pi$共轭体系中，诱导效应与共轭效应常同时存在。酰胺化合物中，N与C处于同一周期，$p-\pi$重叠较好，+C效应>–I效应，电子密度平均化，C＝O的双键性质降低，键的力常数减小，吸收峰移向低波数移动。

（3）空间效应

①场效应：只出现在立体结构上互相靠近的基团间，通过空间静电场相互作用。场效应在含有卤素的羰基结构、α-卤代酮的环状结构、甾体结构中常常发生。当卤素原子与羰基越靠近时，结构中电子云向羰基之间的化学键靠近，使得该处电子云密度增加，使吸收峰向高波数方向移动。

②空间位阻：分子中的基团因空间位阻影响分子的正常共轭效应或杂化状态，使谱带位移。共轭效应对空间位阻最为敏感。如下所示，随着甲基取代数目的增加，空间位阻显著增大，破坏了双键与羰基的共轭，吸收峰向高波数移动。

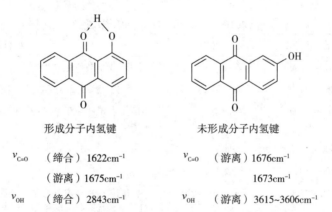

③跨环效应：跨环效应是一种特殊的空间电子效应。对于环状羰基类化合物而言，当环上有杂原子，且与羰基之间因为空间位置接近而产生跨环共轭效应时，会使羰基的吸收峰向短波数方向移动。

④环张力：环张力对环外双键（C=C，C=O）的伸缩振动影响较大，随环张力的增大，$\nu_{C=C}$ 向高波数位移。环内双键C=C伸缩振动则相反，$\nu_{C=C}$ 吸收波数随环张力增大而降低，而 $\nu_{=C-H}$ 吸收峰移向高波数移动。如果双键碳原子上的氢原子被烷基取代，则 $\nu_{C=C}$ 向高波数位移。

（4）氢键效应　分子内氢键或分子间氢键的存在通常使伸缩频率向低波数方向移动，谱带变宽。分子内氢键可使谱带向低波数方向移动，与测定样品浓度无关。例如蒽醌类化合物结构中的 α-羟基与羰基形成分子内氢键时，$\nu_{C=O}$ 及 ν_{O-H} 都向低波数区移动。氢键效应主要存在于醇、酚、羧酸类化合物中，分子间氢键的形成与测定样品浓度有关。

形成分子内氢键　　　　　　　　　　　未形成分子内氢键

$\nu_{C=O}$　（缔合）1622cm^{-1}　　　　　　$\nu_{C=O}$　（游离）1676cm^{-1}

　　　　（游离）1675cm^{-1}　　　　　　　　　　1673cm^{-1}

ν_{OH}　（缔合）2843cm^{-1}　　　　　　ν_{OH}　（游离）3615~3606cm^{-1}

（5）互变异构　分子存在互变异构，吸收峰发生位移，在红外光谱上能够出现各异构体的峰带。如乙酰乙酸乙酯的酮式和烯醇式异构体互变时，$\nu_{C=O}$ 向低波数区移动。

（6）振动耦合效应　当两个及以上相同的基团连接在同一原子上，其振动吸收峰常裂分成两个峰，这种现象叫振动耦合。振动偶合分为伸缩振动耦合、弯曲振动耦合、伸缩和弯曲振动耦合三类。

（7）费米共振　当倍频峰位于强基频吸收峰附近时，弱倍频峰的吸收强度常被强化或裂分，这种倍频与基频之间的振动耦合称为费米共振。

除了上述内部影响因素外，同一化合物在不同测试条件下物理或化学状态不同，吸收频率和强度也会发生变化。溶剂和仪器的色散元件也会产生影响。

（三）红外光谱的重要吸收区段

1.特征区、指纹区和相关峰的概念

（1）特征区（官能团区）　4000~1333cm^{-1}（2.5~7.5μm）。该区域中主要有O-H、N-H、C=C-H、C-H、

C＝O、C＝C、C＝N等基团的伸缩振动峰和部分单键面内弯曲振动的基频峰。

（2）指纹区 1333～400cm⁻¹（7.5～25μm）。主要是C-X（X＝C、N或O）单键的伸缩振动峰及多种弯曲振动峰。

（3）相关峰 除官能团的特征峰外，其他振动形式下相互依存而又可以相互佐证的吸收峰称为相关峰。

2.红外光谱的八个重要区段 为了便于应用红外光谱解析化合物结构，将特征区和指纹区划分为八个重要区段，如表10-4所示。

表10-4 红外光谱的八个重要区段与有机化合物官能团特征频率

区段	波长范围（μm）	波数范围（cm⁻¹）	振动类型
区段一	2.7～3.3	3750～3000	v_{O-H}, v_{N-H}
区段二	3.0～3.3	3300～3000	v_{C-H}（C≡C-H, C＝C-H, Ar-H）
区段三	3.3～3.7	3000～2700	v_{C-H}（-CH₃, -CH₂-, -CH, O＝C-H）
区段四	4.2～4.9	2400～2100	$v_{C≡C}, v_{C≡N}, v_{C＝C＝C}$
区段五	5.3～6.1	1900～1650	$v_{C＝O}$（酸、醛、酮、酰胺、酯、酸酐）
区段六	6.0～6.7	1680～1500	$v_{C＝C}$（脂肪族、芳香族），$v_{C＝N}$
区段七	6.8～7.7	1475～1300	δ_{C-H}（面内），v_{X-Y}
区段八	10.0～15.4	1000～650	$\delta_{C＝C-H}, \delta_{Ar-H}$（面外）

（1）区段一 O-H、N-H伸缩振动区（3750～3000cm⁻¹），多用于识别醇、酚、酸和胺类化合物等。在非极性溶液中，浓度较小时，峰形尖锐，强吸收；浓度较大时，发生缔合，峰形变宽。不同类型的O-H、N-H伸缩振动红外吸收光谱见表10-5所示。

表10-5 O-H、N-H伸缩振动区

基团类型	波数（cm⁻¹）	峰强	观测要点
游离O-H	3700～3500	较强、尖锐	可用于识别羟基有无
缔合O-H	3450～3200	强、宽（特征）	分子内氢键缔合，向低波数移动更为明显
游离N-H	3500～3300	弱而稍尖	伯胺、伯酰胺为双峰，强度相当；仲胺、仲酰胺和亚胺为单峰；叔胺、叔酰胺不显峰
缔合N-H	3500～3100	弱而尖	
内酰胺N-H	3500～3300	可变	
羧基O-H	3000～2500	强、宽（特征）	常与脂肪烃的C-H伸缩振动峰重叠，只在测定气态试样或非极性溶剂的稀溶液时观察到

（2）区段二 不饱和烃C-H伸缩振动区（3300～3000cm⁻¹），常见的不饱和烃C-H伸缩振动红外吸收光谱如表10-6所示。

表10-6 不饱和烃和芳烃的C-H伸缩振动区

C-H键类型	波数（cm⁻¹）	峰强度
C≡C-H	～3300	强
Ar-H	～3030	弱→中
C＝C-H	3040～3010	弱→中强

（3）区段三 饱和烃C-H和醛基C-H伸缩振动区（3000～2700cm⁻¹），常见的饱和烃C-H伸缩振动红外吸收光谱如表10-7所示。

表10-7 饱和烃的C-H伸缩振动区

C-H键类型	波数（cm⁻¹）	峰强度	观测要点
-CH₃	2960及2870	高强	出现两个峰，高频峰为v_{as}，低频峰为v_s
-CH₂-	2930及2850	强	出现两个峰，高频峰为v_{as}，低频峰为v_s；环丙基由于较大张力，-CH₂-基团可出现于2990~3100cm⁻¹之间
-CHR₁R₂	2890	中强	
-OCH₃	2830~2810	中强	
-CHO	2720~2750	中强	2720cm⁻¹是醛基的特征吸收峰
-O-CH₂-O-	2780~2765	弱→中	2780cm⁻¹与930cm⁻¹的相关峰，可用来鉴定亚甲二氧基

（4）区段四 三键对称伸缩振动区（2400~2100cm⁻¹）。结构对称的乙炔及其他全对称的二取代物在红外光谱不出现$v_{C\equiv C}$谱带，其振动状况只能在Raman光谱中观察。空气中的CO_2对谱图会发生干扰，所以有时能看到2349cm⁻¹峰。

（5）区段五 羰基的伸缩振动区（1900~1650cm⁻¹），羰基的吸收最常出现在1755~1670cm⁻¹，羰基衍生物的伸缩振动峰见表10-8所示。

表10-8 羰基的伸缩振动峰

羰基类型	波数（cm⁻¹）	峰强度
醛（饱和）	1740~1720	强
酸（饱和）	1705~1725	强
酮（饱和）	1705~1725	强
酯（非环状）	1740~1710	强
五元内酯	1780~1760	强
六（七）元内酯	1750~1730	强
酰卤	1815~1720	强
酸酐	1850~1800	强
	1780~1740	强
酰胺	1700~1680（游离）	强
	1660~1640（缔合）	强

（6）区段六 双键的伸缩振动区（1680~1500cm⁻¹）。分子对称时，$v_{C=C}$峰很弱。当各相邻基团相差比较大时，顺式异构体都有较强的双键伸缩振动吸收峰，而反式异构体的吸收峰较弱或无吸收。C=C吸收的高频区段与C=O吸收重叠，但C=O偶极矩较大，吸收峰强。共轭多烯可以发生C=C键的振动耦合。双键的伸缩振动峰见表10-9所示。

表10-9 双键的伸缩振动峰

双键类型	波数（cm⁻¹）	峰强度
孤立双键	1680~1620	不定
共轭双键（苯环）	1620~1450	
碳氮双键	1690~1640	不定
氮氮双键	1630~1575	不定
氮氧双键	1615~1510	强
	1390~1320	强

（7）区段七 饱和C-H、C-O面内弯曲振动区和X-Y伸缩振动区（1475~1300cm⁻¹），此区段多用于

识别–CH$_3$及–CH$_2$–。此外，羧酸盐对称伸缩振动（1450~1300cm^{-1}）、硝基的对称伸缩振动及砜类的不对称伸缩振动（1300~1050cm^{-1}）也在此区域。甲基在1380cm^{-1}处为单峰，偕二甲基裂分为双峰，强度相近。饱和C–H、C–O面内弯曲振动峰见表10-10所示。

X–Y伸缩振动区主要包括C–O、C–C和C–N键伸缩振动、饱和C–H键及其他类型的弯曲振动以及不饱和C–H键面内弯曲振动等的指纹区。C–O键伸缩振动多表现为强且宽的吸收峰。醚、酯等化合物，常出现v_{as}（C–O–C）及v_s（C–O–C）强吸收。X–Y伸缩振动峰见表10-10所示。

表10-10　X–Y伸缩振动峰

伸缩振动类型	波数（cm^{-1}）	峰强度	伸缩振动类型	波数（cm^{-1}）	峰强度
醇v_{C-O}	1200~1000	强	醚v_{C-O}	1275~1060	强
伯醇	1065~1015	强	脂肪醚	1150~1060	强
仲醇	1100~1010	强	芳香醚	1275~1210	强
叔醇	1150~1100	强	乙烯醚	1225~1200	强
酚v_{C-O}	1300~1200	强	酯v_{C-O}	1300~1050	强
	1220~1230	强	胺v_{C-H}	1360~1020	强

（8）区段八　不饱和C–H面外弯曲振动区（1000~650cm^{-1}），多用于识别烯烃取代及芳香环上取代基特征峰。分子中存在–(CH$_2$)$_n$–基团，且$n \geq 4$时，在720~725cm^{-1}有中强δ_{C-H}吸收峰。β–构型糖端基吸收峰在890cm^{-1}，而α–构型糖端基吸收峰在840cm^{-1}。亚甲二氧基与苯环相连时，在925~935cm^{-1}出现强吸收峰。炔烃在$\delta_{\equiv C-H}$680~610cm^{-1}产生强且宽的吸收峰。其余常见C–H面外弯曲振动峰见表10-11所示。

表10-11　常见C–H面外弯曲振动峰

链烯烃类型	波数（cm^{-1}）	峰强度
RCH＝CH$_2$	990和910	强
RCH＝CHR（顺）	690	中至强
RCH＝CHR（反）	970	中至强
R$_2$C＝CH$_2$	890	中至强
R$_2$C＝CHR	840~790	中至强

（四）取代芳烃的红外光谱

取代芳烃类化合物在IR光谱中主要有五个相关峰（表10-12），可互为佐证辅助结构解析。

表10-12　取代芳烃类化合物的五个相关峰

波数（cm^{-1}）	峰强度	说明
3040~3030	中	v_{Ar-H}
2000~1660	弱	C–H面外弯曲振动的泛频及组频峰，确定苯环取代方式
1600~1430		$v_{C=C}$（芳香骨架振动）
1225~950	弱	C–H面内弯曲，其峰数和峰位取决于芳环的取代方式，峰通常弱而尖锐
900~690	强	C–H面外弯曲，用于判断苯环取代方式

判定芳环的取代类型，900~690cm^{-1}处强吸收峰具有重要意义（表10-13）。

表 10-13　不同取代类型芳香化合物 $\delta_{=C-H}$ 吸收频率

取代类型	吸收峰（cm^{-1}）	峰强度	说明
单取代	770~730	很强	多为双峰
	710~690	强	
邻二取代	770~735	很强	与单取代苯的吸收重叠，但因没有 710~690 cm^{-1} 的吸收，故易于区别
间二取代	810~750	很强	一般高频吸收位于 770 cm^{-1}，低频吸收的位置较易变化
	725~680	中→强	
	900~860		
对二取代	860~800	很强	多为单峰
五取代	900~860	强	

三、核磁共振谱

核磁共振光谱（nuclear magnetic resonance spectroscopy，NMR）是指分子在磁场中受到电磁波辐射，有磁矩的原子核吸收能量产生能级跃迁发生核磁共振，以吸收峰频率对吸收强度作图所得谱图。核磁共振技术是一种无损检测技术，不破坏测试样品，是中药化学成分结构测定的有力手段。从连续波核磁共振波谱发展为脉冲傅立叶变换波谱，从传统一维谱到多维谱，技术不断发展，应用领域也越广泛。

（一）核磁共振的基本原理

核磁共振是将磁性原子核置于适宜的外加磁场时产生的磁共振现象。在有机分子研究中，所测核磁信号的原子核主要是 ^1H、^{13}C、^{19}F、^{31}P、^{15}N 等。

1.原子核的自旋与自旋角动量、核磁矩及磁旋比　部分同位素的原子核可进行自旋运动，沿自旋轴方向产生感应磁场，因此具有磁性产生磁共振现象。自旋运动的原子核具有自旋角动量（spin angular moment，P）和核磁矩（nuclear magnetic moment，μ）。自旋角动量 P 是表述原子核自旋运动特性的矢量参数，核磁矩 μ 是表示自旋核磁性强弱特性的矢量参数。二者方向一致，关系为：

$$\mu = \gamma P \tag{10-2}$$

式中，γ 为磁旋比（magnetogyric ratio）或旋磁比（gyromagnetic ratio），是核磁矩 μ 与自旋角动量 P 之间的比例常数。自旋角动量 P 的数值大小可用核的自旋量子数（spin quantum number，I）表示：

$$P = \sqrt{I(I+1)} \times \frac{h}{2\pi} \tag{10-3}$$

式中，h 为普朗克（Planck）常数，I 为量子化的参数，不同的核具有 0，1/2，1，3/2 等不同的固定数值。

自旋量子数 $I=0$ 时，原子核的自旋角动量 P 等于 0，核磁矩 μ 等于 0，不具有磁性，不产生磁共振现象。只有 $I>0$ 的原子核才有自旋角动量，具有磁性，产生核磁共振。如果质子和中子个数的总和为偶数，I 等于 0 或整数（0，1，2，3…）；质子和中子个数均为偶数者，$I=0$；如果质子和中子个数的总和为奇数，I 为半整数（1/2，3/2，5/2…）。

2.磁性原子核在外加磁场中的行为特性　磁性原子核的自旋运动随机，核磁矩在空间随机无序排列、相互抵消，对外不呈现磁性。当自旋核置于外加静磁场中，核的磁性在外加磁场的影响下表现出来。

（1）核的自旋取向、自旋取向数与能级状态　在外加磁场作用下，自旋核的核磁矩由原来无序随机排列状态向整齐有序状态改变。核磁矩排序状态的改变影响着核的自旋运动，改变着核的自旋状态，使每个核的自旋空间也趋于整齐有序。磁性核在外加磁场中的自旋取向数等于 $2I+1$，用磁量子数 m 表示，$m=I$，$I-1\cdots-I$，共有 $2I+1$ 种自旋取向。

当自旋取向与外加磁场方向一致（↑或 α）时，$m=+1/2$，核处于低能级状态，$E_1=-\mu H_0$；相反时（↓或 β），$m=-1/2$，核则处于高能级状态，$E2=+\mu H_0$。二者能级差 ΔE 表示为：

$$\Delta E=E_2-E_1=2\mu H_0 \tag{10-4}$$

式中，μ 表示核磁矩在 H_0 方向的分量，H_0 表示磁场强度。

上式表明，核能级跃迁时需要的能量（ΔE）与外加磁场强度（H_0）及核磁矩（μ）成正比。H_0 越大，跃迁所需能量越大；反之，则减少。

（2）核在能级间的定向分布及核跃迁　当自旋核平均分配在高低能态时无法测定核磁共振信号。常温下，两种能态都有核存在，且在热力学平衡条件下，自旋核在两个能级间的定向分布数目遵从 Boltzmann 分配定律，根据低能态核与高能态的数目细微差异检测核磁共振信号。即一定条件下，低能态的核能吸收外部能量从低能态跃迁到高能态，产生核磁共振信号。

（3）饱和与弛豫　采用共振频率的电磁辐射照射时发生能量吸收，低能级的核将跃迁至高能级，继续照射则继续跃迁，直至低能级的核与高能级的核数量相等时不再吸收能量，这种现象称为饱和。热平衡状态多的高能级的核又可通过释放能量回到低能级，直至恢复到 Boltzmann 分布的热平衡状态，这种现象称为弛豫，包括自旋-晶格弛豫和自旋-自旋弛豫。

（4）核的进动与拉莫尔频率　自旋核形成的核磁矩在外加磁场中，被迫对外加磁场自动取向，自旋的同时绕外磁场的方向回旋，这种运动称为拉摩尔进动（或称拉摩尔回旋，Larmor procession）。在外加磁场 H_0 作用下，核磁矩 μ 与外加磁场方向成夹角（θ）进行拉摩尔进动。核的进动频率或称拉莫尔频率 ω（Larmor frequency，ω）表示为：$\omega=\mu H_0/2\pi$。

（二）产生核磁共振的必要条件

在外加静磁场中，核从低能级向高能级跃迁时需要吸收一定的能量，对于进动核来说，照射用电磁辐射的频率与自旋核的进动频率相等时，能量才能有效地从电磁辐射向核转移，使核由低能级跃迁至高能级，实现核磁共振。因此产生核磁共振的条件：固定外加磁场强度 H_0，通过逐渐改变电磁辐射频率（ν），来检测共振信号，简称扫频（frequency sweep）；固定电磁辐射频率，通过逐渐改变磁场强度 H_0，来检测共振信号，简称扫场（field sweep）。不同种类的核的核磁矩不同，在同一强度的外加磁场中发生共振所需辐射频率也不相同，因此，在特定磁场强度和特定射频条件下，只能观测到一种核的共振信号，不存在不同种类的原子核信号混杂的问题。

（三）屏蔽效应及在其影响下核的能级跃迁

核外电子在与外加磁场垂直的平面上绕核旋转，同时产生与外加磁场相对抗的第二磁场。对氢核来说，等于增加了一个免受外加磁场影响的防御，这种作用称为电子的屏蔽效应，其取决于核外电子云密度。核的能级跃迁所需能量与有无电子屏蔽作用以及这种屏蔽作用的强弱有关。

同类型的不同核因所处的化学环境不同，电子屏蔽效应强弱不同，可在不同磁场区域产生不同的共振信号。屏蔽效应越强，共振信号越在高磁场；而屏蔽效应越弱，共振信号越在低磁场。

（四）氢核磁共振（^{1}H-NMR）

^{1}H-NMR 谱主要提供三方面主要信息：化学位移（δ_H）、峰形和偶合常数（J）、峰面积。

1.化学位移的定义　不同类型氢核所处化学环境不同，共振峰出现在磁场的不同区域，范围在 $0 \sim 20$。将待测氢核共振峰所在位置（以磁场强度或相应的共振频率表示）与基准物氢核共振峰所在位置进行比较，求相对距离，即为化学位移，用δ_H表示。

2.化学位移的影响因素

（1）电负性 化学位移受电子屏蔽效应的影响，电子屏蔽效应强弱取决于氢核外围的电子云密度，电子云密度受与氢核相连的原子或原子团电负性强弱影响。

（2）磁的各向异性效应 化学键中电子流动产生的小诱导磁场，通过空间影响邻近的氢核。当与外加磁场方向一致时增强外加磁场场强，使该处氢核共振峰向低磁场方向位移（负屏蔽效应），δ_H增大；相反时削弱外加磁场，该处氢核移向高场（正屏蔽效应），δ_H减小。这种效应称为磁的各向异性效应。

（3）氢核交换 有些酸性氢核，如与杂原子相连的活泼氢可发生氢核交换，过程如下：

$$ROH（a）+ R'OH（b）\rightarrow ROH（b）+ R'OH（a）$$

酸性氢核快速交换产生的平均峰，化学位移是两个酸性氢核化学位移的平均值。酸性氢核的化学位移不稳定，取决于氢核交换反应是否进行以及交换速度的快慢。在系统中加酸（碱）或加热，可催化氢核交换，加快交换速度。

（4）氢键缔合 氢键缔合的氢核电子屏蔽作用减小，吸收峰将向低场移动，δ_H增大。分子间氢键的形成及缔合程度取决于试样浓度、溶剂性能等，浓度越高，分子间氢键缔合程度越大，δ_H越大。惰性溶剂稀释时，分子间氢键缔合程度降低，δ_H减小。分子内氢键缔合不因惰性溶剂的稀释改变，可与分子间氢键缔合相区别。如图10-4所示，从中药仙鹤草的根芽中分离出的驱绦虫有效单体鹤草酚的结构中存在多个氢键，使得该结构中酚羟基上的氢的δ_H明显向低场移动。

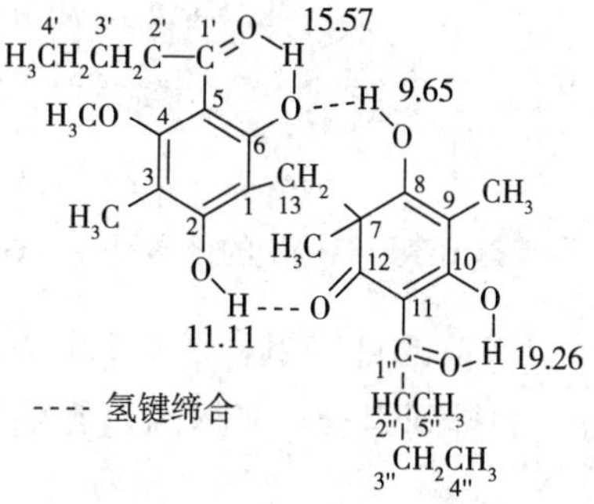

图10-4 鹤草酚结构中的多个羟基及其分子内氢键

（5）共轭效应 极性基团通过$\pi-\pi$和$p-\pi$共轭影响较远的碳上质子的化学位移。取代基的吸电子共轭效应使δ_H增大，供电子共轭效应使δ_H变小。

除了上述影响因素外，氢核化学位移还受溶剂效应及试剂位移、分子内范德华力、不对称因素等影响。

3.化学位移与官能团类型 氢核所处化学环境不同，共振信号出现在磁场特定区域，具有不同的化学位移值，因此可以根据实测化学位移值推断氢核的结构类型。活泼氢化学位移受溶剂及温度、浓度的影响较大，可加重水消除。

4.峰面积与氢核数目 在分析图谱时，通过比较共振峰的面积，判断氢核的相对数目。当化合物分子式已知时，可知每个吸收峰所代表的氢核绝对个数。

5.自旋耦合与耦合常数

（1）自旋耦合与自旋裂分 相邻的两个（组）磁性核之间相互干扰现象叫作自旋-自旋耦合，简称自旋耦合。由自旋偶合引起的谱线增多的现象称为自旋裂分。其产生的原因是自旋核的核磁矩可以通过成键电子影响相邻磁性核。自旋偶合作用不影响化学位移，使峰形以单峰、二重峰、三重峰、四重峰或多重峰形式存在。自旋偶合的量度为偶合常数，用J表示，表示两个核之间相互干扰的强度，单位为赫兹（Hz）或周/秒（c/s）。

对相邻氢核有自旋偶合干扰作用的原子核 $I=0$ 的原子核，无自旋角动量，无磁矩，对相邻氢核无偶合干扰。氢核相互之间也可以发生自旋偶合，这种偶合叫作同核偶合。在 ^{1}H-NMR 谱中观察到的峰的裂分主要是由氢核之间的同核偶合、邻位偶合所引起的，影响最大。

（2）磁等同和磁不等同氢核　如果分子中的一组氢核处于相同的化学环境，具有相同的化学位移值；则这组氢核化学等同。如果分子中一组化学等同的氢核，对组外的核表现出相同的偶合作用强度，则这组氢核磁等同。磁等同的氢核一定化学等同，化学等同的氢核不一定磁等同的。磁等同的氢核相互偶合但不裂分，磁不等同的氢核偶合而裂分。

通常结构分子中大部分氢核是磁不等同的。化学环境不相同的氢核磁不等同；末端双键上的两个氢核磁不等同；单键带有双键性质时，产生磁不等同氢核；与手性碳原子相连的 CH_2 上的两个氢核磁不等同；CH_2 上的两个氢核位于刚性环上或不能自由旋转的单键上时磁不等同；芳环取代基的邻位氢磁不等同。磁不等同氢核之间并非一定存在自旋耦合作用。间隔键数越多，n- 耦合作用越弱，当间隔超过三根单键时，相互自旋干扰作用可忽略不计。

如图 10-5 所示，黄酮类化合物 3- 甲氧基山奈酚的结构中 B 环存在一个 AA′BB′ 系统，氢谱中表现为两组 d 峰，H-2′ 与 H-6′，H-3′ 与 H-5′ 为两组化学等同、磁不等同氢核。

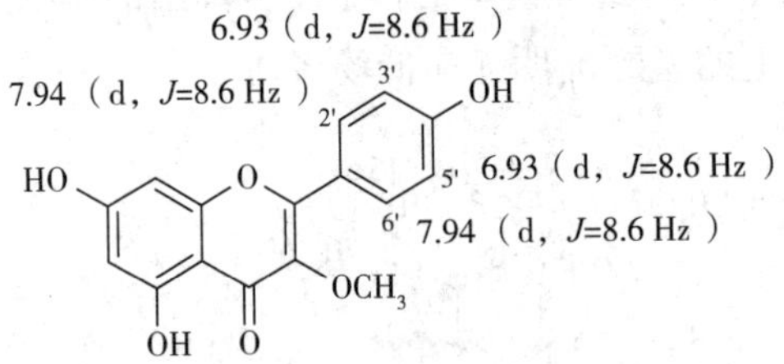

图 10-5　3- 甲氧基山奈酚结构中的化学等同、磁不等同氢核

（3）自旋耦合裂分的峰数　相邻干扰核的自旋组合及对共振峰裂分的影响某个（组）氢核的共振峰的裂分或峰数目是干扰核的自旋方式的排列组合。氢核因自旋耦合干扰而裂分的峰数（N）计算公式如下：

$$N=2nI + 1 \qquad (10\text{-}5)$$

式中，I 表示干扰核的自旋量子数，n 表示干扰核的数目。氢核 $I=1/2$，$N=n+1$，即有 n 个相邻磁不等同氢核时，将显示 $n+1$ 个小峰，即 "$n+1$" 规律。氢核裂分数目与本身的数目无关，与相邻基团上的氢核数目有关。当氢核与相邻的几组环境不同的氢核偶合，且偶合常数均不同时，氢核将显示 (n_1+1) (n_2+1) (n_3+1)…个峰。由 "$n+1$" 规律所得的裂分共振峰的精细结构中小峰的相对面积比或强度比为 $(X+1)^m$，$m=N-1$。

（4）自旋耦合系统　相互耦合的氢核构成一个自旋耦合系统。一个化合物分子中可以有多个自旋耦合系统。常见自旋耦合系统有二旋系统（AX、AB 系统等）、三旋系统（AMX、ABX、ABC 系统等）。系统中两个（组）相互干扰的氢核化学位移差值 $\Delta\nu$ 比偶合常数 J 大，即 $\Delta\nu/J \geq 6$ 时，干扰作用较弱，称为低级耦合；反之，若 $\Delta\nu$ 小于或约等于 J 时，干扰作用严重，称为高级耦合。

（5）耦合常数　耦合常数的大小与相互耦合的氢核相隔化学键的数目有关，也与影响电子云分布的因素有关，与外加磁场强度无关。根据 J 值大小可以判断耦合氢核之间的相互干扰强度，推测氢核相互关系，并结合化学位移、峰面积和峰的裂分，推断化合物片段的结构。

①偕耦　用 $J_{偕}$（J_{gem}）或 ^2J 表示，变化范围比较大，与实际结构密切相关，常存在于环系结构、前手性碳原子和刚性结构中。

②邻耦　用 $J_{邻}$（J_{vic}）或 ^3J 表示，耦合常数的符号一般为正值。邻耦大小与键长、取代基的电负性、两面角以及 C–C–H 间键角大小等有关。

③远程耦合　用 $J_{远}$ 或 ^4J、^5J 表示。远程耦合作用较弱，$J_{远} \approx 0 \sim 3Hz$。饱和化合物中，间隔三根键以上，$J_{远}$ 约为 0，可忽略不计。常见的远程耦合有 W 型耦合（$J_{远} \approx 1Hz$）和烯丙耦合（$J_{远} \approx 0 \sim 3Hz$）。

如图 10-6 所示，在呋喃香豆素佛手酚的氢谱中可观测到不同类型的耦合 H-3/H-4（$J=9.8Hz$），H-9/H-10（$J=2.3Hz$）为邻位耦合；H-8/H-4（$J=0.5Hz$），H-8/H-9（$J=0.9Hz$）为远程耦合。

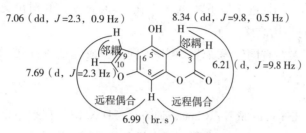

图 10-6　佛手酚结构中的氢偶合模式

（五）碳核磁共振（^{13}C NMR）

与前面讲述的氢核磁共振谱相比，碳核磁共振具有如下特点。

（1）谱宽增加，δ_C 范围在 0 ~ 250。

（2）碳谱峰强度不反映碳原子的数量不同类型的碳弛豫时间不同，连接 ^1H 核数目越少，碳原子的信号的强度越低，因此季碳信号最弱。

（3）测试时间和所需样品量增加由于灵敏度低，碳谱测定的所需样品量和测定时间均大于氢谱，以保证足够强度碳信号谱图。

（4）NOE 效应碳谱中的 NOE 效应表现为与 ^1H 核邻近的碳原子峰信号的增强。

（5）根据化学位移，可以推测碳原子的杂化方式和碳原子相连的杂原子种类。

（6）含氮化合物的碳谱中部分碳信号变宽。

1.常见碳谱的类型介绍

（1）噪音去耦谱（proton noise decoupling spectrum，PND）　又称为全氢去耦谱、质子去耦谱、宽带去耦谱。PND 谱中，所有氢核对碳的耦合影响被全部消除，每个化学不等价的碳原子均表现为一个尖锐的单峰信号，简化图谱解析的难度。

（2）偏共振去耦谱（off resonance decoupling spectrum，OFR）　OFR 谱中，与测试碳原子直接相连的氢核的耦合影响被保留，碳核在谱中表现为 q（–CH₃）峰、t（–CH₂）峰、d（–CH）峰和 s（–C–）峰，便于判断碳的类型。

（3）无畸变极化转移技术（distortionless enhancement by polarization transfer，DEPT）　DEPT 谱中，碳核被观测的灵敏度大大优于 OFR 谱，DEPT 谱是目前最常用的判断化合物碳类型的技术。在 DEPT 谱中，通过改变照射氢核第三脉冲的宽度 θ_γ（45°，90°，135°），即可通过碳信号朝上朝下来判断碳核的类型。当 θ 为 45° 时，–CH₃、–CH₂、–CH 信号被保留，且全部朝上；当 θ 为 90° 时，–CH 信号被保留，且朝上；当 θ 为 135° 时，–CH₃、–CH₂、–CH 信号被保留，–CH₃、–CH 朝上，–CH₂ 朝下。

2.影响 ^{13}C 核化学位移的因素　^{13}C 核化学位移主要与核外电子云密度有关。

（1）杂化方式　sp^3 杂化的 ^{13}C 核信号在较高场，δ_C 在 0 ~ 100，sp^2 杂化 ^{13}C 核信号在较低场，δ_C 在 100 ~ 200，sp 杂化 ^{13}C 核信号的化学位移介于 sp^2 和 sp 杂化信号之间，δ_C 在 70 ~ 130。

（2）诱导效应　主要与取代基的电负性有关，对取代基 α 位的影响最大，β 位次之，γ 位则向高场移动。

（3）共轭效应　p-π共轭和π-π共轭对^{13}C核化学位移影响称为共轭效应，会使得共轭系统中电子分布不均匀。

（4）空间效应　空间上靠近的碳上氢之间的相互排斥作用使得电子云向碳核移动，增加了屏蔽效应，碳化学位移向高场移动。如γ-效应。

（5）氢键效应　分子内氢键使^{13}C核化学位移向低场移动。

（6）磁的各向异性效应　^{13}C核的化学位移也受磁的各向异性影响，但影响较小。

（7）超共轭效应　当第二周期的杂原子N、O和F在^{13}C核的γ位且对位交叉时，超共轭增加γ碳原子的电子云密度，使γ碳向高场位移2~6。

（8）同位素效应　原子X被重同位素取代，可使X间隔一或两根键的^{13}C核向高场位移。

（六）二维核磁共振谱

二维核磁共振谱（two dimensional NMR spectroscopy，2D NMR）在超导技术进步的基础上，利用傅立叶变换对信号的处理，测定不同的二维谱图，反应复杂分子结构中的C-H，H-H的连接、偶合和空间信息。

1.基本原理　2D NMR是通过横观磁化矢量在检测期的行为间接探测演化期的核自旋行为，这是基于演化期对检测期起始状态的幅度调制或相位调制。特点是将化学位移、偶合常数、NMR参数以独立频率变量的函数$S(\omega_1，\omega_2)$在两个频率轴构成的平面上展开，减少信号间的重叠，且表现出自旋核间的相互作用。

2.共振峰命名

（1）对角峰　位于对角线$\omega_1=\omega_2$上的共振峰称为对角峰或自峰；对角峰在频率轴F_1和F_2轴上的投影，为常规1D NMR谱。

（2）交叉峰　出现在（$\omega_1\neq\omega_2$）处，即非对角线上的共振峰称为交叉峰或相关峰。

3.常见二维核磁共振谱

（1）同核化学位移相关谱

①^{1}H-^{1}H COSY谱（^{1}H-^{1}H correlated spectroscopy，^{1}H-^{1}H COSY）　用于确定质子之间的耦合关系和连接顺序。^{1}H-^{1}H COSY谱在F_1轴和F_2轴方向的投影均为氢谱。从任一交叉峰即可确定相应的两组峰的耦合关系，包括偕耦（$^2J_{H-H}$）、邻耦（$^3J_{H-H}$）和远程耦合（$^4J_{H-H}$），说明分子中两个原子的连接关系。当邻位两个质子的二面角接近90°时，偶合常数（$^3J_{H-H}$）较小，^{1}H-^{1}H COSY谱中可能无法观察到交叉峰。如图10-7显示的是新疆阿魏中分离鉴定的链状倍半萜香豆素类化合物（$7'S$）-ferusingensine A部分的^{1}H-^{1}H COSY谱，图中给出化合物倍半萜单元中3个自旋耦合系统（H$_2$-1′/H-2′，H$_2$-4′/H-5′，和H$_3$-12′/H-7′/H$_2$-8′/H$_2$-9′/H$_2$-10′）的氢氢相关信息，提示化合物存在C-1′-C-2′，C-4′-C-5′和C-12′-C-7′-C-8′-C-9′-C-10′三个片段。

②TOCSY谱（total correlation spectroscopy，TOCSY）　TOCSY提供自旋体系中氢信号关系，作为^{1}H-^{1}H COSY谱的补充和验证。F_1和F_2轴方向都为质子化学位移，对角峰在F_1和F_2坐标上的投影为氢谱，交叉峰为直接耦合的相关。TOCSY谱用于解析具有多个耦合链、氢信号重叠严重的复杂分子，如寡糖、糖苷、肽类和大环内酯等。同类谱有Hartmann-Hahn谱（homonulear Hartmann-Hahn spectroscopy，HOHAHA）。如图10-8显示的是tachioside的TOCSY谱，以糖的端基氢δ_H 4.65（H-1′）为出发点，可观测到其与δ_H 3.17（H-2′），3.10（H-3′），3.23（H-4′）的相关；同时δ_H 3.23（H-4′）与δ_H 3.17（H-2′），3.10（H-3′），3.43（H-5′），3.68（H-6′），4.65（H-1′）相关，可完整地推导出糖基片段的自旋耦合体系。

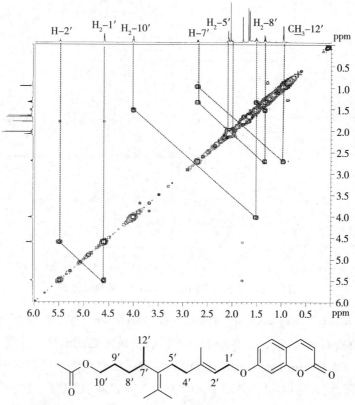

图 10-7 （7'S）-Ferusingensine A 的 ^{1}H–^{1}H COSY 相关谱

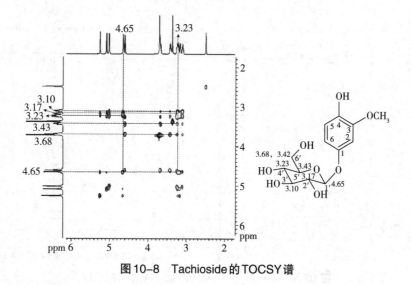

图 10-8　Tachioside 的 TOCSY 谱

（2）异核化学位移相关谱

① HSQC 谱（^{1}H–detected heteronuclear single quantum coherence，HSQC）用于检测 ^{13}C-^{1}H 直接相关。如图 10-9 显示的是（7'S）-ferusingensine A 的 HSQC 谱和香豆素单元部分局部放大的 HSQC 谱，根据该图可以对化合物进行氢碳信号全归属。

HSQC-TOCSY 谱用于表现自旋系统内部的碳氢信号，^{1}H 核为 F2 轴方向，^{13}C 核处于 F1 轴方向。在 F2 方向可得到独立自旋系统内每个碳与该系统内所有氢的相关；在 F1 方向得到独立自旋系统内每个氢与该系统内所有碳的相关。

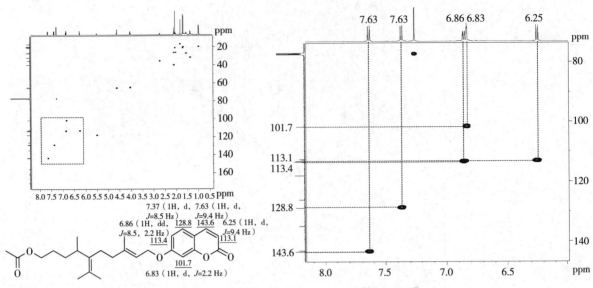

图10-9 （7′S）-Ferusingensine A的HSQC谱

② HMBC谱（¹H-detected heteronuclear multiple bond correlation，HMBC）用于关联远程耦合的¹H核和¹³C核，主要表现相隔2根键（$^2J_{CH}$）和相隔3根键（$^3J_{CH}$）碳氢之间的耦合，确定取代基的连接位置。如图10-10显示的是（7′S）-ferusingensine A的HMBC谱和局部放大谱，根据谱中给出的远程相关可以对化合物结构片段进行连接。如由δ_H 4.06（H₂-10′）与δ_C 171.4（C-1″）相关可以推测乙酰基连接在C-10′位；由δ_H 4.60（H₂-1′）与δ_C 162.3（C-7）相关可以推测倍半萜侧链连接在香豆素的C-7位。

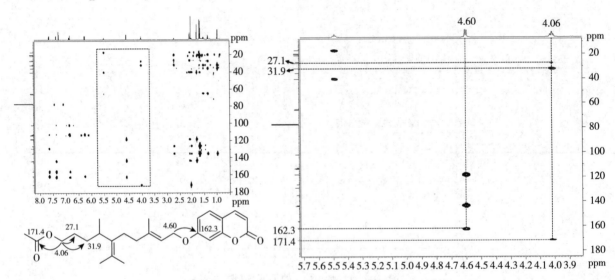

图10-10 （7′S）-Ferusingensine A的HMBC谱

（3）空间相关谱

①NOESY谱（nuclear Overhauser enhancement and exchange spectroscopy，NOESY）NOESY谱表示质子的空间关系，F₁和F₂轴均为质子的化学位移，相关峰给出所有质子间的NOE相关信息。质子间的空间距离小于0.4nm时可以观察到NOE相关信号。NOESY谱多用于确定有机化合物的立体化学。如图10-11显示的是（7′S）-ferusingensine A部分的NOESY谱，根据该图可以对化合物相对构型进行推测。如δ_H 1.66（CH₃-14′）与δ_H 2.71（H-7′）相关，提示CH₃-14′与H-7′在双键的同侧；δ_H 1.68（CH₃-15′）与δ_H 2.08（Hₐ-5′）/2.02（H_b-5′）相关，提示CH₃-15′与Hₐ,b-5′在双键的同侧；δ_H 1.79（CH₃-11′）与δ_H 4.60（H₂-1′）相关，提示CH₃-11′与H₂-1′在双键的同侧，进而给出化合物双键的构型。

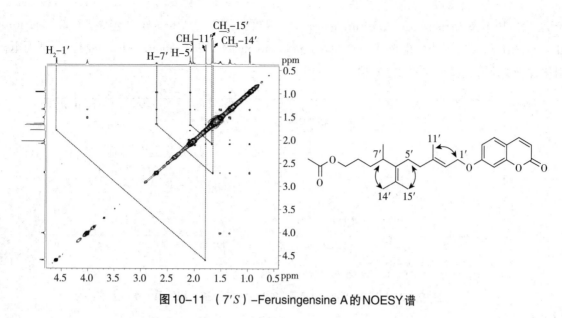

图10-11 （7′S）–Ferusingensine A的NOESY谱

② ROESY谱（rotating frame Overhauser effect spectroscopy，ROESY） ROESY谱与NOESY谱提供的信息一致。多适用于相对分子质量在800~2000的复杂生物有机化合物，例如天然糖苷、环肽、大环内酯类等的结构测定。

四、质谱

质谱（mass spectrum，MS）是指有机化合物（单体或者混合物）经过一定的电离方式后产生带电荷的分子（经裂解后可产生带电荷的碎片离子），带电离子根据质核比（m/z）由小到大排序而形成的图谱。质谱，尤其是高分辨质谱（high resolution mass spectrum，HR-MS）提供的分子量和分子式信息对于有机化合物的解析至关重要。

（一）质谱的基本原理

1.质谱仪构成 质谱仪（mass spectrometer）是指测定带电离子质核比的装置，不同的质谱仪测试原理不同，但组成单元基本如图10-12所示。

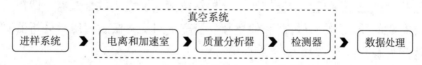

图10-12 质谱仪基本组成单元示意图

2.质谱表示方法 质谱图以m/z为横坐标，带电离子的相对丰度为纵坐标，一般情况下，质谱图带电离子的m/z从左到右依次增加，如图10-13所示为负离子模式下（$2S,3R$）-7-甲氧基–3,3′,4′-三羟基黄烷的质谱图，m/z 287.09276为其准分子离子峰［M-H］⁻。

（二）质谱的离子源

电离对于有机化合物质谱数据的获取是至关重要的。根据样品状态（固体、液体或气体）不同，实验目的不同，通常会选择不同模式的离子化方式。

常见的电离方式包括：电子轰击电离（electron ionization，EI）、化学电离（chemical ionization，CI）、快原子轰击电离（fast atom bombardment，FAB）、基质辅助激光解吸电离（matrix assisted laser desorption，

MALDI）、大气压电离（atmospheric pressure ionization，API）。其中，API又分为电喷雾电离（electrospray ionization，ESI）和大气压化学电离（atmospheric pressure chemical ionization，APCI）两种。不同电离方式适用化合物类型和选择原则见表10-14。

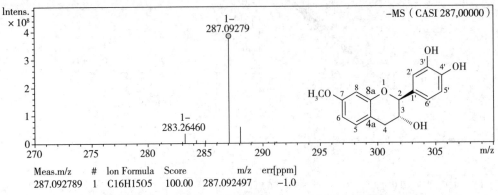

图10-13 （2*S*,3*R*）-7-甲氧基-3,3',4'-三羟基黄烷的质谱图

表10-14 不同电离方式的特点和适用范围

电离方法	电离模式	质谱范围	主要特点和适用范围
电子轰击电离（EI）	正离子	1～1000u	硬电离，易于实现且重现性高，图谱能产生丰富的碎片离子信息。适用于小分子、低极性、易挥发化合物，但化合物应具有一定的稳定性
化学电离（CI）	正/负离子	60～1200u	软电离，适合小分子、中低极性化合物
快原子轰击电离（FAB）	正/负离子	300～6000u	软电离，比MALDI和ESI硬。适合蛋白质、糖类、有机金属化合物等非挥发性化合物
基质辅助激光解吸电离（MALDI）	正/负离子	500000u	软电离，图谱产生的碎片离子峰少。适用于多肽、蛋白质、核酸等生物大分子样品
电喷雾电离（ESI）	正/负离子	100～50000u	软电离，且为最软的电离方式，适用于大分子和小分子样品，对于不稳定的极性样品也适用

（三）质量分析器

质量分析器是质谱仪的核心单元，具有分离不同质核比离子的作用。不同类型的质谱分析器工作原理不同，功能和适用范围也不相同。常见的质谱分析器包括双聚焦质量分析器、四极质量分析器、离子阱质量分析器、飞行时间质谱质量分析器和傅立叶变换离子回旋共振质谱质量分析器五种类型。不同类型质量分析器的优点见表10-15。

表10-15 不同类型质量分析器的优缺点

质量分析器类型	优缺点
双聚焦质量分析器	对于正负离子模式均可测定，可实现高分辨质谱的测定
四极质量分析器	结构简单，操作简单，清洗方便；扫描速度快，适合与色谱联机，也适合于跟踪快速反应化学。缺点是分辨率不够高
离子阱质量分析器	结构简单；较四极质量分析器灵敏度高；质谱扫描范围大；能够实现多级串联质谱的使用。缺点是分辨率不够高，不能用于高分辨质谱的测定
飞行时间质谱质量分析器	灵敏度高，适合用于串联质谱的第二级质量分析器；扫描速度快；能够用于质谱扫描的范围没有上限，特别适用于生物大分子的质谱测定；可实现高分辨质谱的测定。缺点是分辨率会随着质核比的增加而降低
傅立叶变换离子回旋共振质谱质量分析器	分辨率极高；可以实现多级串联质谱的使用；能够与色谱联机使用；灵敏度高；质谱扫描范围宽。缺点是价格昂贵

（四）质谱中主要离子类型

有机化合物的质谱图中常出现分子离子峰、同位素离子峰、碎片离子峰、亚稳定离子峰和多电荷离子峰。

分子离子峰是指化合物分子经电离失去电子但未碎裂的情况下形成的离子峰。根据分子离子峰，可以确定化合物的分子量，一般出现在质谱图的最右端。同位素离子峰指出现在分子离子峰附近，比分离子峰质量高 $1\sim2$ 的离子，常用 [M+1]、[M+2] 表示。碎片离子峰是指分子离子峰发生简单裂解或重排后产生的离子峰，对于结构解析具有重要的指导意义。一部分内能相对较小的分子离子在进入质谱分析器之前，在飞行途中裂解为碎片离子和中性碎片，此时的碎片离子在质谱图中会呈现一个低强度的宽单峰，即为亚稳定离子峰，用 m* 表示。多电荷离子峰是指分子离子在电离过程中丢失一个以上电子形成的离子峰。

（五）色谱-质谱联用技术

色谱-质谱联用技术是指将色谱与质谱串联使用的技术，包括液相色谱-质谱联用、气相色谱-质谱联用技术等。化合物经过液相进行分离，之后通过质谱进行定性和定量分析，能够为化合物的结构确定和含量分析提供信息。液相色谱-质谱联用仪（liquid chromatography mass spectrometer，LC-MS）常用的色谱仪器有高效液相色谱（HPLC）和超高效液相色谱（UPLC）两种，其中以 UPLC 的使用更为广泛。LC-MS 具有检测灵敏度高、范围广、分析速度快等优点，能够用于单一成分和混合物的定性定量分析。气相色谱-质谱联用仪（gas chromatography mass spectrometer，GC-MS）主要由气相色谱、质谱和数据处理系统组成，离子源主要是 EI 源和 ESI 源。GC-MS 具有灵敏度高、实时校正数据的优点，并且能够对未知化合物物质库进行检索，常用于化学组成极为复杂的挥发油的定性分析。

五、圆二色谱和旋光光谱

通过测定圆二色谱和旋光光谱得到正性或负性谱线，可以对化合物的空间结构进行解析，判断手性化合物的构型、构象及发色团在手性分子中的位置。

（一）旋光光谱

用不同波长的偏振光照射手性化合物，以旋光率 [α] 或摩尔旋光度 [M] 为纵坐标，波长为横坐标得到的曲线，为旋光光谱（optical rotatory dispersion，ORD）。分为平滑谱线和 Cotton 效应谱线（包括简单 Cotton 效应谱线和复合 Cotton 效应谱线）。平滑曲线谱线平坦无峰和谷，提示手性中心附近无生色团。简单 Cotton 效应谱线中只有一个峰和一个谷，提示化合物手性中心附近有生色团。复合 Cotton 效应谱线含有两个以上的峰或谷。

（二）圆二色谱

手性化合物对组成平面偏振光的左旋和右旋圆偏振光的吸收系数不同，即 $\varepsilon_L \neq \varepsilon_R$，称为圆二色散性。以波长为横坐标，摩尔吸光系数之差 $\Delta\varepsilon$ 或摩尔椭圆度 [θ] 为纵坐标得到圆二色谱（circular dichroism，CD）。圆二色谱包括振动圆二色谱（简称 VCD）和电子圆二色谱（简称 ECD）。在有机化合物结构鉴定的过程中，ECD 法用于手性中心绝对构型确定时，化合物应具备三个条件：具有生色团、手性中心在生色团附近、化合物具有稳定的构象。

（三）ECD 和 ORD 法在确定有机化合物立体结构上的应用

在 ORD 和 ECD 谱中，对于手性中心周围有发色团的化合物，常使用八区律、螺旋规则、扇形规则等规则进行判定，可用于测定含有环己酮、共轭双键、不饱和酮、内酯、硝基以及通过衍生转化成含有上述基团的化合物的立体结构。

近年来，随着量子化学计算的发展，计算光谱已广泛应用于手性化合物绝对构型的确定。对化合物的ORD、ECD、NMR图谱进行计算模拟，并与实测谱图进行比对，已成为天然产物绝对构型确定的常用方法。其基本步骤是：①对手性化合物可能存在的优势构象进行搜索，一般选取相对能量为10~20kcal/mol的构象；②对选取的优势构象进行优化，使其更加接近稳定状态；③通过频率计算分析，获取优化后构象的能量信息和玻尔兹曼分布规律；④按照获取的玻尔兹曼分布规律对每个构象相应谱学数据计算进行加权，获取每个构象对应的计算谱图；⑤将计算谱图与手性化合物实际谱图进行对比，确定化合物的绝对构型。

如图10-14所示为中药刺叶锦鸡儿中分离得到7-甲氧基-3,3′,4′-三羟基黄烷（7-methoxy-3,3′,4′-trihydroxyflavane，MTF）的一对对映异构体实测和计算ECD谱图。通过比较实测和计算的ECD谱图，发现MTF-a的实测ECD谱与2R,3S构型的计算ECD谱基本吻合，化合物MTF-b的实测ECD谱与2S,3R构型的计算ECD谱基本吻合，从而确定了两个化合物手性中心的构型。

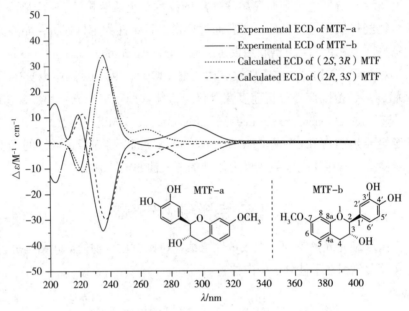

图10-14　MTFa和MTFb的实测和计算ECD谱图

六、X线衍射技术

X线衍射技术（X-ray diffraction）多用于晶体结构测定，X线波长约为50~250pm，与晶体内原子间距相当。X线在晶体中的衍射现象是大量的原子散射波相互干涉的结果。

单晶衍射需要获得适宜的单晶（方晶最佳，针晶也可），对透明度和硬度要求较高。主要包括铜靶（Cu Kα辐射）和钼靶（Mo Kα辐射）两种。铜靶可以测定化合物的绝对构型。钼靶可测定含有原子序数大于等于S的重原子的化合物的绝对构型和未含重原子的化合物的相对构型。

在天然产物绝对构型确定的方法中，单晶X线衍射法是目前公认最可靠的方法。但是，单晶的培养条件严格，天然产物由于含量低和结构复杂等原因，单晶往往难以获得。大多数天然产物主要由C、H、O、N等原子组成，不含有重原子，需要根据铜靶辐射来确定绝对构型，或者通过有机反应引入重原子根据钼靶辐射来确定化合物的绝对构型。对于不易形成结晶的天然产物，可通过化学反应生成易于结晶的衍生物，然后测定衍生物的绝对构型从而确定天然产物的绝对构型。如图10-15所示，从中药金丝桃中分离得到的新骨架间苯三酚类化合物spirohypatone A，通过对其进行衍生化处理，得到高质量单晶数据，进而最终确定了其绝对构型。

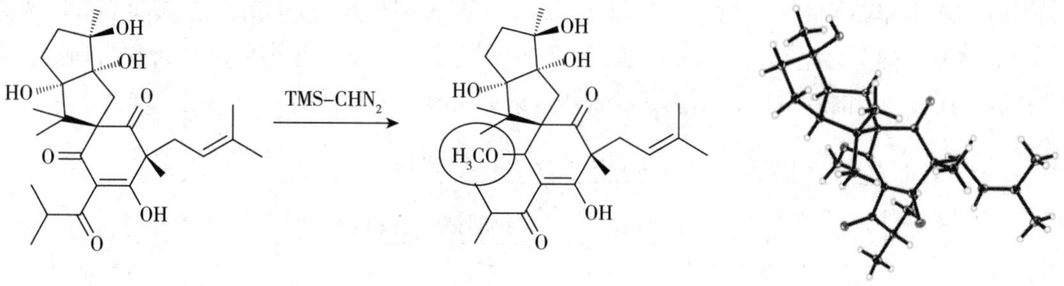

图 10-15　Spirohypatone A 的结构衍生化及单晶 X 线衍射结构

药知道

中药分子结构鉴定技术方法与诺贝尔奖

　　阐明中药化学成分的结构与性质是中药化学研究的主要内容之一，而阐明其结构依赖于多种结构鉴定方法的出现和技术的进步。在结构鉴定方法的发展和技术进步的过程中，产生了许多重要成果，多位化学家因此获得诺贝尔奖。例如，"糖化学之父"Fischer、脂环族有机化合物研究的奠基人 Wallach、"生物碱之父"Robinson 等，他们的研究工作搭建了化合物结构分析和鉴定的基本框架和主要内容。

　　瑞士科学家 Richard Robert Ernst（1933—）因发明了傅立叶变换核磁共振分光法和二维核磁共振技术，获得1991年诺贝尔化学奖。他在高分辨核磁共振波谱（high resolution NMR spectroscopy）方面作出了杰出的贡献。2002年，瑞士科学家 Kurt Wuethrich（1938—）因发明利用核磁共振技术测定溶液中生物大分子三维结构的方法，美国科学家 John B.Fenn（1917—）和日本科学家田中耕一（Koichi Tanaka, 1959—）因发明了对生物大分子的质谱分析法，而共同荣获诺贝尔化学奖。这几位科学家虽然没有对化合物进行直接研究，但是他们的科研成果为复杂成分结构鉴定提供了强有力的技术帮助，极大地促进了中药化学的研究。

第二节　结构解析程序

　　对于已知化合物，可选择与标准品（对照品）进行色谱（TLC 或 HPLC）或波谱分析对比是否一致，也可与文献报道的谱学数据进行对照确定化合物结构。对于未知化合物，可首先结合文献调研来源中药的化学成分研究情况，辅助确定化合物可能的结构类型，再进行谱学测试分析完成结构鉴定工作。

一、中药化学成分结构解析程序

　　中药化学成分结构解析一般程序如图10-16所示。

　　为了更好地理解中药化学成分结构解析程序，分别选择了三个传统中药中分离鉴定的特征性成分为例进行讲解。应用实例1为从中药灯心草中分离得到的二氢菲 effususol A，该化合物为一已知化合物，结构中不存在立体化学问题，可通过文献调研、理化性质分析、1D NMR 数据分析、与已报道化合物进行数据对比来完成结构的鉴定。应用实例2为从中药阿魏中分离鉴定的倍半萜香豆素型特征成分5'S,8'R,9'S,10'R-ferukrinone，该化合物为已知化合物，但是结构中存在复杂的立体构型问题，通过文献调研、理化性质分析、

1D NMR 和 2D NMR、单晶 X-Ray 衍射、ECD 和计算 ECD 等多种谱学方法完成结构的鉴定。应用实例 3 为从中药天冬中分离鉴定的甾体皂苷 asparagusoside C，该化合物为未见文献报道的新化合物，通过文献调研、理化性质分析、1D NMR 和 2D NMR 谱图测试结合酸水解方法鉴定了其结构。

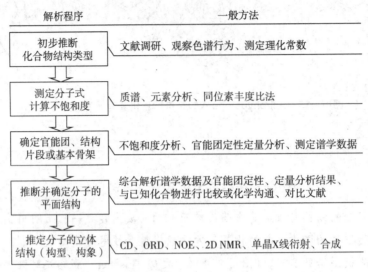

图 10-16　中药化学成分结构解析的一般程序

二、结构解析应用实例

（一）灯心草中化合物 10-1 的结构解析

1. 步骤一：文献检索、色谱行为观察和理化常数分析　中药灯心草为灯心草科植物灯心草（*Juncus effusus* L.）的干燥茎髓，味甘、淡，微寒，归心、肺、小肠经，具有清心火，利小便功效，用于心烦失眠，尿少涩痛，口舌生疮。文献报道灯心草的主要化学成分为二氢菲类。

化合物 10-1 为白色针晶（甲醇）。硅胶吸附薄层色谱，以石油醚：乙酸乙酯（3:1）为展开剂展开，R_f=0.6。斑点在紫外（254nm，365nm）下显蓝色荧光，喷洒 10% 硫酸乙醇后，斑点呈淡紫色。化合物 10-1 的薄层显色特征与文献报道的二氢菲类化合物一致。

2. 步骤二：测定分子式　HRESIMS 谱给出准分子离子峰 $[M+Na]^+$ m/z 307.1305（calcd.307.1310 for $C_{18}H_{20}O_3Na$），确定其分子式为 $C_{18}H_{20}O_3$，计算不饱和度为 9。

3. 步骤三：谱学数据测定和结构解析　化合物 10-1 的 ^1H NMR（图 10-17）低场区可见 4 个芳香氢信号 δ_H 6.97（1H, d, J=8.3Hz, H-4），6.90（1H, d, J=2.6Hz, H-6），6.72（1H, d, J=8.3Hz, H-3），6.68（1H, d, J=2.6Hz, H-8）。高场区可见二氢菲类化合物 C-9 和 C-10 位特征氢信号 δ_H 2.72（1H, m, H-9a），2.57（1H, m, H-9b），2.92（1H, m, H-10a），2.47（1H, m, H-10b），1 个甲氧基氢信号 δ_H 2.98（3H, s, OCH$_3$-14）和 2 个甲基氢信号 δ_H 2.21（3H, s, CH$_3$-11），1.62（3H, d, J=6.3Hz, CH$_3$-13），以及 1 个连氧碳上氢信号 δ_H 4.92（1H, q, J=6.3Hz, H-12）。

^{13}C NMR（图 10-18）中共给出 18 个碳信号，包括 2 个甲基碳信号 δ_C 11.9（CH$_3$-11），23.5（CH$_3$-13），1 个甲氧基碳信号 δ_C 55.8（OCH$_3$-14）和 1 个连氧脂肪碳信号 δ_C 76.4（C-12），δ_C 160~110 以及高场区 δ_C 32.0（C-9），26.9（C-10）等 14 个碳信号为二氢菲母核碳信号。根据其 NMR 数据信号特征可知，该化合物为二氢菲类成分，结构中存在甲氧基、羟基和甲基取代。

将化合物 10-1 的 NMR 数据与文献报道的 effususol A 的数据比对基本一致，故鉴定该化合物为 effususol A（图 10-19），其核磁信号归属如表 10-16 所示。

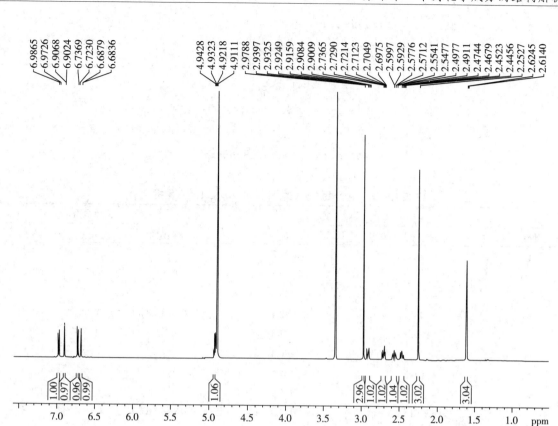

图 10-17　化合物 10-1 的 ¹H NMR 谱（600MHz, CD₃OD）

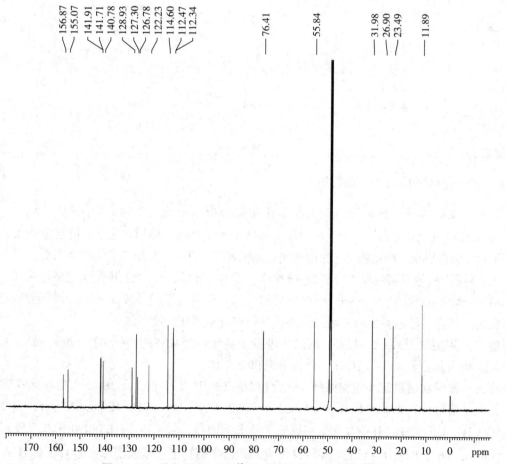

图 10-18　化合物 10-1 的 ¹³C NMR 谱（150MHz, CD₃OD）

图10-19　化合物10-1的结构

表10-16　化合物10-1的 ^{1}H NMR和 ^{13}C NMR数据

No	实测数据		文献数据	
	δ_H (J in Hz)	δ_C	δ_H (J in Hz)	δ_C
1	–	122.2	–	122.2
1a	–	140.8	–	140.8
2	–	155.1	–	155.1
3	6.72 d (8.3)	112.5	6.69 d (8.0)	112.5
4	6.97 d (8.3)	127.3	6.93 d (8.0)	127.3
4a	–	126.8	–	126.8
5	–	141.9	–	141.9
5a	–	128.9	–	128.9
6	6.90 d (2.6)	112.3	6.86 d (2.3)	112.3
7	–	156.9	–	156.9
8	6.68 d (2.6)	114.6	6.64 d (2.3)	114.6
8a	–	141.7	–	141.7
9a	2.72 m	32.0	2.67 m	32.0
9b	2.57 m		2.53 m	
10a	2.92 m	26.9	2.88 m	26.9
10b	2.47 m		2.43 m	
CH$_3$-11	2.21 s	11.9	2.21 s	11.9
12	4.92 q (6.3)	76.4	4.90 m	76.4
CH$_3$-13	1.62 d (6.3)	23.5	1.58 d (6.3)	23.5
OCH$_3$-14	2.98 s	55.8	2.93 s	55.8

（二）阿魏中化合物10-2的结构解析

1.步骤一：文献检索、色谱行为观察和理化常数分析　中药阿魏为新疆阿魏（*Ferula sinkiangensis* K.M.Shen）的树脂。味苦、辛，温，归脾、胃经，具有消积，化癥，散痞，杀虫功效，用于治疗肉食积滞，瘀血癥瘕，腹中痞块，虫积腹痛。其主要化学成分为倍半萜香豆素类化合物。

化合物10-2为白色簇状结晶（丙酮）。硅胶GF$_{254}$薄层色谱展开，以石油醚：乙酸乙酯（1∶1）为展开剂，R_f=0.5。薄层斑点在紫外365nm下呈紫色荧光，254nm下呈蓝色荧光，喷洒10%硫酸–乙醇溶液后斑点显橙红色。其薄层显色特征与文献报道的倍半萜香豆素类化合物一致。

2.步骤二：测定分子式　HRESIMS谱给出准分子离子峰［M+Na］$^+$ m/z 421.1999（calcd.421.1991 for C$_{24}$H$_{30}$O$_5$Na），确定其分子式为C$_{24}$H$_{30}$O$_5$，计算不饱和度为10。

3.步骤三：谱学数据测定和结构解析　化合物10-2的 ^{1}H NMR谱（图10-20）低场区观察到7-羟基香豆素特征质子信号：δ_H 7.61（1H, d, J=9.5Hz, H-4），7.34（1H, d, J=8.2Hz, H-5），6.80～6.70（2H, m, H-6, H-8），6.23（1H, d, J=9.5Hz, H-3）；1组连氧亚甲基质子信号：δ_H 4.15（1H, dd, J=10.6, 2.5Hz, H-11′a），4.07（1H, dd, J=10.6, 3.2Hz, H-11′b）。高场区可观测到倍半萜特征甲基氢信号：δ_H 1.51（3H, s, CH$_3$-15′），

1.33（3H, s, CH₃-12′），1.12（3H, s, CH₃-13′），1.08（3H, s, CH₃-14′）。

化合物10-2的¹³C NMR谱（图10-21）中共给出24个碳信号，包括7-羟基香豆素母核的9个碳信号：δ_C 161.5（C-2），161.1（C-7），156.1（C-9），143.4（C-4），129.0（C-5），113.5（C-3），113.0（C-6），113.0（C-10），101.3（C-8）；倍半萜骨架的15个碳信号，其中包括1个羰基碳信号：δ_C 216.7（C-3′）；2个连氧碳信号：δ_C 73.4（C-8′），67.6（C-11′）。结合其1D NMR数据可推测化合物10-2为新疆阿魏植物中的特征成分——倍半萜香豆素。进一步根据化合物的HSQC谱相关信息对氢碳数据进行归属。

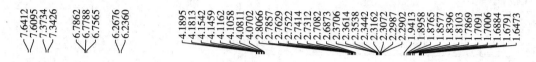

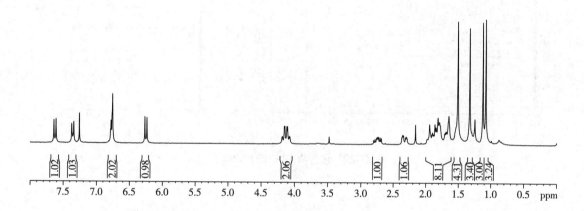

图10-20　化合物10-2的¹H NMR谱（300MHz, CDCl₃）

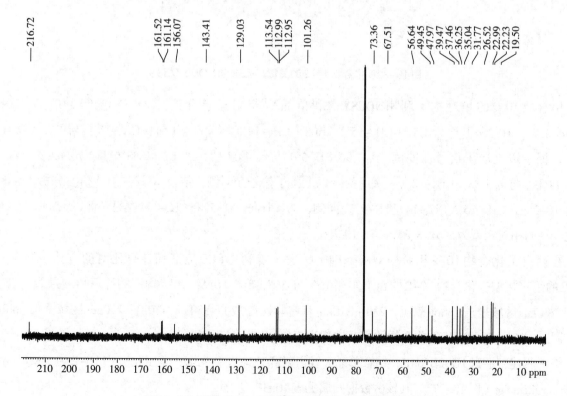

图10-21　化合物10-2的¹³C NMR谱（75MHz, CDCl₃）

在化合物的HMBC谱（图10-22, 10-23）中，δ_H 4.15（H-11'a），4.07（H-11'b）分别与δ_C 161.1（C-7），73.4（C-8'），56.6（C-9'），37.5（C-10'）远程相关，提示倍半萜结构的C-11'与香豆素母核C-7位通过醚键相连。δ_H 1.12（CH$_3$-13'），1.08（CH$_3$-14'）分别与δ_C 216.7（3'-C=O）远程相关，提示C-3'位为酮羰基。δ_H 1.33（CH$_3$-12'）与δ_C 73.4（C-8'），56.6（C-9'），39.6（C-7'）远程相关，提示C-8'有羟基和甲基（CH$_3$-12'）取代。δ_H 1.51（CH$_3$-15'）与δ_C 56.6（C-9'），49.5（C-5'），37.5（C-10'）远程相关，提示CH$_3$-15'连接在C-10'位。

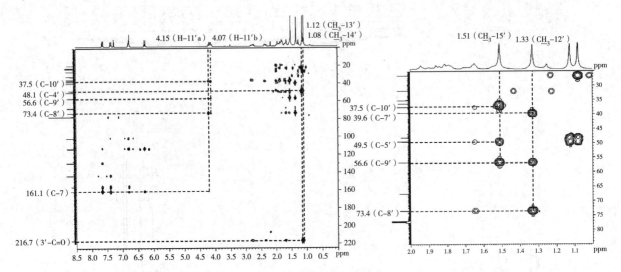

图10-22　化合物10-2的HMBC谱

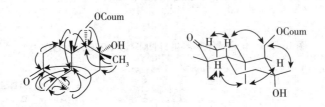

图10-23　化合物10-2的关键HMBC和NOESY相关

化合物10-2的相对构型利用NOESY谱和单晶X-衍射进行确证。NOESY谱（图10-23，10-24）中，δ_H 2.74（H-2'α）与δ_H 1.51（CH$_3$-15'），1.08（CH$_3$-14'）相关，δ_H 1.51（CH$_3$-15'）与δ_H 1.65（H-9'）相关，提示以上质子信号在同侧。δ_H 1.96（H-5'）与δ_H 4.07（H-11'b），2.33（H-2'β）相关，δ_H 4.07（H-11'b）与δ_H 1.33（CH$_3$-12'）相关，提示以上质子信号在同侧。结合单晶X-射线衍射分析（MoKα）（图10-25），CH$_3$-15'、CH$_3$-14'和H-9'在同侧，为α取向，H-5'和CH$_3$-12'在另一侧，为β取向，确定该化合物的相对构型为5'S*, 8'R*, 9'S*, 10'R*。

在确定了化合物10-2相对构型的基础上，进一步利用ECD光谱和计算比对的方法解析化合物10-2的绝对构型。化合物10-2的ECD实测谱线与5'S, 8'R, 9'S, 10'R构型的计算ECD谱线吻合，在210~230nm区域呈正Cotton效应，230~270nm有肩峰，在270~350nm和190~210nm区域呈负Cotton效应（图10-26）。因此，确定化合物的绝对构型为5'S, 8'R, 9'S, 10'R。

综上所述，通过1D、2DNMR，结合单晶X线衍射和ECD计算光谱，鉴定化合物10-2为5'S, 8'R, 9'S, 10'R-ferukrinone（图10-27），其核磁数据归属见表10-17。

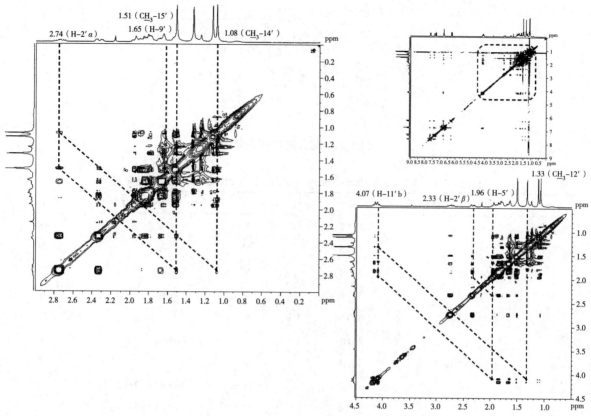

图10-24 化合物10-2的NOESY谱

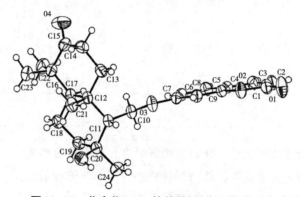

图10-25 化合物10-2的单晶衍射图（MoKα）

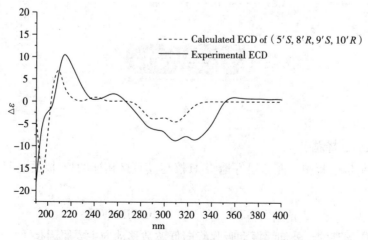

图10-26 化合物10-2的实测ECD和计算ECD谱图

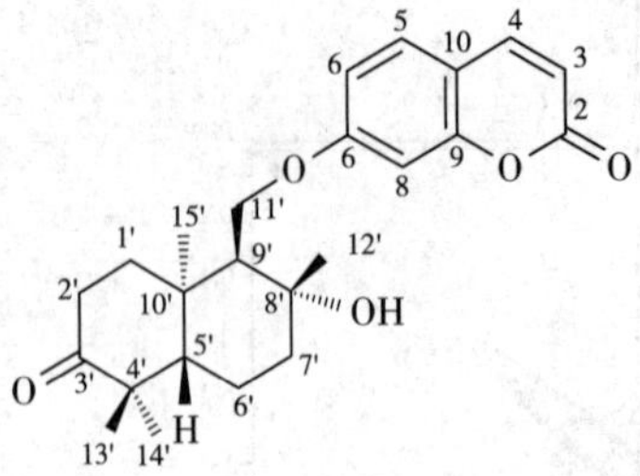

图 10-27　化合物 10-2 的结构

表 10-17　5′S,8′R,9′S,10′R-Ferukrinone 的 ¹H NMR 和 ¹³C NMR 数据归属

No	δ_H (J in Hz)	δ_C	No	δ_H (J in Hz)	δ_C
2	–	161.5	4′	–	48.1
3	6.23 d (9.5)	113.5	5′	1.96 m	49.5
4	7.61 d (9.5)	143.4	6′	1.52 m	23.1
5	7.34 d (8.2)	129.0	7′	1.79 m	39.6
6	6.80 ~ 6.70 m	113.0	8′	–	73.4
7	–	161.1	9′	1.65 m	56.6
8	6.80 ~ 6.70 m	101.3	10′	–	37.5
9	–	156.1	11′a	4.15 dd (10.6, 2.5)	67.6
10	–	113.0	11′b	4.07 dd (10.6, 3.2)	
1′a	1.84 m	36.3	12′	1.33 s	19.5
1′b	1.70 m		13′	1.12 s	26.5
2′α	2.74 m	35.1	14′	1.08 s	22.3
2′β	2.33 m		15′	1.51 s	31.8
3′	–	216.7			

?　思考

1. 充分的文献调研对于中药化学成分的结构解析有什么重要的意义?

2. 面对不同类型的中药化学成分,结构解析程序应当如何进行调整?

3. 对于结构复杂的中药化学成分,如何将谱图测试与化学沟通相结合完成结构的精准鉴定?

目标检测

答案解析

一、选择题

(一) A 型题 (最佳选择题)

1. 在有机化合物结构解析中,能够很好地将 ¹H 核与其直接相连的 ¹³C 核关联起来,从而用于归属碳氢信号的技术为 (　　)

A. HMBC　　　　　　　　B. NOESY　　　　　　　　C. HMQC　　　　　　　　D. ¹H-¹H COSY

2. 与双键共轭会使羰基的红外伸缩振动吸收峰向低波数移动的主要原因是 (　　)

A.键力常数下降　　　　　　　　　　　　B.相对折合质量变化

C.偶极矩变化　　　　　　　　　　　　　D.不确定

3.如下结构中箭头所指两个甲基的关系为（　　）

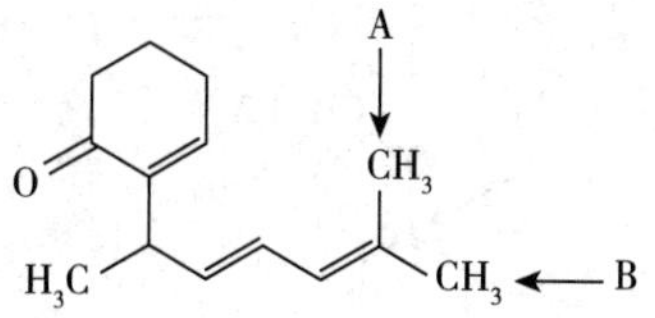

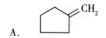

A.磁等同　　　　　　　　　　　　　　　B.化学等同但磁不等同

C.化学等同　　　　　　　　　　　　　　D.化学不等同

4.某化合物的红外光谱在3040～3010cm^{-1}和1680～1620cm^{-1}等处产生吸收峰，该化合物可能是（　　）

A.　　　　　　　B.　　　　　　　C.　　　　　　　D.

5.下面化合物在^{1}H NMR谱中出现单峰的是（　　）

A. CH$_3$CH$_2$Cl　　　　　　B. CH$_3$CH$_2$OH　　　　　　C. CH$_3$CH$_3$　　　　　　D. CH$_3$CH(CH$_3$)$_2$

（二）X型题（多项选择题）

6.如下结构中箭头所指五个碳原子，在DEPT（θ=135°）谱图中以倒峰的形式出现的为（　　），消失的碳信号为（　　）

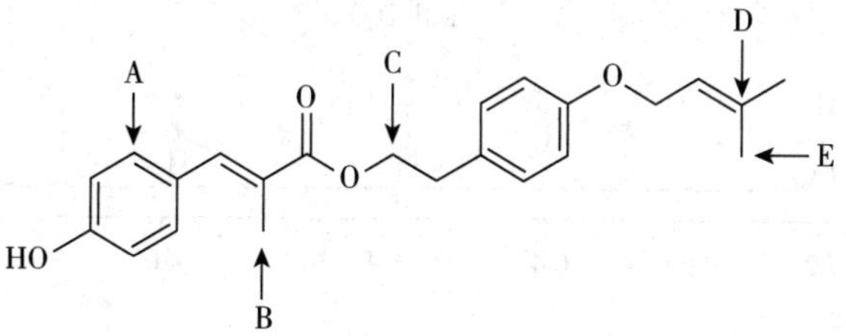

7.下列关于氢谱偶合常数的说法中不正确的为（　　）

A.耦合常数与二面角的大小相关

B.化学位移相同且相互邻近的氢核之间相互耦合但不裂分

C.反式双键的耦合常数小于相同情况下顺式双键的耦合常数

D.耦合常数不随测试溶剂的变化而改变

二、简答题

1.化合物A和B结构如下，请回答下列问题。

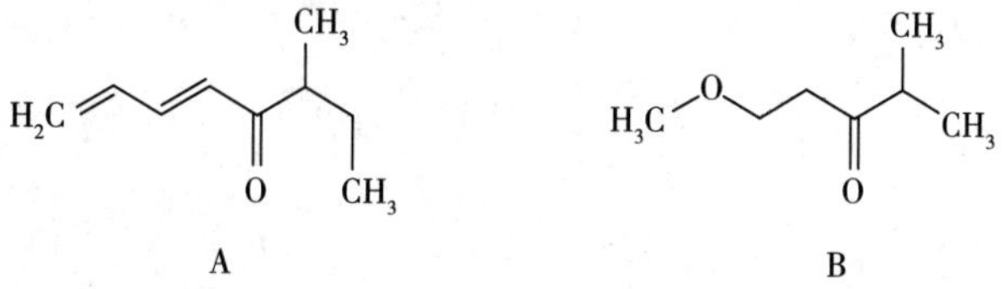

A　　　　　　　　　　　　　　　B

（1）采用^{1}H NMR法区别A、B化合物。

（2）采用IR法区别A、B化合物。

（3）采用^{13}C NMR法区别A、B化合物。

（4）判断A、B化合物哪个的 π-π* 跃迁的吸收波长更长，并给出判断依据。

（5）化合物A、B哪个能发生麦氏重排？并给出重排原因。

2.请给出下列结构中箭头所指5个碳原子的化学位移大概范围。

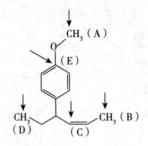

3.请回答如何综合判断结构当中具有羧基。

4.请回答如何综合判断结构当中具有双键。

5.请回答如何综合判断结构当中具有三键。

6.请回答如何综合判断结构中具有苯环结构片段。

7.请回答 ^1H-^1H COSY 谱图的原理及在结构解析当中的作用。

8.化合物A的 ^1H NMR（600MHz，DMSO-d_6）图如下，请对其核磁信号进行归属，要求将数据编号（H_1-H_6）直接标注于结构上。

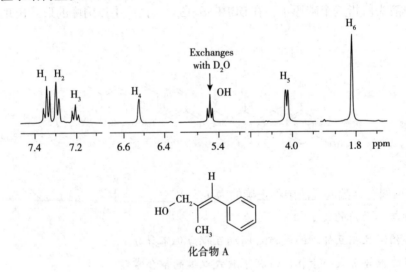

化合物 A

（李 宁）

第十一章 中药各类化学成分的结构鉴定

> **学习目标**
>
> 通过本章学习，掌握中药各类化学成分的UV、IR、NMR、MS、ECD等波谱特征，具备综合应用UV、IR、NMR、MS、ECD等波谱学方法鉴定中药各类化学成分结构的技能。能够独立解决复杂结构及新颖结构中药化学成分的平面及立体化学结构问题。

第一节 糖与苷类化合物的波谱特征与结构鉴定

PPT

一、紫外光谱

糖类化合物结构中无不饱和系统，除了含有紫外吸收基团（如含有糖醛酸、酰胺、氨基等）通常无紫外吸收。通过衍生化使糖类化合物变成具有紫外吸收的物质，提高糖类化合物HPLC检测的灵敏度。如图11-1所示，1-苯基-3-甲基-5-吡唑啉酮（PMP）柱前衍生化方法可使糖类物质在245nm处产生强烈的紫外吸收。因此，PMP柱前衍生化HPLC法是检测单糖组成的常用方法。此外，常用糖类化合物的紫外光谱在260nm和280nm处是否有吸收来判断样品中是否含有蛋白质和核酸。

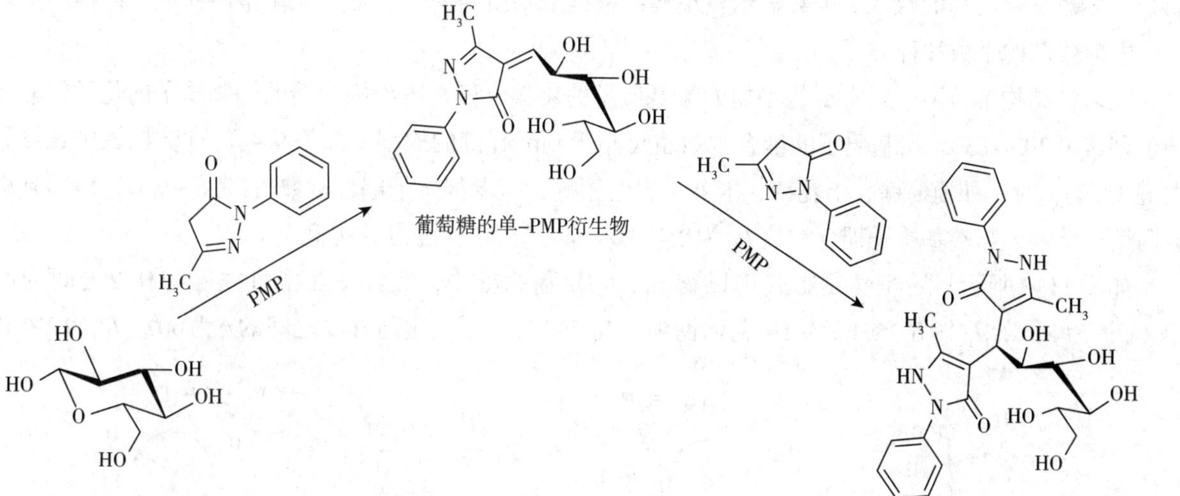

葡萄糖的单-PMP衍生物

葡萄糖的双-PMP衍生物

葡萄糖（Glc）

图11-1 PMP与葡萄糖的衍生化反应

二、红外光谱

红外光谱是分析多糖结构的辅助工具，用于糖苷键的构型的确定和糖链上取代官能团的识别。如图11-2所示，糖类化合物官能团的特征吸收峰为：3000～3500cm⁻¹显示一明显的宽峰，为O—H键伸缩振动吸收峰，这个区域有无吸收峰通常用于判断甲基化是否完全；2800～3000cm⁻¹为C—H键伸缩振动吸收峰；1200～1400cm⁻¹为C—H键弯曲振动吸收峰，这两区域有无吸收峰常用于初步判断是否为糖类化合物的关键峰；840cm⁻¹为α-糖苷键的特征吸收峰，890cm⁻¹为β-糖苷键的特征吸收峰；1100～1010cm⁻¹为C—O键伸缩振动吸收峰。如果在1100～1010cm⁻¹之间有三个吸收峰，为吡喃糖苷，如果仅有两个吸收峰，则为呋喃糖苷；在1730cm⁻¹左右有酯吸收峰，糖上可能有乙酰基。

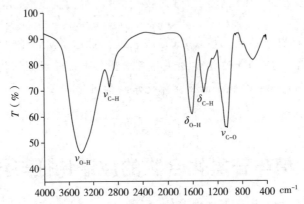

图11-2　糖类化合物官能团的特征吸收峰

三、核磁共振谱

（一）¹H NMR谱特征

1.端基质子　多糖的端基质子信号的化学位移值在δ_H 4.50～5.50之间，与糖残基上其他位置质子信号相比，端基质子信号位于相对低场，与其他质子信号相隔较远，容易辨认。端基质子信号受到H-2的耦合，多数显示特征的双峰，少数显示宽单峰。根据端基质子信号的个数和化学位移值可以推测出多糖分子中糖残基的个数和种类。

在多糖结构解析中，通常α-构型糖的端基质子的化学位移要比β-构型糖的端基质子的化学位移向低场位移δ_H 0.30～0.50。端基质子的耦合常数也可用于判断苷键的构型。如果单糖的优势构象中H-2为直立键（a键）时，如葡萄糖、半乳糖、木糖、岩藻糖等，当端基质子耦合常数$J_{1,2}$为6～9Hz，说明苷键为β-构型；反之，当端基质子耦合常数$J_{1,2}$为2～4Hz的时候，则苷键为α-构型。

如图11-3所示，从纽曼投影式可以得知，β-D-葡萄糖中，其H-1处于直立键与H-2之间的两面角（φ）为180°，$J_{1,2}$为6～9Hz；α-D-葡萄糖中，其H-1处于平伏键与H-2之间的φ为60°，$J_{1,2}$为2～4Hz。

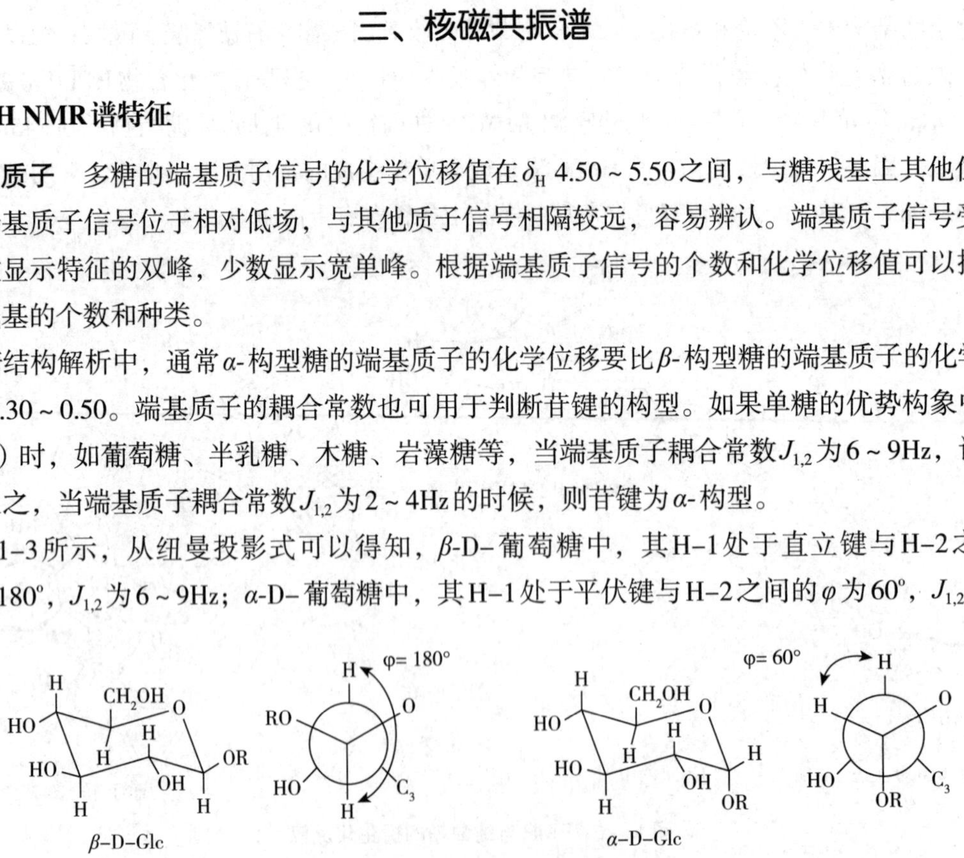

图11-3　葡萄糖的透视式和部分纽曼投影式

但对于H-2为平伏键（e键）的单糖，如鼠李糖、甘露糖等，由于它们所形成的苷键的α-构型和β-构型的耦合常数相近，故无法用端基质子的耦合常数来判断其的苷键构型。

多糖的¹H NMR通常在重水（D_2O）中测定，在δ_H4.70左右会产生一个HDO的残峰。该峰的强弱与D_2O试剂的质量有关。由于该峰正好落在端基质子的区域，会影响$^1H\ NMR$的解析。HDO信号会随着温度升高，化学位移向高场移动（0.01个化学位移单位）。因此可以通过改变温度的方法来解决这一问题。

2.非端基质子 除了端基质子，其他非端基氢质子信号多集中出现在$\delta_H 3.00 \sim 4.00$之间，区域小，谱峰重叠严重。此外，如果化学位移在$\delta_H 1.20 \sim 1.50$左右呈现甲基双峰信号，表明多糖结构中含有6-去氧糖；如果化学位移在$\delta_H 3.85$左右呈现三氢单峰，表明多糖结构中有甲氧基取代；如果化学位移在$\delta_H 2.00$左右呈现三氢单峰，表明多糖结构中有乙酰基取代。常见单糖的$^1H\ NMR$数据见（表11-1）。

表11-1 常见单糖的$^1H\ NMR$数据（δ_H）

单糖	H-1	H-2	H-3	H-4	H-5	H-6
α-D-glucopyranoside	5.23	3.54	3.72	3.42	3.84	3.76, 3.84
β-D-glucopyranoside	4.64	3.25	3.50	3.42	3.46	3.72, 3.90
α-D-galatopyranoside	5.22	3.78	3.81	3.95	4.03	3.69, 3.69
β-D-galatopyranoside	4.53	3.45	3.59	3.89	3.65	3.64, 3.72

（二）$^{13}C\ NMR$谱特征

与$^1H\ NMR$相比，$^{13}C\ NMR$具有较大的位移值范围，信号重叠现象较少，尤其是端基碳信号，对于推断多糖分子中糖残基的类型具有重要意义。

1.端基碳 多糖的端基碳信号的化学位移在$\delta_C 95.0 \sim 110.0$之间，根据端基碳信号的个数和化学位移值可以推测出多糖分子中糖残基的个数和苷键的构型。通常β-构型端基碳的化学位移比α-构型端基碳向低场位移$\delta_C 2.0 \sim 4.0$，可进一步确证氢谱分析的结构。但甘露糖和鼠李糖的α-构型和β-构型端基碳的化学位移几乎在同一位置，不能通过端基碳的化学位移来确定它们的相对构型。

在吡喃型糖中，可以根据端基碳与端基氢之间的偶合常数$^1J_{C_1-H_1}$确定苷键的构型。当端基质子处于平伏键（e键）时，其$^1J_{C_1-H_1}$为170～175Hz，为α-D或β-L型苷键；端基质子处于直立键（α键）时，其$^1J_{C_1-H_1}$为160～165Hz，为β-D或α-L型苷键。呋喃型糖则无法用$^1J_{C_1-H_1}$来判断其苷键的构型。

多糖的$^{13}C\ NMR$通常也在D_2O中测定，其参考标准除了作为内标的四甲基硅烷（TMS）外，还有氘代甲醇、氘代丙酮、氘代二甲亚砜和氘代二氧六环等。

2.非端基碳 除了端基碳，其他非端基碳信号多集中出现在$\delta_C 60.0 \sim 85.0$之间。糖环上某个位置的碳如果发生取代时，则化学位移向低场移动$\delta_C 6.0 \sim 7.0$，可确定糖链的连接位置；糖环上某个位置的碳如果发生硫酸基取代，则化学位移向低场移动$\delta_C 6.0 \sim 9.0$，可确定硫酸酯基的取代位置。

此外，如果化学位移在$\delta_C 16.0 \sim 18.0$出现甲基糖信号，为多糖结构中含有6-去氧糖；如果化学位移在$\delta_C 170 \sim 176$左右出现羧基碳信号，为多糖结构中含有糖醛酸；如果化学位移在$\delta_C 55.0 \sim 58.0$左右出现甲氧基碳信号，为多糖结构中含有甲氧基取代；如果化学位移在$\delta_C 170.0$和20.0左右出现乙酰基碳信号，为多糖结构中含有乙酰基取代。常见单糖及其甲苷的$^{13}C\ NMR$化学位移见（表11-2）。对于难以通过糖端基质子的偶合常数和端基碳的化学位移值来判断苷键构型的甘露糖、鼠李糖等可以通过比较糖上碳的化学位移值判断。从表11-2可以看出α和β-甘露糖、鼠李糖的C-3和C-5的化学位移值有明显的差别。

表11-2 常见单糖及其甲苷的 ^{13}C NMR数据（δ_{C}）

糖（苷）	C-1	C-2	C-3	C-4	C-5	C-6	OCH$_3$
α-D-glucopyranoside	92.9	72.5	73.8	70.6	72.3	61.6	
β-D-glucopyranoside	96.7	75.1	76.7	70.6	76.8	61.7	
Methyl-α-D-glucopyranoside	100.0	72.2	74.1	70.6	72.5	61.6	55.9
Methyl-β-D-glucopyranoside	104.0	74.1	76.8	70.6	76.8	61.8	58.1
α-D-galatopyranoside	93.2	69.4	70.2	70.3	71.4	62.2	
β-D-galatopyranoside	97.3	72.9	73.8	69.7	76.0	62.0	
Methyl-α-D-galatopyranoside	100.1	69.2	70.5	70.2	71.6	62.2	56.0
Methyl-β-D-galatopyranoside	104.5	71.7	73.8	69.7	76.0	62.0	58.1
α-D-mannopyranoside	95.0	71.7	71.3	68.0	73.4	62.1	
β-D-mannopyranoside	94.6	72.3	74.1	67.8	77.2	62.1	
Methyl-α-D-mannopyranoside	101.9	71.2	71.8	68.0	73.7	62.1	55.9
Methyl-β-D-mannopyranoside	101.1	71.4	74.0	67.9	77.4	62.2	58.2
α-L-rhamnoside	95.1	71.9	71.1	73.3	69.4	17.9	
β-L-rhamnoside	94.6	72.5	73.9	72.9	73.2	17.9	
Methyl-α-L-rhamnoside	102.6	72.7	72.1	73.8	69.5	18.6	
Methyl-β-L-rhamnoside	102.6	72.1	75.3	73.7	73.4	18.5	
α-D-arabinopyranoside	97.6	72.9	73.5	69.6	67.2		
β-D-arabinopyranoside	93.4	69.5	69.5	69.5	63.4		
Methyl-α-D-arabinopyranoside	105.1	71.8	73.4	69.4	67.3		58.1
Methyl-β-D-arabinopyranoside	101.0	69.4	69.9	70.0	63.8		56.3
Methyl-α-D-arabinofuranoside*	109.2	81.8	77.5	84.9	62.4		
Methyl-β-D-arabinofuranoside*	103.1	77.4	75.7	82.9	62.4		
α-D-xylopyranoside	93.1	72.5	73.9	70.4	61.9		
β-D-xylopyranoside	97.5	75.1	76.8	70.2	66.1		
Methyl-α-D-xylopyranoside	100.6	72.3	74.3	70.4	62.0		56.0
Methyl-β-D-xylopyranoside	105.1	74.0	76.9	70.4	66.3		58.3
α-D-fructopyranose	65.9	99.1	70.9	71.3	70.0	61.9	
β-D-fructopyranose	64.7	99.1	68.4	70.5	70.0	64.1	
α-D-fructofuranose	63.8	105.5	82.9	77.0	82.2	61.9	
β-D-fructofuranose	63.6	102.6	76.4	75.4	81.6	63.2	
α-D-ribopyranose	94.3	70.8	71.1	68.1	63.8		
β-D-ribopyranose	94.7	71.8	69.7	68.2	63.8		
α-D-ribofuranose	97.1	71.7	70.8	83.8	62.1		
β-D-ribofuranose	101.7	76.0	71.2	83.3	63.3		
α-D-talpyranose	96.1	72.2	66.6	71.1	72.6	63.0	
β-D-talpyranose	95.6	73.0	69.6	70.1	77.7	62.7	

续表

糖（苷）	C-1	C-2	C-3	C-4	C-5	C-6	OCH₃
α-D-altrpyranose	95.3	71.9	71.8	66.8	72.8	62.1	
β-D-altrpyranose	93.3	72.3	72.1	65.8	75.6	63.1	

注：*D₂O中测定。

3. 苷化位移　糖与苷元成苷后，苷元的α-C、β-C和糖的端基碳的化学位移值均发生了改变，这种改变称为苷化位移（glycosidation shift，GS）。苷化位移值与苷元的结构有关，与糖的种类关系不大。苷化位移在推测糖与苷元、糖与糖的连接位点方面具有重要的作用。糖与糖通过苷键相连虽然并不称为苷，但在研究其连接位点时，苷化位移仍然适用。糖与醇成苷后，苷与苷元相比α-C化学位移增大（向低场位移5~10个化学位移单位），β-C化学位移减小（向高场位移约2~5个化学位移单位）；苷与该糖的甲苷相比，端基碳化学位移减小（向高场位移1~7个化学位移单位）。酯苷和酚苷的苷化位移比较特殊，其α-C通常向高场位移。在被苷化的糖中，通常α-C的位移较大，β-C稍有影响，对其他碳则影响不大。

（三）2D NMR谱特征

在多糖的结构解析过程中较常用的2D NMR技术有HSQC、HMBC、¹H-¹H COSY、NOESY、TOCSY等。

1. HSQC　在图谱上反映直接相连的碳、氢之间的相关信号。可由糖残基的端基碳信号来确定其对应的端基氢信号。

2. HMBC　在图谱上反映氢质子和远程碳的相关信号。可由糖残基的端基氢信号与相连接的单糖连接处的碳信号的相关峰，用来确定糖残基之间的连接位置和连接顺序；也可由糖的端基氢与苷元α-碳信号的相关峰，用来确定糖与苷元的连接位置。

3. ¹H-¹H COSY　用来测定糖环上相邻两个氢质子之间的偶合关系。一般从端基质子出发，找出各个糖残基上其他位置的氢。

4. NOESY　用来测定糖环上在空间上满足一定条件的（一般两个间距小于0.5nm）两个氢质子之间的偶合关系。NOESY图谱可作为¹H-¹H COSY图谱的补充，确定两个糖残基之间的连接位置。

5. TOCSY　用来考察同一个自旋系统中所有氢之间的相关信息。单糖残基上的所有氢质子处于同一个自旋体系，理论上一个糖残基上所有氢质子间的相关信号都能够出现。即从某个氢质子信号出发，能够找到与它处于同一个自旋系统中所有质子的相关峰。

四、质谱

质谱技术用于多糖的结构测定主要用GC-MS来分析多糖的组成和糖残基的连接方式，在明确单糖组成后，可根据质谱裂解规律和该化合物的裂解碎片推测糖残基的连接顺序。在EI-MS中，常制备成全乙酰化物、全甲基化物或全三甲基硅醚化物等进行测定。近年来，随着电喷雾离子化（ESI）、快原子轰击电离（FAB）和基质辅助激光解吸电离（MALDI）等软电离质谱技术在出现，可用于研究多糖分子量和糖残基的连接顺序。尤其是MALDI-TOF-MS技术可准确、快速测定多糖的分子量。不仅能够得到多糖分子的准分子离子峰［M+H］⁺、［M+K］⁺、［M+Na］⁺等，还可能出现多电荷离子和依次断裂失去单糖残基的离子碎片峰。图11-4为从远志科远志属植物远志（*Polygala tenuifolia* Willd.）干燥根分离得到多糖PTP70-1-3的MALDI质谱图。质谱中 *m/z* 3211.067为准分子离子峰［M-H］⁻，则PTP70-1-3的分子量为3212Da。

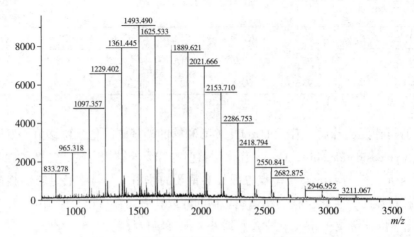

图11-4　远志多糖PTP70-1-3的MALDI质谱图

五、圆二色谱

ECD是一种可用于测定分子不对称结构的光谱法，是研究多糖高级结构的有效方法。多糖因缺少一般紫外区可提供的信息结构，通常进行衍生化或将多糖与刚果红络合后测定。如果多糖结构中含有生色团如糖醛酸、乙酸酯基、酰胺等取代的多糖，其构象的变化可导致光学活性如极化率、静态场量和发色团取向等变化。将具有生色团取代的多糖配制成一定浓度的水溶液，室温下进行ECD光谱分析，通过检测这些多糖取代生色基团的特征性变化来分析多糖的结构和构象变化。

 思考

如何通过核磁共振的方法来确定多糖分子中糖残基的苷键构型？

六、糖链一级结构解析程序

多糖化学结构复杂，多糖中的糖残基具有多种连接点，从而可以形成不同的直链和支链。多糖的结构分类沿用了蛋白质和核酸的分类方法，分为一级、二级、三级和四级结构。一级结构即初级结构，二、三、四级结构为高级结构。多糖的生物活性不仅与其一级结构有关，而且与其高级结构也有密切的关系。糖与苷的共性是糖链，在含有低聚糖的苷中，糖链的测定占主要地位，苷元的组成种类繁多、结构各异，苷元的结构测定方法会在后面的各节中一一介绍。本节重点介绍糖链一级结构的测定方法，通常包括纯度测定、分子量测定、单糖组成、单糖的绝对构型测定、糖残基的连接位置和顺序、糖残基的构型等内容。

若样品的Molisch反应呈阳性，提示含有糖或苷类成分。弗林反应或银镜反应呈阳性，表明存在还原糖。在样品水溶液中加入弗林试剂至不再产生沉淀，过滤，滤液再进行Molisch反应，若呈阳性，说明可能存在非还原性糖或苷。

（一）纯度测定

多糖是高分子化合物，其纯度不能用小分子化合物的标准判断，即使是一种多糖纯品，其微观也并不均一。通常所说的多糖纯品实质上是一定分子量范围的均一组分，它的纯度只代表相似链长的平均分布，用均一性表示。目前多糖纯度常用的测定方法有：超离心法、高压电泳法、凝胶柱色谱法、旋光测定法等。通常确定一种多糖的均一性，至少要用两种以上的方法才能确定其均一性。

1.凝胶柱色谱 凝胶柱色谱法是测定多糖纯度最常用的方法，重现性好，准确度高。现在一般采用高压液相色谱法，利用高压液相凝胶色谱柱，示差或蒸发光散射检测，如果显示为单一对称峰，则证明多糖为均一组分。

2.比旋度分析 比旋光度是化合物的一个重要的物理参数，对于单一的化合物来说，比旋光度在相同条件下，应该是一个定值，因此用不同比例的乙醇沉淀多糖，如果比旋光度不变，说明该多糖已达到一定的纯度。如从百合科黄精属植物玉竹（*Polygonatum odoratum*）的干燥根茎分离得到多糖POB-2-2。该多糖70%醇沉部位的比旋光度为–33.0（c=0.2，H_2O）；90%醇沉部位的比旋光度为–35.5（c=0.2，H_2O），两个醇沉部位多糖的比旋光度相差在5以内，同时高效凝胶渗透色谱法（HPGPC）结果显示POB-2-2为单一对称峰，说明POB-2-2为均一多糖。

3.超离心法 多糖溶液在超速离心状态下，会按照分子量由大到小的顺序依次被沉降出来。因此可以对多糖溶液进行密度梯度超离心。具体的步骤为将多糖样品用0.1mol/L NaCl或0.1mol/L Tris盐缓冲溶液配制成1%～5%的溶液，然后对溶液进行密度超离心，待转速达到60000r/min以上后，采用间隔式Schlierene扫描，如果得到单一峰，则说明多糖是均一组分。

4.电泳法 由于中性多糖导电性差、分子量大，在电场中移动的速度慢。多糖能与硼砂形成复合物，不同多糖–硼砂复合物具有不同的电荷，在电场的作用下相对迁移率不同，显色后，不同多糖在不同的位置出现色斑，故可用电泳法来测定多糖的纯度。

（二）分子量测定

单糖、寡糖及其苷的分子量测定目前常用质谱法。多糖的分子量只是一种统计平均值。多采用质谱法和凝胶色谱法来测定多糖的分子量。根据测定的分子量和单糖组成进一步确定多糖的一级结构重复单元中糖残基数目。

1.质谱法 由于糖苷类化合物难挥发、极性大、难以气化，在EIMS中，常制备成乙酰化、甲基化或三甲基硅醚化衍生物等进行测定。随着FDMS、FABMS和ESIMS等软电离质谱技术的出现，对于这类化合物分子量的测定已不需制备成衍生物。MALDI-TOF-MS主要用于多糖等高分子化合物的分子量测定，在测定分子质量及其分布时，选用与供试品分子结构性质相同或相似的对照品十分重要。

2.凝胶色谱法 凝胶色谱法是利用分子筛原理来进行多糖分子量的测定。根据不同分子量的多糖与洗脱液体积成一定关系，测定时需要一系列结构相似的已知分子量的多糖作标准曲线。然后由被测样品的洗脱液体积从标准曲线中求得其分子量。现多采用高效凝胶渗透色谱法（HPGPC）或高效排阻色谱法（HPSEC）。

（三）单糖组成分析

可将低聚糖、多糖或苷的苷键全部水解，以单糖标准品作对照，利用TLC、PC、GC和HPLC等方法对水解液中单糖的种类进行鉴定。由于糖类物质本身没有足够的挥发性，如果采用气相色谱法测糖类物质，在气相色谱分析前要预先将其转化成易挥发、对热稳定的衍生物。另外，糖类化合物无紫外吸收，PMP柱前衍生化HPLC法是检测单糖组成的常用方法。9种单糖标准品的PMP柱前衍生化HPLC图谱如图11-5a所示，从豆科骆驼刺（*Alhagi pseudalhagi* Desv.）地上部分分离得到的多糖APP90-2完全酸水解–PMP柱前衍生化HPLC图谱如图11-5b所示。分析结果可知，APP90-2是由甘露糖、鼠李糖、葡萄糖醛酸、半乳糖醛酸、葡萄糖、半乳糖、木糖和阿拉伯糖多种单糖组成的弱酸性杂多糖。

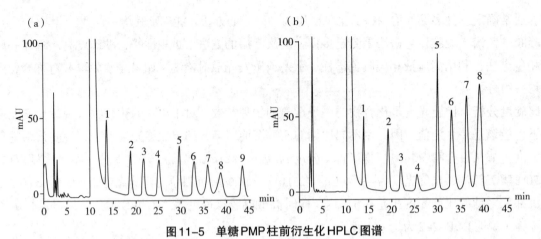

图11-5　单糖PMP柱前衍生化HPLC图谱

（a）9种单糖标准品衍生化的HPLC图谱；（b）多糖APP90-2酸水解的单糖衍生化的HPLC图谱

（1.甘露糖；2.鼠李糖；3.葡萄糖醛酸；4.半乳糖醛酸；5.葡萄糖；6.半乳糖；7.木糖；8.阿拉伯糖；9.岩藻糖）

（四）单糖绝对构型的测定

单糖的绝对构型习惯上以D、L表示。自然界中存在的单糖，多以D构型存在，也有少量L构型的存在。根据目前文献中的方法，确定单糖的绝对构型主要有旋光比较法、HPLC法、GC法。HPLC法是检测单糖绝对构型的常用方法。将单糖和手性试剂反应，制备成引入了一个新的手性中心的衍生物。常用的手性试剂为L-半胱氨酸甲酯盐酸盐。单糖标准品的衍生化D/L绝对构型的HPLC图谱如图11-6（a）所示，多糖APP90-2水解产物的衍生化D/L绝对构型的HPLC图谱如图11-6（b）所示。分析结果可知，骆驼刺多糖APP90-2是由D-甘露糖、L-鼠李糖、D-葡萄糖醛酸、D-半乳糖醛酸、D-葡萄糖、D-半乳糖、D-木糖和L-阿拉伯糖组成。

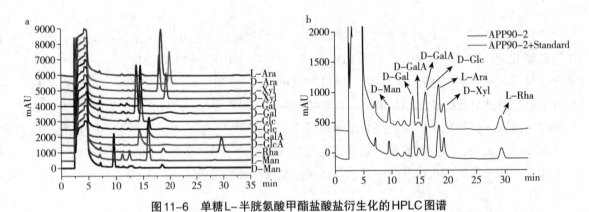

图11-6　单糖L-半胱氨酸甲酯盐酸盐衍生化的HPLC图谱

（a）单糖标准品衍生化的HPLC图谱；（b）多糖APP90-2酸水解的单糖衍生化的HPLC图谱

（五）糖连接位置的测定

糖连接位置的测定可采用甲基化法，然后水解苷键，利用GC对水解产物进行定性、定量分析，获知单糖的种类、甲基化位置及各单糖的比例。具有游离羟基的位置即是糖的连接位点。

多糖的甲基化要保证多糖分子中所有羟基完全甲基化。常用红外光谱法检测甲基化是否完全，如果样品分子中的所有羟基被完全甲基化，其在红外光谱中3000～3500cm⁻¹间的羟基伸缩振动吸收峰会完全消失。如果多糖结构中含有糖醛酸，在甲基化之前，先要将糖醛酸还原。

对于全甲基化的多糖，首先用90%的甲酸水解，然后用2mol/L的三氟乙酸水解。水解条件要温和，否则易发生甲基化和降解反应。水解还原后的甲基化单糖残基中本来以糖苷键存在的羟基被游离出来，再将新生成的羟基乙酰化，以 β-1,3 葡聚糖为例，其完全甲基化、完全酸水解、还原、乙酰化步骤见图 11-7所示。得到部分甲基化的糖醇乙酰酯（PMAA）衍生物，然后经 GC-MS 进行分析，根据出峰顺序和离子碎片信息与 Complex Carbohydrate Research Center（CCRC）数据库的标准 PMAA 图谱进行归属，根据质谱图的质荷比（m/z）和丰度即可以获得各个糖残基的组成及比例。各种单糖甲基化衍生物的基峰均为43，为 CH_3CO^+。被甲基化、乙酰化的单糖分子中，带有甲氧基的碳原子容易与相邻碳原子间发生断裂，形成正离子。端基糖残基的标准 PMAA 图谱总结见图 11-8所示。

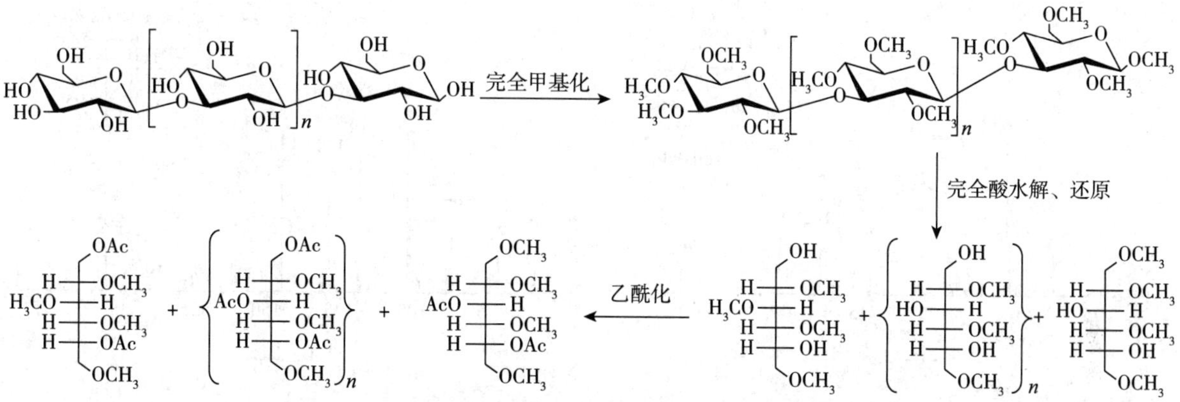

图 11-7　β-1,3 葡聚糖甲基化、水解、还原及乙酰化流程图

简单的低聚糖及其苷可通过苷化位移在推测糖与苷元、糖与糖的连接位点。该方法只适用于那些双糖及特殊的寡糖或多糖（如均为1,3、1,2、1,4等连接的同种寡糖或多糖），对于三糖以上的糖则需要通过其他方法如分步分解等才能确定糖链的结构。

在 HMBC 谱中找到糖中与苷键相连的 C 上的 H 和苷元 α-C 之间的相关峰，以及与苷键相连的糖上的 C 和苷元中 α-C 上的 H 之间的相关峰，以此确定糖与苷元、糖与糖的连接位点。

（六）糖连接顺序的测定

1. 部分酸水解　早期解决糖链连接顺序的方法主要是部分水解法，将大分子的糖链水解成较小的片段，通过控制酸的浓度、反应温度、反应时间等达到不同程度的部分酸水解，对部分酸水解后的产物经透析，将透析内液和外液分别利用 MS、NMR 等技术进行结构分析（包括糖的连接位点、连接顺序、苷键构型等）。通常来说呋喃型糖较吡喃型易水解，位于链末端的糖苷键和支链上的糖苷键易于水解，1,6-糖苷键相对其他连接方式的糖苷键难水解，构成糖链的主链重复结构的部分和糖醛酸等难水解。

2. Smith 降解反应　反应条件温和，易得到原苷元，特别适合苷元不稳定的苷和碳苷的裂解。但对于苷元上有邻二醇羟基或易被氧化的基团的苷则不能应用，因为过碘酸在氧化糖的同时也会将这些基团氧化。通过检测过碘酸裂解反应的产物可以推测糖残基之间的连接方式。

过碘酸裂解法所用的试剂是 $NaIO_4$ 和 $NaBH_4$。1,2-连接葡萄糖经 Smith 降解产生甘油；1,3-连接葡萄糖不能被高碘酸氧化；1,4-连接葡萄糖经 Smith 降解产生赤藓醇和乙二醇；1,6-连接葡萄糖或分支末端的葡萄糖经 Smith 降解产生甘油和乙二醇。

3. 质谱-质谱　是研究低聚糖及苷中糖连接顺序的有力工具，在明确单糖组成后，可根据质谱裂解规律和该化合物的裂解碎片推测糖链的连接顺序。值得注意的是，此时低聚糖及苷中的糖不能是同一类糖（如六碳醛糖、五碳醛糖、甲基五碳糖等）。否则因所丢失的质量相等，无法推断糖的连接顺序。

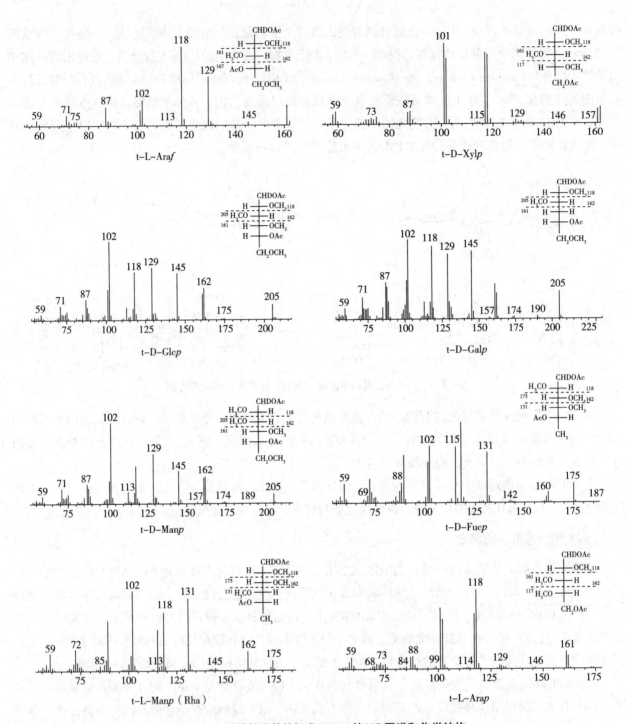

图11-8　端基糖残基的标准PMAA的MS图谱和化学结构

4. 核磁共振谱　测定糖连接顺序最常用的方法是NMR法，利用苷化位移、HMBC谱确定糖的连接顺序。在运用NMR确定糖链结构时，往往是各种化学手段、谱学信息的优势互补、相互印证、综合分析才能得出正确、全面的结论，其中糖中各个碳、氢信号的正确归属尤为重要。

?　**思考**

如何判断一个多糖的纯度？

七、多糖的高级结构

多糖的二、三、四级结构称为多糖的高级结构。多糖的高级结构对其生物功能有着重要的影响。多糖高级结构研究的主要内容有多糖的各种分子质量及其分布、链的尺寸及状态、主链和侧链的相互作用以及多糖分子的形貌特征等。用于研究多糖高级结构的方法主要包括刚果红实验、X线衍射、圆二色谱分析、黏度法、分散射法、尺寸排阻色谱、原子力显微镜、透射电镜和示差扫描量热法等。

药知道

肝　素

肝素（heparin）是从肝脏组织中发现的一种酸性黏多糖，是一种天然抗凝血剂，广泛分布在哺乳动物的肝、肺、肠黏膜、心、胰脏等组织中。肝素是由2-O-硫酸-α-L-艾杜糖醛酸和6-O-硫酸-N-硫酸-α-D-葡萄糖胺组成的三硫酸二糖的重复单元构成"规则区"，是肝素结构的主要部分。肝素具有不同链长的多糖链的混合物，分子量在3~30kDa，平均分子量约12kDa。肝素在临床上一直是主要的抗凝药物，可抑制凝蛋白酶原变成凝血酶，是防治深层静脉血栓形成等血栓栓塞性疾病的首选药物。随着研究的不断深入，发现肝素不仅具有抗凝、抗血栓的作用，还具有抑制平滑肌细胞增殖、抗炎、抗肿瘤及抗病毒等生物学功能。

八、结构解析实例

（一）多糖类化合物结构解析实例

中药远志为远志科植物远志（*Polygala tenuifolia* Willd.）的干燥根。味苦、辛、温，归心、肾、肺经，具有安神益智、交通心肾、祛痰、消肿功效，用于心肾不交引起的失眠多梦、健忘惊悸、神志恍惚、咳痰不爽、疮疡肿毒、乳房肿痛。

远志多糖PTBP-1-3（11-1），为白色的粉末（水）。经高效凝胶渗透色谱和比旋光度法验证其纯度，表明PTBP-1-3为均一多糖。经高效凝胶渗透色谱法测定其分子量为7.2 KDa。PTBP-1-3经完全酸水解-PMP柱前衍生化HPLC分析，与混合单糖标准品的衍生物对照可知，PTBP-1-3是由甘露糖、鼠李糖、葡萄糖、半乳糖、木糖和阿拉伯糖组成。绝对构型分析结构表明，PTBP-1-3由D-甘露糖、L-鼠李糖、D-葡萄糖、D-半乳糖、D-木糖和L-阿拉伯糖组成。

将甲基化后的PTBP-1-3进行红外光谱分析，图谱中在3600~3200cm^{-1}区间的羟基峰消失，而在2934cm^{-1}处甲基峰增强，表明PTBP-1-3甲基化完全，可以进行下一步分析。

PTBP-1-3经过甲基化、酸水解、NaBH$_4$还原、乙酰化处理，获得各单糖的衍生物进行GC-MS分析。这些衍生物受到电子轰击时分子裂解有一定的规律，即带有甲氧基的碳原子容易与相邻碳原子间发生开裂形成正离子，如1,4,5-三乙酰基-2,3-二-O-甲基-L-阿拉伯糖醇的主要离子碎片裂解途径如图11-9所示。经GC-MS分析与CCRC数据库对比可知PTBP-1-3含有15种糖残基，分别命名为糖残基A-R。据此推测出PTBP-1-3的单糖组成及其比例、各单糖的绝对构型和糖残基之间的连接位点（表11-3）。

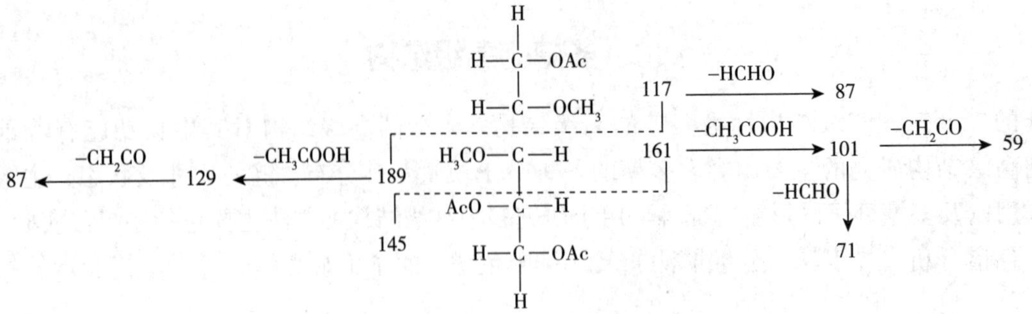

图11-9　糖残基→5)-L-Araf-(1→的衍生物主要离子碎片裂解途径

表11-3　PTBP-1-3衍生物的质谱分析

PMAA	Type of linkage	Molar ratios	Mass fragments（m/z）
1,4-di-O-acetyl-2,3,5-tri-O-methyl-L-arabinitol	L-Araf-（1→A	7.5	43, 59, 71, 87, 101, 117, 129, 145,161
1,3,4-tri-O-acetyl-2,5-di-O-methyl-L-arabinitol	→3）-L-Araf-（1→B	3.3	43, 58, 71, 85, 87, 99, 117, 129, 159, 233
1,4,5-tri-O-acetyl-2,3-di-O-methyl-L-arabinitol	→5）-L-Araf-（1→D	6.3	43, 57, 71, 87, 99, 101, 117, 129, 189
1,3,4,5-tetra-O-acetyl-2-O-methyl-L-arabinitol	→3,5）-L-Araf-（1→E	2.4	43, 57, 71, 85, 87, 99, 117,127, 159, 201, 261
1,2,4,5-tetra-O-acetyl-3-O-methyl-L-arabinitol	→2,5）-L-Araf-（1→F	3.6	43, 59, 71, 87, 99,113, 117, 129, 173,189
1,5-di-O-acetyl-2,3,4-tri-O-methyl-D-xylitol	D-Xylp-（1→G	4.2	43, 57, 71, 87, 101, 117, 131, 145, 161
1,2,3,4,5-penta-O-acetyl-D-xylitol	→2,3,4）-D-Xylp-（1→I	1.7	43, 61, 73,85, 101, 115, 129, 145, 159, 175, 187, 217
1,5-di-O-acetyl-2,3,4-tri-O-methyl-L-mannitol	L-Rhap-（1→J	1.4	43, 59, 72, 89, 101, 113, 117, 131, 145, 161, 175
1,5-di-O-acetyl-2,3,4,6-tetra-O-methyl-D-galactitol	D-Galp-（1→K	3.5	43, 59, 71, 87, 102, 117, 129, 145, 161, 173, 205
1,4,5-tri-O-acetyl-2,3,6-tri-O-methyl-D-galactitol	→4）-D-Galp-（1→L	5.6	43, 59, 71, 85, 87, 99, 101, 113, 117, 129, 131, 157, 173, 233
1,5,6-tri-O-acetyl-2,3,4-tri-O-methyl-D-galactitol	→6）-D-Galp-（1→M	1.3	43, 59, 71, 85, 99,101, 117, 129, 143,161, 189, 233
1,5,6-tri-O-acetyl-2,3,4-tri-O-methyl-D-glucitol	→6）-D-Glcp-（1→N	2.0	43, 57, 71, 87, 99,101, 117, 129, 145, 161, 189, 233
1,3,5,6-tetra-O-acetyl-2,4-di-O-methyl-D-glucitol	→3,6）-D-Glcp-（1→P	2.4	43, 59, 74, 87, 101, 117, 129, 139, 159, 173, 189, 233
1,5,6-tri-O-acetyl-2,3,4-tri-O-methyl-D-mannitol	→6）-D-Manp-（1→Q	1.0	43, 59, 71, 87, 99, 101, 117, 129, 143, 161, 173, 189, 233
1,2,4,5-tetra-O-acetyl-3,6-di-O-methyl-D-mannitol	→2,4）-D-Manp-（1→R	1.9	43, 59, 73, 87, 99, 113, 129, 143, 173, 189, 233

　　PTBP-1-3的¹H NMR、¹³C NMR、HSQC及HMBC谱如图11-10至11-13所示。结合NMR数据和GC-MS结果对PTBP-1-3进行碳氢信号归属。通过¹H NMR和¹³C NMR端基的化学位移及偶合常数确定各苷键的构型。呋喃型糖残基的端基碳化学位移在δ_C105.0～110.0范围内，由于α型呋喃阿拉伯糖的端基碳具有高化学位移的特征，故将δ_C106.0～109.0的信号归属为α型呋喃阿拉伯糖的端基碳信号。PTBP-1-3的氢谱中δ_H5.10在端基氢区域中信号最强，结合GC-MS中单糖比例的信息，将其归属为α-L-Araf-（1→的端基氢信号。由HSQC谱可知δ_H5.10与δ_C107.5相关，提示为α-L-Araf-（1→的端基信号。由HMBC谱

可知δ_H5.10（H-1）与δ_C81.8（C-2）、76.9（C-3）和84.2（C-4）远程相关，再由HSQC谱可知δ_H4.14与δ_C81.4相关，提示为α-L-Ara$f$-（1→的H-2/C-2信号。由HMBC谱可知δ_H4.14（H-2）与δ_C76.9（C-3）和84.2（C-4）远程相关，以此类推对α-L-Ara$f$-（1→中其他碳、氢进行信号归属。同理，在HSQC谱中相关信号δ5.26/109.4、δ5.18/107.1、δ5.19/107.0、δ5.24/106.5、δ4.67/104.7、δ4.65/104.4、δ4.87/99.8、δ4.49/101.9、δ5.10/101.0、δ5.17/98.0、δ5.08/98.4、δ5.27/97.9、δ5.02/100.5和δ4.63/101.3分别归属为→3)-α-L-Ara$f$-（1→、→5)-α-L-Ara$f$-（1→、→3,5)-α-L-Ara$f$-（1→、→2,5)-α-L-Ara$f$-（1→、β-D-Xyl$p$-（1→、→2,3,4)-β-D-Xyl$p$-（1→、α-L-Rha$p$-（1→、β-D-Gal$p$-（1→、→4)-α-D-Gal$p$-（1→、→6)-α-D-Gal$p$-（1→、→6)-α-D-Glc$p$-（1→、→3,6)-α-D-Glc$p$-（1→、→6)-α-D-Man$p$-（1→、→2,4)-β-D-Man$p$-（1→的端基信号。

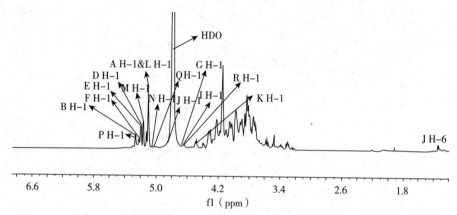

图11-10　多糖PTBP-1-3的^{1}H NMR谱（D$_2$O，500MHz）

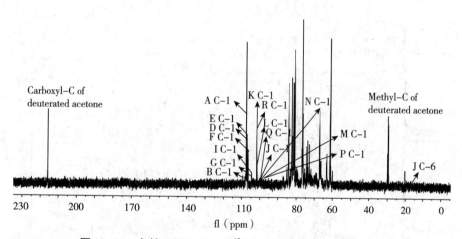

图11-11　多糖PTBP-1-3的^{13}C NMR谱（D$_2$O，125MHz）

　　通过HMBC谱对各个糖残基的连接位点和连接顺序进行进一步分析。相关峰δ5.10/83.5（A H-1/B C-3）可推出糖残基A与糖残基B以A1→3B的方式相连。同理，相关峰δ5.10/84.0（A H-1/E C-3）、δ5.10/76.5（A H-1/I C-4）、δ5.17/83.5（M H-1/B C-3）、δ5.26/80.9（B H-1/P C-3）、δ4.08/109.4（R H-2/B C-1）、δ5.24/66.9（F H-1/D C-5）、δ3.91/107.1（N H-6/D C-1）、δ5.19/76.6（E H-1/R C-4）、δ5.27/66.7（P H-1/E C-5）、δ4.18/104.4（F H-2/I C-1）、δ5.10/87.0（L H-1/F C-2）、δ3.90/101.3（F H-5/R C-1）、δ4.67/77.2（G H-1/I C-2）、δ4.67/77.6（G H-1/L C-4）、δ4.15/101.9（I H-3/K C-1）、δ3.80/101.9（Q H-6/K C-1）、δ3.92/99.8（M H-6/J C-1）、δ5.08/66.8（N H1/P C-6）和δ4.08/100.5（R H-2/Q C-1）可推出糖残基A与糖残基E以A1→3E的方式相连、糖残基A与糖残基I以A1→4I的方式相连、糖残基M与糖残基B以M1→3B的方式相连、糖残基B与糖残基P以B1→3P的方式相连、糖残基R与糖残基B以R2→1B的方式

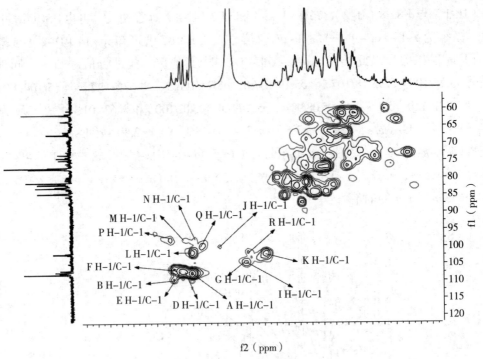

图11-12 多糖PTBP-1-3的HSQC谱

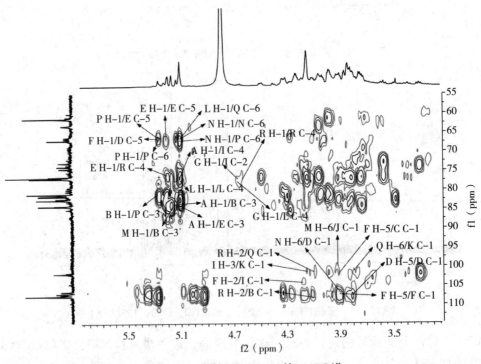

图11-13 多糖PTBP-1-3的HMBC谱

相连、糖残基F与糖残基D以F1→5D的方式相连、糖残基N与糖残基D以N6→1D的方式相连、糖残基E与糖残基R以E1→4R的方式相连、糖残基P与糖残基E以P1→5E的方式相连、糖残基F与糖残基I以F2→1I的方式相连、糖残基L与糖残基F以L1→2F的方式相连、糖残基F与糖残基R以F5→1R的方式相连、糖残基G与糖残基I以G1→2I的方式相连、糖残基G与糖残基L以G1→4L的方式相连、糖残基I与糖残基K以I3→1K的方式相连、糖残基Q与糖残基K以Q6→1K的方式相连、糖残基M与糖残基J以M6→1J的方式相连、糖残基N与糖残基P以N1→6P的方式相连、糖残基R与糖残基Q以R2→1Q

的方式相连。而相关峰δ4.63/76.6（R H–1/R C–4）表明糖残基R的O–1与糖残基R的C–4相连，说明PTBP–1–3中存在重复的糖残基R。同理，相关峰δ5.19/66.7（E H–1/E C–5）、δ3.90/106.5（F H–5/F C–1）、δ5.10/77.6（L H–1/L C–4）、δ5.08/66.7（N H–1/N C–6）和δ5.27/66.8（P H–1/P C–6）表明PTBP–1–3中存在重复的糖残基E、糖残基F、糖残基L、糖残基N和糖残基P，如表11–4所示。

表11–4　多糖PTBP–1–3糖残基的 ^{1}H NMR和 ^{13}C NMR数据归属

Glycosyl residues	Chemical shift (δ_H、δ_C)					
	H–1 C–1	H–2 C–2	H–3 C–3	H–4 C–4	H–5 C–5	H–6 C–6
α-L-Araf– (1→A	5.10	4.14	3.81	3.99	3.73/3.83	
	107.5	81.8	76.9	84.2	61.3	
→3) -α-L-Araf– (1→B	5.26	4.13	3.98	3.98	3.74/3.84	
	109.4	81.7	83.5	83.9	61.7	
→5) -α-L-Araf– (1→D	5.18	4.15	3.82	3.99	3.81/3.91	
	107.1	81.7	77.2	84.0	66.9	
→3,5) -α-L-Araf– (1→E	5.19	4.16	3.99	3.99	3.83/3.95	
	107.0	81.6	84.0	84.2	66.7	
→2,5) -α-L-Araf– (1→F	5.24	4.18	3.80	4.06	3.81/3.90	
	106.5	87.0	76.5	84.4	66.8	
β-D-Xylp– (1→G	4.67	3.79	3.96	3.61	3.82/3.92	
	104.7	73.9	77.1	71.1	66.1	
→2,3,4) –β-D-Xylp– (1→I	4.65	3.96	4.15	3.69	3.81/3.91	
	104.4	77.2	81.5	76.5	66.7	
α-L-Rhap– (1→J	4.87	3.96	3.80	3.72	3.66	1.33
	99.8	73.3	72.5	74.3	69.8	16.9
β-D-Galp– (1→K	4.49	3.66	3.57	3.92	3.96	3.73/3.84
	101.9	72.6	73.9	70.1	76.6	61.8
→4) -α-D-Galp– (1→L	5.10	3.78	3.73	3.98	3.71	3.74/3.84
	101.0	70.4	69.6	77.6	71.9	61.5
→6) -α-D-Galp– (1→M	5.17	3.77	3.67	3.78	3.93	3.80/3.92
	98.0	70.0	70.9	70.5	72.6	66.9
→6) -α-D-Glcp– (1→N	5.08	3.68	3.72	3.43	3.95	3.81/3.91
	98.4	72.8	74.5	71.4	73.4	66.7
→3,6) -α-D-Glcp– (1→P	5.27	3.69	3.76	3.44	3.94	3.80/3.91
	97.9	72.8	80.9	71.2	73.2	66.8
→6) -α-D-Manp– (1→Q	5.02	3.78	3.68	3.44	3.66	3.69/3.80
	100.5	70.8	71.9	69.2	73.4	66.7
→2,4) –β-D-Manp– (1→R	4.63	4.08	3.80	3.80	3.56	3.73/3.83
	101.3	77.2	73.5	76.6	76.6	62.2

综合分析PTBP–1–3的单糖组成测定、GC–MS和NMR结果，可知PTBP–1–3结构中含有→3) -α-L-Araf– (1→ (B)、→5) -α-L-Araf– (1→ (D)、→3,5) -α-L-Araf– (1→ (E)、→2,5) -α-L-Araf– (1→ (F)、→2,3,4) -β-D-Xylp– (1→ (I)、→4) -α-D-Galp– (1→ (L)、→6) -α-D-Galp– (1→ (M)、→6) -α-D-Glcp– (1→ (N)、→3,6) -α-D-Glcp– (1→ (P)、→6) -α-D-Manp– (1→ (Q) 和→2,4) -β-D-Manp– (1→ (R)，末端糖残基为α-L-Araf– (1→ (A)、β-D-Xylp– (1→ (G)、α-L-Rhap– (1→ (J) 和β-D-Galp– (1→ (K)、预测PTBP–1–3的一级结构如图11–14所示。

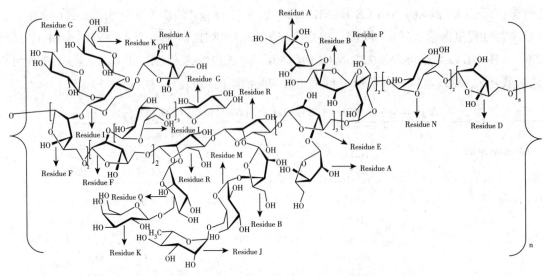

图 11-14　多糖 PTBP-1-3 的一级结构

（二）苷类化合物结构解析实例

化合物 11-2，从夹竹桃科植物海杧果（*Cerbera manghas* L.）叶分离得到，为淡黄色粉末（甲醇）。Molisch 反应阳性。ESI-MS 给出分子离子峰 *m/z* 403.1［M-H］$^-$。化合物 11-2 的 ^{1}H NMR 谱（图 11-15）可观察到 2 个烯氢信号 δ_H7.50（1H, s, H-3）和 5.71（1H, d, *J*=1.5Hz, H-7），1 个氧化的次甲基氢信号 δ_H5.56（1H, d, *J*=5.6Hz, H-1）和 1 个氧化的亚甲基信号 δ_H4.24（1H, d, *J*=14.2Hz, H-10）以及 1 个甲氧基 δ_H3.75（3H, s）。此外，还可以观察到糖的端基质子信号 δ_H 4.64（1H, d, *J*=7.8Hz, H-1′）。化合物 11-2 的 ^{13}C NMR（图 11-16）共显示该化合物具有 17 个碳信号，其中包括 1 个甲氧基碳信号 δ_C 51.7（OCH$_3$），2 个亚甲基信号［其中包括 1 个连氧亚甲基信号 δ_C 61.0（C-10）］，3 个次甲基信号［其中包括 2 个烯烃次甲基信号 δ_C 154.4（C-3）、126.7（C-7）和 1 个含氧次甲基信号 δ_C 96.9（C-1）］和 5 个季碳［包括 2 个烯烃季碳 δ_C 114.5（C-4）、142.0（C-8），1 个含氧季碳 δ_C 76.4（C-5）和 1 个羰基 δ_C 168.3（C-11）］，还包括 1 组葡萄糖残基信号［δ_C 100.0（C-1′）、74.6（C-2′）、77.6（C-3′）、71.5（C-4′）、78.4（C-5′）和 62.7（C-6′）］。

化合物 11-2 中糖基的种类通过酸水解后与标准单糖进行 TLC 对比确定。取 0.5mg 化合物 11-2，加入 1mol/L 盐酸 1 ml 在 80℃水解 2 小时，水解产物经乙酸乙酯萃取，取水层，浓缩后与标准的 D-葡萄糖共 TLC 进行分析，展开剂为正丁醇-丙酮-吡啶-水（2∶2∶1∶1），显色剂为茴香醛。化合物 11-2 中糖绝对构型通过酸水解-衍生化后与标准单糖进行 HPLC 对比确定。取上述水解产物经乙酸乙酯萃取后的水层进行衍生化：水溶性部分溶于含有 0.5mg L-半光氨酸甲酯盐酸盐的 0.1 ml 吡啶中，60℃反应 1 小时，向反应液中加入 0.1 ml 的邻甲苯异硫氰酸酯（*O*-tolylisothiocyanate），继续在 60℃反应 1 小时。溶剂挥干，产物进行 HPLC 分析，D-葡萄糖、L-葡萄糖标准单糖进行相同的衍生化反应并进行 HPLC 分析。TLC 和 HPLC 结果表明化合物 11-2 水解产物中有 D-葡萄糖。

以上数据提示该化合物 11-2 为环烯醚萜苷类化合物，将化合物 11-2 的 NMR 数据与文献报道的 theviridoside 的数据基本一致，故鉴定该化合物为 theviridoside（图 11-17），对其核磁信号归属如表 11-5 所示。

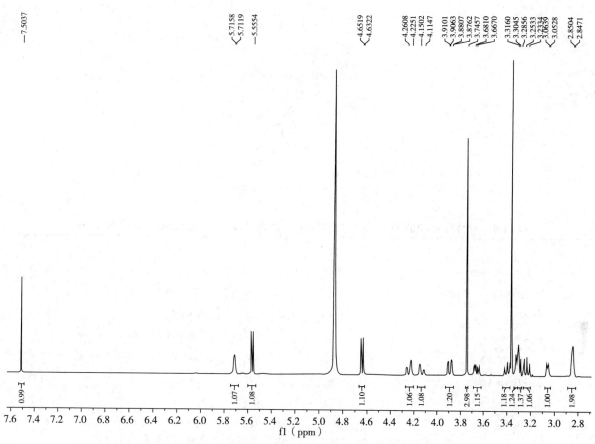

图11-15 化合物11-2的 ^{1}H NMR谱（CD$_3$OD，500MHz）

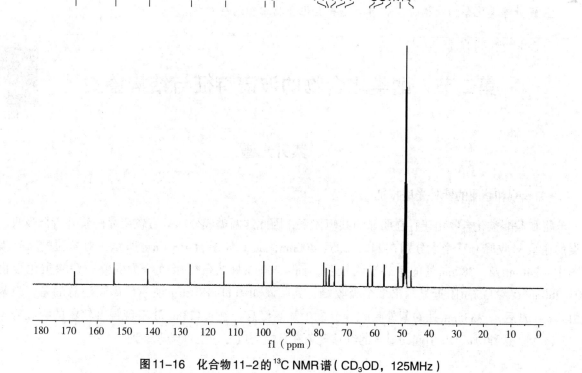

图11-16 化合物11-2的 ^{13}C NMR谱（CD$_3$OD，125MHz）

图11-17 化合物11-2的结构式

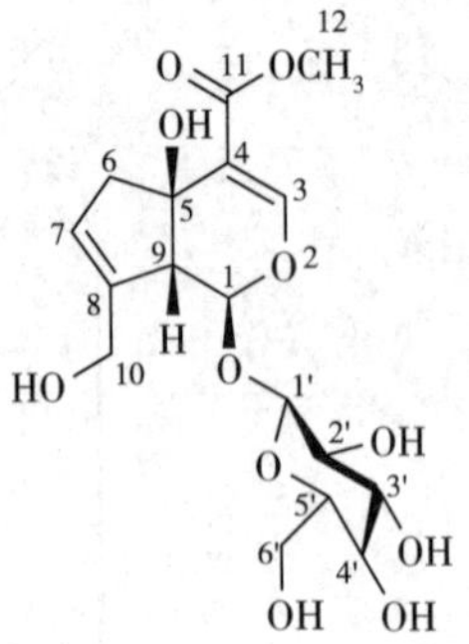

表11-5 化合物11-2的 ^{1}H（CD₃OD,500MHz）及 ^{13}C（CD₃OD, 125MHz）NMR信号归属

No.	δ_H	δ_C	No.	δ_H	δ_C
1	5.56（d, 5.6）	96.9	11	–	168.3
3	7.50（s）	154.0	–OCH₃	3.75（3H, s）	51.7
4	–	114.5	1′	4.64（d, 7.8）	100.0
5	–	76.4	2′	3.23（dd, 10.0, 8.0）	74.6
6	2.85（d, 1.5）	46.9	3′	3.39（t, 8.6）	77.6
7	5.71（d, 1.5）	126.7	4′	3.30（m）	71.5
8	–	142.0	5′	3.30（m）	78.4
9	3.06（d, 4.8）	56.7	6′	3.89（dd, 12.0, 1.8）	62.7
10	4.24（d, 14.2），4.13（d, 14.2）	61.0		3.66（dd, 12.0, 5.6）	

？ 思考

在解析苷类化合物结构时，如何确定苷类化合物中糖的绝对构型？

第二节 醌类化合物的波谱特征与结构鉴定

PPT

一、紫外光谱

（一）苯醌和萘醌的紫外光谱特征

苯醌和萘醌类化合物由于存在明显的共轭体系，因此这两类成分均具有较明显的紫外特征吸收。苯醌类的主要吸收峰有三个，分别在240、285、400nm附近。如图11-18（a）所示，对苯醌的紫外吸收谱图中～240nm及～280nm处的紫外吸收较强，而～400nm处的紫外吸收峰为弱峰。萘醌类化合物在240～260nm及～335nm附近显示出多个吸收峰，其归属如图11-18（b）所示。需要注意的是，当苯环上引入α-OH后，～335nm处的紫外吸收峰会发生显著红移，在～423nm处出现强度较弱的吸收峰［图11-18（c）］。这种由α-OH引起的显著的红移现象在蒽醌类成分中也可以观察到。

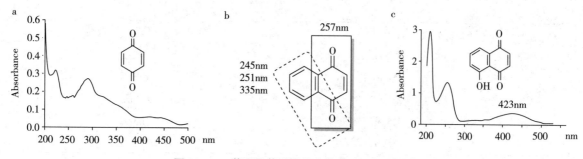

图 11-18　苯醌及萘醌类化合物紫外吸收峰特征

（a）对苯醌的紫外吸谱图；（b）萘醌类化合物紫外吸收峰归属；（c）胡桃醌的紫外吸收谱图

（二）蒽醌的紫外光谱特征

蒽醌类化合物的母核会产生四个吸收峰，四个吸收峰所对应的结构片段如图11-19（a）所示。蒽醌类化合物多被羟基取代，而羟基蒽醌多在 ~230nm 处给出一个强的吸收峰。例如大黄素的紫外吸收谱图在 ~230nm 处显示出一个强的吸收峰［图11-19（b）］。因而通常认为羟基蒽醌类化合物有五个主要吸收带。然而，实测紫外谱图中的吸收曲线通常较为复杂，五个主要吸收带并不能被完全清晰地识别，因此解析该类成分的紫外谱图时常根据 ~230nm、~275nm、~405nm 处的吸收波长推测取代基情况，尤其是羟基取代情况。如羟基取代对 ~405nm 处的紫外吸收影响较为显著。其中，单独 α-OH 取代会在 400~420nm 处产生吸收峰；而1,5-二羟基取代产生相应吸收峰的位置在418~440nm；1,8-二羟基产生的吸收峰在430~450nm；1,4-二羟基产生的吸收峰则会红移到470~500nm 处。此外，还有一些更为细致的经验规律可以作为参考，如当蒽醌母核上有 β-OH 取代时，通常会在260~295nm 处显示出 lgε 值大于4.1的吸收峰。然而，实际情况下由于蒽醌类化合物紫外吸收峰的峰位会出现较多的"例外"。因而需要多种波谱学方法联合应用来确定蒽醌化合物的羟基取代位置。各类醌类化合物的紫外吸收特征见表11-6。

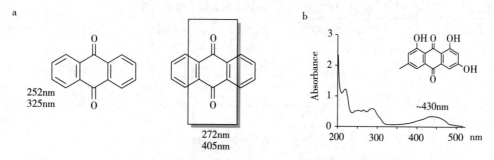

图 11-19　蒽醌类化合物紫外吸收峰特征

（a）蒽醌类化合物紫外吸收峰归属；（b）大黄素的紫外吸收谱

表 11-6　各类醌类化合物的紫外吸收特征

	波长	强度	其他
苯醌	~230nm	强	不容易辨认
	~275nm	中强	容易辨认
	~405nm	弱	容易辨认
1,4-萘醌	~235nm	中强	苯环引起
	~251nm	中强	苯环引起
	~257nm	中强	主要受醌环取代基影响
	~335nm	弱	引入 α-OH 后红移，容易辨认

续表

	波长	强度	其他
蒽醌	~232nm	强	—
	~252nm	中强	苯环引起
	~272nm	中强	醌环引起
	~325nm	中强	苯环引起
	~405nm	弱	醌环引起

二、红外光谱

醌类成分的红外光谱特征集中体现在由羰基及羟基引起的C＝O和O—H伸缩振动吸收峰。其中，应用O—H伸缩振动吸收峰判断羟基为游离或缔合情况时需注意样品在测试时是否充分进行了干燥处理，以避免样品中所含水分对3300cm^{-1}附近区域信号的干扰。

对于羟基蒽醌的结构解析，羰基引起的C＝O伸缩振动吸收峰的数目及波数对α-OH存在与否及存在数量的判断具有较高的实用价值，实际工作中可以协同氢谱中活泼氢信号来共同判断α-OH的取代情况。具体规律如下（表11-7）：①结构中无α-OH取代，则$v_{C=O}$普遍出现在1678~1653cm^{-1}区域；②结构中有1个α-OH取代，则α-OH可以与其同侧相邻的羰基形成分子内氢键，使羰基的键力常数降低以致$v_{C=O}$出现在~1630cm^{-1}附近。而与α-OH异侧且距离较远的羰基由于不受到α-OH的影响，其$v_{C=O}$出现在~1660cm^{-1}附近；③1,4-或1,5-二羟基取代的蒽醌，由于结构具有对称性，在1645~1608cm^{-1}区域只出现一个$v_{C=O}$信号；④1,8-二羟基取代的蒽醌与1个α-OH取代的情况类似会出现两个$v_{C=O}$信号，分别出现在~1670cm^{-1}和~1620cm^{-1}；⑤三个α-OH取代及四个α-OH取代情况，由于两个羰基受到的分子内氢键作用进一步加强，其$v_{C=O}$信号分别出现在1616~1592cm^{-1}及1592~1572cm^{-1}处。

表11-7 蒽醌类$v_{C=O}$与α-OH数目及位置的关系

α-OH数	$v_{C=O}$（Nujol）cm^{-1}	α-OH数	$v_{C=O}$（Nujol）cm^{-1}
None	1678~1653	2（1,8-）	~1670和~1620
1	~1660和~1630	3	1616~1592
2（1,4-或1,5-）	1645~1608	4	1592~1572

三、核磁共振谱

一维和二维核磁共振谱是解决复杂醌类化合物结构，如蒽醌和菲醌等的主要波谱学手段。其中氢谱中的活泼氢信号及碳谱中的羰基碳信号对于醌类成分的结构解析具有重要的作用，下面将对醌类成分的波谱特征逐一介绍。

（一）^{1}H NMR谱特征

1. 醌环上的质子 对苯醌中的质子在无取代基影响的情况下其化学位移值在δ_H6.79附近，而邻苯醌中的质子化学位移分别为δ_H6.45和7.12（图11-20）。由于自然界中邻苯醌较难获得，因此这里主要讨论对苯醌中醌环上的质子化学位移情况。取代基对醌环上质子的化学位移影响显著。在具有单一取代基的情况下，对苯醌中的供电取代基使得其同一侧质子的化学位移显著向高场移动。如2-甲氧基-1,4-苯醌中，H-3的化学位移受到甲氧基的影响向高场移动至δ_H5.92附近，而处于甲氧基另外一侧的H-5及H-6的化学位移受甲氧基的影响较小，略微向高场移动至δ_H6.70附近（图11-20）。同理，甲基（烷基）取代由于供电作用较弱，对醌环中质子化学位移影响较羟基及甲氧基弱。如2-甲基-1,4-苯醌中H-3的化学位移受到甲基的影响向高场移动至δ_H 6.63附近，而处于甲基另外一侧的H-5及H-6的化学位移则几乎不受影响，均在δ_H6.78附近。

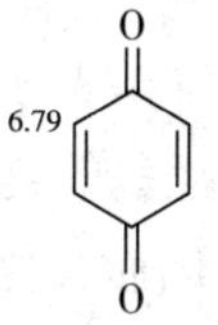
对苯醌

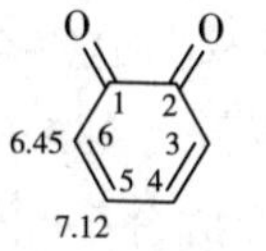
邻苯醌

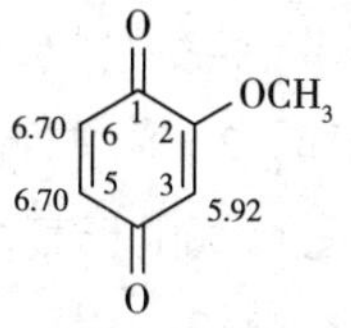
2-甲氧基-1,4-苯醌

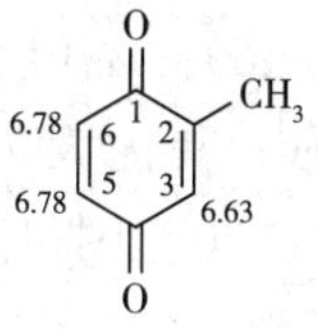
2-甲基-1,4-苯醌

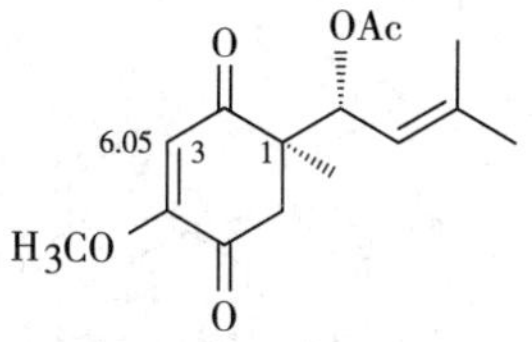
Strobiloscyphone D

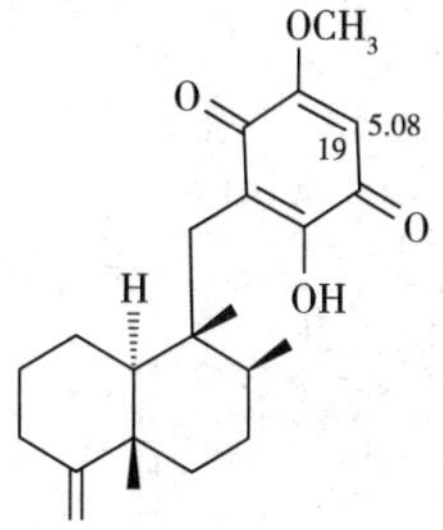
Ilimaquinone

图11-20　部分苯醌类结构的^{1}H NMR化学位移值

当醌环上具有多个取代基时，醌环上质子的化学位移变化更为复杂，但整体化学位移趋势与单取代基情况不一致。如Strobiloscyphone D中H-3的化学位移为δ_H 6.05，与单独甲氧基取代后的位移规律基本一致（图11-20）。而Ilimaquinone中H-19处于甲氧基的邻位，化学位移应该向高场移动。然而由于Ilimaquinone中H-19处于更复杂的空间环境，和普通甲氧基取代情况相比Ilimaquinone中H-19向高场位移的幅度较大，处于δ_H 5.08处。

2. 苯环上的质子　1,4-萘醌及9,10-蒽醌类化合物中苯环上的质子可分为α-H及β-H两类。二者在没有取代基影响的情况下化学位移可以较容易地被区分开。α-H由于受到羰基去屏蔽效应的影响化学位移处于较低场，在δ_H 8.07附近；而β-H则处于较高场，位于δ_H 7.70附近。如umbellata Q（图11-21）中H-1及H-2的信号分别为δ_H 8.13（dd, *J*=8.0, 1.5Hz）及δ_H 7.86（td, *J*=8.0, 1.5Hz）。当苯环被羟基及烷基取代后，α-H及β-H的化学位移变化规律与苯环中变化规律基本一致。如umbellata A（图11-21）中C-2位被羟基取代后，H-1及H-3的化学位移显著向高场移动，分别出现在δ_H 7.43及δ_H 7.17处。而H-4处于羟基的间位，其化学位移未受明显影响，出现在δ_H 8.07处；C-6位被羟甲基取代后对C-5、C-7、C-8位质子的影响较小，H-5、H-7、H-8的信号分别出现在δ_H 8.13、7.79、8.11处。

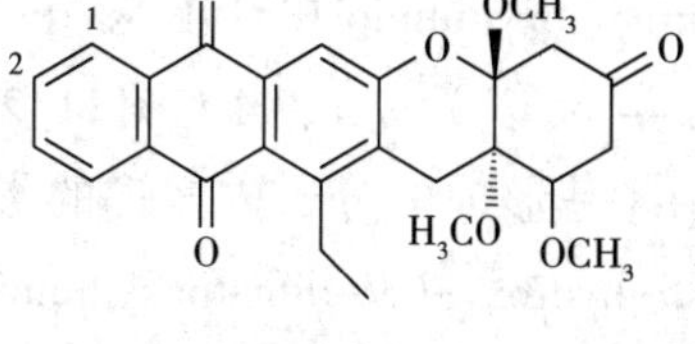
Umbellata Q

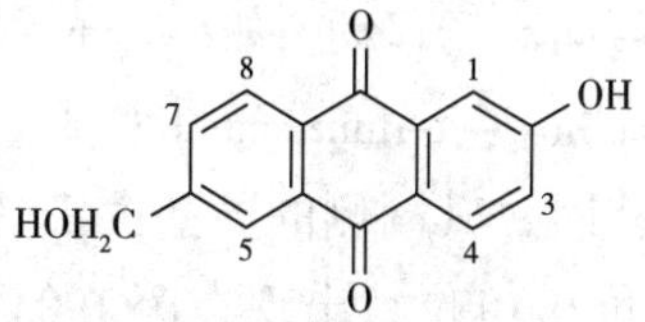
Umbellata A

图11-21　Umbellata Q及umbellata A的化学结构

3. 酚羟基质子　1,4-萘醌及9,10-蒽醌类化合物中苯环上α-酚羟基可以与羰基形成分子内氢键，而形成分子内氢键的强弱程度决定了α-酚羟基活泼氢信号的化学位移。因此，α-酚羟基的数目和多个α-

酚羟基的具体取代位置可以通过化学位移来进行推断，具体参考规律如下。①只有一个α-羟基时，其化学位移值大于δ_H12.25。②当两个羟基位于同一羰基的α-位时，通常情况下会减弱活泼氢分子内氢键的强度，其信号在δ_H11.60～12.10。然而有一些结构中两个α-羟基虽然同时位于同一个羰基的α-位，但其中一个或两个α-羟基的邻位取代基中也含有羰基，此时α-羟基有可能形成额外的分子内氢键而使得化学位移值大于δ_H11.60～12.10。如galvaquinone B（图11-22）中C-4的α-酚羟基与C-12羰基形成了额外的分子内氢键，使得其化学位移处于δ_H12.50。与此对应的，C-5的α-酚羟基的化学位移为δ_H12.13，与预期的δ_H11.60～12.10范围相符。③酚羟基由于其可以形成分子间氢键，因而其化学位移值受到浓度影响浮动范围较大。如Lupinacidin A（图11-22）中，在测试浓度较高的情况下其β-羟基（3-OH）的化学位移在δ_H12.77附近，而不是通常认为的小于δ_H11.40；其α-位酚羟基化学位移受到浓度的影响其化学位移则在δ_H14.15附近。

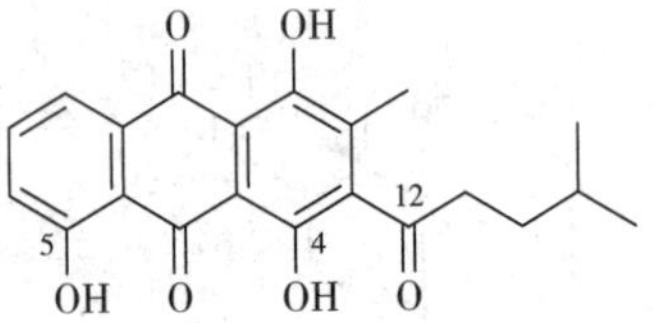

图11-22　Galvaquinone B与lupinacidin A的化学结构

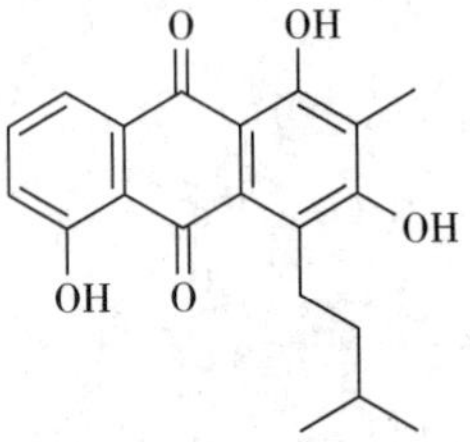

4.其他取代基质子信号　除羟基取代外，醌类化合物苯环上经常出现的取代基还有甲基、甲氧基、羟甲基及异戊烯基等。这些质子的化学位移与其在其他芳香化合物中所展现出的化学位移值相近。需要注意的是甲基的取代位置（α-/β-）对其化学位移具有显著的影响，其原因是处于α-位的取代甲基质子受到羰基的去屏蔽效应影响，其化学位移处于较低场δ_H2.70～2.80；β-位的取代甲基质子则处于相对较高场δ_H2.10～2.50。

（二）^{13}C NMR谱特征

醌类化合物的^{13}C NMR特征主要集中体现在羰基的化学位移上，其他部分如芳环取代后的化学位移变化规律与其他取代芳香化合物变化规律基本一致。通过测定大量数据，已经积累了一些经验规律可以用于判断醌类化合物羰基周围的取代情况及醌类化合物的结构类型。这里对1,4-萘醌、9,10-蒽醌及菲醌中羰基^{13}C NMR特征进行介绍。

1. 1,4-萘醌　1,4-萘醌中的羰基在无取代情况下化学位移出现在δ_C184.6附近。醌环上的烷基取代基对醌环羰基的化学位移没有明显影响。如Ulosporin A（图11-23）中C-5羰基的化学位移为δ_C183.0，与无取代情况下δ_C184.6的化学位移相差不显著。然而，当醌环上有—OH或—OR取代时，与—OH或—OR邻近的羰基要向高场移动。如5-hydroxy-6,7-dimethoxydunniol中C-1羰基的化学位移为δ_C181.0及5-hydroxy-6,7-dimethoxy-α-dunnione中C-1羰基的化学位移为δ_C177.4（图11-23）。当1,4-萘醌结构中具有α-羟基取代时，其同侧的羰基由于受到与α-羟基形成的分子内氢键的影响，化学位移向低场移动～5.4个化学位移单位，出现在δ_C190.0处。如5-hydroxy-6,7-dimethoxydunniol和5-hydroxy-6,7-dimethoxy-α-dunnione中C-4羰基的化学位移分别为δ_C190.9及188.3（图11-23）。因此，可以根据羰基的化学位移判断α-羟基的存在及位置。

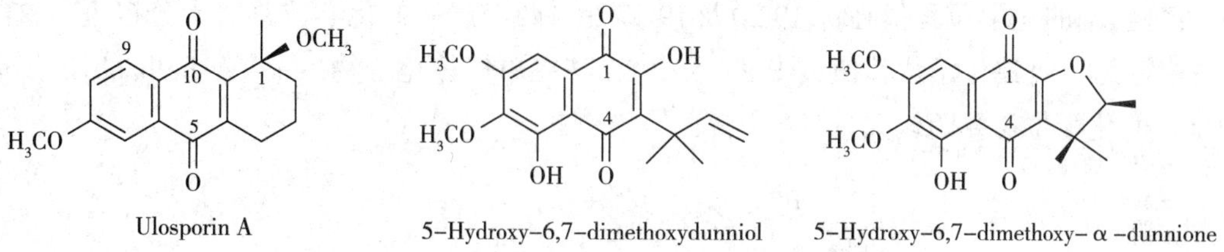

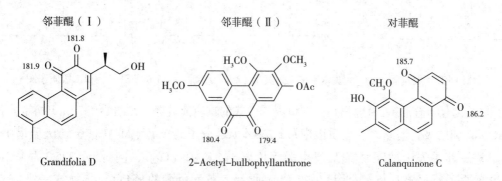

图11-23　部分1,4-萘醌类化合物的化学结构

（上方结构图：Ulosporin A、5-Hydroxy-6,7-dimethoxydunniol、5-Hydroxy-6,7-dimethoxy-α-dunnione）

2. 9,10-蒽醌　9,10-蒽醌中的羰基在无取代情况下化学位移出现在δ_C 182.5附近。α-酚羟基取代同1,4-萘醌中一样，由于分子内氢键作用会使得α-酚羟基同侧羰基向低场位移，出现在δ_C 187.6处。当两个α-酚羟基同时与同一个羰基形成分子内氢键时，羰基的化学位移和单独一个α-酚羟基取代情况相比会进一步向低场位移。如rhodocomatulin 5,7-dimethyl ether（图11-24）中C-10羰基的化学位移在δ_C 185.2，而rhodocomatulin 7-methyl ether（图11-24）中C-10羰基的化学位移在δ_C 188.8。二者化学结构非常相似，造成二者C-10羰基化学位移差异（$\Delta\delta_C 3.6$）的原因为C-5酚羟基活泼氢。Rhodocomatulin 7-methyl ether由于两个α-酚羟基同时与C-10羰基形成分子内氢键，导致其C-10羰基化学位移较rhodocomatulin 5,7-dimethyl ether进一步向低场位移约3.6个化学位移单位。

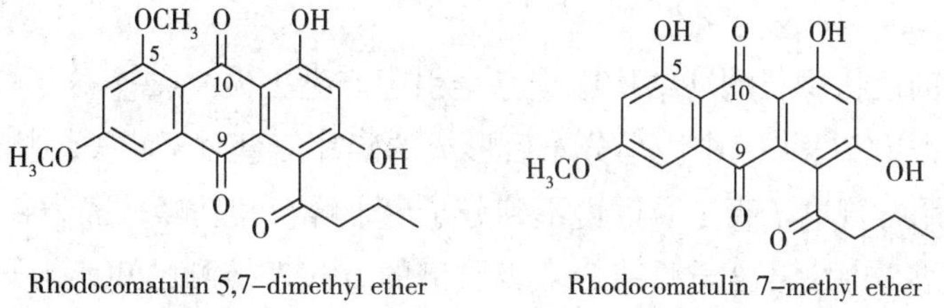

（中部结构图：Rhodocomatulin 5,7-dimethyl ether、Rhodocomatulin 7-methyl ether）

图11-24　Rhodocomatulin 5,7-dimethyl ether及rhodocomatulin 7-methyl ether的化学结构

3. 菲醌　菲醌的常见结构母核分为三种：邻菲醌（Ⅰ）、邻菲醌（Ⅱ）及对菲醌（图11-25）。与9,10-蒽醌结构中经常出现α-酚羟基取代并同羰基形成分子内氢键不同，菲醌类化合物结构中由羟基取代酮羰基生成分子内氢键的概率较低，因而通常情况下三种菲醌结构母核中两个羰基的化学位移之间没有明显差异。如邻菲醌grandifolia D中两个羰基的化学位移均在δ_C 181.9附近，2-acetyl-bulbophyllanthrone中两个羰基的化学位移均在δ_C 180.0附近；对菲醌calanquinone C中两个羰基化学位移均在δ_C 186.0附近。可以看出通常情况下邻菲醌两种母核中羰基的化学位移值（$\delta_C \sim 181.0$）要小于对菲醌中羰基的化学位移（$\delta_C \sim 186.0$）。

邻菲醌（Ⅰ）　　　　邻菲醌（Ⅱ）　　　　对菲醌

（下部结构图：Grandifolia D、2-Acetyl-bulbophyllanthrone、Calanquinone C）

图11-25　三种菲醌结构母核代表性化合物的化学结构及羰基^{13}C NMR化学位移值

此外，醌类化合物，尤其是蒽醌及菲醌类化合物经常通过C-C键形成二聚体结构。需要注意的是，上述总结的规律在醌类二聚体结构中有些情况下并不完全适用。如邻菲醌二聚体类化合物leucobryn A（图

11-26）中两对羰基的化学位移值在δ_C 192.0及192.7处。两个羰基的化学位移值十分接近，这与我们总结的规律是相符的。但其化学位移值δ_C 192.0及192.7与在单倍体化合物2-acetyl-bulbophyllanthrone中观察到$\delta_C \sim 180.0$的化学位移差距较大。

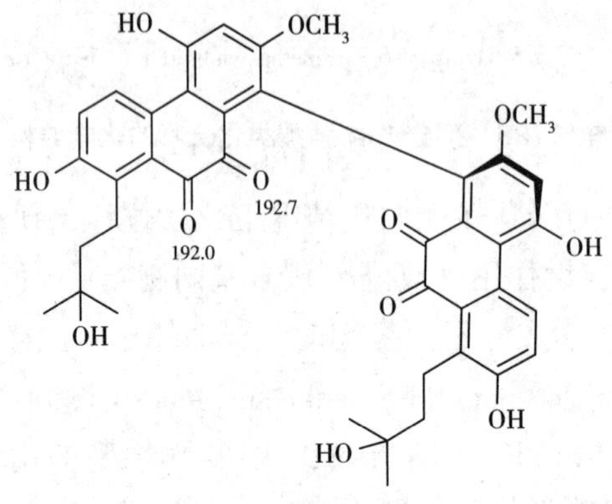

图11-26　Leucobryn A的化学结构及羰基^{13}C NMR化学位移值

四、质谱

　　游离的醌类化合物的质谱中，醌环结构中羰基会引起产生丢失1~2个分子CO的碎片离子峰。根据苯环上取代基不同，丢失甲基及CO_2中性小分子后形成的碎片信息对于醌类结构的解析具有十分重要的帮助。蒽醌苷类化合物用常规电子轰击质谱得不到分子离子峰，其基峰一般为苷元离子。对于中药提取物中蒽醌类成分，目前多采用ESI离子源结合多级质谱的方式来推测已知或未知蒽醌类化合物的结构。ESI离子源等软电离方式配合高分辨质量分析器可以精确地给出蒽醌类结构的分子量、分子式信息。而多级质谱又可以给出较丰富的蒽醌类成分的结构碎片信息。这里以大黄中标志性成分大黄素、大黄素甲醚、大黄酸样品ESI一级和二级质谱为例对蒽醌类成分的基本裂解规律进行介绍（图11-27）。

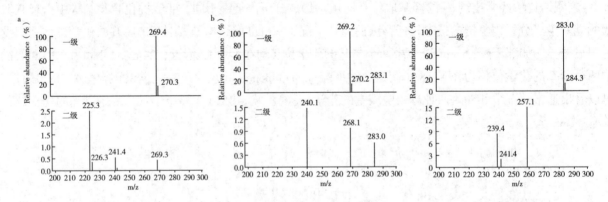

图11-27　大黄素（a）、大黄素甲醚+大黄素（b）、大黄酸（c）的ESI一级和二级质谱图

　　大黄蒽醌类化合物通常在ESI电离条件下负离子模式的响应值较好。如图11-27（a）所示大黄素的ESI负离子模式一级和二级质谱图，一级质谱中m/z 269.4为准分子离子峰［M-H］$^-$；二级质谱中m/z 241.4为［M-H］$^-$进一步丢失中性碎片CO后产生的碎片离子［M-H-CO］$^-$，同时m/z 225.3为［M-H-CO］$^-$进一步丢失氧原子所得碎片离子。图11-27（b）所示大黄素甲醚的ESI负离子模式一级质谱图中m/z 283.1为准分子离子峰［M-H］$^-$，同时该样品中还出现了大黄素的准分子离子峰m/z 269.2［M-H］$^-$，且m/z 269.2的二级质谱图与大黄素十分相近，提示该大黄素甲醚样品中含有大黄素。大黄素甲醚m/z 283.1的二级质谱中出现m/z 268.1的碎片离子为［M-H-CH$_3$］$^-$，m/z 240.1由m/z 268.1失去中性碎片CO后产生

［M–H–CH$_3$–CO］$^-$。图11–27（c）所示大黄酸的ESI负离子模式一级质谱图中m/z 283.0为准分子离子峰［M–H］$^-$。二级质谱中m/z 257.1为重排离子碎片。由于结构中含有羧基，因此m/z 239.4为［M–H］$^-$失去中性碎片CO$_2$后所产生［M–H–CO$_2$］$^-$。

 思考

> 如何协同氢谱中活泼氢信号及红外光谱中的O-H伸缩振动信号共同判断α-OH的取代情况？

五、结构解析程序

醌类化合物结构母核丰富，一般在400～800nm可见光范围内都会有紫外吸收，因而可以通过化合物颜色及荧光情况初步推测目标化合物是否为醌类成分。如大黄中的蒽醌类化合物在紫外灯下多具有较强的荧光。此外，UV谱图所给出的吸收峰对醌类成分类型的确定也具有初步的指导作用。如利用HPLC–DAD检测醌类成分时发现某成分在250～270nm区域具有中等强度复杂的紫外峰，且在430nm处具有弱的紫外吸收峰，则可以初步推测该成分为羟基蒽醌类成分。在此基础上，^{13}C NMR数据在醌类成分的鉴定中发挥最为重要的作用。苯醌、萘醌与蒽醌或菲醌之间可以根据碳谱中羰基碳的数量和化学位移以及其他sp^{2}杂化碳原子的数量进行初步区分。例如，某醌类成分sp^{2}杂化碳原子数目（化学位移大于δ_C 105.0）为14个，其中包含两个羰基碳原子且化学位移处于δ_C 180.0～190.0之间，则可以初步推断该成分为蒽醌或菲醌类化合物。若两个羰基之间的化学位移有比较明显的差异，则可以进一步推断该化合物为蒽醌类成分。相反，如果该化合物两个碳原子之间的化学位移十分接近，则可以推测该化合物为无α–羟基取代的蒽醌或菲醌类化合物。在菲醌类化合物中，若两个羰基化学位移靠近δ_C～181.0，则该化合物可能为邻菲醌；若两个羰基化学位移靠近δ_C～186.0，则该化合物可能为对菲醌。当然，上述推断只是基于常见取代类型的碳谱数据进行的经验性的分析推断，实际工作当中需要结合二维核磁共振谱图进行更为细致的结构确证工作。下面将重点结合9,10–蒽醌的结构及波谱特征介绍该类成分的一般性解析程序。

（一）推测取代基种类及位置

1. 甲氧基信号及取代位置　9,10–蒽醌的两侧苯环上经常连有羟基、羟甲基、甲氧基、甲基、乙酰氧基等取代基团。其中甲氧基信号出现在δ_C～56.2，与羧基甲酯信号δ_C～52.1具有较明显的区别，可以借此区分甲氧基的取代位置。

2. 甲基信号及取代位置　需要十分注意的是，9,10–蒽醌甲基的取代位置对甲基的化学位移有着十分显著的影响。若甲基处于9,10–蒽醌的α-位（C–1/4/5/8），则该甲基的^{1}H NMR化学位移正常，处于δ_H 2.20附近。然而，α-位甲基的^{13}C NMR化学位移则会显著向高场位移，通常位于δ_C 10.0以下，而不是通常认为的δ_C 20.0附近，这一点与α-位质子的化学位移移动趋势是相反的（α-位质子向低场移动，化学位移值偏大）。与此对应的是β–位取代甲基无此现象。即同样是处于9,10–蒽醌的α-位，邻位羰基对^{1}H核与^{13}C核磁各向异性的结果是相反的，原因可能与^{1}H核与^{13}C核的原子半径不同有关。因此，可以根据蒽醌中甲基^{13}C NMR信号来判断苯环上甲基的取代位置。如图11–28所示的蒽醌类成分，该化合物^{1}H NMR谱给出δ_H 2.35及2.11两个甲基信号，^{13}C NMR谱图给出δ_C 16.5及8.3两个sp^3杂化碳原子信号和14个sp^2杂化碳原子信号。这种情况就可以根据两个甲基的化学位移值确定结构中含有一个α-甲基和一个β–甲基。这两个甲基是否存在于同一个苯环上及相互的位置关系则需要更进一步的二维谱图分析。

图 11-28　3-羟基-6-甲氧基-2,5-二甲基蒽醌的甲基核磁信号归属

3.羟基信号及取代位置　酚羟基是蒽醌类成分结构中最常见的取代基团，在DMSO-d_6为氘代溶剂时，蒽醌类化合物的氢谱通常可以清晰地给出活泼氢质子信号。同时结合碳谱中δ_C150-165区域芳环碳信号，如α-及β-酚羟基单独取代后羟基相连位置碳原子的化学位移通常处于δ_C 164.0附近，可以进一步确定酚羟基的存在。酚羟基取代的位置，可以同时参考前文所述α-OH取代后活泼氢及羰基碳信号规律进行综合判断，如一个α-酚羟基使羰基向低场位移4~5化学位移单位，如果羰基同时与2个α-酚羟基缔合，则羰基向低场位移约8~10个化学位移单位等，在这里不再重复叙述。此外，芳环上的连氧碳信号位移规律在蒽醌类成分的解析中仍然适用，比如邻二羟基取代后两个连氧碳信号均向高场位移约10.0个化学位移单位，邻三氧取代会出现一个δ_C ~143.0碳信号等。

（二）醌环两侧苯环的取代形式及相对位置的确定

蒽醌类成分两侧苯环的取代形式比较固定，如单取代、邻二取代、间位取代及对位取代等，可根据苯环上质子的偶合常数来确定具体的取代类型（图11-29）。例如邻位质子偶合常数为~8.2Hz，间位耦合常数较小或在某些情况下看不到裂分从而呈现为宽单峰等。而具体某个苯环氢信号的归属可以根据同等条件下（如均为酚羟基邻位质子等）α-位质子化学位移大于β-质子化学位移的规律进行初步信号归属。

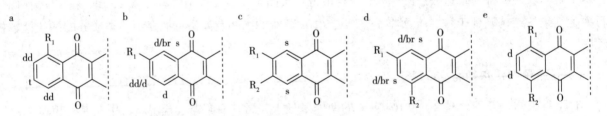

图11-29　蒽醌类化合物单侧苯环常见取代类型及耦合裂分形式

单一苯环取代形式较为容易确定，然而两侧苯环取代基之间相对位置的确定在蒽醌类化合物的解析中是一个难点问题。如图11-30所示a、b两种蒽醌苯环双侧间位取代情况，a和b两个结构母核在氢谱中给出的耦合裂分方式完全相同，因而需要二维谱进行进一步的确认。在确认醌环两侧取代基之间相对位置的时候，可以分别利用两侧苯环α-质子与其邻近羰基的HMBC远程相关信号来确定各自苯环质子与两个羰基的位置关系，从而可以明确两侧苯环取代基之间的相对位置。结构母核a中会出现两个α-质子与同一个羰基的HMBC远程相关信号；而结构母核b中会出现两个α-质子分别与两个羰基各自的HMBC远程相关信号。然而很多时候蒽醌类结构中没有α-质子的存在，这就使得解决上述问题时变得非常困难。此时可以尝试调节HMBC信号的强度以寻找β-质子与两个羰基之间的HMBC远程相关来代替α-质子的相关信号。虽然β-质子与其距离最近的羰基碳原子相隔4根化学键，但由于芳香系统结构的特殊性，某些情况下β-质子与其距离最近的羰基碳原子的HMBC相关信号也是可以被观察到的。

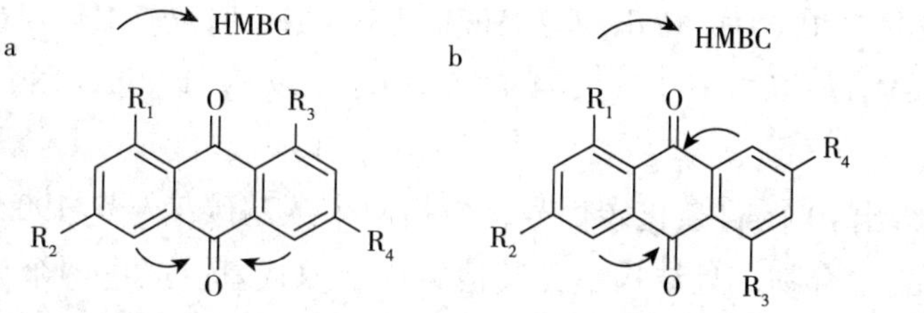

图11-30　蒽醌双侧苯环间位取代两种结构式及其关键碳-氢远程相关信号

（三）高分辨质谱验证解析所得结构的合理性

蒽醌类结构往往具有较高的对称性，当完全对称时醌环两侧苯环的核磁信号化学位移完全相同，因而完全对称的蒽醌结构其碳谱只会给出7或8个sp^2杂化的蒽醌母核碳信号。此种情况下便需要进一步通过高分辨质谱确定结构的分子量以充分明确对称结构的存在与否。此外，对于通过多种谱图方法解析所得的目标结构，也需要采用高分辨质谱确认其分子式从而确定解析所得结构的正确性，必要时可以采用多级质谱获得更多的结构碎片信息对解析所得结构进行更精确的验证。

（四）立体结构的确定

蒽醌类成分结构母核不存在手性因素，但醌环两侧苯环经常以C—C键的方式连接具有手性中心的侧链，或者连接的侧链本身无手性但与邻位酚羟基发生环合后生成具有手性中心的环状结构。如从茜草科植物羊角藤（*Morinda umbellata* L.）的地上部分分离得到的umbellata S具有额外的吡喃环状结构（图11-31），结构中C-2为手性碳原子，通过ECD计算的方法确定了其绝对构型。对于蒽醌结构中由侧链环合后生成的手性中心通常由于结构整体具有较好的刚性，因而用计算ECD的方法就可以准确地确定该类蒽醌结构的立体构型。

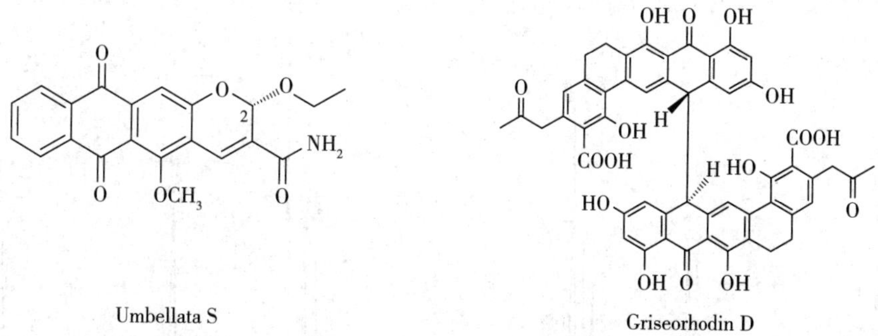

Umbellata S　　　　　Griseorhodin D

图11-31　Umbellata S及griseorhodin D的化学结构

除由侧链引起的手性因素外，还原后的蒽醌类成分，如蒽酮往往可以通过C-C键形成二聚体结构，此时部分二聚体结构由于空间因素的影响会干扰C—C键的自由旋转，产生旋转异构体（rotamers）。如griseorhodin D中连接两部分蒽酮结构的C—C键的旋转就会受到阻碍生成旋转异构体griseorhodin D_1及griseorhodin D_2，二者可以通过HPLC进行分离，并且在NMR谱图上表现出微小的差异。需要注意的是，griseorhodin D_1及griseorhodin D_2被分离后经过一段时间的放置会相互转换。

六、结构解析实例

（一）萘醌类化合物结构解析实例

醌类化合物11-3为黄色粉末。^{1}H NMR（CDCl$_3$, 400MHz）δ_H: 12.11（1H, s）, 7.60（1H, d, *J*=7.2Hz），

7.51（1H，d，*J*=7.2Hz），7.40（1H，br.d，*J*=7.1Hz），7.32（1H，t，*J*=7.1Hz），6.90（1H，br.d，*J*=7.1Hz）。
^{13}C NMR（CDCl$_3$，100MHz）δ_C：190.5，184.4，161.6，139.8，138.8，136.7，131.9，124.7，119.3，
115.1。

该化合物碳谱中给出10个sp^2杂化碳信号，包括两个羰基碳信号δ_C190.5及184.4。根据sp^2杂化碳信号数目推测其为萘醌化合物，且结构中无其他碳原子取代基。其中两个羰基碳信号δ_C190.5及184.4化学位移差异较大，推测其为含有一个α-OH取代的1,4-萘醌。碳谱中δ_C161.6的信号及氢谱中δ_H12.11（1H，s）的信号进一步证实了α-酚羟基取代的存在。氢谱中δ_H7.40（1H，br.d，*J*=7.1Hz），7.32（1H，t，*J*=7.1Hz），6.90（1H，br.d，*J*=7.1Hz）信号为典型的苯环邻三取代结构片段特征质子信号。δ_H7.60（1H，d，*J*=7.2Hz），7.51（1H，d，*J*=7.2Hz）为醌环两个烯氢质子信号。因此，化合物11-3的结构确定为5-羟基-1,4-萘醌（胡桃醌），其信号归属见图11-32。

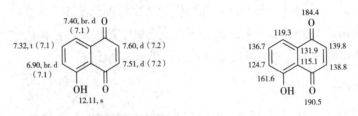

图11-32　化合物11-3的结构及NMR信号归属

（二）蒽醌类化合物解析实例

实例1：蒽醌类化合物11-4为黄色粉末，其^{1}H NMR（CDCl$_3$，600MHz）及^{13}C NMR（CDCl$_3$，150MHz）谱如图11-33及图11-34所示。

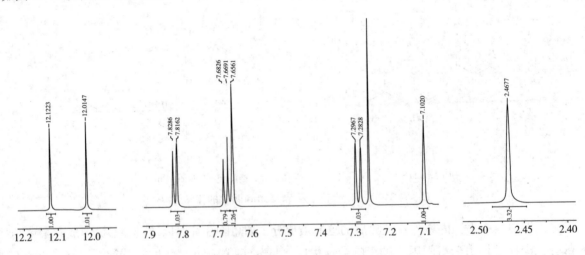

图11-33　化合物11-4的^{1}H NMR谱（CDCl$_3$，600MHz）

化合物11-4的碳谱显示14个sp^2杂化碳信号及一个sp^3杂化碳信号。结合δ_H2.47（3H，s）信号初步推断该结构为含有甲基取代的蒽醌类化合物。碳谱信号δ_C162.9，162.6提示蒽醌母核中具有两个羟基取代，且两个羟基之间非邻二取代关系；δ_C192.7，182.2表明两个羰基中只有一个与α-OH形成分子内氢键。氢谱中两个活泼氢质子信号δ_H12.1（s），12.0（s）化学位移均小于δ_H12.25，处于δ_H11.6~12.1区间，因而推测该化合物结构中两个α-OH均与同一个羰基形成分子内氢键，进而表明结构中不存在处于苯环对位的两个质子。结合上述分析，可以确定氢谱中δ_H7.66（1H，s），7.10（1H，s）为被甲基分割开来处于苯环

间位的两个质子。同时，氢谱中δ_H7.66的积分为1.26，而δ_H7.67~7.68处的积分则小于1.0（积分为0.79），因而可以确定δ_H7.66处埋有本属于δ_H7.67~7.68处的部分信号，即7.67~7.68处应为三重峰的一部分而非二重峰。δ_H 7.81（br d），7.67（t），7.28（br d）三个信号为典型苯环邻三取代结构片段。因而确定化合物11-4的结构为1,8-二羟基-3-甲基-蒽醌，其NMR数据归属见图11-35。

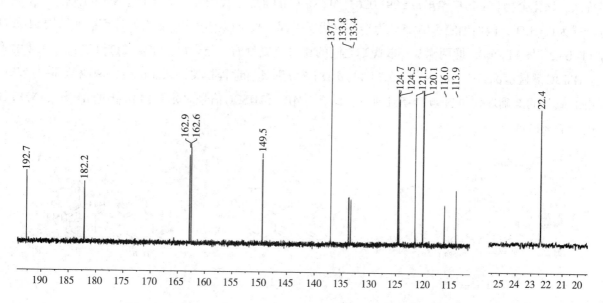

图11-34　化合物11-4的^{13}C NMR谱（CDCl$_3$,150MHz）

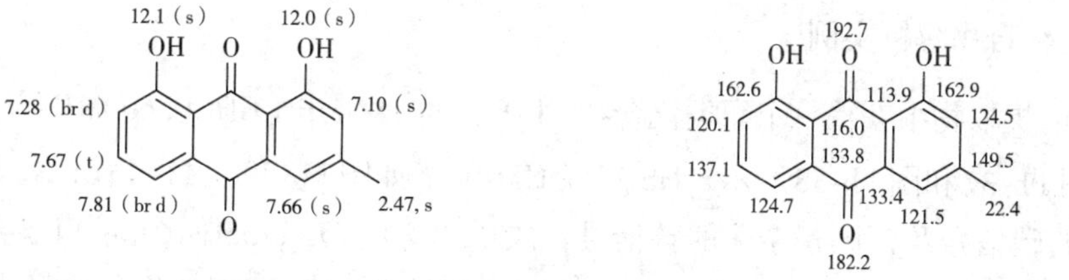

图11-35　化合物11-4的化学结构及NMR信号归属

实例2： 蒽醌类化合物11-5，^{1}H NMR（DMSO-d_6，500MHz）δ_H：8.03（1H，d，J=9.0Hz），7.80（1H，d，J=8.0Hz），7.46（1H，d，J=2.5Hz），7.33（1H，d，J=8.0Hz），7.20（1H，dd，J=9.0, 2.5Hz），6.36（2H，s）；^{13}C NMR（DMSO-d_6，125MHz）δ_C：181.8，180.2，164.5，154.9，148.4，136.0，130.1，127.6，125.8，124.1，122.2，116.8，113.0，112.6，104.6。HMBC谱图中显示δ_H8.03与δ_C180.2及δ_H7.80与δ_C181.8的远程相关信号。

化合物11-5氢谱中δ_H7.80（1H，d，J=8.0Hz），7.33（1H，d，J=8.0Hz）的苯环邻位偶合信号，推测一侧苯环为α,β-二取代。氢谱中δ_H8.03（1H，d，J=9.0Hz），7.46（1H，d，J=2.5Hz），7.20（1H，dd，J=9.0, 2.5Hz）为典型的1,2,4-三取代苯环质子信号，推测另外一侧苯环为β-位连氧单取代。碳谱中存在15个sp^{2}杂化的碳信号，其中δ_C104.6信号位于糖端基碳信号区域δ_C95~105区域，提示两种取代情况：①δ_C104.6所代表碳原子上可能连有两个2个氧原子；②醌环一侧苯环存在间二氧取代形式，即δ_C104.6代表碳原子可能处于两个连氧取代基的邻位或一个邻位和另一个的对位。结合氢谱δ_H6.36（2H，s）信号可以确定化合物中含有亚甲二氧基。碳谱δ_C164.5表明该化合物中含有一个连氧取代基，δ_C181.8，180.2表明该连氧取代基团不是α-OH，推测为β-位连氧单取代的苯环。δ_C154.9，148.4两个连氧碳信号提示结构中具有邻二氧取代片段，与前述推导出的亚甲二氧基片段结论相吻合。同时，由于δ_C 154.9, 148.4化学位移差异较大，推测两个碳原子分别为α-及β-位碳原子，证实了亚甲二氧基中两个氧原子分别处于α-及β-位，从而解析出一侧苯环的取代形式。

由于化合物11-5的氢谱中没有给出活泼氢信号，因此δ_C164.5处所连接氧原子是否为羟基需要进一步确认。该化合物ESIMS中给出 m/z 291.0263［M+Na］$^+$的准分子离子峰，结合前述NMR谱信息，推测其分子式为$C_{15}H_8O_5$，因而确定δ_C164.5处为羟基取代所引起。故可以推出化合物有两种可能的结构11-5-1和11-5-2（图11-36），即两侧苯环取代基之间的相对位置目前不能确定，需要二维谱进行进一步的确认。HMBC谱显示δ_H8.03与δ_C180.2、δ_H7.80与δ_C181.8分别具有远程相关，从而确定了两侧苯环中羟基和亚甲二氧基的准确取代位置如11-5-1所示。结合HMBC和HSQC信号对化合物11-5的^{1}H及^{13}C NMR数据进行了全归属。

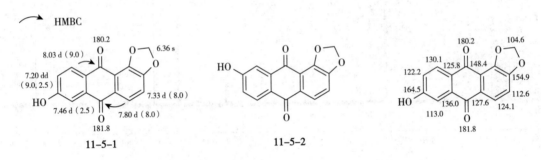

图11-36　化合物11-5的两种可能结构式及NMR信号归属

（三）菲醌类化合物解析实例

从丹参根茎的提取物中获得一个醌类化合物11-6。其^{1}H NMR（CDCl$_3$, 600MHz）及^{13}C NMR（CDCl$_3$, 150MHz）谱如图11-37和图11-38所示，HSQC及HMBC谱如图11-39至11-43所示。该化合物碳谱中给出16个sp^{2}杂化的碳信号及2个sp^{3}杂化的碳信号。碳谱中δ_C183.7, 175.9两个羰基信号与蒽醌及菲醌基本母核的经典化学位移均有较大差异，且δ_C 175.9的羰基信号与9,10-蒽醌类化合物羰基的化学位移范围不符，因此首先初步排除该化合物为蒽醌类化合物。最终结合文献grandifolia D的波谱数据确定该化合物结构母核为图11-25中邻菲醌（I）。

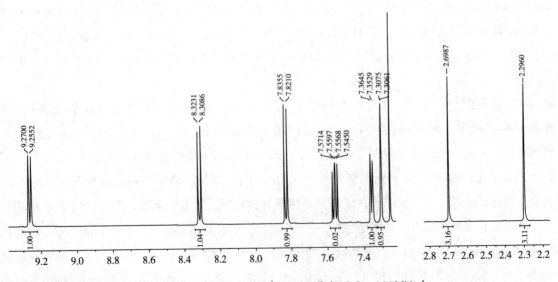

图11-37　化合物11-6的^{1}H NMR谱（CDCl$_3$, 600MHz）

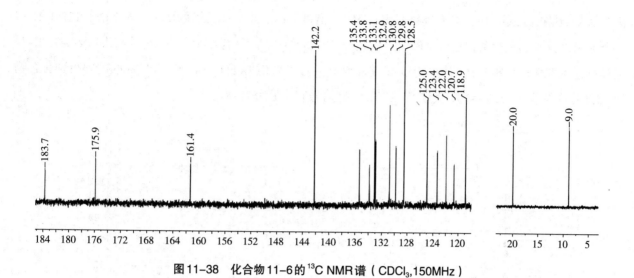

图11-38　化合物11-6的^{13}**C NMR谱（CDCl$_3$,150MHz）**

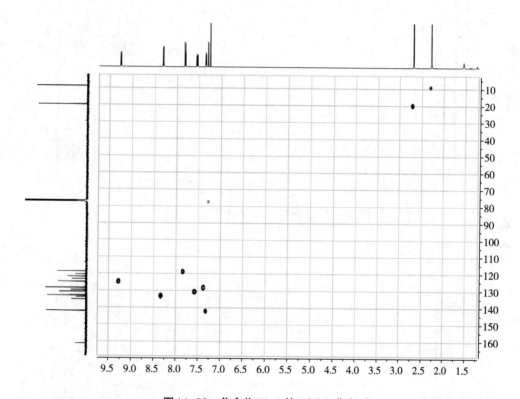

图11-39　化合物11-6的HSQC谱（1）

化合物11-6中有一个δ_C 9.0的碳信号，通常认为该信号可能为脂肪链结构片段的末端甲基信号。然而HSQC谱图显示δ_C 9.0的碳信号与δ_H 2.30（3H,s）的氢信号相关，表明该信号为连接在sp^2杂化碳原子上的甲基信号。这种碳氢信号化学位移不相匹配的情况与前述9,10-蒽醌的α-位甲基信号相类似，因而推测化学位移为δ_C 9.0/δ_H 2.30（3H,s）的甲基空间上在羰基的附近。而另外一个甲基信号δ_C 20.0/δ_H 2.70（3H,s）则无此现象，可以推断其连接位置不在羰基附近。

通过与grandifolia D（图11-44）的碳谱数据对比，发现化合物11-6中与grandifolia D中A和B环中的数据基本一致，如C-18甲基，化合物11-6中δ_C 20.0/δ_H 2.70（3H,s），grandifolia D中δ_C 19.4/δ_H 2.67（3H,s）；而C-11至C-16位的化学位移差异较大。其中化合物11-6中多了一个δ_C 161.4的连氧芳香碳信号，推测

化合物11-6在C-13/C-14位具有连氧取代。HMBC谱显示δ_H 2.30（3H，s）的甲基与δ_C 142.2, 122.0, 120.7 三个碳原子具有远程相关，可以推断出结构片段A（图11-44）。结合C-17甲基在羰基附近及C-13/C-14 位具有连氧取代的两种前述结构要求，最终将结构片段A与C-13及C-14位环合形成呋喃环得到化合物 11-6的化学结构（图11-44）。具体 ^{1}H及 ^{13}C NMR信号归属见表11-8。

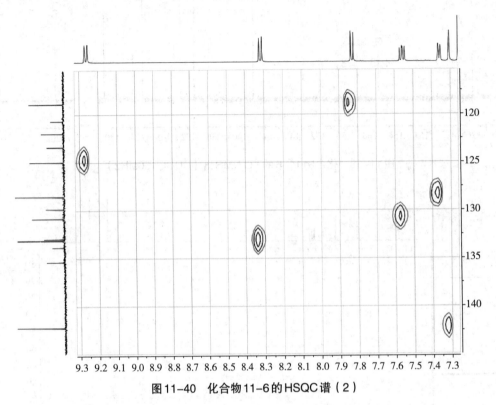

图11-40　化合物11-6的HSQC谱（2）

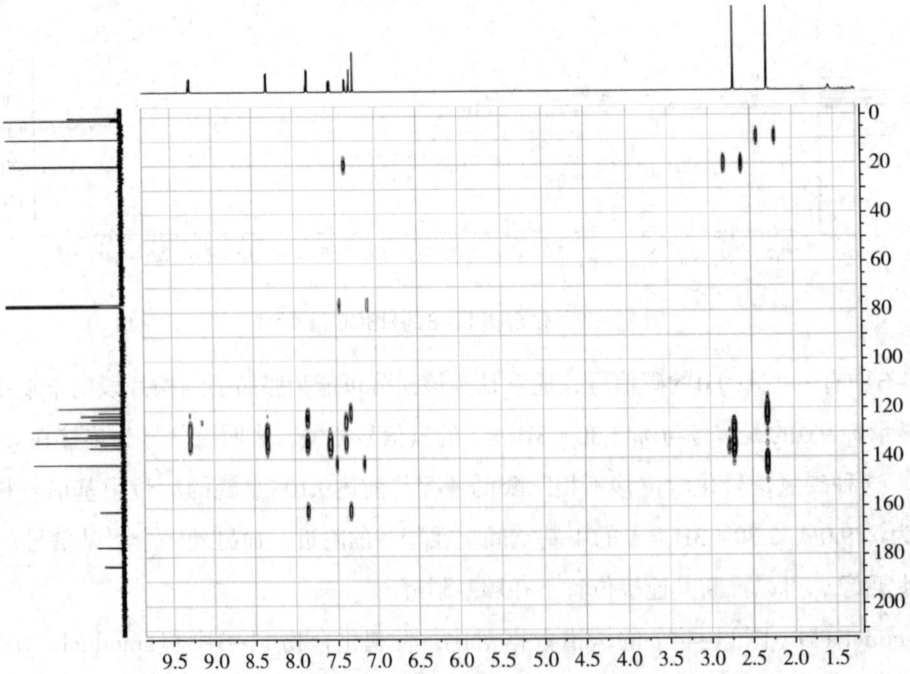

图11-41　化合物11-6的HMBC谱（1）

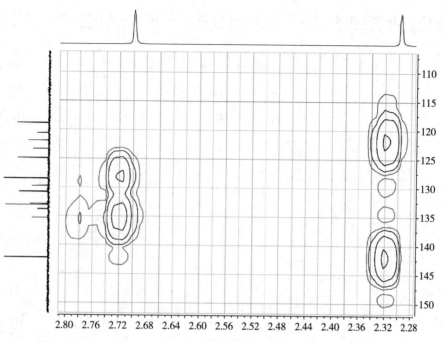

图 11-42　化合物 11-6 的 HMBC 谱（2）

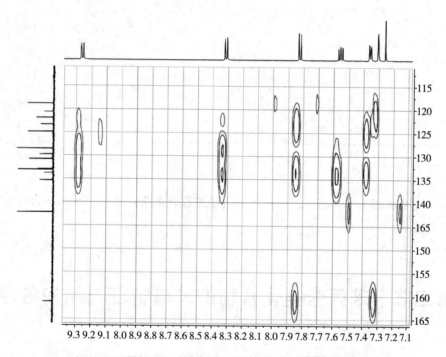

图 11-43　化合物 11-6 的 HMBC 谱（3）

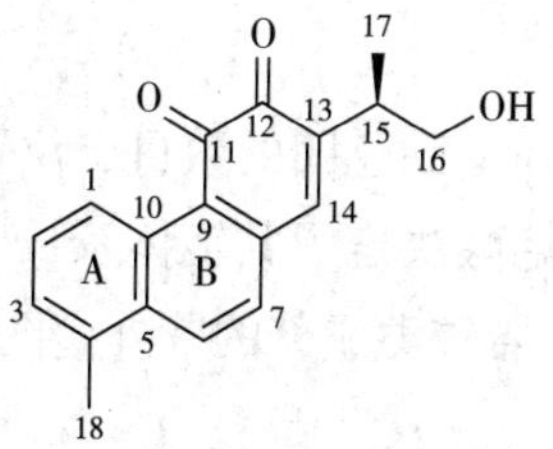

grandifolia D 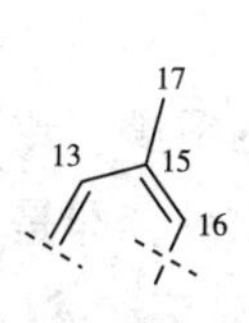　　　　　　　　　结构片段 A 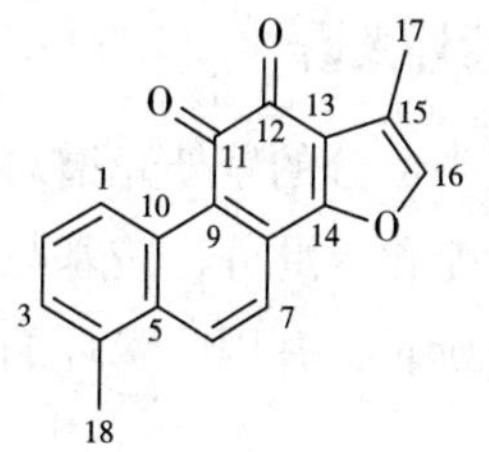　　　　　　　　　化合物 11-6

图 11-44　化合物 11-6 解析过程参考结构及片段

表11-8 化合物11-6的 ^{1}H（CDCl$_3$,600MHz）及 ^{13}C（CDCl$_3$,150MHz）NMR信号归属

No.	δ_H	δ_C
1	9.26（d, 8.8）	118.9
2	7.55（dd, 8.8, 7.0）	132.9
3	7.36（d, 7.0）	129.8
4	–	135.4
5	–	123.4
6	8.31（d, 8.7）	131.1
7	7.83（d, 8.7）	125.0
8	–	130.8
9	–	128.5
10	–	133.8
11	–	183.7
12	–	175.9
13	–	122.0
14	–	161.4
15	–	120.7
16	7.30（s）	142.2
17	2.30（s）	9.0
18	2.70（s）	20.0

？ 思考

在解析结构新颖的醌类化合物时，如何能否通过羰基的化学位移推测该化合物的基本结构母核是属于蒽醌还是菲醌？

第三节 苯丙素类化合物的波谱特征与结构鉴定

PPT

微课

一、苯丙酸类成分的波谱特征及结构鉴定

（一）紫外光谱

苯丙酸类成分的紫外光谱总体上与取代苯环的图谱一致，依据苯环上助色团的数目、位置不同具有一定程度的变化。此外，羧基与苯环之间是否有双键，即是否为苯丙烯酸决定了共轭体系长度与苯环相比是否显著延长，并因此苯环的E1、E2带会发生显著红移。部分苯丙烯酸类成分的紫外谱图如图11-45所示。

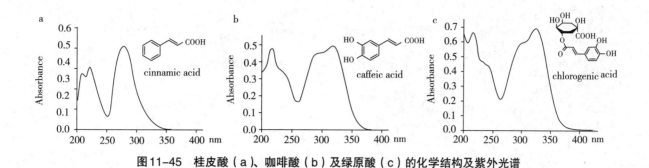

图11-45 桂皮酸（a）、咖啡酸（b）及绿原酸（c）的化学结构及紫外光谱

（二）红外光谱

苯丙酸类成分的结构中具有羧基、羟基和苯环三个官能团。①羧基的$\nu_{C=O}$信号是鉴别苯丙酸或苯丙烯酸的有效方法之一。通常苯丙酸的羧基的$\nu_{C=O}$信号出现在1760cm^{-1}（游离）或1710cm^{-1}附近（缔合）附近。而苯丙烯酸中由于羧基与双键和苯环形成了长共轭体系，因而C═O的键力常数降低，导致$\nu_{C=O}$信号波数会低于1700cm^{-1}。②羧基在游离状态下在3200～2500cm^{-1}处会产生宽且复杂的特征振动吸收峰，是由羧基形成稳定的分子间氢键而产生的，因而可以根据这一特征信号存在与否来判断苯丙酸中羧基是否被取代成酯。③结构中羟基的信号根据缔合与否会在3300cm^{-1}或3500cm^{-1}附近产生强的振动吸收峰（需要排除样品中残留的水分子信号的干扰）。④苯环骨架会在1600～1500cm^{-1}处有一个或多个的强峰。然而在苯丙烯酸结构中，该部分信号与双键$\nu_{C=C}$信号会有重叠的现象。相应地根据苯环部分取代形式的不同，在2000～1650cm^{-1}及900～700cm^{-1}区间会同时出现苯环的特征信号。其中2000～1650cm^{-1}区间信号为倍频峰或组频峰，强度较弱。900～700cm^{-1}区间信号为C—H弯曲振动所引起，信号较强。然而红外光谱在判断苯环的取代形式中只能作为辅助证据，且2000～1650cm^{-1}区域信号较弱有时较难辨认，因而在本节及后续香豆素及木脂素部分均不再详细讨论苯环片段的红外振动吸收峰。

（三）核磁共振谱

1. **^{1}H NMR谱特征** 苯丙酸类化合物氢谱中存在着活泼氢、芳香氢及烯氢三类特征信号。①活泼氢：根据化合物测试浓度的不同，羧基氢信号多出现在δ_H11.00及更低场的位置，酚羟基氢信号多出现在δ_H8.00～11.00区域。②芳香氢信号：根据取代形式的不同，可以展现出多种裂分形式（图11-46a）。其中，苯环中无取代的苯丙酸（相当于单取代苯环）中信号的重叠通常较为严重。由于苯丙酸类成分苯环上多为羟基或甲氧基取代，二者使其取代位置的邻、对位质子信号向高场位移，因而可以利用氢信号的化学位移和耦合裂分综合进行苯环的氢信号归属。③烯氢信号：苯丙烯酸中双键部分的氢信号可以根据其偶合常数的大小来判断其为顺式（J=12.9Hz左右）或反式（J=15.9Hz左右）构型。反式构型双键中H-2的化学位移在δ_H6.40附近，H-3的化学位移在δ_H7.54附近；顺式构型双键中H-2的化学位移在δ_H5.84附近，H-3的化学位移在δ_H6.84附近（图11-46（b））。

2. **^{13}C NMR谱特征** 苯丙酸类化合物碳谱中存在着羧基、烯碳及芳香碳三类特征信号。①羧基信号：苯丙酸类的羧基不与苯环共轭，多出现在δ_C177.0附近。而苯丙烯酸类的羧基则出现在δ_C171.1（个别化合物在DMSO-d_6中测试会出现在更高场位置），羧基成酯后会继续向高场位移2～5个化学位移单位；②烯碳信号：苯丙烯酸类的双键碳信号由于受羧基共轭效应的影响，两个烯碳信号化学位移差值较大，在双键碳无取代的情况下分别出现在δ_C115.0及δ_C145.0附近。③芳香碳信号：苯丙酸类芳香碳的化学位移主要受到苯环上羟基等连氧取代基团的影响，单羟基取代苯丙酸中连羟基碳的化学位移在δ_C157.0附近，邻二羟基取代则两个羟基相连碳信号的化学位移值均小于δ_C150.0（图11-47）。

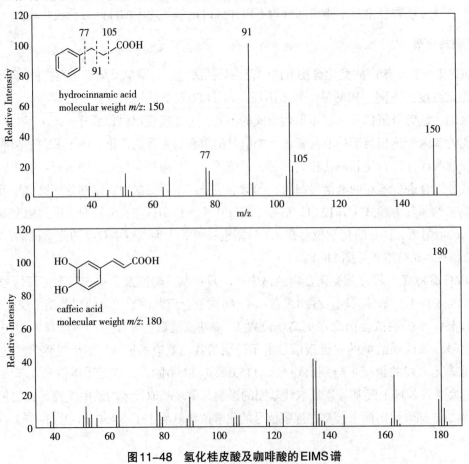

图11-46 苯丙烯酸类成分常见取代类型的耦合裂分形式（a）及化学位移（b）

图11-47 对羟基苯丙酸及咖啡酸的结构及 ^{13}C NMR信号归属

（四）质谱

一般的苯丙酸类成分的EIMS谱可以看到较为清晰的碎片峰，如氢化桂皮酸（hydrocinnamic acid）的EIMS谱中可以看到中等强度的分子离子峰 *m/z* 150，以及由羧基开始由外向内侧依次丢失羧基（*m/z* 105）和亚甲基片段的碎片离子峰（*m/z* 91、77）（图11-48）。而苯丙烯酸的EIMS谱中可以看到较强的分子离子峰，如咖啡酸（caffeic acid）的EIMS谱可以看到较强的分子离子峰（*m/z* 180）。其原因主要可归结为苯丙烯酸较长的共轭系统对正电荷具有较好的稳定作用。

图11-48 氢化桂皮酸及咖啡酸的EIMS谱

（五）结构解析程序

苯丙酸类成分的结构解析的重点问题主要包括：是否为苯丙烯酸及其双键构型的确定、苯环的取代形式、是否成苷以及成苷位置的确定这三个方面。

1.双键及其构型　双键存在与否可以首先通过sp^2杂化碳原子的数目来进行推测，若碳谱中sp^2杂化碳原子数目为8个及以上，则可以初步确定结构中存在双键结构片段。若碳谱中在δ_C145.0及115.0附近存在一对碳信号，则可以初步推断为苯丙烯酸类成分。当然，δ_C145.0及115.0这一证据具有一定的不确定性，即苯环上碳原子信号也可能落在δ_C145.0及115.0附近，因而在不应用二维谱的前提下，羧基的碳信号及红外特征信号可以较为准确地判断苯丙烯酸结构片段的存在。例如，若碳谱中给出的羧基信号化学位移小于δ_C171.1且红外光谱中$\nu_{C=O}$信号的波数低于$1700cm^{-1}$，则可以较为准确地判断苯丙烯酸结构片段的存在。

苯丙烯酸双键的构型通常情况下可以借助双键质子的偶合常数来进行判断，如反式双键的质子耦合常数较大，约为$J=15Hz$，而顺式双键的质子耦合常数相对较小，约为$J=12Hz$附近。然而在实际工作中也有一些情况无法利用该方法完成双键构型的判断。例如，苯丙烯酸双键上具有取代基的情况下，则氢谱中只展现出一个单峰烯氢质子信号。再如烯氢的偶合常数不大不小的情况（如在$13.5\sim14.0Hz$附近）。此两种情况均无法利用耦合常数判断双键的构型。此时可以尝试采用NOESY谱进行判断，如羧基活泼氢质子的NOE信号，或H-α、H-β的NOE信号来确定双键的构型（图11-49）。也可以参考红外光谱$\nu_{C=C}$信号的强度来进行佐证。通常反式双键由于对称性较好，导致其$\nu_{C=C}$振动偶极矩变化较小，因而信号强度较弱，甚至不出现$\nu_{C=C}$信号。相反的，顺式双键由于$\nu_{C=C}$振动偶极矩变化较大，因而信号通常较强。

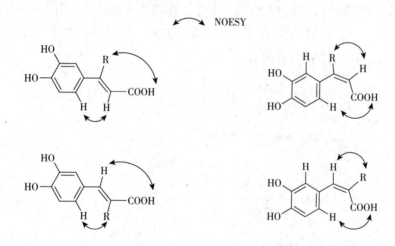

图11-49　通过NOESY谱关键信号确定双键构型方法示意图

2.苯环的取代形式　苯丙酸类成分苯环上的取代基多为羟基或甲氧基，且多以羟基/甲氧基的单取代或邻二取代形式出现，其氢谱中的耦合裂分方式可以参见图11-46（a）。而其他形式的羟基/甲氧基取代，如3,4,5-邻三取代或2,3,6-三取代形式中苯环的质子信号则均为单峰或间位偶合的二重峰。同时，碳谱在δ_C145.0-160.0区间的碳原子个数则可以进一步佐证通过氢谱耦合裂分形式所推测的苯环取代形式。如碳谱中只有一个δ_C157.0附近的碳信号，则苯环片段为连氧单取代形式；若在δ_C145.0~150.0附近具有3个碳信号，则苯环片段为邻二氧取代形式（包含双键中一个碳信号在δ_C145.0附近）。需要注意的两点问题是，首先苯丙烯酸结构中苯环片段3,4,5-邻三氧取代与2,3,6-三氧取代形式所展现出的碳谱数据较为相近，并无明显的特征进行区别，因而需要借助文献或二维谱图对其取代形式进行进一步的确认。第二，甲氧基取代和羟基取代对于苯环片段的NMR化学位移影响相近，因而当结构中同时具有羟基和甲氧基取代时，甲氧基位置的确定尤为需要谨慎。仅凭借与文献的化学位移进行对比的方法来确定甲氧基的位置是十分不可靠的，需要借助NOE信号才能准确地对甲氧基的位置进行确定（图11-50）。

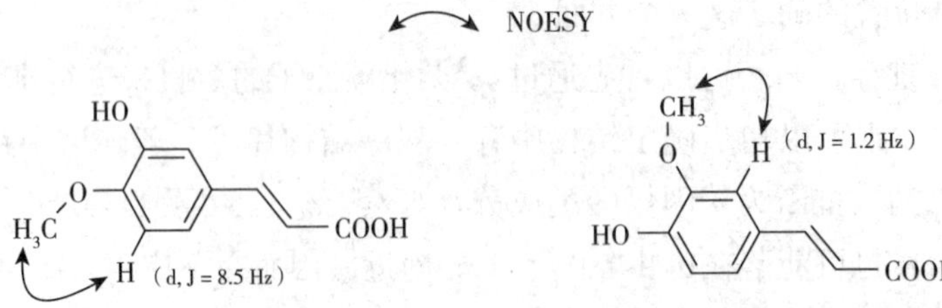

图11-50 通过NOESY关键信号确定苯环取代方式的示意图

3.苷键及成苷位置 苯丙酸类化合物经常通过羧基或苯环中酚羟基形成酯苷或酚苷。成苷与否可以通过碳谱中 δ_C 93.0~107.0 区间内有无端基碳原子信号及 δ_C 60.0~90.0 区间内的连氧碳信号数目等因素来综合判断。需要注意的是，若糖基通过羧基形成酯苷，则糖端基碳原子的化学位移通常小于 δ_C 100.0，以葡萄糖酯苷为例其端基碳原子经常出现在 δ_C 95.0 附近。若糖基通过苯环上羟基形成苷键，则糖端基碳原子的化学位移通常在 δ_C 100.0 附近，以葡萄糖酚苷为例其端基碳信号多出现在 δ_C 100.1 处附近。其他判断方法如苷化位移及HMBC方法在本章第一节里已有详细介绍，在这里不再赘述。

4.绝对构型的确定 部分苯丙酸类化合物在C3结构片段或酯基部分会有手性中心，对于只有一个手性中心的苯丙酸类化合物如丹参素、丹酚酸A（图11-51），尽管其具有一定的柔性，但仍然可以通过计算ECD的方法来快速准确地确定其手性碳的构型；也可通过对比同系列化合物的比旋光度来确定。对于具有多个手性中心的苯丙酸类化合物如丹酚酸B，由于柔性较强导致其手性中心之间的相对构型难以确定，因而可以借助水解的方法对结构进行化繁为简，即对水解后所得的各个片段分别测定其绝对构型，从而最终得到复杂苯丙酸结构的整体绝对构型。

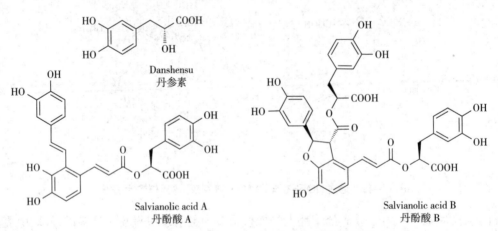

图11-51 丹参中部分苯丙酸类成分的化学结构

（六）结构解析实例

实例1：化合物11-7为灰白色粉末（甲醇）。^{1}H NMR（CD$_3$OD，600MHz）δ_H：7.53（1H，d，J=16.2Hz），7.04（1H，d，J=1.8Hz），6.93（1H，dd，J=1.8，8.4Hz），6.77（1H，d，J=8.4Hz），6.24（1H，d，J=16.2Hz），4.21（2H，q，J=7.2Hz），1.30（1H，t，J=7.2Hz）。^{13}C NMR（150MHz，CD$_3$OD）δ_C：169.3，149.6，146.8，144.5，127.7，122.9，116.5，115.3，115.1，61.4，14.6。

该化合物氢谱中 δ_H 7.53（1H，d，J=16.2Hz），6.24（1H，d，J=16.2Hz）为反式双键信号。δ_H 7.04（1H，d，J=1.8Hz），6.93（1H，dd，J=1.8，8.4Hz），6.77（1H，d，J=8.4Hz）为1,2,4-三取代苯环信号。δ_H 4.21（2H，q，

J=7.2Hz），1.30（1H, t, J=7.2Hz）为乙氧基信号。初步推测该化合物为苯丙烯酸类成分。化合物11-7的碳谱共给出11个碳信号，包括9个sp^2杂化的碳信号及2个sp^3杂化碳信号，进一步证实该化合物为苯丙烯酸类成分。其中δ_C 169.3为羰基信号，根据其化学位移小于δ_C 170.0及乙氧基的存在，初步推测存在羰基乙酯。δ_C 149.6，146.8的碳信号提示苯环部分为邻二氧取代形式。δ_C 144.5，115.1为苯丙烯酸结构中典型的双键碳信号。综合上述分析，最终确定该化合物为反式咖啡酸乙酯，其NMR数据归属见图11-52。

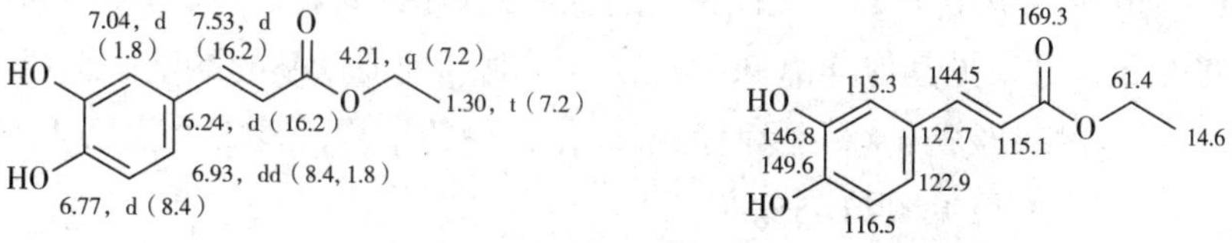

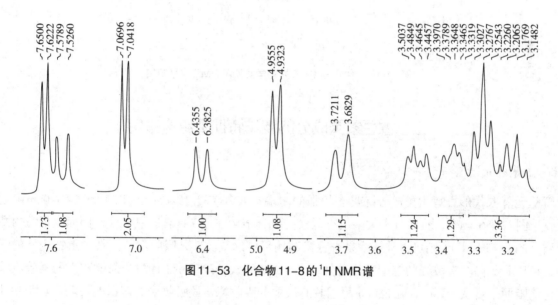

图11-52 化合物11-7的化学结构及NMR信号归属

实例2： 化合物11-8为白色粉末（甲醇），其结构中含有葡萄糖。其^{1}H（DMSO-d_6, 300MHz）及^{13}C（DMSO-d_6, 75MHz）NMR谱如图11-53和图11-54所示。

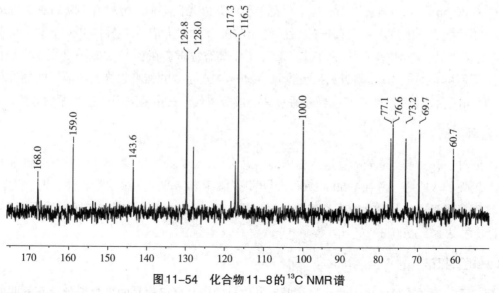

图11-53 化合物11-8的^{1}H NMR谱

图11-54 化合物11-8的^{13}C NMR谱

化合物11-8的氢谱中δ_H7.54（1H，d，J=15.9Hz），6.40（1H，d，J=15.9Hz）的信号，表明结构中

存在反式双键。δ_H7.64（2H，d，J=8.5Hz），7.05（2H，d，J=8.5Hz）表明结构中存在对取代苯环结构片段。δ4.93（1H，d，J=7.0Hz）为葡萄糖的端基氢信号，δ_H 3.1~3.7区域为糖上次甲基、亚甲基、活泼氢信号及残留水峰信号区域，推测该化合物为苯丙烯酸苷类成分。碳谱给出15个碳信号，包括一个羧基碳信号为δ_C168.0，一组反式双键碳信号δ_C143.6，117.3；6个苯环碳信号δ_C159.0，129.8（×2），128.0，116.5（×2）；一组葡萄糖的碳信号δ_C100.0、77.1、76.6、73.2、69.7、60.7。进一步表明该化合物为苯丙烯酸苷类成分。此外，该化合物的羧基碳信号为δ_C168.0，通常根据化学位移小于δ_C170.0认为可能是酯羰基，但该化合物的测试溶剂为DMSO-d_6，且未见其他连氧基团存在。同时，葡萄糖基的端基碳信号δ_C100.0，表明该化合物是通过酚羟基而不是羧基形成苷键，因而确定该化合物的结构为反式香豆酸4-O-β-D-吡喃葡萄糖苷，其结构及关键NMR信号归属见图11-55。

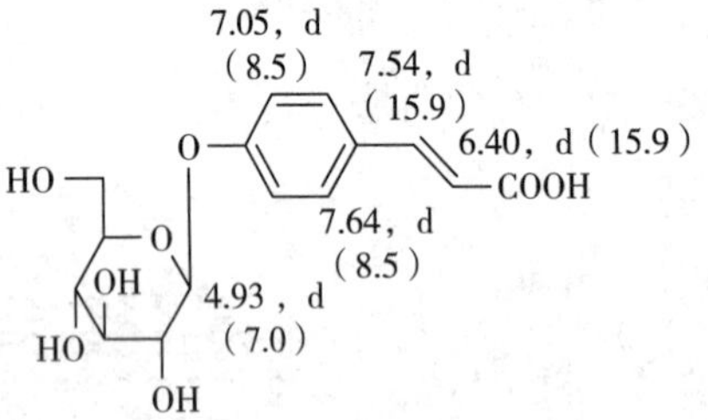

图11-55 化合物11-8的化学结构及NMR信号归属

二、香豆素类成分的波谱特征及结构鉴定

（一）紫外光谱

简单无氧取代的香豆素类成分除具有较强的末端吸收外（λ_{max}194nm），在270nm及310nm附近具有强吸收［图11-56（a）］。然而对于大多数香豆素类成分结构中C-7具有连氧取代，因而伞形花内酯的紫外光谱［图11-56（b）］则可以被认为是香豆素结构母核的基准紫外吸收谱图。在伞形花内酯的紫外光谱中，可以看到除具有较强的末端吸收之外，在~217nm及~325nm处有两个强度相当的强吸收峰，二者较为清晰便于辨认。同时，在250nm附近具有较弱的吸收峰，该吸收峰的辨识度较弱。对于吡喃香豆素类成分［图11-56（c）］，其紫外光谱与伞形花内酯的紫外光谱类似，分别在220nm及310nm附近给出强吸收峰，并且前者的强度要明显高于后者。对于呋喃香豆素类成分［图11-56（d）］，其在220nm及310nm附近的紫外吸收峰与吡喃香豆素基本一致。但呋喃香豆素会在240~270nm处展现出1个或多个强吸收峰，其强度要略强于310nm附近的强吸收峰。240~270nm处的强吸收峰的个数与呋喃香豆素C-5或C-8位的取代情况密切相关，然而目前判断香豆素类成分取代形式主要采用核磁共振的方法。

（二）红外光谱

红外光谱对于香豆素类成分的鉴定所提供的信息有限，虽然香豆素类成分通常在1660~1600cm^{-1}区间产生三个较强的吸收峰，并在1750~1700cm^{-1}出现内酯环羰基的$\nu_{C=O}$振动吸收峰，但上述特征并不足以充分地将香豆素类成分与其他芳香类成分进行区别。对于香豆素苷类成分，通常香豆素7-氧或6-氧苷的$\nu_{C=O}$的波数要小于1700cm^{-1}。

（三）核磁共振谱

对于简单香豆素类成分，由于其核磁共振信号数目较少且氢谱信号的耦合裂分具有鲜明的规律，因而仅通过一维核磁共振谱通常可以对其进行准确地解析。对于呋喃香豆素、吡喃香豆素、C-3/C-4有取代基的其他类型香豆素及其苷类成分，由于结构的复杂性增加，因而往往需要借助二维核磁共振谱来对其结构进行准确地解析并进行信号归属。

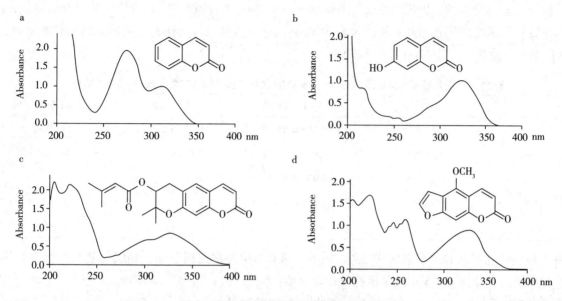

图11-56　部分香豆素类化合物的紫外光谱

1. ^{1}H NMR 谱特征

（1）简单香豆素　简单香豆素类成分中 α-吡喃酮环中的烯氢信号为其最为特征质子信号。①首先，该烯氢的耦合常数多数情况下为 $J_{3,4}=9.5Hz$，与普通双键或苯环上邻位质子的耦合常数略有不同。因而往往可以通过这一耦合常数将待解析结构快速锁定在香豆素类型上。当然，也有一些香豆素类结构的 $J_{3,4}$ 小于9.5Hz，其原因可能为取代基对 α-吡喃酮环中双键的平面性或键角的影响所致。在此情况下，如 $J_{3,4}=9.0Hz$ 的情况就需要更多地结合碳谱羰基的化学位移等多种信息来进行综合判断。②其次，H-3及H-4质子信号往往分别位于氢谱中芳香质子信号区域的最高场和最低场，即H-3的化学位移通常要小于苯环中的质子信号，反之H-4的化学位移通常要大于苯环中的质子信号（图11-57）。其具体的化学位移值与测试溶剂有关，总体上H-3的化学位移范围在 $\delta_H 6.10\sim 6.40$，H-4的化学位移范围在 $\delta_H 7.50\sim 8.30$。在 CD_3OD 及 DMSO-d_6 中测试，H-3的化学位移在 $\delta_H 6.20$ 附近，而H-4的化学位移在 $\delta_H 7.85$ 附近。

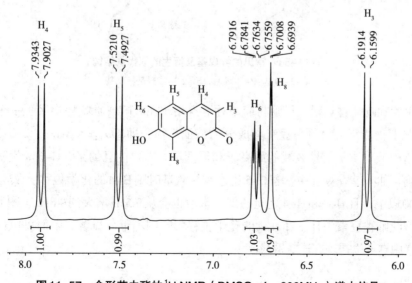

图11-57　伞形花内酯的 ^{1}H NMR（DMSO-d_6，300MHz）谱中信号

简单香豆素苯环部分的耦合裂分形式与蒽醌及苯丙酸类成分类似，可以参见相应的章节及表11-9。需要注意的是，在7-氧取代的香豆素中，H-6和H-8的化学位移通常出现在δ_H7.00以下；而H-5的化学位移则由于电子云分布的原因出现在δ_H7.50附近。即使C-6、C-7或C-7、C-8位同时具有氧取代，H-5的化学位移仍然通常大于δ_H7.00（表11-9），因而利用这一点可以较为快速地判断双氧取代香豆素结构中C-5位是否被取代。

表11-9　简单香豆素常见取代形式的^{1}H NMR化学位移及偶合常数（Hz）代表性数值

	7-氧代	7,8-二氧代	6,7-二氧代	6,7,8-三氧代
H-3	6.17（d, 9.5）	6.22（d, 9.5）	6.22（d, 9.3）	6.18（d, 9.4）
H-4	7.92（d, 9.5）	7.88（d, 9.5）	7.89（d, 9.3）	7.80（d, 9.4）
H-5	7.51（d, 8.5）	7.07（d, 8.5）	7.22（s）	6.67（s）
H-6	6.78（dd, 8.5, 2.2）	6.70（d, 8.5）	–	–
H-8	6.70（d, 2.2）	–	6.79（s）	–

简单香豆素除羟基和甲氧基取代之外，在C-6或C-8位经常连接甲基、异戊烯基及其衍生的基团。这里仅对异戊烯基及其衍生基团的氢谱特征作以介绍。

异戊烯基（图11-58a）的末端两个甲基由于双键对称性的缺失，二者为化学不等同，即两个甲基的化学位移不同且为单峰。理论上受到H_c烯丙基偶合的影响，两个甲基可以显示出小耦合裂分（J=1.0Hz），但实际工作中该小耦合裂分往往观察不到，即只能观察到两个甲基的峰形变宽（宽单峰）。结构中H_a和H_b由于其所在碳原子两侧σ键在多数情况下可以快速自由旋转，因而二者为磁等同，即H_c（$\delta_H \sim 5.25$）被裂分为三重峰，偶合常数7.0Hz左右。

对于2,3-二羟基异戊基［图11-58b］，由于H_c所在碳原子为手性碳原子，因而H_a和H_b为磁不等同。H_a和H_b之间会产生偕偶（~ 11.0Hz），即H_a和H_b会分别被裂分为dd峰，因此H_c也被裂分为dd峰。其中H_a/H_b与H_c的耦合常数大小由具体的二面角决定，会因具体分子结构中2,3-二羟基异戊基旋转的情况的不同而变化，经常出现的范围为3.2 ~ 7.7Hz。需要注意的是，有些情况因H_a和H_b与H_c的二面角相近，因而造成$J_{Ha,Hc}$与$J_{Hb,Hc}$的耦合常数相近或相同，此时H_c也可以展现为三重峰。

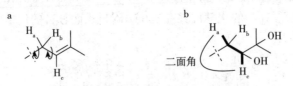

图11-58　常见的异戊基及衍生的取代基结构

a，3-甲基-2-丁烯基；b，2,3-二羟基异戊基

（2）呋喃香豆素和吡喃香豆素　尽管与简单香豆素相比在呋喃或吡喃环中多了一个双键，但其化学位移规律大多情况下仍然符合简单香豆素类成分的特征规律，即①$J_{3,4}$= 9.5Hz；②H-3及H-4质子信号往往分别位于氢谱中芳香质子信号区域的最高场和最低场。需要注意的是，C-6取代基对H-4的化学位移具有显著的影响。如呋喃香豆素中，若C-5位连有烷氧基时则H-4的化学位移会从δ_H 7.80附近显著向低场位移至δ_H 8.00以上，且H-3和H-4之间的偶合常数也会从9.5Hz增大到9.8Hz（图11-59）。然而C-8位连氧取代对线型呋喃香豆素中H-3和H-4的化学位移影响则不十分显著。因而可以借助这一规律快速地推测呋喃香豆素中C-5位是否有连氧取代。

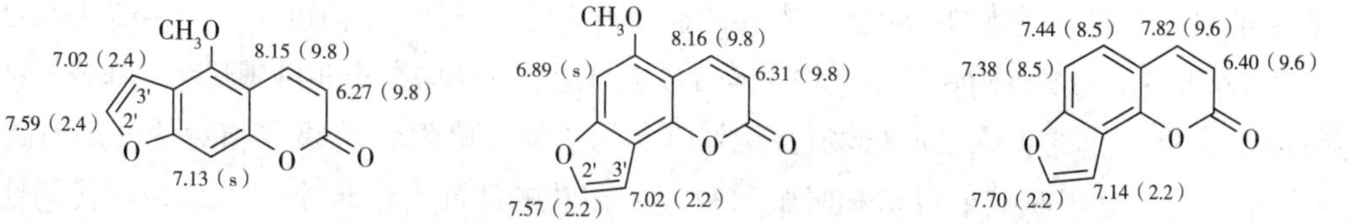

图11-59　部分呋喃香豆素类化合物的 ^{1}H NMR 化学位移及偶合常数（Hz）

呋喃香豆素中呋喃环中烯氢之间的偶合常数较小，为2.2~2.5Hz。线型或角型呋喃香豆素之间H-2′和H-3′化学位移差值变化不大，其中H-2′化学位移较大，在 δ_H 7.50附近；H-3′化学位移较小，在 δ_H 7.10附近，具体数值受苯环上取代基的影响会有一定的浮动范围。H-2′和H-3′除相互之间偶合形成 $J=$ 2.5Hz的双峰之外，H-3′在线型/角型呋喃香豆素中还会与H-8/H-6之间形成远程偶合，使得其峰形进一步加宽。

吡喃线型香豆素与吡喃角型香豆素结构母核之间的 ^{1}H NMR 化学位移差别并不显著（图11-60）。因而在鉴别吡喃线型香豆素与吡喃角型香豆素结构时，可以从苯环质子的耦合常数入手，如在氢谱芳香区中给出 $J=$ 8.5Hz的双峰信号，则可以推测其为角型，反之若给出两个单峰的信号则可以推测其为线型。吡喃环中双键信号和苯环信号的区别是耦合常数和化学位移，即苯环质子的耦合常数为8.5Hz左右，而吡喃环中H-3′与H-4′之间的耦合常数为10.0Hz左右。线型吡喃香豆素中H-3′与H-4′的化学位移数值均较小，H-3′在 δ_H 5.70附近，H-4′在 δ_H 6.30附近，但和苯环中的质子相比其化学位移仍处于较高场。

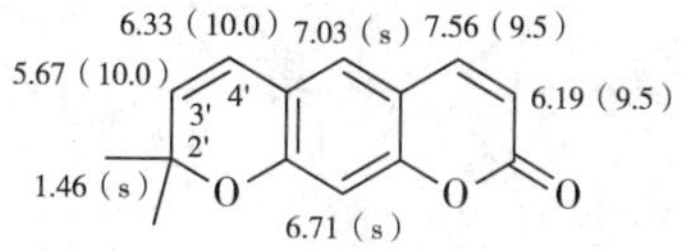

花椒内酯 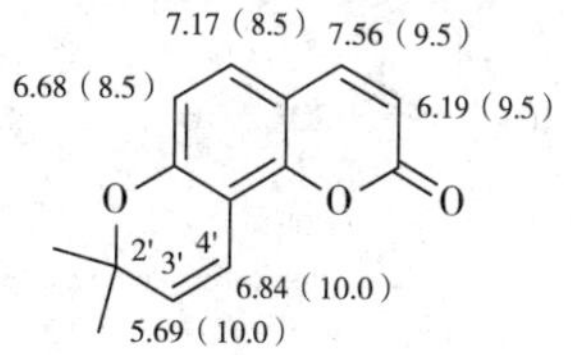　　　　　　　　　　邪蒿内酯

图11-60　部分吡喃香豆素的结构及 ^{1}H NMR 信号归属

（3）二氢呋喃香豆素和二氢吡喃香豆素　如何区别羟基异丙基二氢呋喃香豆素及羟基二甲基二氢吡喃香豆素的化学结构（图11-61）是香豆素类成分鉴定中经常遇到的问题，可以通过氢谱偶合常数分析来对二者进行区别。羟基异丙基二氢呋喃香豆素中 H_b 和 H_c 理论上为化学不等同，但因结构中五元环构象等原因二者实际的化学位移较为接近，同时二者与 H_a 的二面角也十分接近。根据具体化学结构的不同，若 H_b 和 H_c 的化学位移仍具有一定的差别，则会在一定区域内显示出积分为2的多重峰，此时 H_a 的峰形为dd峰，且两个耦合常数亦非常接近，如分别为9.0和8.8Hz。若因五元环结构扭曲导致 H_b 和 H_c 的化学位移完全相同，则 H_b 和 H_c 会在 δ_H 3.30附近展现为积分为2的双重峰，同时 H_a 的峰形为三重峰。

对于羟基二甲基二氢吡喃香豆素，其吡喃环中饱和碳所含氢原子的耦合方式与前述羟基异丙基二氢呋喃香豆素情况类似，其主要区别在于羟基二甲基二氢吡喃香豆素中 H_b 和 H_c 的化学位移差值较明显，会分别展现出dd峰，其中 H_b 和 H_c 之间偕耦的耦合常数非常大，通常在17.0Hz左右。同时，H_b 和 H_c 与 H_a 的二面角在大多数化合物中几乎相同，因而 H_a 通常情况下表现为t峰，偶合常数4.5Hz左右。由此，可以根据 H_b 和 H_c 之间偕偶的偶合常数（17.0Hz左右）及 H_b 和 H_c 与 H_a 之间的偶合常数4.5Hz作为标准来与羟基异丙基二氢呋喃香豆素的结构进行区别（羟基异丙基二氢呋喃香豆素 H_b 和 H_c 之间偕偶难以辨析，且 H_b 和 H_c 与 H_a 之间的偶合常数稍大，为9.0Hz左右）。

2. ^{13}C NMR 谱特征　各种类型香豆素类成分随结构母核的改变及取代基的不同，在 ^{13}C NMR 化学位移上有着明显的区别，然而它们的α-吡喃酮环的碳谱化学位移却十分相近（图11-62及表11-10），即C-2羰基化学位移均在δ_C 160.5附近、C-3均在δ_H 112.5附近、C-4均在δ_C 144.2附近。苯环被连氧基团取代后，与氧原子直接相连的碳原子向低场位移约30个化学位移单位，而邻位和对位分别向高场位移13及8个化学位移单位。对于呋喃香豆素和吡喃香豆素，在呋喃环或吡喃环中双键未被取代的情况下较简单香豆素母核会多出一对烯碳信号。其中呋喃香豆素中双键碳信号特征有些类似于末端双键的碳信号，即双键两个碳原子信号之间的差值较大（呋喃环的两个烯碳信号分别在δ_C 105.0和δ_C 145.0附近），但化学位移之和为250。

羟基异丙基二氢呋喃香豆素及羟基二甲基二氢吡喃香豆素在碳谱中也有着较为显著的信号区别，既结构a（图11-61）中C-2′的化学位移通常大于δ_C 90.0（由于五元环结构引起）；而b结构（图11-61）中没有这么大的信号。

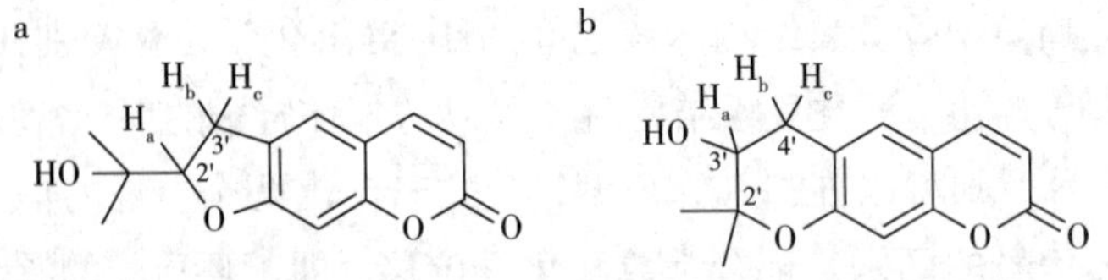

图11-61　羟基异丙基二氢呋喃香豆（a）及羟基二甲基二氢吡喃香豆素（b）的结构

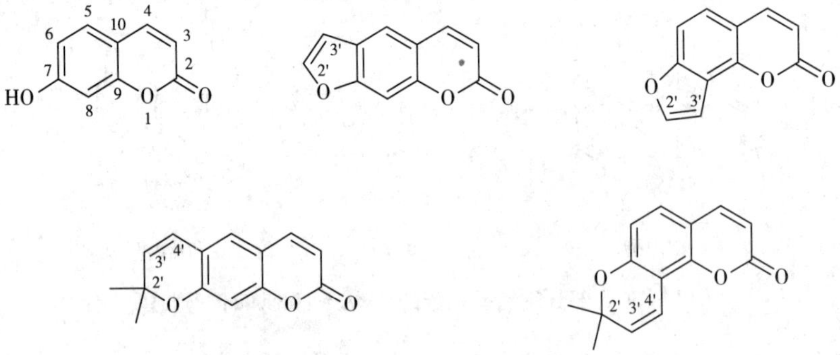

图11-62　各类型香豆素的结构母核

表11-10　各类型香豆素母核的^{13}C NMR化学位移

	简单香豆素（7-羟基）	呋喃线型	呋喃角型	吡喃线型	吡喃角型
2	160.7	161.1	160.2	160.3	160.4
3	111.5	114.7	114.2	112.8	112.2
4	144.3	144.2	144.5	144.2	143.5
5	129.6	120.0	123.9	120.8	127.5
6	113.3	125.0	108.8	118.9	114.6
7	161.6	156.6	157.3	156.7	155.9
8	102.5	99.6	116.9	103.2	108.8
9	155.7	152.2	148.5	153.6	149.8
10	111.5	115.6	113.5	114.3	112.2
2′		147.0	145.9	77.5	77.2
3′		106.6	104.0	130.9	130.4
4′				118.9	113.1

（四）质谱

目前对于香豆素类成分的结构研究中，多采用ESIMS所给出的准分子离子峰来确定其分子量、分子式信息。此外，UPLC-Q-TOF-MS技术也是快速鉴定中药提取物中香豆素类成分的常见方法。在该方法中采用ESI正离子模式可以很好地对香豆素类成分的离子碎片进行辨认，其主要碎片裂解规律与总体上与EI离子源所得碎片离子类似，即可以得到连续失去CO的碎片离子。如采用UPLC-Q-TOF-MS技术快速分析裂叶独活中香豆素类成分并鉴定了34个香豆素类成分。其中7-羟基香豆素的二级碎片离子包括m/z 145 $[M+H-H_2O]^+$，135 $[M+H-CO]^+$，117 $[M+H-CO-H_2O]^+$，107 $[M+H-2CO]^+$；再如5-羟基-7-甲氧基香豆素，其二级碎片离子除可观察到失去CO、H_2O之外，还包括脱去中性分子CH_3OH的碎片离子，具体二级碎片离子包括m/z 178 $[M+H-CH_3]^+$，150 $[M+H-CH_3-CO]^+$，133 $[M+H-CH_3OH-CO]^+$，122 $[M+H-CH_3-2CO]^+$。对于呋喃香豆素，其二级碎片离子在符合香豆素裂解规律总体规则的基础上，还可见到丢失中性CO_2的碎片离子。如呋喃线型香豆素和呋喃角型香豆素结构母核（图11-62）的二级碎片离子相同，均主要包含m/z 159 $[M+H-CO]^+$，143 $[M+H-CO_2]^+$，131 $[M+H-2CO]^+$，115 $[M+H-CO_2-CO]^+$。此外，根据取代基的不同，二级碎片离子中丢失糖基、C_4H_6、C_5H_8、$C_5H_{10}O_2$等更为复杂片段的碎片离子也可以被观察到，实际工作中需要较多得结合文献结果对所得碎片离子进行综合鉴定。

（五）结构解析程序

7-羟基香豆素类成分具有蓝色荧光，且在碱溶液中荧光加强变为绿色。而C-7位不连氧的香豆素类成分则无荧光。因此，在进行香豆素类成分鉴定的过程中可以首先采用荧光特征来确定其是否为7-羟基香豆素类成分。在此基础上，氢谱对于香豆素类结构母核的鉴定起到了最为关键的作用，尤其是耦合常数规律对于香豆素类结构类型的鉴别提供了不可代替的重要信息。碳谱数据虽然可以较为全面地给出香豆素类成分的骨架信息，然而各类型香豆素类成分母核碳信号的鉴别特征却不十分明显，需要更多地结合氢谱数据以及参考文献的碳谱化学位移数据来进行判断。此外，对于二氢呋喃/吡喃香豆素类成分其呋喃/吡喃环中多具有手性中心，圆二色谱及计算ECD的方法也被经常地用来鉴定香豆素类成分的绝对构型。

1.鉴别α-吡喃酮环中是否有取代 香豆素类成分最为特征的氢谱信号为$J_{3,4}$的耦合常数在9.5Hz左右。然而一些其他类型的香豆素类成分会在C-3或C-4位连有取代基，如烷基、连氧取代基等。其中烷基连接在C-3的情况较多，而连氧基团多连接在C-4位。此时耦合常数为9.5Hz左右的烯氢耦合系统消失，取而代之会显示出一个单峰的烯氢质子信号。碳谱中α-吡喃酮环中羰基的化学位移也会发生变化，通常向低场位移，位移的幅度与取代基性质及位置有关。如3-（2-羟丙基）-6-甲氧基-8-羟基-香豆素中羰基向低场位移的幅度较弱，marianin A的羰基则向低场位移2~3个化学位移单位，并伴随着C-2及C-3位的化学位移发生了明显的变化（图11-63）。其中anemarcoumarin A虽然也是C-3位被取代，但其取代基中芳环的磁各向异性使得C-2及C-3位较3-（2-羟丙基）-6-甲氧基-8-羟基香豆素均进一步向低场位移。而marianin A含有C-4位连氧取代，氧原子的电效应使得C-2及C-3位化学位移差值进一步被扩大。

2.呋喃及吡喃香豆素结构母核推测 氢谱的耦合常数可以起到重要的鉴别作用。如呋喃香豆素中一对烯氢信号的耦合常数非常小，为2.2Hz左右，而吡喃香豆素中一对烯氢信号的耦合常数非常大，为10.0Hz左右，继而结合结构母核中sp^2杂化碳信号的数目来推测化合物为呋喃香豆素或吡喃香豆素。简单香豆素sp^2杂化碳信号数目母核部分为9个，而呋喃和吡喃香豆素结构母核中会多出一对sp^2杂化碳信号。当然，也需要结合氢谱中是否有异戊烯基特征信号等相关信息，来进一步区分额外出现的这一对sp^2杂化碳信号是否属于取代基而不是结构母核。

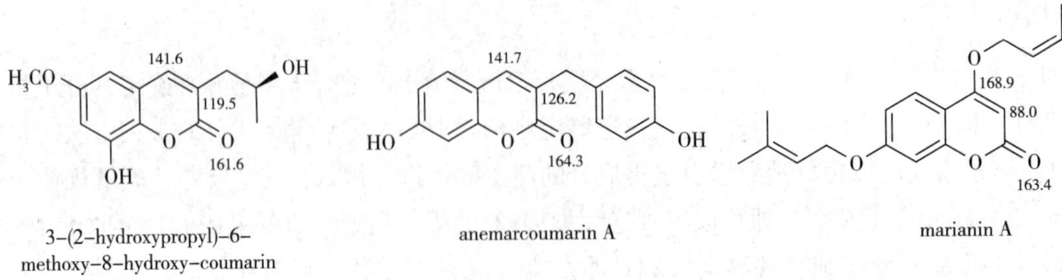

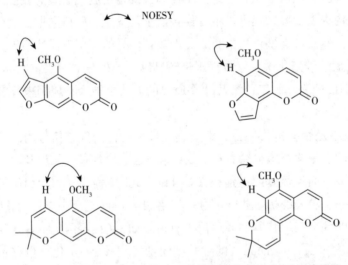

H3CO
141.6
OH
119.5
O
161.6
OH
3-(2-hydroxypropyl)-6-methoxy-8-hydroxy-coumarin
141.7
126.2
HO
OH
164.3
anemarcoumarin A
168.9
88.0
163.4
marianin A

图11-63　部分其他类型香豆素类成分的结构及关键^{13}C NMR信号归属

对于线型及角型香豆素的区分，在苯环上无取代基的情况下可以通过氢谱信号的耦合裂分形式进行快速的区分，即线型香豆素会展现出2个单峰信号，而角型香豆素会展现出耦合常数为8.5Hz的一对芳香质子信号。若苯环连有取代基，则无论线型还是角型香豆素均只会给出一个单峰芳香信号。实际工作中很难通过该信号的具体化学位移值在不参考文献的情况下来区分线型香豆素和角型香豆素。当然，有些特定位置的特定取代基对香豆素H-4的化学位移具有显著影响，也可借此来推测香豆素的取代基位置以及呋喃/吡喃环的情况。例如C-5位甲氧基取代会使得H-4的化学位移向低场位移到δ_H 8.00以上，一般情况下H-4的化学位移多出现在δ_H 7.80附近。在C-5位连氧取代的情况下，可以参考文献数据根据芳香质子单峰信号的化学位移来确定结构为线型香豆素还是角型香豆素。也可以借助NOE信号来准确地确定结构类型，即在NOESY谱中若C-5位甲氧基信号与单峰芳香质子信号具有明显的NOE相关信号，则确定结构为角型香豆素；若C-5位甲氧基信号与呋喃/吡喃环中烯氢质子（耦合常数2.2/10.0Hz）有NOE相关信号，则可确定其为线型香豆素（图11-64）。

NOESY
H
CH3O
O
O
O
H
OCH3

图11-64　呋喃/吡喃香豆素C-5位甲氧基的关键NOE相关信号

3. H-6及H-8的信号归属　对于5,6,7-或5,7,8-三取代香豆素，如何判断苯环中唯一一个芳氢信号是H-6还是H-8是香豆素成分结构解析中经常遇到的问题。首先利用C-5位甲氧基的NOE信号来进行判断，如图11-65所示两种结构很难单独从NMR数据准确地区分。若异戊烯基连接在C-6位，则可以观察到甲氧基与异戊烯基上氢原子的NOE相关信号；反之若异戊烯基连接在C-8位则可以观察到甲氧基与苯环芳香质子的NOE相关信号。即便是C-5位为羟基取代，仍可以尝试以DMSO-d_6为溶剂考察5-OH活泼氢的NOE相关信号来解决上述问题。在特殊情况下，若C-5位取代基的NOE相关谱信号无法解决上述问题，则可以借助远程偶合信息来尝试对结构进行推测。如图11-65中所示结构中，若异戊烯基连接在C-6位，则可以观察到H-8与H-4之间的远程偶合作用，在谱图中H-8展现为宽单峰。反之若异戊烯基连接在C-8位则H-6信号由于无远程耦合，其峰形通常为较尖锐的单峰。

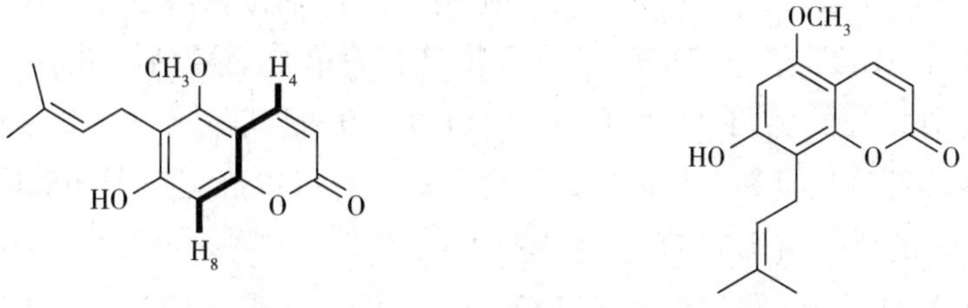

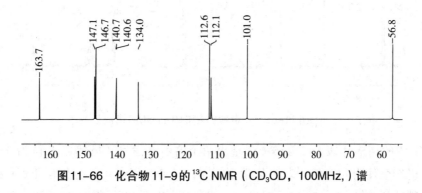

图11-65　香豆素结构中苯环上异戊烯基的两种取代情况

4.绝对构型的确定　二氢呋喃/吡喃香豆素结构中经常具有手性碳原子，在取代基不具有手性因素的情况下，二氢呋喃/吡喃香豆素结构母核由于只有一个手性中心因而可以用旋光比较法即可以方便地确认其绝对构型。但采用旋光比较法时一般应充分考虑手性中心周围基团的体积、电负性、质量等因素，选取上述因素均相似的化合物为模型化合物进行旋光比对，一旦目标化合物与模型化合物手性中心基团在体积、电负性、质量等某一个因素上有着明显甚至相反的性质，则需谨慎采取该方法。对于C-3′连氧取代的吡喃香豆素，文献报道在比旋光度为（＋）的情况下，线型吡喃香豆素的C-3′为S构型，而角型吡喃香豆素的C-3′位为R构型。

对于3′,4′-二氧取代的二氢吡喃香豆素，由于其母核结构中具有两个手性中心，因而首先需要确定C-3′及C-4′的相对构型。通常根据H-3′及H-4′的偶合常数可以确定二者之间是否为反式直立键，然而由于二氢吡喃环受到苯环及吡喃环中取代基的影响，其通常表现为非标准的椅式构象，因此二者之间的偶合常数在某些结构中不表现为标准的大偶合常数9.0Hz（反式）或小偶合常数2.2Hz（顺式），而表现为中间值，如5.5Hz，此时很难仅凭借偶合常数准确判断其相对构型，需要结合特定位置的化学位移值差值来进行综合判断。基于单晶X线衍射验证及谱图经验总结所得的结论是，在偶合常数$J_{3,4}$为5.0Hz左右且吡喃环中偕二甲基的氢谱化学位移差值在0.03～0.04个化学位移单位的情况下，可以判断H-3′及H-4′之间为顺式；此时若化合物旋光值为（＋），则其绝对构型为3′S,4′S，并且其ECD谱在223nm及325nm处均给出负的Cotton效应。

（六）结构解析实例

1.简单香豆素类化合物结构解析实例　化合物11-9为黄色针晶（CH₃OH），其¹H NMR（CD₃OD，400MHz）数据δ_H：7.80（1H, d, J=9.4Hz），6.67（1H, s），6.18（1H, d, J=9.4Hz），3.87（3H, s）。¹³C NMR（CD₃OD，100MHz）谱如图11-66所示。NOESY谱图可观察到δ_H6.67的质子与δ_H3.87的质子具有相关信号。

图11-66　化合物11-9的¹³C NMR（CD₃OD，100MHz，）谱

化合物11-9的¹H NMR（CD₃OD，400MHz）给出一组香豆素的特征质子信号δ_H 7.80（1H, d, J=9.4Hz，H-4），6.18（1H, d, J=9.4Hz，H-3），根据其耦合常数可以推测该化合物为香豆素类成分。δ_H6.67（1H，s）

为一个孤立芳香质子信号，因此推测该化合物在苯环片段中具有3个取代基，其中包含一个甲氧基 $\delta_H 3.87$（3H，s）。碳谱除甲氧基信号 $\delta_H 56.8$ 之外，还给出9个 sp^2 杂化碳信号：$\delta_C 163.7，147.1，146.7，140.7，140.6，134.0，112.6，112.1，101.0$，进一步验证了化合物具有简单香豆素结构母核。碳谱数据除可归属于 α-吡喃酮环中的信号之外，还给出两个化学位移大于 $\delta_C 140.0$ 的碳信号及1个化学位移大于 $\delta_C 130.0$ 的碳信号，推测该化合物苯环部分具有邻三氧取代，结合氢谱信息可以确定三个连氧取代基中包含一个甲氧基。NOESY谱显示 $\delta_H 6.67$ 的质子与 $\delta_H 3.87$ 的甲氧基的相关信号，推测化合物 **11-9** 可能具有两种形式（图11-67）。对于这两种构型的区分，可以考察NOESY谱中是否可以观察到 $\delta_H 7.80$（H-4）与 $\delta_H 6.67$ 之间的 NOE相关信号，若存在则可以确定 $\delta_H 6.67$ 为H-5质子；若不存在则可推测 $\delta_H 6.67$ 为H-8质子。结合文献报道数据，最终确定化合物 **11-9** 为6-甲氧基-7,8-二羟基香豆素，其信号归属见表11-11。

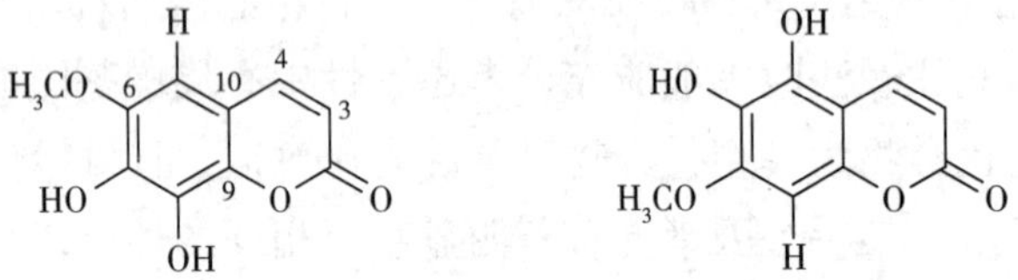

图11-67 化合物11-9可能的两种结构

表11-11 化合物11-9的 ^{1}H 及 ^{13}C NMR 信号归属

No.	δ_H	δ_C	No.	δ_H	δ_C
2		163.7	7		140.7
3	6.18（1H，d，J=9.4Hz）	112.6	8		134.0
4	7.80（1H，d，J=9.4Hz）	146.7	9		140.6
5	6.67（1H，s）	101.0	10		112.1
6		147.1	—OCH$_3$	3.87（3H，s）	56.8

2.呋喃香豆素及吡喃香豆素类化合物结构解析实例

实例1： 化合物 **11-10** 为黄色粉末，其 ^{1}H NMR（CDCl$_3$，400MHz）谱中包含一个甲氧基信号 $\delta_H 3.27$（s）和两个甲基信号 $\delta_H 1.24$（s）、1.27（s），其氢谱如图11-68所示。^{13}C NMR（CDCl$_3$，100MHz）数据：δ_C 161.2，158.1，152.6，148.8，145.1，139.4，114.1，112.9，107.4，104.9，94.6，76.2，75.9，74.3，49.3，20.7（×2）（20.72和20.69），通过文献对比可知化合物 **11-10** 含有结构片段A（图11-69）。

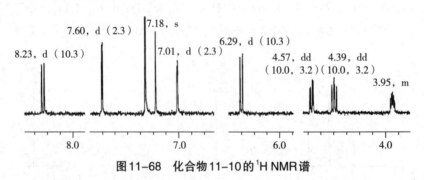

图11-68 化合物11-10的 ^{1}H NMR谱

化合物 **11-10** 中的结构片段A在氢谱中展现出两个偕甲基信号，虽然C-3′位为非手性碳原子，但C-2′的手性因素仍然会使得两个偕甲基为化学不等同，导致其氢谱信号分别位于 $\delta_H 1.24$（s），1.27（s）以及碳谱信号分别位于 $\delta_C 20.72$ 和 20.69。同时，C-2′的手性因素也使得C-1′上两个氢信号为化学不等同，从而发生了偕偶，偶合常数10.0Hz。同时C-1′上两个氢信号与H-2′信号的耦合常数分别为3.2Hz和7.7Hz。因此C-1′上两个氢信号分别为dd峰 [$\delta_H 4.57$，dd（10.0，3.2）；4.39，dd（10.0，7.7）]。

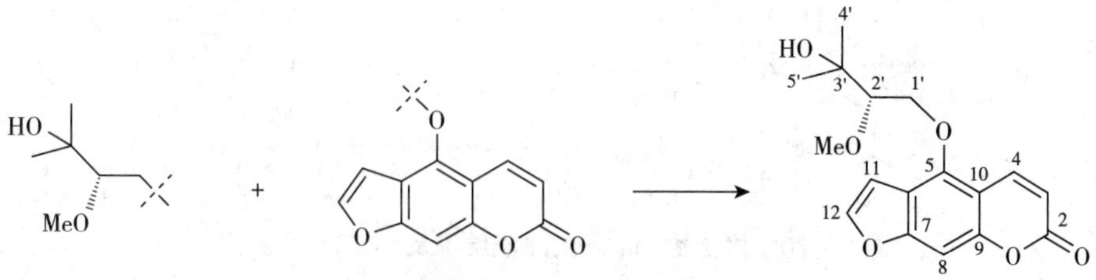

图11-69 化合物11-10的解析片段及化学结构

除去结构片段A所含碳信号（表11-12），化合物11-10给出11个sp^2杂化的碳信号，在已知该化合物为香豆素类成分的基础上，推测其为呋喃香豆素。这一点也可以从一对小偶合的烯氢信号［δ_H 7.01（d，J=2.3Hz），7.60，（d，J=2.3Hz）］以及一对化学位移差距显著的烯碳信号（δ_C 145.1，104.9为呋喃香豆素中呋喃环双键特征碳信号）得到验证。δ_H 6.29（d，J=10.3Hz）与8.23（d，J=10.3Hz）为香豆素H-3和H-4位质子信号。其中H-4化学位移在δ_H 8.00以上，因而推测化合物11-10的C-5位为连氧取代。同时，δ_H 7.18的单峰质子信号可以归属为H-8质子信号（相同取代形式下H-6信号为δ_H 6.89左右），因而结构母核确定为呋喃线型香豆素。结构片段B中只有C-5连氧位置可以连接片段A，最终确定化合物11-10的结构如图11-69所示，其信号归属见表11-12。

表11-12 化合物11-10的 ^{1}H 及 ^{13}C NMR信号归属

No.	δ_H	δ_C	No.	δ_H	δ_C
2		161.2	11	7.01, d（2.3）	104.9
3	6.29, d（10.3）	113.0	12	7.60, d（2.3）	145.1
4	8.23, d（10.3）	139.4	1'	4.57, dd（10.0, 3.2）	74.3
5		148.8		4.39, dd（10.0, 7.7）	
6		114.0	2'	3.95, m	76.2
7		158.2	3'		75.9
8	7.18, s	94.6	4'	1.27, s	20.7
9		152.6	5'	1.24, s	20.7
10		107.4	OCH_3	3.27, s	49.3

实例2： 化合物11-11为黄色粉末，其 ^{1}H NMR（CDCl$_3$，400MHz）δ_H：7.85（1H，d，J=9.6Hz），6.58（1H，d，J=10.0Hz），6.57（1H，s），6.21（1H，d，J=9.6Hz），5.71（1H，d，J=10.0Hz），3.86（3H，s），1.47（6H，s）；^{13}C NMR（CDCl$_3$，100MHz）δ_C：160.8，157.8，155.9，153.0，139.0，130.8，112.8，116.1，111.6，107.8，101.1，76.9，63.8，28.2（×2）。NOESY谱显示δ_H 3.86的信号与δ_H 7.85及δ_H 6.58的信号具有NOE相关。

化合物11-11的氢谱数据中δ_H 6.21（1H，d，J=9.6Hz），7.85（1H，d，J=9.6Hz），根据其耦合常数可以判断为典型的香豆素母核H-3和H-4信号，推测为香豆素类成分。氢信号δ_H 6.58（1H，d，J=10.0Hz）及5.71（1H，d，J=10.0Hz）提示该化合物为吡喃香豆素类成分（耦合常数10.0Hz为其特征之一），二者为吡喃环中一对烯氢信号。δ_H 1.47（6H，s）为吡喃环中一对偕甲基信号。δ_H 6.57（1H，s）为苯环孤立质子信号，δ_H 3.86（3H，s）为甲氧基信号。NOESY谱显示甲氧基信号δ_H 3.86与H-4质子信号δ_H 7.85及吡喃环中δ_H 6.58的信号具有NOE相关，因而确定甲氧基的取代位置为C-5。通过NMR信号分析及与文献对比，确定化合物11-11为美花椒内酯，其结构与NMR信号归属见图11-70。需要注意的是，甲氧基的碳信号为δ_C 63.8，远远高出普通苯环上甲氧基信号δ_C 55.0附近，其原因除电效应之外，吡喃香豆素较长的共轭体系所造成的与普通苯环相比更强的磁各向异性是主要原因之一，因而5-OCH_3信号的特殊性在香豆素类成分的结构解析过程中需要格外注意。

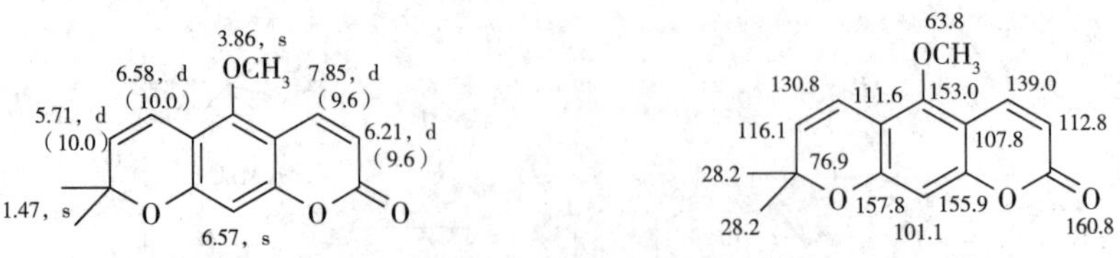

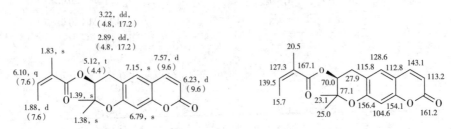
图11-70　化合物11-11的化学结构及NMR信号归属

3.二氢呋喃香豆素及二氢吡喃香豆素类化合物结构解析实例

实例： 化合物11-12为白色粉末，其 ¹H NMR（CDCl₃，400MHz）δ_H：7.57（1H，d，J=9.6Hz），7.15（1H，s），6.79（1H，s），6.23（1H，d，J=9.6Hz），6.10（1H，q，J=7.6Hz），5.12（1H，t，J=4.4Hz），3.22（1H，dd，J=17.2，4.8Hz），2.89（1H，dd，J=17.2，4.8Hz），1.88（3H，d，J=7.6Hz），1.83（3H，s），1.39（3H，s），1.38（3H，s）。¹³C NMR（CDCl₃，100MHz）δ_C：167.1，161.2，156.4，154.1，143.1，139.5，128.6，127.3，115.8，113.2，112.8，104.6，77.1，70.0，27.9，25.0，23.1，20.5，15.7。

化合物11-12的氢谱中δ_H7.57（1H，d，J=9.6Hz），6.23（1H，d，J=9.6Hz）为香豆素类母核H-4、H-3质子信号。该化合物无耦合常数为2.2Hz或10.0Hz的烯氢质子信号，表明不是呋喃香豆素或吡喃香豆素类成分。进一步结合δ_H3.22（1H，dd，J=17.2，4.8Hz），2.89（1H，dd，J=17.2，4.8Hz）信号，提示化合物11-12为二氢呋喃香豆素或二氢吡喃香豆素。结合4.8Hz的偶合常数，初步推断结构母核为二氢吡喃香豆素（二氢呋喃香豆素呋喃环中两个饱和碳原子上两组质子之间的耦合常数多为8.8~9.0Hz）。同时，结合δ_H7.15（1H，s）及6.79（1H，s）两个芳香质子信号，可以确定它们处于二氢吡喃香豆素母核中苯环片段的对位，因而该化合物的结构母核为二氢吡喃线型香豆素。碳谱给出δ_C77.1，70.0两个连氧脂肪碳信号，结合氢谱中连氧碳原子上的质子信号δ_H5.12（1H，t，J=4.4Hz），表明吡喃环结构片段中含有连氧取代基，最终结合报道情况确定化合物11-12的结构如图11-71所示。

图11-71　化合物11-12的结构及NMR信号归属

三、木脂素类成分的波谱特征及结构鉴定

（一）紫外光谱

大多数类型的木脂素类成分由于两分子苯丙素结构片段不发生共轭，因此其紫外吸收特征多与取代苯环或单个苯丙素结构片段的紫外吸收特征类似。通常情况下木脂素结构中两个苯丙素结构单元的取代情况也相近，甚至有完全相同的情况，因此两个苯丙素结构单元的紫外吸收峰位置相近，吸收强度是两者之和。芳基萘类及联苯环辛烯类木脂素成分的两个芳香发色团之间从平面结构上看具有共轭的可能性，但这两类化合物在多数情况下由于立体结构本身或取代基的影响，两个芳香发色团之间不完全在一个平面上，有时甚至处于接近90°垂直状态，因而并不会看到两个芳香发色团之间由共轭效应而产生的λ_{max}显著红移。

（二）红外光谱

部分类型的木脂素成分含有内酯环结构，如芳基四氢萘、芳基二氢萘、芳基萘和联苯环辛烯木脂素

等，因此红外光谱可以确定上述木脂素结构中内酯环的存在。此外，羟基的O—H伸缩振动也是木脂素红外谱图的常见信号。总体上红外光谱对于木脂素的结构鉴别所提供的信息有限，因而在这里不做详细阐述。

（三）核磁共振谱

木脂素类成分各个类型之间的结构差别较大，因而其核磁信号的差异较明显，但其苯环部分的核磁共振信号与苯丙酸类成分类似在这里不再重复叙述。下面仅对二苄基丁烷等各类型木脂素结构非苯环部分的核磁信号特征作初步的总结（图11-73）。

1. ¹H NMR谱特征

（1）二苄基丁烷类　二苄基丁烷类木脂素的H-7和H-7′的化学位移在δ_H2.30～2.65左右。由于C-8及C-8′为手性碳原子的原因，C-7和C-7′所含两个质子为磁不等同，之间会产生偕偶，偶合常数为13.8Hz左右，同时H-7和H-7′与H-8和H-8′之间的偶合常数在5.5～9.5Hz之间。若C-9位未被取代，则9-CH₃被裂分为双峰，偶合常数7.0Hz。若C-9位被连氧取代，则H-9的化学位移在δ_H3.43附近，并且其所连接的两个质子为磁不等同，相互之间偕偶的偶合常数为11.1Hz左右。

（2）二苄基丁内酯类　二苄基丁内酯类木脂素与二苄基丁烷类木脂素结构十分相近，区别仅在于C-9和C-9′之间形成了内酯结构。内酯结构中的亚甲基上两个质子为磁不等同，其化学位移在δ_H4.14附近，二者的耦合常数在9.0Hz，其余氢信号与二苄基丁烷类木脂素均相近。

（3）芳基萘类　芳基萘类木脂素结构骨架多样，其A环可以部分还原或完全还原，也有些化合物侧链环合成丁内酯结构（图11-72）。形成丁内酯结构后，该内酯环部分信号与二苄基丁内酯类木脂素相近，即内酯结构中的亚甲基上两个质子为化学不等同，分别在δ_H4.14和4.60附近，偕耦的耦合常数在9.5Hz。

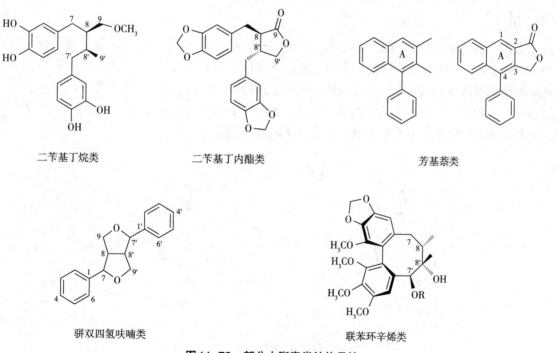

二苄基丁烷类　　　　二苄基丁内酯类　　　　芳基萘类

骈双四氢呋喃类　　　　　　联苯环辛烯类

图11-72　部分木脂素类结构母核

（4）骈双四氢呋喃类　骈双四氢呋喃类木脂素结构中H-8和H-8′之间的耦合常数由于两个质子与周围质子信号耦合过于复杂通常难以辨认。H-7′的化学位移δ_H5.33附近，偶合常数4.5～5.5Hz。C-9位两个质子虽然化学不等同，但其信号多与其他信号重叠，两个质子偕耦的耦合常数通常在8.5～9.5Hz附近。

（5）联苯环辛烯类　环辛烯结构片段为联苯环辛烯类木脂素成分的特征结构。环辛烯结构为非刚性结构，因此该柔性结构的构象对其所含质子的偶合常数和化学位移均具有较显著的影响。C-7和C-7′多具有连氧取代。通常情况下 C-7 或 C-7′ 若为亚甲基，则两个质子之间的偕耦的耦合常数为 13.5Hz，与其邻近的 H-8 或 H-8′ 之间的耦合常数可根据构象不同而变化（4.5 ~ 10.0Hz）。8-CH₃ 或 8′-CH₃ 的耦合常数通常为 7.0Hz，而 H-8 或 H-8′ 质子的裂分由于较为复杂而难以辨认。

此外，结构中苯环片段中经常连有亚甲二氧基，其化学位移在 δ_H 5.85。

2. ¹³C NMR谱特征

（1）二苄基丁烷类　二苄基丁烷类木脂素的 C-7/C-7′ 的化学位移在 δ_C 33.0 ~ 42.0 左右。C-8/C-8′ 的化学位移通常出现在 δ_C 33.0 附近，若 C-9/C-9′ 具有连氧取代，则其相邻的 C-8/C-8′ 向低场位移至 δ_C 47.4 附近。

（2）二苄基丁内酯类　内酯环羰基的化学位移在 δ_C 175.0 ~ 178.5 附近，亚甲基的化学位移在 δ_C 70.5 附近。C-7′ 可被羟基取代（图 11-73），羟基取代的 C-7′ 化学位移在 δ_C 83.8 附近。

（3）芳基萘类　对于 A 环没有被还原的芳基萘类木脂素结构（图 11-73），其结构母核中均为 sp² 杂化碳原子，其碳信号变化规律与苯丙酸类化合物类似。对于 A 环完全被还原的四氢芳基萘类木脂素结构，其 C-9/C-9′ 经常被连氧取代，取代后的化学位移出现在 δ_C 65.9 附近，连氧取代后进一步成苷则其化学位移进一步向低场位移值 δ_C 71.2 附近。

（4）骈双四氢呋喃类　骈双四氢呋喃类木脂素结构中 C-7/C-7′ 的化学位移在 δ_C 82.0 ~ 87.5 附近，C-9/C-9′ 的化学位移在 δ_C 72.0 ~ 74.5 附近，C-8/C-8′ 的化学位移在 δ_C 54.0 ~ 56.0 附近。

（5）联苯环辛烯类　环辛烯结构片段中 C-7/C-7′ 的化学位移在 δ_C 38.9 附近，C-7/C-7′ 连氧取代后化学位移向低场位移至 δ_C 82.5 附近。C-8/C-8′ 的化学位移在 δ_C 33.5 附近，若邻位有连氧取代则化学位移向低场位移至 δ_C 42.3 附近，若直接连氧取代后 C-8/C-8′ 的化学位移出现在 δ_C 73.0 附近。C-9/C-9′ 的甲基信号在 δ_C 12.5 附近。

连接在苯环上的亚甲二氧基的化学位移为 δ_C 101.0，甲氧基的化学位移在 δ_C 56.0 附近。

（四）质谱

由于大多具有环状结构，因此木脂素类成分 EIMS 通常可以给出丰度较高的分子离子峰。UPLC-Q-TOF-MS 技术目前是快速鉴定中药提取物中木脂素类成分的常见方法之一，采用 ESI 正离子模式便可以很好地对木脂素类成分的离子碎片进行辨认。值得注意的是，木脂素类成分苯环部分往往具有邻二氧取代，而在进行二级碎片离子辨认的时候经常可以看到苯环中的邻二氧取代会变为亚甲二氧基结构的碎片离子。如联苯环辛烯型木脂素五味子甲素的二级碎片离子见图 11-73。

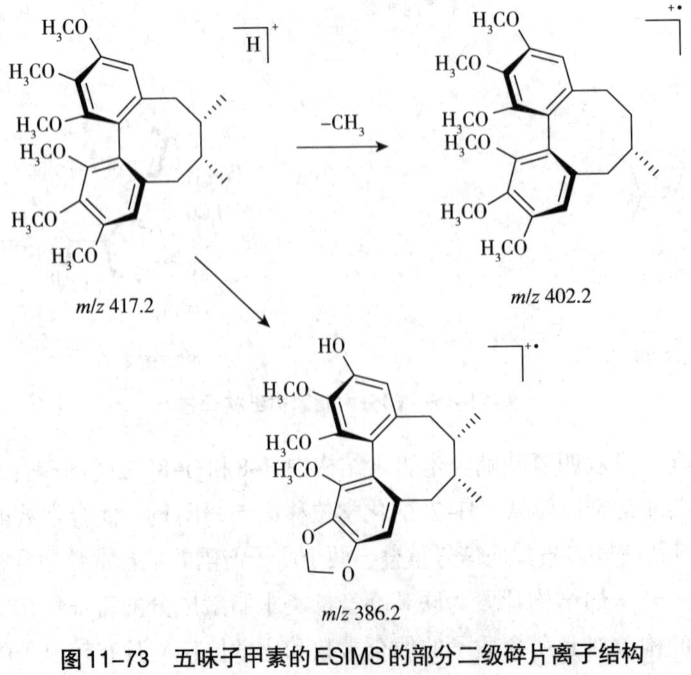

m/z 417.2　　　　*m/z* 402.2

m/z 386.2

图 11-73　五味子甲素的 ESIMS 的部分二级碎片离子结构

（五）结构解析程序

木脂素由两分子C₆-C₃骨架组成，根据两个C₆片段（苯环）的氢、碳信号可以初步判断为木脂素类，但苯环的化学位移对于各类型木脂素之间的区别和鉴别意义有限，相应的C₃结构片段的化学位移和耦合常数特征对于木脂素结构类型的鉴别具有决定作用。如骈双四氢呋喃类木脂素结构母核中sp^3碳原子中含有4个连氧碳信号、二苄基丁内酯类木脂素含有特征的酯羰基碳信号等等。尽管如此，在实际工作中仍然需要对比文献核磁数据才能较为准确地判断木脂素类成分的结构类型。除确定结构类型之外，木脂素类成分结构解析中还面临着信号归属和立体构型确定两大主要问题。

1.信号归属问题　由于木脂素类结构由两分子C₆-C₃骨架组成且骨架上的取代基往往比较相近，因而造成木脂素类结构中核磁共振信号，尤其是两分子C₆-C₃骨架的^{13}C NMR信号比较相近，因此为骨架的核磁信号归属带来了极大的困难。此时需要二维核磁共振谱的辅助才能准确对其核磁共振信号进行归属。①由于木脂素类结构苯环中多连接有甲氧基，因此通过甲氧基的NOE信号来确定甲氧基周围的芳香质子信号，然后从芳香质子信号出发借助HMBC信号可以获得目标苯环片段的碳谱数据；②对于C₃结构单元，其多以sp^3碳信号为主，可以借助^{1}H-^{1}H COSY谱图从偶合关系入手来确定C₃片段的结构，并结合HSQC谱对C₃片段的碳信号进行准确归属。

2.立体构型的确定　木脂素的相对构型的确立一直是木脂素结构研究的难点问题。对于C₃片段具有环状结构的木脂素结构，可以根据NOE相关信号判断该部分的相对构型。此外，对于特定类型的木脂素，如骈双四氢呋喃类木脂素也可以根据化学位移规律来确定其相对构型。在确立了相对构型的基础上，应用ECD计算的方法或与已知同系物比较ECD可以准确地确定其绝对构型。这里仅以骈双四氢呋喃类木脂素相对构型的确定为例进行简要介绍。

针对骈双四氢呋喃类木脂素的三种相对构型情况（图11-74），在采用DMSO-d_6、MeOH-d_4、CDCl₃为溶剂测试谱图的情况下，以C-9亚甲基两个质子的化学位移差（$\Delta\delta_{H-9}$）及C-9'亚甲基两个质子的化学位移差（$\Delta\delta_{H-9'}$）为观察指标。当H-7和H-8、H-7'和H-8'均为反式时，$\Delta\delta_{H-9}$及$\Delta\delta_{H-9'}$为两个数值，且数值范围均为0.25～0.40之间；当H-7和H-8为反式，H-7'和H-8'为顺式时，$\Delta\delta_{H-9}$及$\Delta\delta_{H-9'}$为两个数值，其中一个数值在0.25～0.40之间，另外一个数值大于0.40；当H-7和H-8、H-7'和H-8'均为顺式时，$\Delta\delta_{H-9}$及$\Delta\delta_{H-9'}$为两个数值，且数值范围均为小于0.25。

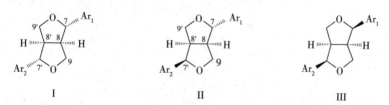

图11-74　骈双四氢呋喃类木脂素的三种相对构型

同时，上述相对构型情况下在苯环取代基相同时，I型和III型化合物的碳谱同样会出现信号重叠现象，呋喃环会只出现3个碳信号。部分特征信号的参考化学位移如下：I型中，C-7,7'，δ_C 85.0～86.0；C-8,8'，δ_C 54.0；III型中C-7,7'，δ_C 82.0～83.0；C-8,8'，δ_C 50.0～51.0。

（六）结构解析实例

化合物11-13为白色粉末，其^{1}H NMR（CDCl₃，400MHz）δ_H：6.70（1H，d，J=7.9Hz），6.68（1H，d，J=8.0Hz），6.66（2H，overlapped），6.61（1H，dd，J=7.9，1.4Hz），6.57（1H，dd，J=8.0，1.8Hz），5.85（2H，s），3.78（3H，s），3.46（1H，dd，J=11.0，7.7Hz），3.41（1H，dd，J=11.0，5.5Hz），2.66（1H，dd，J=13.8，6.6Hz），2.62（1H，dd，J=13.8，5.8Hz），2.40（1H，dd，J=13.8，8.6Hz），2.31（1H，dd，J=13.8，9.4Hz），2.09（1H，m），1.75（1H，m），0.86（3H，d，J=6.9Hz）。^{13}C NMR（CDCl₃，100MHz）δ_C：149.0，148.8，147.0，145.5，136.7，134.3，

123.0, 122.6, 115.9, 113.5, 110.3, 108.8, 102.0, 63.1, 56.3, 47.4, 41.1, 35.3, 33.4, 15.5。二维核磁谱图信号略。

化合物11-13的碳谱给出20个碳原子，结合氢谱δ_H 5.85（2H，s）及δ_H 3.78（3H，s）信号可以看出20个碳原子中包含一个亚甲二氧基δ_C102.0和一个甲氧基δ_C56.3，其余还有12个sp^2杂化的碳信号和6个sp^3杂化的碳信号，推测其为木脂素类成分。其中12个sp^2杂化的碳信号，可归属于木脂素结构中两个苯环片段，因此该化合物中不含有内酯环羰基、额外苯环或双键，可以排除化合物11-14为芳基萘类和二苄基丁内酯类木脂素成分的可能性。该化合物的sp^3杂化的碳原子中，除甲氧基和亚甲二氧基外只有一个连氧碳信号δ_C63.1，因而可以排除为四氢呋喃或骈双四氢呋喃类木脂素的可能性，结合文献报道确定该化合物为二苄基丁烷类木脂素成分。在氢谱数据中，除甲氧基信号之外只有一个甲基信号δ_H 0.86（3H，d，J=6.9Hz），提示二苄基丁烷母核中另外一个甲基被取代，结合δ_H3.46（1H，dd，J=11.0，7.7Hz），3.41（1H，dd，J=11.0，5.5Hz）信号可以确定为连氧取代。因此该化合物确定为9-羟基取代的二苄基丁烷木脂素。氢谱中δ_H6.66（1H，d，J=1.4Hz），6.70（1H，d，J=7.9Hz），6.61（1H，dd，J=7.9，1.4Hz）和6.68（1H，d，J=8.0Hz），6.66（1H，overlapped）及6.57（1H，dd，J=8.0，1.8Hz），提示存在两个1,2,4-三取代苯环。结合文献报道和二维谱图数据，确定化合物11-14的结构如图11-75所示，核磁信号归属见表11-13。

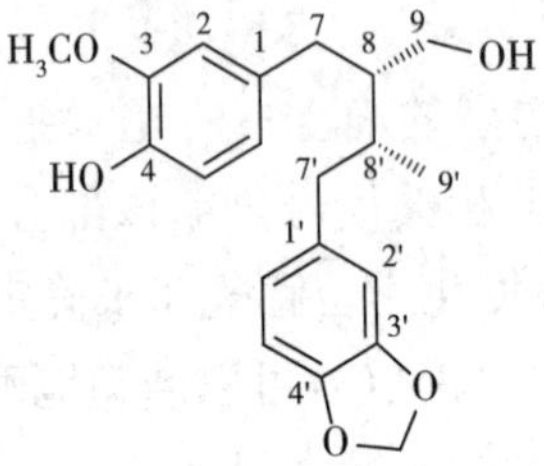

图11-75　化合物11-13的结构

表11-13　化合物11-14的 ^{1}H及 ^{13}C NMR信号归属

No.	δ_H	δ_C	No.	δ_H	δ_C
1		134.3	1′		136.7
2	6.66（overlapped）	113.5	2′	6.66 d（1.4）	110.3
3		148.8	3′		149.0
4		145.5	4′		147.0
5	6.68 d（8.0）	115.9	5′	6.70 d（7.9）	108.8
6	6.57 dd（8.0，1.8）	122.6	6′	6.61 dd（7.9，1.4）	123.0
7a	2.62 dd（13.8，5.8）	33.4	7′ a	2.66 dd（13.8，6.6）	41.1
7b	2.31 dd（13.8，9.4）		7′ b	2.40 dd（13.8，8.6）	
8	1.75 m	47.4	8′	2.09 m	35.3
9a	3.46 dd（11.0，7.7）	63.1	9′	0.86 d（6.9）	15.5
9b	3.41 dd（11.0，5.5）		OCH₂O	5.85 s	102.0
OCH₃	3.78 s	56.3			

第四节　黄酮类化合物的波谱特征与结构鉴定

PPT

多数黄酮类化合物（表11-14）具有紫外特征，可用于黄酮类化合物的结构类型的判断。核磁共振氢谱和碳谱是黄酮类化合物结构鉴定的主要手段，应用广泛。黄酮类的质谱具有特征的裂解途径，不仅提供分子量和分子式，也可以通过裂解碎片离子峰判断黄酮类的结构类型和A、B环的取代基，以及糖基连接顺序。红外光谱可提供官能团的信息，这些信息一般情况下均可通过其他谱获得。有一些类型的黄酮类化合物存在立体化学问题，如二氢黄酮类、二氢黄酮醇类、二氢异黄酮类、紫檀素类、鱼藤酮类、黄烷醇类等，常通过圆二色谱确定绝对构型。所以，本节只对黄酮类化合物的紫外光谱、核磁共振谱、质谱、圆二色谱进行介绍。

表11-14　黄酮类化合物的主要结构类型

名称	结构	名称	结构
黄酮类 （flavones）	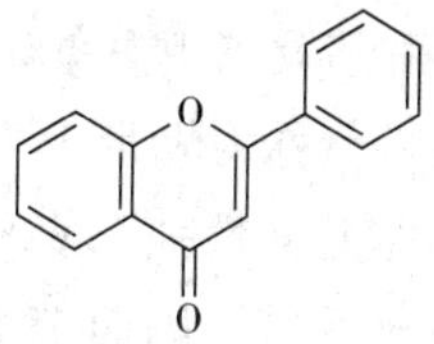	黄酮醇类 （flavonols）	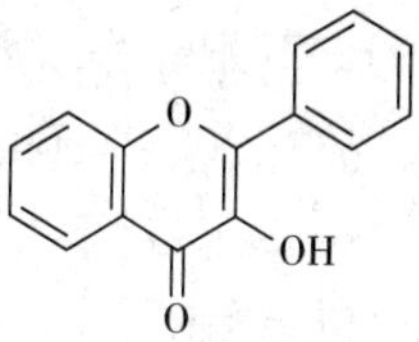
二氢黄酮类 （flavanones）	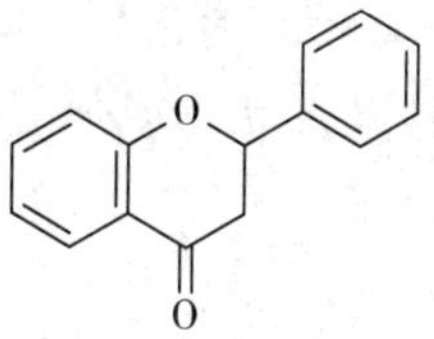	二氢黄酮醇类 （flavanonols）	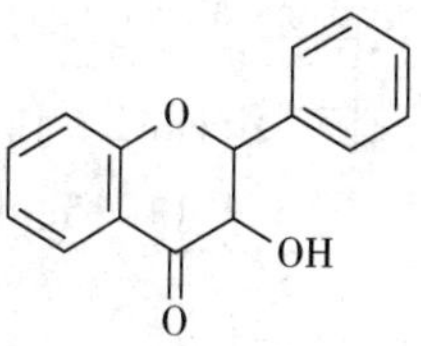
黄烷-3-醇类 （flavan-3-ols）	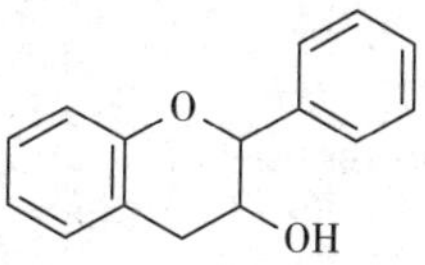	黄烷-3,4-二醇类 （flavan-3,4-diols）	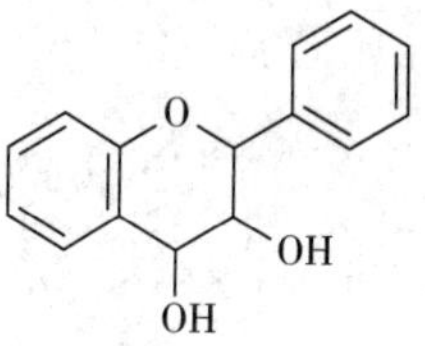
花青素类 （anthocyanidins）	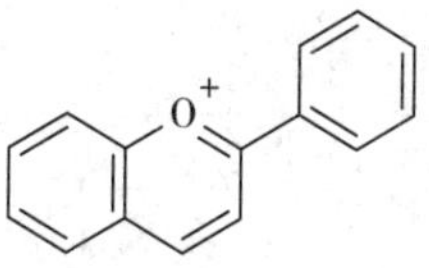	吨酮类（双苯吡酮类） （xanthones）	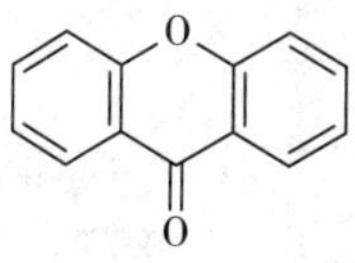
异黄酮类 （isoflavones）	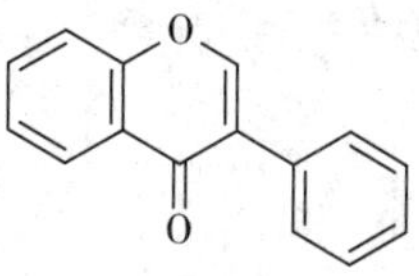	紫檀素类 （pterocarpins）	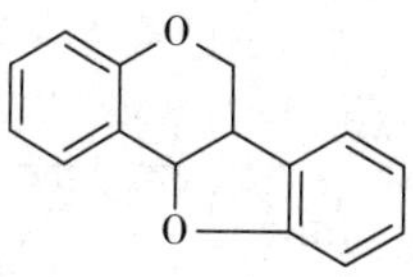
鱼藤酮类 （rotenoids）	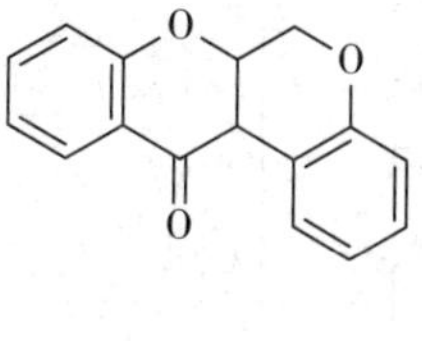	高异黄酮类 （homoisoflavones）	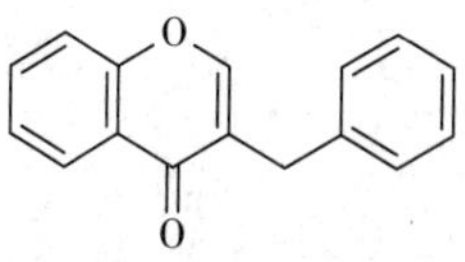
橙酮类 （aurones）	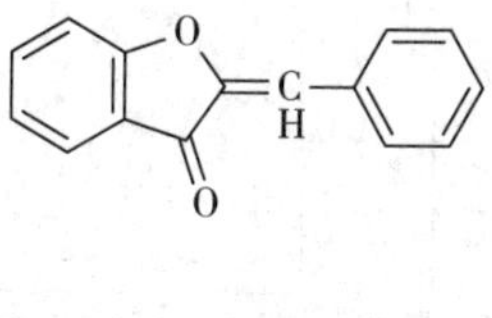	异橙酮类 （isoaurones）	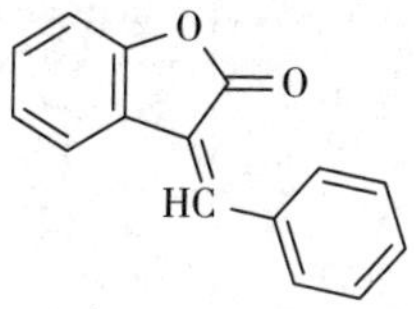
查耳酮类 （chalcones）	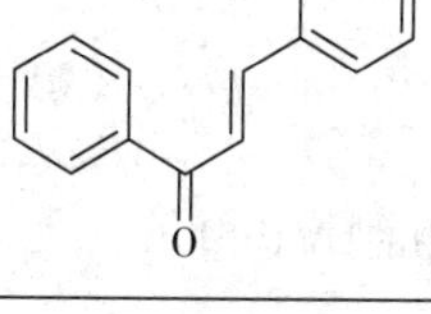	二氢查耳酮类 （dihydrochalcones）	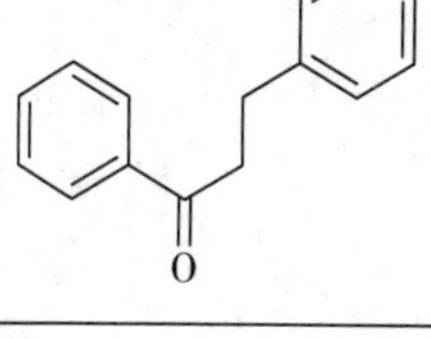

一、紫外光谱

紫外光谱是鉴定黄酮类化合物结构的一种重要手段，根据紫外光谱的最大吸收峰位和峰强的不同可以判断黄酮类化合物的结构类型。过去也常用诊断试剂，根据加入诊断试剂后紫外及可见光谱的吸收峰的变化，判断黄酮母核上羟基的取代模式。常用的诊断试剂有甲醇钠（NaOMe）、醋酸钠（NaOAc）、醋酸钠/硼酸（NaOAc/H₃BO₃）、三氯化铝（AlCl₃）及三氯化铝/盐酸（AlCl₃/HCl）等。但是由于核磁共振技术在黄酮类化合物结构鉴定中的广泛应用，诊断试剂已经很少应用于黄酮类化合物结构推断了。下面介绍不同类型黄酮类化合物在甲醇溶液中的紫外光谱特征。

黄酮、黄酮醇等多数黄酮类化合物，因分子中存在桂皮酰基及苯甲酰基组成的交叉共轭体系（图11-76），故在200~400nm的区域内存在两个主要的紫外吸收带，称为峰带Ⅰ（300~400nm）及峰带Ⅱ（220~280nm）。对于查耳酮、橙酮类化合物，由于其桂皮酰基共轭性强，使峰带Ⅰ为强峰。对于二氢黄酮、二氢黄酮醇，由于C-2和C-3还原，破坏了桂皮酰基共轭系统，因而带Ⅰ峰强减弱形成肩峰；同样，异黄酮类由于B环位于C-3位，也不存在桂皮酰基系统，其峰的形状与二氢黄酮类相似，所不同的是，异黄酮类的带Ⅱ偏低波长。所以，根据带Ⅰ、带Ⅱ的峰位及形状（或强度），可以推测黄酮类化合物结构类型（表11-15，图11-77）。

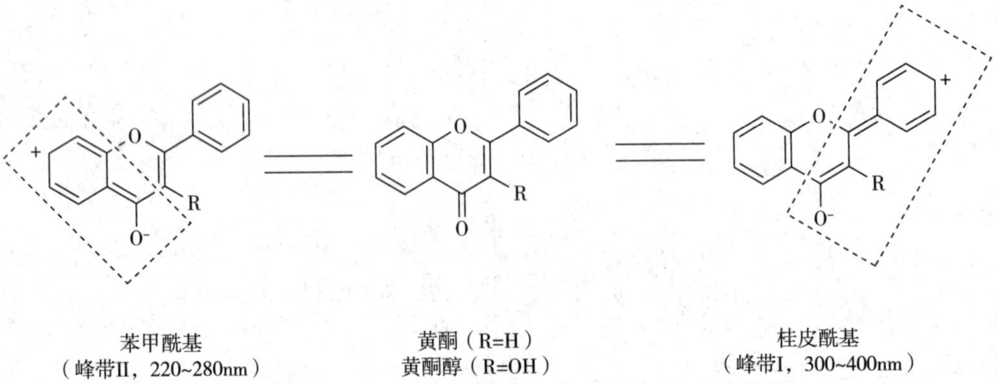

苯甲酰基
（峰带Ⅱ，220~280nm）

黄酮（R=H）
黄酮醇（R=OH）

桂皮酰基
（峰带Ⅰ，300~400nm）

图11-76　黄酮类化合物母核结构中的交叉共轭体系

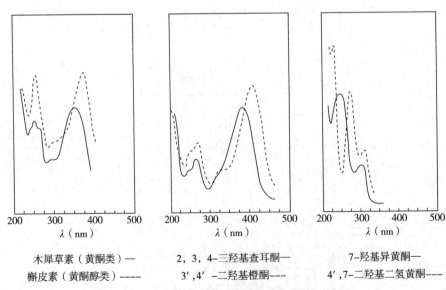

木犀草素（黄酮类）—
槲皮素（黄酮醇类）----

2，3，4-三羟基查耳酮—
3′，4′-二羟基橙酮---

7-羟基异黄酮—
4′，7-二羟基二氢黄酮---

图11-77　各类黄酮的代表化合物的UV谱图

表11-15　黄酮类化合物在甲醇溶液中的紫外光谱特征

黄酮类型	UV（nm）		谱带峰形
	峰带 II	峰带 I	
黄酮	240~280	304~350	带 I、带 II 等强
黄酮醇	240~280	352~385	
黄酮醇（3-OH被取代）	240~280	328~357	
查耳酮	220~270	340~390	带 I 强峰，带 II 次强峰
橙酮	220~270	340~390	
异黄酮	245~270		带 II 主峰，带 I 弱（肩峰）
二氢黄酮、二氢黄酮醇	270~295		

对于特殊类型的黄酮类化合物，其紫外光谱有其特殊性。如紫檀素类，属于特殊类型的异黄酮。紫檀素类的苯并呋喃-苯并吡喃的结构导致其不存在桂皮酰基及苯甲酰基组成的交叉共轭体系，只有两个孤立的苯环体系，因此主要吸收峰为两个，分别在205nm和280nm附近（甲醇），前者为苯环的E_2带，后者为苯环的B带。当紫檀素的8,9-位存在二氧亚甲基时，会导致吸收峰红移到310nm附近。

黄烷醇类化合物也没有交叉共轭体系，一般在280nm附近有吸收峰。以儿茶素和表儿茶素为例，儿茶素仅在284nm处有一较强的吸收带，表儿茶素仅在279nm处有一弱吸收带。

花色素类由于具有2-苯基苯骈吡喃锌盐的高度共轭体系，故在500~540nm和275nm附近有2个最大吸收峰。

叫酮与一般的黄酮类化合物不同，具有苯骈色原酮母核，其紫外光谱一般在200~400nm有4~5个吸收带，最大吸收峰常出现在235、255、280、300、360nm左右。吸收峰位和分子中的含氧取代基的数目和位置有关。

二、核磁共振氢谱

核磁共振氢谱现在已经成为黄酮类化合物结构分析的一种重要方法。根据氢谱中芳香区的信号特征，可以确定黄酮母核A、B环的取代模式。根据C环的特征氢信号，可以确定黄酮类化合物的结构类型。所用溶剂有氘代三氯甲烷、氘代二甲基亚砜（DMSO-d_6）、氘代吡啶等，具体情况因溶解度而异。常用溶剂为无水DMSO-d_6。

按黄酮类A、B、C环的取代特征，归纳黄酮类化合物的核磁共振氢谱规律。

（一）A环质子

1. 5,7-二羟基黄酮类化合物　H-6和H-8分别作为二重峰（d，$J=$ ca.2.5Hz）出现在$\delta_H 5.70~6.90$区域内，一般H-8化学位移比H-6大（二氢黄酮类可能例外）。二氢黄酮类、黄烷醇类的H-6和H-8偏高场，在$\delta_H 5.70~6.00$区域内。当7-OH成苷或甲醚化时，则H-6和H-8信号均向低磁场位移0.2~0.4个化学位移单位（表11-16）。

表11-16　5,7-二羟基黄酮类化合物中H-6及H-8的化学位移

化合物	H-6	H-8
黄酮、黄酮醇、异黄酮	6.00~6.20 d	6.30~6.50 d
黄酮、黄酮醇、异黄酮的7-O-糖苷	6.20~6.40 d	6.50~6.90 d
二氢黄酮、二氢黄酮醇	5.75~5.95 d	5.90~6.10 d
二氢黄酮、二氢黄酮醇的7-O-糖苷	5.90~6.10 d	6.10~6.40 d
黄烷醇	5.75~5.95 d	5.90~6.10 d
花青素/花色苷	6.77 d左右	7.00 d左右

2. 7-羟基黄酮类化合物　A环上有H-5、H-6、H-8三个芳香质子。H-5因受C-4位羰基强烈的负屏蔽效应的影响，位于比其他芳香质子较低的磁场，作为一个d峰出现在δ_H 8.00（J= ca.9.0Hz）左右。H-6表现为一个dd峰（J= ca.9.0, 2.5Hz）。H-8为一个裂距较小的d峰（J= 2.5Hz）。与5,7-二羟基黄酮类化合物比较，在7-羟基黄酮类化合物中H-6及H-8均将出现在较低磁，并且相互位置可能颠倒（表11-17）。

表11-17　在7-羟基黄酮类化合物中H-5、H-6及H-8的化学位移

化合物	H-5	H-6	H-8
黄酮、黄酮醇、异黄酮	7.90 ~ 8.20 d	6.70 ~ 7.10 dd	6.70 ~ 7.00 d
二氢黄酮、二氢黄酮醇	7.70 ~ 7.90 d	6.40 ~ 6.50 dd	6.30 ~ 6.40 d
紫檀素类	7.30 d（H-1）	6.55 dd（H-2）	6.35 d（H-4）

3. 紫檀素类的A环质子　由于紫檀素类的母核的取代模式及编号与其他黄酮类不同，其A环质子信号的特征单独介绍。大部分紫檀素类的A环取代模式为3-氧取代，3,4-二氧取代（图11-78）。①3-氧取代A环质子：3-OH取代时，H-1、H-2、H-4质子形成ABX偶合系统，其中H-1出现在δ_H 7.30（d）附近，H-2出现在δ_H 6.55（dd）附近，H-4出现在δ_H 6.35（d）附近。②3,4-二氧取代：当3-OH、4-OCH$_3$取代时，H-1则出现在δ_H 7.10（d）附近，H-2出现在δ_H 6.60（d）附近。当3-OH、4-OH取代时，H-1则出现在δ_H 6.90（d）附近，H-2出现在δ_H 6.60（d）附近。

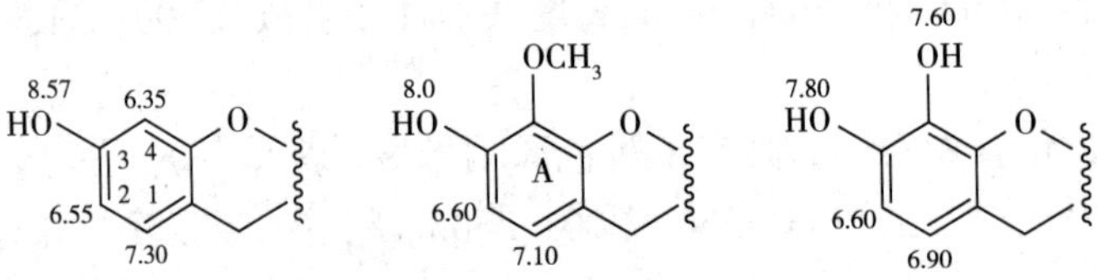

图11-78　不同取代基的紫檀素A环 ^{1}H NMR化学位移值

（二）B环质子

1. 4′-氧取代黄酮类　化合物这种取代模式的B环质子分为H-2′,6′及H-3′,5′两组，构成AA′BB′系统，其谱形类似一个AB偶合系统（2H, d,J= ca.8.5Hz），出现在δ_H 6.50 ~ 7.90处，大体上位于比A环质子稍低的磁场区。H-3′,5′的化学位移总是比H-2′,6′的化学位移值小，原因是有4′-OR取代基的屏蔽作用，以及C环对H-2′,6′的负屏蔽效应。至于H-2′,6′二重峰的具体峰位则取决于C环的氧化水平（表11-18），如黄酮和黄酮醇类，C-2和C-3位为双键，对H-2′,6′的负屏蔽效应强，H-2′,6′的化学位移偏低场，可达到δ_H8.0，而二氢黄酮和二氢黄酮醇类，C-2和C-3位加氢还原，负屏蔽效应减弱，导致H-2′,6′偏高场。花色苷的H-2′,6′的氢信号出现在δ_H8.34 ~ 8.67的区域内，H-3′,5′出现在δ_H6.96 ~ 7.75的区域内。

表11-18　在4′-氧取代黄酮类化合物中H-2′,6′及H-3′,5′的化学位移

化合物	H-2′,6′	H-3′,5′
二氢黄酮类	7.10 ~ 7.30 d	6.50 ~ 7.10 d
二氢黄酮醇类	7.20 ~ 7.40 d	
异黄酮类	7.20 ~ 7.50 d	
查耳酮类（H-2,6及H-3,5）	7.40 ~ 7.60 d	
橙酮类	7.60 ~ 7.80 d	
黄酮类	7.70 ~ 7.90 d	
黄酮醇类	7.90 ~ 8.10 d	
花青素/花色苷	8.30 ~ 8.70	6.90 ~ 7.80

2. 3′,4′-二氧取代黄酮类化合物　对于3′,4′-二氧取代黄酮及黄酮醇，H-5′出现在δ_H 6.70 ~ 7.10（d, J= 8.5Hz），H-2′（d, J=2.5Hz）及H-6′（dd, J=8.5, 2.5Hz）的信号由于C环的负屏蔽作用向低场位移，出现在δ_H 7.20 ~ 7.90范围内，两信号有时相互重叠不好分辨（表11-19）。依据H-2′及H-6′的化学位移，可以区别黄酮及黄酮醇的3′,4′-位上是3′-OH，4′-OCH₃还是3′-OCH₃，4′-OH取代。对于花青素类，由于C环的负屏蔽作用更强，所以H-2′及H-6′的化学位移更偏低场。H-5′出现在δ_H 6.90 ~ 7.20区域内（d, J=8.5 ~ 9.0Hz），H-2′出现在δ_H 7.90 ~ 8.20区域内（d, J=2.0 ~ 2.4Hz），H-6′出现在δ_H 7.80 ~ 8.40（dd）区域内。对于3′,4′-二氧取代异黄酮、二氢黄酮及二氢黄酮醇，由于C环对其影响很小，H-2′、H-5′及H-6′将作为一个复杂的多重峰（常常组成两组峰）出现在δ_H 6.70 ~ 7.10区域内。三者的峰形与偶合常数与3′,4′-二氧取代黄酮及黄酮醇的情形相同，但有时由于峰相互重叠难以分辨。特殊情况下，有的二氢黄酮醇类化合物的H-2′、H-5′及H-6′呈现1个1H和1个2H的两个单峰，类似3′,5′-二取代模式的峰型，易于将B环误判为3′,5′-二取代模式。这种异常情况是由于两组氢信号的化学位移差值与其偶合常数十分相近导致的，此时由氢谱难以确定B环的取代模式，但可通过碳谱来确定。

表11-19　在3′,4′-二氧取代黄酮类化合物中H-2′及H-6′的化学位移

化合物	H-2′	H-6′
黄酮（3′,4′-OH及3′-OH，4′-OCH₃）	7.20 ~ 7.30 d	7.30 ~ 7.50 dd
黄酮醇（3′,4′-OH及3′-OH，4′-OCH₃）	7.50 ~ 7.70 d	7.60 ~ 7.90 dd
黄酮醇（3′-OCH₃，4′-OH）	7.60 ~ 7.80 d	7.40 ~ 7.60 dd
黄酮醇（3′,4′-OH，3′-O-糖）	7.20 ~ 7.50 d	7.30 ~ 7.70 dd

3. 3′,4′,5′-三氧取代黄酮类化合物　当B环有3′,4′,5′-三氧取代时，如果C-3′和C-5′的取代基相同，则H-2′及H-6′以一个2H单峰出现在δ_H 6.50 ~ 7.50范围内。但C-3′和C-5′的取代基不同时，如3′-OH或5′-OH甲基化或苷化，则H-2′及H-6′将分别以不同的化学位移作为一个d峰（J=ca.2.0Hz）出现。对于花青素类，H-2′与H-6′出现在δ_H 7.60 ~ 8.10范围内。

4. B环其他取代模式的质子　紫檀素类化合物B环上的取代主要在8-位和9-位。（1）8-或9-氧取代模式：当B环中只有9-OCH₃取代时，H-7、H-8、H-10三个质子呈明显的ABX偶合系统，其中H-7出现在δ_H 7.20附近，H-8出现在δ_H 6.50附近，H-10出现在δ_H 6.40附近。（2）8,9-二氧取代模式：以最为常见的8,9-亚甲二氧基取代为例，此时H-7、H-10处于对位且呈两个单峰，H-7出现在δ_H 6.90附近，H-10出现在δ_H 6.40附近。

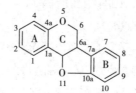

紫檀素类母核结构

（三）C环质子

C环质子的特征是区别各类型黄酮类化合物的主要依据。

1. 黄酮类　H-3信号出现在δ_H 6.30 ~ 6.80（s）处。在5,6,7-或5,7,8-三氧取代黄酮中，H-8或H-6均以单峰出现，易与H-3单峰信号相混，应当注意区别。在8-甲氧基黄酮中，H-6因与8-OCH₃有远程偶合，致使信号变宽，峰强变弱，据此可与H-3相区别。

2. 异黄酮类　异黄酮上的H-2，因位于4-羰基的β-位，受羰基共轭负屏蔽作用和1-位氧原子的吸电作用，故作为一个单峰出现在比一般芳香质子较低的磁场区（$\delta_H 7.60 \sim 8.70$）。该信号随溶剂的不同而变化，在 $CDCl_3$ 中一般出现在 $\delta_H 7.60 \sim 7.90$，在 C_5D_5N 中出现在 $\delta_H 8.20 \sim 8.40$，当 DMSO-d_6 作溶剂时，可位移到更低场 $\delta_H 8.30 \sim 8.70$ 处。H-2 为辨认异黄酮母核的特征信号，如鹰嘴豆芽素 A（biochanin A）的 ^{1}H NMR 谱（图 11-79）。

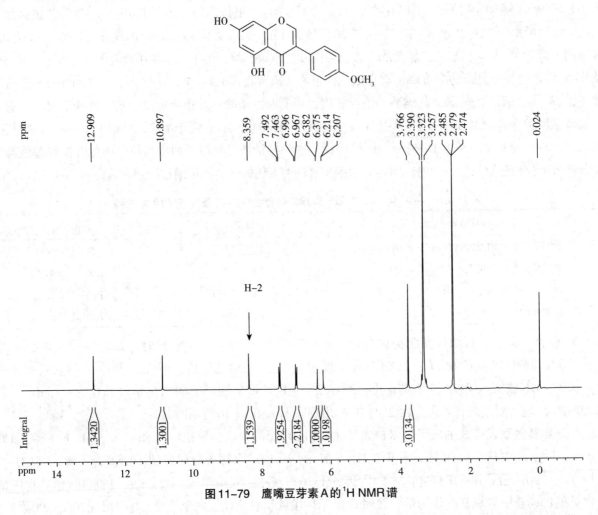

图 11-79　鹰嘴豆芽素 A 的 ^{1}H NMR 谱

3. 二氢黄酮 H-2 位于 $\delta_H 5.20$ 处，因与两个磁不等价的 H-3 偶合（J_{trans}=ca.11.0Hz；J_{cis}=ca.5.0Hz），故作为一个双二重峰（dd）出现。两个 H-3，因有相互偕偶（J= 17.0Hz）及 H-2 的邻偶，分别作为一个 dd 峰出现，中心位于 $\delta_H 2.80$ 处，但往往相互重叠。

4. 二氢黄酮醇 H-2 位于 $\delta_H 4.90$（d）左右，H-3 则位于 $\delta_H 4.30$（d）左右。在天然存在的二氢黄酮醇中，H-2 及 H-3 多为反式双直立键，二者的偶合常数为 J= ca.11.0Hz；当 H-2 和 H-3 为顺式时，J= ca.5.0Hz。据此可确定 C-2 及 C-3 的相对构型，其绝对构型可用圆二色谱加以确定。当 3-OH 成苷时，则使 H-2 及 H-3 信号均向低磁场位移（表 11-20）。据此可以帮助判断二氢黄酮醇苷中糖的结合位置。

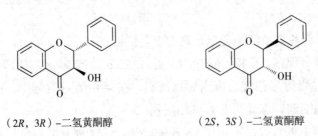

（2R，3R）-二氢黄酮醇　　　　　　（2S，3S）-二氢黄酮醇

表11-20　黄酮类化合物的H-2及H-3的化学位移

化合物	H-2	H-3
黄酮类	无	6.30 ~ 6.80 s
异黄酮类	7.60 ~ 7.90（CDCl$_3$） 8.50 ~ 8.70（DMSO-d_6）	无
二氢黄酮	5.00 ~ 5.50 dd	2.80 dd 左右
二氢黄酮醇	4.80 ~ 5.00 d	4.10 ~ 4.30 d
二氢黄酮醇-3-O-糖苷	5.00 ~ 5.60 d	4.30 ~ 4.60 d
查耳酮	7.30 ~ 7.70（H-β）	6.70 ~ 7.40（H-α）
橙酮		6.50 ~ 6.70（6.37 ~ 6.94, DMSO-d_6）
黄烷-3-醇	4.50 ~ 4.90 d	3.80 ~ 4.20 m
黄烷-3,4-二醇	4.50 ~ 4.90 d	3.80 ~ 4.20 dd

5.查耳酮及橙酮类　在查耳酮中，H-α以及H-β分别作为二重峰（J=ca.17.0Hz）出现在δ_H6.70 ~ 7.40（H-α）及7.30 ~ 7.70（H-β）处。在橙酮中，苄基质子则作为一个单峰出现在δ_H6.50 ~ 6.70处。如以DMSO-d_6作溶剂，则该信号将移至δ_H6.37 ~ 6.94。

6.紫檀素类　紫檀素类的C环与其他类不同，C环包括3个碳原子C-6、C-6a和C-11a。紫檀素类分为3个亚类。①紫檀烷类：两个磁不等同的H-6质子信号存在偕偶，分别出现在δ_H3.40 ~ 3.80和δ_H3.90 ~ 4.40处，前者以三重峰（t,J=11Hz）出现，后者常以双二重峰（dd,J=11.0,5.0Hz）出现；H-6a和H-11a分别出现在δ_H3.00 ~ 3.70和δ_H5.30 ~ 5.60处，H-11a为d峰（d,J=6.8Hz）。②6a-羟基紫檀烷类：H-6的两个信号均以d峰（J=11.0Hz）分别出现在δ_H3.90 ~ 4.40和δ_H4.10 ~ 4.50处；H-11a以单峰出现在δ_H5.2 ~ 5.8处。③紫檀烯类：H-6的两个质子以单峰出现在δ_H5.5左右。

7.鱼藤酮类　鱼藤酮类有四环结构，中间的两个吡喃环上氢信号特征如下。①鱼藤酮类：H-6a和H-12a分别出现在δ_H4.70 ~ 5.20和δ_H3.90 ~ 4.50处；磁不等同的两个H-6分别出现在δ_H4.20 ~ 4.60和δ_H4.70 ~ 4.80处，峰形随C-6a和C-12a的构型不同而不同。②12a-羟基鱼藤酮类：12a-H被OH取代，该信号消失；H-6a出现在δ_H4.50 ~ 4.70处；H$_{ax}$-6和H$_{eq}$-6分别出现在δ_H4.50和δ_H4.70左右，可以d峰或dd峰出现，二氢之间的偕偶J=12.0Hz。③去氢鱼藤酮：H-6一般出现在δ_H5.10左右。

8.黄烷醇类　黄烷-3-醇类和黄烷-3,4-二醇类，H-2与H-3为连氧次甲基上质子，化学位移分别在δ_H4.50 ~ 4.90（d）和3.80 ~ 4.20（ddd或m）；黄烷-3-醇类的H$_2$-4存在偕偶，分别在δ_H2.50 ~ 2.80（dd）和δ_H2.70 ~ 3.00（dd），黄烷-3,4-二醇类的H-4在δ_H4.40 ~ 4.90。

（四）糖上的质子

对于黄酮类化合物的单糖苷类，糖上端基质子H-1″的化学位移一般位于δ_H4.00 ~ 6.00。随着苷元类型、成苷位置、糖的种类的不同，H-1″的化学位移显著不同，详见表11-21。如黄酮醇-3-O-葡萄糖苷的H-1″在δ_H 5.70 ~ 6.00，而二氢黄酮醇-3-O-葡萄糖苷的H-1″在δ_H 4.10 ~ 4.30。对于黄酮类化合物的葡萄糖苷来说，C-3羟基上连接的糖可以很容易地与C-4′、C-5及C-7羟基上连接的糖相区别，而且黄酮醇3-O-葡萄糖苷与3-O-鼠李糖苷也可以清晰地区分。

对6-去氧糖苷（如鼠李糖苷）来说，糖上的6-CH$_3$是很易识别的，它作为一个d峰（J= 6.5Hz）出现在δ_H0.80 ~ 1.20处。

表 11-21　黄酮苷类化合物上糖的端基质子信号

化合物	糖上 H-1"
黄酮醇-3-O-葡萄糖苷	5.70 ~ 6.00
黄酮类-7-O-葡萄糖苷	
黄酮类-4'-O-葡萄糖苷	4.80 ~ 5.20
黄酮类-5-O-葡萄糖苷	
黄酮类-6- 及 8-C-糖苷	
黄酮醇-3-O-鼠李糖苷	5.00 ~ 5.10
二氢黄酮醇-3-O-葡萄糖苷	4.10 ~ 4.30
二氢黄酮醇-3-O-鼠李糖苷	4.00 ~ 4.20

（五）其他取代基的质子

1. 羟基质子　当以 DMSO-d_6 为溶剂时，5-OH、7-OH/4'-OH、3-OH质子信号将分别出现在 δ_H 12.40、10.93 及 9.70 左右，这些信号将因在试样中加入重水（D_2O）而消失。其中，5-OH信号作为黄酮类化合物的特征信号。

2. 甲基质子　黄酮类化合物的6-位和8-位可以发生甲基化，其中，6-CH_3质子信号恒定地出现在比8-CH_3质子小约0.20个化学位移的磁场处。如异黄酮6-CH_3和8-CH_3化学位移分别为 δ_H 2.04 ~ 2.27 及 2.14 ~ 2.45。

3. 乙酰氧基的质子　通常，脂肪族乙酰氧基上（如糖上乙酰基）的质子信号出现在 δ_H 1.65 ~ 2.10 处，而芳香族乙酰氧基上的质子信号则出现在 δ_H 2.30 ~ 2.50 处，两者很容易区分。有时将黄酮类化合物制备成乙酰化物后进行结构测定，根据脂肪族乙酰氧基上的质子数目往往可以帮助判断黄酮苷中结合糖的数目；而根据芳香族乙酰氧基上的质子数目，又可以帮助确定苷元上的酚羟基的数目。一般 5-O-COCH$_3$ 在 δ_H 2.45 左右，7-O-COCH$_3$ 在 δ_H 2.30 ~ 2.35，4-O-COCH$_3$ 在 δ_H 2.30 ~ 2.35。

4. 甲氧基上的质子　甲氧基质子信号一般在 δ_H 3.50 ~ 4.10 处。

5. 亚甲二氧基　一般出现在 δ_H 5.84 ~ 6.20 区域内。在不具有手性中心的黄酮类结构中，以2H单峰出现；在具有手性中心的黄酮类结构中（如紫檀素类），则为磁不等同氢核，二者化学位移不同各以单峰出现，偶见各以双峰（J=1 ~ 2Hz）出现。

三、核磁共振碳谱

黄酮类化合物 ^{13}C NMR 不仅用于判断黄酮类化合物骨架类型，还可以利用某些特征信号的化学位移判断取代模式和取代基位置。

（一）黄酮类化合物骨架类型的判断

一般黄酮类化合物母核有15个碳，对于黄酮类、黄酮醇类、异黄酮类、查耳酮类、橙酮类等类型，母核部分的碳谱给出15个 sp^2 杂化碳信号，而二氢黄酮类、二氢黄酮醇类和二氢异黄酮类母核给出13个 sp^2 杂化碳信号和2个 sp^3 杂化碳信号。根据黄酮母核中央三个碳原子信号的化学位移以及碳的类型（季碳和次甲基碳，通过DEPT谱确定），可以进一步推断黄酮类化合物的骨架类型（表11-22）。如，根据羰基信号的化学位移大于 δ_C 185.0，可推测属于查耳酮类或二氢黄酮类、二氢黄酮醇类、二氢异黄酮类，进一步通过两个 sp^3 杂化碳信号的化学位移，判断是二氢黄酮类（C-2在 δ_C 78.0左右，C-3在 δ_C 43.0左右）、二氢黄酮醇类（C-2在 δ_C 82.0左右，C-3在 δ_C 71.0左右）还是二氢异黄酮类（C-2在 δ_C 71.0左右；C-3在

δ_C49.0左右）。

有些特殊类型的黄酮类化合物不具有典型的C_6-C_3-C_6单位，如鱼藤酮类（C_6-C_4-C_6）、高异黄酮（C_6-C_4-C_6）、𠮾酮类（C_6-C_1-C_6）等，其中间部分的碳原子数不是3个，同样可以根据碳信号数目及相应的化学位移判断其结构类型（表11-22）。值得注意的是对于同类化合物，缔合羰基要比非缔合羰基向低场位移大约5个化学位移单位。如𠮾酮类化合物的C-9羰基，非缔合时化学位移在δ_C 174.0 ~ 175.0；有1个酚羟基缔合时（1-羟基𠮾酮或8-羟基𠮾酮），C-9化学位移在δ_C 179.0 ~ 180.0；有2个酚羟基缔合时（1,8-二羟基𠮾酮），C-9化学位移在δ_C 184.0 ~ 185.0。所以可以根据羰基信号的化学位移，判断特殊位置的羟基的取代情况，如黄酮类的5-羟基，𠮾酮类的1-羟基或/和8-羟基等。

表11-22　黄酮类化合物结构中的中央三碳原子的^{13}C NMR信号特征

C-4	C-2（C-β）	C-3（C-α）	归属
168.6 ~ 169.8（s）	137.8 ~ 140.7（d）	122.1 ~ 122.3（s）	异橙酮类
174.5 ~ 184.0（s）	160.5 ~ 163.2（s）	104.7 ~ 111.8（d）	黄酮类
	149.8 ~ 155.4（d）	122.3 ~ 125.9（s）	异黄酮类
	147.9（s）	136.0（s）	黄酮醇类
174.0 ~ 185.0（s）（C-9）	无	无	𠮾酮类
180.0 ~ 181.0（s）	152.0 ~ 155.0（d）	120.0 ~ 122.0（s）	高异黄酮类
182.5 ~ 182.7（s）	146.1 ~ 147.7（s）	111.6 ~ 111.9（s）	橙酮类
188.0 ~ 197.0（s）	136.9 ~ 145.4（d）	116.6 ~ 128.1（d）	查耳酮类
	75.0 ~ 80.3（d）	42.8 ~ 44.6（t）	二氢黄酮类
	82.7（d）	71.2（d）	二氢黄酮醇类
	70.0 ~ 72.0（t）	47.0 ~ 51.0（d）	二氢异黄酮类
191.0 ~ 197.0（s）（C-12）	76.0 ~ 78.0（d）（C-6a）	67.0 ~ 68.0（s）（C-12a）	12a-羟基鱼藤酮类
76.7 ~ 84.5（d）（C-11a）	65.7 ~ 70.0（t）（C-6）	39.2 ~ 43.7（d）（C-6a）	紫檀素类
23.7 ~ 28.4（t）	79.1 ~ 82.9（d）	68.7 ~ 71.8（d）	黄烷-3-醇类
74.5 ~ 77.2（d）	79.1 ~ 82.9（d）	68.7 ~ 71.8（d）	黄烷-3,4-二醇类

 思考

如何应用碳谱判断黄酮类化合物的结构类型？

（二）黄酮类化合物取代模式的确定

黄酮类化合物中芳香碳原子的信号特征可以用来确定取代基的取代模式，但不能据此确定骨架的类型。

1. A、B环上—OH及—OCH$_3$取代　黄酮类母核的A、B环上引入取代基时，引起的位移大致符合简单苯衍生物的取代基位移效应。—OH及—OCH$_3$的引入将使α-碳信号大幅度地向低场位移（约+30个化学位移单位左右），邻位碳原子（β-碳）及对位碳则向高场位移。间位碳虽也向低场位移，但幅度很小。须强调指出，黄酮母核上引入5-OH时，不仅影响A环碳原子的化学位移，还因5-OH与4-位C＝O形成分子内氢键缔合，故可使C-4、C-2信号向低场位移（分别为+4.5及+0.9），而C-3信号向高场位移（-2.0）。显然，5-OH如果被甲基化或苷化（氢键缔合遭到破坏），则上述信号将分别向高场位移。

2. 5,7-二羟基黄酮类中C-6及C-8信号的特征　对大多数5,7-二羟基黄酮类化合物来说，C-6及C-8信号出现在δ_C 90.0 ~ 100.0范围内，且C-6信号总是比C-8信号出现在较低场。在二氢黄酮中两者差别较小，约差0.9个化学位移单位；但在黄酮及黄酮醇中差别较大，约为4.8个化学位移单位。如山奈酚（3,5,7,4′-四羟基黄酮）的C-6和C-8信号分别为δ_C98.2和93.4；2S-高北美圣草素（2S-5,7,4′-三羟基-3-甲氧基二氢黄酮）的C-6和C-8信号分别为δ_C96.6和95.7。

3. 6-位取代基和8-位取代基位置的确定 由于5,7-二羟基黄酮类化合物A环具有间苯三酚结构，C-6位及C-8位容易发生烷基化，常有烷基取代（如异戊烯基、甲基、香叶烷基、薰衣草烷基等）或形成碳苷。C-6或C-8位有无烷基或者有无芳香基取代可以很容易地通过C-6、C-8碳信号是否发生位移而加以认定。例如6-异戊烯基-芹菜素的C-6和C-8信号分别为δ_C 111.0和94.3，C-6较芹菜素（C-6 δ_C98.8；C-8 δ_C93.8）向低场位移12.2个化学位移单位，而C-8基本不变。再如，生松素（pinocembrin,5,7-二羟基二氢黄酮）的C-6、C-8信号分别为δ_C96.1和95.1，其6-C-甲基及8-C-甲基衍生物的C-6、C-8信号分别为δ_C 102.1和94.7，δ_C 95.7和101.9。可以看出被甲基取代的碳原子将向低场位移6.0～9.6个化学位移单位，但未被取代的碳原子信号则无大的改变。

同理，6-C-糖苷或8-C-糖苷或6,8-二碳糖苷也可据此进行鉴定。因为C-6或C-8位结合成碳糖苷时将使相应的C-6或C-8信号向低场位移约10个化学位移单位，但未被取代的碳原子信号则无多大改变。如肥皂黄素（saponarin, 芹菜素-6-C-β-D-葡萄糖基-7-O-β-D-葡萄糖苷）的C-6和C-8信号分别为δ_C110.6和93.8，其中δ_C110.6信号是由芹菜素（apigenin）的δ_C 98.8（C-6）向低场位移11.8个化学位移单位导致的，表明C-6有取代；而芹菜素-6,8-C-双葡萄糖苷的C-6和C-8信号分别为δ_C 108.0和104.0，表明C-6和C-8均形成碳苷。

对黄酮化合物来说，不论是C-6或C-8，当连有一个烷基取代基时，通过C-6及C-8的化学位移即可确定取代基的连接位置。但对二氢黄酮和二氢黄酮醇来说，由于C-6及C-8的化学位移相差较小，很难用上述方法来确定烷基是结合在C-6上还是在C-8上。另外，即使是黄酮类化合物，当C-6、C-8同时连接不同烷基取代基时，也难以确定哪一个取代基结合在C-6上、哪一个取代基结合在C-8上。此时常采用HMBC等二维核磁共振技术进行取代基位置的确定。

4.B环的取代模式的确定 天然来源的二氢黄酮、二氢黄酮醇、黄烷类化合物的B环上常有3′,4′-二氧取代或2′,4′-二氧取代（很少有3′,5′-二取代模式），此时，两种取代模式的B环上的质子构成的ABX系统差异很小，特别是在黄烷类化合物中更是如此。有时仅根据氢谱数据会把B环3′,4′-二氧取代模式错误地定为3′,5′-二取代模式。如若确定是2′,4′-二氧取代还是3′,4′-二氧取代或3′,5′-二取代模式，须根据^{13}C NMR中两个连氧芳香碳信号确定，具体数据如图11-80。

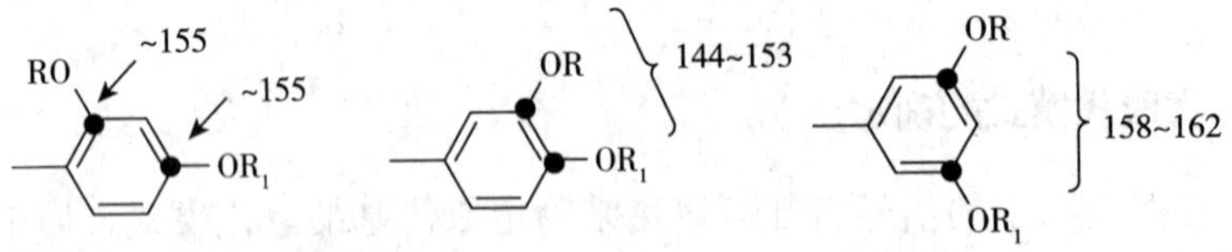

图11-80　B环的取代基模式及连氧碳的化学位移

5.取代基的化学位移 黄酮类母核上常见的取代基有甲氧基、甲基、异戊烯基等。①甲氧基：甲氧基的碳信号一般位于δ_C55.0～60.0。如甲氧基相邻的位置没有或只有1个取代基，则甲氧基一般在δ_C55～56左右；如甲氧基相邻的两个位置均有取代基，则甲氧基一般在δ_C60.0～62.0左右。黄酮醇类的3-OCH$_3$一般在δ_C 60.0左右。②甲基：在C-6和C-8常有甲基取代，6-CH$_3$和8-CH$_3$一般出现在高场区δ_C 6.0～10.0。其中6-CH$_3$比8-CH$_3$位于较高场区。③异戊烯基：代表的化学位移值为δ_C131.0（C-3″），122.0（C-2″），25.0（C-4″），22.0（C-1″），18.0（C-5″）。（4）亚甲二氧基：常出现在δ_C 100.0～101.0（t）。

（三）黄酮类化合物O-糖苷中糖的连接位置

黄酮类等酚性化合物在形成O-糖苷后，无论苷元及糖均将产生相应的苷化位移。但因苷元上成苷的酚羟基位置以及糖的种类不同，苷化位移幅度也不相同。据此，可以判定糖在苷元上的结合位置。

1.糖的苷化位移及端基碳的信号　酚苷中，糖上端基碳的苷化位移约为+4.0~+6.0。黄酮苷类化合物当苷化位置在苷元的7或2′、3′、4′-位时，糖的C-1″信号位于δ_C 100.0~102.5范围内。但5-O-葡萄糖苷及7-O-鼠李糖苷例外，相应的糖的C-1″信号分别出现在δ_C 104.3及99.0处。因此可通过糖端基碳的化学位移确定糖的连接位置。

黄酮类低聚糖苷的^{13}C NMR中，糖的端基碳信号出现在δ_C 98.0~109.0区域内，常与C-6、C-8、C-3及C-10混在一起而不易区别。这种情况下可采用HMBC等二维核磁共振技术进行确认。

2.苷元的苷化位移　对判断黄酮类化合物O-糖苷中糖的连接位置来说，苷元的苷化位移具有非常重要的意义。通常，苷元糖苷化后α-碳原子向高场位移，其邻位及对位碳原子则向低场位移，且对位碳原子的位移幅度大而且恒定。在7-OH、3-OH、3′-OH及4′-OH糖苷化后均可看到这个现象（表11-23）。因此，对于判断糖在苷元母核上的连接位置来说，苷元α-碳原子的对位及邻位碳原子的苷化位移比α-碳原子本身的苷化位移具有更确切的指导意义。

表11-23　黄酮类化合物^{13}C NMR谱上的苷化位移

糖的种类和位置	苷化位移														
	2	3	4	5	6	7	8	9	10	1′	2′	3′	4′	5′	6′
7-O-糖					+0.8	-1.4	+1.1		+1.7						
7-O-鼠李糖					+0.8	-2.4	+1.0		+1.7						
3-O-糖	+9.2	-2.1	+1.5	+0.4					+1.0	-0.8	+1.1	-0.3	+0.7	-0.4	+1.5
3-O-鼠李糖	+10.3	-1.1	+2.0	+0.6					+1.1						
5-O-葡萄糖	-2.8	+2.2	-6.0	-2.7	+4.4	-3.0	+3.2	+1.4	+4.3	-1.3	-1.2	-0.4	-0.8	-1.0	-1.2
3′-O-葡萄糖	-0.5	+0.4								+1.6	0	+1.4	+0.4		+3.2
4′-O-葡萄糖	+0.1	+1.0								+3.7	+0.4	+2.0	-1.2	+1.4	0

注：表中数据为苷元的苷化位移平均值。

黄酮醇的3-OH糖苷化后，对C-2引起的苷化位移比一般邻位效应要大得多。还有，7-OH及3-OH与鼠李糖成苷时，C-7或C-3信号的苷化位移比一般糖苷要大一些，据此也可与一般糖苷相区别。5-OH糖苷化后，除可看到与上述相同的苷化位移效应外，还因5-OH与4-位C＝O的氢键缔合受到破坏，故对C环碳原子也将发生巨大的影响。C-2、C-4信号明显地向高场位移，而C-3信号则移向低场，其结果正好与氢键缔合时看到的情况相反。另外，同一糖在B环上成苷比在A环上成苷时，苷化位移明显。综上所述，比较苷及苷元中相应碳原子的化学位移可判断糖在苷元上的连接位置。

四、质谱

多数黄酮类化合物苷元在电子轰击质谱（EIMS）中因分子离子峰较强，往往成为基峰，故一般无需做成衍生物即可进行测定。但是当测定极性强、难汽化以及对热不稳定的黄酮苷类化合物时，如不预先甲基化或三甲基硅烷化，则在EIMS谱中将看不到分子离子峰。

黄酮类-O-糖苷类化合物可以用ESIMS、FABMS、APCI、MALDI和FDMS等软电离质谱技术获得非常强的分子离子峰［M］$^+$及具有偶数电子的准分子离子峰（quasi-molecularion peak）［M+H］$^+$。另外，还可以因改变发射丝电流强度或通过多级质谱MS^{n}以获得有关苷元及糖基部分的重要信息；LC-MS联用技术为黄酮苷类化合物的结构的快速鉴定提供了一种重要手段。

（一）黄酮类化合物苷元的电子轰击质谱

黄酮类化合物苷元的EIMS中，除分子离子峰［M］$^+$外，也常常生成［M-1］$^+$（即M-H）基峰及［M-28］$^+$（即M-CO）。如为甲基化衍生物，则可以得到［M-15］$^+$（即M-CH$_3$）离子。

对黄酮类化合物来说，通常发生下列两种基本裂解途径（图11-81）。由此途径得到的碎片离子，如A$_1^+$、B$_1^+$、B$_2^+$等，因为保留着A及B环的基本骨架，且碎片A$_1^+$与相应的B$_1^+$碎片的质荷比之和等于分子离子［M］$^+$的质荷比，故在鉴定工作上很有意义。此外，还有由碎片离子A$_1$生成［A$_1$-28］$^+$（A$_1$-CO）及B$_2^+$生成［B$_2$-28］$^+$（B$_2$-CO）等碎片离子。

途径-Ⅰ(RDA裂解)：

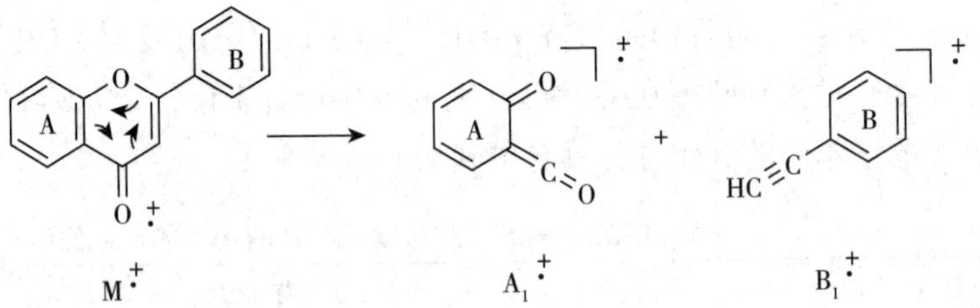

途径-Ⅱ：

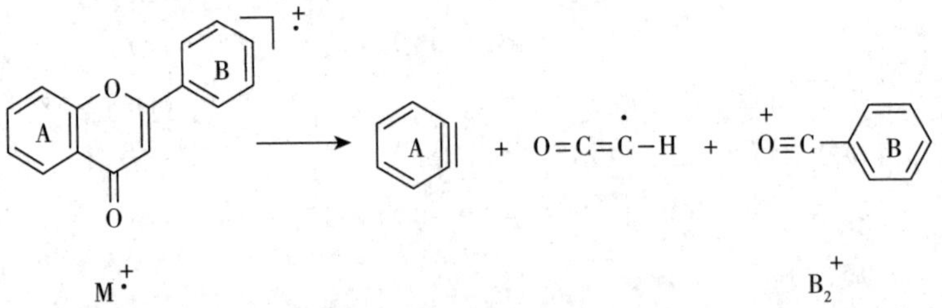

图11-81　黄酮类化合物质谱的两种基本裂解途径

1.黄酮类的质谱裂解规律　黄酮类化合物的基本裂解途径如图11-82所示。其中，多数黄酮苷元分子离子峰［M］$^+$很强，往往成为基峰，但是［M-28］$^+$及由途径-Ⅰ得到的A$_1^+$及B$_1^+$峰也很突出。

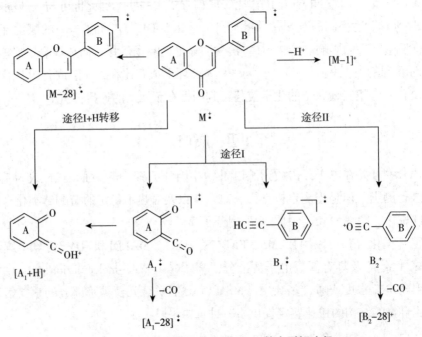

图11-82　黄酮类化合物的EIMS基本裂解途径

显然，A环的取代模式可通过测定A_1的m/z的值进行确定。例如由无取代的黄酮得到的A_1^+为m/z 120，B_1^+为m/z102；而由5,7-二羟基黄酮裂解得到的B1$^+$仍为m/z102，但A_1^+碎片离子为m/z152，与无取代的黄酮比较增加了32个质量单位（m·u）（表11-24），这就说明在化合物的A环上多了两个氧原子，即示A环可能有二羟基取代。同理，根据B环碎片离子的m/z值，也可精确测定B环的取代情况。例如，芹菜素及刺槐素在质谱上可以给出同样的A_1^+碎片离子（m/z 152），但B_1^+碎片离子却相差14个质量单位（芹菜素为m/z 118，刺槐素为m/z 132），这说明刺槐素在B环上具有一个甲氧基。

表11-24 一些黄酮类化合物的质谱数据

化合物	A_1	B_1
黄酮	120	102
5,7-二羟基黄酮	152	102
5,7,4'-三羟基黄酮（芹菜素）	152	118
5,7-二羟基-4'-甲氧基黄酮（刺槐素）	152	132

2.黄酮醇类的质谱裂解规律 黄酮醇类化合物的质谱裂解途径如图11-83所示。

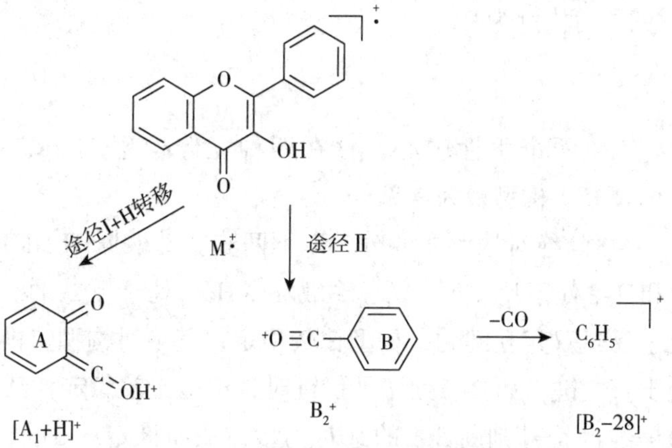

图11-83 黄酮醇类化合物的EI-MS裂解途径

多数黄酮醇苷元的分子离子峰是基峰，在裂解时主要按途径Ⅱ进行，得到的B_2^+离子，以及由它继续失去CO形成的［B_2-28］$^+$离子，在鉴定工作中有重要意义。与途径Ⅱ相比，途径Ⅰ通常不太主要。其中，［A_1+H］$^+$是来自A环的主要离子，其上转移的H来自3-OR基团。

在黄酮醇苷元的质谱上，除了上述M^+、B_2^+及［A_1+H］$^+$离子外，也还可以看到如［M-1］$^+$（M-H）、［M-15］$^+$（M-CH$_3$）、［M-43］$^+$（M-CH$_3$-CO）等碎片离子，这些也都为结构鉴定提供了具有一定价值的信息。

（二）黄酮苷类化合物的ESIMS/MS

黄酮苷类化合物在EIMS上既不显示分子离子峰，也不显示糖基的碎片，故不宜用EIMS测定。ESIMS谱在测定黄酮苷类化合物时显示出优势，在正离子检测模式下给出准分子离子峰［M+H］$^+$、［M+Na］$^+$或［M+K］$^+$等，在负离子检测模式下给出［M-H］$^-$。此外，通过多级质谱还可获得依次失去糖基的碎片离子、苷元离子［苷元+H］$^+$（正离子模式）或［苷元-H］$^-$（负离子模式），以及苷元进一步发生RDA裂解产生的碎片。这种类型的开裂对鉴别黄酮类-O-低聚糖苷的末端糖具有一定意义。

五、圆二色谱

黄酮类化合物母核具有立体化学问题主要就是二氢黄酮、二氢黄酮醇及其衍生物、异二氢黄酮（醇）类化合物（C-2和C-3）。测定绝对构型的方法主要包括：①圆二色谱；②单晶X线衍射法；③核磁共振法，如采用改良的Mosher法；④化学法。

圆二色谱是目前有机化合物绝对构型测定时普遍采用的方法，特别是对于具有手性中心和发色团的黄酮类化合物尤为适用，如二氢黄酮类、二氢黄酮醇类、二氢异黄酮类、紫檀素类、鱼藤酮类、黄烷醇类等。Desmond Slade等对圆二色谱法在黄酮类化合物绝对构型研究中的应用进行了详细的总结，可供参考。下面仅对二氢黄酮类、二氢黄酮醇类、二氢异黄酮类化合物的圆二色谱特征与绝对构型的规律做一介绍。

（一）二氢黄酮类

二氢黄酮类化合物的C-2为手性碳原子，其绝对构型有S、R两种。在自然界中，主要存在的二氢黄酮为2S构型，也有一对映异构体混合物存在。二氢黄酮类化合物在300～340nm处有紫外吸收，是C环上羰基的$n \rightarrow \pi^*$跃迁所引起的，当ECD显示正Cotton效应时，可推定C-2的绝对构型为S；当显示负Cotton效应时，可推定C-2的绝对构型为R。

（二）二氢黄酮醇类

二氢黄酮醇具有C-2、C-3两个手性中心，存在四种立体构型：（2R,3R）、（2S,3S）、（2R,3S）和（2S,3R）。在自然界中以（2R,3R）构型最为常见。

确定二氢黄酮醇C-2、C-3的绝对构型主要分为以下两步。①根据^{1}H NMR偶合常数$J_{2,3}$判断C-2和C-3的相对构型。当H-2和H-3处于反式时，$J_{H-2,3}$约为11.0Hz；处于顺式时，$J_{H-2,3}$约为3.0Hz。对于反式构型，当H-2和H-3处于反式双直立键时，构型比较稳定，其绝对构型可能为（2R,3R）或（2S,3S）；对于顺式构型，当H-2处于直立键，而H-3处于平伏键时，构型比较稳定，其绝对构型可能为（2R,3S）或（2S,3R）。②根据ECD谱线的符号判断C-2的绝对构型，从而推定C-3的绝对构型。二氢黄酮醇在300～340nm处有紫外吸收，是C环上羰基的$n \rightarrow \pi^*$跃迁所引起的。一般情况下，不受芳香环上取代基影响，但与六元环的构象有关。当显示正Cotton效应时，判断C-2的绝对构型为R构型；当显示负Cotton效应时，C-2的绝对构型为S（表11-25）。

表11-25　二氢黄酮醇C-2和C-3的立体构型及波谱特征

NMR $J_{2,3}$	结果	相对构型	CD $n \rightarrow \pi^*$（300～340nm）	结果	绝对构型
11.0Hz	trans	（2R,3R）或（2S,3S）	+	2R	（2R,3R）
			−	2S	（2S,3S）
3.0Hz	cis	（2R,3S）或（2S,3R）	+	2R	（2R,3S）
			−	2S	（2S,3R）

例如，（2R,3R）-落新妇苷（astilbin）由^{1}H NMR中H-2和H-3的偶合常数$J_{2,3}$=10.7Hz，确定H-2和H-3处于反式双直立键。ECD谱（图11-84）中，在295nm处呈负的Cotton效应，330nm处呈正的Cotton效应，表明其C-2和C-3的绝对构型为（2R,3R）。

（三）二氢异黄酮类

二氢异黄酮在320～352nm处有紫外吸收，是C环上羰基的$n \rightarrow \pi^*$跃迁所引起的，当显示正的Cotton

效应时，可以推定C-3的绝对构型为R；当显示负的Cotton效应时，C-3的绝对构型为S。

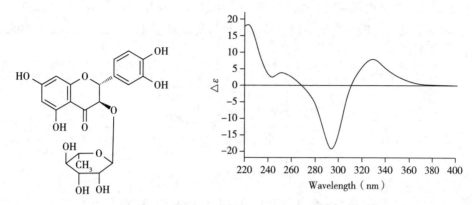

图11-84　（2R,3R）-落新妇苷的结构和ECD谱

计算光谱的不断发展为应用圆二色谱确定黄酮类化合物的立体化学提供了有力支撑。对于缺少文献数据对比分析的化合物、结构变化后不符合经验规则的化合物、同时存在多种异构体的化合物等，均可借助计算ECD光谱解决绝对构型确定的问题。

六、结构解析程序

黄酮类化合物结构解析程序大致如下。①结构类型的初步判断。黄酮类化合物在紫外下呈现荧光，10%硫酸乙醇溶液显色往往呈黄色或黄色加深；另外黄酮类化合物有多种显色反应，如盐酸-镁粉反应、四氢硼钠反应等，均可以帮助结构类型的初步判断。根据黄酮类化合物的UV特征，不仅可以判断是否为黄酮类化合物，也可进一步推测其结构类型。也可根据氢谱中两组偶合系统的芳香氢信号以及碳谱中属于母核的15个碳信号，进行判断。②平面结构的推导。根据核磁共振氢谱芳香区的质子信号，推导A、B环的取代模式；根据可能归属于C环的质子信号，确定黄酮的结构类型。根据取代基的质子信号，推导取代基的结构和可能存在的位置。根据核磁共振碳谱的特征信号，如1个羰基信号和至少12个芳香碳信号，进一步确定黄酮的结构类型；同时根据特殊碳原子的化学位移，如连氧碳、C-6和C-8等信号，确定A、B环的取代模式。对于结构相对简单的黄酮类化合物，仅有氢谱和碳谱就足以帮助确定结构。对于结构复杂的黄酮类化合物，需借助二维核磁解析结构。③立体结构的确定。对于存在立体构型的化合物，一般测试ECD谱，与文献中的规律或同类的已知化合物进行比较确定，确定绝对构型；也可通过实测ECD谱与计算ECD谱比较确定。

七、结构解析实例

（一）黄酮类化合物柯伊利素的结构解析

化合物11-14为黄色固体（二氯甲烷），难溶于甲醇，微溶于二氯甲烷。紫外灯254nm下呈暗斑，10%硫酸乙醇溶液显黄色，推测为黄酮类化合物。

化合物11-14的^{1}H NMR（DMSO-d_6，600MHz）（表11-26）谱中给出两组芳香系统氢信号，其中δ_H 7.56（1H，dd，J=8.9，2.0Hz，H-6′），7.55（1H，br s，H-2′），6.93（1H，d，J=8.9Hz，H-5′），提示存在3′,4′-二取代的B环；δ_H6.49（1H，brs，H-8），6.18（1H，brs，H-6），提示存在5,7-二取代的A环；此外，δ_H6.88（1H，s，H-3），提示为黄酮类化合物；δ_H 3.88（3H，s），提示存在一个甲氧基。^{13}C NMR（150MHz，DMSO-d_6）（表11-26）中共给出16个碳信号，包括14个芳香碳、1个羰基和1个甲氧基碳信

号。其中羰基碳信号为 δ_C 181.7，进一步确认为黄酮类化合物。两个连氧的芳香碳信号 δ_C 150.7，148.0 也进一步确定 B 环的 3′,4′–二氧取代模式。NOESY 谱中，甲氧基信号 δ_H 3.88（3H，s）与 δ_H 7.55（1H，br s，H-2′）有相关，提示甲氧基连接在 3′ 位。以上核磁信号与文献对照基本一致，故该化合物鉴定为柯伊利素（chrysoeriol）。

柯伊利素的结构

表 11-26　化合物 11-14 和 11-15 的核磁数据

No.	11-14		11-15	
	δ_H（J in Hz）	δ_C	δ_H（J in Hz）	δ_C
2		163.5	8.43（1H，s）	154.7
3	6.88（1H，s）	103.5		122.6
4		181.7		180.6
5		157.3		161.7
6	6.18（1H，brs）	98.8	6.47（1H，s）	99.6
7		164.5		163.1
8	6.49（1H，brs）	94.0	6.72（1H，s）	94.6
9		161.3		157.3
10		103.1		106.2
1′		120.3		121.1
2′	7.55（1H，brs）	110.1	7.40（1H，d，8.1）	130.2
3′		150.7	6.82（1H，d，8.1）	115.2
4′		148.0		157.6
5′	6.93（1H，d，8.9）	115.7	6.82（1H，d，8.1）	115.2
6′	7.56（1H，dd，8.9，2.0）	121.4	7.40（1H，d，8.1）	130.2
1″				99.9
2″				73.2
3″				76.5
4″				69.7
5″				77.3
6″				60.7
3′–OCH₃	3.88（3H，s）	55.9		

（二）异黄酮类化合物染料木苷的结构解析

化合物 11-15 为无色针状结晶（甲醇），m.p.297～278℃，三氯化铁–铁氰化钾反应为阳性，提示结构中有酚羟基。Molisch 反应阳性，提示为苷类化合物。

化合物 11-15 的 ¹HNMR（DMSO-d_6，600MHz）（图 11-85）谱中 δ_H 12.94（1H，s，5-OH），提示为黄酮

类5位缔合酚羟基质子信号；δ_H9.61（1H，s）为酚羟基质子信号；δ_H8.43（1H，s）为异黄酮C-2位特征质子信号，确定为异黄酮类化合物。δ_H7.40（2H，d，J=8.1Hz，H-2′，H-6′）、6.82（2H，d，J=8.1Hz，H-3′，H-5′）为一组AA′BB′偶合系统芳香质子信号，表明B环为4′-氧取代；δ_H6.72（1H，s，H-8）、6.47（1H，s，H-6）质子信号，提示存在5,7-二氧取代的A环，且提示C-7位为烷氧基或糖基取代；δ_H5.07（1H，d，J=7.2Hz）为糖端基质子信号，糖上质子信号δ_H3.16～5.41，示该化合物为异黄酮苷类化合物。^{13}C NMR（DMSO-d_6，150MHz）（图11-86）谱中有21个碳信号，其中δ_C99.9、77.3、76.5、73.2、69.7、60.7为葡萄糖上碳信号。氢谱中糖端基质子偶合常数J=7.2Hz，表明糖端基为β-构型。综上所述，推测该化合物结构为5,4′-二羟基异黄酮-7-O-β-D-葡萄糖苷。该化合物^{1}H NMR和^{13}C NMR数据（表11-26）与文献一致，故鉴定该化合物为染料木苷（genistin）。

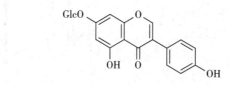

染料木苷的结构

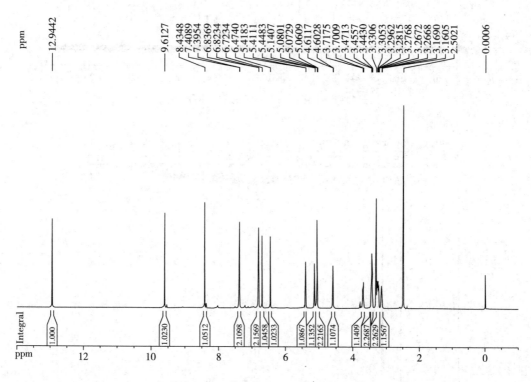

图11-85 化合物11-15的^{1}H NMR谱

（三）芹菜素5-O-α-L-吡喃鼠李糖基-（1→2）-6″-乙酰基-β-D-吡喃葡萄糖苷的结构解析

化合物11-16为黄色无定形粉末（甲醇），易溶于甲醇。紫外灯254nm下呈暗斑，10%硫酸-乙醇溶液显黄色，推测为黄酮类化合物。

化合物11-16的^{1}H NMR（pyridine-d_5，600MHz）（图11-87）谱中，δ_H7.80（2H，d，J=8.7Hz，H-2′，H-6′），7.18（2H，d，J=8.7Hz，H-3′，H-5′），提示存在4′-氧取代的B环；δ_H7.15（1H，d，J=2.1Hz，H-8），6.96（1H，d，J=2.1Hz，H-6），提示存在5,7-二取代的A环；δ_H6.73（1H，s，H-3）为黄酮3位氢信号，确认为黄酮类化合物。以上信息提示含有芹菜素片段。δ_H5.98（1H，d，J=6.0Hz，H-1″），6.37（1H，s，H-1‴），为两个糖

的端基氢信号；$\delta_H 1.66$（3H，d，J=6.1Hz）为1个甲基信号，提示存在1个6-去氧糖。^{13}C NMR（pyridine-d_5，150MHz）（图11-88）谱中，共给出29个碳信号，包括芹菜素苷元的15个碳信号，1组葡萄糖碳信号，1组鼠李糖碳信号和1个乙酰氧基碳信号。

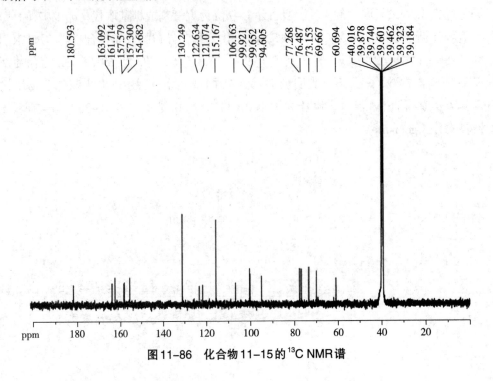

图11-86 化合物11-15的^{13}C NMR谱

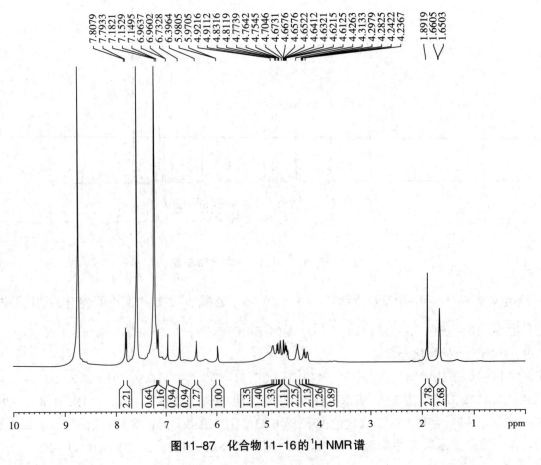

图11-87 化合物11-16的^{1}H NMR谱

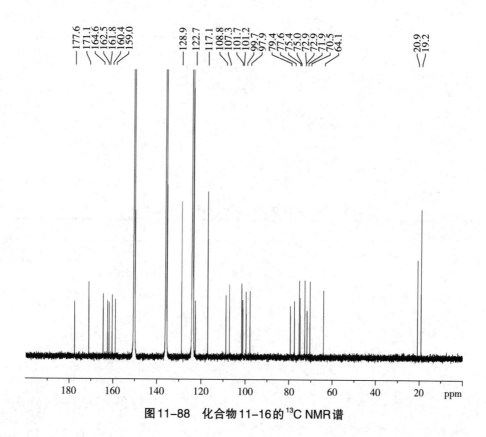

图 11-88　化合物 11-16 的 ^{13}C NMR 谱

葡萄糖的6位碳化学位移为 δ_C 64.1，其向低场位移，提示6位可能发生了乙酰化。HMBC谱中（图11-89），δ_H1.89（3H，s），4.66（1H，dd，J=9.3，3.3Hz，H-6″），4.82（1H，dd，J=11.8，2.5Hz，H-6″）分别与 δ_C 171.0相关，确定葡萄糖的6位发生了乙酰化；δ_H5.98（1H，d，J=6.0Hz，H-1″）与C-5（δ_C159.0）相关，提示葡萄糖与苷元的5位成苷；δ_H4.76（1H，m，H-2″）与C-1‴相关，提示鼠李糖与葡萄糖的2位相连。该化合物的核磁数据（表11-27）与文献对照基本一致，故结构鉴定为芹菜素5-O-α-L-吡喃鼠李糖基-（1→2）-6″-乙酰基-β-D-吡喃葡萄糖苷。

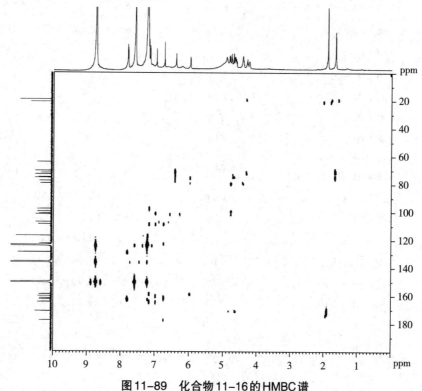

图 11-89　化合物 11-16 的 HMBC 谱

表11-27　化合物11-16和11-17的核磁数据

No.	11-16		11-17	
	δ_H (J in Hz) [a]	δ_C [a]	δ_H (J in Hz) [b]	δ_C [b]
2		161.8	5.24 (1H, d, 9.8)	81.5
3	6.73 (1H, s)	107.2	4.63 (1H, d, 9.8)	75.6
4		177.6		194.3
5		159.0		163.4
6	6.96 (1H, d, 2.1)	101.2	5.90 (1H, d, 2.1)	96.0
7		164.5		166.9
8	7.15 (1H, d, 2.1)	97.8	5.88 (1H, d, 2.1)	95.0
9		160.4		162.1
10		108.8		101.0
1'		122.7		126.9
2'	7.80 (1H, d, 8.7)	128.8	6.88 (1H, s)	114.7
3'	7.18 (1H, d, 8.7)	117.0		145.8
4'		162.5		145.1
5'	7.18 (1H, d, 8.7)	117.0	6.74 (1H, s)	115.3
6'	7.80 (1H, d, 8.7)	128.8	6.74 (1H, s)	118.8
Glc-1″	5.98 (1H, d, 6.0)	99.7		99.8
2″	4.76 (1H, m)	77.5		73.0
3″	4.44 (1H, m)	79.4		76.4
4″	4.23 (1H, m)	75.4		69.5
5″	4.44 (1H, m)	71.8		77.1
6″	4.66 (1H, dd, 9.3, 3.3) 4.82 (1H, dd, 11.8, 2.5)	64.1		60.5
Rha-1‴	6.37 (1H, s)	101.6	4.07 (1H, s)	100.0
2‴	4.70 (1H, s)	72.9	3.36 (1H, br s)	70.1
3‴	4.63 (1H, m)	72.9	3.24 (1H, dd, 9.4, 2.8)	70.4
4‴	4.29 (1H, m)	74.9	3.15 (1H, dd, 9.4, 9.4)	71.6
5‴	4.91 (1H, m)	70.4	3.88 (1H, dq, 9.4, 6.2)	68.9
Rha-CH₃	1.66 (3H, d, 6.1)	19.2	1.05 (d, 6.2)	17.6
OCOCH₃		171.0		
OCOCH₃	1.89 (3H, s)	20.8		

[a] pyridine-d_5，[b] DMSO-d_6

（四）二氢黄酮醇苷类化合物落新妇苷的结构解析

化合物11–17为白色无定形粉末，ESIMS给出准分子离子峰［M+H］$^+$ m/z 451.3，结合碳谱数据分析确定分子式为$C_{21}H_{22}O_{11}$。该化合物经酸水解给出鼠李糖，且^{13}C NMR（DMSO-d_6,125MHz）只给出一组糖信号（δ_C 100.0, 70.1, 70.4, 71.6, 68.9, 17.6），其数据与α-吡喃鼠李糖一致。

苷元部分共有15个碳，包括12个芳香碳，1个羰基碳（δ_C 194.3）和2个连氧脂肪碳（δ_C 81.5和75.6）；在HMQC谱中，2个连氧碳信号δ_C 81.5（C-2）和75.6（C-3）分别与氢谱中δ_H 5.24（1H, d, J = 9.8Hz, H-2）和4.63（1H, d, J=9.8Hz, H-3）信号相关，推测11–18为二氢黄酮醇苷类化合物。根据其偶合常数$J_{H-2,3}$=9.8Hz，表明两质子位于反式直立键上。氢谱中δ_H 5.90（1H, d, J=2.1Hz）和5.88（1H, d, J=2.1Hz）为A环H-6和H-8，故A环为5,7-二羟基取代。另外3个芳氢信号δ_H 6.88（1H, s）和6.74（2H, s），因化学位移较近，均呈现单峰，故无法确定B环的取代模式。在碳谱中，两个连氧芳香碳信号δ_H 145.8（C-3'）和145.1（C-4'），表明B环为3',4'-二羟基取代。综上分析，该化合物的苷元为反式双氢槲皮素（即花旗松素）。该化合物的ECD谱在295nm处呈负Cotton效应，在326nm呈正Cotton效应，故确定C-2和C-3的绝对构型为（2R,3R）。

在HMBC谱中，鼠李糖端基氢δ_H 4.07（1H, s）与C-3（δ_C 75.6）有远程相关，故确定鼠李糖连在3位。该化合物的［α］（-13.5, CH_3OH）和NMR数据（表11–27）与文献中落新妇苷（astilbin）一致，故化合物11–17鉴定为（2R,3R）-花旗松素-3-O-α-L-吡喃鼠李糖苷。

落新妇苷的结构

第五节　萜类化合物的波谱特征与结构鉴定

PPT

萜类化合物纷繁复杂、结构类型多样，同一结构类型的萜类化合物具有一些共性特征，不同类型萜类化合物一般具有不同的波谱特征。下面对具有较为明显波谱特征的单萜、倍半萜及部分二萜类化合物的共性波谱特征进行简要介绍。掌握这些特征规律，有助于萜类化合物的结构解析与鉴定。

一、紫外光谱

分子结构中含有共轭双键，会在紫外光区产生吸收，该性质在萜类化合物的结构鉴定中具有一定的意义。一般共轭双烯的最大吸收在λ_{max} 215～270nm，如链状结构的萜类含有的共轭双键体系，最大吸收λ_{max}在217～228nm。当共轭双键体系在环内时，则在256～265nm处出现最大吸收；当共轭双键有一个在环内时，则在230～240nm处出现最大吸收。含有α,β-不饱和羰基的萜类，则在220～250nm处有最大吸收。紫外光谱中萜类化合物的最大吸收波长，与其含有的共轭体系在分子中的化学环境、共轭双键的碳原子上取代基、共轭双键的数目的多少等有关系。

（一）单萜及倍半萜紫外光谱特征

单萜类及倍半萜类化合物的基本母核如果为饱和的烃类，本身无发色团，其在紫外光谱中无特征吸收。当单萜结构中有一个孤立双键存在时，仅在 $205\sim250$ nm 处有弱吸收；当有共轭双键存在时，则最大吸收波长向长波方向移动，在 $240\sim260$ nm 有最大吸收；当结构中有两个以上共轭双键时，最大吸收波长随着共轭体系的延长，进一步向长波方向移动，吸收强度也随之增加。如 1, 3-丁二烯 λ_{max} 为 217 nm，ε_{max} 为 2.1×10^4；1, 3, 5-己三烯 λ_{max} 为 268 nm，ε_{max} 为 4.3×10^4。当双键与醛酮等羰基共轭时，在 $310\sim330$ nm 与 $220\sim260$ nm 各有一个吸收带，且 $220\sim260$ nm 吸收强度较大，这一特征可用来识别 α,β-不饱和醛酮。当结构中存在内酯环（倍半萜内酯）时，一般在 $200\sim210$ nm 处有末端吸收，但特征性不强，大多数有机化合物在此波长区域均有紫外吸收。

（二）环烯醚萜紫外光谱特征

环烯醚萜类化合物，为一类具有鲜明结构特征的单萜化合物，其母核相对固定，根据结构特征可分为环烯醚萜苷、4-去甲环烯醚萜苷、裂环环烯醚萜苷 3 种类型。当环烯醚萜苷的 C-4 与醛基、羧基、羧酸酯基相连时，由于结构中具有 α,β-不饱和羰基结构，在 $230\sim240$ nm 有较强吸收，ε 值约在 1.0×10^4 左右。利用这一紫外光谱特征，可判断环烯醚萜类化合物 C-4 位取代情况，分子中在 C-4 位有—COOR 或—CHO 取代的均有此峰，而 C-4 位取代基为—CH_3、—CH_2OH、—CH_2OR，或 C-4 位无取代基的，即 C-4 甲基降解的环烯醚萜紫外光谱则无此峰。

（三）二萜紫外光谱特征

二萜类化合物结构母核中含有 20 个碳原子，由四个异戊烯基构成，化学结构复杂多变。目前自然界发现的二萜类化合物的基本骨架已超过 100 余种。根据结构中环的数目多少，分为链状、二环、三环、四环及大环二萜等。二萜是除倍半萜以外，迄今为止结构类型最丰富和发现数量最多的一类天然产物。由于结构多变，不同结构的二萜往往具有不同的紫外光谱特征，此处仅介绍一些具有代表性的二萜骨架的紫外光谱特征。

1. 双环二萜　代表性结构如克罗烷型二萜，结构中含有呋喃环的双环二萜，如大青素（clerodin），紫外光谱通常在 205 nm 左右有呋喃环的吸收峰；具有 α,β-不饱和内酯结构的克罗烷型二萜，如穗花香科素（teuponin），在 $215\sim220$ nm 有吸收。

大青素（clerodin）　　　穗花香科素（teuponin）

2. 三环二萜　代表性结构如松香烷型二萜，一些结构类型具有特征骨架或取代基，常见的有五元内酯环、苯环、醌类结构。含双键和五元内酯环的松香烷二萜，如 rubesanolide C，在 $220\sim250$ nm 有很强的 K 带紫外吸收；含芳环的松香烷二萜，如 isohinokiol，苯环的紫外吸收主要位于 $250\sim280$ nm；含醌类结构的松香烷二萜，如6,7-didehydroroyleanone，由于长共轭体系存在，在350～400nm左右有较强的吸收，部分化合物甚至在可见光处都有吸收。

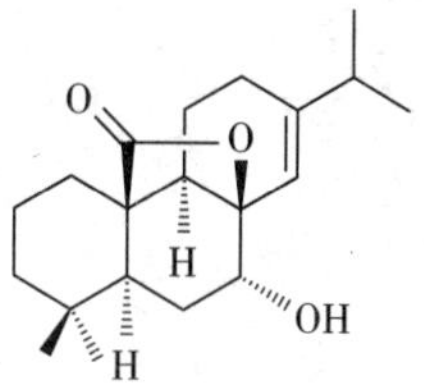

rubesanolide C 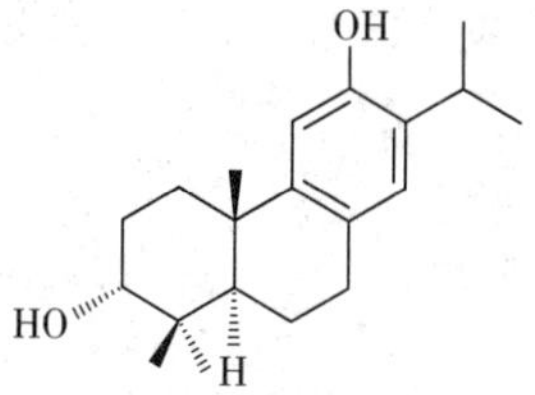　　　　　　　isohinokiol 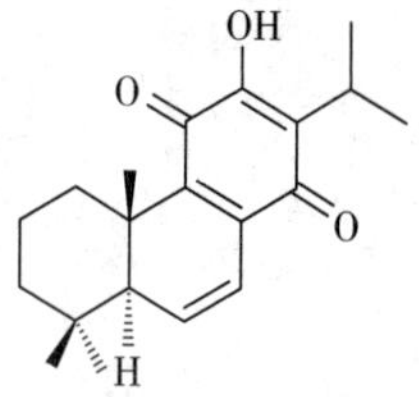　　　　　　　6,7-didehydroroyleanone

3.四环二萜　代表性结构如贝壳杉烷型二萜，常具有与环外亚甲基共轭的五元环酮的结构，即D环的存在，如香茶菜甲素（amethystoidin A），一般在220～245nm处有较强的吸收，强吸收峰常出现在234nm左右；当结构中羰基被还原后，如新香茶菜素（neorabdosin），双键的吸收一般出现在204nm左右。

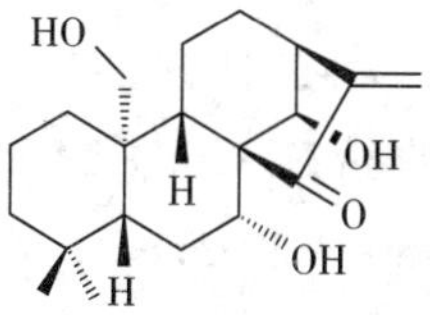

香茶菜甲素（amethystoidin A） 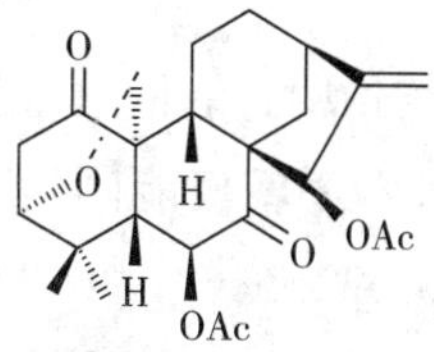　　　　新香茶菜素（neorabdosin）

4.紫杉烷型二萜　结构中通常含有$\Delta^{11,12}$和$\Delta^{4,20}$的双键，如短叶红豆杉醇（brevifoliol），在200nm附近有弱的紫外吸收。当结构中有取代基苯甲酰氧基和肉桂酰氧基时，如taxusplne D，在230nm和280nm附近有较强的紫外吸收。部分紫杉烷二萜中C-13位为羰基，与C-11和C-12位之间的双键形成共轭，如紫杉宁A（taxinine A），在280nm处出现一个比较反常的n→π*吸收（ε约为5000～6000），该紫外吸收可能与环的张力及C-15位的偕二甲基相关。有些紫杉烷二萜在其他位置（如C-10羰基与$\Delta^{11,12}$）也会形成共轭体系，如15（16）-脱水-11（15→1）重排-10-去乙酰基-10-去氢巴卡亭Ⅲ，这些共轭体系引起的最大紫外吸收比较正常，在245nm附近（ε约为3000）。此外，2（3→20）-迁移-紫杉烷二萜的13-OH或OAc也会与$\Delta^{11,12}$形成一定的共轭，如taxin B，从而在210～230nm之间也会显示一个反常的n→π*吸收（ε约为10000），可能与该类化合物的结构特征（桥头双键、十元环的刚性及偕二甲基）有关系。

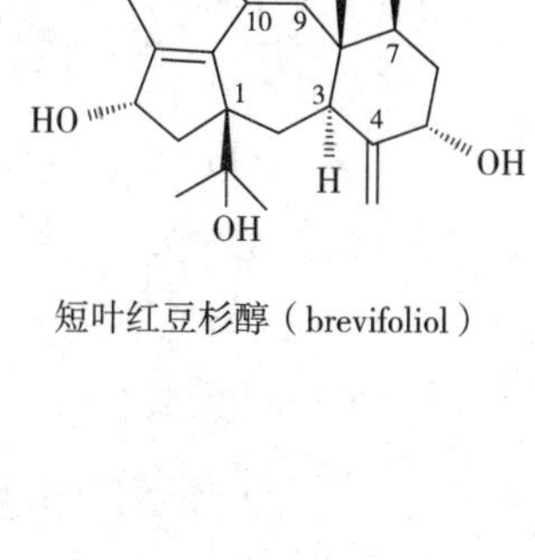

短叶红豆杉醇（brevifoliol） 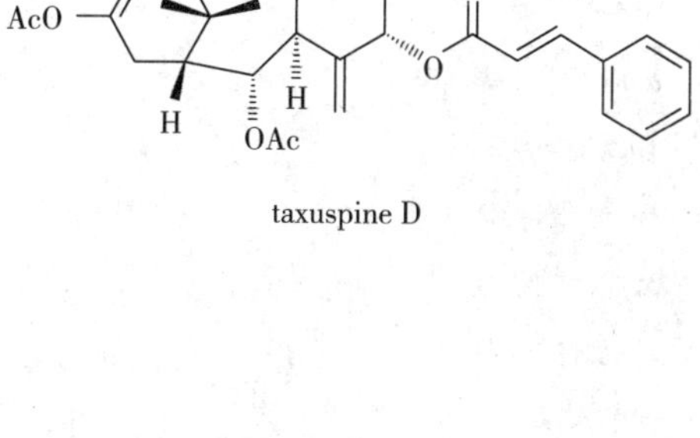　　　　taxuspine D 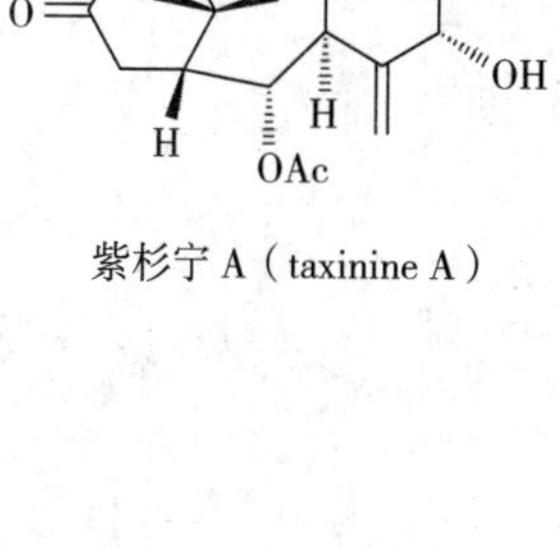　　　　紫杉宁A（taxinine A）

15(16)-脱水-11(15→1)重排-10-去乙酰基-10-去氢巴卡亭Ⅲ　　　　taxin B

思考

对于萜类化合物的结构分析，紫外光谱的主要作用是什么？

二、红外光谱

红外光谱主要反映分子结构中含有的官能团信息。萜类化合物结构中往往有双键（共轭双键）、甲基、偕二甲基、环外亚甲基、含氧官能团等，羟基吸收带在 3200～3600cm^{-1}，双键吸收带在 1620～1680cm^{-1}，三键吸收带在 2100～2200cm^{-1}，羰基吸收带在 1800～1735cm^{-1}，可根据红外光谱中的特征吸收带，判断结构中含有的官能团。如贝壳杉烷型二萜的环外亚甲基则通常在 v_{max} 900cm^{-1} 左右有最大吸收。

除了判断结构中官能团的存在，红外光谱在确定萜类结构中内酯的存在及内酯环的种类上，具有一些特征规律。若红外光谱中，v_{max} 1800～1735cm^{-1} 间出现强的羰基吸收，表示分子中有内酯结构存在，并且羰基吸收带位置与内酯环大小相关，如六元环、五元环及四元环内酯羰基的吸收带分别在 v_{max} 1735cm^{-1}、1770cm^{-1}、1840cm^{-1}。在饱和内酯环中，随着内酯环的减小，环的张力增大，吸收带向高波数移动。当内酯环中存在共轭双键时，羰基吸收带波数还与共轭程度相关，共轭双键的位置和共轭长短均会影响羰基的吸收波数。

（一）单萜及倍半萜红外光谱特征

单萜与倍半萜化合物的红外光谱基本类似，可结合官能团的特征吸收峰，判断分子中含有的官能团。对于单萜与倍半萜类化合物，通常是利用红外光谱中的羰基等官能团的特征吸收，判断结构中是否含有羟基、羰基及羰基类型，进而确定是否存在内酯环。

倍半萜类化合物的结构鉴定中，利用红外光谱特征吸收带，可以辅助判断结构中羰基类型，推测结构中内酯环的存在（表11-28）。

表11-28　倍半萜类化合物结构中羰基的类型及对应的红外特征吸收

	羰基类型	吸收值 v_{max}（cm^{-1}）
醛/酮羰基	常规醛羰基	1720～1740
	α,β-不饱和醛羰基	1685～1710
	环戊烷酮羰基	1735～1750
	环己烷酮羰基	1700～1725
	环戊烯酮羰基	1690～1710
	环己烯酮羰基	1665～1690
	羧酸羰基	1700～1725

续表

羰基类型		吸收值 v_{max}（cm^{-1}）
酯羰基	常规酯羰基	1735 ~ 1750
	α,β-不饱和酯羰基	1717 ~ 1730
	δ-内酯羰基	1735 ~ 1750
	α,β-不饱和-γ-内酯羰基	1740 ~ 1760
	γ-内酯羰基	1760 ~ 1780
	β-内酯羰基	~ 1840

（二）环烯醚萜红外光谱特征

环烯醚萜类化合物结构中，通常存在甲基、亚甲基、双键、羰基等基团，该类化合物的红外光谱常具有如下特征。①当C-4位有酯基（COOR）存在时，α,β-不饱和酯的羰基吸收在 $v_{max}1680cm^{-1}$ 左右呈现强峰。该红外吸收特征可将C-4位有酯基的结构类型与C-4位无取代基或C-4位取代基为—CH_3、—CH_2OH 等结构类型相区别。②双键的伸缩振动在 $v_{max}1640cm^{-1}$ 呈现强峰。③当五元环部分有环氧结构存在时，则在 $v_{max}1250cm^{-1}$ 和 830 ~ 890cm^{-1} 呈现两个吸收峰。④裂环环烯醚萜类化合物多有乙烯基（—CH=CH_2）片段，在 $v_{max}990cm^{-1}$，1910cm^{-1} 呈现两个吸收。

（三）二萜红外光谱特征

1.克罗烷型二萜 作为双环二萜类化合物的代表性结构类型，克罗烷型二萜的红外光谱中有以下常见的官能团特征吸收：呋喃环（三个特征吸收：3120 ~ 3165cm^{-1}，~ 1505cm^{-1}，~ 880cm^{-1}）；羟基（一般大于3300cm^{-1}）；六元环酮（1717 ~ 1720cm^{-1}）；γ-内酯环（1740 ~ 1765cm^{-1}）；δ-内酯环（~ 1700cm^{-1}）；乙酰基（~ 1740cm^{-1}，~ 1250cm^{-1}）；α,β-不饱和-γ-内酯（~ 1750cm^{-1}、~ 1670cm^{-1}）。

2.松香烷型二萜 作为三环二萜类化合物的代表性结构类型，松香烷型二萜红外光谱有以下特征：含双键和五元内酯环的松香烷二萜，在1770cm^{-1}、1730cm^{-1}左右处有内酯羰基的伸缩振动吸收，在1650 ~ 1670cm^{-1}处有双键的伸缩振动吸收；含芳环的松香烷二萜，在1600 ~ 1500cm^{-1}有碳碳双键的伸缩振动吸收，在3030cm^{-1}处的=C—H伸缩振动吸收；含醌类结构的松香烷型二萜，红外特征主要是 v_{max}1650-1670cm^{-1}的 α,β-不饱和羰基的伸缩振动吸收，由于其大的共轭体系，红外伸缩振动的频率低于一般酮羰基的红外吸收峰（1715cm^{-1}）。

3.贝壳杉烷二萜 贝壳杉烷二萜结构中一般存在与环外亚甲基共轭的五元环酮的结构，红外光谱中在1730cm^{-1}左右处出现强的共轭羰基伸缩振动的吸收，并在1640cm^{-1}处有双键的伸缩振动吸收。如果环外双键被还原为甲基或羟甲基，羰基的伸缩振动吸收出现在1750cm^{-1}左右。羰基被还原，则环外双键的伸缩振动吸收峰在1660cm^{-1}左右。故可根据红外光谱来初步判断贝壳杉烷二萜D环的氧化与取代情况。

4.紫杉烷二萜 紫杉烷二萜没有特征的红外吸收。当该类化合物结构中存在羟基、羰基、或羟基被酯化，红外光谱中 v_{max} 在3450cm^{-1}和1720cm^{-1}左右有很强的吸收带，分别为羟基和羰基的特征吸收。

三、核磁共振谱

核磁共振谱是萜类化合物结构解析最重要的工具。随着计算机、高分辨能力的超导核磁、二维核磁共振等相关技术的飞速发展，现在的核磁共振谱不但提高了谱图的质量，而且提供了更为丰富的结构信息，已成为结构解析的主要工具。

（一）单萜、倍半萜、二萜的核磁共振谱共性特征

单萜骨架结构多由10个碳原子构成，碳谱中出现10个碳信号是单萜最显著的波谱特征。倍半萜基本骨架由15个碳原子构成，二萜由20个碳原子构成，以双环及三环数量居多。倍半萜、二萜类化合物无固定的母核，骨架类型繁多，结构富于变化，每一种骨架类型均有独特的波谱规律，下面就萜类化合物共性的波谱特征简单介绍。

1.单萜、倍半萜、二萜的氢谱共性特征 单萜、倍半萜、二萜的氢谱中，高场区多存在甲基峰的特征信号，脂肪碳上的甲基信号一般在$\delta_H 0.80 \sim 1.50$；双键碳上的甲基信号一般在$\delta_H 1.50 \sim 2.30$；连氧碳上的氢信号一般在$\delta_H 3.00 \sim 5.00$。结构中如有双键，烯氢信号一般在$\delta_H 5.00 \sim 7.00$。当结构中存在芳环，芳氢信号多位于$\delta_H 7.00 \sim 9.00$。结构中常见的取代基，如甲氧基一般在$\delta_H 3.50 \sim 4.10$，乙酰氧基上的甲基一般在$\delta_H 1.80 \sim 2.30$。

2.单萜、倍半萜、二萜的碳谱共性特征 由于单萜、倍半萜、二萜骨架类型繁多，碳谱无特征规律，除了存在多个饱和脂肪碳外，结构中一般存在双键与连氧官能团。脂肪碳的化学位移一般小于$\delta_C 50.0$，连氧碳的化学位移一般在$\delta_C 50.0 \sim 90.0$，缩醛碳的化学位移一般在$\delta_C \sim 100.0$；双键碳的化学位移在$\delta_C 120.0 \sim 160.0$，个别受羰基影响，化学位移可达到$\delta_C 170.0$；化学位移大于$\delta_C 170.0$的碳信号，多是结构中的羰基碳。需要注意的是，倍半萜、二萜结构中往往存在多个环，处于环稠合位置脂肪碳原子的化学位移较普通脂肪碳的化学位移大，接近甚至大于$\delta_C 60.0$。

对于单萜、倍半萜、二萜类，每一种骨架类型均有独特的波谱规律，不同骨架类型谱学特征共性较少，因此，难以在有限的篇幅中进行全面总结和归纳。

（二）环烯醚萜的波谱特征

与其他萜类化合物相比，环烯醚萜类结构母核比较固定。环烯醚萜苷元C-1为半缩醛结构，多不稳定，多与糖结合以苷的形式存在。C-1位的羟基，常与β-D-葡萄糖等糖结合形成苷。该类化合物波谱特征呈现一定的规律性，现对环烯醚萜化合物的核磁共振进行简单介绍。

1.环烯醚萜的氢谱特征 环烯醚萜类化合物的^1H NMR谱对结构分析有重要指导意义，可用于判定环烯醚萜的结构类型，并能解决一些立体化学（构型、构象）问题。H-1与H-3的NMR信号反映的信息最为特征，对结构中糖的存在、C-4位取代基的类型判断（表11-29）具有重要参考意义。

表11-29 环烯醚萜C-4取代基及H-3的核磁信号特征

C-4取代基	δ_{H-3}	峰型	J（Hz）
—COOR	$7.30 \sim 7.70$	d（特征信号）	$J_{3,5} = 0 \sim 2$
—CH$_3$	$6.00 \sim 6.20$	m	
—CH$_2$OR	$6.30 \sim 6.60$	m	
无取代基	~ 6.50	dd	$J = 6 \sim 8, 0 \sim 2$

该类结构中，由于C-1为缩醛碳，故H-1信号位于较低场，化学位移在$\delta_H 4.50 \sim 6.20$。H-1与H-9相互偶合，其偶合常数$J_{1,9}$是判断吡喃环构型和构象的重要依据。当$J_{1,9}$在$0 \sim 3$Hz，可判断H-1处于平伏键，而C-1的—OH（或O—Glc）则处于直立键，此时C-1折向平面上方。当$J_{1,9}$为$7 \sim 10$Hz，H-1处于直立键，而C-1的—OH（或O—Glc）处于平伏键，吡喃环几乎处于同一平面，但C-1折向下方。

氢谱中其他质子信号：C-8常连有甲基（CH$_3$-10）取代，若C-8为叔碳，则CH$_3$-10为二重峰，偶合常数~ 6Hz，化学位移多在$\delta_H 1.10 \sim 1.20$；若C-7和C-8之间有双键，则该甲基变成单峰或宽单峰，化学位移移至$\delta_H 2.00$左右；当结构中有—COOCH$_3$取代基，其—OCH$_3$信号为单峰，在$\delta_H 3.70 \sim 3.90$。

2.环烯醚萜的碳谱特征 环烯醚萜半缩醛结构中的C-1位羟基，一般与葡萄糖等形成苷，C-1化学

位移在δ_C95.0~104.0；当结构中C-5/C-6/C-7环上脂肪碳有羟基取代时，化学位移一般在δ_C70.0~85.0。当C-8位有羟基时，其化学位移在δ_C62.0附近。C-10位的甲基若形成羟甲基或羧基化，其化学位移分别位于δ_C~63.0（羟甲基）和~176.0（羧基）。C-11通常为醛基、羧基或形成羧酸甲酯，当为醛基时，化学位移在δ_C~190.0；为羧基时，化学位移在δ_C170.0~175.0；如果形成羧酸甲酯，其化学位移在δ_C167.0~169.0。环烯醚萜结构中一般在C-3、C-4有双键，受2位氧原子的影响，C-3比C-4处于低场（表11-30）。

4-去甲基环烯醚萜苷由于4位无甲基，C-4化学位移一般在δ_C102.0~111.0，C-3在δ_C139.0~143.0。8-去甲基环烯醚萜苷由于8位无甲基，当C-7、C-8有双键时，其化学位移在δ_C134.0~136.0；若C-7和C-8形成三元氧环，其化学位移一般在δ_C56.0~60.0。

表11-30　环烯醚萜类化合物氧取代碳原子的化学位移值

C类型	C编号	δ_C	C类型	C编号	δ_C
C—OGlc	1	95.0~104.0	(=C)—CH₂OH	10	~61.0
C—OH	5	71.0~74.0	COOH	10	175.0~177.0
C—OH	6	75.0~83.0	COOH	11	170.0~175.0
C—OH	7	~75.0	CHO	11	~190.0
C—OH	8	~62.0	COOCH₃	11	167.0~169.0
(—C)—CH₂OH	10	~66.0			

? 思考

环烯醚萜区别于其他萜类化合物的主要核磁特征是什么？如何通过核磁共振氢谱和碳谱快速判断某一化合物是否属于环烯醚萜？

四、质谱

萜类化合物种类繁多、结构复杂，除有固定母核的结构类型，其他萜类化合物的裂解方式各异，裂解获得的质谱碎片也常难以用来推测新化合物的结构。其原因是萜类化合物的基本母核多，无稳定的芳香环、芳杂环及脂杂环结构系统，大多缺乏"定向"裂解基团，因而在电子轰击下能够裂解的化学键较多，重排方式多，裂解复杂。对大多数萜类化合物而言，质谱的作用是获得化合物的分子量与分子式信息。

下面简要介绍萜类（单萜、倍半萜、二萜）化合物的质谱裂解共性特征。三萜类化合物的质谱裂解规律特征在第六节另行介绍。

（一）链状萜类化合物的质谱裂解特征

链状萜类化合物，包括结构中不含有环的单萜、倍半萜、二萜，以单萜、倍半萜较为常见。结构中一般有双键、羟基、醛基等官能团存在。在EIMS谱中，链状萜类化合物的分子离子峰除以基峰形式出现外，一般较弱；在软电离质谱中，萜类化合物多以准分子离子峰出现，如［M+H］⁺、［M+Na］⁺。

对于含有双键的链状萜类，质谱裂解时，多从易产生异丙基的化学键断裂，形成较为稳定的含有异丙基的碎片，并伴随双键重排（图11-90）。对于有含氧官能团存在的链状萜类，裂解方式受含氧官能团的影响较大，得到的裂解峰主要是失去官能团的离子碎片；有羟基或羟甲基存在时，多有失水或失羟甲基、甲醛等离子碎片（图11-91）。

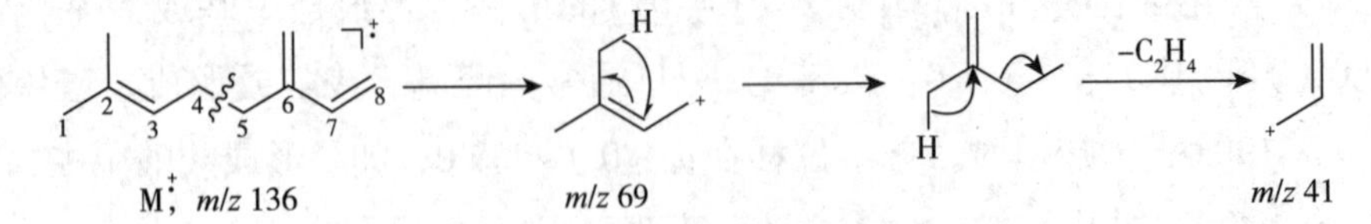

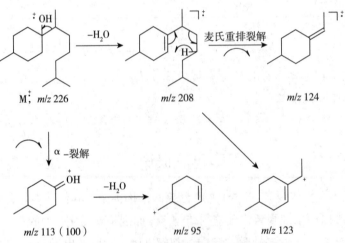

图11-90　含有双键的链状单萜的裂解途径

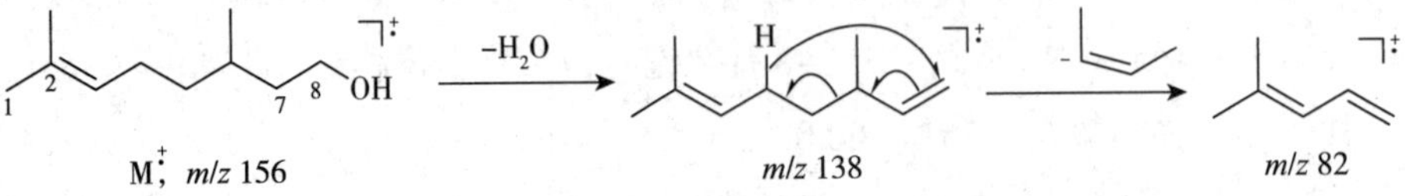

图11-91　含有羟基与双键的链状萜类的裂解途径

（二）单环萜类化合物的质谱裂解特征

单环萜类化合物，包括结构中含有一个环的单萜、倍半萜、二萜。结构中的环多为六元环，一般有环外或环内双键，存在羟基、醛基等官能团。除分子离子峰外，有含氧官能团存在的，发生以碳氧键断裂为主的裂解，或产生以含氧官能团为中心的α-裂解，并伴随着分子内重排。含有环内双键的萜类，在质谱中多出现RDA裂解（图11-92）。

图11-92　单环萜类化合物的裂解途径

环烯醚萜由一个五元环与一个六元氧杂环骈合形成，结构中C-4的甲基、C-8的甲基通常会进一步氧化形成含氧官能团。因此，该类化合物的质谱中，除了分子离子峰，一般会有失去CO_2、H_2O等以及一些取代基的碎片离子。此外，由于氧杂环的存在，易发生碳氧键断裂以及以双键为中心的裂解。

（三）双环萜类化合物的质谱裂解特征

双环萜类化合物是指结构中含有两个环的萜类化合物，主要包括部分双环单萜和双环倍半萜以及较为特征的双环二萜（半日花烷型二萜、克罗烷型二萜）。这些双环萜类，除了存在双键、含氧官能团，结构中一般存在多个甲基或异丙基；一些双环倍半萜、二萜结构中，如克罗烷型二萜，存在约6个碳的侧链。在这类化合物的质谱中，一般存在产生异丙基片段的裂解（如双环单萜中的樟烷类）、失去侧链的裂解、失去含氧基团的裂解。环内存在双键的，多有RDA裂解。在裂解过程中常伴随麦氏重排（图11-93）。

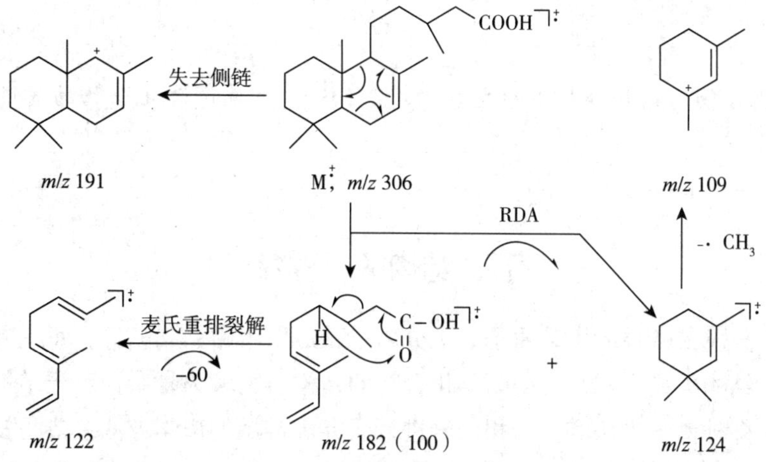

图11-93　双环萜类化合物的裂解途径

（四）三环/四环萜类化合物的质谱裂解特征

结构中含有三环/四环的萜类化合物多为二萜类，如松香烷型二萜、海松烷型二萜、紫杉烷二萜、贝壳杉烷型二萜（四环）等，这些化合物多是B环裂解。质谱中常见的碎片离子峰，与其含有的含氧官能团有关，如失去一分子H_2O（M-18）、失去—CH_2OH或—OCH_3（M-31）、失去—CHO（M-29）等碎片离子（图11-94）。含有酯基侧链的化合物，一般会产生酯基基团的碎片离子，如紫杉烷二萜（图11-95）。三环二萜中松香烷型二萜结构中一般有芳香环，这类化合物的质谱中，芳香环相对稳定，常见的A、B环的碎片离子。其他三环/四环中二萜裂解方式与其含有的官能团有关，多产生RDA裂解、失去甲基、异丙基等侧链，并随着分子重排。

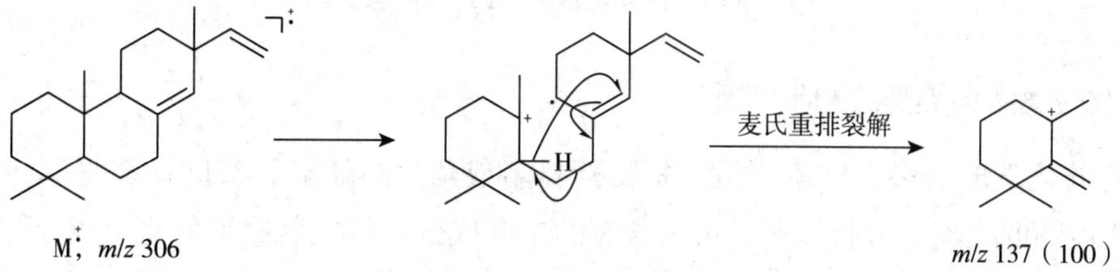

图11-94　三环二萜类化合物的质谱裂解途径

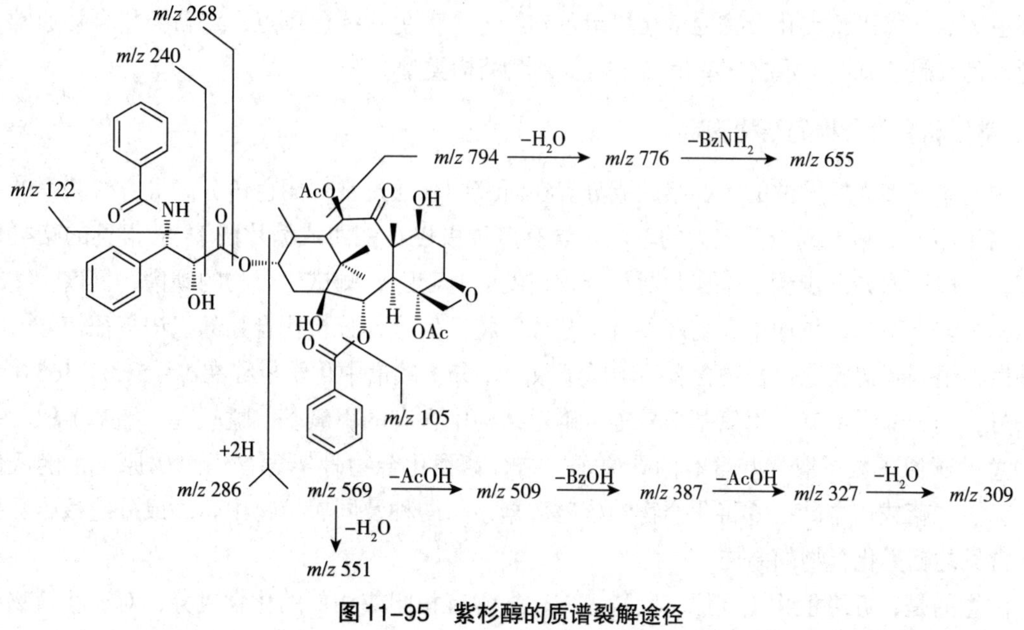

图11-95　紫杉醇的质谱裂解途径

　　质谱在萜类化合物的结构分析中的主要作用是什么？不同萜类化合物的质谱裂解是否有共性规律？

五、结构解析程序

　　萜类按所含有的异戊二烯单元（碳原子数）分为单萜、倍半萜、二萜等，每一种又有多种不同的母核。母核纷繁复杂、结构类型多样，使得萜类化合物的结构研究较为复杂。对于结构复杂多样的萜类化合物的鉴定，主要是多种谱学方法和技术相结合进行研究。常用的谱学方法主要是核磁共振和质谱。对能培养形成单晶的萜类化合物，也可采用单晶X线衍射确定结构。萜类化合物的结构鉴定过程大致如下（图11-96）。

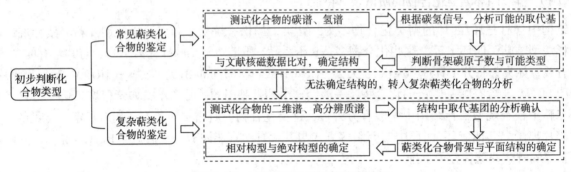

图11-96　萜类化合物的结构确定过程

（一）萜类化合物结构类型的初步判断

　　中草药含有的化学成分多有文献报道。根据药材名或药材拉丁名，查阅该药材的相关文献，或同属植物以及同科植物的文献，分析该药材可能含有的主要成分，以文献报道的化学成分结构类型作为参考，结合萜类成分在提取、分离过程中的行为（如极性小、脂溶性强等），初步判断化合物的结构类型。此外，薄层展开后硫酸-乙醇溶液显色后斑点的颜色，也可以初步判断化合物的类型，如单萜类化合物通常呈红色斑点；倍半萜类化合物通常显墨绿色到红色、蓝色、绿色斑点；二萜类化合物通常呈红色或紫红色到褐色或黑色斑点。根据这些信息，初步判断结构类型。

（二）常见萜类化合物的结构鉴定

　　中药中的单萜多为挥发油的主要组成成分。在研究中，通过常规的色谱分离等方法获得的单体化合物，多为倍半萜、二萜，或极性较大的单萜（含有多种极性官能团或糖片段）。对常见的萜类化合物的结构鉴定，一般采取如下步骤。①在判断化合物纯度的基础上，测试化合物的碳谱、氢谱。②结合萜类化合物结构中多有甲基，氢谱中高场区多有甲基峰等特征信号，分析化合物的氢谱特征信号。③分析化合物的碳谱，根据碳谱确定化合物含有的碳原子数。④分析碳谱中化学位移在$\delta_C \sim 55.0$、$165.0 \sim 175.0$区间的碳信号，结合氢谱甲基、甲氧基信号等，确定结构中含有的甲氧基、酰氧基（酯基）取代基。⑤根据碳谱中总的碳原子数、取代基含有的碳原子，结合萜类化合物骨架含有$5n$个碳原子，确认化合物的类型是单萜、二萜或倍半萜。⑥将化合物的核磁数据，与同种及同属植物中萜类成分的核磁数据进行比对，确定常见的萜类化合物的结构。

　　需要注意的是，近缘植物（同属、同科等）往往含有相同或相似的化学成分，对这些植物中含有的化合物的结构解析，可以查阅其同属近缘植物的化学成分相关文献，对于结构解析很有帮助。

（三）复杂萜类化合物的平面结构鉴定

常见中药中的化学成分多有文献报道，一般通过与文献的核磁数据比对（用相同氘代试剂测试），常见的萜类化合物通常能确定结构。对复杂的萜类化合物，或通过碳氢数据比对无法确定结构的化合物，除常规的氢谱和碳谱分析，往往利用HMQC、^{1}H-^{1}H COSY、HMBC等2DNMR技术，并与质谱相结合，对其结构进行分析。

1.结构中取代基团的分析确认　对于复杂萜类化合物，一般先分析结构中是否存在取代基团，以及取代基团的数目和类型，确认结构中含有的取代基团。

（1）测试化合物的高分辨质谱，根据化合物的碳谱、氢谱信息，确定化合物的分子式。

（2）结合文献，了解萜类结构中常见的取代基团：酰氧基（酯基侧链—OCOR）、醚基（—OR）、糖基，并分析各取代基团的核磁特征信号。

（3）根据化合物的分子式、碳谱和氢谱信息、萜类化合物骨架含有5n个碳原子，结合碳谱中酯羰基碳信号（δ_C165.0～175.0）等，初步确定取代基的数目与类型。

（4）测试并分析化合物的二维谱（HMQC、HMBC、^{1}H-^{1}H COSY等），利用二维核磁数据，确认结构中的存在的取代基团。

2.萜类化合物骨架与平面结构的确定　排除含有的取代基团后，化合物母核结构分析，采取的主要手段是综合分析谱学数据，官能团定性、定量分析等。

（1）分析确认骨架中含有的特征碳信号与片段。①分析甲基数目和不连氧的季碳数目。利用^{13}C NMR、DEPT、HMQC谱，可以推断分子中的甲基和不连氧的季碳数目。甲基与不连氧季碳数目与某些特征类型萜类骨架相关联，如倍半萜类中的吉玛烷型和桉叶烷型。甲基和不连氧的季碳数目是确定同类萜类中不同碳骨架类型的判断依据之一。②分析三元碳环或三元氧环等特征片段。结构中三元碳环或三元氧环等特征片段的存在，常在NMR谱中呈现较为明显的化学位移特征，易于识别和判断。部分倍半萜、二萜类化合物的骨架中含有特征的三元环，其碳氢信号较容易识别，再结合二维谱分析，能够确定骨架类型。③分析其他结构片段。结合文献，不同类型的化合物具有不同的特征结构片段，通过确定分子中的特征片段，就可以确定萜类化合物的结构类型。除了特征片段外，剩余的碳信号，利用HMQC、HMBC、^{1}H-^{1}H COSY谱，分析这些碳原子所构成的片段，完成由碳原子→基团→片段的分析确认。

（2）各片段的连接在利用二维谱确认含有的结构片段后，通过HMBC远程相关、^{1}H-^{1}H COSY相关等，将各片段连接，从而推断相应的骨架类型，即骨架的平面结构。需要注意的是，不同结构类型的萜类化合物中，可能含有相同的结构片段，但是这些结构片段的连接方式可能不同，从而成为不同类型的萜类化合物。

（3）取代基的连接位置在分析确认化合物的骨架结构后，需要分析确认取代基团在母核上的连接位置。主要是利用HMBC相关，通常是母核上连接取代基团的碳原子上的氢信号，与取代基团的碳原子有远程相关，利用此相关即可推断取代基连接位置。对于连接在季碳上的取代基，如无HMBC远程相关，则主要是通过质谱数据、化学位移变化等进行推测。

（四）复杂萜类化合物的立体结构确定

在萜类化合物的平面结构确定后，需要确认化合物的立体结构。复杂萜类化合物的立体结构研究，包括相对构型和绝对构型的确定。相对构型研究多利用一维NOE差谱或二维NOESY和ROESY谱，结合Chem3D模拟分析。绝对构型研究多采用单晶X-射线衍射（X-ray diffraction，XRD）、基于手性试剂化学反应和NMR的Mosher法、光谱法（圆二色谱和旋光谱等）及有机合成法等，确定绝对构型。

1.相对构型的确定　确定萜类化合物的相对构型，常见的方法如下：①根据^{1}H NMR谱中的偶合常数，确定部分氢或取代基团的朝向；②分析 ¹H NMR 谱和 ¹³C NMR 谱化学位移的变化规律，并与已知类似化合物化学位移值相比较，结合已知化合物的相对构型进行确定；③利用 NOE 差谱，照射目标信号后，引起相关峰的 NOE 增益，进而确定个别基团的朝向；④利用 NOESY 谱，对相关信号进行分析，结合 Chem3D 模拟，确定萜类化合物的相对构型。

2. 绝对构型的确定　化合物的相对构型确定后，对于手性分子，最终的结构仍存在两种可能，化合物本身与其对映体，二者呈镜像对称的关系，对此，需要进一步确定化合物的绝对构型，以最终确定化合物结构。确定化合物的绝对构型，常用的方法如下。

（1）旋光光谱法　旋光光谱（ORD 谱）的 Cotton 效应谱线特征与化合物立体化学结构（构型、构象）有重要的关系。在确定绝对构型时，找出测试化合物 ORD 谱的峰型和 Cotton 效应与构型或构象之间的关联，并用立体结构尽可能相似或相反的已知化合物与未知化合物的 ORD 谱进行比较，或应用经验规律来分析确定手性中心的绝对构型。如经典的规律——八区律，利用半经验规律确定环酮化合物（如饱和环己酮、甾酮等）的构型和构象。

（2）圆二色谱法　在分析时，找出 ECD 谱线的正、负性 Cotton 效应与化合物的构型或构象之间的关联，并找到与测试化合物立体结构尽可能相似或相反的已知化合物的 ECD 谱图进行比较，进而确定化合物手性中心的绝对构型。需要注意的是，在测试化合物的 ECD 光谱时，控制氮气的流量，以避免臭氧对紫外光产生的吸收干扰光谱的测定。

（3）Mosher 法　Mosher 法是借助 NMR 技术测定手性仲醇或伯胺类有机化合物绝对构型常用的方法。该方式是将被测化合物的仲羟基（或伯胺）分别与 R- 和 S-MTPA（甲氧基三氟甲基苯乙酸）或 R- 和 S-MTPCl（甲氧基三氟甲基苯乙酰氯）反应生成 Mosher 酯，然后比较 R- 和 S-MTPA 手性酯中有关质子的 ¹H NMR 中化学位移差值 $\Delta\delta$（$\Delta\delta=\delta_S-\delta_R$）的符号，在 Mosher 酯的构型关系模式图比较的基础上，根据 $\Delta\delta$ 符号来判断该羟基（或伯胺）所连手性碳的绝对构型。总体上，Mosher 法是通过测定 R 型和（或）S 型手性试剂与被测化合物反应所得产物的 ¹H NMR 化学位移数据，依据其化学位移的差值与模型比较，进而确定被测化合物手性中心的绝对构型，是一种常用的方法。

（4）单晶 X 线衍射法　化合物如果能够获得单晶，可利用单晶对 X- 射线的衍射效应来测定晶体结构，获得有机化合物分子的立体结构图像，由此可以得到分子中各原子在空间的相对位置，各成键的原子连接方式、键长、键角及二面角值，分子的空间排列规律，分子的构象特征，分子的相对与绝对构型，分子的几何拓扑学特征等信息，从而确定化合物的立体结构。很多萜类化合物易获得单晶，可采用单晶 X- 射线衍射法确定绝对构型。

（5）计算 ECD 法　伴随着量子化学理论与计算机硬件、软件的不断发展，计算 ECD 已经成为确定天然产物绝对构型较常用的方法之一。计算 ECD 一般分为以下几步：构象搜索，结合能量和 NOE 实验的结果确定最可能的一系列构象；各可能构象的小基组与大基组优化；将以上得到的构象进行各种分子性质如 ECD 光谱的计算，根据 Boltzmann Weighting 进行权重分析，并拟合得到最终的 ECD 光谱（如旋光值等）；将得到的计算结果与实验结果进行比较判断。在做计算 ECD 时，要注意溶剂的影响，计算中所用溶剂与实验测试溶剂一致，一般选用甲醇或乙腈；构象搜索时，对获取的构象，结合相对构型进行分析选取，对可能构象进行计算；计算所采用的泛函以及方法基组的选择，一般用 b3lyp/6-311g（d,p）进行。

？ 思考

　　对于链状结构的萜类，或结构中含有较长侧链的成分，在用计算 ECD 确定化合物的绝对构型时，需要注意哪些问题？

六、结构解析实例

（一）环烯醚萜类化合物结构解析实例

化合物 heterophdoid B（11-20），油状物，其 ^1H NMR（CDCl$_3$，400MHz）、^{13}C NMR（CDCl$_3$，100MHz）谱如图11-97、11-98所示。

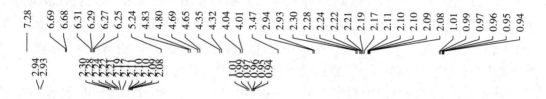

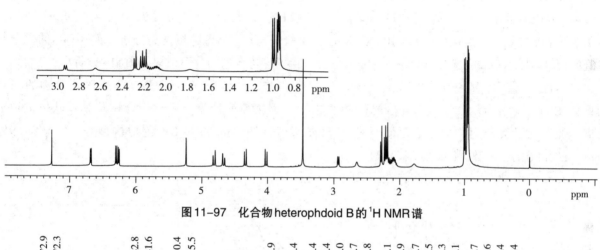

图 11-97　化合物 heterophdoid B 的 ^1H NMR 谱

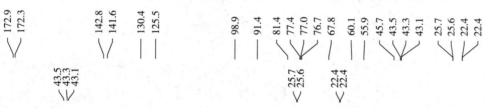

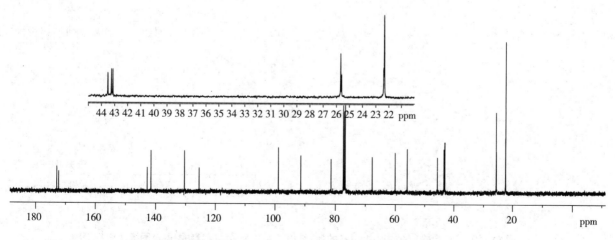

图 11-98　化合物 heterophdoid B 的 ^{13}C NMR 谱

HRESIMS给出化合物的准分子离子峰［M+Na］$^+$ m/z 519.2568（calcd for $C_{26}H_{40}NaO_9$，519.2570），结合碳谱确定其分子式为$C_{26}H_{40}O_9$。化合物的^{1}H NMR谱中，除了高场区的亚甲基、次甲基质子信号外，特征质子信号包括6个甲基δ_H1.00（6H,d,J=6.6Hz），0.96（6H,d,J=6.5Hz），0.95（6H,d,J=6.5Hz）；6个烯氢或缩醛碳上的氢、连氧碳上的氢δ_H 6.68（1H，d，J=5.7Hz，H-6），6.26（1H,d,J=5.7Hz，H-7），6.30（1H，d,J=7.7Hz，H-1），5.24（1H，s，H-3），4.34，4.03（各1H，d，J=11.4Hz，H-10），4.81和4.67（各1H，d，J=12.6Hz，H-11）；1个甲氧基氢信号δ_H 3.47（3H，s）。^{13}C NMR谱显示共有26个碳信号，包括3个酯羰基碳（δ_C 172.3，172.9，172.9），4个烯碳（δ_C 142.8，141.7，130.4，125.5），2个缩醛碳（δ_C 91.4，98.9），3个连氧碳（δ_C 67.8，60.1，81.4），1个甲氧基（δ_C 55.9），以及高场区的13个脂肪碳（包括6个甲基，3个亚甲基，4个次甲基）。根据氢谱碳谱信息，推测该化合物为一含有酰氧基取代的环烯醚萜类化合物。

根据^{13}C NMR谱中δ_C 172.3，172.9，172.9，43.5，43.3，43.1，25.7×2，25.6，22.4×6，以及氢谱中的甲基信号，结合HMQC和HMBC谱，确定该化合物中存在3个异戊酰氧基；剩下的10个碳原子（δ_C 142.8，141.7，130.4，125.5，91.4，98.9，81.4，67.8，60.1，45.7），经HMBC和^{1}H-^{1}H COSY分析（图11-99），构成一环烯醚萜骨架。HMBC谱中，δ_H 6.30与δ_C 172.3，δ_H 4.34与δ_C 172.9，δ_H 4.81与δ_C 172.9，δ_H 3.47与δ_C 98.9相关，表明3个异戊酰基分别连在C-1，C-10，C-11位，甲氧基连在C-3位，根据高分辨质谱和C-8的化学位移值δ_C 81.4，提示C-8位连有一个羟基。综上分析，得到该化合物的平面结构如图11-99所示。

在NOESY谱中，H-9/H$_2$-10有相关，H-1/H-3有相关，结合Chem3D模型，推测该化合物的相对构型如图11-100 A所示。结合该化合物的相对构型，利用高斯计算，得到化合物及其对映体的ECD图谱，经比对计算与实测的ECD图谱（图11-100B），确定heterophdoid B的绝对构型为1S，3S，8R，9S。Heterophdoid B的核磁数据归属见表11-31。

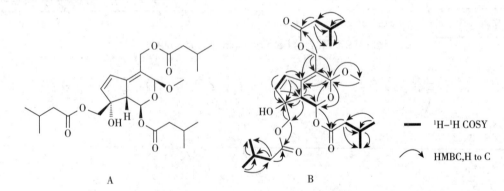

图11-99　化合物heterophdoid B的结构（A）、HMBC和^{1}H-^{1}H COSY相关（B）

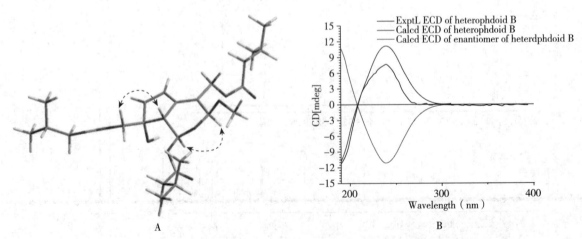

图11-100　化合物heterophdoid B的3D结构（A）、计算与实测的ECD图谱（B）

表11-31　化合物heterophdoid B的 ^{1}H NMR（CDCl$_3$, 400MHz）和 ^{13}C NMR（CDCl$_3$, 100MHz）数据

No.		δ_C	δ_H（J in Hz）	No.		δ_C	δ_H（J in Hz）
	1	91.4	6.30 d（7.7）		4	22.4	1.00 d（6.6）
	3	98.9	5.24 s		5	22.4	1.00 d（6.6）
	4	125.5		OR-10	1	172.9	
	5	142.8			2	43.3	2.23 m
	6	130.4	6.68 d（5.7）		3	25.6	2.12 m
	7	141.6	6.26 d（5.7）		4	22.4	0.96 d（6.5）
	8	81.4			5	22.4	0.96 d（6.5）
	9	45.7	2.93 d（7.7）	OR-11	1	172.9	
	10	67.8	4.34 d（11.4）		2	43.1	2.20 m
	11	60.1	4.81 d（12.6） 4.67 d（12.6）		3	25.7	2.10 m
OR-1	1	172.3			4	22.4	0.95 d（6.5）
	2	43.5	2.29 m		5	22.4	0.95 d（6.5）
	3	25.7	2.08 m	OCH$_3$-3		55.9	3.47 s

（二）倍半萜类化合物结构解析实例

实例1：化合物howpene A（**11-19**），无色油状物，其 ^{1}H NMR（CDCl$_3$, 400MHz）、 ^{13}C NMR（CDCl$_3$, 100MHz）谱如图11-101、11-102所示。

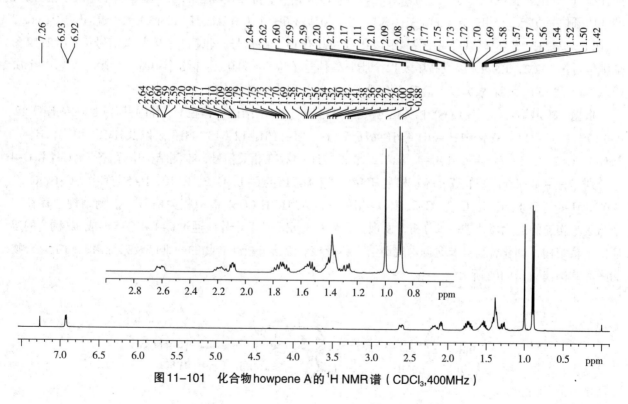

图11-101　化合物howpene A的 ^{1}H NMR谱（CDCl$_3$, 400MHz）

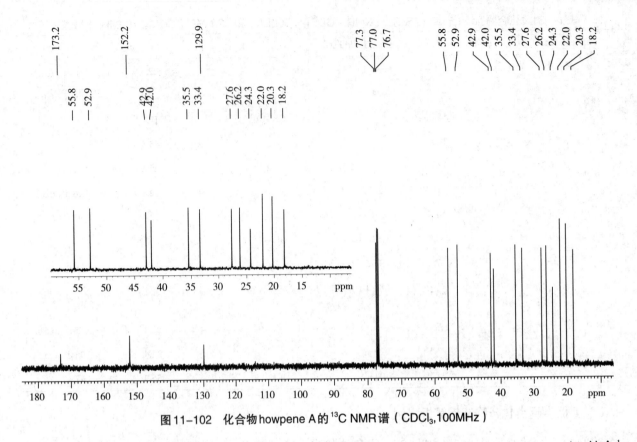

图 11-102　化合物 howpene A 的 ^{13}C NMR 谱（CDCl$_3$,100MHz）

HRESIMS 给出化合物的准分子离子峰［M-H］$^-$ m/z 235.1696（calcd for C$_{15}$H$_{23}$O$_2$,235.1698），结合 ^1H NMR、^{13}C NMR 数据确定其分子式为 C$_{15}$H$_{24}$O$_2$。^1H NMR 谱中，除了高场区的亚甲基、次甲基质子信号外，特征质子信号包括 3 个甲基 δ_H1.00（3H, s, H$_3$-15），0.90（6H, d, J=6.7Hz, H$_3$-12,13）；1 个烯氢质子 δ_H 6.93（1H, d, J=4.5Hz, H-6）。^{13}C NMR 谱显示该化合物共有 15 个碳信号，包括 1 个羧基碳信号 δ_C 173.2；2 个烯碳信号 δ_C 152.2，129.9，以及高场区 12 个脂肪碳信号（均 δ_C< 60.0，包括 3 个甲基，5 个亚甲基，3 个次甲基，1 个季碳信号）。根据以上信息，推测该化合物为倍半萜类化合物。

根据 HMBC 谱和 ^1H-^1H COSY 相关信号（图 11-103），提示结构中存在 1 个异丙基片段（C-11, C-12, C-13）。由 ^1H-^1H COSY 谱中 H$_2$-2/H$_2$-3/H-4/H-5、H-4/H-11/H$_3$-12（13）相关，以及 HMBC 谱中，H$_3$-15 与 C-1、C-2、C-5，H-5 与 C-1-C-4，H$_3$-12（13）与 C-4 存在相关信号，推测结构中存在一个 C-1 和 C-4 位分别连有甲基和异丙基的五元环；根据 HMBC 谱中 H$_3$-15 与 C-1、C-5、C-10，H-5 与 C-1、C-6、C-7、C-10，H-6 与 C-1、C-5、C-7、C-8、C-14 相关，以及 ^1H-^1H COSY 谱中相关信号，推测结构中存在一个与羧基相连的七元环。进一步分析，发现五元环和七元环这两个片段通过 C-1 和 C-5 形成 5/7 稠合的双环倍半萜结构，即化合物具有愈创木烷型倍半萜母核。综合分析化合物的一维谱及二维谱，确定化合物的平面结构如图 11-103 所示。

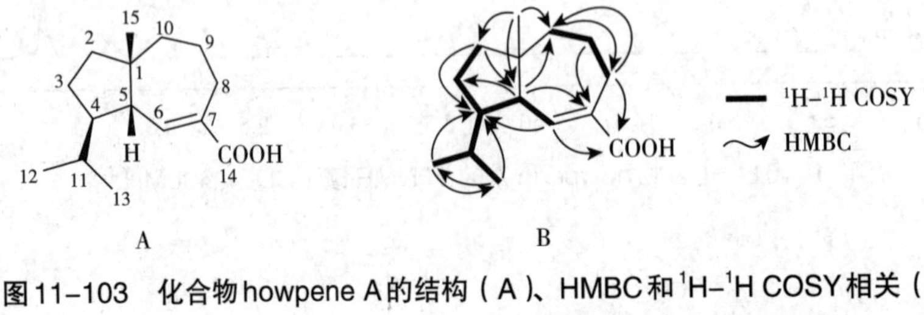

图 11-103　化合物 howpene A 的结构（A）、HMBC 和 ^1H-^1H COSY 相关（B）

化合物的相对构型由NOESY谱确定。NOESY谱中，H_3–15/H–5，H_3–15/H–10β，H_3–15/H–8β，H_3–15/H–2β，H_3–15/H–9β，H_3–12（13）/H–5，H–2β/H–5，H–3β/H_3–12（13），H–5/H–8β存在相关，结合Chem3D模型，推测化合物具有如图11–104 A所示的空间结构。结合该化合物的相对构型，利用高斯计算，得到化合物及其对映体的ECD图谱，经比对计算与实测的ECD图谱（图11–104B），确定化合物howpene A的绝对构型为1S,4R,5S。Howpene A的核磁数据归属如表11–32所示。

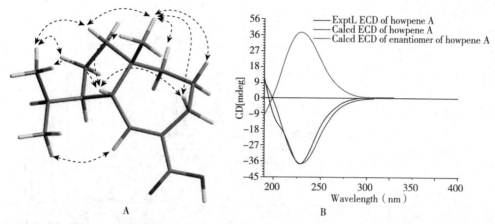

图11–104　化合物howpene A的3D结构（A）、计算与实测的ECD图谱（B）

表11–32　化合物howpene A的^{1}H NMR（CDCl$_3$, 400MHz）和^{13}C NMR（CDCl$_3$, 100MHz）数据

No.	δ_C	δ_H (J in Hz)	No.	δ_C	δ_H (J in Hz)
1	42.0		8β		2.17 m
2α	35.5	1.38 m	9α	18.2	1.59 m
2β		1.53 m	9β		1.37 m
3α	27.6	1.32 m	10α	35.5	1.56 m
3β		1.73 m	10β		1.38 m
4	55.8	1.77 m	11	33.4	1.53 m
5	52.9	2.09 dd (6.6, 4.5)	12	20.3	0.90 d (6.7)
6	152.2	6.93 d (4.5)	13	22.0	0.90 d (6.7)
7	129.9		14	173.2	
8α	24.3	2.62 m	15	26.2	1.00 s

实例2：化合物blumpene C（11–19），无色油状物，其^{1}H NMR（CDCl$_3$, 400MHz）、^{13}C NMR（CDCl$_3$, 100MHz）谱如图11–105、11–106所示。

化合物的HRESIMS给出准分子离子峰 ［M +NH$_4$］$^+$$m/z$ 356.2473（calcd for C$_{19}$H$_{34}$NO$_5$,356.2473），结合^{1}H NMR、^{13}C NMR数据确定其分子式为C$_{19}$H$_{30}$O$_5$。^{1}H NMR谱中，除了高场区的亚甲基、次甲基质子信号外，特征质子信号包括5个甲基δ_H1.41（3H, s, H_3–14），1.23（3H, d, J=7.0Hz, H_3–4′），1.21（3H, d, J=7.0Hz, H_3–3′），0.96（3H, d, J=6.9Hz, H_3–12），0.88（3H, d, J=6.9Hz, H_3–13）；1个连氧次甲基δ_H5.16（1H, dd, J=11.0, 1.3Hz, H–9）；2个烯氢质子δ_H5.25（1H, s, H–15a），4.79（1H, s, H–15b）。^{13}C NMR谱显示19个碳信号，包括2个羰基碳信号δ_C209.8，177.2，2个烯碳信号δ_C111.5，146.9，3个连氧碳信号δ_C86.0，76.6，78.1，以及12个脂肪碳信号（δ_C< 60，包括5个甲基，3个亚甲基，4个次甲基）。其中碳信号δ_C 177.2，34.3，18.9，19.0，以及相关氢信号δ_H 1.23（3H, d, J=7.0Hz, H_3–4′），1.21（3H, d, J=7.0Hz, H_3–3′），表明该化合物含有异丁酰氧基。该化合物的氢谱碳谱特征，显示该化合物为一含有异丁酰氧基取代的倍半萜类化合物。

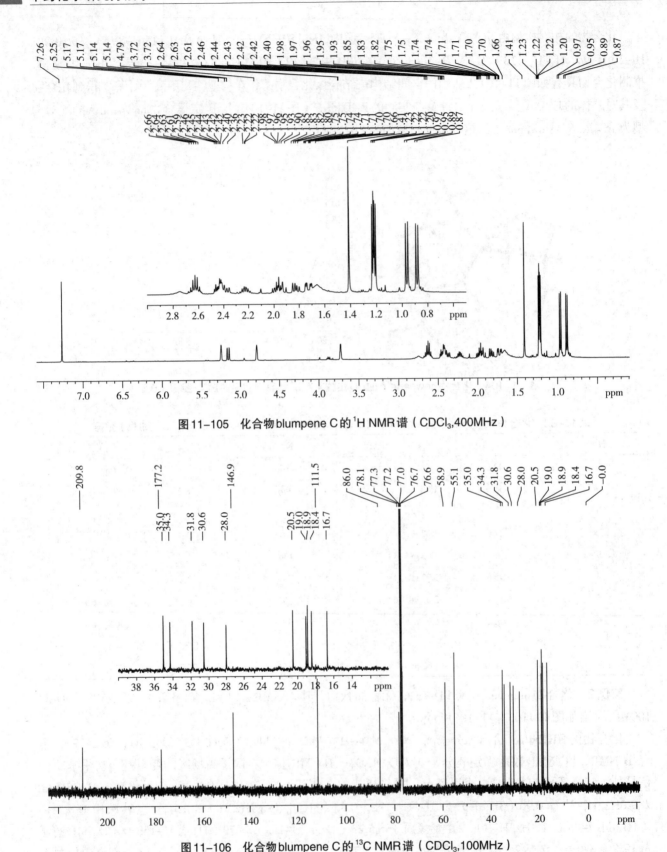

图 11-105　化合物 blumpene C 的 ^1H NMR 谱（$CDCl_3$，400MHz）

图 11-106　化合物 blumpene C 的 ^{13}C NMR 谱（$CDCl_3$，100MHz）

HMBC 谱和 ^1H-^1H COSY 谱分析（图 11-111）确认了化合物含有异丁氧基片段。HMBC 谱中，H_3-12 （13）与 C-7/C-11，H_3-14 与 C-1/C-9/C-10，H_2-15 与 C-3/C-4/C-5，H-9 与 C-1/C-7/C-8/C-10/C-14，以 及其他如图 11-111 所示的 HMBC 相关、^1H-^1H COSY 相关，表明该化合物为一个愈创木烷型倍半萜。根据 H-9

与异丁氧基上的酯羰基 δ_C 177.2的HMBC相关，推测结构中异丁酰氧基氧基位于愈创木烷型倍半萜骨架上的 C-9位。综合分析化合物的一维谱及二维谱，确定该化合物的平面结构如图11-107所示。

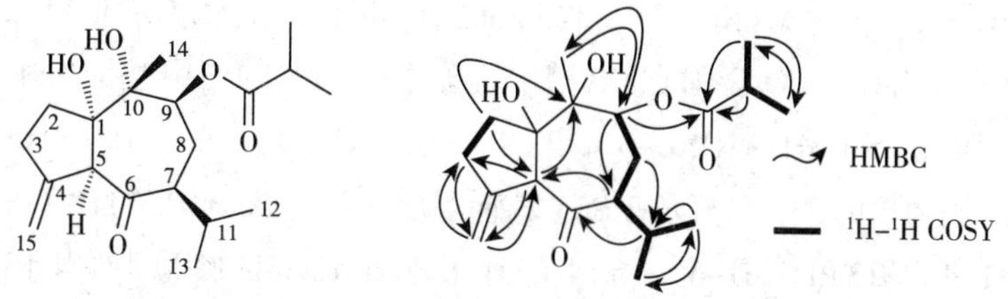

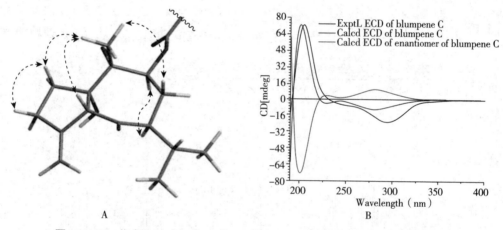

图11-107 化合物blumpene C的结构（A）、HMBC和 ^{1}H-^{1}H COSY相关（B）

化合物的相对构型由NOESY谱确定。NOESY谱中，H$_3$-14/H-2β，H$_3$-14/H-8β，H$_3$-14/H-5，H-7/H-8α，H-8α/H-9，H-9/H-7存在相关，结合Chem3D模型，推测化合物具有如图11-108A所示的空间结构。结合该化合物的相对构型，利用高斯计算，得到化合物及其对映体的ECD图谱，经比对计算与实测的ECD图谱（图11-108B），确定化合物blumpene C的绝对构型为1S, 5R, 7S, 10R。化合物blumpene C的核磁数据归属见表11-33。

图11-108 化合物blumpene C的3D结构（A）、计算与实测的ECD图谱（B）

表11-33 化合物blumpene C的 ^{1}H NMR（400MHz, CDCl$_3$）和 ^{13}C NMR（100MHz, CDCl$_3$）数据

No.	δ_C	δ_H（ J in Hz）	No.	δ_C	δ_H（ J in Hz）
1	86.0		10	78.1	
2α	35.0	1.99 m	11	31.8	2.24 m
2β		1.82 m	12	20.5	0.96 d（6.9）
3α	30.6	2.42 m	13	18.4	0.88 d（6.9）
3β		2.34 m	14	16.7	1.41 s
4	146.9		15a	111.5	5.25 s
5	58.9	3.72 s	15b		4.79 s
6	209.8		1′	177.2	
7	55.1	2.44 m	2′	34.3	2.63 sept（7.0）
8α	28.0	1.97 m	3′	18.9	1.21 d（7.0）
8β		1.72 m	4′	19.0	1.23 d（7.0）
9	76.6	5.16 dd（1.3, 11.0）			

（三）二萜类化合物结构解析实例

实例1：从溪黄草中分离得到化合物isoserrin I（11-20），无色油状物，其 ^{1}H NMR（CDCl$_3$，400MHz）、^{13}C NMR（CDCl$_3$，100MHz）谱如图11-109、11-110所示。

HRESIMS给出准分子离子峰［M+Na］$^+$ m/z 425.2302（calcd for C$_{24}$H$_{34}$O$_5$Na，425.2304），结合 ^{1}H NMR、^{13}C NMR数据确定其分子式为C$_{24}$H$_{34}$O$_5$。^{1}H NMR谱中，除了高场区的亚甲基、次甲基质子信号外，其特征质子信号包括5个甲基δ_H2.15（3H，s，OAc-6），2.12（3H，s，OAc-15），1.31（3H，s，H$_3$-20），1.06（3H，s，H$_3$-18），0.96（3H，s，H$_3$-19）；2个烯氢及2个连氧碳上质子信号δ_H 5.01（1H，br s，H-17a），4.99（1H，br s，H-17b），5.53（1H，d，J=13.2Hz，H-6），6.14（1H，t，J=2.5Hz，H-15）。^{13}C NMR谱中显示24个碳信号，其中包括1个酮羰基碳信号（δ_C 204.8），2个酯羰基碳信号（δ_C 170.0，170.0），以及2个烯碳信号（δ_C 151.8，108.0），2个连氧碳信号（δ_C 75.5，75.7），以及17个脂肪碳信号（包括5个甲基，6个亚甲基，3个次甲基碳，3个季碳）。根据氢谱碳谱信息，推测该化合物为一含有两个乙酰氧基的二萜。

HMBC谱中，H$_3$-18（19）与C-3/C-4/C-5，H$_3$-20与C-1/C-5/C-9/C-10，H$_2$-17与C-13/C-15/C-16相关（图11-111），结合其余HMBC相关、^{1}H-^{1}H COSY相关，推测该化合物为一含有末端双键的对映-贝壳杉烷型二萜。HMBC谱显示H-6和H-15分别与两个酯羰基碳信号（δ_C 170.0）相关，推测两个乙酰氧基分别连在C-6和C-15位上。综上分析，推断该化合物为一贝壳杉烷型二萜，其平面结构如图11-111所示。

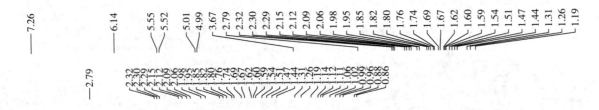

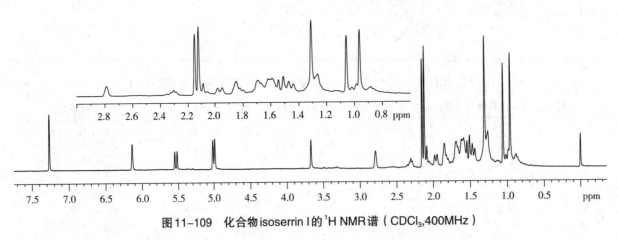

图11-109　化合物isoserrin I的 ^{1}H NMR谱（CDCl$_3$，400MHz）

NOESY谱中，H-5/H$_3$-18，H-5/H-9，H-9/H-12β存在相关；H$_3$-19/H$_3$-20，H$_3$-19/H-6，H$_3$-20/H-6存在相关，结合Chem3D模型（图11-112 A），推测化合物具有如图11-112所示的空间结构；根据H$_3$-19/H-6、H-15/H-14β的相关，推测2个乙酰氧基皆为β取向。结合该化合物的相对构型，利用高斯计算，得到化合物及其对映体的ECD图谱，经比对计算与实测的ECD图谱（图11-112 B），确定化合物isoserrin I的绝对构型为5R，6S，8S，9S，10S，13R，15R。化合物isoserrin I的核磁数据归属见表11-34。

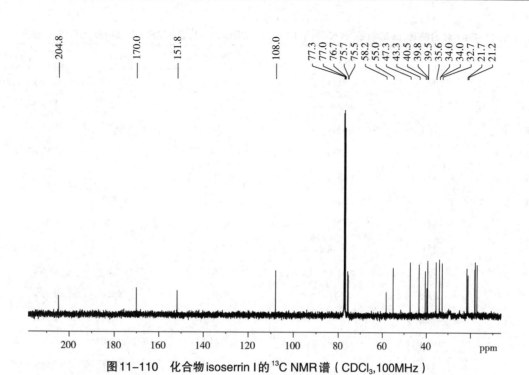

图 11-110　化合物 isoserrin I 的 ^{13}C NMR 谱（CDCl$_3$, 100MHz）

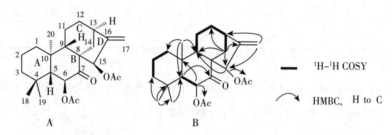

图 11-111　化合物 isoserrin I 的结构（A）、HMBC、^{1}H-^{1}H COSY 相关（B）

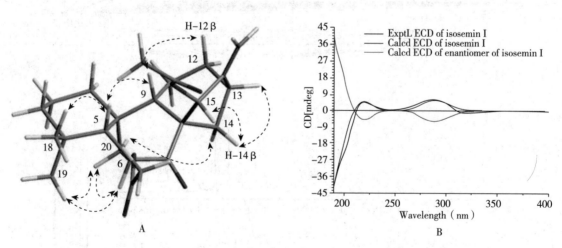

图 11-112　化合物 isoserrin I 的 3D 结构（A）、计算与实测的 ECD 图谱（B）

表 11-34　化合物 isoserrin I 的 ^{1}H NMR（400MHz, CDCl$_3$）和 ^{13}C NMR（100MHz, CDCl$_3$）数据

No.	δ_C	δ_H（J in Hz）	No.	δ_C	δ_H（J in Hz）
1α	40.5	1.97 m	12β		1.58 m
1β		0.99 m	13	39.5	2.79 dd（7.8, 3.8）
2α	18.1	1.47 m	14α	34.0	2.10 m[a]
2β		1.52 m	14β		1.60 m[a]
3α	43.3	1.45 m	15	75.7	6.14 t（2.5）
3β		1.25 m	16	151.8	
4	34.0		17a	108.0	5.01 br s
5	55.0	1.53 d（13.2）	17b		4.99 br s
6	75.5	5.53 d（13.2）	18	35.6	1.06 s
7	204.8		19	21.7	0.96 s
8	58.2		20	17.9	1.31 s
9	47.3	1.85 m[a]	OAc-6	170.0	
10	39.8			21.1	2.15 s
11α	17.1	1.68 m	OAc-15	170.0	
11β		1.30 m		21.2	2.12 s
12α	32.7	1.86 m			

[a] 该信号为重叠峰。

实例 2： 化合物 macrophypene A（11-21），为无色晶体（甲醇），其 ^{1}H NMR（pyridine-d_5, 400MHz）、^{13}C NMR（pyridine-d_5, 100MHz）如图 11-113、11-114 所示。

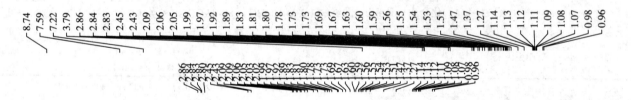

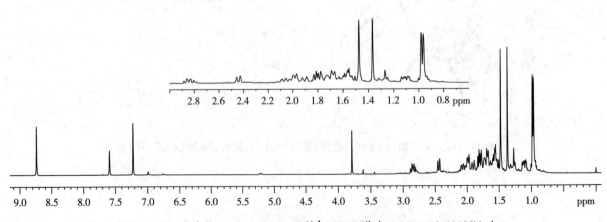

图 11-113　化合物 macrophypene A 的 ^{1}H NMR 谱（pyridine-d_5, 400MHz）

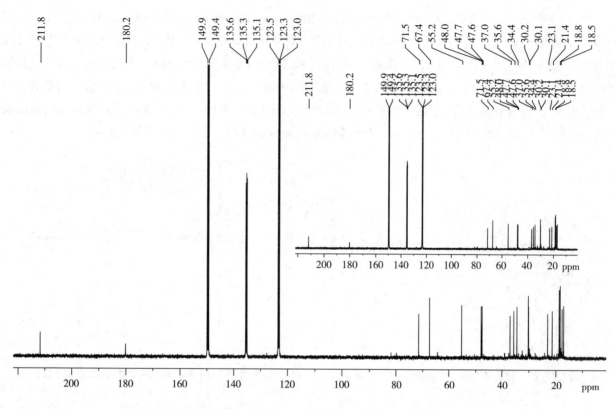

图11-114　化合物macrophypene A的 ^{13}C NMR谱（pyridine-d_5,100MHz）

HRESIMS给出化合物的准分子离子峰［M-H］$^-$ m/z333.2070（calcd for C$_{20}$H$_{29}$O$_4$, 333.2066），结合 ^{1}H NMR、^{13}C NMR数据确定其分子式为C$_{20}$H$_{30}$O$_4$。^{1}HNMR 谱中，除了高场区的亚甲基、次甲基质子信号外，特征质子信号包括4个甲基δ_H 1.47（3H, s, H$_3$-19），1.37（3H, s, H$_3$-20），0.97（6H, d, J=6.8Hz, H$_3$-16,H$_3$-17）；1个连氧碳上的质子δ_H 3.79(1H, s, H-14)。^{13}C NMR谱中共有20个碳信号，包括2个羰基碳（δ_C 211.8, 180.2），两个连氧碳（δ_C 71.5, 67.4），以及16个脂肪碳（包括4个甲基，7个亚甲基，2个次甲基，3个季碳）。根据氢谱、碳谱信息，推测该化合物为二萜。

HMBC谱中，H$_3$-19与C-3/C-4/C-5，H$_3$-20与C-1/C-5/C-9/C-10，H-5与C-1/C-3/C-4/C-6/C-7/C-9/C-10相关，以及其他HMBC相关、^{1}H-^{1}H COSY相关（图11-115），推测化合物含有6/6稠合的环A和B；H-14（δ_H 2.44）与C-8/C-11/C-12/C-13相关，以及 ^{1}H-^{1}H COSY中相关，推测结构中还存在一个五元环C，HMBC相关显示五元环C与六元环B经螺原子C-8相连。此外，经HMBC分析，结构中含有的异丙基片段位于C-13处。综合分析一维谱及二维谱，初步推测化合物的骨架如图所示，但C-13和C-14位为羟基取代。该结构与HRESIMS给出的化合物的分子式并不吻合，结合分子式、不饱和度以及C-13、C-14的化学位移，推测C-13-C-14形成一环氧结构。故确定化合物的平面结构如图11-115所示。

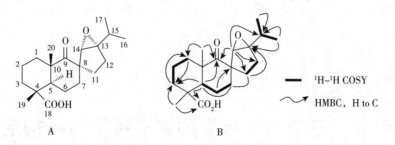

图11-115　化合物 macrophypene A的结构（A）、HMBC和 ^{1}H-^{1}H COSY相关（B）

NOESY谱中，H₃-20/H-2β，H₃-20/H₃-19，H₃-20/H-6β，H₃-19/H-6β，H-1α/H-5，H-5/H-3α，H-5/H-7α，H-7β/H-11b，H-11b/H-14，H-7β/H-14相关，结合Chem3D模型（图11-116A），推测化合物的立体结构如图11-124所示。为了进一步确认化合物的结构与相对构型，化合物经多次反复结晶，得到单晶，使用单晶X-射线衍射（Mo Kα）确认了化合物结构和相对构型（图11-116B）。该化合物的绝对构型利用高斯计算的ECD图谱确定，经比对计算与实测的ECD图谱（图11-116C），确定化合物macrophypene A的绝对构型为4R, 5R, 8S, 10S, 13S, 14S。化合物macrophypene A的核磁数据归属见表11-37。

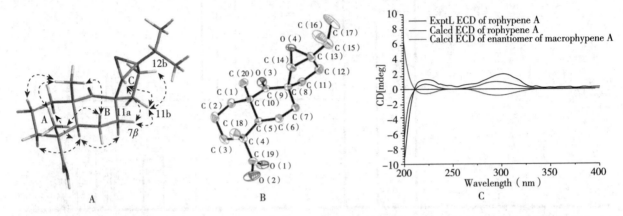

图11-116　化合物macrophypene A的3D结构（A）、单晶X-衍射图（B）和计算与实测的ECD图谱（C）

表11-35　化合物macrophypene A的¹H NMR（pyridine-d_5, 400MHz）和¹³C NMR（pyridine-d_5, 100MHz）数据

No.	δ_C	δ_H（J in Hz）	No.	δ_C	δ_H（J in Hz）
1α	34.4	1.65 m	10	47.7	
1β		1.98 m	11a	21.4	1.70 m
2α	17.7	1.41 m	11b		2.07 m
2β		1.68 m	12a	30.1	1.10 m
3α	37.0	2.00m	12b		1.80 m
3β		1.73m	13	71.5	
4	48.0		14	67.4	3.79 s
5	47.6	2.44dd（12.2,1.7）	15	30.2	2.84 sept（6.8）
6α	23.1	1.81m	16	18.8	0.97 d（6.8）
6β		1.55 m	17	18.5	0.97d（6.8）
7α	35.6	1.58 m	18	180.2	
7β		1.90 m	19	17.2	1.47s
8	55.2		20	18.5	1.37s
9	211.8				

第六节　三萜类化合物的波谱特征与结构鉴定

PPT

　　三萜类化合物（triterpenoids）是骨架由30个碳原子组成的萜类化合物，包括三萜苷元（游离形式）

和三萜苷。三萜苷类化合物的水溶液振摇后可产生持久性的泡沫，故被称为三萜皂苷（triterpenoid saponins）。三萜类化合物在植物、动物及海洋生物中均有分布，其中以植物中分布最多。三萜类化合物是一些中草药的主要成分，如甘草、人参、三七、桔梗、商陆、柴胡等都含有三萜皂苷成分。此外，一些动物体内也发现三萜类化合物，如从海参、软珊瑚等海洋生物中分离出多种类型的三萜类化合物。三萜类化合物具有多种重要的生物活性，包括抗肿瘤、溶血、抗炎、降血压、降血糖、免疫调节及预防心脑血管疾病等。

一、紫外光谱

四环三萜与五环三萜是常见的有代表性的三萜类化合物。四环三萜类化合物结构中，一般无共轭双键或羰基等官能团，多数四环三萜化合物无明显的紫外吸收，因此紫外光谱在四环三萜结构解析中的作用不大。对于五环三萜化合物，如齐墩果烷型五环三萜（图11–117），结构中一般含有双键或与羰基共轭的双键，可用紫外光谱判断其双键类型。

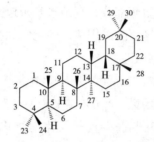

图11–117 齐墩果烷型三萜的基本骨架

对于齐墩果烷型五环三萜，当结构中存在一个孤立双键时，其紫外光谱仅在205~250nm处有弱的紫外吸收；当结构中有α,β–不饱和羰基时，λ_{max}在242~250nm；当有异环共轭双烯片段存在时，在240nm、250nm、260nm均有吸收；当结构中存在同环共轭双烯片段，最大吸收则在285nm处。

对于11–oxo–Δ^{12}–齐墩果烷型三萜类结构，可以利用紫外吸收判断H–18取向。当H–18为β取向时，最大紫外吸收在248~249nm；当H–18为α取向时，紫外最大吸收在242~243nm。

二、红外光谱

三萜类化合物，除了结构中羟基、羰基、双键等官能团引起的红外吸收，并无其他明显的特征吸收带，但不同类型的三萜化合物，指纹区有一些细微的特征吸收。分析五环三萜（齐墩果烷型、乌苏烷型）和四环三萜的红外光谱，发现可通过在红外光谱的两个特征吸收区（A：1392~1355cm⁻¹；B：1330~1245cm⁻¹），来区别齐墩果烷型、乌苏烷型五环三萜与四环三萜。

齐墩果烷型五环三萜，其红外光谱中，在A区有2个吸收峰：1392~1379cm⁻¹和1370~1355cm⁻¹；而在B区有3个较强的吸收峰：1330~1315cm⁻¹、1306~1299cm⁻¹、1269~1250cm⁻¹。乌苏烷型三萜在A区和B区各有3个吸收峰，A区1392~1386cm⁻¹、1383~1370cm⁻¹、1364~1359cm⁻¹，B区1312~1308cm⁻¹、1276~1270cm⁻¹、1250~1240cm⁻¹。四环三萜的红外光谱中，A区和B区都各只有一个吸收峰（表11–36）。

表11-36 部分三萜化合物红外光谱特征

化合物类型	区域A（1392~1355cm^{-1}）		区域B（1330~1245cm^{-1}）	
	吸收峰数目	波数	吸收峰数目	波数
齐墩果烷型	2	1392~1379 1370~1355	3	1330~1315 1306~1299 1269~1250
乌苏烷型	3	1392~1386 1383~1370 1364~1359	3	1312~1308 1276~1270 1250~1240
四环三萜	1	1392~1355	1	1330~1245

羽扇豆烷型五环三萜，结构中存在末端双键，有区别于其他三萜的明显的结构特征，其红外光谱在1640cm^{-1}左右出现双键的特征吸收峰。

三、核磁共振谱

三萜苷类化合物结构中包括苷元和糖两部分，其结构解析包括苷元类型和结构的确定，糖片段的结构分析，以及糖片段和苷元的连接位置等。除采用常规的化学和物理等方法外，波谱方法，尤其是核磁共振波谱是三萜及其苷类结构分析的重要工具。

三萜类化合物的^{1}H NMR谱比较复杂。除了高场区存在较多的、无法区分的亚甲基、次甲基质子信号外，其^{1}H NMR谱的主要特征是高场区（$\delta_H 0.80~1.30$）有5个或5个以上的甲基信号。在^{13}C NMR谱中，近高场区一般有20个以上的饱和脂肪碳信号，化学位移值一般在$\delta_C 60.0$以下；苷元和糖上连氧碳的化学位移在$\delta_C 60.0~90.0$，糖的端基碳在$\delta_C 95.0~105.0$，烯碳在$\delta_C 109.0~160.0$，羰基碳在$\delta_C 170.0~225.0$。三萜苷类结构中一般有多个糖存在，有时多达十几个，其碳谱和氢谱中糖部分的核磁信号重叠较为严重，信号归属难度较大，需要综合利用多种图谱进行分析，以归属碳氢信号。

结合常见的三萜类化合物的结构类型与构成，按照苷元部分和糖链部分，对其核磁共振氢谱及碳谱主要特征分别加以介绍。

（一）苷元部分的氢谱与碳谱特征

1.苷元^{1}H NMR谱特征 对于三萜类化合物，其氢谱最明显的特征是高场区有多个甲基峰。此外，有双键、羟基、羰基官能团的化合物，常在中低场区出现烯氢、连氧碳上氢的特征信号。

（1）甲基信号特征 在$\delta_H 0.50~1.70$出现多个甲基单峰是三萜类化合物^{1}H NMR谱的显著特征。对于三萜类化合物，可利用^{1}H NMR谱中高场区甲基信号的数目和峰形来确定苷元的骨架类型。通常在高场区出现多于4个的甲基单峰，基本可以判断苷元为三萜类骨架而不是甾体类。进一步结合^{13}C NMR谱分析，绝大部分三萜苷元由30个碳组成，而甾体的苷元结构中一般少于30个碳，且在^{13}C NMR谱中δ_C 109.0左右出现螺甾烷类的特征性信号，借此区分甾体（螺甾或呋甾烷类）和三萜。

一般情况下，四环三萜容易在高场出现甲基双峰，且比较容易出现环外双键的烯氢质子信号。需要注意的是，部分三萜苷类化合物，结构中存在6-去氧糖，如鼠李糖，其5位连接的甲基，虽然也为二重峰（$J=5.5~7.0$Hz），但化学位移值在$\delta_H 1.40~1.70$；而乌苏烷型五环三萜母核上的CH$_3$-29和CH$_3$-30虽均为二重峰，但化学位移值却多为$\delta_H 0.80~1.00$。此外，有些三萜结构中含有的乙酰基上也有甲基，但与三萜母核上的甲基相比位于较低场，如乙酰基中甲基化学位移在$\delta_H 1.80~2.10$，甲酯部分的甲基信号在$\delta_H 3.60$附近。主要结构类型的三萜类化合物的甲基化学位移特征见下表（表11-37）。

表11-37　不同类型三萜化合物甲基氢信号特征

结构类型		结构式	甲基信号特征
四环三萜	达玛烷型		C-18、C-19、C-28、C-29和C-30的甲基质子在较高场，单峰，其化学位移在$\delta_H 0.70 \sim 1.80$；C-21、C-26和C-27的甲基质子呈双峰，J值约为6.0Hz；C-26和C-27若与双键相连，则相应的甲基质子向低场位移，化学位移大于$\delta_H 1.50$
	羊毛甾烷型		C-18、C-19、C-28、C-29和C-30甲基呈单峰，化学位移在$\delta_H 0.50 \sim 1.50$；侧链C-26和C-27的甲基质子则均裂分为双峰；当C-24和C-25之间为双键时，C-26、C-27上的甲基质子呈现宽单峰其化学位移偏低场，通常大于$\delta_H 1.50$，可区别于其他甲基
五环三萜	齐墩果烷型		在氢谱的高场区出现多个甲基单峰，少数甲基会被氧化成羟甲基、羧基、醛基等，相应的甲基数目减少。一般甲基质子信号在$\delta_H 0.60 \sim 1.50$间，而乙酰基中甲基信号在$\delta_H 1.80 \sim 2.10$，甲酯结构中的甲基信号一般在$\delta_H \sim 3.60$
	乌苏烷型		C-29和C-30甲基质子，在氢谱中高场区均裂分成二重峰，化学位移在$\delta_H 0.80 \sim 1.00$，偶合常数约6.0Hz。其余甲基信号特征同齐墩果烷型三萜类化合物
	羽扇豆烷型		在高场区$\delta_H 0.60 \sim 1.50$，出现多个甲基单峰；与其他类型三萜相比，羽扇豆烷型三萜的CH_3-30，因与双键相连，此甲基质子信号在$\delta_H 1.63 \sim 1.80$，呈宽单峰
	木栓烷型		在高场区$\delta_H 0.70 \sim 1.60$，出现多个甲基单峰，23位甲基质子因与4位次甲基上质子发生偶合，裂分成双峰，偶合常数约7.0Hz，化学位移在$\delta_H 0.80 \sim 1.00$

（2）烯氢信号特征　三萜类化合物结构中若有双键，其烯氢信号的化学位移一般在 δ_H 4.00~6.00。环内双键质子的化学位移一般大于 δ_H 5.00，环外双键质子的化学位移一般小于 δ_H 5.00。如齐墩果烷-12-烯类、乌苏-12-烯类等五环三萜化合物中，12位烯氢质子常以一个宽单峰或多重峰出现在 δ_H 4.93~5.50处；若11位存在羰基与此双键共轭，烯氢因去屏蔽效应而向低场位移，在 δ_H 5.50处出现一单峰。对于 $\Delta^{9(11),12}$ 的同环双烯三萜化合物，在 δ_H 5.50~5.60处出现2个烯氢信号，均为二重峰；对于 $\Delta^{11,13(18)}$ 的异环双烯三萜，其中一个烯氢质子呈双峰，出现在 δ_H 5.40~5.60，另一个烯氢为2个二重峰，出现在 δ_H 6.40~6.80处。羽扇豆烷型三萜结构含有环外末端双键，其末端双键上的两个烯氢质子（H_2-29）则常以二重峰或宽单峰的形式出现在 δ_H 4.30~5.00。因此，利用这一特征，可以对具有不同类型烯氢的三萜类化合物的母核进行区分和鉴别。

（3）连氧碳上质子信号特征　三萜类化合物结构中常有羟基取代，连接羟基的碳上质子信号一般出现在 δ_H 3.20~4.00；连接乙酰氧基的碳上的质子信号一般在 δ_H 4.00~5.50。C-3和C-21位均有乙酰氧基取代时，连氧碳上的质子H-3与H-21信号向低场位移，H-3化学位移在 δ_H 4.40~4.60，H-21信号在 δ_H 4.90~5.40。

此外，可通过连氧碳上质子的化学位移、偶合常数、羟基氧化成羰基后对周围质子和碳化学位移的影响，推测环上羟基的位置和取向。大多数四环及五环三萜类化合物，C-3位常有羟基取代，4位一般为季碳，如2位无取代基团时，H-3的峰形与羟基的构型相关。3-OH为 β 取向时，H-3α 呈现dd峰（J=11.0，5.0Hz）；少数为3α-OH，则H-3β 以br s或t峰出现在 δ_H 3.45（J=2.0Hz）。6-OH多为 α 取向，当使用氘代吡啶作溶剂时，受6-OH的影响，C-4位 α 取向的甲基质子向低场位移至 δ_H 1.80，由此可判断6α-OH的存在。

（4）其他特征质子信号　四环三萜中，环阿屯烷型三萜结构中存在三元环，较为特殊，该类化合物的9,19-环丙烷结构的 H_2-19质子，化学位移分别在 δ_H 0.30和0.60，偶合常数 J 一般在3.4~5.0Hz，是区别于其他三萜的显著特征。周围环境和取代基的种类对 H_2-19化学位移有一定的影响。当C-3为羰基时，受羰基影响，19位的两个质子分别向低场位移约0.20化学位移单位。当C-30去甲基时，19位质子向高场位移约0.20化学位移单位，两个质子化学位移分别处于 δ_H ~0.11和~0.35。

2.苷元 ^{13}C NMR谱特征　与核磁共振氢谱相比，碳谱中碳原子化学位移信号分布范围较宽，信号很少重叠，三萜及其苷类化合物的碳谱中，一般能观察到所有碳的化学位移信号。

三萜苷元结构中一般存在20个以上的饱和脂肪碳。^{13}C NMR谱高场区存在多个饱和脂肪碳，是三萜类化合物的碳谱特征之一。饱和脂肪碳中的甲基信号在 δ_C 8.9~33.7，其余饱和脂肪碳（亚甲基、次甲基、季碳）化学位移值一般在 δ_C 60.0以下。环阿屯型三萜中具有三元环的特征片段，三元环中C-19亚甲基化学位移在 δ_C 25.0~33.0；三元环中的C-9和C-10两个季碳与其他类型三萜的对应碳相比，向高场位移，分别处于 δ_C 19.0~22.0和25.0~32.0。

三萜结构中多个环的存在，使得结构中一般存在多个季碳。碳谱中高场区的季碳信号数目，可以协助确定苷元的类型。齐墩果烷型母核结构中有6个季碳（C-4、C-8、C-10、C-14、C-17和C-20），化学位移在 δ_C 37.0~42.0；而乌苏烷型和羽扇豆烷型只有5个季碳（C-4、C-8、C-10、C-14和C-17）。

除了饱和脂肪碳外，一些三萜类化合物结构中有羰基、醛基、双键、羟基等官能团存在，这些特征碳信号在碳谱中较容易识别。羰基碳的化学位移一般在 δ_C 170.0~225.0。一般情况下，环上酮羰基化学位移大于 δ_C 200.0，环外羰基，包括羧基和酯基，化学位移在 δ_C ~180.0，非共轭醛基化学位移值一般大于 δ_C 200.0。烯碳的化学位移一般在 δ_C 108.0~160.0。根据碳谱中烯碳的个数和化学位移值不同，可推测一些三萜苷元中的双键位置，下面给出常见的五环三萜类化合物不同类型骨架上烯碳的化学位移（表11-38）。

表11-38 齐墩果烷型、乌苏烷型、羽扇豆烷型三萜中烯碳化学位移特征

三萜及双键位置	烯碳化学位移 δ_C	其他特征碳化学位移 δ_C
Δ^{12}-齐墩果烯	C-12：122.0～124.0，C-13：143.0～144.0	
11-oxo-Δ^{12}-齐墩果烯	C-12：128.0～129.0，C-13：155.0～167.0	C-11（C=O）：199.0～200.0
Δ^{11}-13,28-epoxy-齐墩果烯	C-11：132.0～133.0，C-12：131.0～132.0	C-13：84.0～85.5
$\Delta^{11,13(18)}$-齐墩果烯（异环双烯）	C-11：126.0～127.0，C-12：126.0 C-13：136.0～137.0，C-18：133.0	C-13：84.0～85.5
$\Delta^{9(11),12}$-齐墩果烯（同环双烯）	C-9：154.0～155.0，C-11：116.0～117.0 C-12：121.0～122.0，C-13：143.0～147.0	
Δ^{12}-乌苏烯	C-12：124.0～125.0，C-13：139.0～140.0	
1β-OH，11-oxo-Δ^{12}-乌苏烯	C-12：128.0，C-13：170.0	C-11（C=O）：200.0
1-OH，$\Delta^{9(11),12}$-乌苏烯（同环双烯）	C-9：152.0，C-11：120.0 C-12：121.0，C-13：149.0	
3α-OH，11-oxo-Δ^{12}-乌苏烯	C-12：131.0，C-13：164.0	C-4：48.0，C-23：22.0
3β-OH，11-oxo-Δ^{12}-乌苏烯	C-12：128.0，C-13：171.0	C-4：55.0，C-23：18.0
$\Delta^{20(29)}$-羽扇豆烯	C-29：109.0，C-20：150.0	
21-oxo-$\Delta^{20(29)}$-羽扇豆烯	C-29：114.4，C-20：144.9	C-21（C=O）：215.0

（二）糖链部分核磁特征及基于核磁的苷键构型判断

1.三萜苷中糖部分的核磁特征 对于三萜苷类化合物，糖的端基质子是特征信号，化学位移在δ_H 4.00～6.00（形成酯苷时，糖的端基氢化学位移向低场位移）。根据氢谱中此区域氢的数目，可以确定三萜苷中含有的糖的个数。糖上其余质子信号，化学位移在δ_H3.00～5.00，当结构中有多个糖存在时，信号重叠较严重，难以辨别。

碳谱中糖醛酸羰基碳化学位移在δ_C170.0～180.0。糖的端基碳一般出现在δ_C95.0～110.0，在此区域，除去苷元上的碳，其余碳信号就是结构中糖的端基碳。糖上其余连氧碳碳信号一般在δ_C60.0～90.0。甲基五碳糖甲基的化学位移在δ_C～20.0。对于三萜苷类，除苷元上的连氧碳外，糖部分的碳信号与苷元部分的碳信号无重叠，可以结合端基碳以及此区域的碳信号数判断结构中含有的糖的数目。

2.三萜苷中苷化位移相关核磁特征 ^{13}C NMR谱中，根据苷化位移可以确定苷化位置。一般当三萜苷元3-OH苷化，一般C-3向低场位移8.0～10.0化学位移单位，且会影响C-4的化学位移，糖的端基碳苷化位移为3.0～8.0。值得注意的是，当三萜结构中的羧基（如28-COOH）与糖形成酯苷，羰基碳（α-碳）向高场位移2.0～5.0化学位移单位，糖的端基碳信号一般出现在δ_C95.0～96.0处。另外，也可以通过HMBC谱确定糖的苷化位置，HMBC谱中会出现糖的端基氢与苷元连接的碳的相关信号（图11-118）。

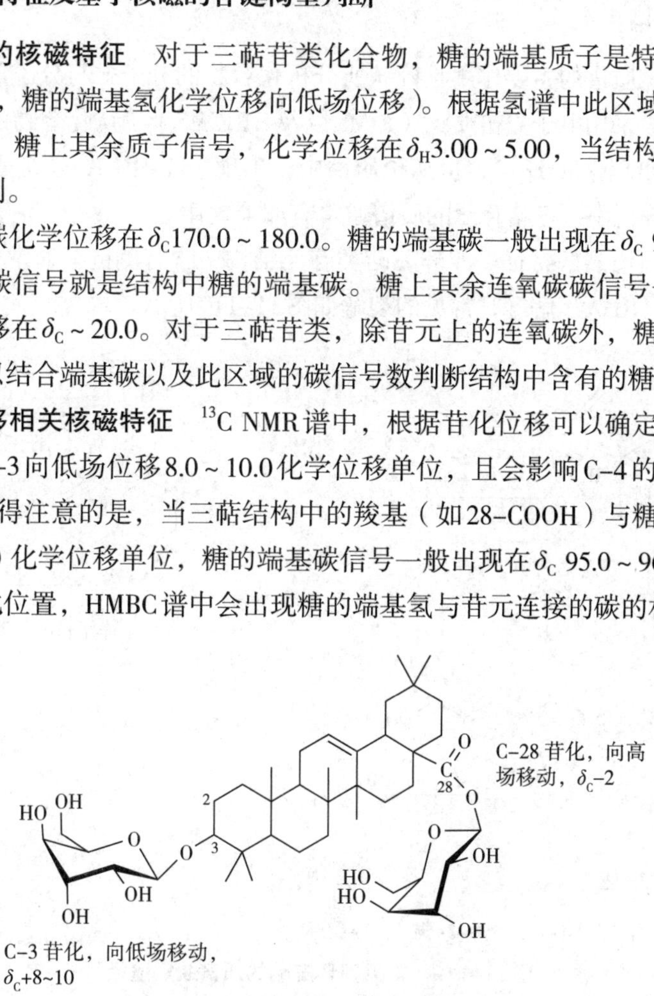

C-28苷化，向高场移动，δ_C-2

C-3苷化，向低场移动，δ_C+8～10

图11-118 三萜化合物的苷化位移

3.三萜苷中苷键构型相关核磁特征 以环状缩醛存在的糖，端基构型有α型和β型。糖的端基构型的判断主要借助于端基氢的偶合常数或者端基碳氢的偶合常数。对于H-2处于直立键的吡喃型糖中，如果端基氢的偶合常数在2.0～3.0Hz之间，糖的端基构型为α型；如果端基氢的偶合常数在7.0～8.0Hz，糖的端基构型为β型。对于H-2处于平伏键的吡喃糖（如鼠李糖），端基氢的偶合常数都在2.0～3.0Hz，则不能利用偶合常数来判断端基构型，可用端基碳和氢之间的偶合常数来判断。如果端基质子处于平伏键时，J_{C1-H1}为170Hz左右，处于直立键J_{C1-H1}为160Hz。对于优势构象为C1式的鼠李糖，J_{C-H}为170Hz时则为α型，J_{C-H}为160Hz时则为β型。

? **思考**

对于不同类型的三萜苷元，可否利用核磁氢谱和碳谱进行区分？

四、质谱

质谱分析具有样品消耗少、灵敏、快速、准确等特点，在三萜类化合物的结构研究中发挥着重要作用。除了确认化合物的准确分子量，多级质谱可以研究三萜苷类结构中的糖链。下面分别对三萜类化合物苷元及三萜苷类的质谱裂解规律进行简要介绍。

（一）三萜苷元的质谱

对于三萜类化合物，质谱的主要作用是确认所分析化合物的分子式与分子量，是否与核磁分析相吻合。对于三萜苷元，一般采用电子轰击质谱（EIMS以及HREIMS）确认化合物的分子量和分子式。在常规的正离子质谱中，会出现[M+H]⁺；负离子质谱中，出现[M-H]⁻，还会看到同位素的离子峰。除分子量确认，二级质谱分析中，三萜苷元的质谱通常有如下规律。

1.四环三萜类苷元质谱裂解特征 四环三萜类苷元结构中含有侧链，通常会发生以C环或D环为中心的裂解、侧链的裂解、RDA裂解等，常见的裂解如图11-119所示。

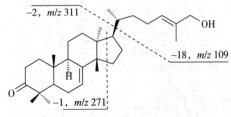

24-羟基-达玛-20,25-二烯-3-酮

羊毛甾醇

(24Z)-27-羟基-7,24-甘遂二烯-3-酮

图11-119 常见四环三萜的质谱裂解途径

2.五环三萜类苷元质谱裂解特征 五环三萜类苷元，结构中一般有多个环，其质谱裂解有如下规

律。①有环内双键时，大都存在较为特征的RDA裂解（逆Diels-Alder裂解）。②无环内双键时，常从C环断裂成两个碎片。③可能同时产生RDA裂解和C环断裂。④当有11-oxo-Δ^{12}官能团时，将产生RDA裂解并发生麦氏重排。五环三萜中代表性化合物，齐墩果烷型三萜的EIMS中通常显示分子离子峰［M$^+$］及失去CH$_3$、OH或COOH等碎片峰。由于其结构中C环常存在双键，C环易发生RDA裂解，出现含A、B环和D、E环的碎片离子峰；乌苏烷型三萜结构上，仅在29,30-位甲基的位置不同，其裂解方式与齐墩果烷型基本一样，如图11-120所示。

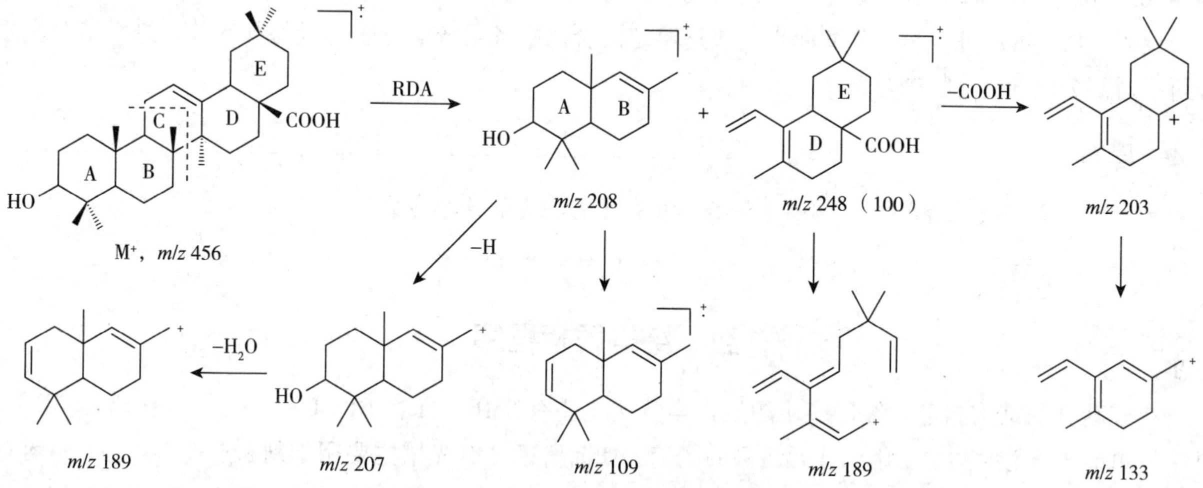

图11-120 齐墩果烷型三萜的质谱裂解途径

羽扇豆烷型三萜苷元的EIMS中，由于其结构中存在异丙基，通常会有失去异丙基产生的M-41的离子峰，如图11-121所示。

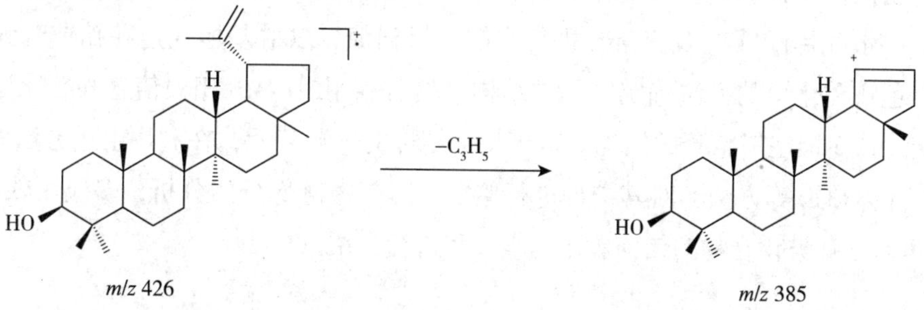

图11-121 羽扇豆烷型三萜的质谱裂解途径

（二）三萜苷类的质谱

电子轰击质谱是分析三萜苷元的结构信息的常用质谱，但对结构中含有糖片段、极性大、难挥发、热不稳定的三萜苷类，往往难以获得理想结果。对于三萜苷类的质谱分析，常用的有快原子轰击质谱（FABMS）、电喷雾电离质谱（ESIMS）等。

目前FABMS和ESIMS两种质谱在三萜苷类的结构研究中应用最为广泛。当选用负离子检测方式时，可观测到［M-H］$^-$的准分子离子峰；当选用正离子检测方式，可观察到［M+H］$^+$、［M+Na］$^+$和（或）［M+K］$^+$等准分子离子峰。当用正离子检测方式分析三萜苷时，有时只能观测到一个准分子离子峰，但无法确定该峰是［M+H］$^+$或其他峰，这时结合使用负离子检测方式，通过正、负离子检测相结合的模式，可以准确地确定三萜苷的分子量。此外，根据高分辨FABMS及高分辨ESIMS等给出的精准分子离子峰，可直接推断三萜苷的分子式，有助于新化合物的结构确证。

对于三萜苷中糖链的分析，多采用温和的离子化方法，或MS/MS技术。在三萜苷类的ESIMS中，可以观察到三萜皂苷从糖链末端依次失去糖基的碎片离子信号，根据这些离子间的质量差可推测依次失去的是五碳糖（-132）、六碳糖（-162）、6-去氧糖（-146）或己糖醛酸（-176）等，进而推测三萜苷类结构中糖的连接顺序。如从植物 *Cussonia barteri* 中分离得到的皂苷 cussonoside A，结构为 hederagenin 28-O-［α-L-吡喃鼠李糖（1→4）-β-D-吡喃葡萄糖（1→6）］-β-D-吡喃葡萄糖酯，化合物的负离子 FAB-MS 呈现了 941［M-H］⁻ 准分子离子峰、795［M-H-146］⁻、633［M-H-146-162］⁻、471［M-H-146-162-162］⁻ 碎片峰，以上数据不仅能得到化合物的分子量信息，还能推测出苷元与糖的连接顺序。

此外，ESIMS还可以不经分离而直接快速鉴定混合物中各组分的分子量及特征碎片，进而结合文献分析，对部分已知化合物进行确认。

> **？ 思考**
>
> 对于三萜苷类化合物，如何确定糖链中各种糖的种类和连接方式？

五、结构解析程序

在三萜苷的结构测定中经常应用的波谱学方法主要有 NMR、MS、IR、UV、单晶 X 线衍射、CD 等。其中，单晶 X 线衍射法主要用于苷元结构的测定。如前所述，IR 光谱主要用于判断羟基、羰基、双键存在与否，UV 光谱可用来判断齐墩果烷型三萜化合物结构中的双键类型等。近年来质谱和核磁共振谱技术在灵敏度、测定范围和速度方面均有了很大发展，加快了三萜苷结构解析的速度，为高效、快速、微量地从天然资源中发现结构新颖的三萜苷类化合物奠定了基础。

三萜类化合物的结构解析包括三萜苷元的结构、糖链的结构以及糖链与三萜苷元的连接位置分析。在结构解析中，一般先用酸或碱对三萜苷进行水解，得到糖、以酰基形式连在糖或苷元上的片段和苷元，利用波谱、色谱和化学的方法确定它们的结构，然后利用 2DNMR 相关信息和苷化位移规律等确定它们之间的连接，从而推定三萜苷的结构。对于特殊结构的三萜苷元，在利用上述方法的基础上，结合单晶 X 线衍射、计算 ECD 等方法，对其结构进行鉴定。对于糖链部分的分析，多应用软电离质谱与 MS/MS 等技术。这里对三萜类化合物的结构鉴定基本过程进行介绍。

（一）苷元结构类型的判断

三萜苷元母核的结构解析，主要是依靠核磁共振氢谱、碳谱（包括 DEPT 谱），参照前面总结的各类型三萜的特征核磁信号，并结合二维谱对母核加以分析判断。

1.根据氢谱和碳谱信息，分析判断化合物是否为三萜　①氢谱中高场区有多个甲基峰（一般会有5个或更多的甲基峰信号），化学位移多在 $\delta_H 0.50 \sim 1.50$；与烯碳相连的甲基（如羽扇豆烷型三萜中烯丙基的 C-30 位甲基）化学位移在 $\delta_H 1.60 \sim 2.20$。②碳谱中一般含有 ≥30 个的碳原子，且高场区（化学位移值 $\delta_C < 60.0$）一般不少于 20 个碳信号。③碳谱中，在 $\delta_C 100.0 \sim 160.0$ 区域一般有偶数个烯碳；$\delta_C 170.0 \sim 230.0$ 可能会有羰基碳信号出现。

2.根据不饱和烯碳的数目及化学位移来判断三萜类型　①含有烯氢的三萜类化合物，烯氢信号的化学位移一般在 $\delta_H 4.30 \sim 6.00$。环内双键质子的化学位移 δ_H 一般大于 5.00，环外烯氢质子的化学位移值 δ_H 一般小于 5.00，借此可以区分含有环外双键的羽扇豆烷型三萜与其他三萜。②不同的三萜类化合物，含有的烯碳数目、化学位移均有较明显的特征。如齐墩果酸、乌苏酸和白桦脂酸及其衍生物，还可以根据它们的烯碳化学位移值予以区别。下面给出常见的四环、五环三萜类化合物不同类型骨架上烯碳的化学位移（图11-122）。

3.基于二维核磁分析三萜苷元结构　中药中含有的三萜，多为文献报道的常见的类型，基于上述一维核磁分析，基本可以确定三萜的骨架类型。对无法确定骨架类型的三萜，可以进一步综合分析二维核磁图谱（HMQC、HMBC、$^1H-^1H$ COSY等）确定骨架结构。结合三萜类化合物的生源合成途径，新结构的三萜多为上述常见三萜的衍生物，区别多在于双键位置、官能团（羟基、羰基等）位置不同。

4.苷元的相对构型与绝对构型确定　对于常见的四环三萜与五环三萜类化合物，其构型文献多有报道。已知的苷元结构，与文献报道的核磁数据进行比对，即可确定。对于新结构的三萜衍生物，利用NOESY谱与Chem3D模拟，结合氢谱中给出的偶合常数，较容易确定化合物的相对构型。由于三萜苷元结构较为固定，结合文献报道可以确定其绝对构型。

对于非常见类型的三萜，可以利用ECD谱结合高斯计算确定。在确定苷元的相对构型后，测试化合物的ECD谱，同时利用高斯计算，得到苷元及其对映体的计算ECD谱，与实测的ECD谱比对，从而确定苷元的绝对构型。此外，可采用单晶X-射线衍射、基于手性试剂化学反应和NMR的Mosher法、光谱法（如圆二色谱）及有机合成等方法确定绝对构型。

（二）糖的种类确定

三萜苷中糖部分的鉴定多用水解并结合核磁、质谱进行分析。常见水解方法有酸水解、碱水解、酶水解等。对于三萜苷类，在完全酸水解后，一般通过TLC、HPLC等与标准单糖进行对照分析，或者经完全酸水解，单糖衍生化后进行GC分析，进而确定苷中含有的单糖种类。三萜苷中常见的单糖种类有葡萄糖、鼠李糖、甘露糖、半乳糖、木糖等。

齐墩果烷型

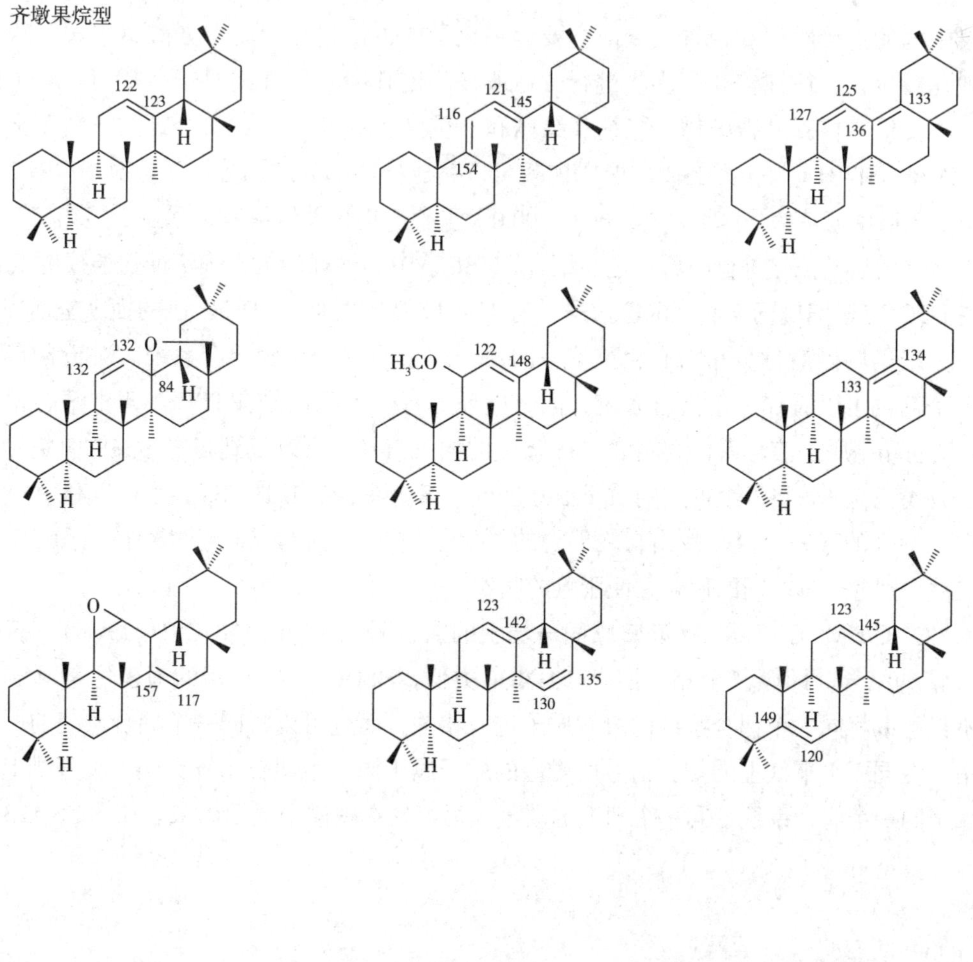

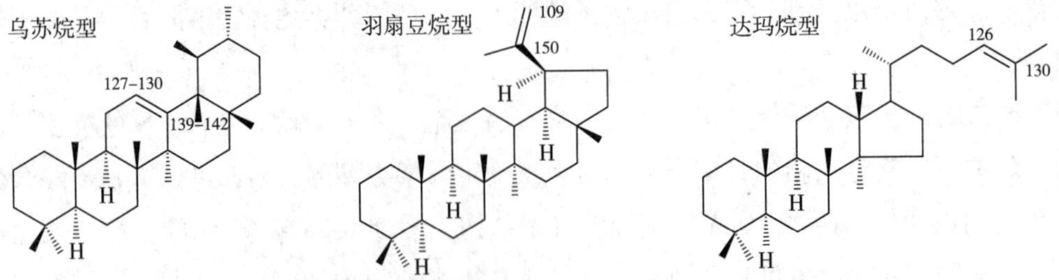

图11-122　不同结构类型三萜中烯碳的化学位移值

（三）糖的构型确定

糖的构型包括绝对构型和端基的相对构型。糖的绝对构型即D、L构型的判断，目前多用手性柱进行HPLC分析，或者将单糖衍生化后用GC分析。对于自然界存在的单糖，其绝对构型一般相对固定，如天然存在的葡萄糖，多为D构型，鼠李糖多为L构型。糖的端基构型的判断主要是借助于端基氢的偶合常数或者端基碳氢的偶合常数来判断。

（四）糖的数目确定

糖的数目主要依靠氢谱中端基氢信号的数目、碳谱中端基碳区域和糖区域（$\delta_\mathrm{C}60.0 \sim 105.0$）碳原子数目来确定。一般情况下，氢谱中糖的端基氢化学位移在$\delta_\mathrm{H}4.00 \sim 6.00$之间，根据此区域氢的数目，确定糖的个数。此外，碳谱中糖的端基碳化学位移一般在$\delta_\mathrm{C}95.0 \sim 110.0$，除去此区域苷元上的碳信号，其余碳信号的数目就是结构中糖的数目。对于结构中含有4个或以上的单糖单元的三萜苷，碳谱、氢谱信号重叠无法判断的，可以结合HMQC谱将端基氢和碳归属后确定糖的数目。

（五）糖的连接顺序和位置

三萜苷中糖的连接顺序和位置，以前主要运用化学的方法进行确定，如酸碱水解、酶水解等，这些方法一般比较复杂，往往需要分多步进行，一般在确定苷中糖的种类时较为常用。对于糖的连接顺序和位置，主要依靠核磁共振波谱，包括一维谱和二维谱。对于含有1~3个糖的三萜苷类化合物，¹H NMR、¹³C NMR、¹H-¹H COSY、HSQC、HMBC就可以完成糖链部分结构分析，但对于含有3个以上糖的化合物来说，碳谱中糖基信号区域内（$\delta_\mathrm{C}60.0 \sim 90.0$）重叠严重，糖链解析多采用上述图谱，进一步结合TOCSY谱对糖上的质子信号进行归属，进而结合HMBC谱中的远程相关，确定糖的连接位点和顺序。

1. 利用TOCSY谱归属同一糖上的氢信号　与¹H-¹H COSY类似，TOCSY谱的横纵坐标都是氢谱，相关信号在对角线的两侧对称分布，有相关信号的质子属于同一个自旋偶合系统。对于含有多个糖的三萜苷，每一个糖都可以看作一个偶合系统，同一糖环上每一个氢信号在TOCSY谱中都有相关。在利用HMQC确定糖的端基质子信号后，利用TOCSY谱中的相关信号，可以找到与之相关的氢信号，这些氢信号属于同一糖残基，进而将各个糖上的质子信号进行归属。除了二维TOCSY，也可以利用一维TOCSY选择性照射单一糖上的某一个氢，找出与之偶合的氢信号，进而进行归属。一维TOCSY比二维TOCSY分辨率高，较易识别各个氢之间的偶合，便于氢的归属。

2. 利用HSQC/HMQC-TOCSY谱归属同一糖上的氢信号　HSQC/HMQC-TOCSY为异核单量子相关谱与全相关谱的结合，即碳氢全相关谱。与HMQC类似，HSQC-TOCSY谱的横坐标是氢谱，纵坐标是碳谱，它不仅可以将同一个偶合系统的所有质子进行相关，而且可以将同一个偶合系统的所有碳进行相关。图谱中，在同一水平线上的相关信号所对应的质子属于同一个偶合系统；同一垂直线上相关信号所对应的碳属于同一个偶合系统，同一个糖上的碳氢，很容易在图谱中显示出来。如图11-123所示，对于含多个糖的三萜苷，根据HSQC-TOCSY图谱，同一水平线上的相关信号所对应的质子属于同一糖残基，同一垂直线上的相关信号所对应的碳属于同一糖残基，很容易将各单糖上的碳氢信号进行归属。只要偶合系统中有一个^{1}H或^{13}C的信号与其他偶合系统的信号不重叠，就可将不同自旋体系区分开。HSQC-TOCSY技术对于三萜苷中糖上的碳氢归属还是非常有用的。除了TOCSY谱，二维谱中的HOHAHA谱，同一自旋系统中即同一糖中的质子有相关信号，可归属糖中的各个质子，最后再根据HMBC谱确定糖的连接位点和连接关系。

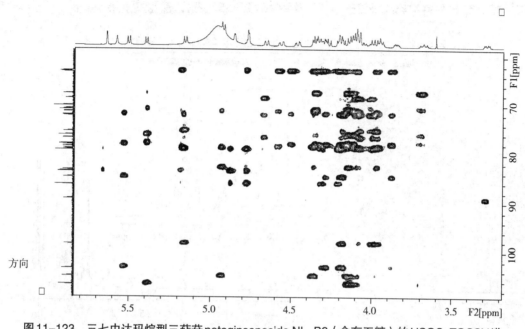

图11-123　三七中达玛烷型三萜苷notoginsenoside NL-B2（含有五糖）的HSQC-TOCSY谱

3.利用HMBC谱分析糖的连接顺序和位置　在利用TOCSY或HSQC/HMQC-TOCSY谱对糖上的信号归属后，接下来就要确定糖与苷元的连接位置、糖与糖的连接顺序和位置，需要用到远程相关谱，即HMBC谱。在HMBC谱中，糖上的端基氢和糖的连接位置上的碳出现远程相关信号，利用这些远程相关，可以确定糖与苷元的连接位置，以及糖与糖的连接位置和次序，进而确定糖链部分的结构。

对于结构中含有多个糖的三萜苷类，由于信号重叠，有时仅靠TOCSY、HMBC谱无法准确判断，这时候可以借助1D NOESY谱，即选择性照射糖的端基氢，则所连糖的连接位置上的氢会出现增益，从而确定连接位置。此外，也可以利用软电离质谱或MS/MS技术，根据失去糖单元的碎片离子信号，推测依次失去的单糖种类，进而推测各单糖的连接次序。

三萜苷类的结构比较复杂。苷元结构除了常见的四环三萜和五环三萜类型外，母核上还会出现多个复杂的取代基，部分母核结构在酶的作用下，开环裂解形成衍生物。糖部分，除了常见的单糖外，有时糖上部分羟基酯化，如被桂皮酰基、阿魏酰基等取代，形成糖衍生物，其结构鉴定往往比较复杂。对于含有多个糖的三萜苷类，利用传统的水解方法，能比较准确分析结构中含有的糖，但也存在一些弊端，如水解需要样品量大、耗时长、对酸碱敏感的结构易被破坏等。现代结构研究中更多的应用波谱学方法分析结构。核磁共振测试，不需要制备衍生物，样品无损失，质谱测试用量很少，二者已经在结构解析中具有较为明显的优势，已成为三萜苷类化合物分析的主要手段。实际结构分析中，对于结构中含有多个糖的三萜苷，一般采用化学方法（水解）、核磁共振波谱（多种核磁技术）、质谱相结合的方法进行分析。

六、结构解析实例

实例1：化合物11-21，为白色粉末，其 ^1H NMR（CDCl$_3$，400MHz）及 ^{13}C NMR（CDCl$_3$，100MHz）谱图如图11-124、图11-125所示。

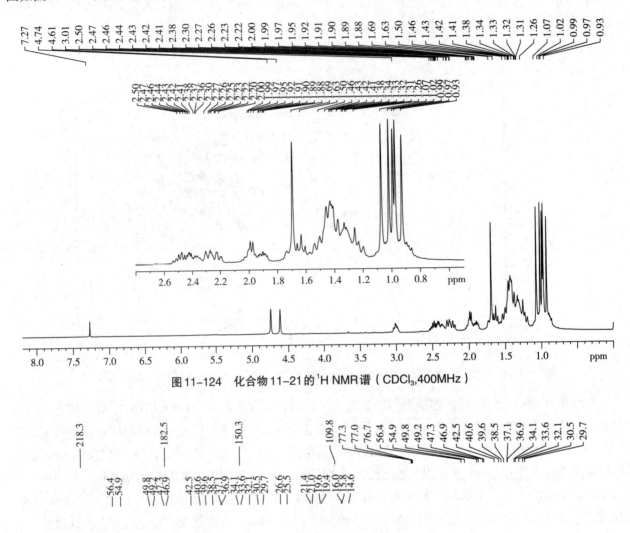

图11-124　化合物11-21的 ^1H NMR谱（CDCl$_3$，400MHz）

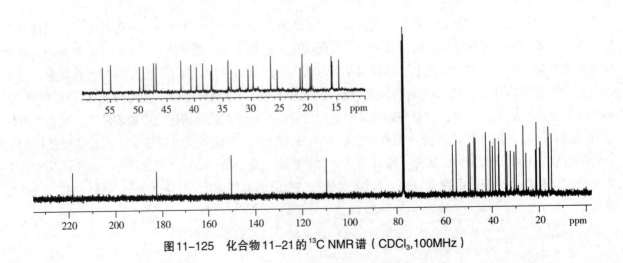

图11-125　化合物11-21的 ^{13}C NMR谱（CDCl$_3$，100MHz）

该化合物 ^1H NMR谱中，高场区除了存在较多亚甲基、次甲基质子信号外，有6个特征甲基质子信号 δ_H 1.69（3H, s, H–30），1.07（3H, s, H–23），1.02（3H, s, H–24），0.99（3H, s, H–26），0.97（3H, s, H–27），0.93（3H, s, H–25），其中甲基 δ_H 1.69（3H, s, H–30）比较特殊，应该是与碳碳双键相连；有2个烯氢质子 δ_H 4.74（1H, s, H–29），4.61（1H, s, H–29），氢谱中高场的多甲基信号，特别是与双键相连的甲基信号，提示该化合物可能为一羽扇豆烷型三萜。 ^{13}C NMR谱中有30个碳信号，其中26个碳信号位于近高场区（ $\delta_C<$ 60.0），与三萜类化合物的碳谱特征相吻合，其余信号为一个酮羰基（ δ_C 218.3），一个羧基（ δ_C 182.5），两个烯碳（ δ_C 150.3，109.8），结合DEPT 135谱，两个烯碳构成末端双键。化合物的这些特征氢信号、碳信号，符合羽扇豆烷型三萜的核磁特征。结合常见的羽扇豆烷型三萜结构特点，C–3可能连接羟基或变为酮羰基、C–28甲基可能氧化为羟甲基或羧基，初步将羧酸碳信号（ δ_C 182.5）归属为C–28，酮羰基信号（ δ_C 218.3）归属为C–3。经SciFinder检索，并比对文献的核磁数据，鉴定该化合物为桦木酮酸。

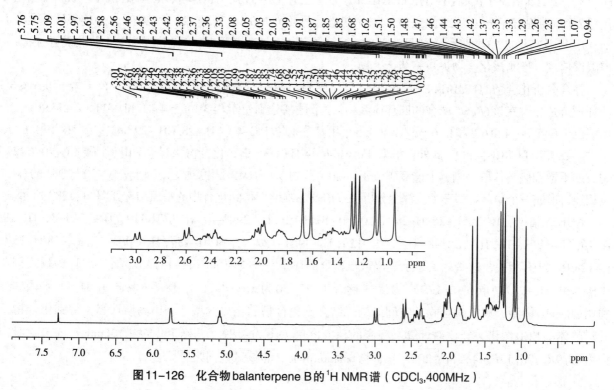

化合物的碳氢数据归属如下。 ^1H NMR（CDCl$_3$, 400MHz）： δ_H 4.74（1H, s, H–29），4.61（1H, s, H–29），3.01（1H, m, H–19），0.93（3H, s, H–25），0.97（3H, s, H–27），1.69（3H, s, H–30），1.02（3H, s, H–24），1.07（3H, s, H–23），0.99（3H, s, H–26）。 ^{13}C NMR（CDCl$_3$, 100MHz）： δ_C 14.6（C–27），15.8（C–26），16.0（C–25），19.4（C–30），19.6（C–6），21.0（C–24），21.4（C–11），25.5（C–12），26.6（C–23），29.7（C–21），30.5（C–15），32.1（C–16），33.6（C–7），34.1（C–2），36.9（C–22），37.1（C–10），38.5（C–13），39.6（C–1），40.6（C–8），42.5（C–14），46.9（C–19），47.3（C–4），49.2（C–18），49.8（C–9），54.9（C–5），56.4（C–17），109.8（C–29），150.3（C–20），182.5（C–28），218.3（C–3）。

实例2：化合物balanterpene B（11–22），其 ^1H NMR（CDCl$_3$, 400MHz）、 ^{13}C NMR（CDCl$_3$, 100MHz）谱如图11–126和图11–127所示。

图11–126 化合物balanterpene B的 ^1H NMR谱（CDCl$_3$, 400MHz）

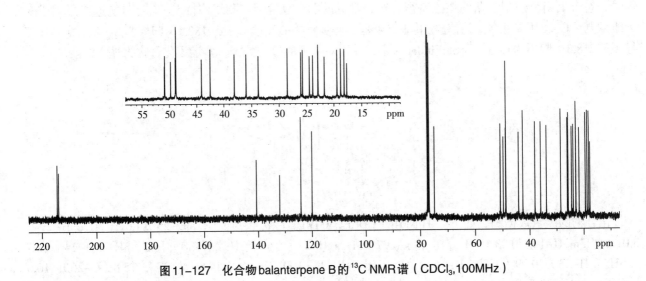

图 11-127　化合物 balanterpene B 的 ^{13}C NMR 谱（CDCl₃,100MHz）

HRESIMS 给出该化合物的准分子离子峰 [M+ Na]$^+$ m/z 477.3347（calcd for C₃₀H₄₆NaO₃,477.3345），结合 ^{1}H NMR、^{13}C NMR 数据确定其分子式为 C₃₀H₄₆O₃。^{1}H NMR 谱中，除了高场区的亚甲基、次甲基质子信号外，特征质子信号包括 1 对烯丙基甲基 δ_H1.62（H₃-26），1.68（H₃-27）；6 个脂肪族甲基 δ_H1.29（3H, s, H₃-21），1.26（3H, s, H₃-28），1.23（3H, s, H₃-29），1.10（3H, s, H₃-30），1.07（3H, s, H₃-19），0.94（3H, s, H₃-18）；2 个烯氢质子 δ_H 5.76（1H, br s, H-6），5.09（1H, t, J=6.8Hz, H-24）。^{13}C NMR 谱显示 30 个碳信号，包括 2 个酮羰基碳信号（δ_C 214.4, 213.9），4 个烯碳信号（δ_C 140.6, 131.9, 124.1, 120.0），1 个连氧碳信号（δ_C 74.9），以及高场区 23 个脂肪碳信号（δ_C< 60.0，8 个甲基，8 个亚甲基，3 个次甲基，4 个季碳）。根据氢谱碳谱信息，推测该化合物为一三萜衍生物。

综合分析化合物的 HMBC 和 ^{1}H-^{1}H COSY 谱（图 11-128B），确认结构中存在由 C-1~C-17 构成的 6/6/6/5 四环稠合片段，在该 6/6/6/5 稠合的四环体系中，2 个羰基分别位于 C-3（δ_C214.4）和 C-11（δ_C213.9），2 个烯碳位于 C-5（δ_C 140.6）和 C-6（δ_C 120.0），5 个甲基分别位于 C-4（CH₃-28，CH₃-29），C-9（CH₃-19），C-13（CH₃-18），C-14（CH₃-30）。此外，根据 HMBC 与 ^{1}H-^{1}H COSY 谱，化合物含有一个由 8 个碳（C-20~C-27）构成的不饱和侧链片段，侧链上连氧碳位于 C-20（δ_C 74.9），HMBC 相关显示该侧链中 C-20 与 D 环的 C-17 位相连，形成一个葫芦烷型三萜。综合分析一维谱及二维谱，得到化合物的平面结构如图 11-128A 所示。

NOESY 谱中，H-2α/H₃-28，H-2α/H-10，H-10/H₃-28，H₃-29/H-6，H-7β/H₃-19，H₃-19/H-8，H₃-19/H-1β，H₃-19/H₃-18，H₃-18/H-8，H₃-18/H-12β，H₃-30/H-12α，H₃-30/H-15α，H₃-30/H-17，H₃-18/H-15β，H-12β/H₃-21 有相关，这些相关显示其 6/6/6/5 稠合的环系空间构象如图 11-141A 所示；B/C 环为顺式稠合（H-8 和 CH₃-19 为 β 取向）；C/D 环为反式稠合（CH₃-30 为 α 取向，CH₃-18 为 β 取向），H-17 为 α 取向。利用 Chem3D 模型，确定化合物的空间结构。结合该化合物的相对构型，利用高斯计算，得到化合物及其对映体的 ECD 图谱，经比对计算与实测的 ECD 图谱（图 11-129B），确定化合物 balanterpene B 绝对构型为 8S, 9R, 10R, 13R, 14S, 17S, 20S。化合物 balanterpene B 的核磁数据归属见表 11-39。

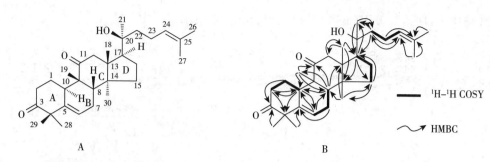

图 11-128 化合物 balanterpene B 的结构（A）、HMBC 和 ¹H-¹H COSY 相关（B）

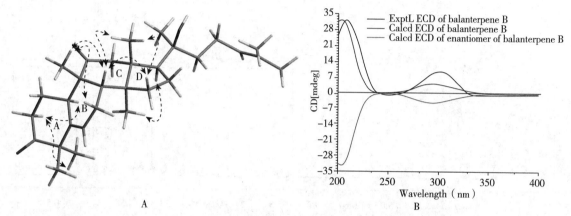

图 11-129 化合物 balanterpene B 的 3D 结构（A）、计算与实测的 ECD 图谱（B）

表 11-39 化合物 balanterpene B 的 ¹H NMR（CDCl₃, 400MHz）和 ¹³CNMR（CDCl₃, 100MHz）数据

No.	δ_C	δ_H（J in Hz）	No.	δ_C	δ_H（J in Hz）
1α	23.9	2.40 m	15β		1.35 m
1β		1.96 m	16α	21.7	1.89 m
2α	38.1	2.49 m	16β		1.82 m
2β		2.35 m	17	50.8	2.04 m[a]
3	214.4		18	18.8	0.94 s
4	50.9		19	19.4	1.07 s
5	140.6		20	74.9	
6	120.0	5.76 br s	21	26.1	1.29 s
7α	22.9	2.42 m	22	44.1	1.49 m
7β		2.00 m			1.39 m
8	42.5	2.00 m[a]	23	24.5	1.85 m
9	48.9				1.50 m
10	36.0	2.57 m[a]	24	124.1	5.09 t（6.8）
11	213.9		25	131.9	
12α	48.8	2.60 d（14.4）	26	17.7	1.62 s
12β		3.00 d（14.4）	27	25.7	1.68 s
13	48.8		28	22.9	1.26 s
14	49.7		29	28.5	1.23 s
15α	33.8	1.45 m	30	18.2	1.10 s

[a] 表示信号重叠。

实例 2： 从马鞭草科马缨丹属植物中，分离得到化合物 lantrieuphpene B（11-24），其 ¹H NMR（CDCl₃,

400MHz）、^{13}C NMR（CDCl$_3$，100MHz）如图11-130、11-131所示。

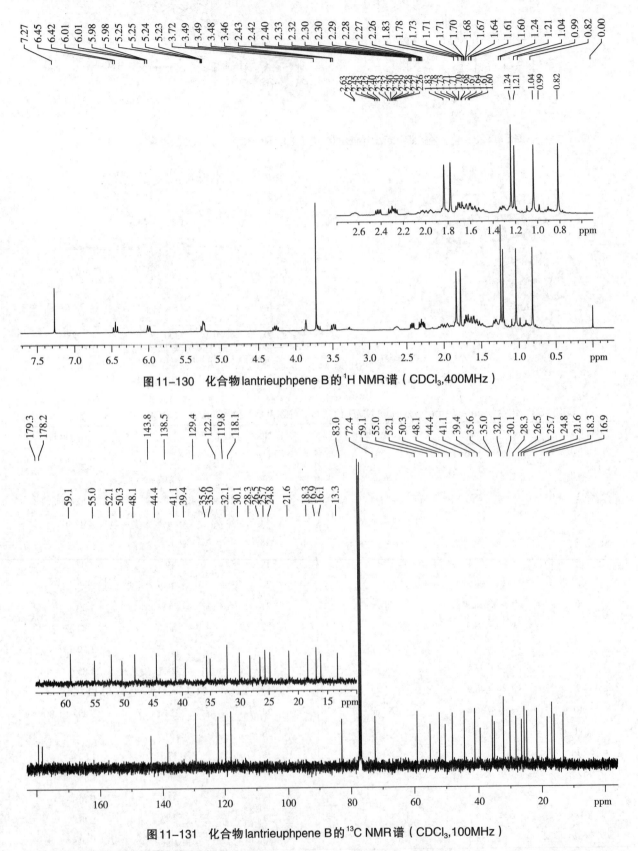

图11-130　化合物lantrieuphpene B的^{1}H NMR谱（CDCl$_3$,400MHz）

图11-131　化合物lantrieuphpene B的^{13}C NMR谱（CDCl$_3$,100MHz）

HRESIMS给出化合物的准分子离子峰［M+Na］$^+$ m/z 519.3085（calcd for C$_{31}$H$_{44}$NaO$_5$, 519.3086），结合^{1}H NMR、^{13}C NMR数据确定其分子式为C$_{31}$H$_{44}$O$_5$，计算不饱和度为10。^{1}H NMR谱呈现三萜化合物的核

磁特征，高场区有6个甲基信号δ_H 1.83（3H, s, H_3-27），1.78（3H, s, H_3-26），1.24（3H, s, H_3-29），1.21（3H, s, H_3-30），1.04（3H, s, H_3-18），0.81（3H, s, H_3-19）；中低场区有4个烯氢质子δ_H6.45（1H, t, J=11.2Hz, H-23），5.99（1H, d, J=11.2Hz, H-24），5.25（2H, m, H-7, H-22），两个连氧碳上质子δ_H 4.28（1H, m, H-16），3.86（1H, t, J=2.2, H-3），1个甲氧基信号δ_H 3.72（3H, s）。^{13}C NMR谱显示31个碳信号，包括2个羰基碳（δ_C 179.3, 178.2），6个烯碳（δ_C 118.1, 143.8, 122.1, 129.4, 119.8, 138.5），2个连氧碳（δ_C 83.0, 72.4），1个甲氧基碳（δ_C 52.1），以及高场区20个脂肪碳（6个甲基，6个亚甲基，4个次甲基，4个季碳），提示该化合物为一含有甲氧基的三萜。

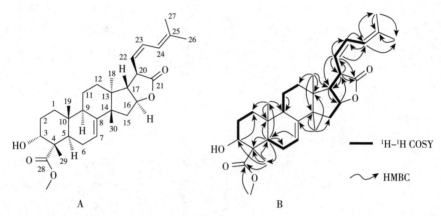

图11-132　化合物lantrieuphpene B的结构（A）、HMBC和^{1}H-^{1}H COSY相关（B）

综合分析化合物的HMBC和^{1}H-^{1}H COSY谱（图11-132B），确认了化合物结构中存在由C-1—C-17构成的6/6/6/5四环稠合片段，在该6/6/6/5稠合的四环体系中，2个连氧碳位于C-3（δ_C 72.4）和C-16（δ_C 83.0），28位的甲基氧化为羧酸并形成甲酯，三个甲基分别位于C-10（CH_3-19），C-13（CH_3-18），C-14（CH_3-30）。此外，化合物含有一个由六个碳（C-22—C-27）构成的不饱和侧链片段，该侧链连接在C-20位。根据化合物的不饱和度，结构中还存在一个环，即由C-16，C-17，C-20，C-21构成的五元内酯环。综合上述NMR数据的分析结果，推断化合物为大戟烷型三萜衍生物，其平面结构如图11-132A所示。

NOESY谱中，H-3/H_3-29，H_3-29/H_3-19，H_3-19/H_3-30，H_3-30/H-17，H-5/H-9，H-9/H_3-18，H_3-18/H-16，H-16/H-20相关，推测其6/6/6/5/5稠合的环系空间构象如图11-145A所示；氢谱中显示H-22与H-23的偶合常数为11.2Hz，提示侧链中C-22—C-23双键为顺式。利用Chem3D模型，推测该化合物的相对构型如图11-133 A所示。利用高斯计算，得到化合物及其对映体的ECD图谱，经比对计算与实测的ECD图谱（图11-133 B），确定该化合物的绝对构型为3R,4S, 5R, 9R, 10R, 13S, 14S, 16S, 17S, 20R。化合物lantrieuphpene B的核磁数据归属见表11-43。

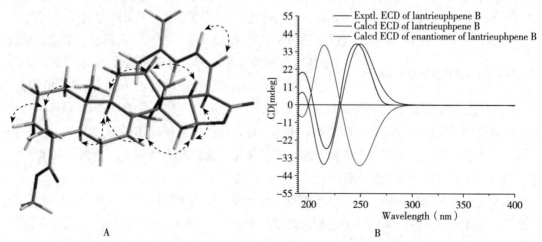

图11-133　化合物lantrieuphpene B的3D结构（A）、计算与实测的ECD图谱（B）

表 11-40　化合物 lantrieuphpene B 的 ^{1}H NMR（CDCl$_3$, 400MHz）和 ^{13}C NMR（CDCl$_3$, 100MHz）数据

No.	δ_C	δ_H（J in Hz）	No.	δ_C	δ_H（J in Hz）
1α	30.1	1.32 m	15α	35.6	2.29 m
1β		1.84 m	15β		1.71 m
2α	24.8	1.90 m	16	83.0	4.28 m
2β		1.67 m	17	59.1	2.30 m
3	72.4	3.86 t（2.2）	18	21.6	1.04 s
4	50.3		19	13.3	0.81 s
5	41.1	2.42 dd（11.8, 5.7）	20	44.4	3.49 dd（11.2, 9.0）
6α	25.7	2.06 m	21	179.3	
6β		1.95 m	22	122.1	5.25 t（11.2）
7	118.1	5.24 d（4.2）	23	129.4	6.45 t（11.2）
8	143.8		24	119.8	5.99 d（11.2）
9	48.1	2.63 m	25	138.5	
10	35.0		26	18.3	1.78 s
11α	16.1	1.51 m	27	26.5	1.83 s
11β		1.70 m	28	178.2	
12α	28.3	1.56 m	29	16.9	1.24 s
12β		1.68 m	30	32.1	1.21 s
13	39.4		28-OMe	52.1	3.72 s
14	55.0				

第七节　甾体类化合物的波谱特征与结构鉴定

PPT

一、甾体类化合物的结构特点

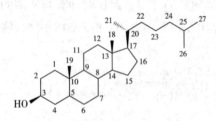

图 11-134　典型 C$_{27}$ 甾体化合物的基本结构

甾体类化合物是天然产物中非常重要的一大类化合物，结构类型非常多，但都具有环戊烷骈多氢菲（6/6/6/5）的基本母核（图 11-134）。一般情况下，C-10 和 C-13 上均有一个 β-取向的侧链，C-3 上连一个羟基。A 环和 B 环可以是顺式稠合，也可以是反式稠合；C 环和 D 环一般是反式稠合，但也有顺式稠合。根据基本骨架的碳数不同，可以将甾体类化合物分为雌甾烷类（C$_{18}$）、雄甾烷类（C$_{19}$）、孕甾烷类（C$_{21}$）、强心甾烷类（C$_{23}$）、胆甾烷类（C$_{27}$）、麦角甾烷类（C$_{28}$）和植物甾烷类（C$_{29}$）。常见的甾体类化合物有 C$_{21}$ 甾体、强心苷类、甾体皂苷、植物甾醇、昆虫蜕皮激素、胆酸类。甾体类化合物在体内酶的作用下，还可以在其他位置生成羟基、羧基、双键、环氧、醚键等官能团。除了在甾体化合物的基本骨架上发生修饰取代之外，甾体化合物在生物体内也很容易与糖类形成苷类。

虽然甾体类化合物的结构多样，分子的碳数也不尽相同，但由于甾体类化合物的母核是由多个脂肪环稠合而成的，因此其波谱特征和三萜类化合物类似，无论是 ^{1}H NMR 还是 ^{13}C NMR，大部分的共振信号

都处在高场，并且信号峰比较拥挤，低场的信号峰较少。

一般来说，如果一个化合物的 ^{1}H NMR 谱信号主要集中在高场区（δ_H 0.50 ~ 2.30），信号拥挤，重叠严重，多数信号峰无法辨认裂分关系，但明显有多个甲基信号，在低场区信号却很少，单从 ^{1}H NMR 谱上还很难完全确定是甾体类还是三萜类化合物。总体来说，三萜的角甲基（单峰）数量比甾体类化合物多些。

判断是三萜还是甾体类化合物，主要从 ^{13}C NMR 信号峰的数量来判断。在碳谱信号没重叠的情况下，若有小于 30 个碳信号（降三萜类除外），就可以把该化合物归为相应类型的甾体类化合物。例如，化合物有 27 个碳信号，初步判断该化合物可能是 C_{27} 甾体。除了根据碳数确定化合物的基本骨架外，还可以根据碳信号的特征来确定甾体化合物的骨架类型。一般，甾体类化合物的 ^{13}C NMR 信号主要集中在高场（δ_C 5.0 ~ 58.0）区域，低场区有少数羰基、羧基、双键等信号峰。另外，甾体类化合物和四环三萜类化合物的 C-14 和 C-17 叔碳的化学位移一般在 δ_C 56.0 左右，如果该化合物在此区域有信号峰，且不是甲氧基信号，那么就可以快速判断该化合物的类型是甾体或四环三萜，结合碳数很快就可以确定该化合物属于哪种甾体及其基本骨架。

以上是判断甾体类化合物最基本的依据。但实际情况是，虽然甾体类化合物的母核相对比较固定，但甾体类化合物在生物体内却经常要发生各种各样的修饰取代，具有羰基、羟基、双键等官能团。取代的位置也比较多，形成数目庞大的甾体类化合物。

甾体类化合物的碳数不同，取代基的种类和数量也比较多，因此很难用同一个解析模式来概括所有类型的甾体类化合物，所以有必要分类介绍几种重要类型的甾体的波谱特征。

二、强心苷的波谱特征

强心苷主要存在于有毒的植物中，主要分布于玄参科、萝藦科等植物中。强心苷分为甲型和乙型两种，主要区别在于甲型强心苷元具有 $\Delta^{\alpha\beta}$-γ- 内酯环，乙型强心苷元 $\Delta^{\alpha\beta,\ \gamma\delta}$-$\delta$- 内酯环。

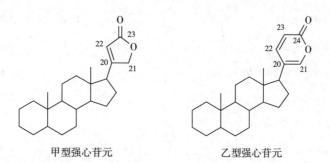

甲型强心苷元　　　　　　乙型强心苷元

与常见甾体化合物一样，研究强心苷及其苷元的结构常常需要色谱方法、化学方法和波谱等方法相结合。色谱方法常用薄层色谱或高效液相色谱检测样品的纯度或用 R_f 值和 t_R 鉴定已知物的结构；化学方法最常用的是苷键裂解；目前更常用的方法为波谱法。

（一）紫外光谱

具有 $\Delta^{\alpha\beta}$-γ- 内酯环的甲型强心苷元，在紫外 217 ~ 220nm 处呈现最大吸收；具有 $\Delta^{\alpha\beta,\ \gamma\delta}$-$\gamma$- 内酯环的乙型强心苷元在 295 ~ 30nm 处有特征吸收。借此可以区分两类强心苷。

若甲型强心苷分子中有 $\Delta^{16(17)}$ 与 $\Delta^{\alpha\beta}$-γ- 内酯环共轭，则上述最大吸收红移至 270nm 处产生强吸收；若有 $\Delta^{14(15)}$ 与 $\Delta^{16(17)}$ 双烯与不饱和内酯共轭，该最大吸收进一步红移至 330nm 附近产生强吸收。若引入非共轭双键，对紫外光谱几乎无影响；若引入两个非共轭双键也不与内酯的双键共轭，在 244nm

处有吸收。苷元中有孤立羰基时，在290～300nm附近有吸收，若为苷时，该吸收更弱，几乎看不到。

（二）红外光谱

强心苷类化合物的红外光谱特征主要来自于不饱和内酯环上的羰基。根据羰基吸收峰的强度和峰位，可以区分五元不饱和内酯环和六元不饱和内酯环，即区分甲、乙型强心苷元。具有 $\Delta^{\alpha\beta}$-γ-内酯环的甲型强心苷元，一般在1800～1700cm^{-1}处有两个羰基吸收峰。其中较低波数的是α,β-不饱和羰基的正常吸收，而较高波数的吸收峰为其不正常吸收，可受溶剂极性的影响，随溶剂极性的增大而减弱或消失。如果用溴化钾压片测定，此较高波数的吸收峰消失。例如，3-乙酰毛花洋地黄毒苷元（3-acetylgitoxigenin）在二硫化碳溶液中测定时，其红外光谱在1800～1700cm^{-1}区间有3个羰基吸收峰，即1783cm^{-1}、1756cm^{-1}和1738cm^{-1}。其中1738cm^{-1}为乙酰基上的羰基吸收；1756cm^{-1}是不饱和内酯环上羰基的正常吸收峰，由于羰基与α，β-不饱和键共轭而向低波数位移20～30cm^{-1}（α,β-饱和内酯的羰基峰在1786cm^{-1}处）；1783cm^{-1}处的吸收峰则是羰基的不正常吸收峰，可随溶剂的性质不同而改变。

具有 $\Delta^{\alpha\beta,\gamma\delta}$-$\gamma$-内酯环的乙型强心苷元在1800～1700cm^{-1}区域内虽有两个羰基吸收峰，但因其环内共轭程度高，故两峰均较甲型强心苷元相应的羰基均甲型强心苷元中相应的羰基峰向低波数位移约40cm^{-1}左右。例如嚏根草苷元（hellebrigenin），在氯仿中测定时，出现1740cm^{-1}和1718cm^{-1}两个吸收峰。

（三）核磁共振氢谱

在各种强心苷类化合物的^{1}H NMR谱中，高场区均可见饱和的亚甲基及次甲基信号相互重叠严重，较难准确地一一归属。但是，在强心苷类的^{1}H NMR谱中仍然可见不少质子信号具有明显的特征，易于解析，且可为其确定结构提供重要信息。一般化学位移值及偶合常数见表11-41。

表11-41　强心苷^{1}H NMR可识别的特征信号

基团	δ_H	基团	δ_H
甲基	1.00～1.10	烯氢甲型H-21	4.50～4.70（dd, 18, 1.8Hz）
H-3（3-OR）	3.90～4.30	H-22	5.60～5.30
19-CHO	9.50～10.50	乙型H-21	7.20～7.43（d, 2Hz）
19-CH$_2$OH	4.00～4.50（d, 12Hz）	H-22	7.80～8.00（dd, 10, 2Hz）
H-16（16-OR）	4.90（br dt, 8, 2Hz）	H-23	6.25～6.32（d, 10Hz）
H-15（16-OR）	2.00～2.70（m）		
H-17	2.80（m或br d, 8～9.5Hz）	6-去氧糖　-CH$_3$	1.00～1.65（d, 6.5Hz）
OCH$_3$	3.50（s）	2-去氧糖α-CH$_2$	5.40（dd, 9.5, 2Hz）

（四）核磁共振碳谱

^{13}C NMR是确定强心苷结构非常重要的方法。苷元结构中母核上CH和CH$_2$的化学位移值在δ_C 20.0～59.0，连氧碳的化学位移为δ_C 66.0～86.0，由于C-14位为季碳且处于五元环中，其化学位移值为δ_C 84.0～86.0，烯碳为δ_C 108.0-177.0。值得注意的是，由于共轭双键及羰基的影响，甲型强心苷五元不饱和内酯环中的烯碳C-20和羰基碳C-23处于较低场（δ_C 171.0～177.0），而乙型强心苷元中的六元不饱和内酯环中的羰基碳处于较高场（约δ_C 164.0）。

不同位置构型或取代基发生变化也会使化学位移发生较大变化，详见表11-42。

表11-42 强心苷元的 ^{13}C NMR 数据

No.	5α	5β	16-OH	3-OAc	3-OAc, 17-βH	Δ^{16}	3-C=O	19-CHO	19-CHO, 3-糖	乙型
1	37.4	30.0	30.0	30.8	30.8	30.8	38.8	24.8	24.7	29.7
2	32.2	28.0	28.0	25.3	25.3	25.4	38.2	27.4	25.5	27.9
3	70.5	66.8	66.8	71.4	71.3	71.3	209.7	67.2	74.9	66.8
4	39.0	33.5	33.5	30.8	30.8	30.8	44.7	38.1	36.2	33.3
5	44.7	35.9	36.4	37.4	37.4	37.3	46.6	75.3	73.9	36.0
6	29.0	27.1	27.0	26.8	26.8	26.6	29.4	37.0	36.8	26.6
7	27.9	21.6	21.4	21.6	20.6	20.2	27.7	18.1	18.4	21.4
8	41.5	41.9	41.8	41.8	41.5	41.2	41.9	42.2	41.8	42.3
9	49.9	35.8	35.8	36.1	36.2	36.8	49.8	40.2	39.5	35.7
10	35.9	35.8	35.8	35.8	35.5	35.4	38.2	55.8	55.2	35.4
11	21.4	21.7	21.9	21.6	21.2	21.3	21.8	22.8	22.6	21.4
12	39.6	40.4	41.2	40.3	31.3	40.6	39.8	40.2	39.6	41.0
13	49.9	50.3	50.4	50.3	49.5	52.6	49.8	50.1	49.7	48.4
14	84.5	85.6	85.2	84.6	86.1	85.7	84.7	85.3	84.4	85.3
15	32.9	33.0	42.6	33.0	31.3	38.3	33.3	32.2	32.1	32.7
16	27.1	27.3	72.8	27.3	24.8	133.8	27.4	27.5	27.1	28.8
17	51.3	51.5	58.8	51.5	48.9	161.2	51.6	51.4	51.0	51.3
18	16.0	16.1	16.9	16.0	18.5	16.6	16.2	16.2	15.9	16.6
19	12.2	23.9	23.9	23.9	24.0	24.1	11.3	195.7	208.5	23.8
20	175.9	177.1	171.8	177.1	173.6	172.8	175.4	177.2	175.7	122.8
21	73.6	74.5	76.7	74.7	74.8	72.6	73.7	74.8	73.7	74.8
22	117..6	117.4	119.6	117.4	116.6	111.7	117.9	117.8	117.7	147.0
23	174.5	176.3	175.3	176.3	175.8	176.3	176.3	176.6	174.4	115.2
24										162.4

注：uzarigenin（5α）   digitoxigenin（5β）

gitoxigenin（16-OH）   3-acetyl gitoxigenin（3-OAc）

17-βH-digitoxigenin-3-acetate（3-OAc,17-βH） Δ^{16}-digitoxigenin acetate（Δ^{16}）

uzarigenone（3-C=O）   strophanethidin（19-CHO）

VIII-3-O-rha-（1-4）-digitoxose（19-CHO,3-糖） bufalin（乙型）

  强心苷的结构中常有2,6-二去氧糖以及它们的甲醚化糖。这些糖的 ^{13}C NMR 均显示不同的化学位移值，详见表11-43。因此可根据这些信号，采用分析对比的方法，解析强心苷中相关糖的种类、数目以及连接的位置。2-去氧糖的 C-2 化学位移为 δ_C 33.0～36.0，甲氧基连接的碳化学位移值一般为 δ_C 80.0～85.0。

表11-43 强心苷常见糖的 ^{13}C NMR 数据

	1	2	3	4	5	6	OCH$_3$
L-夹竹桃糖	95.9	35.8	79.3	77.1	69.1	18.6	56.9
D-加拿大麻糖	97.6	36.4	78.7	74.0	71.1	18.9	58.1
D-地糖	98.2	33.1	79.1	67.0	71.2	17.6	55.1
D-沙门糖	97.3	33.6	80.3	67.9	69.1	17.5	56.7

续表

	1	2	3	4	5	6	OCH₃
L-黄花夹竹桃糖	98.9	73.8	84.8	76.6	68.9	18.5	60.6
D-毛地黄糖	103.6	70.9	85.1	68.7	71.0	17.4	57.2
D-6-去氧-3-O-甲基阿洛糖	104.3	71.6	85.2	74.6	68.5	18.4	60.7

（五）质谱

强心苷的主要开裂方式是苷键的 α-断裂。强心苷元部分除常见的脱甲基、羟基脱水、醛基脱 CO 和有双键时的 RDA 裂解方式外，特征裂解碎片为脱 17 位内酯环的特征碎片。甲型强心苷元质谱裂解为 m/z 111，124，124，163 和 164 等含有 γ-内酯环或内酯环加 D 环的碎片离子。乙型强心苷元质谱裂解产生 m/z 109，123，135，136 等含有 δ-内酯环的碎片，借此可区别甲型强心苷元与乙型强心苷元。

来自甾核的离子，如由 D 环 C-13-C-17 键和 C-15-C-16 键断裂的 m/z 264，由 C-13-C-17 键和 C-14-C-15 键断裂的 m/z 249，D 环 C-13-C-17 键断裂后还可与 14-OH 引起复杂的重排，产生 C 环缩为五元环的 m/z 221，203 离子。如果甾核上有羟基或羰基取代，这些离子的质荷比会发生相应的质量位移。

和其他苷类一样，强心苷可用 ESI MS 等质谱确定分子量和糖的连接顺序，用高分辨质谱（HRESIMS）确定分子式。

三、甾体皂苷的波谱特征

甾体皂苷特指的是苷元含有 27 个碳原子、C-17 侧链为含氧螺杂环的一类寡糖苷，又称为螺甾烷甾体苷。在确定基本结构之后，需要判断 C-25 的取代基及其构型，以及分子中各取代基的构型、数目、位置等。甾体皂苷中糖部分的研究，包括糖的种类、水解、糖与糖之间的连接顺序、连接位置、苷键的构型等，可参考本章第一节，这里主要介绍甾体皂苷元的波谱特征。

（一）紫外光谱

饱和的甾体化合物在 200～400nm 间无吸收，如果结构中引入孤立双键、羰基、α, β-不饱和酮基或共轭双键，则可产生吸收，详见表 11-44。

表 11-44 含有取代基的甾体皂苷元的紫外吸收

取代基	孤立双键	羰基	α,β-不饱和酮基	共轭双烯	$\Delta^{5(6);7(8)}$共轭双键
波长（nm）	205～225	285	240	235	280
强度（ε）	900	500	11000	—	10000

（二）红外光谱

红外光谱作为一个鉴定甾体皂苷结构类型的方法得到应用。含有螺缩酮结构侧链的甾体皂苷元在红外光谱中几乎都显示 980cm⁻¹（A）、920cm⁻¹（B）、900cm⁻¹（C）、860cm⁻¹（D）附近的四个特征吸收谱带，且 A 带最强。在 25S 螺甾烷醇型甾体皂苷或皂苷元中，B 带 >C 带，在 25R 螺甾烷醇型甾体皂苷或皂苷元中则是 B 带 <C 带，据此可区别 C-25 位两种立体异构体。若 F 环开裂后则无这种螺缩酮结构的特征吸收。该规律至今仍被广泛应用。

（三）核磁共振氢谱

甾体皂苷元的 ¹H NMR 谱中，在高场区有四个甲基（即 18、19、21 和 27 位甲基）质子的特征峰，其中18、19位甲基均为单峰，化学位移分别在δ_H 1.00和0.80左右。21、27位甲基均为双峰，前者化学位移处于较低场，在δ_H 1.50左右，后者化学位移处于较高场，在δ_H 0.70左右。如果25位有OH取代，则27位甲基成为单峰，并向低场位移。16和26位上的氢为连氧碳上的质子，处于较低场。以上质子容易辨认，而其他各碳原子上氢的化学位移相近，相互重叠，难于识别。

27位甲基的化学位移值还因其构型不同而有区别。甲基为α-取向（横键，25R构型）的化学位移值要比β-取向（竖键，25S构型）处于高场，由此可用27位甲基的化学位移值来区别25R和25S两种异构体。C-26位两个氢信号也可用来区别这两种异构体。在25R异构体中，C-26位两个氢的化学位移相似；在25S异构体中，两个氢的化学位移差别较大。

（四）核磁共振碳谱

甾体皂苷元分子中的27个碳信号在^{13}C NMR谱中可得到很好的辨认。18、19、27位的3个甲基化学位移均低于δ_C 20.0，但当A/B环为顺式骈合时，19-CH$_3$将向低场位移至δ_C 23.0，同时1~9位碳都不同程度向高场位移。16位碳因连接氧原子，其化学位移一般都在δ_C 80.0左右，22位碳为螺缩酮碳则在δ_C 109.0左右。

呋甾烷类化合物中，F环为开链衍生物，其E环和F环碳原子的化学位移与螺甾烷骨架显著不同，其C-22碳信号出现在δ_C 90.3；当22位连有羟基时，C-22碳信号出现在δ_C 110.8处；当22位连有甲氧基时，C-22碳信号出现在δ_C 113.5处（其连接的甲氧基碳一般约δ_C 47.2）。

变形螺甾烷类，F环变成了五元呋喃环，C-22碳信号出现在δ_C 120.9，C-25碳信号出现在δ_C 85.6，可明显区别于其他类型。不同位置构型或取代基发生变化会使甾体皂苷元化学位移发生较大变化，以下面7个结构（图11-135）为例，碳谱的化学位移值见表11-45。

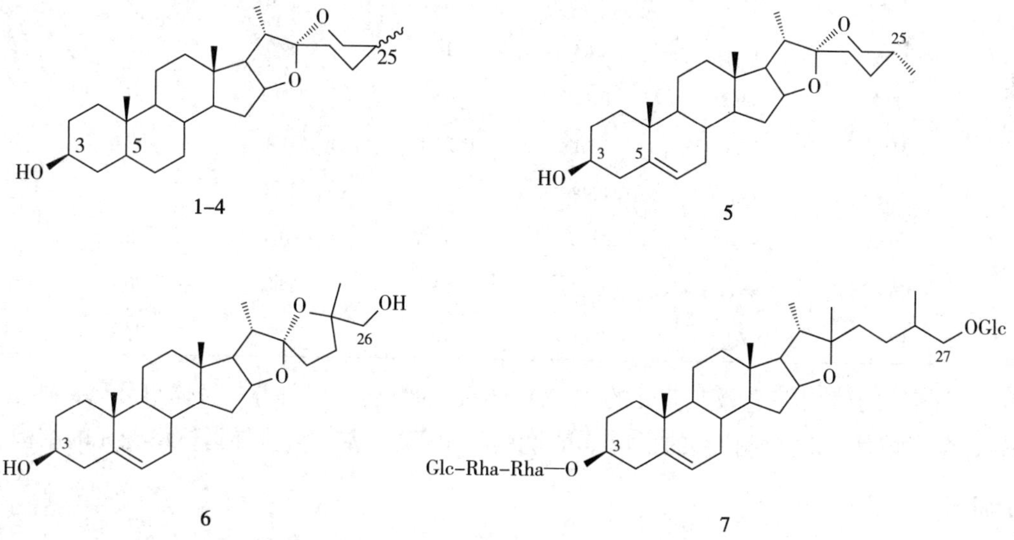

图11-135　7个甾体皂苷元及甾体皂苷（1~7）的化学结构

（1）（25R）-5α-spinstane（3β-OH），1: tigegenin；（2）（25R）-5β-spinstane（3β-OH），2: smilagenin；（3）（25S）-5α-spinstane（3β-OH），3: sarsasapogenin；（4）（25S）-5α-spinstane（3β-OH），4: neotigogenin；（5）（25R）-Δ^5-spinstane（3β-OH），5: diosgenin；（6）Δ-furospirostane（3β,26-OH），6: nuatigenin；（7）Δ-furostanol（3β-O-糖，27-O-糖），7: trigoneosides IVa

表11-45　甾体皂苷元的^{13}C NMR数据

No.	1	2	3	4	5	6	7
1	37.0	29.9	29.9	37.0	37.3	37.8	37.4
2	31.4	27.8	27.8	31.4	31.4	31.7	29.6

续表

No.	1	2	3	4	5	6	7
3	71.2	66.9	66.9	71.2	71.6	71.3	77.4
4	38.2	33.5	33.5	38.2	42.3	43.5	31.2
5	44.9	36.5	36.5	44.9	140.9	142.0	141.0
6	28.6	26.6	26.6	28.6	121.3	120.3	122.0
7	32.2	26.6	26.6	32.2	37.0	32.6	32.3
8	35.1	35.3	25.3	35.1	31.4	32.2	31.6
9	54.4	40.3	40.3	54.4	50.1	50.5	50.3
10	36.3	35.3	35.3	35.6	37.6	37.0	37.0
11	20.7	20.9	21.9	21.1	20.9	21.2	21.0
12	40.2	39.9	39.9	40.1	39.8	40.4	40.1
13	40.6	40.7	40.7	40.6	40.3	40.6	40.8
14	56.5	56.6	56.5	56.3	56.8	56.6	56.5
15	31.8	31.7	41.7	31.8	31.8	32.3	31.4
16	80.8	80.9	80.9	80.8	80.8	81.8	81.0
17	62.3	62.3	62.3	62.3	62.1	62.6	63.8
18	16.5	16.4	16.4	16.5	16.3	16.2	16.5
19	12.3	23.9	23.9	12.3	19.4	19.6	19.6
20	41.6	41.6	42.2	42.2	41.6	38.5	42.0
21	14.5	14.5	14.3	14.3	14.5	15.2	16.5
22	109.2	109.2	109.7	109.7	109.2	120.9	112.5
23	31.4	31.4	27.1	27.1	31.4	32.6	30.3
24	28.8	28.8	25.8	25.8	28.8	33.8	28.0
25	30.3	30.0	26.0	26.0	30.3	85.6	33.6
26	66.8	66.8	65.2	65.2	66.8	70.1	74.6
27	17.1	17.1	16.1	16.1	17.1	24.1	17.4

迄今已有许多关于甾体皂苷及其苷元的 ^{13}C NMR 数据的综述，在获得一甾体皂苷后，通过与文献数据进行比较，参考取代基对化学位移的影响，并考虑溶剂因素，基本可推知甾体皂苷元的结构。

（五）质谱

甾体皂苷元由于分子中有螺甾烷侧链，其质谱中出现很强的 m/z 139 的基峰，中等强度的 m/z 115 的碎片离子峰及弱的 m/z 126 辅助离子峰（图 11-136）。螺甾烷侧链有不同取代基时的质谱特征见表 11-46。

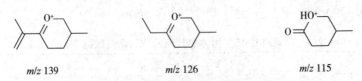

m/z 139　　　　　m/z 126　　　　　m/z 115

图 11-136　甾体皂苷元质谱中的部分基峰、碎片离子峰及辅助离子峰

表11-46　甾体皂苷元F环不同取代时的质谱特征碎片离子（m/z）

无取代	OH	OAc	OCH$_3$	Δ$^{25(27)}$	17α-OH
139（基峰）	155（基峰）	197（基峰）	169（基峰）	137（基峰）	139
126	142			124	126（基峰）
	131			113	155、153

此外，尚有来自甾核母核的 m/z 344、347、357、386、302、287、273 等特征碎片离子峰，这些离子的质荷比可因取代基的性质和数量发生相应的质量位移。由此可以推测取代基的种类、数目以及取代基的位置等，进而对于判断甾体皂苷元的种类很有意义。

甾体糖苷成分的糖苷键在质谱裂解过程中通常会有规律地断裂，形成一系列的碎片离子，对于这些碎片离子进行研究，常常可以获得有关糖链的组成及顺序信息。ESIMS 可用于测定皂苷的分子质量和糖链的组成。在甾体皂苷的 ESI MS 谱中，除可见［M+H］$^+$、［M-糖基］$^+$ 及糖基碎片外，还存在一些特征碎片。根据分子离子峰可确定糖的数量，解析分子离子峰减去糖基后的碎片峰，可推断糖的连接顺序，同时还可以通过苷元的碎片峰推测苷元的种类。

例如，中药知母根茎中的知母皂苷 C$_1$ 的软电离质谱测定：ESIMS 给出准分子离子峰 1233.4 ［M-H$_2$O+K］$^+$ 及碎片峰 1101.2 ［M-H$_2$O+K-132］$^+$，939.9 ［M-H$_2$O+K-132-4×162］$^+$，777.3 ［M-H$_2$O+K-132-2×162］$^+$，576.7 ［M-H$_2$O+K-132-3×162］$^+$，414.9 ［M-H$_2$O+K-132-4×162］$^+$，表明分子中连有 4 个六碳糖（葡萄糖和半乳糖）和 1 个五碳糖（木糖），且木糖处于糖链的末端，结构式如下。

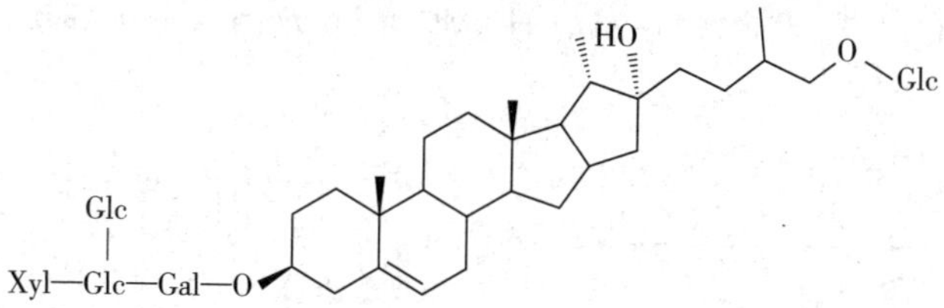

知母皂苷C$_1$

（六）甾体皂苷结构解析实例

化合物 11-24，白色粉末，易溶于甲醇，$[\alpha]_D^{25}$-10.7（c 0.11，CH$_3$OH）。Liebermann-Burchard 反应呈阳性，Molisch 反应阳性，提示可能为甾体皂苷类化合物。红外光谱显示羟基的强吸收（3442 和 1068cm^{-1}）；HRESIMS 显示其准分子离子峰为 m/z 749.4078 ［M+Na］$^+$（calcd for C$_{38}$H$_{62}$O$_{13}$Na，749.4083），确定分子式为 C$_{38}$H$_{62}$O$_{13}$。其 ^{1}H NMR（pyridine-d$_5$，600MHz）及 ^{13}C NMR（pyridine-d$_5$，150MHz）谱图如图 11-137 及图 11-138 所示。

^{1}H NMR 谱显示 5 个甲基信号 δ_H 1.54（3H, d, J=6.2Hz, Me-6′），1.53（3H, d, J=6.7Hz, Me-21），1.49（3H, d, J=7.1Hz, Me-27），0.83（3H, s, Me-19）和 0.80（3H, s, Me-18）；两个糖端基质子信号 δ_H 5.21（1H, d, J=7.7Hz, H-1″）和 4.80（1H, d, J=7.0Hz, H-1′）。在氢谱中还存在两个特征信号 H-26a（δ_H 3.62, m）和 H-26b（δ_H 3.66, m），$\Delta\delta_{H-26ab}$=0.04 < 0.35, 可确定 CH$_3$-27 处于平伏键，25 位碳的绝对构型应为 S 构型。

^{13}C NMR 谱中 C-2（δ_C 32.2），C-3（δ_C 70.6），C-4（δ_C 33.2），C-5（δ_C 51.3），C-6（δ_C 79.5），C-22（δ_C 113.0），C-23（δ_C 70.3），C-25（δ_C 31.2），C-26（δ_C 68.8）等这些特征信号，初步确定该化合物的苷元可能为 3β, 6α, 23-三羟基-5α-螺甾烷，经与文献比较，该苷元可确定其为（22R, 23R, 25S）-3β, 6α, 23-三羟基-5α-螺甾烷。

该化合物的 HRESIMS 给出准分子离子峰 m/z 762 ［M+Cl］$^-$。结合两个糖端基质子信号和碳信号（δ_C 106.5, 105.3），初步确认该化合物中有 1 个六碳去氧糖和 1 个五碳去氧糖的糖基取代。

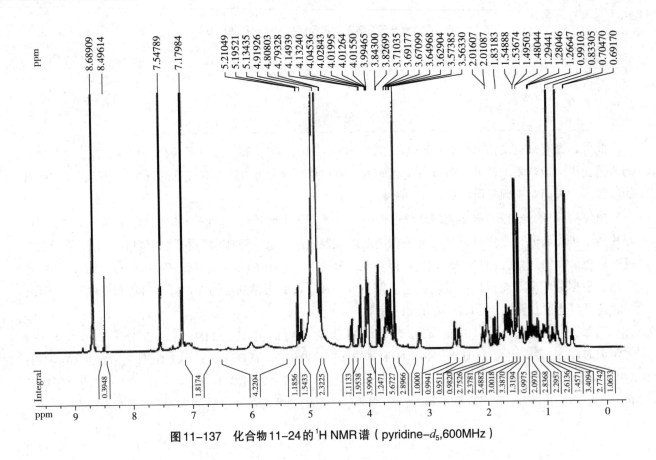

图11-137　化合物11-24的 ¹H NMR谱（pyridine-d_5,600MHz）

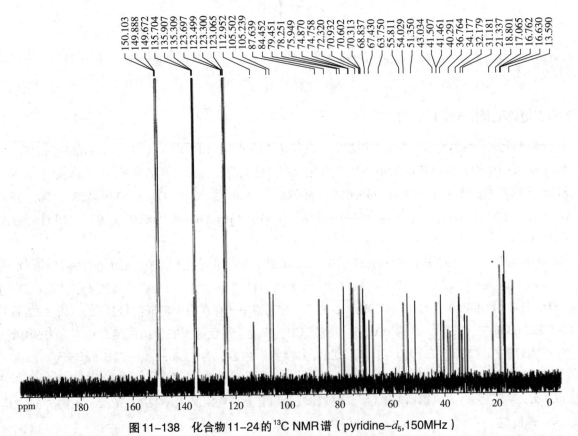

图11-138　化合物11-24的 ¹³C NMR谱（pyridine-d_5,150MHz）

除去苷元的碳谱信号之外，剩余11个信号均为糖链上碳信号，这些信号与（22R,23S,25R）-3β, 6α,

23-三羟基-5α-螺甾烷 6-O-［β-D-吡喃木糖基-（1→3）-O-β-D-吡喃鸡纳糖苷］中糖链信号完全一致，初步确认这两个糖基分别为鸡纳糖基和木糖基。通过HSQC，把每个碳信号和氢信号联系起来，结合HMBC谱中的C—H远程相关峰，各糖残基的碳氢信号得到了完全的归属。

糖基与糖基以及糖基与苷元之间连接方式由对HMBC谱图分析而得到。在HMBC谱图中，鸡纳糖的糖端基质子δ_H 4.81（1H, d, J=7.4Hz）与苷元的C-6（δ_C 79.5）以及木糖的糖端基质子δ_H 5.21（1H, d, J=7.6Hz）与鸡纳糖的C-3′（δ_C 87.7）分别存在相关信号，可以确定该糖链与苷元的6位直接相连，而木糖基连接在鸡纳糖基的3′位。

综上所述，化合物11-29鉴定为（22R, 23R, 25S）-3β, 6α, 23-三羟基-5α-螺甾烷 6-O-［β-D-吡喃木糖基-（1→3）-O-β-D-吡喃鸡纳糖苷］。化合物11-24的¹H NMR，¹³C NMR和HMBC数据归属见表11-51。

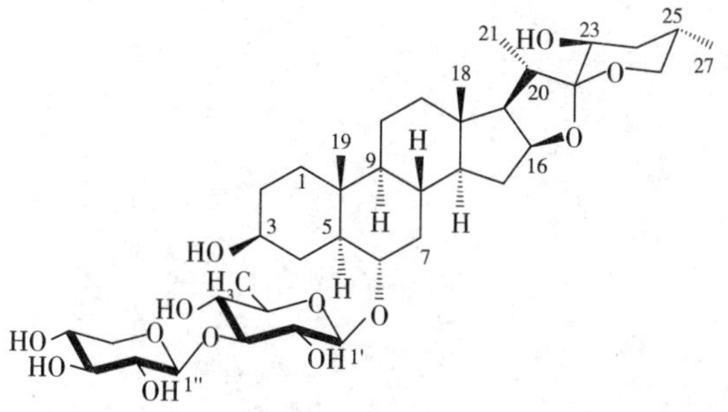

化合物11-24的结构

表11-47　化合物11-24的^{1}H NMR，^{13}C NMR和HMBC数据

No.	δ_H	δ_C	HMBC
1	0.90 ddd（13.0, 4.0, 10.7），1.68 m	37.7	
2	1.70 m, 1.90 m	32.2	
3	3.73 m	70.6	
4	1.63 m, 3.17 br d（12.5）	33.2	
5	1.33 dt（4.0, 10.1）	51.4	
6	3.65 m	79.5	
7	1.14 br d（11.5），2.51 dt（4.2, 11.5）	41.5	
8	2.08 m	34.2	
9	0.59 dt（4.2, 11.4）	54.0	
10	–	36.8	
11	1.22 m, 1.42 m	21.3	
12	1.05 m, 1.70 m	40.3	
13	–	41.5	
14	1.02 m	55.8	
15	1.49 m, 1.52 m	34.2	C-16
16	5.14 dt（7.0, 8.8）	84.4	C-20
17	2.01 dd（6.1, 8.8）	63.8	C-12,16,18,20,21
18	0.98 s	17.1	C-12,13,14,17
19	0.83 s	13.6	C-5,9,10
20	2.53 dq（6.1, 7.3）	43.0	C-17,18,22

续表

No.	δ_H	δ_C	HMBC
21	1.49 d (7.3)	16.6	C-17,20,22
22	-	113.0	
23	4.02 m	70.3	
24	1.89 m, 2.05 m	38.6	C-25
25	1.78 m	31.2	
26	3.62 m, 3.66 m	68.8	C-22
27	0.69 (6.5)	16.8	C-24,25,26
Qui			
1′	4.81 d (7.4)	105.3	C-6
2′	3.56 dd (7.4, 9.1)	74.9	C-3′
3′	4.02 t (9.1)	87.7	C-1″,3′
4′	3.56 t (9.1)	74.8	C-3′,6′
5′	3.70 dq (6.2, 9.1)	72.3	
6′	1.54 d (6.2)	18.6	C-4′,5′
Xyl			
1″	5.21 d (7.6)	106.5	C-3′
2″	4.01 dd (7.6, 8.5)	75.4	C-1″,3″
3″	4.13 t (8.5)	78.3	C-4″
4″	4.14 dt (4.8, 8.5)	70.9	C-2″
5″	3.68 m, 4.29 dd (4.8, 11.5)	67.4	C-3″,4″

四、睡茄内酯类化合物的波谱特征

睡茄内酯是一类具有高度氧化的 C_{28} 麦角甾烷骨架的变形甾体内酯，因为它们首次从睡茄属的印度人参中分离得到而得名。如从茄科植物苦蘵（*Physalis angulata* L.）的全草中分离鉴定的 withangulatin A。麦角甾类母核具有 28 个碳原子（ C_{28} 甾），是胆甾烷类化合物 24 位甲基化的产物。麦角甾烷是一个多取代甾体，在 C-1、C-3、C-5、C-6、C-16、C-25、C-26 等位均可有羟基取代，双键则常出现在 C-5、C-7、C-8（14）、C-20（22）、C-24（28）等位；在 C-3 位和 C-8 位还可以形成羰基。麦角甾烷还可以在 C-3 位成苷。波谱学方法在睡茄内酯类化合物结构测定中的应用最为广泛。

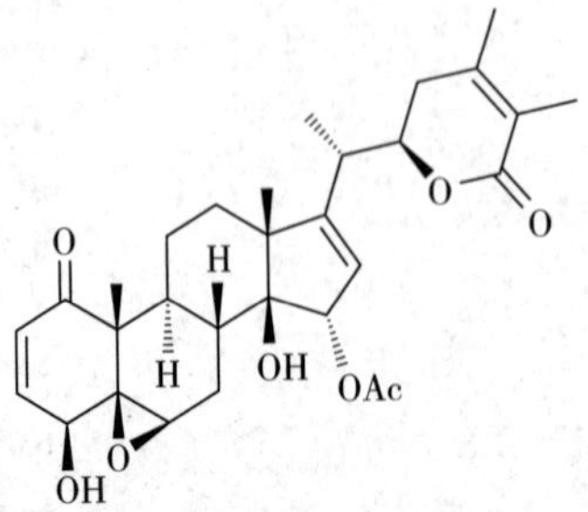

Withangulatin A 的结构

（一）紫外光谱

睡茄内酯的结构中有 $\alpha,\beta-$ 不饱和酮基，因此会有紫外吸收。$\alpha,\beta-$ 不饱和酮基在240nm处有特征吸收，共轭双键在235nm处有吸收。睡茄内酯类化合物在220~240nm附近有最大吸收。

（二）红外光谱

睡茄内酯中最重要的一个官能团吸收峰是由 $\alpha,\beta-$ 不饱和内酯产生的特征吸收峰，一般位于1680~1720cm^{-1}处。

（三）核磁共振氢谱

在 ^{1}H NMR谱中，H-2和H-3的质子信号非常特征性地分别出现在 $\delta_H 5.70~5.80$ 及 $6.60~6.70$ 之间，H-2一般以dd峰的形式出现，偶合常数分别为9.0~10.0Hz和2.0~3.0Hz；H-3则以ddd峰的形式出现，其偶合常数分别为9.0~10.0Hz、4.5~5.0Hz和2.0~3.0Hz。

^{1}H NMR谱的耦合裂分形式可为鉴别睡茄内酯类化合物立体构型提供极为重要的信息。以withangulatin A为例，睡茄内酯化合物的6,7-环氧多数为 $\alpha-$ 构型，H-6和H-7多表现为1个d峰和1个t峰，偶合常数在3~4Hz之间；当6,7-环氧为 $\beta-$ 构型时，H-6和H-7表现为2个d峰，其偶合常数为10.0Hz。

5,6-二羟基睡茄内酯类化合物的5-OH多数为 $\alpha-$ 构型，当6-OH为 $\beta-$ 构型时，H-6一般呈现1个宽单峰或其裂距很小的t峰；当6-OH为 $\alpha-$ 构型时，H-6呈现1个dd峰，偶合常数分别约为10.0和3.0Hz。在5,6,7-三羟基类睡茄内酯中，5-OH亦多为 $\alpha-$ 构型，6,7-二羟基构型主要为 $6\alpha,7\beta-$ 二羟基和 $6\beta,7\alpha-$ 二羟基。两种类型的H-6和H-7化学位移值无明显差异，均裂分为d峰和t峰，偶合常数却具有区别特征，当为 $6\alpha,7\beta-$ 二羟基取代时H-6和H-7的偶合常数为9.0Hz，$6\beta,7\alpha-$ 二羟基取代时H-6和H-7的偶合常数为2.6~3.2Hz。

睡茄内酯12-OH的构型可根据H-12的耦合裂分形式予以区别。如果12-OH处在a键上，即 $\alpha-$ 取向时，H-12和C-11上的2个氢产生ae和ee偶合，H-12一般呈现1个宽单峰；当12-OH处在e键上，即 $\beta-$ 取向时，H-12和C-11上的2个氢产生aa和ae偶合，H-12呈现1个d峰，偶合常数分别约为9.0和4.0Hz。

C-22为 R 构型时，H-22表现为1个dt峰（偶合常数分别为13.0 ± 0.5Hz、3.4 ± 0.2Hz）；为 S 构型时，H-22表现为1个宽单峰；当C-20通过羟甲基和C-24形成醚环，则H-22信号出现1个宽单峰，C-22亦为 R 构型。

（四）核磁共振碳谱

一般来说，18-CH_3碳信号的化学位移主要受C环和D环羟基有无的影响。当C环和D环均无含氧基团取代时，18-CH_3的碳信号出现在 $\delta_C 12.2~13.0$ 处；当C-12有 $\beta-$ 羟基取代时，则18-CH_3碳信号比C-12无羟基取代时大幅度高场位移，出现在 $\delta_C 8.0~8.3$ 处；当C-12上有 $\alpha-$ 羟基取代时，其18-CH_3碳信号仍出现在 $\delta 12.8$ 处。

C-5、C-6和C-7位上的含氧基团的有无，对C-1、C-2、C-3和C-4的化学位移亦有少许影响。当存在 $5\alpha-$ 羟基、$6\alpha,7\alpha-$ 环氧取代基时，1-酮-2-烯-4-亚甲基结构部分的C-1、C-2、C-3和C-4信号分别出现在 $\delta_C 205.7~206.1$、129.4~129.5、142.2~142.4和37.9~38.1的范围内。当存在 $5\alpha,6\beta-$ 二羟基、$5\alpha,6\beta,7\alpha-$ 三羟基以及 $5\alpha,6\alpha,7\beta-$ 三羟基时，C-1、C-2、C-3和C-4信号分别出现在 $\delta_C 207.0~207.6$、128.9~129.0、143.3~145.0和36.2~36.6范围内；与 $5\alpha-$ 羟基、$6\alpha,7\alpha-$ 环氧取代时相应碳信号相比较，C-1信号

向低场位移1.0~2.0，而C-4信号则向高场位移1.3~1.9。

在5,6-二羟基睡茄内酯化合物中，5-OH绝大多数为α-构型，C-4一般出现在δ_C36.5~38.5之间；当5-OH为β-构型时，C-4一般出现在δ_C31.0~35.0范围内。

（五）质谱

睡茄内酯类化合物的结构特征是分子内都存在一个六元内酯环的侧链，A环都具有α,β-不饱和酮的结构，因而在质谱中都具有特征性的裂解方式。例如图11-139所示的withaferin A（1），withacnistin（2），4β,7β,20-trihydroxy-1-oxo-witha-2,5,24-trienolide（3）和jaborosalactone-A acetate（4），都出现含内酯环的离子b，同时也出现互补离子a。B环的C-5和C-6有环氧结构的化合物（1、2、4），裂解成含C、D环和侧链的离子c。C-5和C-6具有邻二醇结构的jaborosalactone-F（5），其B环能够裂解得到含A环的离子d（m/z 125，基峰）。化合物5的基峰m/z 125，不大可能来自内酯环，而可能来自A环，其形成过程可能是先进行麦氏重排，然后进行a裂解打开C-5-C-6键即得。强峰m/z 347可能有两个来源，一是C-20-C-22键裂解得到离子a，一是有分子离子失水，得到的离子m/z 470再打开B环并转移一个氢原子，得到的离子类似c。两种来源中可能前一种是主要的。目前多采用ESI离子源结合多级质谱的方式来推测已知或未知睡茄内酯类化合物的结构。ESI离子源等软电离方式配合高分辨质量分析器可以精确地给出睡茄内酯结构的分子量、分子式信息。而多级质谱又可以给出较丰富的睡茄内酯类成分的结构碎片信息。

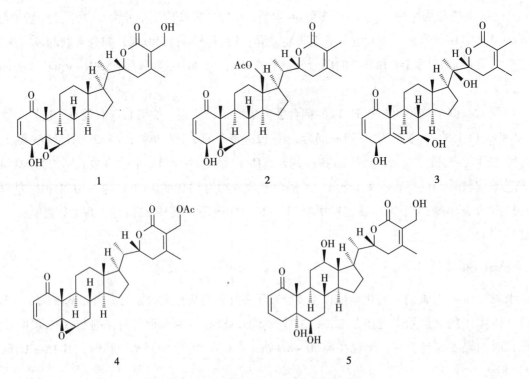

图11-139　睡茄内酯类化合物1-5的结构

（六）睡茄内酯类化合物结构解析实例

化合物11-25，白色粉末，易溶于甲醇，其^{1}H（DMSO-d_6，600MHz）及^{13}C（DMSO-d_6，150MHz）NMR谱图如图11-140及图11-141所示。通过HRESIMS显示其准分子离子峰为m/z546.3060［M+NH$_4$］$^+$（C$_{30}$H$_{40}$NO$_8$，计算值546.3061），确定其分子式为C$_{30}$H$_{36}$O$_8$。

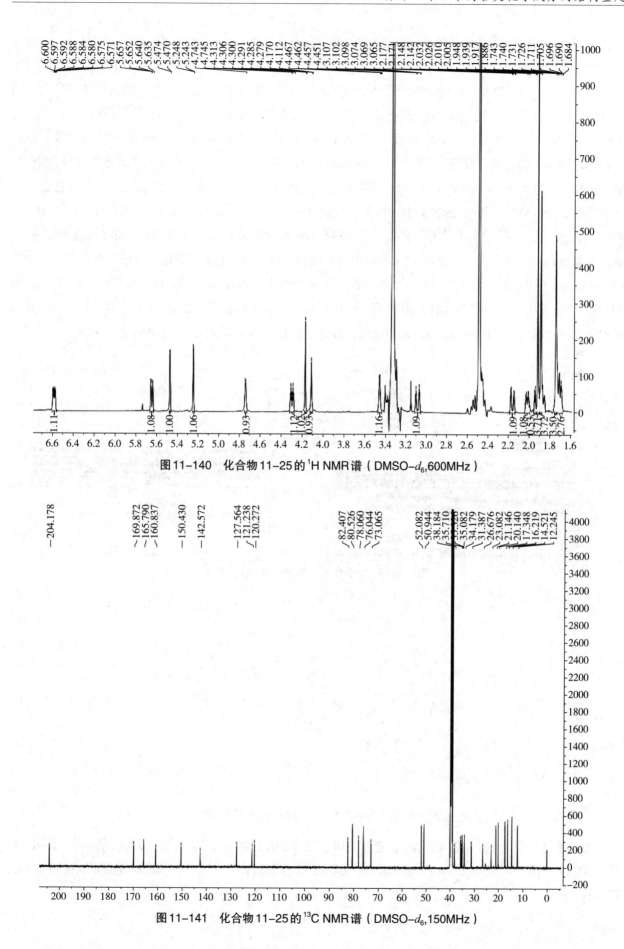

图 11-140 化合物 11-25 的 ^1H NMR 谱（DMSO-d_6, 600MHz）

图 11-141 化合物 11-25 的 ^{13}C NMR 谱（DMSO-d_6, 150MHz）

¹H NMR谱显示睡茄内酯骨架上的双键上两个甲基信号δ_H 1.88（3H, s, CH₃–28）和1.74（3H, s, CH₃–27）；两个角甲基信号δ_H 1.11（3H, s, CH₃–19）和0.97（3H, s, CH₃–18）；C–22位的连氧次甲基信号δ_H 4.30（1H, dt, J=13.0, 3.8Hz, H–22）；一个乙酰基甲基信号δ_H 1.92（3H, s）；一个连接乙酰氧基的次甲基信号δ_H 5.25（1H, d, J=2.7Hz）。值得注意的是，图中显示出三个烯氢质子信号δ_H 6.59（1H, ddd, J =10.1, 5.1, 2.2Hz），5.65（1H, dd, J=10.1, 2.8Hz），5.47（1H, d, J =2.7Hz），表明该睡茄内酯结构中可能含有三个双键（包括不饱和内酯环上的四取代双键）。¹³C NMR谱中共显示30个碳信号，其中包含了一个酮羰基信号δ_C 204.2，两个酯羰基信号δ_C 169.9, 165.8，六个烯碳信号δ_C 160.8, 150.4, 142.6, 127.6, 121.2, 120.2，进一步佐证了上述的推测。分析该化合物的HSQC和HMBC谱，发现HSQC谱中在δ_H 4.74（1H, d, J=4.3Hz），4.17（1H, s），4.11（1H, s）处有三个氢信号未与任何碳相关，却在HMBC谱中分别与δ_C 76.0, 73.1, 80.5存在远程相关，由此推测结构中应含有三个羟基（5–OH, 6–OH, 14–OH）。将化合物的碳谱数据、氢谱数据与已知化合物withaminimin进行比较，发现二者数据基本一致。进一步通过ROESY验证（图11–142、11–143），14–OH与CH₃–18远程相关，说明14–OH为β–构型；6–OH与CH₃–19远程相关，说明6–OH为β–构型；5–OH因ROESY相关不明显，但与withaminimin相比较，碳化学位移基本一致，故确定5–OH为α–构型。

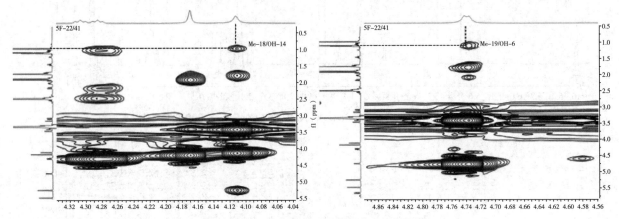

图11–142　化合物11–25的部分ROESY谱

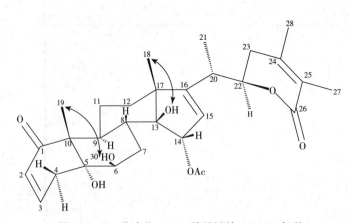

图11–143　化合物11–30的关键的ROESY相关

综上所述，化合物11–25的结构鉴定为（8R,9S,20S,22R）–15α–乙酰氧基–5α,6β,14β–三羟基–1–氧代–2,16,24–三烯–睡茄内酯（withaminimin）。化合物11–25的¹H NMR，¹³C NMR和HMBC数据归属见表11–48。

化合物 11-25 的结构

表 11-48 化合物 11-25 的 ^{1}H NMR, ^{13}C NMR 和 HMBC 数据

No.	δ_C	δ_H	HMBC
1	204.2		
2	127.6	5.65 dd (10.1, 2.8)	C-1,4,9,10
3	142.6	6.59 ddd (10.1, 5.1, 2.2)	C-9,5,1,4
4	35.7	3.09 dt (19.8, 2.7)	C-6,5,2,3,1
		1.94 d (5.2)	
5	76.0		
6	73.1	3.46 d (3.3)	C-4,10,5,7
7	26.7	1.71 br d (3.3)	C-11,6,5,14
		1.69 br d (3.5)	
8	34.2	2.49 br d (2.9)	C-9,10,11,19
9	35.3	2.54 br dd (12.1, 2.9)	C-8,10,11
10	50.9		
11	23.1	2.02 br dd (12.7, 3.4)	C-9,13,7,8,12
		1.06 br dd (12.4, 2.5)	
12	38.2	1.70 br d (3.5)	C-13,11,18
		1.45 td (13.4, 3.0)	
13	52.1		
14	80.5		
15	82.4	5.25 d (2.7)	C-13,14,16,17,20
16	121.2	5.47 d (2.7)	C-13,14,15,17,20
17	160.8		
18	16.2	0.97 s	C-12,13,14
19	14.5	1.11 s	C-8,22,17
20	35.1	1.73 br d (2.9)	C-15,14,16,21
21	17.3	1.09 d (3.9)	C-20,22
22	78.1	4.30 dt (13.0, 3.8)	C-21,24,17,19
23	31.4	2.16 dd (17.8, 3.4)	C-28,25,24
		2.45 m (1H)	
24	150.4		
25	120.2		
26	165.8		
27	12.2	1.74 s	C-24,25,26
28	20.1	1.88 s	C-23,24,25

续表

No.	δ_C	δ_H	HMBC
CH₃CO	169.9		
	21.1	1.92 s	C=O（CH₃CO）
5-OH		4.17 s	C-5,10
6-OH		4.74 s	C-5,6,7
14-OH		4.11 s	C-14

五、其他类型甾体的波谱特征

（一）孕甾烷型甾体（C₂₁甾体）

天然的孕甾烷型化合物除了在动物体内作为激素存在外，在多种植物中也存在这类化合物，特别是萝藦科、玄参科、毛茛科、夹竹桃科等，在植物中一般称为C₂₁甾体，多以苷的形式存在。常见的孕甾烷型化合物的结构类型可以分为以下4类（图11-144）。

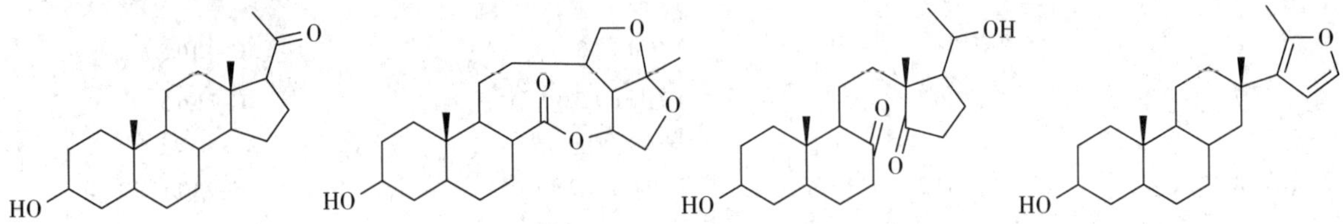

图11-144　常见的甾体孕甾烷类化合物的结构类型

Ⅰ类C₂₁甾体是最基本的结构，化合物数量也占多数。其结构特点有一个环戊烷骈多氢菲的基本母核，C-3位有羟基取代，C-10、C-13有两个角甲基，C-17连一个乙酰基、1-羟乙基或乙基等基团。除此之外，这类化合物的C-2、C-8、C-11、C-12、C-14、C-16和C-17通常有一个或多个羟基取代，其中以C-8和C-14二羟基取代的居多。C-5和C-6之间可以是双键或单键。这类化合物经常以去氧糖苷的形式存在，一般在C-3或C-20连接糖链。C-12的羟基上经常与苯甲酸、对羟基苯甲酸、苯丙烯酸、乙酸、异戊酸、2-甲基-2-丁烯酸等有机酸成酯。这类化合物如果以苷元的形式存在，核磁共振谱相对比较简单。¹³C NMR谱中出现21个碳信号，C-18和C-19这两个角甲基的化学位移一般在δ_C10.0～20.0。如果C-20是羰基碳，C-20信号出现在低场约δ_C210.0处，C-21信号受羰基的吸电子效应影响，化学位移向低场位移，C-21若为甲基，碳信号一般在δ_C25.0～32.0处；C-21若为羟甲基，其信号一般在δ_C65.0～68.0。如果20位有羟基取代，则C-20碳信号一般在δ_C69.0左右，C-21若为甲基，碳信号在δ_C17.0～24.0处；如果C-20为亚甲基，则C-20碳信号在δ_C23.0左右，C-21甲基碳信号在δ_C14.0。其他氧取代位置的碳信号化学位移特点是：如果是季碳，化学位移一般在δ_C84.0左右；如果是叔碳，化学位移一般在δ_C68.0～80.0，具体的化学位移受羟基的朝向和附近基团的影响。C-5和C-6之间若为双键，C-5的化学位移一般在δ_C139.0左右，C-6的化学位移在δ_C121.0左右。但12位的羟基若成酯，酯羰基的化学位移都相对比较固定，在δ_C165.0～170.0处。

Ⅱ类C₂₁甾体结构是Ⅰ类C₂₁甾体的C-14与C-13和C-15之间的两个碳碳键都氧化断裂，C-14形成羧基，C-18甲基氧化成羟甲基，C-18羟甲基和C-15羟甲基与C-20的酮羰基形成缩酮，从而形成一个双四氢呋喃结构片段，并且C-14羧基与C-16上的羟基成酯。这个类型的C₂₁甾体有一个典型的缩酮碳信号C-20，化学位移在δ_C114.0左右。C-14酯羰基的化学位移一般δ_C175.0左右。C-15和C-18的氧亚甲基信号一般在δ_C68.0左右，而C-16的碳信号在δ_C75.0左右。

Ⅲ类C_{21}甾体结构是Ⅰ类C_{21}甾体的C-8和C-14之间的碳碳键氧化断裂。C-8和C-14氧化成羰基，其中C-8的羰基常与C-12和C-21上连的羟基形成缩酮。因此，这个类型的C_{21}甾体的化学位移特点是在δ_C210.0～220.0处有一个羰基碳信号（C-14），在δ_C106.0处有一个缩酮碳信号（C-8），连氧次甲基C-12的化学位移一般在δ_C80.0，而C-20的化学位移在δ_C66.0左右处。

Ⅳ类C_{21}甾体结构是Ⅰ类C_{21}甾体的C-14和C-15之间的碳碳键氧化断裂，C-15上羟基和C-20上羟基缩合，形成3-取代的2-甲基呋喃结构片段，这类化合物的C-14一般氧化成羰基，C-18角甲基大部分情况下会脱去，C-5和C-6之间一般是双键。这类化合物的碳谱特征是具有一个呋喃环的典型碳信号（δ_C 140.0, C-15; δ_C 112.0, C-16; δ_C 118.0, C-17; δ_C148.0, C-20）和一个羰基信号（δ_C 180.0, C-14），呋喃环上的甲基信号C-21一般偏向高场，在δ_C12左右。

（二）蜕皮激素型甾体（C_{27}甾体）

蜕皮激素型C_{27}甾体化合物的母核也是环戊烷骈多氢菲，如从中药怀牛膝（*Achyranthes bidentata* Blume）根中分离鉴定的β-蜕皮甾酮，结构如下图。C-10和C-13上角甲基以及C-17上8碳侧链一般都是β-构型。蜕皮激素型甾体化合物的典型特点是：C-6是酮羰基，在C-7和C-8之间形成α,β-不饱和酮的结构片段，此羰基的化学位移一般在δ_C205.0，而C-7叔碳的化学位移一般在δ_C 121.0，C-8季碳的化学位移在δ_C167.0。C-2、C-3、C-14、C-20、C-22、C-25位一般有羟基取代，并且C-2、C-3、C-20的羟基是β朝向，而C-14和C-22的羟基是α朝向。这几个羟基取代碳的化学位移特点是：C-2和C-3的化学位移一般在δ_C68.0左右，若C-2无羟基取代，只有C-3羟基取代，则C-3的化学位移在δ_C64.0左右；C-14的化学位移相对比较固定，在δ_C84.0左右；C-20的化学位移在δ_C77.0左右，C-22的化学位移也在δ_C77.0，C-20和C-22碳信号峰有时会重叠，但DEPT谱可以很好地区分它们，C-20是季碳，而C-22是叔碳；C-25信号一般出现在δ_C70.0左右。

（三）植物甾烷型甾体（C_{29}甾体）

植物甾烷类化合物是由胆甾-5,24-二烯-3-醇的C-24和C-25位之间的双键经过S-腺苷甲硫氨酸的两步烷基化作用，在C-24位添加了乙基，从而形成的一类C_{29}甾体化合物。这类化合物取代较少，骨架比较固定，C-5和C-6、C-7和C-8、C-22和C-23、C-25和C-26、C-24和C-28这些化学键可能形成一个或多个双键，由于这类化合物都有3β-OH，因此常被称为植物甾醇。常见的如β-谷甾醇，结构如下。

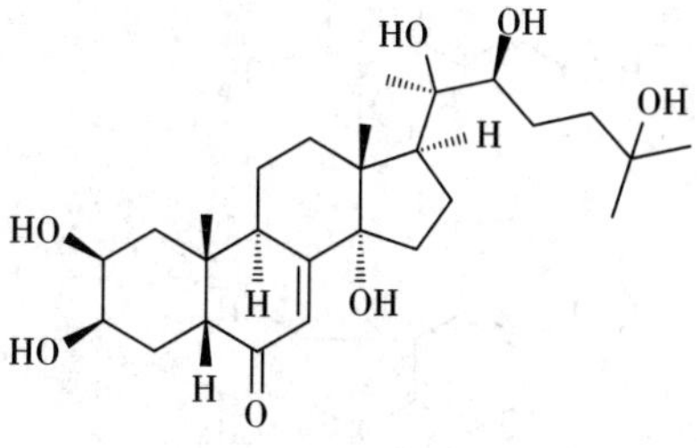

β-蜕皮甾酮的结构

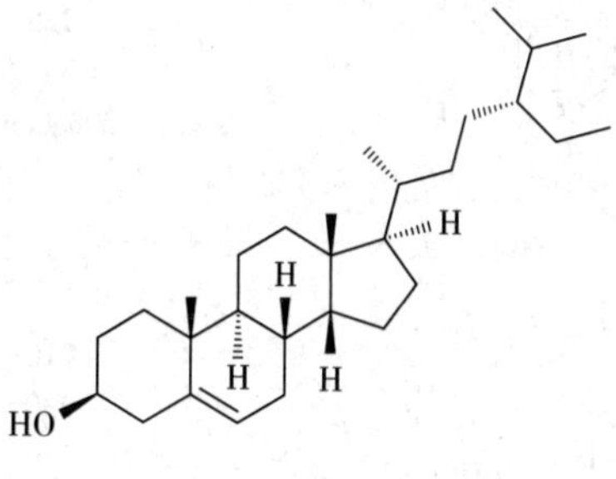

β-谷甾醇的结构

由于植物甾醇取代较少，大多由脂肪环稠合而成，与一些取代较少的四环三萜波谱特征比较类似，^{1}H NMR信号主要分布在δ_H1.00～2.50处，信号比较拥挤，氢信号裂分情况难以分辨。比较有用的是这类化合物的甲基信号，一般在δ_C0.5～1.0，因为植物甾醇含有2个角甲基（s峰）、3个与叔碳相邻的甲基（d峰）和1个与仲碳相邻的甲基（t峰），而四环三萜类化合物所包含的角甲基数量较多，并且没有裂分为t

峰的甲基信号，可以作为区分这两类化合物的依据。植物甾醇甾体母核上的烯氢质子信号一般在 $\delta_H 5.20$ 左右，羟基取代的叔碳质子信号一般在 $\delta_H 3.50$ 左右。

　　植物甾醇的 ^{13}C NMR 谱除了有29个碳信号和 $\delta_C 56.0$ 左右一般有两个叔碳信号这两个典型特征外，其他信号特征不太明显，大部分信号集中在高场区。

第八节　生物碱类化合物的波谱特征与结构鉴定

　　生物碱是研究最早的一类重要的天然化合物，其多具有较复杂的氮杂环结构。因此，生物碱的结构解析相对比较复杂。20世纪60年代以前，生物碱的结构解析以化学方法为主，即将复杂结构通过经典的化学反应（如霍夫曼降解），降解成一些相对稳定的片段，并根据降解规律和降解产物特点推断其结构。同时经过脱氢、氧化降解等化学反应分析其官能团特征，最终通过全合成手段确认结构。由于步骤繁杂、耗时，样品用量大且难以回收，目前化学法在生物碱结构测定过程中已成为辅助手段。目前研究生物碱的结构主要依靠波谱分析法，尤其是核磁共振谱和质谱。由于生物碱化合物的种类繁多，结构类型也多种多样，因此其波谱特征也因结构不同而各有差异。尽管如此，由于N原子的存在，生物碱的紫外光谱、红外光谱、核磁共振谱、质谱等显示了与其他类化合物不同的波谱特征。

一、紫外光谱

　　UV谱可以反映生物碱结构中生色团的结构特征，其共轭系统的组成以及共轭系统中助色团的种类、位置以及数量对紫外-可见光谱都产生明显的影响，特别是具有芳香氮杂环的体系尤为有用，可以用来辅助推断生物碱的结构类型，如喹啉类、异喹啉类和吲哚类等类型生物碱。

（一）吲哚类生物碱的紫外光谱特征

　　吲哚生物碱的吲哚部分的共轭系统不同，其紫外光谱会不同，吲哚结构中甲氧基取代情况不同，其紫外光谱也会存在差异。表11-49对吲哚类生物碱基本母核的UV数据进行了归纳。

表11-49　苯环未取代/取代的吲哚母核的UV光谱

苯环无取代	UV吸收波长（nm）	苯环有取代	UV吸收波长（nm）
	225 282 293（sh）		230 280 300（s）
	210 230 310		228 282（s） 300（sh）
	242 323		230 305（s） 313（sh）

苯环无取代	UV 吸收波长（nm）	苯环有取代	UV 吸收波长（nm）
	245 295		
	238 300 364		
	210 235 295 330		

二氢吲哚生物碱如kopsofinone，单萜吲哚生物碱如9-methoxy-3-*epi-α*-yohimbine的紫外数据如图11-145所示。

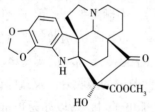 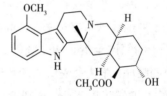

Kopsofinone：
UV(EtOH)λmax(logε) 218(4.23),244(3.73),284(3.01)nm

9-Methoxy-3-*epi-α*-yohimbine
UV(MeOH)λmax(logε) 224 (4.27),270(360)nm

图 11-145　Kopsofinone和9-methoxy-3-*epi-α*-yohimbine紫外数据

（二）异喹啉类生物碱的紫外光谱特征

该类化合物结构复杂，种类多样，其紫外光谱一般在280～290nm存在异喹啉环强吸收峰。小檗碱类生物碱中的盐酸小檗碱的紫外吸收为λ_{max}（lgε）：267（4.45），347（4.42），426（3.75）nm，其中426nm处的紫外吸收与该化合物为黄色这一性状是一致的。双苄基异喹啉类生物碱，如防己碱（sinomenine）的紫外吸收在263（lgε 3.79）nm，而青风藤碱（sinoacutine）的紫外吸收为λ_{max}（lgε）：242（4.32），281（3.82）nm，表明它比防己碱多一个双键。阿朴菲-苄基异喹啉类生物碱，如大叶唐松草碱（thalifaberine）的紫外吸收为λ_{max}（lgε）：282（4.36），310 sh（3.98）nm。

（三）喹啉类生物碱的紫外光谱特征

该类生物碱的紫外光谱吸收一般为λ_{max}：230、270和314nm。如喜树碱的紫外吸收为λ_{max}（lgε）：218（4.63），254（4.53），290（3.78）和370（4.35）nm，奎宁的紫外吸收为λ_{max}（lgε）：273 sh（3.61），280（3.68），284 sh（3.59），320（3.76），331（3.80）nm。

二、红外光谱

IR谱主要用于对官能团如取代芳环、氨基、羟基和各种羰基的定性鉴定，还可以推断化合物中可能存在的官能团，并根据IR谱的峰位、峰强及峰形，与已知生物碱进行对照，以确定生物碱的一些特征性的官能团。

芳香杂环的骨架的伸缩振动在$1600 \sim 1500cm^{-1}$，不同杂环在$1500cm^{-1}$处的吸收强度变化很大，并因取代基的极性增大而增强。伯胺在$3500 \sim 3150cm^{-1}$出现两个尖锐吸收峰，仲胺在$3400cm^{-1}$处有一条谱带出现。存在于生物碱结构中的内酯、环酮和内酰胺中的羰基伸缩振动吸收在$1660 \sim 1770cm^{-1}$之间，因环的大小与是否有双键共轭体系的存在等结构特征而有不同。相同官能团，六元环的羰基红外吸收波数小于五元环（表11-50）。当环的大小相同时，内酯的羰基红外吸收波数>环酮>内酰胺。与羰基共轭的双键越多，红外吸收的波长越长，波数越小。

表11-50　五/六元环内羰基$\nu_{C=O}$比较

结构类型	六元环（cm^{-1}）	五元环（cm^{-1}）
内酯	1735	1770
环酮	1715	1745
内酰胺	1670	1700

另外，红外光谱常用于喹诺里西啶类、吲哚里西啶类，或者其他存在6/5和5/5环系统的生物碱及其衍生物的骨架立体构型、功能基的位置及构型的确定。例如喹诺里西啶环的2个六元环有反式和顺式两种稠合方式（图11-146）。这两种稠合方式在IR光谱中有明显区别，反式稠合在$2700 \sim 2800cm^{-1}$范围内有2个以上的明显吸收带，这个吸收带被称为Bohlmann吸收带。而顺式稠合，由于氮原子邻碳上的氢只有一个与氮孤对电子对呈反式直立关系，Bohlmann吸收带极弱。Bohlmann吸收带产生的必要条件是在喹诺里西啶环的氮原子的邻位至少有两个竖键C—H与氮的孤电子对成反式。反式喹诺里西啶环符合此要求，而顺式喹啉里西啶环只有1个成反式的C—H竖键，故无此范围的吸收峰。反式喹诺里西啶的盐、季铵盐、$N \rightarrow O$化合物及内酰胺化合物，因氮原子上不存在游离孤电子对，所以亦无Bohlmann吸收峰存在。吲哚里西啶结构（图11-146）中存在2个以上与氮原子的孤电子对成反式的个竖键C—H，因此IR光谱可见到Bohlmann吸收峰。

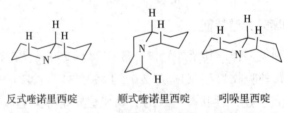

反式喹诺里西啶　　　顺式喹诺里西啶　　　吲哚里西啶

图11-146　喹诺里西啶环和吲哚里西啶环的稠合方式

三、核磁共振谱

核磁共振氢谱和碳谱能显示结构中各功能团的种类和连接方式，在生物碱的结构测定中有极其重要价值，是其他谱图法无法代替的。

（一）核磁共振氢谱

根据氢谱各氢信号的化学位移值范围、裂分情况及偶合常数的大小、积分曲线代表基团的质子数等信息，可以确定生物碱各种含氢官能团的种类，如—CH$_3$、—OCH$_3$、—OAc、—CH$_2$—、—NH、双键、芳环等，也可了解芳环的取代情况和分子的立体结构等。

现将氮原子影响质子化学位移的范围及 ^{1}H NMR 谱在生物碱结构解析中的应用予以介绍。不同类型 N 上质子的 δ_H 值范围，脂肪胺 δ_H 0.30 ~ 2.20；芳胺 δ_H 2.60 ~ 5.00；酰胺 δ_H 5.20 ~ 10.00。生物碱不同类型氮原子上甲基的 δ 值范围见表 11-51。

表 11-51　不同类型 N—CH$_3$ 化学位移值（CDCl$_3$）

N 原子类型	N—CH$_3$ 的一般范围（δ_H）
叔胺	1.97 ~ 2.56
仲胺	2.30 ~ 2.50
芳叔胺和芳仲胺	2.60 ~ 3.10
杂芳环	2.70 ~ 4.00
酰胺	2.60 ~ 3.10
季胺	2.70 ~ 3.50

1. 吲哚类生物碱　吲哚类生物碱结构繁多，对其核磁波谱规律的总结比较困难。但吲哚类生物碱均有苯环、吡咯环等特征性的基团，所以在 ^{1}H NMR 谱中看到 δ_H 6.0 ~ 8.0 的芳氢信号。吲哚环母核氢谱数据如图 11-147 所示。

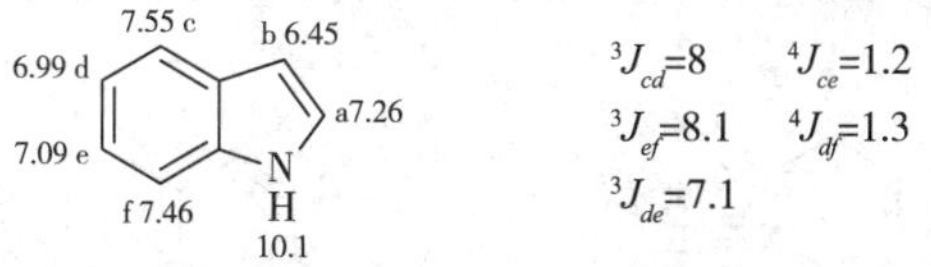

图 11-147　吲哚母核的氢谱数据

由于吲哚类生物碱结构类型较多，以下仅以简单吲哚类、β-卡波林类、半萜吲哚类及单萜吲哚类生物碱为例给出 ^{1}H NMR 数据（图 11-148）。

简单吲哚类生物碱：

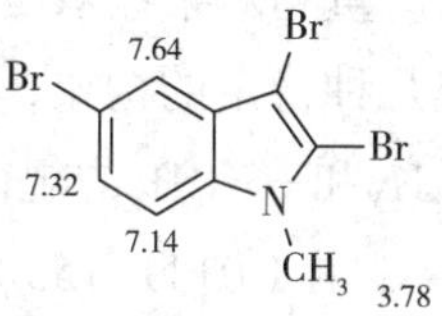

1-Methyl-2,3,5-tribromoindole 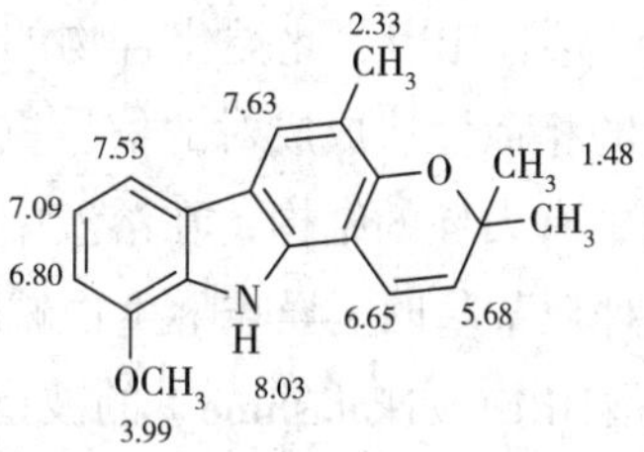　　　　Mupamine

β-卡波林类生物碱：

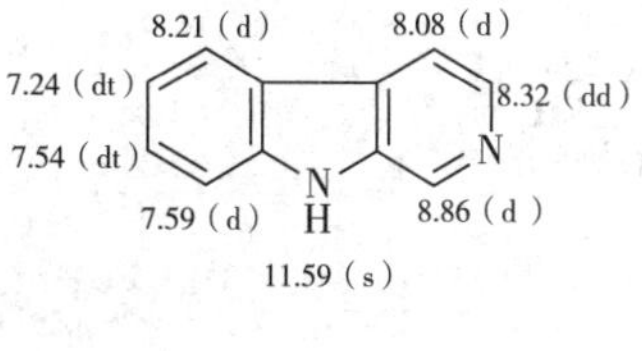

β-Carboline 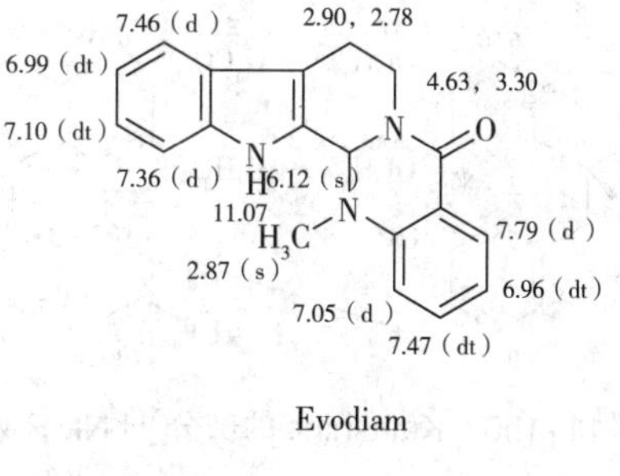　　　　Evodiam 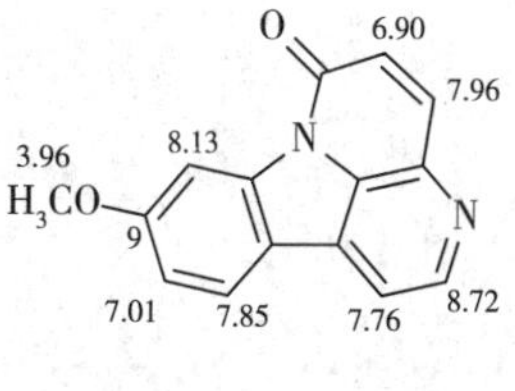　　　　8-Methoxycanthin-6-one

萜类吲哚生物碱:

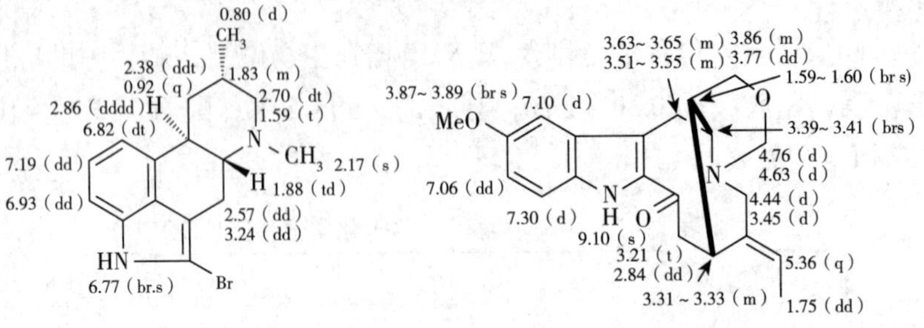

图 11-148 部分吲哚类生物碱的 ^{1}H NMR 数据

2.异喹啉类生物碱

（1）苄基异喹啉生物碱 对该类化合物的NMR图谱分析发现，其有两种稳定的构象：即1-苄基位于异喹啉苯环的下方和与1-苄基的苯环位于相反的方向。以 *N,O,O*-三甲基乌药碱及其衍生物为例说明 ^{1}H NMR谱在确定苄基异喹啉中苄基构象的作用（图11-149）。Ⅰ式中A环上的7-甲氧基位于C环的正屏蔽区，受其屏蔽效应影响比6-甲氧基位于高场；而在Ⅱ式中7-甲氧基则不受影响。同理，*N*—CH₃也是如此，Ⅱ式中的氮甲基受下面苯环的屏蔽效应的影响从而比Ⅰ式中的氮甲基位于高场。

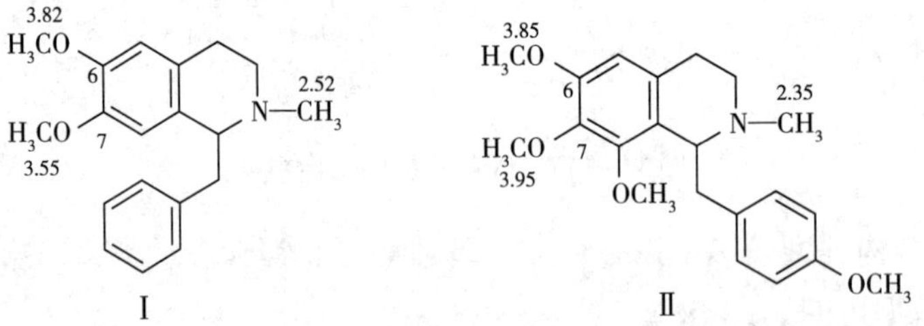

图 11-149 *N,O,O*-三甲基乌药碱及其衍生物的 ^{1}H NMR 数据

（2）双苄基四氢异喹啉类（BBI）此类化合物的核磁共振氢谱中氢信号归属的难点在于：信号多，两个苄基四氢异喹啉结构的相似性造成成对的信号重叠比较严重；对某些双醚、三醚的双苄基四氢异喹啉生物碱，由于分子结构中有大环的结构，在溶液中会呈现几种稳定的构象，这在核磁共振波谱中会有所体现。下面具体总结几种双苄基四氢异喹啉生物碱的—OCH₃和—NCH₃的规律。

①单醚型BBI 单醚型BBI（如kalashine）的波谱数据中显示（图11-150），两个四氢异喹啉环无醚桥相连接。在 δ_H3.40、3.82和3.83处有三个—OCH₃吸收峰，δ_H 3.83和3.82归属于6-OCH₃和6′-OCH₃，δ_H 3.40归属于7-OCH₃。因无醚桥使7-OCH₃靠近芳环，故其化学位移恢复到近似正常值，但因邻近芳环的影响，它与6-OCH₃仍有区别。其两个—NCH₃在 δ_H 2.50左右出现。

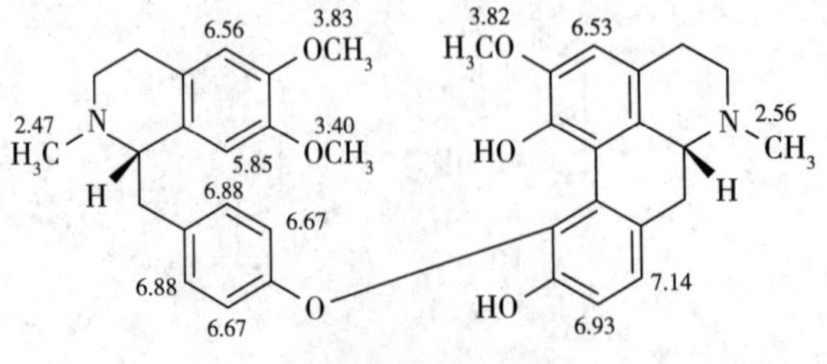

图 11-150 Kalashine 的部分 ^{1}H NMR 数据

②双醚键repandine–oxyacanthin型（A）和berbamine–tertradrine型（B）　该类型化合物结构骨架见图11–167。12′–OCH$_3$处于最低场δ_H 3.87～3.95（略低于正常值δ_H 3.80），7–OCH$_3$在高场δ_H 3.02～3.20（高于正常值δ_H 3.80）。分子模型表明，7–OCH$_3$在许多取向中处于B′环上方，是造成处于高场的原因。而6′–OCH$_3$接近芳环A的上方，使6′–OCH$_3$（δ_H 3.30～3.65）较6–OCH$_3$（δ_H 3.75）更偏高场。系列A中两个—NCH$_3$振动均在δ_H 2.55附近，而系列B中则分别在δ_H 2.60，2.30附近（单苄基异喹啉类的—NCH$_3$在δ_H 2.50～2.55）。分子模型表明，系列B中的2–NCH$_3$靠近芳环C的上方，故δ_H 2.30归属为2–NCH$_3$，δ_H 2.60为2′–NCH$_3$。图11–151中以化合物thalibrunine作为实例来印证该规律。

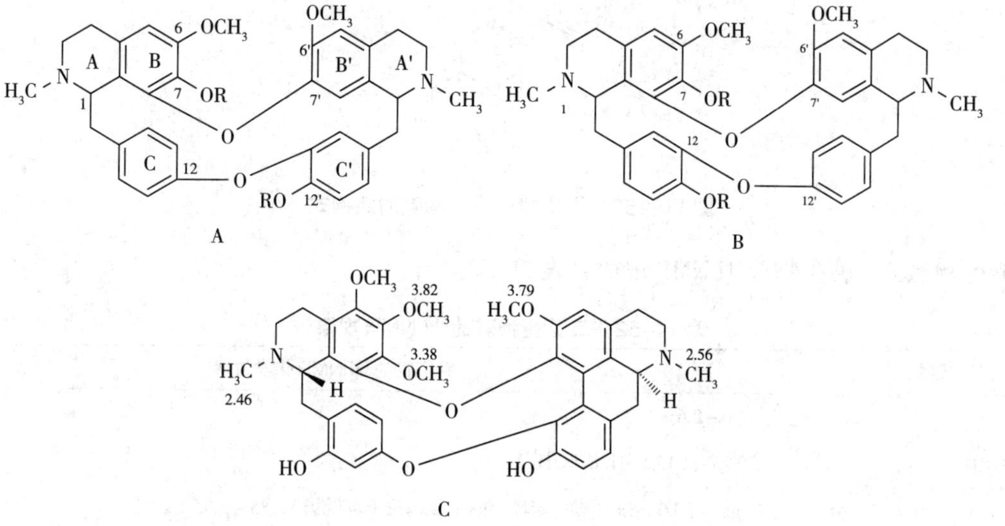

图11–151　双醚型BBI的结构与氢谱数据

A. Repandine–oxyacanthin结构骨架　B. Berbamine–tertradrine型结构骨架　C. Thalibrunine的结构与氢谱数据

③双醚键curare型　该系列生物碱的两个苄基四氢异喹啉单位以两个醚桥头尾相连（图11–152），分子没有对称中心。由于这些分子的伸展式结构不能使6,6′–OCH$_3$紧靠邻近的芳环，因而6′–OCH$_3$产生相对正常的化学位移δ_H 3.75～3.93。Ⅰ型7,7′–OCH$_3$在δ_H 3.38，而Ⅱ型较正常值略偏于高场，在δ_H 3.68～3.82。关于NCH$_3$，大多数化合物均有正常的δ_H 2.50（2′–NCH$_3$）和偏于高场的δ_H 2.25（2–NCH$_3$）位移。

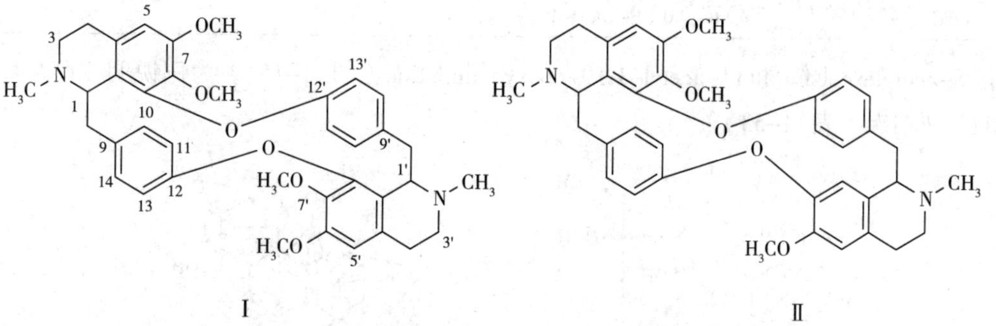

图11–152　双醚键curare型双苄基异喹啉类生物碱

（3）原小檗碱类和小檗碱类　通过对2、3、9、10位或2、3、10、11位四取代的原小檗碱类（图11–153）的^{1}H NMR图谱总结，可以得出以下一些规律：①对2、3、9、10位四取代的原小檗碱类，H–1，H–4为单峰，H–11，H–12一般为AB型的双二重峰或因H–11，H–12化学位移相等而为含2H的单峰。若是2-OCH₃、3-OH取代，H-1，H-4的化学位移值相差约为0.05；若是2-OH、3-OCH₃取代，H-1，H-4的化学位移值相差约为0.2。②若是9-OH、10-OCH₃或是9-OCH₃、10-OH取代，H-11，H-12为含2H的单峰。前者的化学位移约在δ_H 6.72，后者的在δ_H 6.82左右。③若是10-OH、11-OCH₃取代，在δ_H 6.33附近出现含2H的单峰；若是11-OH、10-OCH₃取代，在δ_H 6.71和6.56附近看到两个单峰。④10、11取代生物碱中的H-12的化学位移比9、10位取代的小，在δ_H 6.53~6.63附近出现一个单峰。⑤亚甲二氧基的氢信号一般在δ_H 5.86~6.06处，甲氧基的氢信号在δ_H 3.73~3.90。

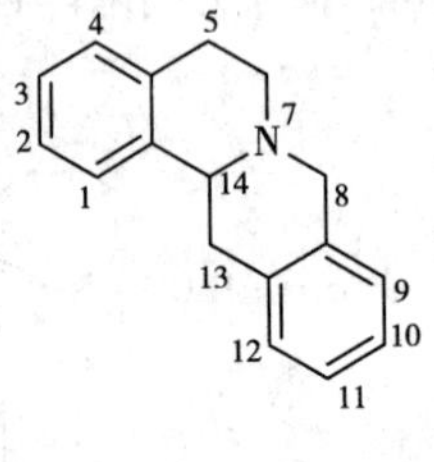

图11-153 原小檗碱类生物碱的结构式

3.二萜生物碱 二萜生物碱 ¹H NMR规律见表11-52。

表11-52 二萜生物碱的 ¹H NMR规律

取代基	特征性的 ¹H NMR化学位移
N—CH₃	δ 2.0~2.6
N—CH₂CH₃	δ 0.95~1.15（3H, t, J=7Hz）
OCH₃	一般为δ 3.0~3.6（s）；苯环上的甲氧基位于较低场δ 3.85~3.95（s）
OCH₂O	δ 4.5~5.3（s），δ 5.1~5.5（s, 6-C=O）
N=C（19）H	δ 7.1~7.6（s, H-19）
CH₃CO₂–	δ 2.0（s）
H-14	一般在δ 4.2~5.0。当14位取代基为羟基时，信号在较高场；为酯基时出现在较低场。当邻位存在H-9时，若C-13有取代基，则仅与H-9偶合，呈d峰；若C-13无取代基，则H-13和H-9均偶合，呈t峰，偶合常数约5Hz。
$\Delta^{7(8)}$	δ 5.7~6.0（d, J=5~6Hz, H-7）
$\Delta^{8(15)}$	δ 5.4~5.8（d, J=6Hz, H-15，含16β-OCH₃）
C（1）–O–C（19）–N	δ 3.6~4.0（H-1β, H-19β）

下面以8-acetylexcelsine和11-acetyl-1,19-epoxydenudatine（图11-154）为例说明二萜生物碱的具体氢谱数据的归属情况（表11-53）。

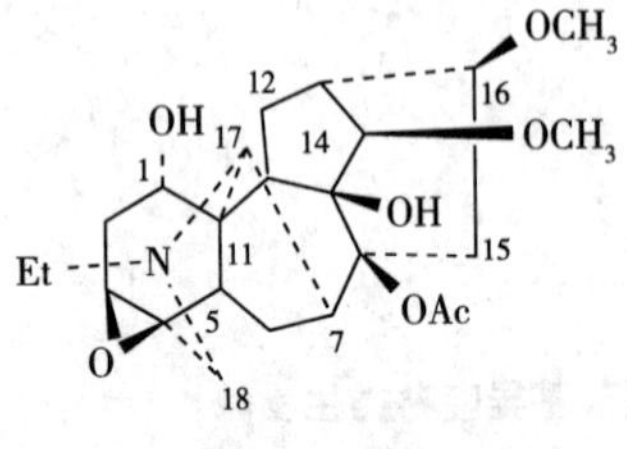

8-Acetylexcelsine 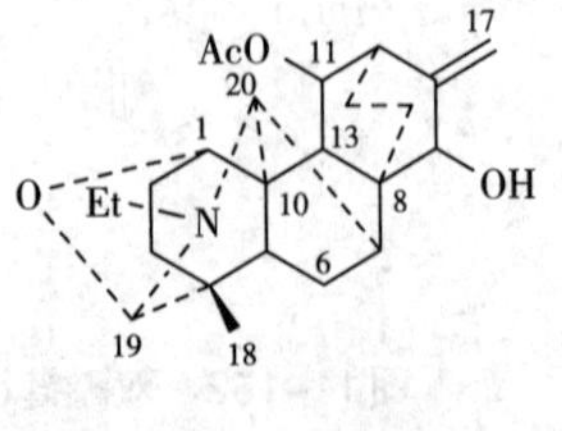   11-Acetyl-1,19-epoxydenudatine

图11-154 8-Acetylexcelsine和11-acetyl-1,19-epoxydenudatine的结构式

表 11-53 8-Acetylexcelsine 和 11-acetyl-1,19-epoxydenudatine 的 ^{1}H NMR 数据

No.	8-acetylexcelsine	11-acetyl-1,19-epoxydenudatine
1	3.95（1H, br t, J=2.6, 2.6Hz）	
2	2.19（m）	3.99（d, J=5.3Hz）
	1.26（dd, J=14.2, 7.2Hz）	1.46（m）
3	3.08（dd, J=7.2, 5.6Hz）	
5	2.06（m）	1.78（m）
6	2.83（dd, J=14.5, 6.8Hz）	1.18（m）
	1.80（dd, J=14.5, 8.2Hz）	2.43（dd, J=12.5, 8.6Hz）
7	3.32（m）	
9		1.66（m）
10	1.63（dd, J=11.8, 4.2Hz）	1.87（m）
11		1.72（d, J=10.6Hz）
12	2.17（m）	
	1.65（dd, J=14.2, 11.8Hz）	4.84（br d, J=10.6Hz）
13	2.46（dd, J=7.7, 4.2Hz）	2.33（dd, J=5.2, 2.1Hz）
14	3.34（dd, J=4.5, 1.7Hz）	1.50（m）
		1.87（m）
15	2.36（dd, J=6.9, 2.4Hz）	1.28（m）
16	3.34（m）	2.07（ddd, J=13.9, 11.6, 6.9Hz）
17	3.08（br s）	4.30（br.d, J=6.7Hz）
18	3.03（br d, J=9.6Hz）	5.00（d, J=2.0Hz）
	2.33（m）	5.23（d, J=2.0Hz）
19		0.80（3H, s）
20		
N—CH$_2$	2.59~2.64（m）	3.68（s）
CH$_3$	1.08（t, J=7.2Hz）	3.06（br s）
		2.68（2H, m）
14-OCH$_3$	3.38（s）	1.02（3H, t, J=7.2Hz）
16-OCH$_3$	3.33（s）	1.99（3H, s）
CH$_3$CO	2.06（s）	

4.百部生物碱 叔甲基 δ_H 0.80~2.00（d），烯甲基 δ_H 2.00~2.20（s），甲氧基 δ_H 3.90~4.50（s），B 环中的 H-5 偕二质子为 dd 峰，如原百部碱 H-5 信号 δ_H 3.20~3.70（dd, 5α）和 2.70~2.90（dd, 5β）；百部 叶碱中，A 环 C-2 与 B 环 C-8 通过氧桥连接及 A 环 C-3 与 B 环 C-7 的碳碳键连接形成特有的笼状结构，其 H-2 的质子信号为一宽单峰 δ_H 4.20~4.50（br s），H-7 的信号为双峰 δ_H 2.50~2.80（br d），可以明显区别 于其他百部生物碱。结构如图 11-155 所示。

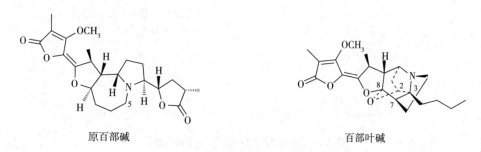

原百部碱

百部叶碱

图 11-155 原百部碱和百部叶碱的结构式

（二）核磁共振碳谱

核磁共振碳谱在确定生物碱骨架起着关键的作用，因为碳谱的范围比较宽，峰跟峰之间很少重叠。

1.生物碱碳谱中一些共同性的问题

（1）由于生物碱结构中N原子的电负性影响，使α碳明显的低场位移。芳氮杂环中，N对α和β、γ碳的影响，α碳向低场位移，化学位移大小为α碳＞γ碳＞β碳。

（2）N-氧化物、季铵及季铵盐中的N使碳向更低的磁场位移。

（3）N对甲基化学位移的影响很多生物碱的分子中都含有N-甲基，N的电负性使甲基碳的信号出现在较低场，一般N-甲基在δ_C30.0~47.0之间。若N-原子形成N-氧化物时，N-甲基出现在更低场。

（4）构型和构象不同，化学位移也不同。六氢吡啶环上的e-键甲基使α，β和γ碳去屏蔽作用不同，一般是$\Delta\delta_C\alpha ＞ \Delta\delta_C\beta ＞ \Delta\delta_C\gamma$。a-键甲基使α,β-碳去屏蔽，分别向低场位移$\Delta\delta_C$ 1.1和5.2，而使γ-碳向高场位移$\Delta\delta_C$5.4。其原理与环己烷衍生物相似，即直立甲基的γ-效应的结果。

2.碳谱在生物碱结构解析中的应用　碳谱常用于确定生物碱结构式及立体结构。根据各基团的化学位移值，采用与标准物或类似物的碳谱对比法推测取代基。取代基的连接位置可以根据连接取代基的碳向低场位移和邻位碳的变化情况（脂肪族和脂环上的邻位碳向低场位移，而芳香环上的邻、对位则向高场位移）来确定。以下列举几种常见类型的生物碱的碳谱数据进行举例说明。

（1）吲哚类生物碱（图11-156）

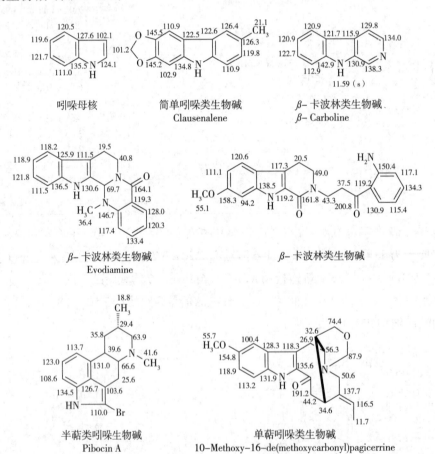

吲哚母核　　　　简单吲哚类生物碱　　　β-卡波林类生物碱
　　　　　　　　　Clausenalene　　　　　　β- Carboline

β-卡波林类生物碱　　　　　　　　β-卡波林类生物碱
Evodiamine

半萜类吲哚生物碱　　　　　　单萜吲哚类生物碱
Pibocin A　　　10-Methoxy-16-de(methoxycarbonyl)pagicerrine

图11-156　常见吲哚类生物碱碳谱数据

（2）异喹啉类生物碱　　下面以小檗胺（berbamine）系列（图11-157）为例说明双苄基四氢异喹啉类生物碱碳谱的一般规律。芳碳氧取代其信号向低场位移$\Delta\delta_C$ 30.0左右。酚羟基甲基化后，所连芳碳向低场位移；羟基乙酰化后，所连芳碳向高场位移。如为—OCH₂O—取代，芳碳大幅度向低场位移。如芳碳C-7：δ_C 134.3（连OH），136.8（连OCH₃）；C-12：δ_C 147.3（连OH），141.5（连OCOCH₃）；C-13：δ_C

111.6（无取代），148.2（—OCH$_2$O—取代）。

在醚键末端，芳碳大幅度向低场位移 $\Delta\delta_C$17.0~47.0。如芳碳C-8：δ_C 110.6（无取代），147.0（—O—），141.6（—O—，邻OH）；C-7′：δ_C 126.1（无取代），143.7（—O—）；C-11：δ_C 104.3（无取代），141.3~151.4（—O—）；C-12′：δ_C 118.3（无取代），153.1（—O—）。

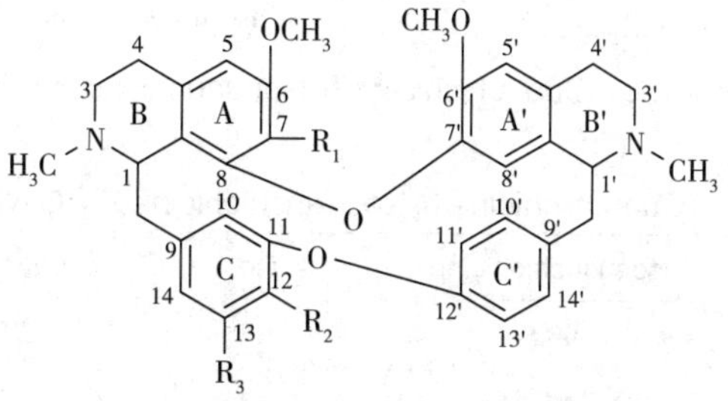

图11-157　小檗胺（berbamine）系列异喹啉生物碱

（3）二萜生物碱　二萜类生物碱碳谱骨架最大的特征是恒定化学位移的季碳，季碳的δ值的大小及其范围对此类生物碱骨架类型的认定非常重要的，具体规律见表11-54。

表11-54　C$_{18}$-，C$_{19}$-和C$_{20}$-二萜生物碱季碳特征化学位移

C$_{18}$-和C$_{19}$-二萜生物碱

季碳位置	化学位移值
C-4	δ 33~35（4-CH$_3$），δ 37~40（4-CH$_2$OR）
C-7	牛扁碱型：δ 85~90（7-OH），δ ca.93（7-OCH$_3$）
	7,17-次裂牛扁碱：$\Delta^{7(8)}$ δ 133~137
	重排型：δ约201（7-CO）
C-8	乌头碱型：δ 73~74（8-OH），δ 76（8-OH,9-OH或8-OH,15-OH），δ 78（8-OCH$_3$），δ 84~86（8-OAc或7,8-亚甲二氧基），δ 90~92（8-OAc,15-OH）
	牛扁碱型：δ 76~78（8-OH），δ 80（8-OH,7-OCH$_3$），δ 83（8-OH,14-CO），δ 80~81（8-OCH$_3$），δ 84~86（8-OAc）
C-9	δ 77~79
C-10	δ 75~78
C-11	δ 47~49，δ 54~55（10-OH）
C-13	δ 74~75（14-OBz），δ 76~79（14-OH），δ 82（13-OAc）

C$_{20}$-二萜生物碱

	阿替生型	维特钦型
C-4	δ 33~35，δ 44~45（内酰胺），δ 41（N=C$_{19}$）	δ 33~36，δ 41（N=C$_{19}$），δ 52（15-CO）
C-8	δ 37~42，δ 51（6-CO,15-OAc），δ 51（6-CO,15-OH）	δ 45~53
C-10	δ 36~38，δ 43~46（内酰胺，或N=C）	δ 46~49，δ 51（N=C$_{19}$）
C-16	δ 151~158	δ 158~161

二萜生物碱中还存在一些特征取代基，如—OCH$_3$（δ 55~59，其中18-甲氧基往往在最低场，而8-甲氧基在最高场）；N—CH$_2$CH$_3$（CH$_2$在δ 46~50，而CH$_3$在δ 12~13）；N—CH$_3$：C$_{18}$-和C$_{19}$-二萜生物碱的位置十分恒定在δ 43，但C$_{20}$-二萜生物碱的N—CH$_3$位置不定，阿替生型多在δ57~62，维特钦型多见于δ 42~43；—OAc（羰基δca.170，甲基δca.21）。此外，C$_{20}$-二萜生物碱的末端双键，C-17在较高场，阿替生型δ 108~117，维特钦型δ 105~108。下面为cuauchichicine和isocuauchichicine（图11-158）的^{13}C NMR数据（表11-55）。

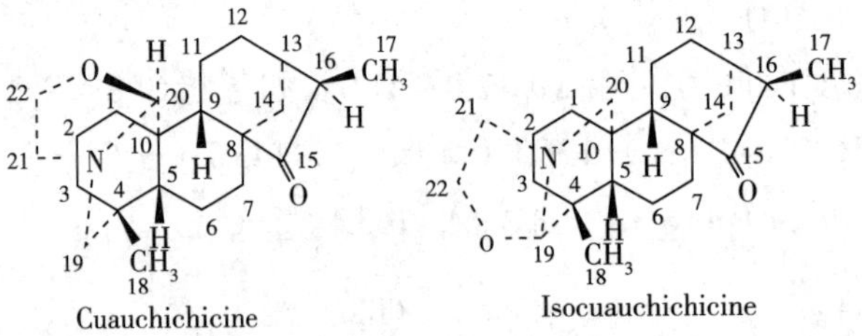

图 11-158　Cuauchichicine 和 isocuauchichicine 结构

表 11-55　Cuauchichicine 和 isocuauchichicine 的 ^{13}C NMR 数据

No.	cuauchichicine	isocuauchichicine	No.	cuauchichicine	isocuauchichicine
1	41.6	40.6	12	22.4	24.9
2	18.4	20.1	13	33.7	38.5
3	38.4	39.7	14	34.7	34.6,34.2
4	34.0	40.6	15	224.7	224.7
5	52.4	50.6	16	49.5	48.8
6	17.9	18.0	17	10.0	10.1
7	32.6	33.0	18	25.5	24.3
8	52.0	54.4	19	56.7	98.4,96.8
9	47.7	47.9	20	92.7	48.4
10	40.5	35.9	21	50.5	54.9,56.5
11	22.7	22.3	22	64.5	58.8,64.9

四、质谱

（一）生物碱的质谱特征和裂解规律

质谱对于生物碱的研究非常重要，其质谱数据所能表达的结构信息非常丰富，以下是对生物碱的质谱特征和裂解规律进行系统的总结。

1. 难于裂解或由取代基或侧链的裂解产生的基峰　往往是分子离子峰 $[M]^+$ 或 $[M+1]^+$、$[M+2]^{2+}$、$[M-1]^-$ 峰，很难出现由骨架裂解产生的特征碎片峰，包括以下两个大类：①芳香体系组成分子的主体或主体结构者。如喹啉类、4-喹酮类、吖啶酮类、β-卡波林类、去氢阿朴啡类；②具有环系、结构紧密的生物碱。如吗啡碱类（M^+ 为基峰）、苦参碱类（M^+ 为基峰）、萜类生物碱、取代氨基甾体生物碱类（如丰土那明丙素 C，图 11-159）。

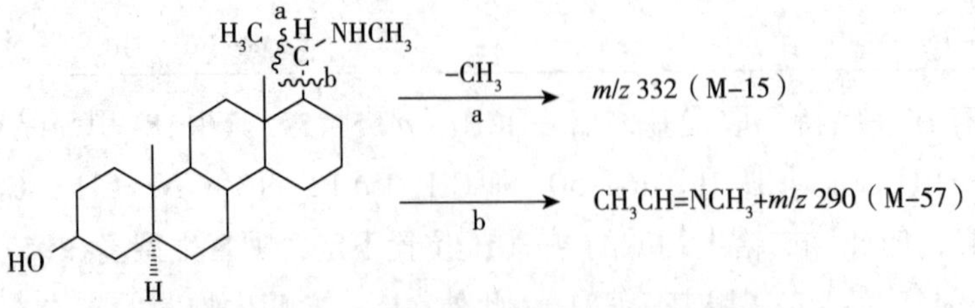

图 11-159　丰土那明丙素 C 的质谱裂解途径

2. 主要裂解受 N 原子支配　以 N 原子为中心的 α 裂解且涉及骨架的裂解，对测定生物碱的骨架有重要意义。具有这种裂解特征的生物碱类型有：金鸡宁类、托品类、石松碱类和甾体生物碱等。以金鸡宁碱为例说明质谱裂解途径（图11-160）。

金鸡宁碱的裂解特征是以N原子为中心的α裂解，C_9-C_{10}键断开，形成一对互补离子。

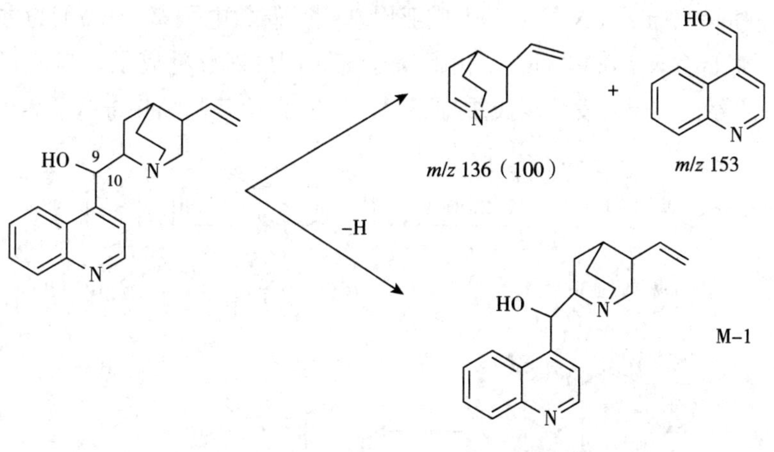

图11-160　金鸡宁的质谱裂解途径

3. RDA裂解及非典型RDA裂解　RDA裂解后产生一对强的互补离子，据此来确定环上取代基的性质和数目。具有RDA裂解的生物碱包括：普罗托品类、四氢原小檗碱类、含四氢β-卡波林结构的吲哚类、无N-烷基取代的阿朴啡类等，如图11-161所示的文卡明和白坚木碱的质谱裂解途径。

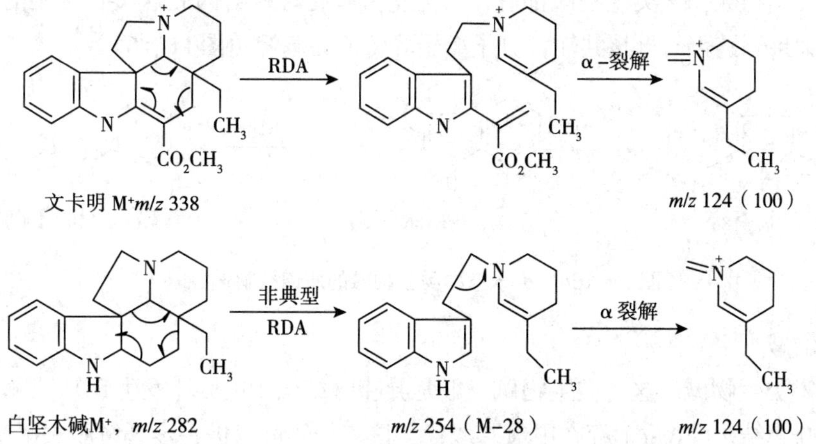

图11-161　文卡明和白坚木碱的质谱裂解途径

4. 苄基裂解离子　以苄基四氢异喹啉类和双苄基四氢异喹啉类等为典型通过苄位裂解产生碎片，且多为基峰（图11-162）。

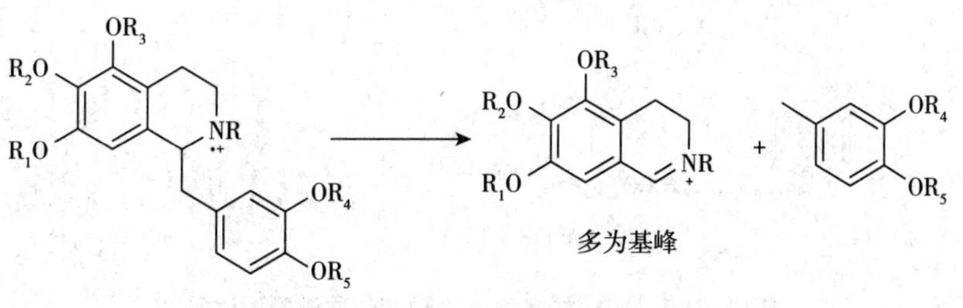

图11-162　苄基四氢异喹啉类生物碱的质谱裂解方式

（二）常见生物碱的质谱裂解特征举例

1.吲哚类生物碱

（1）简单吲哚类生物碱　简单吲哚类生物碱的特征裂解方式是吲哚环的 β- 裂解，若无脂肪氮（N_b）的存在，正离子都在吲哚氮原子（N_a）上，生成亚甲基吲哚偶数电子离子（a）为主要离子碎片。当侧链有 N_b 时，强峰主要来自含 N_b 的侧链部分，并且离子 a 和 b 为 1 对互补离子。当 N_b 形成酰胺后，碱性大大减弱，又由于羰基的存在，极易发生麦氏重排裂解，产生 3- 甲亚基吲哚奇电子离子（图 11-163）。

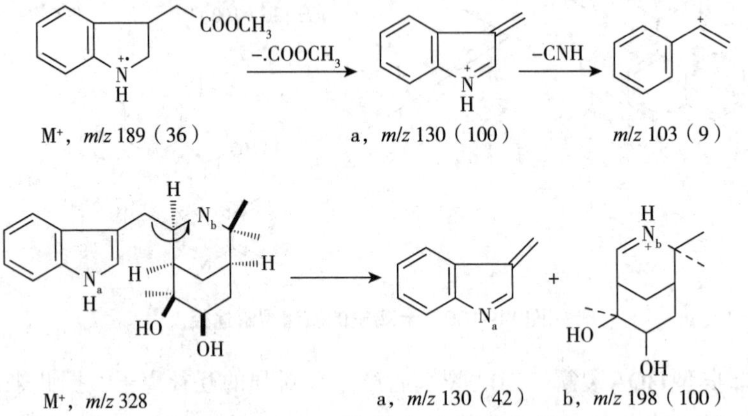

图 11-163　吲哚类生物碱的质谱裂解途径

（2）β-卡波林类生物碱　该类生物碱都有一个完整芳香化母核，因此这类化合物的主要裂解发生在功能基和侧链上，如果侧链再与母核共轭，分子离子峰将成为基峰（图 11-164）。

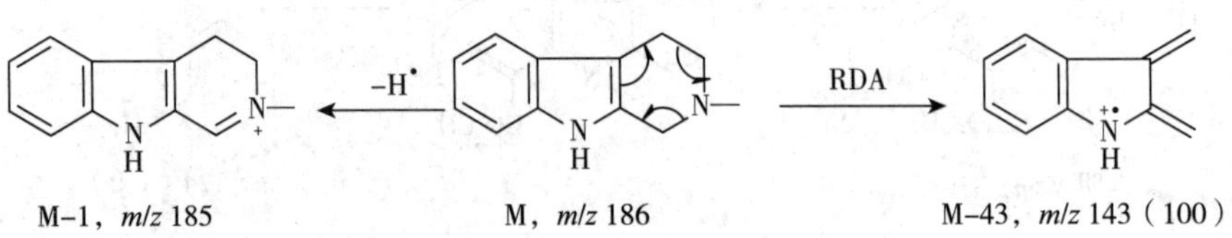

图 11-164　β-卡波林类生物碱的质谱裂解途径

2.异喹啉类生物碱

（1）四氢异喹啉类生物碱　这一类生物碱一般是异喹啉结构中的 B 环发生 RDA 裂解，生成的离子一般为基峰。如果异喹啉结构的 6 位上存在甲氧基取代，该离子还可以进一步裂解脱去甲基（图 11-165）。

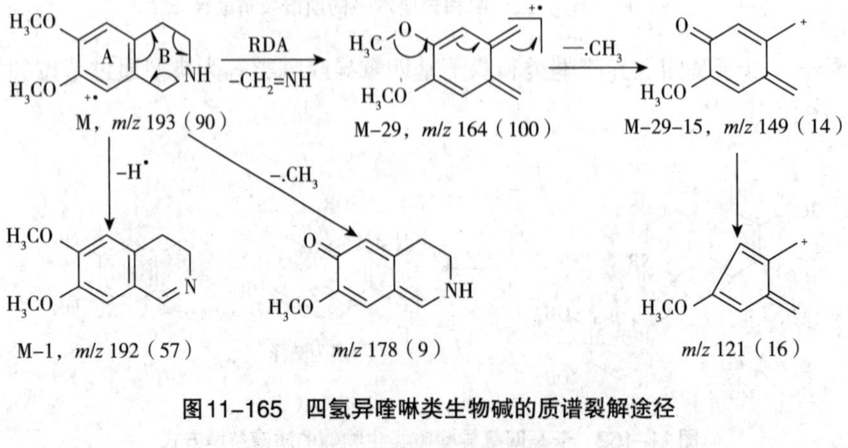

图 11-165　四氢异喹啉类生物碱的质谱裂解途径

（2）苄基四氢异喹啉　这类生物碱主要产生苄基裂解离子，如图 11-166 所示。

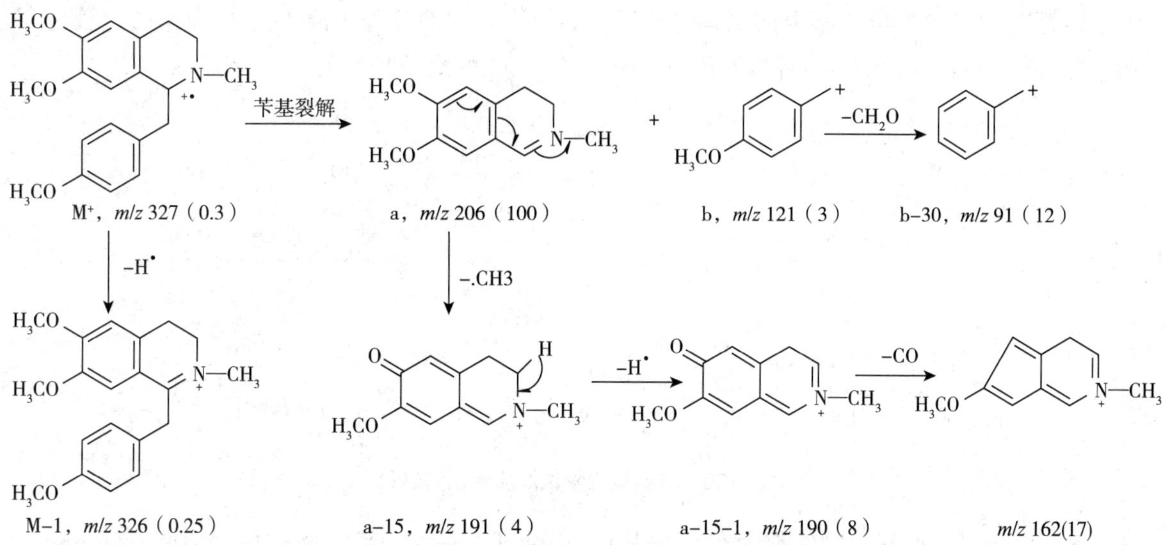

图11-166　苄基四氢异喹啉的质谱裂解途径

（3）原小檗碱类生物碱　该类生物碱的质谱特征很显著，它们的裂解主要是C环的RDA裂解，产生异喹啉环的离子a+1和a-1，以及D环的离子b，这些离子的相对丰度取决于D环取代的性质：当D环有二甲氧基和亚甲二氧基取代时，离子b为基峰，离子a+1小于a-1；当D环一个甲氧基和一个羟基取代时，离子b为中强峰，离子a+1为基峰。具有C-9甲氧基者，M-31离子较强，相对丰度在6%以上，D环的这个位置没有甲氧基时，M-31的相对丰度在3%以下，以上这些特征可以初步鉴定该类化合物（图11-167）。

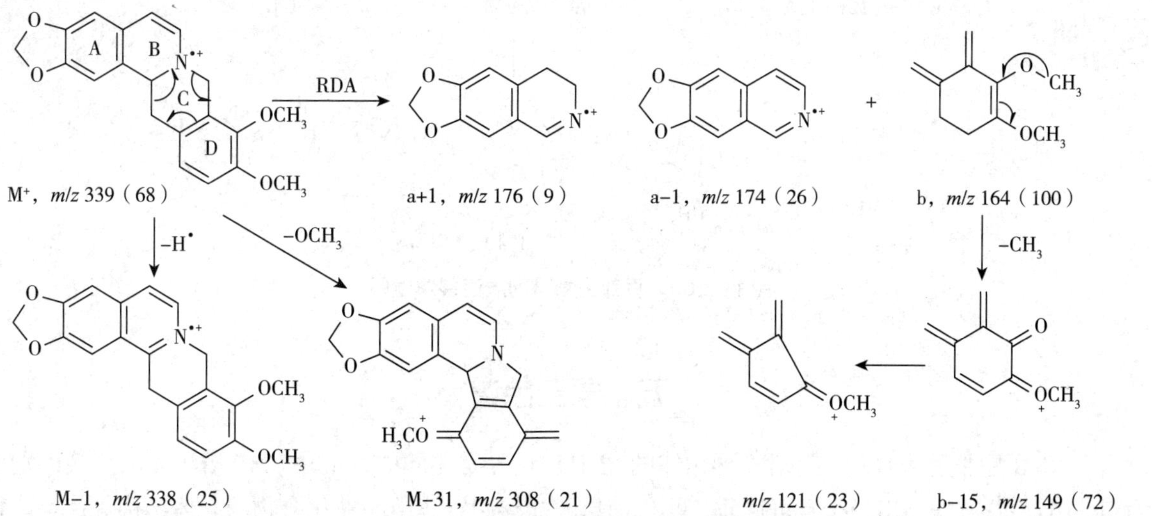

图11-167　原小檗碱类生物碱的质谱裂解途径

（4）二萜类生物碱　对于C_{18}和C_{19}的二萜类生物碱的质谱峰，真正产生大的影响的是C-1和C-4的取代基。C-1为甲氧基取代时，该类生物碱最显著的质谱特征是产生［M-OCH₃］⁺离子碎片，且不少是基峰，只有存在其他更强烈的裂解如失去苯甲酸或对羟基苯甲酸，以及C_{18}氨基苯甲酸等时，［M-31］⁺的离子峰才会减弱。C-1为羟基取代时，大多数的裂解是失去1-羟基，如果没有强的［M-31］⁺离子峰存在以及有10%以上相对丰度的［M-17］⁺离子峰存在，可以初步判断C-1位有羟基取代。对于C-1和C-19环氧的C_{19}二萜生物碱，其质谱最明显的特征是出现［M-56］⁺的基峰离子，即［M-C₃H₄O］⁺，合理的解释是失去C_1—O、C-1、C-2和C-3。对于C_{20}二萜生物碱，分子离子峰是基峰为其质谱的最大特征。维特钦型的生物碱如有1和15-羟基者（该羟基易受烯丙基的活化的影响），有明显的［M-17］⁺离子，具有1-羟基取代的维特钦型生物碱有一种新的裂解方式，即有分子离子失去C_3H_7O的裂解，产生〔M-59〕$^+$离子，同时C-1和C-19环氧取代也出现〔M-56〕$^+$的离子峰（图11-168）。

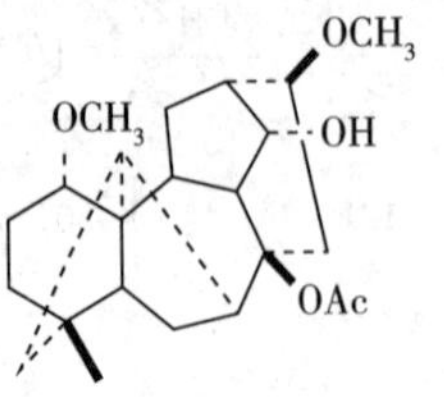

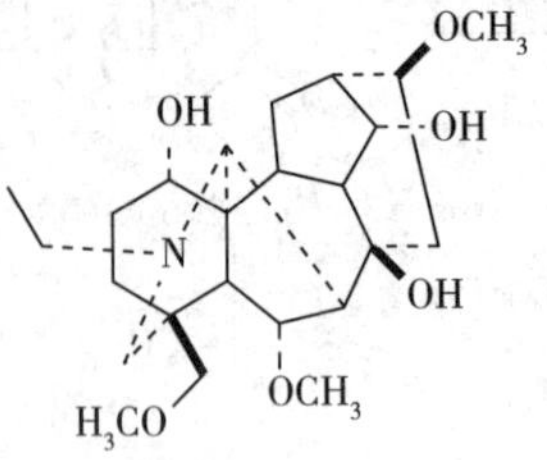

C_{19}二萜生物碱：C-1（OCH_3）
Sachaconitine
M$^+$，391，[M-31]$^+$360（100）

C_{19}二萜生物碱：C-1（OH）
Neoline
M$^+$，437（19），422（26），[M-17]$^+$420（100），
405（15），387（7），354（11）

图11-168　二萜类生物碱的质谱裂解途径

（5）百部生物碱　百部生物碱都含有α-甲基-γ-内酯环（—$C_4H_7O_2$），故在质谱中能看到〔M-99〕$^+$的碎片离子峰。而越南百部生物碱在C-4常连有1-羟基丙基，因此还能在MS谱中看到〔M-59〕$^+$（M–$CHOHCH_2CH_3$）的碎片离子峰（图11-169）。

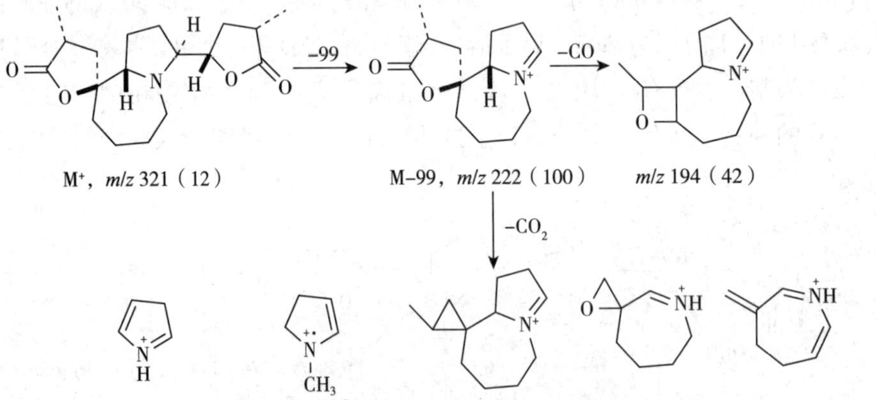

M$^+$，m/z 321（12）　　　　M-99，m/z 222（100）　　　m/z 194（42）

m/z 68（31）　　m/z 83（35）　　m/z 178（24）　m/z 124（77）　m/z 110（71）

图11-169　百部生物碱的质谱裂解途径

五、圆二色谱

由于NMR是非手性谱，一对对映异构体的NMR谱信号是相同的，应用NMR谱法无法直接区别其绝对构型。CD法具有样品用量少且可回收，操作简单，能够测定非结晶性化合物的立体结构等优点。特别是CD激子手性法的有效应用，解决了很多化合物的绝对构型确定问题。ECD法适用于具有发色团的手性生物碱尤其是芳香类生物碱的绝对构型的确定。

苄基四氢异喹啉类由于1位存在一个手性碳，故可用ORD谱和ECD谱来确定绝对构型。1位为R构型时，在苯环上没有取代的情况下，一般在短波长区（210～230nm）会有两个负Cotton效应的波谷，而在长波长区（280～290nm）会呈现负Cotton效应；当苯环上被一系列的取代基取代时，通常长波长区会发生较大的变化，甚至变为正Cotton效应，而短波长区则基本不变。1位为S构型的化合物在200～320nm会呈现3个正的Cotton效应峰。

ECD技术广泛地用于确定原小檗碱的绝对构型，根据样品的Cotton效应可以给出取代的信息。ECD法可以帮助区分四氧取代的小檗碱几种不同的取代方式和N原子存在形式。如12S-2,3,9,10-四氧代的原小檗碱类在285nm处呈正的Cotton效应，但其成了盐，则在285nm处呈负的Cotton效应。相反地，若是

13S–2,3,10,11–四氧代的原小檗碱类在285nm处呈负的Cotton效应，成盐后，负的Cotton效应不变。

六、结构解析实例

（一）银柴胡生物碱的结构鉴定

化合物11–26是从石竹科植物银柴胡（*Stellaria dichotoma* L.var.*lanceolata* Bge.）的干燥根提取获得的。银柴胡主产于宁夏、陕西、甘肃、内蒙古等地，具有清热凉血的功效，主治虚劳骨蒸、阴虚久疟、小儿疳热，是宁夏的道地药材。β–卡波林类生物碱为银柴胡中的主要化学成分。

化合物11–26为黄色粉末，易溶于DMSO。碘化铋钾显色呈橙红色，表明为生物碱类成分。HRESIMS显示其准分子离子峰为m/z 307.0686（$[M+Na]^+$ $C_{15}H_{12}N_2O_4Na$，计算值307.0689），确定该化合物的分子式为$C_{15}H_{12}N_2O_4$，计算其不饱和度为11。红外光谱显示存在羟基（3373cm^{-1}），羰基（1702cm^{-1}）和苯环（1437cm^{-1}）等官能团。化合物11–26在385，286和236nm有紫外最大吸收，提示可能存在β–卡波林骨架。^{1}H NMR谱（DMSO–d_6，500MHz）显示存在1个甲基信号δ_H2.83（3H，s），1个甲氧基信号δ_H3.97（3H，s），1个典型的β–卡波林类母核4位氢信号δ_H9.11（1H，s）以及两个宽单峰信号δ_H10.13和11.75（D$_2$O可交换）。还有3个互相偶合的芳香质子信号δ_H7.93（1H，d，J=8.0Hz），7.23（1H，t，J=8.0Hz）和7.05（1H，d，J=7.8Hz），说明β–卡波林骨架的A环是邻三取代。^{13}C NMR谱（CDCl$_3$，125MHz）显示有15个碳信号，除了β–卡波林母核上的11个碳信号外，还有1个甲基碳信号δ_C25.5，1个甲氧基碳信号δ_C52.2，一个酮羰基碳信号δ_C201.2以及一个酰胺羰基碳信号δ_C165.2。以上NMR数据表明，化合物11–26为具有乙酰基和羧基甲酯的β–卡波林类生物碱。

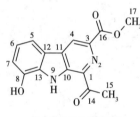

化合物11–26的结构

在HMBC谱中，可以观察到δ_H10.13（1H，br s）与δ_C143.4（C–8）相关，表明8位被一个酚羟基取代；δ_H2.83（H–15）与δ_C135.3（C–1）和201.2（C–14）；以及δ_H3.97（H–17）与δ_C165.2（C–16），δ_H9.11（H–4）与δ_C165.2（C–16）的HMBC相关，表明COCH$_3$和COOCH$_3$片段分别连在C–1和C–3位。根据以上HMBC相关信号的分析，确定了化合物11–31的结构。

化合物11–26的^{1}H NMR、^{13}C NMR以及HMBC数据见表11–56，氢谱和碳谱图见图11–170，11–171。

表11–56　化合物11–26的核磁数据（DMSO–d_6，J in Hz）

No.	δ_H	δ_C	HMBC（H→C）
1	–	135.3	–
3	–	134.7	–
4	9.10（1H，s）	130.8	C-3,10,11,12,16
5	7.05（1H，d，J=7.8Hz）	121.2	C-6,7,10,11,12,13
6	7.23（1H，t，J=8.0Hz）	122.2	C-5,7,8,12
7	7.93（1H，d，J=8.0Hz）	122.3	C-5,6,8,13
8	–	143.4	–
9	11.75（1H，s）	–	C-1,8,11,12,13
10	–	131.7	–
11	–	114.7	–
12	–	122.3	–
13	–	130.8	–
14	–	201.2	–
15	2.83（3H，s）	25.5	C-1,14
16	–	165.2	–
17	3.97（3H，s）	52.2	C-16
8-OH	10.13（1H，br s）	–	C-7,8,13

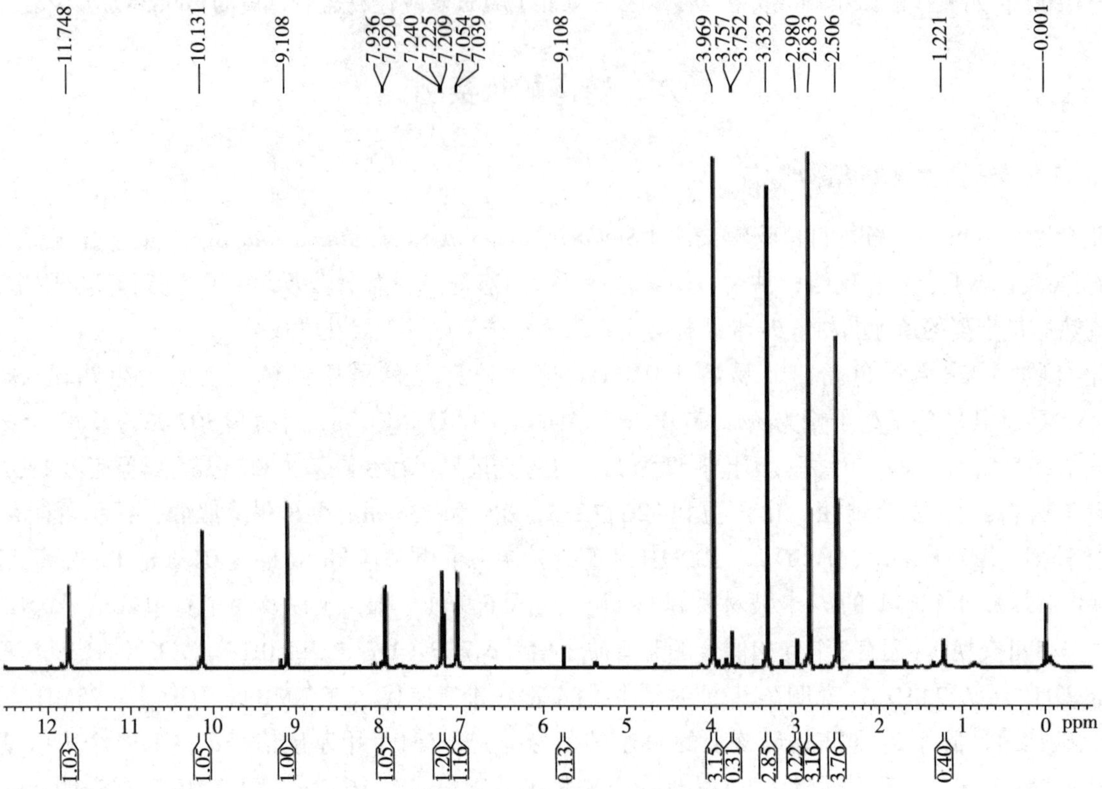

图 11-170　化合物 11-26 的 ^{1}H NMR 谱（DMSO-d_6，500MHz）

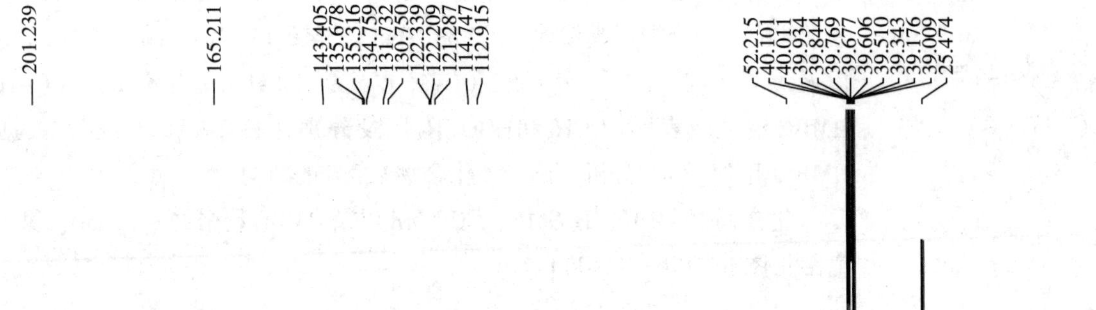

图 11-171　化合物 11-26 的 ^{13}C NMR 谱（DMSO-d_6，125MHz）

（二）柳叶蜡梅生物碱的结构鉴定

化合物 11-27 是从蜡梅科植物柳叶蜡梅（*Chimonanthus salicifolius* Hu）叶中提取获得的。柳叶蜡梅在丽水地区俗称石凉茶、山蜡茶，是畲乡民间应用最广的中草药之一。利用其茎叶提取物研制的畲族新药—脾胃舒，临床上用于治疗肝胃不和、消化功能紊乱而引起的肠胃不适、腹部胀痛、泄泻等消化道疾病。柳叶蜡梅中含有丰富的生物碱成分，其中大部分为二聚生物碱。

化合物11-27为淡黄色胶状物，根据HRESIMS信息显示，其准分子离子峰为m/z387.4716（[M+Na]$^+$ $C_{22}H_{26}N_4Na$，计算值387.4716），确定分子式为$C_{22}H_{26}N_4$，具有12个不饱和度。UV谱显示该化合物的最大吸收带在205nm、250nm和298nm，这是一个典型的Ph-N-C-N结构的吸收带，又由于该化合物来自蜡梅科蜡梅属植物，推测该化合物可能是二聚喹啉类生物碱（即洋蜡梅碱类生物碱）或其衍生物。^{1}H NMR（CDCl$_3$,600MHz）谱显示存在11个H信号，积分共计13个氢原子，^{13}C NMR显示11个碳信号，而根据质谱可知，化合物11-27一共存在26个氢原子和22个碳原子，表明该化合物为对称的结构。^{1}H NMR谱显示一个甲基信号δ_H 2.41（6H, s），推测该甲基与氮原子直接相连；存在4个芳香氢信号δ_H7.02（1H, dd, J=9.6,2.4Hz），6.83（1H,td,J=9.6,1.2Hz），6.56（1H,td,J=9.6,2.4Hz），6.29（1H,dd,J=9.6,1.2Hz），即存在邻位二取代苯环，再结合HMBC谱中，N—H与C-8，C-9，C-11，C-12存在远程相关，确定该化合物存在四氢喹啉结构。N—CH$_3$与C-11，C-12存在远程相关，表明N—CH$_3$连接在C-11或者C-12上；N—CH$_3$与H-12均与C-2存在远程相关，说明N—CH$_3$连接在C-12上。氢谱中δ_H3.12（2H, td, J=13.2, 5.5Hz），2.26（2H, td, J=13.2, 5.5Hz），可以归属为H-2与H-3。而HMBC中H-11/H-10与C-2,C-3存在远程相关，H-3与C-9存在远程相关，推测C-10，C-12上并有一个四氢哌啶环。将上述结构片段连接起来推导出化合物11-27的结构。

化合物11-27^{1}H NMR、^{13}C NMR以及HMBC数据见表11-57，氢谱和碳谱图见图11-172、图11-173。

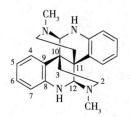

化合物11-27的结构

表11-57　化合物11-27的核磁数据（CDCl$_3$, J in Hz）

No.	δ_H	δ_C	HMBC（H→C）
2	α 3.12（2H, td, J=13.2, 5.5Hz）	46.5	N—CH$_3$, C-3,10,12
	β 2.26（2H, td, J=13.2, 5.5Hz）		
3	α 2.61（2H, dd,J=11.7, 5.4Hz）	31.6	C-2,9,10,11
	β 1.28（2H, dd,J=11.7, 5.4Hz）		
4	7.02（2H, dd, J=9.6,2.4Hz）	124.3	C-5,6,8,9,10
5	6.56（2H, td, J=9.6,2.4Hz）	116.5	C-4,6,7,9
6	6.83（2H, td, J=9.6,1.2Hz）	124.9	C-4,5,7,8
7	6.29（2H, dd J=9.6,1.2Hz）	112.1	C-5,6,8,9
8	–	145.2	–
9	–	126.6	
10/11	–	35.9	–
11	–	35.9	
12	4.34（2H, s）	71.1	C-2,15,20
N—CH$_3$	2.41（6H,s）	42.5	C-2,12
N–H	4.59（2H, brs）		C-8,9,11,12

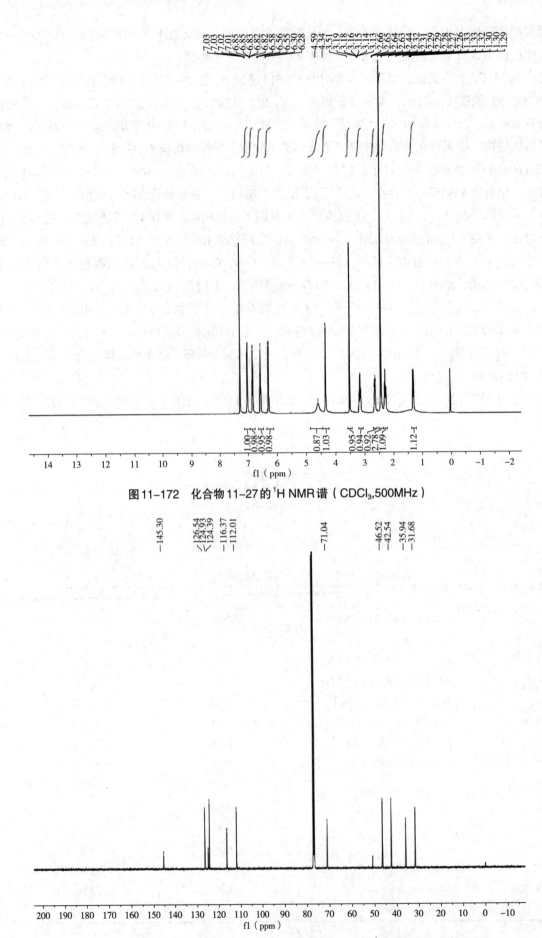

图11-172　化合物11-27的¹H NMR谱（CDCl₃，500MHz）

图11-173　化合物11-27的¹³C NMR谱（CDCl₃，125MHz）

（三）青风藤生物碱的结构鉴定

化合物11-28是从青风藤科植物青风藤（*Sinomenium acutum*（Thunb.）Rehd.et Wils.）中提取获得的。青风藤具有祛风利湿，解毒止痛功效，主治风湿痹痛，肌肉麻木等症状。青风藤中的青藤碱现已作为新药进入了临床使用，有祛风祛湿，活血通络，利尿消肿的作用，对风湿病患者有很好的治疗效果。

化合物11-28为白色晶体，HRESIMS显示准分子离子峰为m/z396.7954（[M+Na]$^+$C$_{21}$H$_{27}$NO$_5$Na，计算值396.7954），确定分子式为C$_{21}$H$_{27}$NO$_5$，计算不饱和度Ω=9。根据UV谱（λ_{max} 207, 230, 270nm）和IR谱，推测该化合物为莲花烷类（hasubanan）生物碱。莲花烷类生物碱的基本母核如图11-174b所示，其中的A环存在不同基团的取代，C环上存在羰基取代。^{1}H NMR谱（DMSO-d_6,600MHz）中显示两个单峰芳香质子信号δ 6.81（1H,s），6.55（1H, s），推测存在1,2,4,5-四取代苯环。根据莲花烷母核的结构，苯环2位和3位上存在取代。氢谱还显示4个甲氧基信号δ 3.99（3H, s），3.71（3H, s），3.68（3H, s），3.52（3H, s）；1个甲基信号δ 2.44（3H, s），推断为N上甲基。^{13}C NMR谱（DMSO-d_6,150MHz）中显示6个芳香碳信号和2个烯碳信号，并且根据羰基碳信号δ 192.87（C-6）与烯碳信号δ164.44（C-8），137.43（C-7）的化学位移，推测存在α,β-不饱和酮结构。α,β-不饱和酮结构位置存在三种可能，即$\Delta^{7(8)}$-6-羰基，$\Delta^{6(7)}$-8-羰基或$\Delta^{6(7)}$-5-羰基。根据HMBC信号可知，H-9和H-15与羰基不存在远程相关，而H-5与C-15、H-15与C-5存在远程相关，基本确定羰基位于C-6上。则双键位于C-7，C-8上。7-OCH$_3$，8-OCH$_3$与烯碳信号存在HMBC远程相关，推断这两个甲氧基连接在双键上。2-OCH$_3$和3-OCH$_3$显示与两个芳香碳存在远程相关，推断这两个甲氧基分别连接在C-2，C-3上。

化合物11-28的^{1}H NMR、^{13}C NMR以及HMBC数据见表11-58，氢谱和碳谱图见图11-175、图11-176。

表11-58　化合物11-28的核磁数据（DMSO-d_6, J in Hz）

No.	δ_H	δ_C	HMBC（H→C）
1	6.55（1H, s）	111.3	2-OCH$_3$, C-2,3
2	–	146.7	–
3	–	147.4	–
4	6.81（1H, s）	111.2	C-2,3,11,15
5	2.92（1H, d, J=12Hz）	36.8	C-6,7,12,13,14,15
	2.60（1H, d, J=12Hz）		
6	–	192.9	–
7	–	137.4	
8	–	164.4	
9	2.04（2H, m）	47.7	C-8,10,11,13,14
10	2.57（2H, m）	24.9	C-1,9,11,14
11	–	126.8	
12	–	134.3	
13	–	47.6	–
14	–	66.6	
15	2.20（1H, m）	22.1	C-12,13,14,16
	2.15（1H, m）		
16	2.83（2H, m）	50.9	N—CH$_3$, C-13,14,15
2-OCH$_3$	3.71（3H, s）	55.8	C-2
3-OCH$_3$	3.68（3H, s）	55.4	C-3
7-OCH$_3$	3.52（3H, s）	60.0	C-7
8-OCH$_3$	3.99（3H, s）	60.6	C-8
N—CH$_3$	2.44（3H, s）	35.9	C-14,16

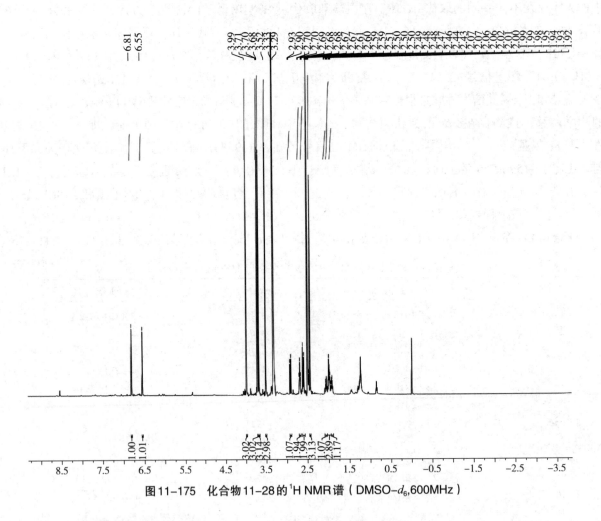

图11-174 化合物11-28的结构（a）和莲花烷类生物碱基本母核（b）

图11-175 化合物11-28的¹H NMR谱（DMSO-d_6,600MHz）

（四）三尖杉生物碱的结构鉴定

化合物11-29来自三尖杉科植物粗榧（*Cephalotaxus sinensis*（Rehd.et Wils.）Li）。粗榧中含有丰富的三尖杉碱型生物碱，这一类生物碱尤其是其中的一类酯碱具有较强的抗癌活性。

化合物11-29为黄色无定形固体。HRESIMS谱给出的准分子离子峰［M+H］⁺为 *m/z* 334.1645（$C_{18}H_{25}NO_5$，计算值为334.1649），提示该化合物的分子式为$C_{18}H_{24}NO_5$。¹H NMR谱（表11-60）显示2个芳香质子（δ_H6.79, s; 6.61, s），1个氧代次甲基信号（δ_H3.99, d, *J*=9.0Hz）以及2个甲氧基信号（δ_H 3.84, s;3.44,s）。结合HSQC，¹³C NMR谱（表11-60，图11-176）中的18个碳信号归属为2个甲氧基信号、5个亚甲基信号、5个次甲基信号和6个季碳信号，可以确定化合物为三尖杉碱型生物碱。此外，HMBC谱中H-11（δ_H4.87）和C-2（δ_C109.9）相关，表明在C-2和C-11之期间存在一个环氧结构。H₃-18与C-16（δ_C

147.3）的相关，确定了甲氧基的位置在C–16。通过ROESY谱中H–1β（δ_H2.69）与H–10β（δ_H 3.01）的特征性相关，确定化合物11–29的相对构型如图11–177所示。

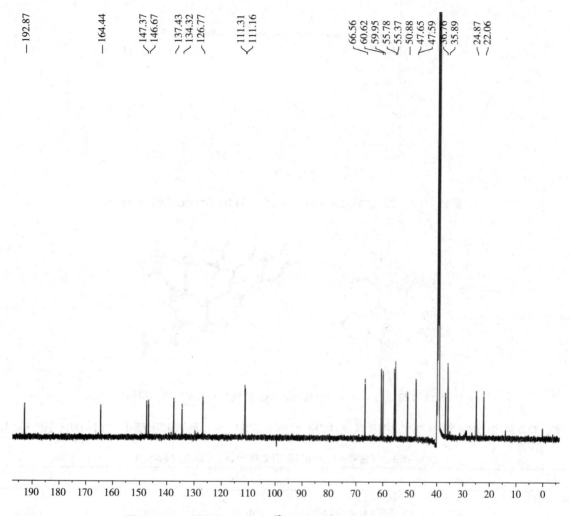

图11–176　化合物11–28的 ^{13}C NMR谱（DMSO–d_6,150MHz）

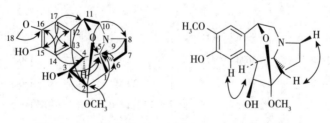

图11–177　化合物11–29的HMBC和ROESY相关

由于该化合物的实验ECD曲线（图11–178）与11α–hydroxycephalotaxine（3*S*, 4*S*, 5*R*, 11*S*）（图11–179）相同，后者通过单晶X–射线衍射技术确定绝对构型（图11–179），再结合生合成来源，可以确定化合物的绝对构型为2*R*, 3*S*, 4*S*, 5*S*, 11*R*。

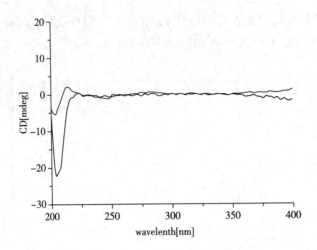

图 11–178　化合物 11–29 与 11α–hydroxycephalotaxine 的 ECD 曲线

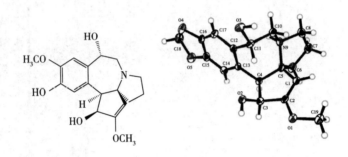

图 11–179　11α–hydroxycephalotaxin 的结构和 X 线衍射结构图

化合物 11–29 的 ^{1}H NMR、^{13}C NMR 以及 HMBC 数据见表 11–59，氢谱和碳谱见图 11–180、图 11–181。

表 11–59　化合物 11–29 的 NMR 数据归属（CDCl₃, J in Hz）

No.	δ_C	δ_H	No.	δ_C	δ_H
1	36.7	α 1.51,d（14.0）	10	58.2	α 3.32, m
		β 2.69, d（14.0）			β 3.01, m
2	109.9		11	79.2	4.87, m
3	74.6	3.99, d（9.4）		53.4	
4	59.7	3.36, d（9.4）	12	130.5	
5	66.9		13	130.9	
6	43.7	a 2.09, m	14	119.7	6.61, s
		b 2.12, m	15	147.3	
7	22.7	a 1.75, m	16	147.4	
		b 1.80, m	17	112.4	6.79, s
8	54.7	a 2.46, m	3–OCH₃	52.1	3.44, s
		b 2.94, mt	16–OCH₃	56.7	3.84, s

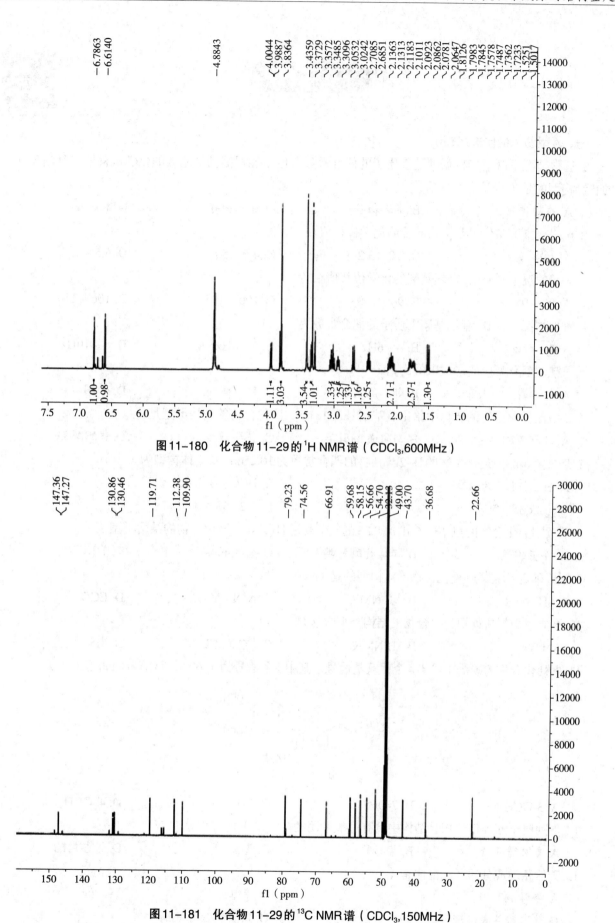

图 11-180 化合物 11-29 的 ^1H NMR 谱（CDCl₃, 600MHz）

图 11-181 化合物 11-29 的 ^{13}C NMR 谱（CDCl₃, 150MHz）

答案解析

目标检测

一、A型题（最佳选择题）

1. 通常情况下既不能根据糖端基质子的偶合常数，也不能根据糖端基碳的化学位移值来判断糖残基的苷键构型的是（　　）

    A. 葡萄糖苷　　　　　　　　B. 半乳糖苷　　　　　　　　C. 甘露糖苷　　　　　　　　D. 木糖苷

2. 6-去氧糖的6位甲基上的质子的化学位移值在（　　）

    A. 1.2 ~ 1.5　　　　　　　B. 2.2 ~ 3.2　　　　　　　C. 4.5 ~ 5.5　　　　　　　D. 6.5 ~ 7.5

3. 一般情况下 β-D-苷键端基碳的化学位移值在（　　）

    A. 90 ~ 95　　　　　　　　B. 96 ~ 100　　　　　　　C. 100 ~ 105　　　　　　　D. 106 ~ 110

4. 一般情况下 β-D-苷端基碳上质子的偶合常数为（　　）

    A. 2 ~ 4Hz　　　　　　　　B. 4 ~ 6Hz　　　　　　　　C. 6 ~ 8Hz　　　　　　　　D. 8 ~ 10Hz

5. 过碘酸氧化反应能形成甲酸的是（　　）

    A. 邻二醇　　　　　　　　　B. 邻二酮　　　　　　　　　C. 邻三醇　　　　　　　　　D. α-酮酸

6. 某黄酮类化合物的碳谱中给出羰基信号 δ_C 181.5，该化合物的结构类型是（　　）

    A. 二氢黄酮类　　　　　　　B. 二氢黄酮醇类　　　　　　C. 查耳酮类　　　　　　　　D. 黄酮醇类

7. 某二氢黄酮醇类化合物的H-2与H-3的偶合常数为10.2Hz，其立体构型为（　　）

    A. H-2与H-3为顺式　　　　　　　　　　　　　　　B. H-2与H-3为反式

    C. （2*R*,3*S*）　　　　　　　　　　　　　　　　　D. （2*S*,3*R*）

8. 某黄酮类化合物的氢谱中给出 δ_H 8.33的氢信号（1H，s），该化合物的结构类型是（　　）

    A. 异黄酮类　　　　　　　　B. 二氢黄酮醇类　　　　　　C. 查耳酮类　　　　　　　　D. 黄酮醇类

9. 用于确定二氢黄酮类化合物绝对构型的是（　　）

    A. ^{1}H NMR　　　　　　　　B. ^{13}C NMR　　　　　　　C. NOESY　　　　　　　　　D. ECD

10. 不能用于判断黄酮类化合物的结构类型方法是（　　）

    A. UV　　　　　　　　　　　B. ^{1}H NMR　　　　　　　　C. ^{13}C NMR　　　　　　　D. MS

11. 下列化合物的碳谱中给出4个甲氧基信号，其中1个信号为 δ_C 60.5，该信号归属于（　　）

（化合物结构图）

    A. 3-OCH$_3$　　　　　　　　B. 7-OCH$_3$　　　　　　　　C. 3'-OCH$_3$　　　　　　　　D. 4'-OCH$_3$

12. 下列属于萜类化合物且结构中具有过氧基团的是（　　）

    A. 雷公藤甲素　　　　　　　B. 紫杉醇　　　　　　　　　C. 青蒿素　　　　　　　　　D. 银杏内酯

13. 天然萜类成分的真正前体是（　　）

    A. 查耳酮　　　　　　　　　　　　　　　　　　　　B. 莽草酸

    C. 焦磷酸异戊烯酯　　　　　　　　　　　　　　　　D. 焦磷酸金合欢酯

14. ^{1}H NMR谱中通常具有较多角甲基信号的化合物是

　　A.二萜　　　　　　　B.三萜　　　　　　　C.黄酮　　　　　　　D.生物碱

15.以皂苷成分为主的中草药，在制剂时不宜考虑（　　）

　　A.颗粒剂　　　　　　B.软胶囊　　　　　　C.口服液　　　　　　D.注射剂

16.齐墩果酸的结构类型是（　　）

　　A.达玛烷型三萜　　　　　　　　　　　　　B.α-香树脂烷型三萜

　　C.羽扇豆烷型三萜　　　　　　　　　　　　D.β-香树脂烷型三萜

17.二萜和三萜在化学结构上的主要区别（　　）

　　A.环数目不同　　　　B.氧原子数不同　　　C.碳环数不同　　　D.碳原子数不同

18.二倍半萜含有几个异戊二烯单位（　　）

　　A.1　　　　　　　　　B.5　　　　　　　　　C.3　　　　　　　　D.4

19.有挥发性的萜类是（　　）

　　A.二萜　　　　　　　B.单萜　　　　　　　C.三萜　　　　　　　D.四萜

20.黄芪的主要生理活性成分是（　　）

　　A.氨基酸和蛋白质　　B.多糖类　　　　　　C.黄芪甲苷　　　　　D.二萜

21.人参皂苷是（　　）

　　A.三萜皂苷　　　　　B.二萜苷　　　　　　C.强心苷　　　　　　D.甾体皂苷

22.甲型强心苷元与乙型强心苷元的主要区别在于（　　）

　　A.甾体母核的稠合方式　　　　　　　　　　B.C-10取代基

　　C.C-17位不饱和内酯环　　　　　　　　　　D.糖链连接位置不同

23.甾体皂苷元的基本母核是（　　）

　　A.孕甾烷　　　　　　B.螺甾烷　　　　　　C.羊毛脂甾烷　　　　D.α-香树脂醇

24.强心苷元多在哪个位置与糖结合成苷（　　）

　　A.C-14　　　　　　　B.C-10　　　　　　　C.C-3　　　　　　　D.C-17

二、综合问答题

1.如何结合氢谱中活泼氢信号及红外光谱中的O-H伸缩振动信号共同判断蒽醌的α-OH的取代情况？

2.现有化合物1-3，其中化合物1具有δ_C 189.3，183.2的碳信号；化合物2具有δ_C 186.8，183.5的碳信号；化合物3具有δ_C 182.1，182.5的碳信号，请回答化合物1-3可能分别对应下列A-C哪种结构母核？

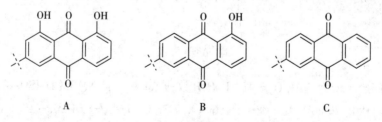

3.在解析结构新颖的醌类化合物时，如何通过羰基的化学位移推测该化合物的基本结构母核是属于蒽醌还是菲醌？

4.桂皮酸、咖啡酸及绿原酸的紫外光谱图，三者紫外光谱图的差异是由哪些因素引起？

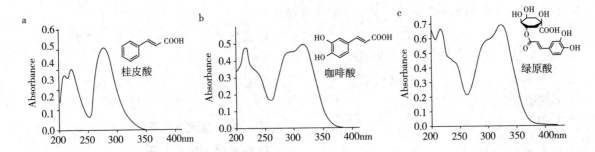

5. α–吡喃酮环中的双键信号偶合常数与普通双键或苯环上邻位质子的偶合常数不同之处是什么？

6. 在解析木脂素类化合物时，能否通过碳信号特征推测化合物的基本结构母核是属于哪种类型的木脂素？

7. 某蒽醌类化合物氢谱中 δ_H 12.1 的活泼氢信号，在解析过程中某同学认为有两种可能，即该信号可能为 α–OH 信号或结构中存在一个羧基，请回答如何通过碳谱及质谱的方法确定该信号的来源？

8. 某蒽醌类化合物氢谱中出现了邻位偶合系统信号 δ_H 7.89（d），7.53（d），通过文献对比确定两个质子分别处于 α– 和 β– 位，请回答如何判断两个质子分别属于 α– 或 β– 位？原因是什么？

9. 蒽醌类化合物的苯环部分具有 α–OH 取代后，其相邻位置羰基的红外振动吸收峰波数将如何变化？原因是什么？

10. 如何初步确定蒽醌结构中苯环上的取代甲基是在 α– 位还是 β– 位？两种取代位上的甲基核磁信号有何区别？

11. 通常测试紫外光谱时选择的波长范围是 200～400nm，请问测试蒽醌类成分时选择 200～400nm 波长范围是否可行，原因是什么？

12. 请归属化合物 A 的 ^{1}H NMR 信号。化合物的 ^{1}H NMR（DMSO-d_6，600MHz）信号如下：δ_H 9.13（1H, d, J=8.0Hz），8.42（1H, d, J=8.6Hz），7.70（1H, d, J=8.6Hz），7.61（1H, t, J=8.0Hz），7.50（1H, s），7.44（1H, d, J=8.0Hz），4.63（1H, br s），3.56（1H, m），3.42（1H, m），2.93（1H, m），2.67（3H, s），1.17（3H, d, J=6.5Hz）。

化合物A的结构

13. 化合物 B 的分子式为 $C_{16}H_{12}O_5$，其 ^{1}H NMR 数据如下，^{1}H NMR（DMSO-d_6，400MHz）信号 δ_H：12.87（br s），8.10（1H, d, J=8.0Hz），8.08（1H, br s），7.77（1H, d, J=8.0Hz），7.05（1H, d, J=1.2Hz），6.46（1H, d, J=1.2Hz），4.60（2H, s），3.38（3H, s）。请推测其可能的结构并归属全部氢信号。

14. 某萘醌类化合物 C 的结构如下。其 ^{13}C NMR（CDCl$_3$，100MHz）数据如下：δ_C 186.7, 183.0, 166.2, 164.5, 141.6, 140.2, 133.7, 109.3, 108.2, 106.2, 97.3, 58.0, 56.2, 49.0, 33.2, 22.9。请对其关键碳谱数据进行信号归属。

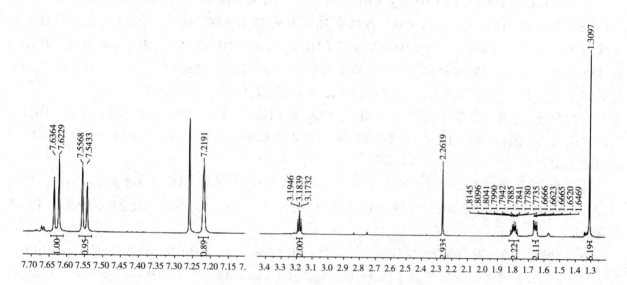

化合物C的结构

15.丹参酮ⅡA的氢谱如下图11-182所示，请将其 ^{1}H NMR数据归属到化学结构中。

图11-182　丹参酮ⅡA的氢谱放大谱

丹参酮ⅡA的结构

16.在苯丙烯酸结构中，若双键碳原子中的一个被取代无法通过氢谱中烯氢的偶合常数确定双键为顺式还是反式结构时，还可以采用哪些波谱学方法来推测双键的构型？

17.香豆素类成分氢谱芳香区信号中H-3和H-4的信号特征是什么？引起该信号特征的原因可能是什么？

18.如何通过偶合常数快速判断香豆素化合物结构中芳香区质子信号是属于 α-吡喃酮、苯环或呋喃/吡喃环？

19.化合物D为灰白色无定形粉末（甲醇）。^{1}H NMR（CD$_3$OD,600MHz）δ：7.53（1H, d, J=16.2Hz），7.04（1H, d, J=1.8Hz），6.93（1H, dd, J=1.8, 8.4Hz），6.77（1H, d, J=8.4Hz），6.24（1H, d, J=16.2Hz），4.21（2H, q, J=7.2Hz），1.30（1H, t, J=7.2Hz）。^{13}C NMR（CD$_3$OD,150MHz）δ：169.3, 149.6, 146.8, 144.5, 127.7, 122.9, 116.5,115.3, 115.1, 61.4, 14.6。请推导出化合物的结构，并归属该化合物的氢谱和碳谱信号。

20.化合物E为白色无定形粉末（甲醇),Molisch反应呈阳性。^{1}H NMR（CD$_3$OD,400MHz）δ：7.54（1H, d, J=16.0Hz），7.19（1H, d, J=8.4Hz），7.09（1H, d, J=2.0Hz），7.03（1H, dd, J=8.4, 2.0Hz），6.30（1H, d, J=16.0Hz）,4.84（1H, d, J=7.2Hz）,3.90（1H, dd, J=12.0, 1.6Hz）,3.71（1H, dd, J=12.0, 5.2Hz）,3.40～3.55（4H, overlapped ）。^{13}C NMR（CD$_3$OD,100MHz）δ：170.6, 148.8, 148.5, 146.2, 131.2, 122.1, 118.1, 117.7, 115.9, 103.5, 78.4, 77.5, 74.8, 71.3, 62.4。已知结构中含有 β-D-葡萄糖基。请给出化合物的结构，并归属该化合物的氢谱和碳谱信号。

21. 化合物F具有蓝色荧光。^{1}H NMR（DMSO-d_6,300MHz）δ：7.92（1H, d, J=9.5Hz）, 7.51（1H, d, J=8.5Hz）, 6.77（1H, dd, J= 8.5, 2.2Hz）, 6.70（1H, d, J=2.2Hz）, 6.18（1H, d, J=9.5Hz）。请给出化合物的结构，并归属氢谱信号。

22. 化合物G的^{1}H NMR（DMSO-d_6,400MHz）δ：7.87（1H, d, J=9.5Hz）, 7.56（1H, d, J=8.5Hz）, 6.87（1H, d, J=8.5Hz）, 6.55（1H, d, J=5.0Hz）, 6.25（1H, d, J= 9.5Hz）, 5.69（1H, m）, 5.29（1H, d, J=5.0Hz）, 2.23（1H, s）, 2.07（1H, s）, 1.94（1H, s）, 1.47（1H, s）, 1.45（1H, s）。^{13}C NMR（DMSO-d_6,100MHz）δ：170.1, 165.5, 160.5, 158.4, 156.5, 153.7, 144.2, 129.6, 114.6, 114.3, 112.6, 112.2, 107.0, 76.9, 70.9, 59.4, 26.0, 24.5, 20.7, 19.2, 19.0。请推导出化合物的结构，并归属该化合物的氢谱和碳谱信号。

23. 化合物H为香豆素类成分，其^{1}H NMR（CDCl$_3$,400MHz）δ：7.77（1H, d, J=9.5Hz）, 7.33（1H, s）, 7.69（1H, d, J=2.2Hz）, 6.82（1H, d, J=2.2Hz）, 6.38（1H, d, J= 9.5Hz）, 4.30（3H, s）。请给出化合物的结构，并归属氢谱信号。

24. 化合物I为香豆素类成分，其^{1}H NMR（CDCl$_3$,400MHz）δ：8.13（1H, d, J=9.5Hz）, 7.63（1H, d, J=2.2Hz）, 7.00（1H, d, J=2.2Hz）, 6.29（1H, d, J= 9.5Hz）, 4.17（6H, s）。请给出化合物的结构，并归属氢谱信号。

25. 化合物J为香豆素类成分，结构如下。其^{1}H NMR（acetone-d_6, 400MHz）δ：7.57（1H, d, J=9.6Hz）, 7.17（1H, s）, 6.77（1H, s）, 6.21（1H, d, J=9.6Hz）, 3.87（1H, t, J=5.6Hz）, 3.11（1H, dd, J=5.6, 17.2Hz）, 2.83（1H, dd, J=5.6, 17.2Hz）, 1.39（3H, s）, 1.36（3H, s）。^{13}C NMR（acetone-d_6,100MHz）δ：160.9, 157.6, 154.9, 144.3, 130.0, 118.6, 113.3, 113.3, 104.2, 79.2, 69.1, 31.3, 25.9, 21.2。请推导出化合物的结构，并归属该化合物的氢谱和碳谱信号。

26. 化合物K为香豆素类成分，结构如下。其^{1}H NMR（CDCl$_3$,400MHz）δ：7.58（1H, d, J=9.6Hz）, 7.16（1H, s）, 6.78（1H, s）, 6.22（1H, d, J=9.6Hz）, 5.66（1H, s）, 5.08（1H, t, J=4.8Hz）, 3.19（1H, dd, J=4.8, 17.2Hz）, 2.86（1H, dd, J=4.8, 17.2Hz）, 2.14（3H, d, J=1.0Hz）, 1.88（3H, d, J=1.0Hz）, 1.38（3H, s）, 1.36（3H, s）; ^{13}C NMR（CDCl$_3$,100MHz）δ：δ_C165.7, 161.2, 158.4, 156.4, 154.1, 143.1, 128.6, 115.9, 115.5, 113.2, 112.8, 104.7, 76.6, 69.1, 27.9, 27.4, 25.0, 23.1, 20.3。请推导出化合物的结构，并归属该化合物的氢谱和碳谱信号。

27. 化合物L的NMR数据如表11-60所示，其中C环两个质子信号为宽单峰，无法通过偶合常数准确判断其为间位偶合还是对位偶合，因而可能存在如下A、B两种结构，请问如何通过C环的碳谱数据来最终确定化合物I的最终结构？

A   B

表11-60 化合物L的 ^{1}H NMR（CDCl$_3$,400MHz）及 ^{13}C NMR（CDCl$_3$,100MHz）数据

carbon	δ_H	δ_C
1		178.4
2	2.54（1H, ddd, 5.0, 7.2, 7.5）	46.5
3	2.47（1H, m）	41.2
4	4.18（1H, dd, 7.0, 9.5）；3.88（1H, dd, 7.3, 9.5）	71.2
5	2.57（1H, dd, 5.0, 11.9）；2.49（1H, dd, 7.8, 11.9）	38.8
6	2.95（1H, dd, 5.0, 14.0）；2.82（1H, dd, 7.2, 14.0）	35.2
1′		132.3
2′	6.17（1H, d, 1.5）	102.5
3′		149.1
4′		134.0
5′		143.5
6′	6.15（1H, d, 1.5）	108.1
C环	6.31（1H, br s），6.31（1H, br s）	149.0, 143.6, 134.1, 132.0, 108.5, 103.2
—OCH$_2$O—	5.95（4H, m）	101.4
OCH$_3$—	3.86（3H, s）	56.6
OCH$_3$—	3.86（3H, s）	56.6

28.能够用于判断黄酮结构类型的光谱有哪些？请简述理由。

29.黄酮类化合物M已确定具有如下母核及1个甲氧基，如何确定甲氧基的取代位置（7位还是4′位），请具体说明。

化合物M的结构

30.从土茯苓中分离得到4个二氢黄酮醇3-O-鼠李糖苷（N1～N4），即落新妇苷的4个非对映异构体，结构如下，请根据如下数据（表11-61）判断4个化合物苷元的相对构型及绝对构型。

表11-61 化合物N1～N4的 ^{1}HNMR（DMSO-d_6）和CD数据

	N1	N2	N3	N4
H-2	5.24（d, 9.8）	5.10（d, 10.9）	5.53（d, 2.6）	5.45（d, 2.1）
H-3	4.63（d, 9.8）	4.71（d, 10.9）	4.22（d, 2.6）	4.10（d, 2.1）

	N1	N2	N3	N4
CD [q] (nm)	-4.9×10^4（293）	$+4.1 \times 10^4$（292）	-4.1×10^4（299）	$+4.9 \times 10^4$（295）
	$+1.4 \times 10^4$（326）	-1.6×10^4（332）	$+1.4 \times 10^4$（341）	-1.3×10^4（341）

31. 黄酮类化合物P已确定具有如下母核及1个葡萄糖基，如何确定葡萄糖基的取代位置（5位还是4′位），请具体说明。

化合物P

32. 化合物Q为黄色固体（二氯甲烷），紫外灯254nm下呈暗斑，10%硫酸乙醇溶液显黄色。根据高分辨质谱确定分子式为$C_{16}H_{12}O_5$，其^1H NMR、^{13}C NMR数据见表11-62，请推导该化合物的结构，写出推导过程，并归属氢谱信号。

化合物Q的^1H NMR（DMSO-d_6，600MHz）δ_H: 12.15（1H，s），7.90（2H，d，J=8.7Hz），6.92（2H，d，J=8.7Hz），6.75（1H，s），6.54（1H，s），1.98（3H，s）。^{13}C NMR（DMSO-d_6，150MHz）见表11-62。

表11-62 化合物Q和R的^{13}C NMR（DMSO-d_6）数据

No.	化合物Q δ_C	化合物R δ_C
2	162.6	78.4
3	102.6	42.0
4	181.5	194.6
5	158.4	163.5
6	106.8	96.6
7	163.3	166.4
8	93.0	95.7
9	154.9	162.6
10	103.1	101.5
1′	121.1	129.6
2′	128.3	111.0
3′	115.9	147.5
4′	161.1	146.8
5′	115.9	115.1
6′	128.3	119.5
$-CH_3/-OCH_3$	7.3	55.6

33. 化合物R为灰白色固体（二氯甲烷）。紫外灯254nm下呈暗斑，10%硫酸乙醇溶液显黄色。根据高分辨质谱确定分子式为$C_{16}H_{14}O_6$，其^1H NMR、CD数据如下，^{13}C NMR数据见表11-67。请推导该化合物的结构，写出推导过程，并归属氢谱信号。

^1H NMR（DMSO-d_6，600MHz）δ_H: 7.07（1H，brs），6.88（1H，d，J=7.4Hz），6.78（1H，d，J=7.4Hz），

5.75（1H，brs），5.73（1H，brs），5.35（1H，d，J=12.3Hz），3.20（1H，m），2.61（1H，dd，J=14.1，3.7Hz，3.78（3H，s）。NOESY显示δ_H3.78信号与δ_H7.07（1H，brs）信号存在相关。CD谱在293nm呈负Cotton效应，在330nm呈正Cotton效应。

34.化合物S的^{1}H NMR、^{13}C NMR、HRESIMS谱图见图11-183、图11-184及图11-185，请推导该化合物的结构，写出推导过程。

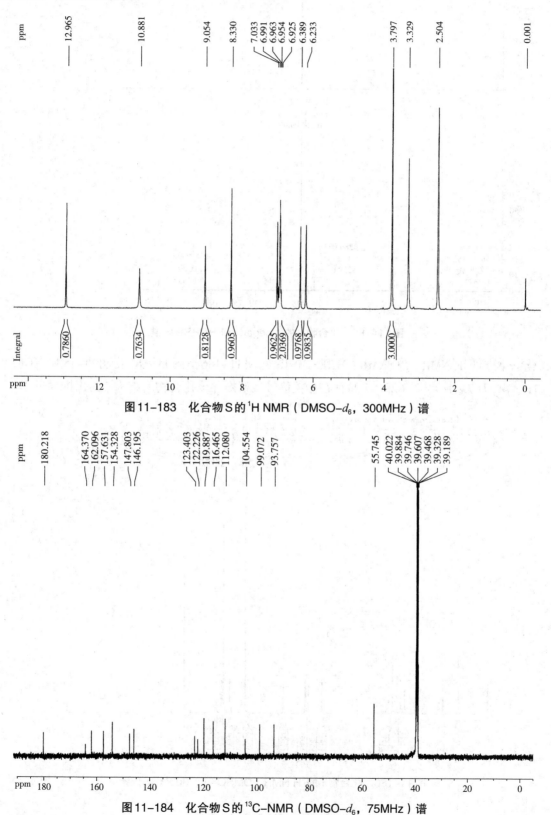

图11-183 化合物S的^{1}H NMR（DMSO-d_6，300MHz）谱

图11-184 化合物S的^{13}C-NMR（DMSO-d_6，75MHz）谱

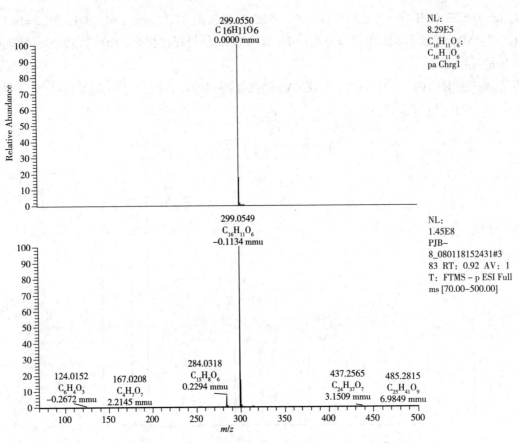

图11-185　化合物S的（negative）HRESIMS谱

35.化合物T的¹H NMR、¹³C NMR、HRESIMS图见图11-186、图11-187及图11-188，NOESY谱中 $d5.15$（1H，d，$J=7.2$Hz）与 $d7.29$、7.20存在相关信号。请推导该化合物的结构，写出推导过程。

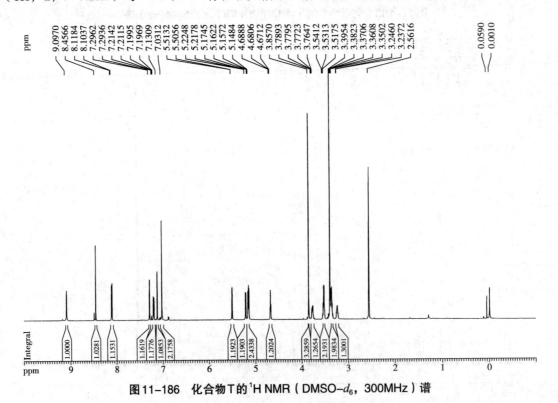

图11-186　化合物T的¹H NMR（DMSO-d_6，300MHz）谱

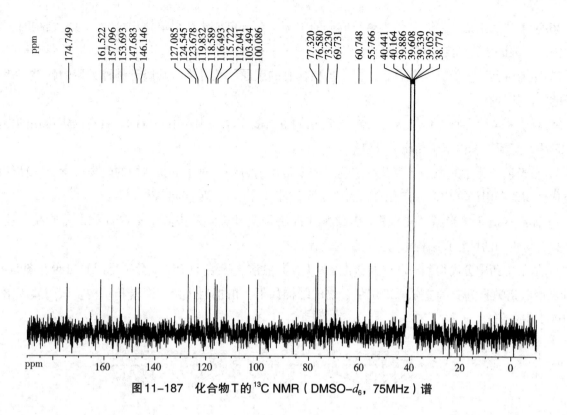

图 11-187 化合物 T 的 ^{13}C NMR（DMSO-d_6，75MHz）谱

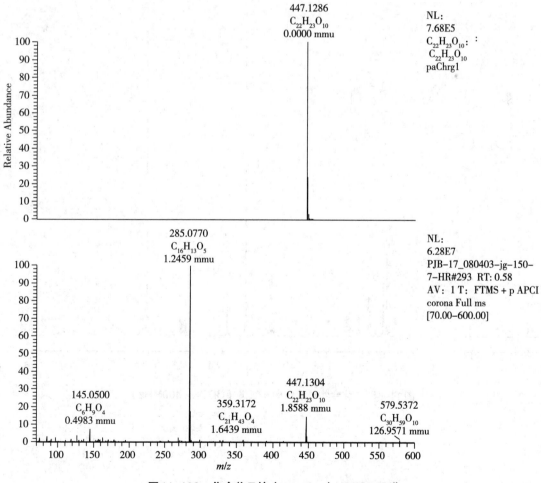

图 11-188 化合物 T 的（negative）HRESIMS 谱

36. 对于文献报道主要含有倍半萜类成分的中药，在分离纯化获得单体化合物、鉴定结构时，如何利用氢谱、碳谱快速确定其可能的结构类型？

37. 环烯醚萜是一类萜类化合物，根据母核含有的碳原子数分类，其属于哪种类型的萜类？核磁上主要的特征信号有哪些？

38. 对于萜类化合物（倍半萜、二萜），其结构解析的程序与中药中含有的、具有固定母核的中药成分（黄酮、蒽醌、苯丙素）相比，有何不同？

39. 基于量子化学的ECD计算是确定绝对构型常用的方法。对于链状结构的萜类或含有柔性侧链的萜类化合物，在用计算ECD确定化合物的绝对构型时，需要注意哪些问题？

40. 青蒿素属于倍半萜类化合物，其结构主要特征是什么？从中药中提取青蒿素需要注意什么问题？具有何生物活性？其结构修饰主要目的是什么？

41. 从某中药中分离得到一环烯醚萜化合物U，其氢谱、碳谱（CDCl₃）分别见图11-189及图11-190，分析氢谱碳谱数据并查阅文献，确定化合物的结构如下。请根据化合物图谱和结构，试归属碳谱（图11-190）中各信号。

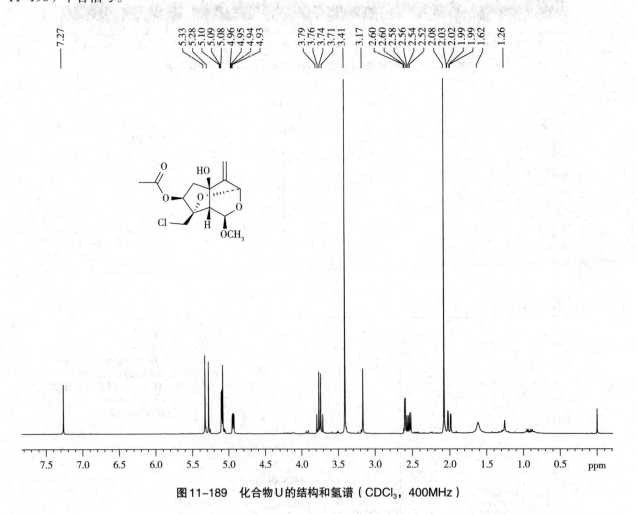

图11-189　化合物U的结构和氢谱（CDCl₃，400MHz）

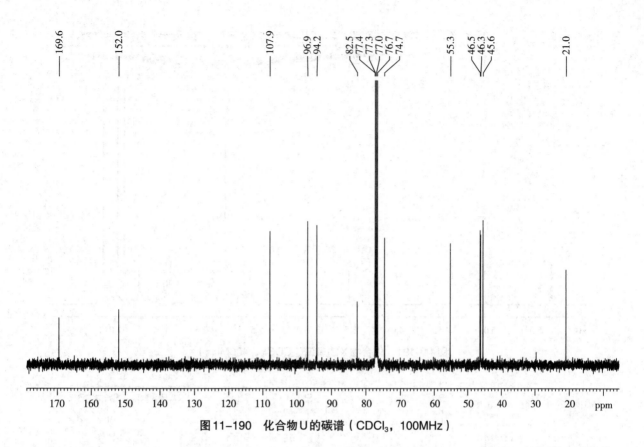

图11-190 化合物U的碳谱（CDCl₃，100MHz）

42.从某药用植物中分离得到一倍半萜V，测试该化合物的核磁后，其碳谱中出现下列信号，δ_C 177.4（C），175.5（C），169.7（C），147.7（C），108.1（CH₂），80.4（CH），70.6（CH），70.3（CH₂）。经综合分析化合物的核磁图谱得到结构如下图所示，请根据化合物的结构，并结合Chemdraw预测归属上述碳信号。

化合物V的结构

43.从荔枝草（*Salvia plebeian*）中分离得到二萜W，经核磁图谱分析确定化合物的结构如图所示。在该化合物的氢谱中，有如下信号，δ_H 6.79（1H，s），4.71（1H，tt，*J*=12.8，3.7Hz），4.52（1H，d，*J*=8.0Hz），3.78（1H，d，*J*=8.0Hz），1.09（3H，d，*J*=6.8Hz），1.01（6H，s）；碳谱中存在δ_C 182.5（C），170.6（C），142.5（C），142.4（C），136.8（C），134.9（C），78.6，（C），77.9（CH₂），68.3（CH），试对上述氢碳信号进行归属。

化合物W的结构

44.从某中药中分离得到一萜类化合物X，其氢谱、碳谱（CDCl₃）如图11-191、11-192所示。请根据化合物X的结构对结构中的烯氢信号、甲基氢信号以及羧基碳和烯碳信号的进行归属。

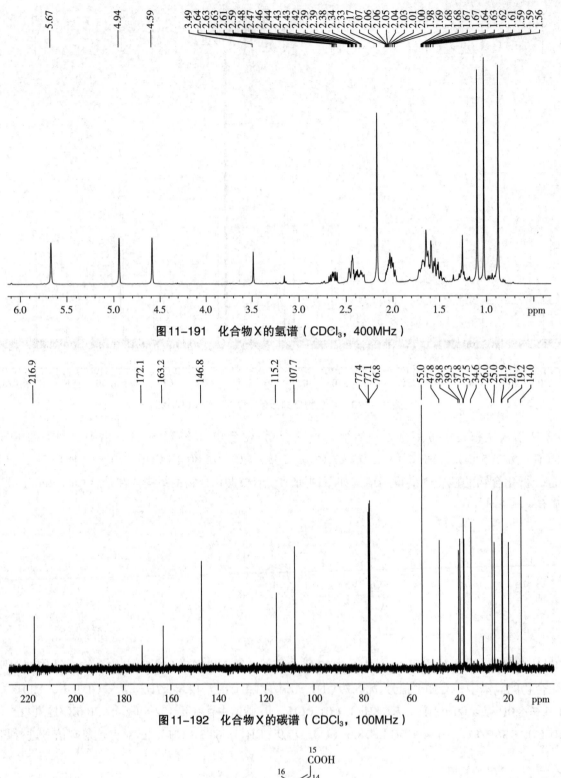

图11-191　化合物X的氢谱（CDCl₃，400MHz）

图11-192　化合物X的碳谱（CDCl₃，100MHz）

化合物X的结构

45.四环三萜和五环三萜化合物结构中存在多个环，环与环的稠合方式有顺式稠合、反式稠合，请解释顺式稠合、反式稠合。

46.常见的三萜化合物中，哪一类型的三萜结构中存在三元环？三元环上亚甲基上碳原子、氢原子化学位移分别是多少？

47.齐墩果烷型和乌苏烷型三萜同属五环三萜，其结构上的主要差别在于环上C-19、C-20上连有的甲基数目，齐墩果烷型三萜C-20连有2个甲基，乌苏烷型三萜C-19, C-20各连有一个甲基，这些甲基在氢谱上化学位移一般在什么范围？峰形上有何区别？

48.羽扇豆烷型三萜C-19位连有异丙基或异丙烯基，异丙基和异丙烯基在核磁氢谱和碳谱上有何区别？

49.三萜苷元的氢谱、碳谱有何特征？如何利用核磁共振氢谱、碳谱，快速判断化合物是否是三萜苷元或苷？

50.三萜皂苷中，糖的绝对构型、相对构型如何确定？

51.对于结构中含有多个糖的三萜苷类成分，糖的连接顺序和位置如何确定？

52.对于下列结构的三萜，指出烯碳、羰基碳在碳谱中的可能的化学位移值。

53.如何根据IR和UV数据来区分甲型和乙型强心苷？

54.如何根据18-CH$_3$、19-CH$_3$碳信号的化学位移值来判断C/D环的顺反式？

55.如何利用红外光谱确定强心苷中的不饱和内酯环存在？

56.甲型和乙型强心苷的内酯环上质子在氢谱中有何特征？

57.如何通过核磁共振氢谱确定甾体皂苷元25位绝对构型？

58.如何利用核磁共振碳谱区分甾体和三萜？

59.请写出喹啉生物碱的紫外吸收规律。

60.请简要说明二萜类生物碱的碳谱化学位移规律。

61.请写出喹啉生物碱的紫外吸收规律。

62.请简要说明喹诺里西啶类生物碱的IR光谱特征。

63.请解释碳谱中芳氮杂环中α和β、γ碳差异的原因。

64.请说明如何用质谱来鉴别二萜类生物碱。

（严春艳　陈　刚　李达翙　郭远强　罗建光）

参考文献

［1］匡海学.中药化学［M］.北京：中国中医药出版社，2017.

［2］匡海学.中药化学专论［M］.北京：人民卫生出版社，2010.

［3］徐任生，赵维民，叶阳.天然产物活性成分分离［M］.北京：科学出版社，2012.

［4］匡海学.中药化学实验方法学［M］.北京：人民卫生出版社，2013.

［5］华会明，娄红祥.天然药物化学［M］.8版.北京：人民卫生出版社，2022.

［6］邱峰.天然药物化学［M］.2版.北京：清华大学出版社，2021.

［7］师彦平.单萜和倍半萜化学［M］.北京：化学工业出版社，2008.

［8］孙汉董.二萜化学［M］.北京：化学工业出版社，2012.

［9］庾石山.三萜化学［M］.北京：化学工业出版社，2008.

［10］孔令义.天然药物化学［M］.北京：中国医药科技出版社，2015.

［11］黄量，于德泉.紫外光谱在有机化学中的应用(下册)［M］.北京：科学出版社，1988.

［12］谢晶曦.红外光谱在有机化学和药物化学中的应用［M］.北京：科学出版社，1987.

［13］杨秀伟.实用天然产物手册—生物碱［M］.北京：化学工业出版社，2004.

［14］王锋鹏.生物碱化学［M］.北京：化学工业出版社，2008.

［15］方起程.天然药物化学研究［M］.北京：中国协和医科大学出版社，2006.

［16］丛浦珠.天然有机质谱学［M］.北京：中国医药科技出版社，2002.